骨科学教程

主审　黄晓波　胡云洲

主编　胡　豇　郝　鹏　张　斌

四川大学出版社
SICHUAN UNIVERSITY PRESS

项目策划：周　艳　张　澄
责任编辑：张　澄
责任校对：龚娇梅
封面设计：墨创文化
责任印制：王　炜

图书在版编目（CIP）数据

骨科学教程 / 胡豇，郝鹏，张斌主编．— 成都：四川大学出版社，2021.12
ISBN 978-7-5690-5224-4

Ⅰ．①骨… Ⅱ．①胡… ②郝… ③张… Ⅲ．①骨科学—教材 Ⅳ．①R68

中国版本图书馆 CIP 数据核字（2021）第 245511 号

书名　骨科学教程
GUKEXUE JIAOCHENG

主　　编	胡　豇　郝　鹏　张　斌
出　　版	四川大学出版社
地　　址	成都市一环路南一段 24 号（610065）
发　　行	四川大学出版社
书　　号	ISBN 978-7-5690-5224-4
印前制作	四川胜翔数码印务设计有限公司
印　　刷	成都市金雅迪彩色印刷有限公司
成品尺寸	210mm×285mm
印　　张	33.75
字　　数	1070 千字
版　　次	2021 年 12 月第 1 版
印　　次	2021 年 12 月第 1 次印刷
定　　价	298.00 元

◆ 读者邮购本书，请与本社发行科联系。
电话：(028)85408408/(028)85401670/
(028)86408023　邮政编码：610065
◆ 本社图书如有印装质量问题，请寄回出版社调换。
◆ 网址：http://press.scu.edu.cn

四川大学出版社
微信公众号

《骨科学教程》编委会

主　审　黄晓波　胡云洲

主　编　胡　豇　郝　鹏　张　斌

副主编　卢　冰　魏　丹　万　仑　杨　晓　肖成伟
唐六一　唐孝明　吕　波　朱建辛　袁加斌

编　者　（按姓氏拼音排序）

陈　钟　四川省医学科学院
程　明　四川省医学科学院
冯均伟　四川省人民医院
付选明　四川省医学科学院
郝　鹏　四川省人民医院
胡　骅　电子科技大学临床医学院
胡　豇　四川省人民医院
胡云洲　四川大学华西医院
黄崇新　四川省人民医院
黄晓波　四川省人民医院
江　东　四川省医学科学院
李佳兵　四川省人民医院
李宁涛　电子科技大学临床医学院
李　亭　电子科技大学临床医学院
梁伟民　四川省人民医院
廖　锋　四川省人民医院
林　书　四川省人民医院
刘昌凤　四川省医学科学院
刘从迪　电子科技大学临床医学院
刘　攀　四川省人民医院
刘希麟　四川省人民医院
卢　冰　四川省人民医院
吕　波　四川省人民医院

庞　健　　四川省人民医院
彭　洋　　四川省医学科学院
任秋羽　　电子科技大学临床医学院
谭　波　　四川省人民医院
唐　芳　　四川省医学科学院
唐六一　　四川省人民医院
唐孝明　　四川省人民医院
唐　智　　四川省医学科学院
万　仑　　四川省人民医院
王　飞　　四川省人民医院
王　爽　　电子科技大学临床医学院
王　跃　　四川省人民医院
王滋润　　四川省医学科学院
蔚　林　　四川省医学科学院
魏　丹　　四川省人民医院
伍晓靖　　四川省医学科学院
向　鹏　　四川省医学科学院
肖成伟　　四川省人民医院
肖　霖　　电子科技大学临床医学院
杨成龙　　四川省医学科学院
杨　晓　　四川省人民医院
俞　阳　　四川省人民医院
袁加斌　　四川省人民医院
袁心伟　　四川省人民医院
张　斌　　四川省人民医院
张　坤　　四川省人民医院
张　伟　　四川省人民医院
赵晨琅　　四川省医学科学院
赵冠兰　　四川省医学科学院
周维俊　　四川省医学科学院
朱建辛　　四川省人民医院
朱宗东　　四川省人民医院
邹有策　　四川省医学科学院

前　言

医生是一个需要终身学习的职业，医学院所学到的知识，在进入临床后并不能满足实际工作需要，继续教育显得尤为重要。受到工作单位实际水平影响，毕业后再教育水平参差不齐。骨科作为覆盖面最广的临床学科，从乡镇一级医疗机构到大型三甲医院，水平差异特别明显，对于骨科医生水平同质化提出更高的要求。所以，国家大力开展骨科住院医师规范化培训和骨科专科医师规范化培训，以期培养出能够满足临床实际工作需要的、合格的骨科医生。

四川省医学科学院·四川省人民医院·电子科技大学临床医学院作为国家级住院医师规范化培训基地，四川省人民医院骨科作为四川省重点学科，长期开展骨科医生的毕业后再教育工作，结合多年来的临床工作和教学经验，组织全科医务人员编写了《骨科学教程》一书，主要针对参加骨科规范化培训的住院医师和专科医师、进修医师临床教学使用。

本书以骨科10个亚专业方向为提纲，从总纲、创伤骨科、手显微外科、肩肘外科、脊柱外科、髋膝外科、足踝外科、运动医学科、骨与软组织肿瘤科、小儿骨科、骨科康复等方面系统地介绍了骨科学相关基础，临床疾病的诊断、治疗及国内外骨科手术原理、手术个体化、微创化、智能化技术的进展。包含了所有国家住院医师和专科医师规培大纲要求掌握的内容，并涵盖了骨科从住院医师、主治医师和副高考核需要掌握的绝大部分内容，具有较强的临床实用性。希望读者能够从中获得有益的知识，指导日常的临床工作。

今年是中国共产党建党100周年，也是四川省人民医院建院80周年，谨以此书作为建党100周年和建院80周年的纪念，与全院所有的同事共勉。在这个特别的时间，感谢医院党政领导对本书编写的支持，也感谢各位编者所付出的辛勤劳动。

由于时间仓促，编写人员水平有限，难免有不足之处，欢迎各位同道不吝指教。

胡豇　郝鹏　张斌

2021年6月

目　录

第一章　骨科围手术期安全检查和风险防范 …… 1

第一节　骨科手术前准备 …… 1

一、术前准备 …… 1

二、术前检查 …… 2

三、麻醉选择 …… 9

四、骨科围手术期镇痛 …… 9

第二节　骨科围手术期常见合并疾病的处理 …… 11

一、心血管系统合并疾病处理 …… 11

二、呼吸系统合并疾病处理 …… 11

三、内分泌系统合并疾病处理 …… 13

四、一类切口骨科手术前隐匿感染灶的筛查 …… 13

五、静脉血栓栓塞症预警指标与风险防范 …… 14

第三节　骨科围手术期常见并发症的防治 …… 16

一、手术失血性休克 …… 16

二、手术部位感染 …… 18

三、脊柱术后脊柱硬膜外血肿 …… 20

四、脊柱术后脑脊液漏 …… 20

五、脊髓和神经损伤 …… 22

六、骨科大手术后下肢深静脉血栓形成 …… 25

七、骨科大手术后肺栓塞 …… 26

八、骨折延迟愈合与不愈合 …… 27

九、假体周围感染 …… 27

十、假体周围骨折 …… 29

十一、假体无菌性松动 …… 31

十二、异位骨化 …… 33

十三、创伤性关节炎 …… 34

十四、关节僵硬 …… 34

第二章　创伤骨科 …… 36

第一节　骨折的概述 …… 36

一、骨折的定义与病因 …… 36

二、骨折的移位 …… 36

三、骨折的分类 …… 36

第二节　骨折的诊断 …… 37

一、全身表现 …… 37

二、局部表现 …… 38

三、神经系统检查 …… 38

第三节　骨折的治疗 …… 42

一、骨折的急救 …… 42

二、骨折治疗的基本原则 …… 43

三、骨折的非手术治疗 …… 43

四、开放性骨折 …… 44

五、创伤后早期截肢 …… 48

第四节　周围神经损伤 …… 50

一、副神经损伤 …… 50

二、腋神经损伤 …… 50

三、肌皮神经损伤 …… 51

四、桡神经损伤 …… 52

五、正中神经损伤 …… 54

六、尺神经损伤 …… 56

七、坐骨神经损伤 …… 58

八、胫神经损伤 …… 59

九、腓总神经损伤 …… 60

十、股神经损伤 …… 61

十一、闭孔神经损伤 …… 61

第五节　骨折愈合及影响骨折愈合的因素 …… 62

一、骨折愈合 …… 62

二、影响骨折愈合的因素 …… 62

第六节　骨折的并发症 …… 63

一、休克 …… 63

二、感染 …… 65

三、破伤风…………………………… 65
四、气性坏疽…………………………… 65
五、深静脉血栓形成和肺栓塞………… 66
六、脂肪栓塞综合征…………………… 66
七、骨筋膜室综合征…………………… 67
第七节　肱骨骨折…………………… 67
一、肱骨干骨折………………………… 67
二、肱骨髁上骨折……………………… 70
第八节　尺桡骨骨折………………… 73
一、桡骨干骨折………………………… 73
二、尺骨干骨折………………………… 75
三、尺桡骨双骨折……………………… 76
四、尺骨上 1/3 骨折合并桡骨头脱位
…………………………… 78
五、桡骨下 1/3 骨折合并下尺桡关节脱位
…………………………… 80
第九节　骨盆骨折…………………… 80
一、骨盆骨折分型……………………… 80
二、骨盆骨折影像学检查……………… 82
三、患者初始病情评估………………… 82
四、骨盆骨折急救……………………… 82
五、骨盆骨折手术入路………………… 83
六、骨盆骨折手术技术………………… 83
第十节　髋臼骨折…………………… 86
一、髋臼骨折概述……………………… 86
二、髋关节影像学特征………………… 87
三、髋臼骨折分型……………………… 87
四、髋臼骨折手术入路………………… 87
五、髋臼骨折手术技术………………… 88
第十一节　股骨骨折………………… 91
一、股骨转子下骨折…………………… 91
二、股骨干骨折………………………… 95
三、股骨髁上骨折……………………… 95
第十二节　胫腓骨骨折……………… 98
一、胫腓骨骨折分类…………………… 98
二、胫腓骨骨折治疗…………………… 99
三、闭合性胫骨远端关节外骨折的内固定
治疗…………………………… 100

第三章　手显微外科…………………… 103
第一节　手部解剖与损伤处理………… 103
一、手部解剖…………………………… 103
二、手部开放性损伤处理……………… 104
第二节　手部骨折脱位……………… 107
一、手部骨折的处理原则……………… 107
二、指骨骨折…………………………… 108
三、掌骨骨折…………………………… 109
四、手舟骨骨折………………………… 110
五、指间关节脱位……………………… 111
第三节　腕部骨折脱位……………… 113
一、腕骨脱位…………………………… 113
二、舟骨陈旧性骨折…………………… 116
三、桡骨远端骨折……………………… 118
第四节　手部肌腱损伤……………… 121
一、屈肌腱损伤修复…………………… 121
二、伸肌腱损伤修复…………………… 122
三、肌腱粘连松解术…………………… 123
第五节　神经卡压与损伤…………… 124
一、腕管综合征………………………… 124
二、腕尺管综合征……………………… 125
三、臂丛神经损伤……………………… 126
第六节　断肢再植…………………… 134
一、再植手术的适应证和禁忌证……… 134
二、再植手术对术者的要求…………… 135
三、断肢的运送………………………… 135
四、再植手术要点……………………… 135
五、挽救可能失败的再植……………… 136
六、大肢体的离断再植手术…………… 137
第七节　股前外侧皮瓣……………… 138
一、应用解剖…………………………… 138
二、适应证……………………………… 139
三、手术技术…………………………… 139
第八节　手部先天畸形……………… 140
一、分叉拇指…………………………… 140
二、并指………………………………… 141
三、生长过度（巨指）………………… 142
第九节　带血管蒂的腓骨移植……… 143
一、带血管蒂的骨移植的手术指征…… 144
二、腓骨移植…………………………… 144
第十节　腕关节置换与腕关节融合… 147
一、术前评估…………………………… 147
二、常见的影像学模式………………… 147
三、腕关节部分融合…………………… 147
四、全腕关节融合……………………… 149
五、全腕关节置换……………………… 150

第四章　肩肘外科…………………………… 153
第一节　肩部骨折…………………………… 153
一、肩胛骨骨折…………………………… 153
二、喙突骨折…………………………… 154
三、肩胛盂骨折…………………………… 155
四、锁骨骨折…………………………… 156
五、肱骨近端骨折…………………………… 157
第二节　肘部骨折…………………………… 159
一、肱骨髁间骨折…………………………… 159
二、肱骨髁骨折…………………………… 161
三、肱骨内髁骨折…………………………… 162
四、肱骨外髁骨折…………………………… 163
五、肱骨小头骨折…………………………… 164
六、肱骨滑车骨折…………………………… 165
七、尺骨冠状突骨折…………………………… 166
八、尺骨鹰嘴骨折…………………………… 167
九、桡骨头骨折…………………………… 169
第三节　肩部关节脱位…………………………… 170
一、肩关节脱位…………………………… 170
二、肩锁关节脱位…………………………… 172
三、胸锁关节脱位…………………………… 173
四、肩关节脱位伴骨折…………………………… 174
第四节　肘关节脱位…………………………… 176
一、肘关节后脱位…………………………… 176
二、肘关节前脱位…………………………… 177
三、肘关节侧方脱位…………………………… 178
四、肘关节爆裂性脱位…………………………… 178
第五节　肘关节损伤“三联征”………… 178
第六节　肩肘部慢性损伤…………………………… 179
一、肩关节慢性损伤…………………………… 179
二、肘关节慢性损伤…………………………… 182
第七节　肩肘部疾病…………………………… 184
一、肩部疾病…………………………… 184
二、肘部疾病…………………………… 190
第八节　肩关节置换术…………………………… 194
一、人工肱骨头置换术…………………………… 194
二、人工全肩关节置换术…………………………… 195
三、常见术后并发症…………………………… 195
第九节　肘关节置换术…………………………… 196
一、概述…………………………… 196
二、适应证与禁忌证…………………………… 196
三、手术步骤…………………………… 196
四、术后处理…………………………… 197
五、常见术后并发症…………………………… 197
六、注意事项…………………………… 197

第五章　脊柱外科…………………………… 199
第一节　颈椎骨折脱位…………………………… 199
一、上颈椎骨折脱位…………………………… 199
二、下颈椎骨折脱位…………………………… 205
第二节　无骨折脱位型颈脊髓损伤……… 207
一、临床表现…………………………… 207
二、诊断…………………………… 207
三、治疗…………………………… 208
第三节　胸腰骶椎骨折…………………………… 209
一、胸椎骨折…………………………… 209
二、胸腰段骨折…………………………… 211
三、腰椎骨折…………………………… 213
四、腰骶椎骨折…………………………… 215
第四节　颈椎间盘突出症…………………………… 215
一、临床表现…………………………… 216
二、影像学检查…………………………… 216
三、治疗…………………………… 216
第五节　颈椎管狭窄症…………………………… 218
一、分类…………………………… 218
二、发育性颈椎管狭窄症与退行性颈椎管狭窄症的区别…………………………… 218
三、影像学检查…………………………… 219
四、临床表现…………………………… 219
五、治疗…………………………… 219
第六节　颈椎后纵韧带骨化症…………………………… 222
一、概述…………………………… 222
二、诊断…………………………… 222
三、治疗…………………………… 222
第七节　胸椎黄韧带骨化症…………………………… 227
一、概述…………………………… 227
二、诊断…………………………… 227
三、治疗…………………………… 228
第八节　胸椎间盘突出症…………………………… 229
一、概述…………………………… 229
二、诊断…………………………… 229
三、治疗…………………………… 229
第九节　腰椎管狭窄症…………………………… 230
一、概述…………………………… 230
二、解剖学分型…………………………… 230
三、诊断…………………………… 231

四、治疗……………………………… 231
第十节　腰椎滑脱症………………………… 234
一、概述……………………………… 234
二、诊断……………………………… 235
三、脊柱滑脱分度及测量……………… 235
四、治疗……………………………… 235
第十一节　腰椎间盘突出症……………… 237
一、分型……………………………… 237
二、症状……………………………… 237
三、体征……………………………… 237
四、影像学检查……………………… 237
五、诊断标准………………………… 238
六、定位诊断………………………… 238
七、治疗……………………………… 238
第十二节　脊柱肿瘤手术治疗…………… 239
一、L_3脊柱血管瘤切除钛网植骨内固定 ……………………………… 239
二、L_4动脉瘤样骨囊肿后路切除植骨内固定……………………………… 240
三、L_4骨巨细胞瘤全脊椎切除钛网植骨内固定……………………………… 241
四、$S_{1\sim2}$恶性神经鞘瘤切除髂腰稳定性重建 ……………………………… 242
五、C_4软骨肉瘤全脊椎切除前路钛网植骨钛板固定后路椎弓根螺钉内固定 ……………………………… 243
六、L_2椎体乳腺癌转移全脊椎切除 … 244
七、L_5椎体肺癌转移全脊椎切除 …… 245
第十三节　脊柱结核手术治疗…………… 246
一、手术适应证和目的……………… 246
二、颈椎结核手术治疗……………… 246
三、颈胸段结核手术治疗…………… 249
四、胸椎结核手术治疗……………… 250
五、胸腰段结核手术治疗…………… 252
六、腰椎结核手术治疗……………… 254
七、腰骶椎结核手术治疗…………… 256
八、脊柱结核截瘫手术治疗………… 258
第十四节　胸腰椎后凸畸形矫正………… 259
一、强直性脊柱炎后凸畸形的矫正…… 259
二、脊柱结核后凸畸形的矫正……… 260
三、休门氏病（Sheuermann）后凸畸形的矫正……………………………… 265
第十五节　青少年特发性脊柱侧凸畸形 ……………………………… 266
一、临床表现………………………… 266
二、影像学检查……………………… 267
三、评估与分型……………………… 267
第十六节　脊柱微创手术………………… 270
一、经皮椎间孔镜技术……………… 270
二、经皮椎弓根螺钉内固定术……… 273
三、经皮椎体强化术………………… 274
四、单侧双通道内镜技术…………… 275
第十七节　机器人在脊柱外科的运用…… 277
一、机器人辅助在脊柱骨折的应用…… 278
二、机器人辅助穿刺活检或椎体强化术 ……………………………… 279
三、机器人辅助在腰椎退变性疾病中的应用 ……………………………… 281

第六章　髋膝外科………………………… 283
第一节　髋部骨折………………………… 283
一、股骨头骨折……………………… 283
二、股骨颈骨折……………………… 284
三、股骨转子间骨折………………… 285
第二节　髋关节脱位……………………… 286
一、髋关节后脱位…………………… 286
二、髋关节前脱位…………………… 288
三、髋关节中心性脱位……………… 289
四、陈旧性髋关节脱位……………… 290
第三节　髋关节骨关节炎………………… 291
一、临床表现………………………… 291
二、辅助检查………………………… 291
三、诊断……………………………… 292
四、治疗……………………………… 292
第四节　髋关节创伤性关节炎…………… 294
一、危险因素………………………… 294
二、临床表现………………………… 294
三、诊断……………………………… 294
四、治疗……………………………… 294
第五节　髋关节类风湿性关节炎………… 294
一、临床表现………………………… 295
二、辅助检查………………………… 295
三、诊断标准………………………… 296
四、治疗……………………………… 296
第六节　髋关节化脓性关节炎…………… 297

一、临床表现……………………………… 297
二、辅助检查……………………………… 297
三、诊断…………………………………… 298
四、治疗…………………………………… 298
第七节　髋关节结核……………………… 299
一、临床表现……………………………… 299
二、辅助检查……………………………… 299
三、诊断…………………………………… 300
四、治疗…………………………………… 300
第八节　发育性髋关节发育不良………… 301
一、临床表现……………………………… 301
二、分型…………………………………… 301
三、诊断…………………………………… 302
四、治疗…………………………………… 302
第九节　人工髋关节术后脱位的影响因素及防治……………………………… 303
一、脱位的发生机制……………………… 303
二、脱位的影响因素……………………… 304
第十节　膝部骨折………………………… 305
一、胫骨平台骨折………………………… 305
二、髌骨骨折……………………………… 306
三、股骨髁骨折…………………………… 308
第十一节　膝关节骨关节炎……………… 310
一、概述…………………………………… 310
二、临床表现……………………………… 310
三、辅助检查……………………………… 310
四、诊断…………………………………… 311
五、基础治疗……………………………… 311
六、药物治疗……………………………… 311
七、修复性治疗…………………………… 312
八、重建治疗……………………………… 312
九、阶梯治疗的诊疗主体………………… 315
第十二节　胫骨高位截骨术……………… 315
一、概述…………………………………… 315
二、适应证与禁忌证……………………… 315
三、危险因素……………………………… 315
四、手术方式的选择……………………… 316
五、接骨板的选择………………………… 316
六、3D 打印技术的应用 ………………… 316
七、内侧开放楔形截骨术操作…………… 317
第十三节　膝关节感染性关节炎………… 317
一、病因…………………………………… 318
二、诊断…………………………………… 318
三、治疗…………………………………… 319
第十四节　膝关节创伤性关节炎………… 320
一、病因…………………………………… 320
二、临床表现……………………………… 320
三、辅助检查……………………………… 321
四、诊断标准……………………………… 321
五、治疗…………………………………… 321
第十五节　膝关节类风湿性关节炎……… 321
一、病因…………………………………… 322
二、临床表现……………………………… 322
三、辅助检查……………………………… 322
四、诊断标准……………………………… 323
五、鉴别诊断……………………………… 323
六、治疗…………………………………… 323
第十六节　部分膝关节置换术…………… 324
一、概述…………………………………… 324
二、单髁置换术…………………………… 324
三、外侧固定平台单髁置换术…………… 326
四、髌股关节置换术……………………… 327
第十七节　全膝关节置换术的基本操作……………………………………… 327
一、术前准备……………………………… 327
二、手术入路……………………………… 328
三、截骨技术……………………………… 328
第十八节　膝关节翻修的基本原则……… 330
一、假体周围感染治疗方式的选择和结局……………………………………… 330
二、膝关节翻修术、骨缺损和假体限制性的选择………………………… 331

第七章　足踝外科………………………… 335
第一节　踝部骨折………………………… 335
一、影像学检查…………………………… 335
二、分类…………………………………… 335
三、单踝骨折……………………………… 337
四、双踝骨折……………………………… 338
五、后踝骨折……………………………… 338
六、下胫腓联合损伤……………………… 338
七、Pilon 骨折 …………………………… 339
八、踝关节开放性骨折脱位……………… 340
九、踝关节陈旧性骨折…………………… 341
第二节　足部骨折………………………… 341
一、距骨骨折……………………………… 341

二、跟骨骨折…………………………… 344
三、楔骨骨折…………………………… 346
四、骰骨骨折…………………………… 346
五、足舟骨骨折………………………… 347
六、跖骨骨折…………………………… 348
七、趾骨骨折…………………………… 349
第三节　足踝部脱位…………………… 349
一、距骨脱位…………………………… 349
二、中足骨折脱位（Chopart 及 Lisfranc 损伤）……………………………… 350
三、跖趾关节损伤……………………… 351
四、趾骨骨折与趾间关节脱位………… 352
第四节　足踝韧带、肌腱及软骨损伤…… 352
一、跟腱断裂…………………………… 352
二、急性内外踝韧带损伤……………… 354
三、慢性踝关节不稳…………………… 355
四、距骨软骨损伤……………………… 356
五、踝关节内部紊乱…………………… 358
六、创伤性腓骨肌腱滑脱……………… 358
第五节　踝关节炎……………………… 359
一、诊断………………………………… 359
二、治疗………………………………… 359
第六节　足踝部感染…………………… 360
一、足踝结核…………………………… 360
二、足踝化脓性感染…………………… 361
第七节　跟距骨桥及距下关节炎……… 362
一、跟距骨桥…………………………… 362
二、距下关节炎………………………… 363
第八节　足踝畸形……………………… 365
一、先天性足踝畸形…………………… 365
二、后天性足踝畸形…………………… 367
三、踇趾畸形　………………………… 369
四、足趾畸形…………………………… 371
第九节　跟痛症………………………… 372
一、病史和体格检查…………………… 372
二、治疗………………………………… 372
第十节　足踝部类风湿性关节炎……… 373
一、概述………………………………… 373
二、临床表现…………………………… 373
三、诊断………………………………… 373
四、治疗………………………………… 374
第十一节　糖尿病足…………………… 374
一、糖尿病患者足部问题的危险因素 ……………………………………… 374
二、糖尿病溃疡和感染………………… 375
第十二节　神经源性疾病（Charcot 足）… ……………………………………… 376
一、病理生理学………………………… 376
二、诊断………………………………… 376
三、分期………………………………… 376
四、治疗………………………………… 377
第十三节　趾甲与皮肤病变…………… 378
一、嵌甲………………………………… 378
二、趾甲营养不良（甲弯曲、甲癣） ……………………………………… 378
三、趾甲的其他病变…………………… 378
第十四节　足筋膜间隔综合征………… 379
一、应用解剖…………………………… 379
二、损伤机制…………………………… 379
三、诊断………………………………… 379
四、治疗………………………………… 379
第十五节　踝关节置换………………… 380
一、适应证与禁忌证…………………… 380
二、假体的选择………………………… 380
三、手术要点…………………………… 382

第八章　运动医学科………………………… 385
第一节　关节镜概述…………………… 385
一、关节镜与关节微创外科的发展…… 385
二、现代关节镜设备…………………… 385
三、关节镜的外科基础………………… 387
四、关节镜的适应证和禁忌证………… 387
五、关节镜手术并发症………………… 388
第二节　腕关节镜手术………………… 388
一、腕关节手术入路…………………… 388
二、腕关节检查………………………… 389
三、腕关节手术操作…………………… 389
第三节　肘关节镜手术………………… 392
一、肘关节手术入路…………………… 392
二、肘关节检查………………………… 392
三、肘关节手术操作…………………… 392
第四节　肩关节镜手术………………… 394
一、应用解剖…………………………… 394
二、肩关节手术入路…………………… 397
三、注意事项…………………………… 399

四、肩关节手术操作…………………………399
第五节　髋关节镜手术………………………402
一、髋关节手术入路…………………………402
二、髋关节检查………………………………402
三、髋关节手术操作…………………………403
第六节　膝关节镜手术………………………404
一、手术体位、入路及应用…………………404
二、膝关节检查………………………………405
三、膝关节手术操作…………………………406
第七节　踝关节镜手术………………………407
一、踝关节软骨损伤…………………………407
二、踝关节内游离体…………………………407
三、踝关节滑膜炎……………………………408
四、反复发作的踝关节不稳…………………409
五、踝关节镜下病灶清除与活检……………410
六、辅助骨折复位或固定……………………410

第九章　骨与软组织肿瘤……………………413
第一节　概论…………………………………413
一、骨与软组织肿瘤的流行病学……………413
二、骨与软组织肿瘤的分类…………………414
三、骨与软组织肿瘤的分期…………………422
第二节　骨与软组织肿瘤的活检……………423
一、活检原则…………………………………423
二、活检技术…………………………………424
第三节　骨与软组织肿瘤的综合治疗………425
一、外科治疗…………………………………425
二、化疗………………………………………432
三、放疗………………………………………435
四、靶向治疗…………………………………436
五、免疫治疗…………………………………436
第四节　常见骨与软组织肿瘤………………437
一、骨瘤………………………………………437
二、骨囊肿……………………………………437
三、纤维异常增殖症…………………………438
四、骨软骨瘤…………………………………440
五、骨样骨瘤…………………………………441
六、内生软骨瘤………………………………442
七、非骨化性纤维瘤…………………………443
八、骨巨细胞瘤………………………………444
九、骨肉瘤……………………………………447
十、软骨肉瘤…………………………………450
十一、尤文肉瘤………………………………453
十二、骨转移瘤………………………………454
十三、软组织肉瘤……………………………455

第十章　小儿骨科……………………………458
第一节　小儿骨骼的特征……………………458
一、儿童与小儿的概念………………………458
二、小儿骨骼的特征…………………………458
第二节　小儿骨折……………………………461
一、概述………………………………………461
二、损伤原因…………………………………461
三、损伤机制…………………………………461
四、分类………………………………………461
五、诊断………………………………………462
六、治疗原则…………………………………462
七、治疗………………………………………462
八、合并症……………………………………463
九、小儿再骨折发生率………………………463
十、转归………………………………………463
第三节　小儿骺损伤…………………………463
一、概述………………………………………463
二、骨骺的解剖学、组织学结构和生长机制……………………………………………463
三、诊断………………………………………464
四、治疗………………………………………465
五、预后………………………………………466
六、并发症……………………………………467
第四节　小儿骨折脱位的治疗原则…………467
一、闭合复位外固定…………………………467
二、闭合复位经皮穿针内固定………………468
三、切开复位内固定…………………………468
四、内固定与外固定…………………………469
五、外固定架…………………………………469
六、骨折合并脱位……………………………469
七、固定位置与时机…………………………470
八、并发症……………………………………470
第五节　小儿锁骨骨折………………………472
第六节　小儿上臂骨折………………………473
一、肱骨近端骨折……………………………473
二、肱骨干骨折………………………………473
三、肱骨髁上骨折……………………………474
四、肱骨外髁骨折……………………………475
第七节　小儿前臂骨折………………………476
一、小儿孟氏骨折……………………………476

二、小儿尺桡骨骨干骨折…………………… 477
三、尺桡骨远端骨折……………………… 479
第八节　小儿髋部骨折……………………… 479
一、概述……………………………………… 479
二、分类……………………………………… 479
三、治疗与预后……………………………… 479
第九节　小儿股骨骨折……………………… 481
一、股骨干骨折……………………………… 481
二、股骨远端骨骺骨折……………………… 482
第十节　小儿胫骨骨折……………………… 483
第十一节　发育性髋关节发育不良……… 484
第十二节　小儿骨与关节感染…………… 487

第十一章　骨科康复…………………………… 490
第一节　骨科康复概述……………………… 490
一、骨科康复学……………………………… 490
二、骨科康复治疗的基本原则…………… 490
三、骨科康复治疗的基本方法…………… 490
四、康复新进展……………………………… 490
五、加速康复外科实施方案……………… 491
第二节　常用骨科康复评定量表………… 491
第三节　骨科康复常用的基本治疗技术
……………………………………… 498
一、物理因子治疗…………………………… 498
二、肌力训练………………………………… 500
三、下肢神经肌肉控制训练……………… 501
四、关节松动术……………………………… 502
五、牵引技术………………………………… 502
六、平衡功能训练…………………………… 502
七、感觉障碍的康复治疗………………… 503
第四节　慢性疾病的康复………………… 503
一、肩关节周围炎…………………………… 503
二、肩峰下撞击综合征……………………… 504
三、肩袖损伤………………………………… 504
四、颈椎退行性疾病………………………… 504
五、肌筋膜炎………………………………… 505
六、腰椎间盘突出症………………………… 505
七、踝关节扭伤……………………………… 505
八、髋关节炎、膝关节炎………………… 505
九、肱骨外上髁炎…………………………… 506
第五节　骨科常见病围手术期康复……… 506
一、脊柱疾病围手术期康复……………… 506
二、四肢骨折围手术期康复……………… 507
三、关节置换围手术期康复……………… 508
四、运动损伤围手术期康复……………… 510
五、肌腱损伤围手术期康复……………… 511
第六节　矫形器的应用……………………… 514
一、上肢矫形器的应用……………………… 514
二、下肢矫形器的应用……………………… 515
三、脊柱矫形器的应用……………………… 516
第七节　常用低温矫形器…………………… 516
一、手指低温矫形器………………………… 516
二、手低温矫形器…………………………… 517
三、腕部低温矫形器………………………… 517
四、肘部低温矫形器………………………… 517
五、肩部低温矫形器………………………… 517
六、头颈胸腰固定矫形器…………………… 518
第八节　现代假肢…………………………… 518
一、假肢分类………………………………… 518
二、制作假肢的常用材料…………………… 519
三、假肢的结构……………………………… 520
四、假肢新技术……………………………… 524

第一章　骨科围手术期安全检查和风险防范

骨科学涉及骨骼、关节、肌肉、肌腱、韧带、血管和神经等，即骨骼系统和促使骨骼移动的相关组织。与其他医学学科一样，骨科对疾病的识别、诊断从初次面对患者开始，随着信息收集、各项检查的深入，我们对疾病的病理过程、功能障碍和伴随的残疾会有一个清晰认知。这需要系统化收集疾病信息，包括病史采集、体格检查、组织和器官成像以及特殊检查等。在制订治疗方案时也需要考虑患者的个体情况（如性格、习惯、工作、爱好、家庭情况等）对疾病及治疗的影响。骨科围手术期医疗工作常涉及多个方面的问题。

第一节　骨科手术前准备

一、术前准备

（一）急诊手术术前准备

1. 伤口处理　用无菌纱布或敷料包扎伤口，即时加压止血，防止污染。

2. 有效固定　对于四肢骨折患者可用各种夹板或替代物品对患肢进行妥善固定。对于怀疑脊柱损伤的患者，进行检查、搬动时要平托，颈椎损伤时给予颈托或颈部固定器固定。

3. 转运流程　对于严重创伤患者，手术治疗转运时，需要评估患者的生命体征，一般生命体征稳定时转运，转运过程中应备好相应的急救物品及急救设备。

（二）择期手术术前准备

1. 一般准备

（1）签署手术治疗知情同意书、手术授权委托书、输血同意书、麻醉同意书等。

（2）对手术时间长、出血多的大手术要充分做好相应的输血准备。

（3）术前纠正水及电解质代谢紊乱、低蛋白血症、贫血等，可降低感染、伤口愈合延迟的发生率。

（4）常规手术前12小时禁食、4小时禁饮，以预防吸入性肺炎。

（5）术前无凝血功能障碍者，术前停用抗凝药物。

2. 特殊准备

（1）心血管系统：新近的心肌梗死、不稳定性心绞痛、心力衰竭等属于手术禁忌证，需要病情稳定后才可手术。高血压患者术前应将血压降至适当的水平，一般控制在160/100mmHg以内。

（2）脑血管系统：近期内有短暂脑缺血和脑卒中发作史者，择期手术应推迟1～3个月进行。

（3）呼吸系统：慢性肺部疾病患者术前需评估肺功能或进行血气分析检查。

（4）糖尿病：术前血糖应该控制在5.6～11.2mmol/L，空腹血糖控制在8mmol/L以内。

（5）长期服用激素：术前必须了解肾上腺皮质功能。

（6）详细了解患者术前用药情况：有些药物需要使用到手术前，对凝血功能有影响的药物术前应停用。

3. 手术部位准备

（1）手术部位的标记。

（2）备皮。

（3）止血带的使用。

（4）手术部位消毒铺巾。

二、术前检查

（一）影像学检查

1. X 线检查 在 X 线片上，骨组织密度高，与周围软组织间有良好的对比度，骨本身的骨皮质、骨松质和骨髓腔之间也有足够的对比度，因此 X 线检查可以清晰显示骨关节的病变，以及病变的范围和程度，且 X 线检查方法简单、费用低廉，因此，至今仍是骨与关节病变的首选检查方法。然而，不少病变早期 X 线片改变较病理结果改变和临床表现晚，或 X 线片改变不明显，初次检查结果可能为阴性，需要定期复查或进一步行其他影像学检查。X 线片是二维影像，各种结构影像相互重叠，也可使某些结构的影像（如颅底、上胸椎等）因相互遮盖而难以或不能显示。X 线检查对各种软组织的密度分辨率较差，对于软组织病变或骨骼疾病对周围软组织的浸润多不能准确显示。

（1）成人骨干。

1）骨皮质：为密质骨，X 线片表现为均匀致密影，在骨干中部最厚，向两端逐渐变薄。骨皮质外缘光整，仅在肌腱韧带附着处隆起或凹凸不平。

2）骨膜：骨皮质外面（关节囊内部分除外）和内面均覆有骨膜，前者为骨外膜，后者为骨内膜，正常骨膜在 X 线片上不显影，如出现骨膜则为病理现象。

3）骨松质：由骨小梁和其间的骨髓构成，X 线片上表现为致密网格影。骨小梁的粗细、数量和排列因人和部位而异。在压力作用下，一部分骨小梁的排列与压力方向一致，一部分与张力方向一致。

4）骨髓腔：常因骨皮质和骨小梁的遮盖而显示不清，在骨干中段可显示为边界不清、无结构的半透明区。

5）骨端：横径大于骨干，骨皮质一般较菲薄且多光滑锐利，其内可见清晰的骨小梁。

（2）儿童管状骨。儿童管状骨两端有未完全骨化的骺软骨，将管状骨分为骨干、干骺端、骺板和骨骺等部分。骨干形状与成人相似，较成人细小，随年龄增长而逐渐粗大。

1）干骺端：为骨干两端增宽的部分，主要由骨松质组成，是骨骼生长最活跃的部位。X 线片上骨小梁彼此连接和交叉，形成海绵状结构影，干骺端骺侧可见一横形致密带与先期钙化带。

2）骨骺：为未完成发育的管状骨末端。在胎儿及幼儿期为软骨，即骺软骨，X 线片上不能显示。在儿童发育期，骺软骨中心开始出现二次骨化中心，表现为小点状致密影，单发或多发。随年龄增长，二次骨化中心逐渐增大，边缘由不规则逐渐变得光整，最后与干骺端融合。

3）骺板或骺线：为干骺端与骨骺之间软骨的投影，呈横形透亮带，称为骺板。随年龄增长逐渐变窄，呈线状透亮影，称为骺线。最终骨骺与干骺端融合，骺线消失，完成骨发育，原骺线所在的部位有时可见横贯骨干的不规则线样致密影，为骺板遗迹。

（3）关节。活动关节在 X 线片上可见关节间隙、骨性关节面、关节囊、韧带和关节内外脂肪层。

1）关节间隙：X 线片上两个骨端骨性关节面之间有透亮间隙，是关节软骨、关节盘和关节腔的投影。

2）骨性关节面：X 线片上表现为边缘锐利光滑的线样致密影。

3）关节囊：一般 X 线片上不显影，有时在关节囊外脂肪层的衬托下可显示其边缘。

2. CT 检查 通过移动反向环绕在患者周围的发射管和感光板，在选定平面上生成类似横向解剖切片的图像，间距通常为 3～5mm，其分辨率较普通的 X 线检查更高。CT 检查能穿透较大的关节或组织块，能显露出被遮盖的病变。3D－CT 检查使用新的多层 CT 扫描仪，可提供更高质量的图像，可以在冠状位、矢状位、水平位三个正交平面上进行多平面重建，三维表面渲染重建和体积渲染重建形成的立体数字模拟影像，可供诊断者通过软件进行任意角度的观察分析，有助于展示解剖轮廓，但数字模拟影像会使部分细节丢失，此时仍需通过断层影像观察。

由于 CT 检查具有良好的对比分辨率和空间定位能力，能够在横断面显示骨、软组织的大小、形状和位置，且不受骨骼重叠、软组织覆盖的影响，因此该技术是评估头部、脊柱、胸部、腹部和骨盆急性创伤的理想检查，常用于评估椎体、髋臼、胫骨、踝关节和足部的损伤，以及任意部位的复杂骨折和骨折脱位。CT 不能确定骨肿瘤的类型，但它有助于评估骨肿瘤的大小和扩散范围。CT 检查同样也用于指导软组织和骨骼活检。CT 检查对检查骨质疏松和软组织钙化或骨化的显像效果优于磁共振成像（MRI）。

3. MRI 检查　MRI 检查将患者置于强磁场中（3～5 万倍地球磁场强度），体内组织的原子核内含质子受磁场激发后将沿着这个强大的外部磁场排列。质子在自旋运动时可以通过射频脉冲进一步激发，就像拍打一个旋转的陀螺。这些质子不仅会诱发小磁场，当它们以不同的速率减速时，还会产生一个信号。将这些记录了质子密度的信号在 *xyz* 坐标上画出来。T1 加权（T1WI）图像具有较高的空间分辨率和良好的解剖图像。T2 加权（T2WI）图像提供更多关于组织生理特征的信息，脂肪抑制序列可以突出组织异常含水信号，结合 T1WI、T2WI，可进一步体现组织特异性，进一步提升诊断准确性。在骨科检查中，髋关节、膝关节、脚踝、肩膀和手腕的 MRI 检查相当普遍。它能先于其他影像学检查发现骨髓水肿、骨坏死等早期变化，这在评估骨和软组织的隐匿性创伤时特别有用。

MRI 检查的成像原理使其不使用电离辐射，也可以提供多平面、准确的横截面信息，形成身体任意部位任何方位的横截面图像，在软组织对比检查方面具有无法比拟的优势，能够明确区分密度相近的不同软组织结构，如韧带、肌腱、肌肉和透明软骨。针对膝关节损伤，MRI 检查和关节镜检查一样，可以准确诊断半月板撕裂和交叉韧带损伤。为准确评估骨与关节病变，应该常规 MRI 检查，结合脂肪抑制序列，确定病灶周围水肿的程度。肩部和髋部 MRI 检查可显示关节盂唇损伤，踝关节 MRI 检查可显示前外侧关节撞击及关节囊、韧带的完整性。但需注意，有些患者，如大多数有心脏起搏器的患者，或大脑、眼睛里有金属异物的患者不适宜接受 MRI 检查。另外，因患者检查时需较长时间处于产生强磁场的扫描仪器中，少数有幽闭恐惧症的患者也不能耐受检查。

4. 核素检查　核素检查通过使用能在骨骼和关节中积聚的放射性核素使骨骼成像。理想的核素是锝－99m（^{99m}Tc），它具有恰当的能量特性，适于 γ 相机成像，半衰期相对较短（6 小时），可迅速通过尿液排出体外。核素检查可以很灵敏地显示骨与关节的异常吸收部位，进行该检查时首先于静脉注射核素，再记录以下两个阶段的影像。

（1）灌注早期：即注射后不久，此时核素处于血流中或在血管周围，可反映局部血流差异。

（2）骨延迟期：注射 3 小时后，此时骨组织中已经吸收了核素。

通常情况下，在灌注早期，关节周围的血管软组织产生活跃的影像。注射 3 小时后，骨骼轮廓清晰显示。明显的局灶性或非对称性放射变化常见于以下类型。

（1）灌注早期活性增加：软组织血流增加，提示炎症（如急性或慢性滑膜炎）、骨折、血管丰富的肿瘤等。

（2）灌注早期活性减少：比较少见，提示局部血管功能不全。

（3）骨延迟期活性增加：可能由大量核素进入骨细胞外液或融入新形成的骨组织引起，多见于骨折、植入物松动、感染、局部肿瘤或坏死后的愈合。

（4）骨延迟期活性减少：提示血液供应缺乏（比如股骨颈骨折后股骨头缺血）或病理组织替代正常骨组织。

临床常应用核素检查于以下情况：①早期发现骨转移；②发现小型骨脓肿或骨样骨瘤；③骨缺血诊断，如 Perthes 病的股骨头缺血或成人股骨头缺血；④假体周围感染或松动；⑤应力性骨折或其他未移位的、在 X 线片上无显示的骨折的诊断等。

核素检查相对敏感，但特异性不强，在大多数情况下，该检查的主要作用是找出异常的部位。其优点是可以全身显影，显示多个病变部位（如潜在转移灶、多灶性感染或多发隐匿性骨折等），也能提供组织相关生理活动的信息（主要是成骨细胞活动）。然而，这项技术具有较大的放射负荷、空间分辨率差，因此对于局部问题，更适宜采用 MRI 检查了解解剖结构和组织特异性特征。

（二）实验室检查

1. 血常规　低色素性贫血：常见于类风湿

性关节炎，也见于失血性贫血，如创伤、手术后，以及非甾体抗炎药引起的消化道出血。白细胞增多：常见于感染。中度白细胞增多也可见于类风湿性关节炎或痛风发作。

2. 红细胞沉降率（ESR） ESR 加快常见于急性或慢性炎症及组织损伤后，轻度感染也可能出现正常 ESR。骨髓瘤病患者可出现 ESR 加快。

3. C 反应蛋白 可在慢性炎症性关节炎时出现异常增高，在受伤或手术后也会暂时性升高。该检查也用于了解类风湿性关节炎和慢性感染的进展和活跃性。

4. 类风湿因子 类风湿因子是一种 IgM 自身抗体，存在于大约 75％患有风湿性关节炎的成人。然而，它不是特征性的，一部分具有类风湿性关节炎特征表现的患者仍然表现为“血清阴性”，而类风湿因子也可在其他疾病，如系统性红斑狼疮、硬皮病等呈阳性反应。

5. 人白细胞抗原 人类白细胞抗原（HLA）可以在白细胞中检测到，它们被用来表征个体组织类型。血清阴性的自发性多关节炎与 6 号染色体上的 HLA－B27 存在高度相关性。故常用作怀疑患有强直性脊柱炎或瑞特氏病患者的辅助检查。但需注意，单纯 HLA－B27 检查不应被视为一种确诊试验，因为它在极少数正常人中也呈阳性。

（三）骨穿刺活检

当其他无创检查（包括 X 线检查、CT 检查、MRI 检查等）不能对表现类似的疾病进行有效鉴别时，例如：当 MRI 显示的异常病灶可能是压缩骨折、骨肿瘤或感染时，或者初步检查发现一个肿瘤病灶，但是尚不能确定肿瘤的类型、良性或恶性、原发性或转移性时，骨穿刺活检的病理结果可指导最终的诊断及治疗方案。对于骨感染，骨穿刺活检不仅可以取得急性炎症的组织学证据，而且还可以进行细菌学分类和抗生素敏感性检测。

骨穿刺活检方式有手术切开活检和穿刺针吸活检。两种方式各有优劣：手术切开活检能直接显露病灶并可行病灶的清理切除，但伴随麻醉、手术和感染风险，而且新的组织平面被打开会增加感染或肿瘤扩散的风险，手术切口也可能影响后续手术病灶广泛切除。穿刺针吸活检以大小适当的穿刺针或环钻钻入病灶，以取出适量的组织样本。固体或半固体的组织可用切割针完整取出，流体物质可以通过活检针吸出。穿刺活检应注意：在 X 线或其他影像学检查辅助下准确定位穿刺点及深度，可以提高取出标本的准确度。如果操作前存在恶性病变的可能性，穿刺点应考虑后续可能进行的根治性治疗。对于深部组织病变，应熟悉局部解剖且通过透视控制针的插入深度，以避免血管和神经的损伤。

操作步骤：

1. 体位 根据病变部位可采用仰卧位、侧卧位、俯卧位等。

2. 穿刺点定位 结合 X 线片、CT、MRI 等影像学资料和临床检查，选择安全、表浅、可以取得典型组织的部位，而且必须考虑到以后手术能够将穿刺通路切除。选择恰当的体表标志，用标记笔标记，并根据影像学资料估测穿刺深度。

3. 消毒 常规消毒铺巾。

4. 麻醉 0.5％普鲁卡因或 1％的利多卡因溶液局部麻醉，首先在皮下局部打一皮丘，然后沿进针入路注入麻醉药，达到骨膜后要在穿刺点周围广泛进行浸润麻醉，麻醉的同时可以探查周围骨质破坏情况。

5. 钻取活检 用 15 号刀片挑开局部皮肤，连针芯一起进针，估计方向和深度，或在 B 超、X 线、CT 引导下逐步深入，尽量远离大血管和神经。如刺到神经，患者会有明显的触电感或不自主的肌肉收缩。到达肿瘤表面后，拔出针芯，旋转套管，边转边深入。针进 2cm 后，摇动，并拔出套管，用针芯将组织推出，肉眼观察是否为肿瘤组织，如不确定，可调整方向和深度后再次穿刺。

6. 骨穿刺活检 不需要切开皮肤，活检通道小，可为保肢创造良好的条件。恶性骨肿瘤如骨肉瘤、尤文肉瘤等的治疗方案，如截肢、放化疗等均为破坏性较大的治疗，一旦误诊，后果严重，利用骨穿刺活检获得的病理诊断结果，可为这些治疗的实施提供证据。对一些放化疗敏感的肿瘤，如骨髓瘤、淋巴瘤等，利用穿刺活检确诊后可以放心直接开展治疗，患者可以免去手术之苦。但由于穿刺活检获得的组织少，不是在直视下取材，可能取材不典型，较难做出病理诊断，这种情况下需要行第二次穿刺活检，或者切开活检。

7. 活检手术入路的选择　活检的部位必须是肿瘤最具代表性的部分。放疗后的部位，肿瘤细胞已变性，纤维组织瘢痕形成，活检时应避开。活检部位必须是离肿瘤最近的部位，活检通道必须保证安全，避开重要的血管和神经。为尽量减少手术污染，活检通道应尽可能避免穿过一个以上的解剖间室。活检通道必须位于日后的手术入路上，便于手术时能够将穿刺点和活检通道整块切除。

8. 遵循无菌原则　穿刺点的皮肤必须是健康、无感染的皮肤。

9. 其他　患者的全身情况能忍受穿刺，血小板与凝血功能正常，无出血性疾患的病史和长期服用抗凝药物史。由于骨组织肿瘤的异质性，穿刺时可同时获取同一肿瘤不同部位的活检标本，以增加诊断准确性。活检前须向患者和家属交代活检意义及并发症，征得同意，签署手术治疗知情同意书。

（四）关节穿刺检查

1. 概述　关节穿刺是骨科常见的诊断和治疗方法。它指在无菌操作下，按特定进针点及方向用空针刺入关节腔内的操作。临床适用于抽取关节积液，了解积液性质，为临床诊断提供依据；向关节内注射药物以治疗关节疾病；向关节内注射造影剂以了解关节及软骨情况；关节急、慢性感染时的诊治。

操作时应注意，在无菌穿刺前，通过活动关节找到关节间隙，确定进针点并标记，穿刺时选择易于进入关节腔的部位和方向。熟悉局部解剖构造以避免血管、神经、肌腱等重要结构的医源性穿刺损伤。

关节积液抽取应严格遵循无菌操作原则，抽出的关节积液即使少量，也可通过外观（体积、颜色、透明度、黏滞度）辅助鉴别诊断。关节积液可涂片后通过显微镜检查有无红细胞或大量白细胞，晶体的检查最好使用偏振光显微镜。如果能抽出足够的液体标本，可进行细胞学、生物化学和细菌学检查。正常滑膜液为淡黄色透明液体，炎症时关节积液内混有炎性细胞而呈云雾状或为浑浊液体。血性关节积液可能提示损伤、急性炎症性疾病及色素沉着绒毛结节性滑膜炎。白细胞计数超高通常提示感染，但中量白细胞增多也见于痛风和其他类型的炎症性关节炎。对疑似感染的病例可同时进行细菌培养和抗生素敏感性试验，为后续治疗提供依据和用药指导。

关节穿刺注意事项：①施行关节穿刺时必须为无菌操作，若发生化脓性关节炎，将会严重影响关节功能；②在进行关节穿刺时，应该边进针边抽吸，若穿刺针头落入关节腔内，则会有液体抽出；③确认穿刺针头落入关节腔后，应将穿刺针再刺入少许，以免在后续操作中穿刺针脱出关节腔；④在向关节腔内注射药物时，如果感觉阻力较大，说明穿刺针头没有在关节腔内，或者针头刺入关节腔内的软组织，此时，应该调整针头位置，不可强行推注；⑤施行关节穿刺时，动作不可粗暴，应避免损伤关节软骨；⑥如果关节腔内积液较多，穿刺后应该给予加压包扎，以及患肢制动。

2. 肩关节穿刺　施行肩关节穿刺时，患者一般采用坐位。穿刺入路可以选择前侧入路和后侧入路。①前侧入路：将患者肩关节轻度外展外旋，肘关节屈曲 90°，体表定位最重要的解剖标志是喙突，在触及喙突尖端后，在外侧于肱骨小结节和喙突连线中点垂直刺入，或者从喙突尖端向下找到三角肌前缘，向后外方刺入；②后侧入路：将患者上肢内旋内收，交叉过胸前，手部搭于对侧肩部，触及肩峰后外侧角，在其下方 2cm、内侧 1cm，向喙突尖端刺入。

3. 肘关节穿刺　施行肘关节穿刺时，患者一般取坐位。穿刺入路可以选择后外侧入路和鹰嘴上入路。①后外侧入路：将患者肘关节屈曲 90°，通过反复旋转前臂，确认桡骨头位置，紧贴桡骨头近侧，于肱桡关节间隙刺入，若关节肿胀导致桡骨头触摸不清，也可以从尺骨鹰嘴尖端和肱骨外上髁连线中点，向前内方刺入；②鹰嘴上入路：将患者肘关节屈曲 45°，紧邻尺骨鹰嘴尖端上方，穿过肱三头肌腱，向前方刺入。

4. 腕关节穿刺　施行腕关节穿刺时，患者一般采用坐位。穿刺入路可以选择外侧入路和内侧入路。①外侧入路：将患者肘关节屈曲 90°，触及桡骨茎突尖端，紧邻其远侧垂直刺入，在穿刺过程中，要注意避开行经桡骨茎突远方的桡动脉；②内侧入路：将患者肘关节屈曲 90°，触及尺骨茎突尖端，紧邻其远侧垂直刺入。

5. 髋关节穿刺 施行髋关节穿刺时，患者一般采用仰卧位。穿刺入路可以选择前侧入路和外侧入路。①前侧入路：将患者下肢置于中立位，触及髂前上棘和耻骨结节，在腹股沟韧带下2cm、股动脉的外侧垂直刺入，也可以在髂前上棘下方2cm、股动脉搏动点外侧3cm，将穿刺针向后内60°刺入；②外侧入路：将患者下肢轻度内收，从股骨大转子尖端上缘，平行于股骨颈前方，将穿刺针刺入。

6. 膝关节穿刺 施行膝关节穿刺时，根据穿刺入路的不同，患者可取仰卧位或者坐位。穿刺入路可采用髌上入路或髌下入路。①髌上入路：患者采用仰卧位，将患者下肢放于中立位，触及髌骨外上角，在髌骨上极和髌骨外缘两条相切的垂直交点进针，将穿刺针向内下后方刺入；②髌下入路：患者采用坐位，将患者膝关节屈曲90°，小腿自由下垂，从关节线上方1cm、髌韧带内侧或者外侧1cm，将针刺向髁间窝方向。

7. 踝关节穿刺 施行踝关节穿刺时，患者一般采用仰卧位，穿刺入路可以选择前内侧入路、经内踝入路和经外踝入路。①前内侧入路：将患者踝关节轻度跖屈，在胫距关节水平、胫骨前肌腱内侧，将穿刺针向外后方刺入；②经内踝入路：触及内踝尖端，在其前方5mm，将穿刺针向外上后方刺入；③经外踝入路：触及外踝尖端，在其前方5mm，将穿刺针向内上后方刺入。

（五）关节镜检查

关节镜检查是微创腔镜技术在骨科诊断和治疗方面的应用。随着技术的发展，肩、肘、腕、髋、膝、踝关节，甚至手和足都可以应用关节镜技术。在怀疑以上关节病变，拟进行手术治疗时，微创的关节镜技术常常可以达到治疗目的而避免了开放手术。但应注意关节镜检查不应该替代详尽的临床评估。

关节镜检查所需仪器基本分为三类：关节镜、电视摄像机及辅助设备。关节镜是一个坚硬的杆型光学透镜，不同类型的关节镜在直径、倾斜角上有所不同。其直径范围一般从2mm（小关节使用）到4～5mm（膝关节使用）。倾斜角可从0°到120°（常见为25°、30°镜，70°镜更利于观察关节内在情况）。它自带一个放大镜系统，可连接光源、电视摄像机，通过电视显示关节内部的各种影像，方便术者观察、操作及旁观者参观学习。关节镜检查可在局部麻醉、区域阻滞麻醉或全身麻醉下进行。较为配合的患者进行膝、踝关节镜检查时可在神经阻滞下进行。全身麻醉能很好地松弛肌肉、打开关节间隙以方便操作，是较为普遍的麻醉方式。不同于腹腔镜检查，关节镜检查采用液体灌注膨胀关节腔隙，扩展手术空间。关节镜从特定部位经皮进入关节腔内，各种各样的辅助设备（探针、剪刀、咬骨钳、刮匙、抓取钳、关节镜刀、电动刨削器、电刀激光射频器械等）可以通过其他皮肤入口插入。关节镜检查具有手术切口小、炎症反应轻、术后并发症少、恢复时间短等诸多优点，一些患者可于手术当天晚些时候回家休息。

膝关节容易进行关节镜检查，可通过镜下滑膜和关节面的表现区分炎症和非炎症、破坏性和非破坏性病变。对于半月板撕裂，关节镜检查不仅可以明确诊断，同时还可通过镜下修复或去除部分损伤部位完成治疗。交叉韧带损伤、软骨骨折、游离体和滑膜肿瘤也很容易看到。肩关节镜检查相对比较困难，但可以充分探查肌腱（肩袖、肱二头肌长头腱）损伤、钙化性肌腱炎、关节表面损伤退变、关节盂唇损伤、关节内游离体等，并同时确诊和治疗。手腕关节镜检查对诊断三角纤维软骨复合体和骨间韧带损伤非常有用。髋关节关节镜检查目前在临床的使用越来越普遍，而且在诊断不明原因的髋部疼痛时很有用。

（六）腰椎穿刺检查

腰椎穿刺（lumbar puncture）是临床常用的检查方法之一，对于神经系统疾病的诊断和治疗有重要价值，简便易行，亦比较安全。骨科应用主要包括脊柱椎管造影、脑脊液检查及椎管内注射药物等。

1. 操作步骤

（1）嘱患者侧卧于硬板床上，背部与床面垂直，头向胸部靠近，两手抱膝紧贴腹部，使躯干呈弓形。或由助手在术者对面用一手抱住患者头部，另一手挽住双下肢腘窝并用力抱紧，使脊柱尽量后凸以增宽椎间隙，便于进针。

（2）确定穿刺点，以双侧髂后上棘连线与后正中线的交会处为穿刺点，一般取第3～4腰椎棘突间隙。

（3）常规消毒皮肤后戴无菌手套、铺洞巾，利用2%利多卡因溶液通过皮肤到椎间韧带逐层做局部浸润麻醉。左手固定穿刺点皮肤，右手持穿刺针以垂直背部的方向缓慢刺入，成人进针深度为4～6cm，儿童为2～4cm。当针头穿过韧带进入硬脊膜时，可感到阻力突然消失（有落空感）。此时可将针芯慢慢抽出（以防脑脊液迅速流出，造成脑疝），即可见脑脊液流出。

（4）在放液前先接上测压管测量压力。正常侧卧位脑脊液压力为0.690～1.764kPa。

（5）撤去测量管，收集脑脊液2～5ml送检。如需做培养，留标本。

（6）术毕，将针芯插入后一起拔出穿刺针，覆盖消毒纱布，胶布固定。

（7）脊髓造影时，可在穿刺成功、测压、留取脑脊液后推注造影剂5～10ml，拔出穿刺针，覆盖消毒纱布，用胶布固定后在X线透视下改变体位，观察椎管内情况。

（8）术后患者去枕俯卧4～6小时，以免引起术后低颅压、头痛。

2. 腰椎穿刺适应证

（1）中枢神经系统炎症性疾病的诊断与鉴别诊断，包括化脓性脑膜炎、结核性脑膜炎、病毒性脑膜炎、乙型脑炎等。

（2）脑血管意外的诊断与鉴别诊断，包括脑出血、脑梗死、蛛网膜下腔出血等。

（3）肿瘤性疾病的诊断与治疗，用于诊断脑膜白血病，通过腰椎穿刺鞘内注射化疗药物治疗脑膜白血病。

（4）测定颅内压力和了解蛛网膜下腔是否阻塞等。

（5）椎管内给药，细胞注射移植。

（6）脊柱椎管造影，了解椎间盘突出或神经根压迫情况。

3. 腰椎穿刺禁忌证

（1）可疑颅内高压、脑疝。

（2）可疑颅内占位病变。

（3）休克等危重症。

（4）穿刺部位有炎症。

（5）有严重的凝血功能障碍，如血友病等。

4. 腰椎穿刺并发症防治

（1）低颅压综合征：指侧卧位脑脊液压力为0.58～0.78kPa（60～80mmH_2O）或更低，较为常见。多因穿刺针过粗、穿刺技术不熟练或术后起床过早，使脑脊液自脊膜穿刺孔不断外流导致。患者坐起后头痛明显加剧，严重者伴有恶心、呕吐、眩晕、昏厥，平卧或头低位时头痛等即可减轻或缓解。少数尚可出现意识障碍、精神症状、脑膜刺激征等，持续一至数日。故应使用细针穿刺，术后去枕平卧（最好俯卧）4～6小时，并多饮水（忌饮浓茶、糖水），常可预防之。如已发生，除嘱患者继续平卧和多饮水外，还可酌情静脉注射蒸馏水10～15ml或静脉滴注5%葡萄糖生理盐水500～1000ml，1～2次/天，数天后常可治愈。也可再次行腰椎穿刺，在椎管内或硬脊膜外注入生理盐水20～30ml，消除硬脊膜外间隙的负压以阻止脑脊液继续漏出。

（2）脑疝形成：在颅内压增高（特别是后颅凹和颅叶占位性病变）时，当腰椎穿刺放液过多过快时，可在穿刺当时或术后数小时内发生脑疝，故应严加注意和预防。必要时，可在术前快速静脉输入20%甘露醇溶液250ml，以细针穿刺，缓慢滴出数滴脑脊液进行化验检查。如出现脑疝，应立即采取相应抢救措施，如静脉注射20%甘露醇溶液200～400ml和高渗利尿脱水剂等，必要时还可自脑室穿刺放液和自椎管内快速推注生理盐水40～80ml，但一般较难奏效。

（3）原有脊髓、脊神经根症状突然加重：多见于脊髓压迫症，因腰椎穿刺放液后压力改变，导致椎管内脊髓、神经根、脑脊液和病变之间的压力平衡改变。可使根性疼痛、截瘫及大小便障碍等症状加重，出现高颈段脊髓压迫症时则可发生呼吸困难与骤停，上述症状不严重。

（4）严格掌握禁忌证：凡疑有颅内压升高者必须先做眼底检查，如有明显视乳头水肿或脑疝先兆，禁忌穿刺。凡患者处于休克、衰竭或濒危状态，以及局部皮肤有炎症、颅后窝有占位性病变，禁忌穿刺。

（5）穿刺时患者如出现呼吸、脉搏、面色异常，应立即停止操作，并进行相应处理。

（6）鞘内给药时，应先放出等量脑脊液，然后再等量转换注入药液。

（七）电生理检查

神经电生理检查是近50年发展起来的诊断技

术，它将神经肌肉兴奋时发生的生物电变化引导出来，加以放大和记录，根据电位变化的波形、振幅、传导速度等数据，分析判断神经、肌肉系统处于何种状态。电生理检测在神经源性疾病和肌源性病变的鉴别诊断方面，以及对神经病变的定位、损害程度和再生预后判断等方面具有重要价值。神经肌肉电生理检查的内容和方法很多，目前临床上常用的有肌电图（electromyogram，EMG）、神经传导速度（never conduction velocity，NCV）及体感诱发电位（somatosensory evoked potential，SEP）等。

1. 肌电图 肌电图是将针电极插入肌肉，记录电位变化的一种电生理检查。通过观察肌肉的电活动了解下运动神经元，即脊髓前角细胞、周围神经（根、丛、干、支）、神经肌肉接头和肌肉本身的功能状态。肌肉放松时，针电极记录的电位为自发电位（spontaneous potential）。插入或移动针电极时记录的电位为插入电位（insertional potential）。当肌肉随意收缩时记录的电位为运动单位动作电位（motor unit action potential，MUAP）。运动单位是由一个运动神经元与其所支配的全部肌纤维共同组成的，是肌肉随意收缩时的最小功能单位。正常肌肉放松时不能检测到电活动，但在随意收缩时会出现运动单位动作电位。在运动单位受累时，静息的肌肉可出现多种电活动，运动单位动作电位可出现异常波形和电活动模式，可根据这些肌电图的表现推测病变的性质、部位、程度。但肌电图检查仅作为临床辅助检查，应将肌电图结果和神经传导速度、病史、其他检查结果结合起来共同分析。

肌电图的临床意义主要包括：①确定有无神经损伤及损伤的程度；②有助于鉴别神经源性或肌源性损害；③有助于观察神经再生情况。

2. 神经传导功能测定 神经传导的测定是一种客观的定量检查。神经受电刺激后能产生兴奋性及传导性，而这种传导具有一定的方向性，运动神经纤维将兴奋冲动传向远端肌肉，即离心传导；感觉神经纤维将冲动传向中枢，即向心传导。利用此特征可应用脉冲电流刺激运动或感觉神经，来测定神经传导速度，判定神经传导功能，借以协助诊断周围神经病变的存在及发生部位。

（1）运动神经传导的测定。运动神经传导研究的是运动单位的功能和整合性。通过对运动传导的研究可以评估运动神经轴索、神经和肌肉接头及肌肉的功能状态，并为进一步做针电极肌电图检查提供准确的信息。其测定和计算方法是通过对神经干上远、近两点进行超强刺激，在该神经所支配的远端肌肉上可以记录到诱发出的混合肌肉动作电位（compound muscle action potential，CMAP），又通过对此动作电位波幅、潜伏时和时限的分析，来判断运动神经的传导功能。

（2）感觉神经传导的测定。感觉神经传导反映冲动在神经干上的传导过程，它研究的是后根神经节和其后周围神经的功能状态。其测定和计算方法如下：对于感觉神经来说，通过刺激一端感觉神经，冲动经神经干传导，在感觉神经的另一端记录这种冲动，此种形式产生的电位为感觉神经动作电位（sensory nerve action potential，SNAP），通常用环状电极来测定。同运动神经传导速度不同，由于没有神经肌肉接头的影响，因此感觉神经传导速度可以直接由刺激点到记录点之间的距离和潜伏时来计算获得。

3. 躯体感觉诱发电位与运动诱发电位 诱发电位指中枢神经系统在感受内在或外部刺激过程中产生的生物电活动。诱发电位的出现与刺激之间有确定的和严格的时间和位相关系，即所谓“锁时”特性，具体表现为有较固定的潜伏期。临床上常用的诱发电位有躯体感觉诱发电位、脑干听觉诱发电位和视觉诱发电位、运动诱发电位。各种诱发电位都有特定的神经解剖传输通路，并有一定的反应形式。

（1）躯体感觉诱发电位。躯体感觉诱发电位也称为体感诱发电位，临床上最常用的是短潜伏时体感诱发电位，简称SLSEP，特点是波形稳定、无适应性和不受睡眠和麻醉药的影响。

1）检查方法。将表面电极置于周围神经干，在感觉传入通路的不同水平及头皮相应的投射部位记录其诱发电反应。常用的刺激部位是上肢正中神经及下肢的胫后神经等。上肢记录部位是Erb点、C_7棘突及头部相应的感觉区；下肢的记录部位是腘窝点、T_{12}及头部相应的感觉区。刺激量以踇趾或小趾肌初见收缩为宜，通常为感觉阈值的3～4倍，刺激频率

1～5Hz，叠加次数 50～200 次，直至波形稳定光滑。每侧测定 2 次，观察重复性及可信性。波形命名为极性＋潜伏时（波峰向下为 P，向上为 N）。

2）临床应用。①周围神经病变：臂丛神经损伤的鉴别诊断，协助判断损伤部位是在节前或节后，协助颈或腰骶神经根病的诊断，间接测算病损周围神经的感觉传导速度；②脊髓病变：对脊髓外伤有辅助诊断意义，可判断损伤程度、范围和预后；③脑干、丘脑和大脑半球病变：取决于病损部位及是否累及 SLSEP 通路；④中枢脱髓鞘病（MS）：SLSEP 的异常率为 71.7%，下肢体感通路异常率较上肢的高；⑤昏迷预后的评估及脑死亡诊断；⑥脊柱和脊髓部位手术中监护、颅后窝手术监护。

（2）运动诱发电位。运动诱发电位（motor evoked potential，MEP）主要用于检查运动系统，特别是中枢运动神经通路－锥体束的功能，是诊断中枢运动功能障碍性疾病的一种直接和敏感的方法。常用的刺激有电刺激及磁刺激，因为磁刺激比较安全、无疼痛、可重复，而且操作简单，近年来被广泛应用于临床。磁刺激 MEP 是经颅磁刺激大脑皮质运动细胞、脊髓及周围神经运动通路时，在相应的肌肉上记录的混合肌肉动作电位。

1）检查方法。上肢磁刺激部位通常是大脑皮质相应运动区、C_7 棘突、Erb 点，常用的记录部位为拇短展肌。下肢磁刺激部位为大脑皮质运动区及 L_4，常用的记录部位为胫前肌。采用的磁刺激器为圆形刺激线圈，外径 14cm，中心磁场 2.5T。皮质刺激强度为最大输出的 80%～90%，神经根刺激强度为 70%～80%。一般在肌肉放松状态下记录，靶肌轻微随意收缩可促使电位易化，表现为刺激阈值降低，电位波幅增大，潜伏时缩短。某些患者松弛状态下引不出电位，可采用随意收缩激发出电位来检查。对癫痫及脑出血患者应慎用磁刺激。

2）临床应用。利用 MEP 可测量近端段神经传导，特别是测量锥体束的传导功能，所以临床常用于：①脑损伤后运动功能的评估及预后的判断；②协助诊断多发性硬化及运动神经元病；③客观评价脊髓型颈椎病的运动功能和锥体束损害程度。

三、麻醉选择

（一）麻醉方式

包括局部麻醉、神经阻滞麻醉（如颈丛、臂丛、肌间沟、腰丛、骶丛麻醉等）、椎管内麻醉、静脉复合麻醉等多种类型。

（二）麻醉用药

可对全身产生广泛影响，考虑到患者个体差异大，尤其是关节外科手术老年患者居多，麻醉的选择应综合考虑手术类型、时间需求、患者情况等因素，由麻醉科、骨科、老年医学科、内科医生共同商议决定。应根据患者具体情况进行个体化选择，目标是围手术期镇痛充分而减轻应激反应，血流动力学平稳以维持重要脏器功能。减少对患者造成明显的血流动力学变化和心肺功能改变，保护老年患者脆弱的脑功能。对于术前接受抗凝治疗的患者，如果进行抗凝治疗替代转化时间紧迫，可优先选择周围神经阻滞麻醉。对于下肢骨折患者，为减轻摆放手术体位过程中患者的不适，可提前实施周围神经阻滞麻醉以减轻疼痛（如髂筋膜间隙阻滞等）。如果选择全麻，全静脉麻醉在术后认知功能保护方面可能具有潜在优势。近年来，随着快速康复外科理念的发展，骨科加速康复外科理念也在逐步兴起，术中采取合适的麻醉方式、优化术后镇痛方案等疼痛管理理念也在不断发展，临床上应关注患者术前并存疾病，优化老年患者骨科手术麻醉管理方案，改善预后和转归。

四、骨科围手术期镇痛

（一）概述

疼痛是外科手术的常见问题，影响患者的疾病康复和生活质量，被称为继血压、呼吸、脉搏、体温之后的“第五大生命体征”，因此，围手术期镇痛非常重要。

骨科围手术期疼痛指原发疾病和手术操作引起的疼痛，包括痛觉和疼痛反应。痛觉是一种复杂的生理、心理反应，受周围环境、机体状态、心理状态影响；疼痛反应指机体对疼痛刺激产生的一系列病理生理变化，如呼吸急促、血压升高、出汗等。良好的镇痛有助于患肢功能锻炼、降低术后并发症、缩短住院时间、提高患者生活质量。

骨科手术疼痛起初常由手术切割皮肤引起，而后由创伤导致受损组织释放化学物质和酶引起，使疼痛延续至术后较长时间。

（二）分类

按疼痛持续时间分为急性和慢性，按程度分为轻、中、重度，临床常用的疼痛强度评估方法如下：

1. 数字分级法（NRS 法） 数字分级法用 0～10 代表不同程度的疼痛，0 为无痛，10 为剧痛。

2. 根据主诉疼痛的程度分级法（VRS 法）

（1）0 级：无疼痛。

（2）Ⅰ级（轻度）：有疼痛但可忍受，生活正常，睡眠无干扰。

（3）Ⅱ级（中度）：疼痛明显，不能忍受，要求服用镇痛药物，睡眠受干扰。

（4）Ⅲ级（重度）：疼痛剧烈，不能忍受，需用镇痛药物，睡眠受严重干扰可伴自主神经紊乱或被动体位。

3. 视觉模拟评分法（VAS 划线法）

4. Wong－Baker 脸部表情疼痛强度评分法 每张脸孔代表所感受疼痛的程度，要求患者选择能够代表其疼痛程度的表情。此方法简单易懂，适用面较广，即使不能完全用语言表达清楚的幼儿也可使用。

（三）不同骨科手术的疼痛强度

不同手术的疼痛强度及疼痛持续时间有较大差异，与手术部位及手术类型相关，明确疼痛强度可以指导镇痛模式的选择。

（1）轻度疼痛评分（1～3 分）：关节清洗术，局部软组织手术，内固定取出等。

（2）中度疼痛评分（4～7 分）：关节韧带重建，脊柱融合术，椎板切除术等。

（3）重度疼痛评分（8～10 分）：骨肿瘤手术，关节置换术，骨折内固定术，截肢术等。

（四）处理原则

围手术期镇痛按照时段可以分为术前、术中、术后三个阶段，总体目标为解除疼痛、改善功能、提高患者生活质量。过去“按需镇痛”的传统理念逐步被超前、个体化、多模式镇痛等新理念所替代，处理原则包括 5 个方面：

（1）重视健康宣教，得到患者配合，消除焦虑、紧张情绪，提高疼痛治疗效果。

（2）准确完善的疼痛评估，需要包括静息与运动两种状态下的疼痛评估，只有运动时疼痛明显减轻，才更有利于患者的功能锻炼、康复，防止并发症的发生。

（3）超前镇痛：属于术前镇痛。在中枢与外周敏化加重之前采取干预性措施，对伤害性刺激加以阻滞，提高痛阈，达到术后止痛或减轻疼痛的目的。部分患者由于原发疾病需要术前镇痛治疗，但要注意停用对凝血有影响的药物，如阿司匹林。超前镇痛可抑制周围组织损伤对中枢的致敏作用，抑制神经可塑性的形成，减少术后镇痛药物用量。其应用重点是镇痛措施应用的时点和时程。

（4）多模式镇痛：包括同一机制不同镇痛药物、不同作用机制镇痛药物以及不同镇痛方法的联合应用。此方法可降低单一用药的剂量和不良反应，提高机体对药物的耐受性，加快起效时间，延长镇痛时间。

1）多途径药物镇痛的方式：硬膜外自控持续镇痛泵镇痛效果好，但存在低血压、尿潴留，影响肌肉力量，可能引起椎管内出血等风险。静脉自控镇痛泵在临床上有恶心、呕吐、呼吸抑制的副作用。周围神经阻滞常选用股神经、坐骨神经、关节腔内药物注射。

2）非药物干预措施：包括疼痛教育、放松疗法、按摩疗法、冷冻压迫法（使局部血管收缩，血流减慢，毛细血管的渗透性降低，局部代谢减慢，耗氧量降低，肌肉的紧张度减弱，因而可以有效控制局部出血、减轻组织肿胀和控制疼痛）。

常用的药物有注射和口服两大类：①注射药物，吗啡、哌替啶、曲马朵、COX－1 抑制剂、消炎镇痛药物；②口服药物，COX－2 抑制剂、消炎镇痛药物。药物选择要考虑起效快、持续时间长、给药方便安全、患者舒适。

临床上常用多模式镇痛方案，即联合下述2～3种方法。

1）术前：塞来昔布200～400mg，术前4～8小时口服，或塞来昔布200mg，每日1次，术前口服3天。

2）术中关节周围注射：配方是0.25%布比卡因400mg＋吗啡5mg＋甲泼尼龙40mg＋生理盐水50ml。注射部位：置入假体前在膝关节后侧、内侧关节囊及内外侧副韧带起止点处注射。放入骨水泥后在伸肌装置、髌韧带及脂肪和皮下组织处注射。

3）术后：骨科围手术期常规使用低分子量肝素等抗凝药物，可能引起硬膜外血肿导致肢体瘫痪，近年来硬膜外阻滞镇痛已逐渐少用，多采用静脉镇痛泵。局部神经阻滞采用布比卡因或罗哌卡因行单次浸润，可以达到12～18小时的镇痛效果。置管行持续股神经、臂丛神经阻滞可以取得更长时间的镇痛。关节腔内注射局部麻醉药或阿片类药物也可以有效镇痛，且十分安全，特别适用于门诊关节镜手术的患者。另外，非甾体抗炎药也可提高镇痛效果，如用帕瑞昔布钠40mg肌内注射，每日1～2次；或塞来昔布200～400mg口服，每日1次，使用1～2周。也可选用哌替啶、硫酸吗啡缓释片，使用的同时应注意呼吸抑制的发生。

（5）个体化镇痛：治疗方案、剂量、途径及用药时间个体化，应用最小的剂量达到最佳的镇痛效果。

有效的术后镇痛能减少或消除患者身体不适，降低分解代谢，有利于进行早期康复锻炼、降低血栓形成及栓塞发生率、缩短住院天数等。术后镇痛中应注意某些骨科手术并发症的发生，如胫腓骨骨折患者术后可发生肌筋膜间隙综合征，其早期症状（剧痛、麻木、无力）在镇痛情况下往往不明显，因而术后应密切注意患肢的情况变化。复杂的全膝关节置换术、足外翻矫形术、高位胫骨截骨术等术后有可能发生腓总神经损伤，早期发现、早期诊断，可通过屈曲膝关节、变换包扎等方式避免或减轻神经损伤。

第二节　骨科围手术期常见合并疾病的处理

一、心血管系统合并疾病处理

随着老龄化社会的进程加快，进行手术的老年患者比例越来越高，老年患者心血管事件是围手术期的重要关注点。临床上常采用欧洲心血管病协会（European Society of Cardiology，ESC）及美国心脏病/心脏协会（American College of Cardiology/American Heart Association，ACC/AHA）颁布的老年患者术前心脏评估指南，通过了解患者的心脏病史、目前症状、活动耐量即可快速了解患者的心血管耐受情况。充分控制心血管系统合并疾病的方式包括：①血压控制稳定。②如已服用β受体阻滞剂和他汀类药物，应持续服用，对于冠状动脉粥样硬化性心脏病患者，可考虑至少在术前2天加用β受体阻滞剂并在术后持续使用，以达到目标心率静息状态下60～70次/分钟且收缩压＞100mmHg（1mmHg＝0.133kPa）。③对于心力衰竭患者可考虑术前加用血管紧张素转换酶抑制剂类药物。

二、呼吸系统合并疾病处理

老年患者呼吸功能随年龄增加而下降，包括呼吸道黏膜萎缩、黏膜纤毛功能和保护性咳嗽反射的敏感性降低、气管内分泌物易潴留、胸壁僵硬、呼吸肌力变弱、胸廓顺应性差等，导致肺活量和每分钟最大通气量降低。通气/血流灌注（V/Q）比值异常导致机体长期慢性缺氧、动脉血氧分压下降，对高碳酸和低氧的通气反应均降低，当机体处于麻醉状态或发生术后疼痛时，对呼吸功能和气体交换能力的影响将显著增加。术前必须进行呼吸系统功能评估，妥善处理好合并疾病，以期降低术后呼吸系统合并疾病发生率。老年骨科手术患者呼吸系统合并疾病术前控制的总体目标：控制原发疾病、排除和预防肺部感染及实现有效血气交换、保障重要器官功能。具体判定原则：体温正常，无急性上呼吸道感染症状，无或偶有咳嗽，无痰或少量白色黏液痰，在吸气状态下氧分压（PaO_2）≥70mmHg、二氧化碳分压（PCO_2）＜50mmHg、氧饱和度（SPO_2）＞90%。

（一）术前教育

术前对患者就呼吸系统合并疾病对围手术期的危害性进行集体或个体化宣传教育，告知患者可能出现的合并疾病及处理预案，缓解焦虑、紧张情绪，增强依从性，实现加速康复。

（二）戒烟

吸烟可导致呼吸道分泌物增多，易发生呼吸道感染。术前吸烟者感染、血肿及伤口并发症发生率都显著增加。建议患者术前戒烟2～4周。

（三）深呼吸、咳嗽锻炼

术前教会患者于站立位或坐位行遮面咳嗽、排痰训练。采用站立位或坐位使膈肌下移，可增大胸腔容积，改善通气。通过深吸气、咳嗽将呼吸道内分泌物排出体外，防止分泌物滋养细菌和阻塞气道，同时送痰培养，排除肺部感染。

（四）肺康复训练

进行术前呼吸训练可改善患者通气，促进肺部清洁，提高患者呼吸功能和心肺耐力，减少肺部并发症，加速康复。对于年龄大于75岁的老年患者，或患有慢性呼吸道疾病（如哮喘、慢性支气管炎和支气管扩张症等）、影响胸廓运动疾病（如强直性脊柱炎、类风湿性关节炎、胸廓严重畸形和肥胖等）的患者，均建议进行术前个体化肺康复训练。常用的方法有：吹笛式呼吸（吹气球），采用缩唇呼吸，增加肺内气体排出，减少肺内残气量，吸呼比为1∶2或1∶3。爬楼训练（每天2次，每次15～30分钟，疗程3天以上）或6分钟步行试验（6MWT）。爬楼训练或6MWT既是肺康复训练方法，也可以作为患者肺部功能评价指标，临床应用简单广泛。

（五）气道物理廓清技术

气道物理廓清技术指运用物理的方式作用于气流，有助于气管、支气管内的分泌物排出，或促发咳嗽使痰液排出。主要措施包括振动排痰、体位引流、用力呼气技术、咳嗽训练、扩胸运动等。研究证实，胸部物理治疗措施有助于改善动脉血气、肺功能、呼吸困难症状等，所有卧床、痰液较多的患者或慢性阻塞性肺疾病（COPD）患者都应预防性实施气道物理廓清技术。在协助患者进行有效咳嗽、合理使用黏液溶解剂的同时，必要时可使用支气管镜辅助吸痰促使痰液充分排出。有痰液排出时送痰培养，以备选用敏感的抗菌药物。

（六）雾化吸入药物

（1）雾化吸入药物的目的和意义。雾化吸入药物主要有三大类：吸入性糖皮质激素（inhaled corticosteroid，ICS）、支气管扩张剂和黏液溶解剂。术前应用雾化吸入药物能改善气道高反应性，利于清除气道内分泌物，提高肺功能。术中应用可避免或降低气管插管后咽喉部并发症，如气道痉挛的发生。术后应用能降低肺部并发症发生率，缩短术后住院时间，降低医疗费用。文献也证实围手术期应用黏液溶解剂能够明显改善手术因素导致的肺表面活性物质的下降，并降低肺炎、肺不张等肺部并发症的比例。

（2）雾化吸入药物适用人群。对有呼吸系统高危因素的患者，或者已明确罹患慢性呼吸道疾病的患者术前即可开始雾化吸入用药。分泌物过多、痰液黏稠和排痰困难的患者尤其强调应用黏液溶解剂。

（3）雾化吸入药物选择和使用方法。ICS：丙酸倍氯米松、布地奈德、丙酸氟替卡松，虽然各药物药效学、药动学等存在差异，但机制及适应证都相似，一般丙酸倍氯米松1.6毫克/次，每天2～3次；布地奈德2毫克/次，每天2～3次。支气管扩张药：沙丁胺醇、特布他林、异丙托溴铵。建议术前2～5天开始使用，每隔6小时雾化吸入1次，异丙托溴铵每次0.5mg，手术当天进入手术室之前雾化吸入，术后建议及早雾化吸入，24小时后建议每隔6小时雾化吸入1次，连续用药3～7天或至呼吸系统高危因素得到控制。黏液溶解剂：氨溴索和乙酰半胱氨酸。吸入用氨溴索成人每次2～3ml，1日吸入1～2次（15～45mg/d）；乙酰半胱氨酸每次300mg（3ml），每天雾化吸入1～2次，围手术期持续3～10天或至痰液基本控制。

三、内分泌系统合并疾病处理

糖尿病患者在骨折围手术期面临很多困难，糖尿病酮症、高血糖、低血糖等的发生风险增加。此外，糖尿病史长的患者多伴有冠心病、高血压、脑血管疾病等，手术风险和麻醉意外均显著高于非糖尿病患者。根据《中国2型糖尿病防治指南》“围手术期管理”部分的内容，推荐择期手术术前血糖控制标准为：空腹血糖4.4～7.8mmol/L，餐后2小时血糖4.4～10.0mmol/L。HbA1c≥9%的患者，建议推迟择期手术，术中血糖5.0～11.0mmol/L。术后需要重症监护或机械通气的患者，建议将血糖控制在7.8～10.0mmol/L。其他患者术后血糖控制目标同术前。急诊手术患者主要评估血糖水平，有无酮症，有无酸碱、水、电解质代谢紊乱，如存在应及时纠正，如手术有利于减轻或缓解危急病情，无须在术前严格设定血糖控制目标，应尽快做术前准备，同时给予胰岛素降低血糖，推荐给予胰岛素静脉输注治疗。术前血糖尽量控制在<13.9mmol/L，术中、术后血糖控制标准同择期手术。患者手术当日须停用所有口服降糖药和非胰岛素注射剂。采用多次胰岛素注射控制血糖的患者手术当日停用餐前速效或短效胰岛素，开始进餐后恢复使用，保留睡前中效胰岛素或长效胰岛素，手术当日和术中也可选择葡萄糖－胰岛素－氯化钾联合输入，葡萄糖与胰岛素按（3～4）∶1的比例使用，术后进餐后恢复术前胰岛素强化治疗方案。采用胰岛素泵持续皮下注射的患者手术当日暂停餐前大剂量，术中暂停基础量，手术当日和术中也可选择葡萄糖－胰岛素－氯化钾联合输入，术后恢复基础量，进餐时即恢复餐前大剂量。围手术期胰岛素泵方案中，基础量和大剂量各占50%，根据“30原则”和“50原则”进行调整。“30原则”指基础率的调整，餐前/睡前与前一餐后相比（也适用于空腹与3点、3点与睡前相比）血糖升高超过30mg/dL（1.7mmol/L）则增加基础率，降低超过30mg/dL（1.7mmol/L）则减少基础率。“50原则”指大剂量的调整，同一餐前后相比，餐后血糖升高超过50mg/dL（2.8mmol/L）时增加餐前大剂量，降低超过50mg/dL（2.8mmol/L）则减少餐前大剂量，一般可以增加或减少10%～20%的剂量。

在控制高血糖的同时必须积极防治低血糖。静脉输注胰岛素的患者血糖≤5.6mmol/L时应重新评估，调整药物方案。血糖≤3.9mmol/L时立即停用胰岛素，开始升血糖处理。可进食的清醒患者立即口服10～25g可快速吸收的碳水化合物（如含糖饮料）；不能进食的患者可静脉推注50%葡萄糖溶液20～50ml，之后持续静脉滴注5%或10%的葡萄糖溶液以维持血糖水平，每5～15分钟监测1次，直至血糖≥5.6mmol/L。详细记录低血糖事件，筛查低血糖的可能原因。

四、一类切口骨科手术前隐匿感染灶的筛查

骨科手术多为一类手术且术后多在体内留置内固定物或假体，若术前准备不充分，术后发生感染，细菌会黏附于内置物上，在胞外多糖基质中紧密连接，形成的“生物膜”结构在一定程度上能抵御抗生素作用，产生灾难性后果，故术前感染倾向的筛查非常重要。隐匿性感染不易发现，需详细询问病史、仔细进行体格检查及多种实验室检查。

（一）详细询问病史

询问患者近1个月来有无上呼吸道感染、肺部感染、扁桃体炎、鼻窦炎、牙周炎、口腔溃疡以及泌尿道感染病史，目前有无皮肤破溃、皮疹、皮癣伴渗出，近3个月内有无关节腔穿刺、硬膜外封闭、针灸、小针刀等有创操作史。对于女性患者还需询问有无阴道炎、盆腔炎等妇科炎症。

（二）仔细体格检查

检查患者有无咽部黏膜充血、扁桃体肿大。听诊肺部有无啰音。有慢性肾盂肾炎病史者，需注意检查有无肾区叩击痛。仔细检查患者全身皮肤，注意有无破溃、疖疮、皮癣及皮疹，特别注意有无足癣和股癣，口腔内有无溃疡、龋齿、牙龈肿胀、牙龈出血、牙周炎。对怀疑有鼻窦炎的患者还需检查鼻旁窦有无叩压痛。

（三）实验室检查

主要指多种血清学炎性指标筛查：红细胞沉降率（ESR）和C反应蛋白（CRP）相结合可提高感染灶检出的敏感性和特异性。白介素6（IL−6）对感染检出的敏感性高但阈值尚不明确，结合CRP和ESR可明显提高感染检出的敏感性和特异性。降钙素原（PCT）诊断感染的特异性高到92%，但敏感性仅为53%，可作为排除感染的辅助诊断指标。

五、静脉血栓栓塞症预警指标与风险防范

静脉血栓栓塞症（VTE）指血液在静脉内不正常地凝结，使血管完全或不完全阻塞，属静脉回流障碍性疾病，包括肺栓塞（PE）和深静脉血栓形成（DVT）。骨科大手术（如人工全髋关节置换术、人工全膝关节置换术和髋部周围骨折手术等）术后VTE的发生率较高，是患者围手术期死亡的主要原因之一，也是院内非预期死亡的重要原因。任何可以导致血流淤滞、血管内膜损伤、高凝状态的因素均为VTE危险因素，包括遗传性和获得性两类。遗传性因素：由遗传变异引起，常以反复发生的动、静脉血栓形成为主要临床表现。获得性因素：指后天获得的易引起VTE的多种病理生理异常，多为暂时性或可逆性的，例如手术、创伤、急性内科疾病（如心力衰竭等）、某些慢性疾病（如抗磷脂综合征、肾病综合征等）和恶性肿瘤等。

血栓危险因素评估方法包括Caprini血栓风险因素评估（表1−2−1）、Padua评分、Davison评分、Autar评分等。由于Caprini血栓风险因素评估是基于临床经验和循证医学证据设计的一个有效、简单可行、经济实用的VTE风险预测工具，所以《中国骨科大手术静脉血栓栓塞症预防指南》采用该风险评估表。Caprini血栓风险因素评估的VTE危险因素评分分为1、2、3、5分项，每分项评分可累加。临床应用时，应权衡抗凝与出血风险后进行个体化预防。根据Caprini评分将患者情况分为低危、中危、高危和极高危四个等级。骨科大手术患者评分均在5分以上，属于极高危人群。对接受骨科大手术的患者应常规进行静脉血栓预防，预防措施包括基本预防、物理预防和药物预防，根据VTE评分情况选择预防措施。

表1−2−1　Caprini血栓风险因素评估表

A1　每个危险因素1分
• 年龄40～59岁
• 计划小手术
• 近期大手术
• 肥胖［体重指数（BMI）>30kg/m²］
• 卧床的内科患者
• 炎症性肠病史
• 下肢水肿
• 静脉曲张
• 严重的肺部疾病，含肺炎（1个月内）
• 肺功能异常（慢性阻塞性肺疾病）
• 急性心肌梗死（1个月内）
• 充血性心力衰竭（1个月内）
• 败血症（1个月内）
• 输血（1个月内）
• 下肢石膏或支具固定
• 中心静脉置管
• 其他高危因素
A2　仅针对女性（每个危险因素1分）
• 口服避孕药或激素替代治疗
• 妊娠期或产后（1个月内）
• 原因不明的死胎史，复发性自然流产（≥3次），由于毒血症或发育受限原因早产
B　每个危险因素2分
• 年龄60～74岁
• 大手术（<60分钟）*
• 腹腔镜手术（>60分钟）*
• 关节镜手术（>60分钟）*
• 既往恶性肿瘤
• 肥胖（BMI>40kg/m²）
C　每个危险因素3分
• 年龄≥75岁
• 大手术持续2～3小时*
• 肥胖（BMI>50kg/m²）
• 浅静脉、深静脉血栓或肺栓塞病史
• 血栓家族史
• 现患恶性肿瘤或化疗
• 肝素引起的血小板减少
• 未列出的先天或后天血栓形成
• 抗心磷脂抗体阳性
• 凝血酶原20210A阳性
• 因子Ⅴ Leiden阳性
• 狼疮抗凝物阳性
• 血清同型半胱氨酸酶升高

续表

D　每个危险因素 5 分
• 脑卒中（1 个月内）
• 急性脊髓损伤（瘫痪）（1 个月内）
• 选择性下肢关节置换术
• 多发性创伤（1 个月内）
• 大手术（超过 3 小时）*
危险因素总分：

注：①每个危险因素的权重取决于引起血栓事件的可能性。如癌症的评分是 3 分，卧床的评分是 1 分，前者比后者更易引起血栓。②＊表示只能选择 1 个手术因素。

（一）基本预防措施

①手术操作规范，减少静脉内膜损伤；②正确使用止血带；③术后抬高患肢，促进静脉回流；④注重预防静脉血栓知识宣教，指导早期康复锻炼；⑤围手术期适度补液，避免血液浓缩。

（二）物理预防措施

采用足底静脉泵、间歇充气加压装置及梯度压力弹力袜等，利用压力促使下肢静脉血流加速、减少血液淤滞、降低术后下肢 DVT 形成的风险，且不增加肺栓塞事件的发生率。对 VTE 风险分级为中、高危的患者，推荐与药物预防联合应用。单独使用物理预防措施仅适用于合并凝血异常疾病、有高危出血风险的患者，待出血风险降低后，仍建议与药物预防联合应用。对患侧肢体无法或不宜采用物理预防措施的患者，可在对侧肢体实施预防。应用前宜常规筛查禁忌证。下列情况禁用或慎用物理预防措施：①充血性心力衰竭、肺水肿或下肢严重水肿；②下肢 DVT、肺栓塞或血栓静脉炎发生；③间歇充气加压装置及梯度压力弹力袜不适用于下肢局部异常（如皮炎、坏疽、近期接受皮肤移植手术等）患者；④下肢血管严重动脉硬化或狭窄、其他缺血性血管病及下肢严重畸形等。

（三）药物预防措施

由于骨科大手术后的患者是 VTE 发生的极高危人群，所以应充分权衡患者的血栓风险和出血风险利弊，合理选择抗凝药物。对于出血风险高的患者，只有当预防血栓的获益大于出血风险时，才考虑使用抗凝药物。常见的出血风险包括：①大出血病史；②严重肾功能不全；③联合应用抗血小板药物；④手术因素（既往或此次手术中出现难以控制的手术出血、手术范围大、翻修术）。我国现有抗凝药物包括普通肝素，低分子肝素，Xa 因子抑制剂类，维生素 K 拮抗剂，抗血小板药物（图 1－2－1）。

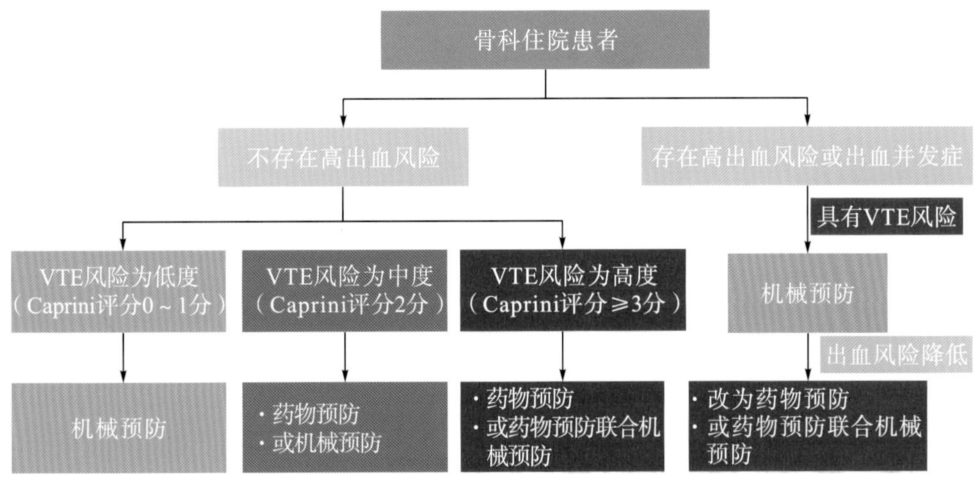

图 1－2－1　骨科 VTE 防控简要流程

第三节　骨科围手术期常见并发症的防治

一、手术失血性休克

（一）定义

休克指机体受到各种有害因素强烈侵袭时，迅速发生的神经、内分泌、循环和代谢等重要功能障碍，以致有效循环血量锐减、组织灌流不足、末梢循环衰竭、细胞急性缺氧，进而形成多器官功能障碍综合征。休克以微循环血流障碍为特征，低灌流导致组织缺氧、细胞生理和代谢功能发生一系列病理改变。

手术失血性休克是骨科医生常常遇到的休克，失血的早期循环反应是代偿性的，皮肤、肌肉和内脏循环的血管收缩以保证肾脏、心脏和大脑的血流供应。创伤相关的急性循环容量减少的一般反应是增加心率来维持心排血量。大多数患者中，心动过速是休克最早可测量的循环体征。内源性儿茶酚胺的释放会增加外周血管阻力，进而增加舒张压并减少脉压，但几乎不会增加器官灌注。休克时其他有血管活性的激素被释放进入循环，包括组胺、缓激肽、β－内啡肽、前列腺素类物质及其他细胞因子。这些物质对微循环和血管通透性有重要作用。

手术失血性休克早期的静脉回流在某种程度上通过静脉系统血容量浓缩的代偿机制可以保留，然而，这种代偿机制是有限的。保持足够心排血量和器官灌注的最有效方法是通过找到出血部位并止血，同时给予足够容量来保持静脉回流正常。

在细胞水平，灌注和氧供不足的细胞不能进行正常有氧代谢。最初，通过转变为无氧代谢来代偿，但无氧代谢会生成乳酸并导致代谢性酸中毒。如果休克进展，输送三磷酸腺苷的物质不够，细胞膜失去维持其完整的能力，正常的电梯度消失。促炎性调节物质被释放，就会发生终末器官损伤和多器官功能不全。如果此过程不能逆转，就会导致细胞损伤、内皮细胞通透性改变、组织水肿和细胞死亡。给予合适剂量的等渗电解质溶液和血制品能逆转此过程，可通过提供足够的氧供、通气、合适的液体复苏和止血来纠正休克状态。

（二）临床表现和诊断

1. 临床表现

（1）意识与表情：休克早期，脑组织的血液灌流未明显减少，缺氧程度尚轻，神经细胞的反应为兴奋，患者表现烦躁、焦虑或激动。当休克加重，收缩压降至50mmHg左右时，神经细胞由兴奋转为抑制，患者目光暗淡、精神萎靡、表情淡漠、反应迟钝、意识模糊，甚至昏迷。如不及时救治，即向不可逆性休克的方向进展。反之，休克患者由昏迷转为清醒，由烦躁转为安静，是休克程度减轻、伤情好转的征象。

（2）皮肤：应注意皮肤的颜色、温度及湿度的改变。

（3）脉搏：休克患者的脉率增快，常可超过120次/分钟。在休克晚期心力衰竭时，脉搏可变为慢而细。除观察脉率外，脉搏是否清楚亦重要。有时血压虽然仍低，但脉搏清楚可及，手足温暖，说明微循环灌流尚好，休克好转。脉律不齐通常表明心肌有缺氧性损害，或有灶性心肌坏死。

（4）颈静脉及外周静脉：观察其萎陷或充盈情况。静脉萎陷，提示血容量不足；静脉过于充盈，提示心功能衰竭或补液过多。

（5）血压：一般认为，当收缩压低于90mmHg时，提示已有休克发生。低血压是诊断休克的一个重要指标，但不是一个早期指标。在严重休克患者中，当血量丢失20％～40％，收缩压低于75mmHg时，心每搏输出量下降50％、腹腔内动脉血量降到33％、肠系膜上动脉血量降到35％，胃和肠管（特别是胃黏膜）受到明显影响。当收缩压降到35mmHg时，心、脑、肺等即受到严重缺氧性影响，但有的组织（如肌肉、皮肤）则可耐受较低的（＜20mmHg）收缩压。当收缩压下降时，常见舒张压随之升高，以致脉压缩小。这是血容量减少后，儿茶酚胺使小动脉收缩时周围阻力增加的结果。若患者收缩压尚在正常水平，而脉压缩小、心率增快，就要考虑到潜在性休克的可能，应积极予以防治。

（6）中心静脉压（CVP）：中心静脉压的正常值为 6～12cmH_2O。休克患者通常低于5cmH_2O。

（7）微循环观察：若仅需粗略判断，可通过指压甲床观察毛细血管的充盈度。细致的方法是显微镜下观察甲皱、眼球结合膜及眼底微循环的状况。观察方法是将少许香柏油滴于患者手部甲皱部分，使聚光灯从 45°角方向射于该处，在低倍镜下观察毛细血管襻数目、口径、长度、血色、血流速度、细胞聚集程度、管襻显现规律、视野清晰度和血管舒缩情况等。

（8）心电图：在休克和危重患者中，内生儿茶酚胺水平升高，使心肌的应激性增强和耗氧量增加，因而常发生心肌缺氧和心律失常。

心电图是目前最常用的非损伤性的监测方法。

（9）尿量：正常情况下，血容量和血管张力的改变能迅速通过尿量变化反映出来，所以尿量测定是简便易行的临床监测方法。如果尿量＞0.5ml/（kg・h），表示组织的血液灌流已能维持。

（10）呼吸：休克时，患者常有呼吸困难和发绀。代偿性代谢性酸中毒时，呼吸深而快。严重的代谢性酸中毒时，呼吸深而慢。呼吸衰竭或心力衰竭时，更加重呼吸困难。

2. 实验室检查

（1）血型、血小板、血红蛋白和血细胞比容的测定：凡疑有休克者，应立即行血型测定以备不测。血小板降低常提示脓毒症或弥散性血管内凝血（DIC），而升高则见于脾、肝损伤。

（2）血气分析和体液酸碱度测定。

（3）血乳酸盐和儿茶酚胺测定。

（4）尿常规测定。

（5）电解质测定。

（6）凝血因子测定。

（7）肝肾功能检查。

3. 诊断　血压不是判断休克的唯一指标，但休克时血压总会有不同程度的降低，只不过有时出现较晚。若收缩压降至 90mmHg 以下（高血压患者，血压下降 20%以上或较以前所测基础数值下降 50mmHg），脉压＜20mmHg，并有组织血流减少表现（如尿量＜20ml/h、意识障碍、皮肤湿冷等），可诊断为休克。

4. 血流动力学监测　对于病情复杂的休克，为了治疗准确，在有心电图、心肺复苏等设备时，置入导管或动脉导管，监测血流动力学和组织氧利用方面的参数，包括心率、平均动脉压、中心静脉压、平均肺动脉压、肺动脉楔压、心每搏输出量、体表面积、动脉血氧含量、静脉血氧含量等，计算出肺动脉阻力、周围血管阻力、右室功率指数、左室功率指数、氧输送量、耗氧量。

（三）治疗

低血容量休克的治疗目的在于恢复适当的血容量和携氧能力，也就是尽快恢复适当的组织灌流，不应先行矫正个别器官系统的功能不足。

手术失血性休克的救治原则为消除创伤的不利影响，弥补创伤造成的机体代谢紊乱，调整机体的反应，动员机体的潜在功能以对抗休克。其处理原则主要是三方面：维持和稳定重要脏器功能；判断和纠正血流动力学及代谢功能的紊乱；查明和纠正导致休克的病理过程及因素。具体治疗的措施如下：

1. 补充血容量　手术失血性休克作为低血容量性休克，如能了解其血流动力学紊乱发生的规律，并能调节其平衡，大多数患者可得到挽救。根本治疗措施是补充足够的血容量。

2. 维持电解质和酸碱平衡　手术失血性休克时电解质的变化比较复杂，一般受以下几个因素的影响：①组织细胞损害的程度和范围；②是否有溶血；③酸碱平衡失调情况；④创伤前机体的情况；⑤治疗措施及药物影响；⑥胃肠道及肾功能的情况。治疗时必须根据个体情况分别处理。有化验条件的单位，应每日测定 1～2 次电解质水平，作为补充或限制电解质的依据。

3. 血管活性药物的使用　目前常选用兼有舒缩功能的药物，如多巴胺。多巴胺作用于 α 和 β1 受体以及多巴胺受体，不同的剂量所起的效应有所不同。3～5μg/（kg・min）静脉滴注，可使周围组织（包括肾、肠等）的血管舒张；6～15μg/（kg・min）能使心肌收缩增强；超过 15μg/（kg・min）的静脉滴注主要起血管收缩作用（肾、肠等器官灌流减少）。可见多巴胺兼有血管收缩和扩张的作用，适用范围较广。

4. 输血治疗 新鲜全血或压缩红细胞在恢复携氧能力时是需要的。当血细胞比容低于25%时应使用。使其保持在25%~30%既可保证携氧又可减少血液黏稠度。大量输血时应适当补充新鲜血浆、血小板和钙剂，同时防止低温输入。尽管对献血员已行严格筛查，但输血后肝炎病毒、巨细胞病毒等感染仍有一定发生率。

5. 氧输送治疗 氧输送量取决于心排血量、血红蛋白和 PaO_2。患者如有失血或溶血，使红细胞过少，需要输入全血或浓缩红细胞，使血细胞比容达到30%左右。库存时间较长的红细胞，二磷酸甘油酸盐减少，故治疗效果不及新鲜的红细胞。

（四）手术时机

多发严重创伤患者，在有严重开放损伤或实质脏器损伤的活动出血时，如不及时手术止血，则休克不可能恢复。近年来，随着外科与麻醉技术的进步、抗休克治疗经验的积累，已有可能使抗休克治疗、麻醉及手术同时进行。在麻醉及手术的同时，应继续进行抗休克的治疗。

二、手术部位感染

（一）病原微生物学及病因学

细菌、真菌、支原体、衣原体等病原微生物均可导致手术部位感染（SSI）。大多数手术部位感染是细菌引起的，其中凝固酶阴性葡萄球菌、金黄色葡萄球菌、肠球菌及大肠埃希菌是常见病原微生物。目前临床上由耐甲氧西林金黄色葡萄球菌或白色念珠菌等抗生素抵抗的病原微生物导致的手术部位感染正在增多。真菌导致的手术部位感染的发生率也在逐年增加。真菌感染的增加反映了重症患者的增多以及广谱抗生素滥用的影响。暴发性的手术部位感染也可由不常见病原微生物引起，如产气荚膜杆菌、军团菌、假单胞菌等。这些不常见病原微生物感染的流行，通常可追溯到被污染的敷料、弹性绷带、被定植手术人员、自来水或被污染的消毒剂，一旦发生，必须正式开展流行病学调查。

（二）临床表现

表浅和深部手术部位感染伴有红肿痛、压痛及切口渗出等，局部通常柔软或有波动感，也可能表现出体温异常、切口裂开和炎性标志物的升高。手术部位感染应满足4个条件：①伤口中引流出大量脓性物质；②伤口自发裂开，有脓性引流液；③伤口引流液培养阳性，或革兰染色细菌阳性；④术者注意到切口红肿或引流物流出，认定存在感染，敞开切口。

（三）分类与诊断标准

1. 表浅手术切口感染 仅限于手术切口涉及的皮肤和皮下组织，感染发生于术后30天内。

符合上述规定，并具有下列条件之一者即可诊断：

（1）表浅切口有红、肿、热、痛，或有脓性分泌物。

（2）通过无菌方式从表浅切口中取得的液体或组织培养分离出微生物。

（3）临床医生诊断的表浅切口感染。

病原学诊断：临床诊断基础上分泌物细菌培养阳性。

2. 深部手术切口感染 无植入物术后30天内，有植入物（如人工关节、人工心脏瓣膜等）术后1年内发生的，与手术有关并涉及切口深部软组织（如肌肉组织或深筋膜）的感染。

符合上述规定，并具有下列条件之一者即可诊断：

（1）深部切口引流出或穿刺到脓液（感染性手术后引流液除外）。

（2）切口裂开，由医生有意敞开的深部切口有脓性分泌物或发热超过38℃，局部有疼痛或者压痛。

（3）手术探查、组织病理学或影像学检查发现涉及深部切口脓肿或其他感染的证据。

（4）临床医生诊断的深部切口感染。

病原学诊断：临床诊断基础上分泌物细菌培养阳性。

3. 器官或腔隙感染 无植入物术后30天内，有植入物术后1年内发生的，与手术有关（除皮肤、皮下、深筋膜和肌肉外）的器官或腔隙感染。

符合上述规定，并具有下列条件之一者即可诊断：

（1）引流出或穿刺到脓液。

（2）手术探查、组织病理学或影像学检查发现涉及器官或腔隙感染的证据。

（3）临床医生诊断的器官或腔隙感染。

病原学诊断：临床诊断基础上分泌物细菌培养阳性。

（四）易感因素

（1）患者因素：高龄、肥胖、吸烟、营养不良、贫血、免疫抑制、激素应用、各种慢性疾病（如糖尿病、慢性肾脏病）等。

（2）医院因素：术前住院时间、术前皮肤消毒、备皮方式及时间、手术部位消毒、术前预防性应用抗生素、手术人员手卫生、感染或带菌手术人员的管理、手术室环境管理、手术器械的灭菌、手术过程的无菌操作、手术技术、手术的持续时间、手术类型、植入物应用、术中输血等。

（五）预防及处理措施

1. 术前

（1）缩短患者术前住院时间。

（2）控制糖尿病患者的血糖水平。

（3）戒烟。

（4）纠正营养不良。

（5）正确准备手术部位皮肤：术前一晚沐浴，备皮局部擦洗，术前剪除毛发。

（6）合理预防性使用抗菌药物（术前0.5～2.0小时）。

2. 术中

（1）手术室环境：手术室空气的纯净度直接影响手术部位的愈合，应减少人员数量和流动、房门开启、敷料抖动等进而减少浮游菌数量。建设洁净层流手术室，关注普通手术室空调系统污染。

（2）手术室环境管理：保持手术室正压通气和房门关闭，定时对手术室空气及物体表面进行清洁消毒。手术完成后手术室需经消毒才可再次使用，特殊感染手术需进行额外的隔离及消毒处理。

（3）手术器械、手术用物需经严格的消毒、灭菌，并按照规定存放。

（4）手术人员严格手消毒。

（5）按照规范穿戴无菌手术衣和手套。

（6）无菌敷料覆盖，创造局部无菌环境。

（7）手术过程中遵循严格的无菌操作。

（8）手术技术：彻底止血、清除异物及坏死组织等。

（9）缩短手术时间。

（10）术中患者保温，防止低体温。

（11）减少输血：输血可抑制免疫功能，异体输血可增加手术部位感染率。

3. 术后

（1）保持病床及患者清洁卫生。

（2）加强营养，纠正贫血，保持水及电解质代谢平衡。

（3）注意手卫生：接触患者手术部位、更换手术切口敷料前后进行手卫生。

（4）更换敷料时严格遵守无菌技术操作原则及换药流程。

（5）术后保持引流管通畅，根据病情尽早拔除引流管。

（6）定时观察手术切口愈合情况。

（7）分泌物进行微生物培养，根据药敏试验结果合理使用抗生素。

（8）根据手术切口愈合情况拆除缝线。

（9）制订出院计划：告知院外手术切口护理要求及随访计划。

（六）手术部位感染监测

开展手术部位感染监测、收集手术部位感染数据及易感因素信息是减少医院感染的重要手段。

监测方法有直接监测法和间接监测法。①直接监测法：外科医生、经培训护士或院感监控人员直接查看手术切口部位，发现手术切口感染，研究资料显示该方法最准确，但敏感性较差。②间接监测法：院感监控人员通过审查实验室报告、病历或与基础护理提供者讨论，进行监测。

仅监测住院患者会低估手术部位感染的发生率，因此还应重视出院患者监测，12%～84%手术部位感染发生在出院后，多在出院后21天内表现出来。因此，无植入物出院患者提倡监测1个月，有植入物出院患者需监测1年。同时还应该对门诊患者手术部位感染进行监测，对医院进行目标性监测，针对高危人群、高发部位、重点环节进行目标监测，对医院病房、手术室等定期进行环境卫生学监测。

三、脊柱术后脊柱硬膜外血肿

如果对脊柱外科术后患者进行 CT 或 MRI 检查，可以发现脊柱硬膜外血肿的形成其实是脊柱外科术后常见的现象。有报道称高达 33%～100%的脊柱减压手术后患者发生了脊柱硬膜外血肿。症状性脊柱硬膜外血肿的总体发生率低于 1%。但是，当脊柱硬膜外血肿导致临床症状时，往往已经压迫脊髓神经，如处理不及时，可导致无法恢复的神经功能障碍。症状性脊柱硬膜外血肿在腰椎手术后的发生率最高，其次为颈椎手术，胸椎术后的脊柱硬膜外血肿发生率相对较低，文献报道的脊柱硬膜外血肿症状出现在术后数小时至 3 天不等。

（一）危险因素

症状性脊柱硬膜外血肿的危险因素包括年龄大于 60 岁、合并高血压、凝血功能障碍、多节段椎板切除，以及手术时间长（超过 2 小时）、术中出血量大于 500ml 等。有研究发现术前使用非甾体抗炎药也是脊柱硬膜外血肿发生的高危因素。目前对于脊柱外科围手术期是否使用抗凝药物预防血栓仍存在争议，不少学者认为合理应用抗凝药物，特别是应用半衰期短的低分子肝素类药物，并不会增加症状性脊柱硬膜外血肿的发生风险，这与我们的临床经验是一致的。

（二）临床表现

患者术后可能出现快速进行性的四肢瘫痪、呼吸功能障碍，甚至死亡。而腰段发生症状性脊柱硬膜外血肿时，患者可能出现剧烈腰痛、下肢运动功能障碍，甚至大小便和性功能障碍等类似马尾综合征的严重并发症。

（三）诊断

症状性脊柱硬膜外血肿发生后的及时诊断至关重要。诊断的依据包括症状、体征、影像学评估，以及术者对术中情况的回顾。治疗的目的是解除血肿压迫，最大限度地恢复神经功能。当脊柱硬膜外血肿伴随进行性神经功能减退时，应当在 24 小时内尽早行急诊血肿清除手术。在神经症状发生 6 小时内进行血肿清除的效果往往是可靠的。其中，颈前路术后症状性脊柱硬膜外血肿的发生率较低，但可导致的后果非常严重，故处理时应当更为小心谨慎。当颈前路术后患者出现气紧、呼吸困难或四肢感觉运动障碍时，在排除癔症后，应立即进行紧急床旁处理，包括打开切口清除血肿、气管插管等，同时联系转运患者至急诊手术室。

（四）预防

（1）术中彻底止血是预防术后症状性脊柱硬膜外血肿的关键。

（2）对于预计手术时间长、减压或截骨范围大和出血多的患者，术中可应用氨甲环酸，以期减少出血量。

（3）合理应用止血器械和材料，如双极电凝、射频、止血纱布、明胶海绵、流体明胶等可显著减少减压区的出血。

（4）尽管有学者认为脊柱外科术后的引流管放置并不能减少脊柱硬膜外血肿的发生，但根据术中出血情况综合判断后，给予充分的负压引流仍然是关闭死腔、预防脊柱硬膜外血肿及降低感染风险的重要手段。其中，止血材料应当严格遵循应用原则，神经根管区的填塞止血应当非常慎重，此处的明胶海绵可造成神经根的局部卡压。明确存在静脉破裂出血时不应使用流体明胶，因为曾有流体明胶入血进而发生肺栓塞的个案报道。

（五）治疗

如果患者伤口引流异常增多，患者术后出现进行性的神经功能障碍加重，应尽早进行 MRI 检查，如果不能进行 MRI 检查，也要及时进行手术切口探查，止血、清除血肿，防止脊髓、神经的长时间压迫，导致不能恢复的神经功能障碍。同时注意观察患者心率、血压、血红蛋白等血液学指标，防止过多的出血导致患者血容量过低。如患者存在凝血功能障碍，在积极控制出血的同时，要同时补充相应的凝血因子，防止出血及血肿形成。

四、脊柱术后脑脊液漏

脑脊液主要由第三、第四脑室及大脑侧脑室

内的脉络丛产生，并循环进入大脑基底池，最后在皮质和脊髓的蛛网膜下隙被吸收。脊柱外科手术中，各种原因导致硬脊膜与蛛网膜破裂时，机体可发生脑脊液漏。脑脊液漏是脊柱外科手术的常见的并发症，其总体发生率在3%～4%。由于硬脊膜的外层弹性纤维主要沿脊髓纵向分布，因此硬脊膜破裂口多为纵向走行。脊柱术后脑脊液漏可导致外展神经麻痹、短暂性失明或暂时性复视等罕见并发症。

（一）病因

（1）医源性损伤。脊柱手术中硬脊膜撕裂，导致脑脊液漏，脊柱翻修术中出现硬脊膜损伤的机会较高，胸椎手术、翻修术的脑脊液漏发生率相对较高。当后纵韧带骨化、黄韧带骨化，或者硬膜囊骨化成为致压物时，脑脊液漏的发生可能是不可避免的。在脊柱侧凸矫形手术中，当在侧凸顶椎区凹侧的置钉和侧凸的成角>80°时，发生术后脑脊液漏的风险更高。手术中锐利的骨刺可能划破硬膜，若术中未发现，术后可出现伤口，导致脑脊液漏，引流液增多。

（2）外伤引起硬脊膜破裂，导致脑脊液漏。

（二）临床表现和诊断

患者术后引流液异常增多、引流液颜色为淡血性或清亮，术后48～72小时伤口引流量无减少，患者伴有头晕、头痛、恶心、呕吐等症状，翻身或头部抬起时症状加重，也可并发蛛网膜炎、颅内感染，以及切口不愈合、局部积液、气道受压、低钠和低蛋白血症。

脑脊液漏的诊断如下：

1. 术中诊断

（1）手术中发现硬脊膜撕裂，有清亮的脑脊液流出即可诊断脑脊液漏。

（2）由于脑脊液流出，硬脊膜萎缩塌陷。

（3）手术中怀疑有硬脊膜损伤导致脑脊液漏，应该进行Valsalva操作，如果无硬脊膜搏动增强，或者看到脑脊液流出硬膜囊则可确定诊断。

2. 术后诊断

（1）术后伤口引流多，引流液清亮，术后48～72小时仍无引流液减少。

（2）患者有头痛、头晕、恶心症状（与姿势有关），头部抬高时症状更为明显。

（3）如果引流不通畅，脑脊液积于硬膜外，可于手术切口处扪及波动感。

（4）术后出现的不明确的脑脊液漏可以通过B超、MRI检查帮助诊断，MRI可以区分软组织和液体信号。

（三）治疗

脑脊液漏发生时，术中一期直接缝合修复硬脊膜是最理想的处理方案。但是，大多数大面积脑脊液漏无法在术中进行直接缝合。术中可以应用纤维蛋白胶、聚乙二醇局部增强修补，或应用明胶海绵局部覆盖，或使用肌瓣和大网膜等各种皮瓣技术进行术中修补。对于术中难以一期修补硬膜的脑脊液漏，按治疗理念不同，处理方法可分为两类：

（1）增大硬膜外压，减少硬膜内压：通过直接压迫或持续引流等方法，增大硬膜外隙的压力，同时通过腰大池引流、平卧体位减张、限液、口服乙酰唑胺药物等方法减少局部脑脊液的生成，以期减少或阻断脑脊液在破口处的渗出，预防假性脑脊膜膨出。

（2）硬膜难以直接修复时，逐层严密缝合肌肉筋膜、皮下组织、皮肤。可通过外部严密缝合增加压力，通过封闭死腔来减少假脊膜膨出的空间，以期达到伤口早期愈合的目的。使用此法后患者可早期活动，无须卧床或腰大池引流，大多数渗液会自行吸收，但需注意严密随访观察有无远期并发症的发生。

（四）预防

1. 良好的手术操作对于脑脊液漏的预防至关重要

（1）手术中椎管内的每一个操作都应该非常仔细，避免手术损伤硬脊膜。

（2）使用咬骨钳咬除椎板时需要注意两点，一要确认咬除的部分在直视下可以清楚看到，二要确认咬除部分与椎板之间没有硬脊膜。

（3）使用锋利的咬骨钳可以减少硬脊膜损伤的可能，咬除椎板时不要有拖拽的动作。对于初学者，可以在硬膜外表面垫棉片以减少意外损伤硬膜囊的可能。

2. 二次翻修术中避免发生医源性硬脊膜损伤

（1）手术暴露要从正常的椎板间隙开始，后向瘢痕处进行暴露。

（2）应该明确瘢痕和小关节之间的界限，将瘢痕向外、向内逐渐分离。

（3）小心椎板侧壁和硬膜囊的关系，小心分离后辨认清楚神经根。

（4）除非瘢痕呈束带样压迫硬膜囊，否则瘢痕可以不必切除，只要进行瘢痕的充分游离即可。总之，应该尽量减少硬脊膜损伤。

五、脊髓和神经损伤

脊髓和神经损伤是脊柱外科中非常少见但难以完全避免的灾难性并发症。严重的脊髓和神经损伤可能导致患者感觉和运动功能障碍、四肢瘫或截瘫，甚至呼吸功能障碍和死亡。目前尚缺乏有效提高受损脊髓神经功能的治疗方法，仍以预防为主。

（一）病因与发病机制

（1）脊髓和神经损伤的原因较多，如医源性手术操作直接误伤、内固定螺钉误入椎管、术后内固定失败导致椎间隙或椎体塌陷、脊髓和神经无法耐受矫形过程、各种原因所致脊髓血供减少，以及严重神经压迫解除后脊髓缺血再灌注损伤等。

（2）脊髓血肿可在术后早期发生，发展较快，特别是当患者有凝血障碍、术中止血不彻底、术后引流不畅时，研究表明，合并糖尿病更容易导致硬膜外血肿的发生，由于具有广泛的微血管及小血管的损伤，术中出血较多且不易控制，将引起硬膜外血肿，从而导致脊髓损伤。

（3）不同疾病、不同术者、不同手术节段，以及不同手术方式的脊髓和神经损伤发生率差别很大。在脊柱不同节段中，胸段脊髓发生术后损伤的比例最高，占所有医源性脊髓损伤的 50%左右。对于颈椎手术，非亚洲区域文献报道的医源性脊髓损伤发生率在 0～0.3%。而在韧带骨化症发病率较高的日本，术后脊髓和神经损伤的发生率可高达 3.7%左右。尽管颈椎手术后脊髓损伤的发生率较低，但术后出现三角肌、肱二头肌麻痹，或者肩关节顽固性疼痛等 C_5 神经根麻痹的风险可在 0～30%，且颈椎前后路手术后都存在 C_5 神经麻痹的风险。

（4）在复杂脊柱矫形手术中，特别有截骨矫形、旋转矫形、脊髓神经根牵拉、短缩等操作的手术中，当伴随术中低血压、脊髓缺血等危险因素时，术后脊髓和神经损伤的发生风险可高达 4%～21%。

（5）脊髓水肿一般发生较晚，水肿多发生在脊柱手术 24 小时以后，48～72 小时达到高峰。

（二）脊髓损伤 Frankel 分级

该方法对脊髓损伤的程度进行粗略的分级，对脊髓损伤的评定有较大实用价值，但对脊髓圆锥与马尾损伤的评定有一定缺陷，缺乏反射和括约肌功能判断，尤其是对膀胱、直肠括约肌功能状况的评价不够清楚（表 1-3-1）。

表 1-3-1 脊髓损伤 Frankel 分级

损伤程度	临床表现
A（完全性损伤）	骶段（$S_{4\sim5}$）无任何感觉和运动功能
B（不完全损伤）	损伤平面以下（包括骶段）有感觉但无运动功能
C（不完全损伤）	损伤平面以下存在运动功能，大部分关键肌肌力 3 级以下
D（不完全损伤）	损伤平面以下存在运动功能，大部分关键肌肌力 3 级或以上
E（正常）	感觉和运动功能正常

（三）国际脊髓损伤神经分类标准

1982 年美国脊髓损伤协会（ASIA）提出了脊髓损伤神经分类标准，将脊髓损伤量化，便于比较。1997 年 ASIA 对此标准进行了进一步修订，使之更为完善。该方法包括对脊髓损伤节段和损伤程度的评价。

1. 脊髓损伤节段

（1）感觉水平检查及评定：指脊髓损伤后保持正常感觉的最低脊髓节段，左右可有差别。检查身体两侧28个皮节的关键感觉点，在每个关键点上检查2种感觉，即针刺觉（痛觉）和轻触觉（触觉），并按3个等级分别评定打分（0为缺失、1为障碍、2为正常，不能区别钝性和锐性刺激的感觉应评为0级）。

（2）运动水平检查及评定：指脊髓损伤后保持正常运动功能（肌力3级以上）的最低脊髓节段，左右可有差别。检查身体两侧10对肌节中的关键肌。检查顺序为从上向下，各肌肉的肌力均使用0～5级临床分级法（图1－3－1）。

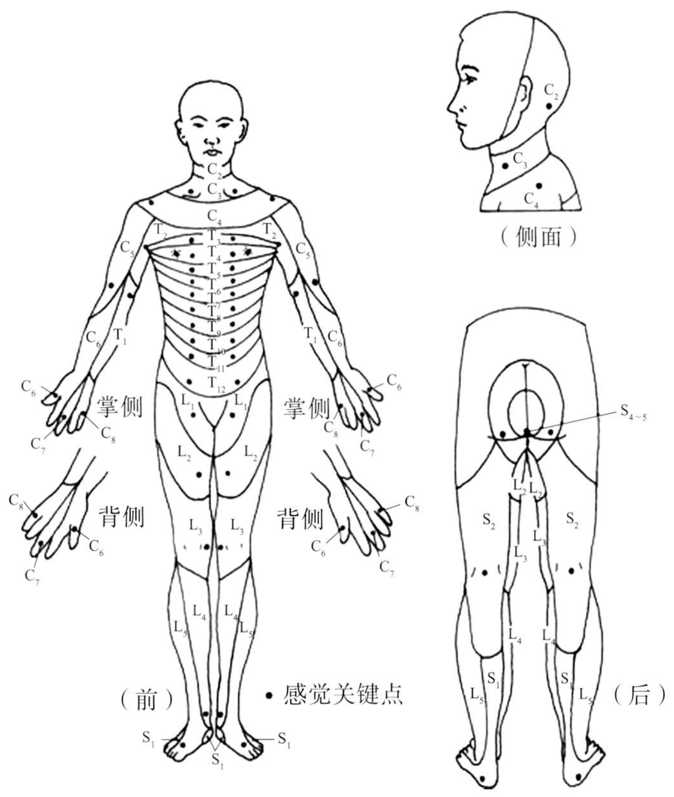

图1－3－1　各脊髓节段感觉区域

（3）括约肌功能及反射检查：包括肛门指诊、肛门反射、尿道球海绵体反射，以及测试肛门外括约肌。该检查用于判定脊髓是完全性还是不完全性损伤（表1－3－2）。

2. 脊髓损伤程度　鞍区皮肤感觉的检查应环绕肛门皮肤黏膜交界区，向各个方向仔细检查，任何痛觉或触觉的残存均应诊断为不完全性损伤。临床医生需行肛门指诊后才能做出完全性脊髓损伤的诊断，肛门指诊时应注意肛门有无深感觉和外括约肌有无自主收缩。

表1－3－2　判断脊髓损伤平面的关键肌

关键运动肌	脊髓平面	关键运动肌	脊髓平面
屈肘肌（肱二头肌、肱肌）	C_5	髓屈肌（叉腰肌）	L_2
腕伸肌（桡侧腕长、短伸肌）	C_6	膝伸肌（股四头肌）	L_3
肘伸肌（肱三头肌）	C_7	踝背伸肌（胫骨前肌）	L_4
指屈肌（指深屈肌，至中指）	C_8	长伸肌	L_5
小指展肌	T_1	踝跖屈肌（腓肠肌、比目鱼肌）	S_1

（四）临床表现与诊断

由于脊髓内有很多重要的神经传导束通过，因此脊髓损伤后，受损平面以下的运动、感觉、反射和自主神经功能均发生障碍。根据受伤部位的不同，临床上一般分为截瘫和四肢瘫。

1. 症状和体征 在脊髓休克期间，患者表现为受损平面以下出现迟缓性瘫痪，运动、反射及括约肌功能丧失，大小便不能控制。2～4 周后逐渐演变成痉挛性瘫痪，患者表现为肌张力增高、腱反射亢进，并出现病理性锥体束征。胸段脊髓损伤表现为截瘫，颈段脊髓损伤则表现为四肢瘫。

2. 影像学检查 CT 可以检查术后内固定物的位置是否正确，椎管内是否有骨性或内固定物压迫等。MRI 可以清楚显示脊髓血肿及脊髓受压等情况，对于判断脊髓损伤程度很有意义。

3. 体感诱发电位（SEP）与运动诱发电位（MEP）联合检查 通过联合检查脊髓感觉通路和运动通路，全面了解脊髓的功能丧失情况。

（五）围手术期预防措施

1. 术前预防措施

（1）有出血倾向患者，术前应用止血药物或成分输血，控制性降压，或应用营养神经药物。

（2）脊柱侧凸患者，术前适应性牵引，术前牵引能检查患者对牵拉的耐受性。

（3）术前做好充分的影像学准备，进行 X 线检查、CT 平扫，从矢状位、冠状位和横断面综合测量椎弓根钉置入方向，术前还应常规行 MRI 检查以明确有无脊髓畸形，同时观察脊髓本身的损伤和受压程度。

（4）术前应用甲泼尼龙，可获得显著疗效。

2. 术中预防措施

（1）神经电生理监测：神经电生理监测包括 SEP 和 MEP 监测，可以在术中连续监测脊髓的神经功能，提示不同程度的脊髓损伤，并及时向术者发出预警，停止当前手术操作，给予合适处理。

（2）术中操作轻柔，尽量减少术中出血，以及对脊髓和神经根的刺激。

（3）改变手术方案，包括将致压物切除改为致压物漂浮、肿瘤切除改为部分切除加栓系松解、单纯截骨改为多点截骨、经椎管入路改为经椎弓根入路等。

3. 术后预防措施

（1）对于术中未应用激素而术后有脊髓功能减退者，立即用甲泼尼龙冲击可能使脊髓功能快速恢复。

（2）术后早期给予脱水药物，继续给予营养神经药物预防脊髓和神经根继发性损伤，必要时给予高压氧治疗 2～3 周。

（3）严密观察引流管是否通畅，引流液的量和性质。

（六）治疗

1. 非手术治疗

（1）合适的固定：防止因损伤部位的移位而产生脊髓的再损伤。一般颈椎采用颌枕带牵引或持续的颅骨牵引。

（2）减轻脊髓水肿和继发性损害：①地塞米松 10～20mg，静脉滴注，连续应用 5～7 天后改为口服，每日 3 次，每次 0.75mg，维持 2 周左右。② 20% 甘露醇 250ml，静脉滴注，每日 2 次，连续 5～7 天。③甲泼尼龙冲击疗法，伤后8 小时内按每公斤体重 30mg/kg 的剂量，在 15 分钟内静脉快速注射，间隔 45 分钟后，在以后的 23 小时内静脉持续滴注 5.4mg/(kg·h)。④高压氧治疗：术后早期（伤后 4～6 小时）采用高压氧治疗，可有效降低脊髓损伤的致残率，加快脊髓功能恢复，补充脊髓微循环损害所致的氧供不足。

2. 手术治疗 手术只能解除前次手术造成的对脊髓的二次压迫，目前还不能使损伤的脊髓完全恢复功能。除了传统牵引固定、手术减压、激素冲击、康复理疗，现如今还有细胞移植、基因治疗等新兴治疗手段。脊髓和神经损伤的预后与损伤的严重程度密切相关。尽管大部分围手术期的脊髓和神经损伤具有自限性，但不少患者还是可能残留永久性的感觉运动功能障碍。因此，脊髓和神经损伤的预防是关键。术前的合理规划、术中精心操作是预防脊髓和神经损伤的基础。术中应用导航或机器人系统，可以提高内固定的精确性，减少内固定相关神经并发症的发生。对于韧带骨化症，术中应用高速磨钻或超声骨刀等器械，以及显微镜和内镜等显像系统，可以提高减压操作的安全性。在脊柱矫形和多节段脊柱肿瘤椎体切除术中，应当注意充分保护脊髓血供，避免脊髓缺血的发生。应用术中神经电生理监测，监测指标包括 SEP、MEP 等，可进一步提高手术的安全性，降低脊髓和神经并发症的发生风险。

六、骨科大手术后下肢深静脉血栓形成

（一）临床表现

深静脉血栓形成（deep venous thrombosis，DVT）多发于下肢，上肢也可发生，但临床少见。单纯依赖临床症状诊断 DVT 是困难的。但作为外科医生，仍应每日仔细检查患者小腿肌肉和整个下肢有无疼痛、肿胀、挤压痛等症状，要询问术后或伤后有无发热等全身症状。

（1）肢体肿胀是 DVT 常见的临床表现，主要包括手术侧肢体的非凹陷性水肿、软组织张力增高、皮色泛红、皮温较健侧高，局部可出现水疱。血栓形成的部位不同，肢体肿胀的范围也不相同，如股静脉血栓可造成整个下肢的肿胀，而腘静脉血栓主要造成小腿肿胀。

（2）疼痛可表现为下肢肿胀、局部疼痛，主要原因包括血栓引起的炎症反应和软组织张力增高。

（3）部分患者可因为局部急性炎症反应和血栓吸收出现低热。

（4）其他临床表现包括浅静脉曲张等。极少数患者可出现股青肿等严重并发症。

（二）体格检查

无症状型 DVT 查体一般无特殊阳性发现。有症状型 DVT 患者查体表现为下肢软组织张力增高和皮温升高。血栓可造成局部静脉出现炎症反应，从而导致局部压痛。小腿腓肠肌挤压试验（Homans 征）阳性表现为小腿后方压痛，提示 DVT 的可能。

（三）辅助检查

包括实验室检查和影像学检查。

1. 血液学检查 主要表现为 D-二聚体升高。D-二聚体作为纤维蛋白复合物溶解时的产物，在血栓形成后明显升高。

2. 彩色多普勒超声 是临床常用的检查方法之一。DVT 常见的超声表现为：①静脉局部充盈缺损，常常表现为低密度团块状区域，探头挤压不消失。②血管闭塞或血流中断。

3. 静脉造影 能直接显示静脉形态，从而判断是否存在 DVT。但属于有创检查，临床应用较少。常见的 DVT 表现包括：血流中断或闭塞、局部充盈缺损、血管再通和侧支循环建立。

4. 其他 包括放射性核素检查等，一般临床应用较少。

（四）诊断

周围型 DVT 症状隐匿，不易确诊，而原发或继发性的中央型或混合型 DVT 则症状明显，且临床表现典型，诊断并不困难。

诊断要点：

（1）DVT 常常发生在骨科大手术后，是骨科大手术后常见的并发症。

（2）DVT 包括无症状型 DVT 和有症状型 DVT。有症状型 DVT 的临床表现主要包括：肢体肿胀、疼痛、皮温升高等。

（3）辅助检查：确诊依靠下肢静脉彩色多普勒超声及静脉造影。

（五）治疗

下肢 DVT 的治疗根据病变类型和病期而定，主要是非手术治疗，只有少数患者适宜手术治疗。其治疗方法包括一般治疗、抗凝治疗、溶栓治疗和手术治疗。

1. 一般治疗 包括卧床休息、抬高患肢，以减轻肢体肿胀。局部症状缓解后，可适当活动或下地锻炼。

2. 抗凝治疗 目前常用的抗凝药物包括低分子量肝素、利伐沙班和阿哌沙班。低分子量肝素可选择性拮抗凝血因子 Xa 活性，使用时需要根据体重进行调整，常用剂量控制在 0.2～0.4ml/d。利伐沙班和阿哌沙班通过口服给药，可直接抑制血浆中激活的 Xa 因子的活性部位，常用剂量为 10mg/d（利伐沙班）和 5mg/d（阿哌沙班），持续用药时间一般为 10～14 天，部分情况可延长到 35 天。

3. 溶栓治疗 一般较少使用。部分并发急

性肺栓塞的患者可考虑溶栓治疗。

4. 手术治疗 一般不必通过手术取栓。

（六）预防

下肢 DVT 与手术的关系最密切，因此在手术一开始，就应从解决静脉淤滞和高凝状态两方面采取预防措施。前者可以从加强腓肠肌舒缩运动着手，如应用踏板装置，使踝关节做伸屈运动，用电刺激法加强腓肠肌运动，或穿着一双可以充气的长筒靴，使下肢间歇地受压迫，以加速静脉血回流。后者可用小剂量肝素（术前 2 小时皮下注射 4000U），也可加用低分子右旋糖酐（每日 500～1000ml 静脉滴注）。口服双香豆素、阿司匹林及双嘧达莫等有一定作用。

七、骨科大手术后肺栓塞

肺栓塞是血栓、空气、脂肪等物质经由静脉途径至右心房，再进入肺动脉致其部分或完全阻塞，从而引起呼吸和循环功能障碍的一种疾病，是围手术期发生的一种危重并发症。栓子的种类主要是血栓，而栓子的来源主要是下肢深静脉，约占 90%，盆腔静脉约占 5%，右心房及上肢深静脉约占 5%。

（一）病理

尸解中，肺栓塞栓子直径多为 1.0～1.5cm，血栓机化良好并有分支，显示其来源于下肢深静脉，右肺动脉及分支栓塞率高于左侧，下叶比上叶多见。由于肺动脉血流中断或减少，使大片肺组织不能进行气体交换，并形成肺动脉高压，出现急性肺心病、右心扩大、体静脉系淤血、左心排量下降、休克、脑缺氧、心肌缺氧。同时因迷走神经反射及 5-羟色胺的释放，引起小支气管痉挛、呼吸道分泌增加、心跳变慢、血压下降、胃肠道痉挛等。

（二）临床表现

肺栓塞临床表现轻重不同，取决于肺栓塞范围和患者原有的心肺功能状况。栓塞范围累及肺血管床 30%以下，对心肺功能良好患者可不产生任何明显症状，栓塞范围超过 50%，可在短时间内致死。

肺栓塞临床表现主要是三大症状：呼吸困难、胸痛咳嗽、咯血。体检可见三大体征：肺部啰音、肺动脉瓣区第二音亢进和奔马律。早期症状不典型，患者可有焦虑、烦躁不安、呼吸加快、心率增加等。但临床上出现上述典型三大症状和体征者仅占少数，有文献报道为 15%～20%。虽然多数栓子来自股髂静脉，但有 DVT 临床证据者仅占 1/3。

（三）诊断

1. 血气分析 约 90%肺栓塞患者出现低氧血症。PaO_2<80mmHg，$PaCO_2$ 亦下降。

2. 胸部 X 线片 可见肺门增宽，患侧膈肌抬高，肺浸润影或楔形影及胸腔积液。

3. 心电图 常显示 ST 段和 T 段异常，急性右心劳损。

4. 血生化检查 乳酸脱氢酶、胆红素升高，而转氨酶正常，纤维蛋白原和纤维蛋白分解物增多。

5. 肺核素扫描 敏感性高，可重复检查，但有人为阳性可能。

6. 肺动脉造影 是最准确可靠的方法，可显示栓子大小及栓塞部位和程度。

应注意与肺部其他疾患、心肌梗死的鉴别诊断。

（四）治疗

主要是非手术治疗，一般措施包括：绝对卧床，避免咳嗽及其他用力动作，吸氧，使用阿托品解痉。对小的栓塞可用抗凝疗法，肝素首次使用时，1000～1500U 静脉滴注，以后每 4～6 小时皮下注射 5000～1000U，保持 20～30 分钟的凝血时间，防止肝素过量，一般持续使用 1 周后改用华法林或双香豆素。对中度以上肺栓塞但无休克症状者可用溶栓治疗，每日尿激酶（24～60）万 U 静脉滴注，使用 5 天，或与肝素合用，效果更好。但手术后患者慎用，因出血性并发症增多。对严重肺栓塞伴休克者可行手术取栓或经股静脉插管至肺动脉吸除血栓。

（五）预防

为降低肺栓塞发病率和复发率，对曾有血栓栓塞疾病史、长期卧床、老年、肥胖，以及拟行髋、膝、盆腔、妇科手术等具备发生肺栓塞高危因素的患者，应采取措施预防和治疗肺栓塞。

对充分抗凝或溶栓治疗后仍有复发性肺栓塞或对抗凝溶栓有禁忌者，可谨慎行下腔静脉滤器置入术。

八、骨折延迟愈合与不愈合

（一）概述

骨折愈合受许多因素的影响，如患者的全身状况、年龄、体质、骨骼类型、骨折部位、局部情况、治疗方法，以及原始损伤程度等。延迟愈合的骨修复过程比正常情况下骨修复的平均时间要长，说明修复过程并没有停止，只是十分缓慢而已。骨不愈合，则是修复过程终止，如果不做进一步处理，骨愈合是不可能的。全身性疾病对骨折修复的类型和结果所起的作用很小。虽然年轻人的骨折修复过程非常活跃，但是多数长骨的骨不愈合却发生在40岁以内。多发性损伤可优先于骨折的处理，这样做并不影响骨折的治疗，也不增加骨不愈合的可能性。

（二）影响骨折愈合的因素

影响骨折愈合的因素可分为不可控制因素和可控制因素两种：

1. 不可控制因素　①不同的骨骼。②骨折的部位。③骨折段移位程度。④骨折周围软组织的损伤程度。⑤开放性骨折。⑥感染。

2. 可控制因素　①医生对患者的认真程度，对影响骨折愈合的因素考虑是否全面。②治疗方法的选择，实践证明，闭合治疗优于切开复位内固定。③骨折要准确对位，消除剪力和旋转。如股骨颈骨折时固定在外展内旋位是最好的，违背这个原则就可能影响骨愈合。④固定治疗（包括石膏固定和内固定）直到愈合，过早去除固定负重将影响骨愈合。⑤功能练习，主动进行肌肉舒缩练习，不可强力被动进行，否则容易造成分离移位。⑥对开放性骨折进行彻底清创，可避免感染。

骨折部位疼痛（包括压痛）是骨未愈合的显著标志，骨折部位能够承受重力或较小的应力说明骨折愈合过程良好。

骨折延迟愈合和不愈合，在骨折端的表现是不同的。骨折延迟愈合的好发部位有肱骨干骨折、尺骨下1/3骨折、舟骨骨折、股骨颈骨折及胫骨干骨折等。

骨折延迟愈合时不必急于手术，根据情况可给予适当固定，或者刺激疗法，主动进行肌肉舒缩练习。多数患者还可能有最后愈合的机会。对愈合无望者即可考虑做植骨内固定术或用外固定架固定，骨不愈合则必须手术处理。

九、假体周围感染

（一）概述

假体周围感染（periprosthetic joint infection，PJI）是人工关节置换术后出现的灾难性并发症，因治疗周期长、困难多、经济负担重，给医生和患者带来了巨大的挑战。目前研究聚焦于关节置换术后发生假体周围感染的内在、外在危险因素。可控的内在危险因素包括肥胖、贫血、营养不良及糖尿病。不可控的内在因素包括年龄、性别、易感染体质和感染史。外在因素包括环境或手术相关因素，如血肿、切口表浅皮肤感染、伤口裂开或伤口引流等。

（二）临床表现

假体周围感染的临床症状变化多样，受到致病菌、宿主免疫反应、发病时间和感染部位等多种因素的影响。50%～60%的假体周围感染致病菌为金色葡萄球菌和凝固酶阴性葡萄球菌。美国感染病学会（IDSA）提示在出现以下症状时，应当警惕关节置换术后假体周围感染的发生：窦道或伤口持续渗出、术后急性启动痛、术后慢性疼痛。

（三）诊断

关节置换术后假体周围感染的诊断存在一定的难度，临床症状可能延迟出现或仅仅只有术区的疼痛。最重要的鉴别诊断是假体无菌性松动，两者的治疗方法存在很大的差异。精确诊断假体周围感染依赖于临床的高度怀疑、详细的病史询问、体格检查、关节液检查、炎症指标和微生物检测、术中发现。常用于检测假体周围感染的指标为白细胞计数、ESR和CRP。在ESR＞30mm/h、CRP＞10mg/L时，应当怀疑假体周围感染，但是 ESR 和 CRP 在术后 2～4 周才会升高，且受到关节内积血、年龄、并发症等多方面因素的影响。关节置换术后假体周围疼痛伴发热的患者，应当在抗生素治疗之前抽血进行培养。关节液检查是诊断假体周围感染的重要手段，当关节置换术后假体周围疼痛或炎症指标不明原因升高时，应当进行关节穿刺抽取关节液检查，包括细胞计数和分类、结晶分析、革兰染色、需氧菌和厌氧菌培养。

由多个标本中培养出相同的致病菌依然是诊断假体周围感染的“基石”。7%～39%的假体周围感染的致病菌培养为假阴性，培养前使用抗生素会导致约 50%的培养结果为假阴性。而传统组织培养方法（无法覆盖营养需求高的细菌或生物膜相关的细菌）、特殊的致病菌（真菌、分枝杆菌）、不恰当的培养基和不恰当的运输时间等，都可能导致培养结果假阴性。为了尽可能地培养出致病菌，应当在获取培养标本前 2～4 周停用抗生素，并且获取多个样本（3 个标本以上）进行需氧菌和厌氧菌培养。培养样本包括关节囊、滑膜组织、髓内组织、假体－骨界面、骨折块和脓性坏死区域。若在术中获取的数个标本中培养出皮肤定植菌，如凝固酶阴性葡萄球菌、痤疮丙酸杆菌和棒状杆菌，则应当考虑标本受到了污染，除非术前获取的标本也培养出相同的病原菌。

在冰冻切片中，当高倍镜视野下发现>5 个多核白细胞时，可以考虑确诊假体周围感染，其灵敏度与特异度分别达 80%和 90%以上。在不典型的非感染部位取材、病理科室缺乏相关诊断经验等，都会影响真实结果，阻碍诊断假体周围感染。

影像学检查方法包括 X 线、CT、MRI 和核医学检查，但各方法在诊断假体周围感染上的作用有限。X 线片可以有效地发现和诊断关节置换术后假体松动和假体周围骨折，但是缺乏诊断假体周围感染的灵敏度和特异度。使用 MRI、CT 诊断假体周围感染时，昂贵的费用和假体产生的金属伪影，令其使用得到了限制。研究报道核医学检查在诊断假体周围感染上有高达 95%的准确率，使用铟－硫胶体标记法标记白细胞和骨髓，能够为诊断提供帮助且不受金属植入物的影响。美中不足的是核医学检查费用昂贵且临床上不作为常规检查。

（四）治疗

假体周围感染的治疗需外科干预联合使用抗菌药物。常用外科手术方式包括保留假体的清创灌洗术、一期翻修、二期翻修、关节融合、截肢等，抗生素的使用应贯穿于整个治疗过程，临床医生应根据不同治疗方法的适应证、禁忌证以及患者的自身状况进行选择。除使用保留假体清创灌洗术治疗关节置换术后早期感染或急性血源性感染相关患者外，二期翻修常被视作是治疗关节置换术后慢性和延迟感染的“金标准”，是慢性人工关节感染的主要外科治疗手段。二期翻修的治疗流程包括第一阶段移除关节假体及包括骨水泥在内的所有组件，彻底清创冲洗后置入相应的抗生素负载的骨水泥间隔器，后续使用特异性抗生素进行抗感染治疗，待感染控制后进行第二阶段手术，置入新的关节假体，可最大限度地清除感染、降低感染复发等是二期翻修存在的优势。研究指出，二期翻修的感染治愈率在 90%左右。虽然一期翻修能够降低手术次数及死亡率，并发症少，可明显减轻患者的经济负担，但仅被用于治疗特定的假体周围感染患者，且一旦失败反而加重患者的经济负担，所以，虽然欧洲有更多的医生尝试使用一期翻修，但北美及我国的大部分骨关节外科医生仍多选择二期翻修治疗假体周围感染（图 1－3－2）。

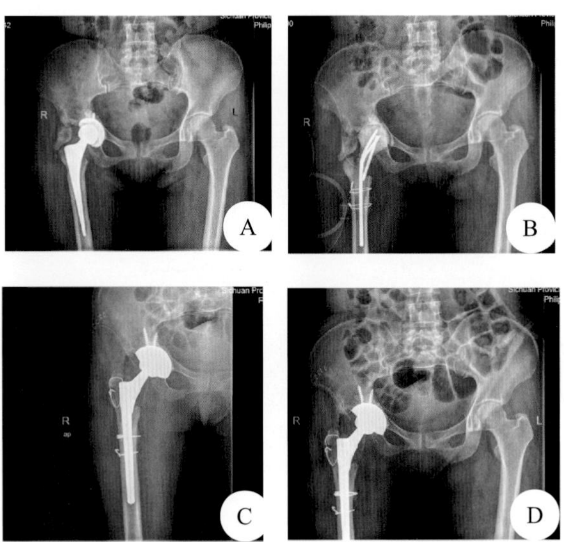

图 1－3－2　女性，68 岁，右髋置换术后假体周围感染，行二期翻修术

A. 术前 X 线片；B. 清创后骨水泥间隔器置入；C、D. 二期行翻修术

十、假体周围骨折

（一）概述

髋关节置换假体周围骨折分为髋臼假体周围骨折和股骨假体周围骨折，其中以股骨假体周围骨折常见。

股骨假体周围骨折常发生于股骨假体置入和股骨髓腔扩髓时。无论是术中还是术后，非骨水泥型假体都是股骨假体周围骨折的危险因素，女性和年龄>65 岁是术中股骨假体周围骨折的危险因素，但对术后股骨假体周围骨折无影响。髋部感染，以及曾经行过清创术、髋关节翻修术也是相关危险因素。髋关节翻修术中发生股骨假体周围骨折是由多种因素造成的，其中包括骨质减少、骨质溶解、应力遮挡带来的骨质缺损及手术造成的髓腔压力。使用大直径的股骨假体柄、股骨皮质厚度与股骨髓腔直径的比例过低已经成为术中发生股骨假体周围骨折的两个危险因素。

对于髋臼假体周围骨折，有研究报道，使用非骨水泥型假体术中发生率为 0.4%，使用骨水泥型假体时，没有相关文献报道发生髋臼假体周围骨折。髋臼假体周围骨折多发生在髋臼假体置入的过程中，主要原因包括：①髋臼假体直径与髋臼骨床直径相差过大。②骨质疏松。③手术操作不当。④髋臼底部骨折。⑤翻修术中不适当的撬拨。

（二）分型

常用的股骨假体周围骨折的分型方法包括温哥华分型（Vancouver classification）、美国医师协会（American Academy Orthopedic Surgeons，AAOS）分型、Johansson 分型、Mallory 分型等，其中温哥华分型被外科医生广泛应用。

（1）温哥华 A 型骨折：转子骨折，分为大转子骨折（AG 型）和小转子骨折（AL 型）。

（2）温哥华 B 型骨折：累及假体的骨折，包括3 个亚型，其中 B1 型骨折假体稳定、B2 型骨折假体松动但骨量充足、B3 型骨折假体松动伴骨缺损。

（3）温哥华 C 型骨折：假体远端骨折。

温哥华分型主要基于骨折的 3 个重要特征，即骨折的位置、假体的稳定性和骨量。该分型将股骨分为 3 个解剖部分，即股骨转子区域、股骨干（包含假体尖端或稍远区域）和假体远端（图 1－3－3）。

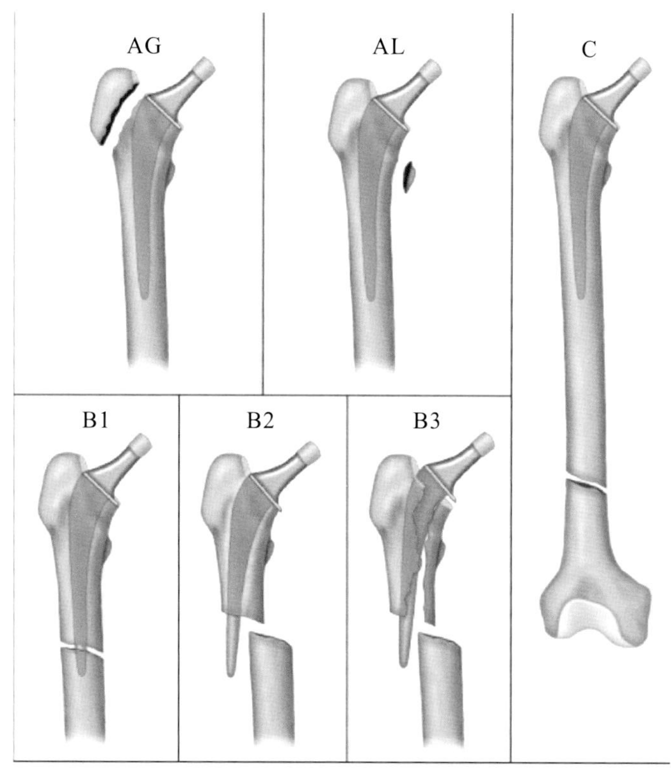

图 1－3－3　股骨假体周围骨折温哥华分型

到目前为止，还没有一种髋臼假体周围骨折的分型方法能够兼顾骨折形态、假体稳定性以及假体与骨折的关系。

（三）治疗

1. 股骨假体周围骨折的治疗

（1）温哥华 A 型骨折：此类患者常伴有骨溶解，其中大部分为 AG 型，应根据移位大小制订治疗方案。如果没有移位，通常可以通过非手术方法配合保护下负重治疗。如果骨折发生于术中，则可以相对积极地采用线缆和钩板固定。术后发现的移位较大的骨折也可以采用上述方法固定。如果移位较大，并存在骨溶解现象，常规内固定方法可能不再适用，临床上通常采用特殊接骨板和线缆，当线缆穿通两层皮质固定时，可以获得满意的效果。

（2）温哥华 B1 型骨折：作为 B 型骨折中相对稳定的骨折，手术内固定往往可取得满意的术后效果。而非手术治疗需长期卧床，易导致肺部感染、泌尿系统感染、褥疮，甚至下肢深静脉血栓形成。通常的手术方法是经外侧切口显露，采用外侧锁定加压接骨板固定。越来越多的学者倾向于接骨板长度以能够保护股骨全长为宜，可获得良好的稳定性，从而允许患者早期活动。接骨板近端以线缆固定，远端采用皮质骨螺钉固定技术，要求近端接骨板必须贴服，否则线缆的张力会影响骨折的复位。如果远端接骨板不贴服或患者伴有骨质疏松可改用锁定螺钉固定。为增强固定的稳定性，可以在近端放置单皮质锁定螺钉，但是必须在线缆之后放置。此外，还可辅以异体骨板固定。

（3）温哥华 B2、B3 型骨折：对于温哥华 B2、B3 型骨折，存在假体松动和/或伴随骨量丢失即具有翻修的手术指征。多数情况下，B2 型骨折患者可实施翻修术干预。B3 型骨折患者可采取联合手术干预，以翻修术、结构植骨术为主，上述骨折多见于全髋关节置换术后期，因此，若假体柄周围或股骨近端存在广泛溶骨性骨折缺损时，临床治疗干预重点是在恢复假体稳定性基础上牢固骨折断端，起到抵御轴向压缩、旋转应力的作用。必须要强调的是，骨量保留对于翻修术的成功具有十分重要的意义。同时，还应保证骨折远端的稳定性，如果同时伴有髋臼松动，也可同期置换。另外，股骨柄的长度也是手术的决定性因素，临床上远端可采用钢丝捆绑进行固定。股骨假体远端存在大量骨溶解时，可采用同种同体或异体骨移植。需要注意牢固固定大转子，否则外旋肌群受损，常可导致术后脱位。临床治疗中，对于骨量大量缺失的 B3 型骨折必须进行植骨，手术成功与否与骨量恢复与否有着密切关系。

（4）温哥华 C 型骨折：此类骨折在临床上往往采用手术治疗，最常用的方法是锁定接骨板结合近端钢丝捆扎，其中选择合适长度的接骨板是手术成功的关键，因为过于短小的接骨板会在股骨柄远端产生应力集中，造成二次骨折。温哥华 C 型骨折约占股骨假体周围骨折的 10%。

2. 髋臼假体周围骨折的治疗 需要综合考虑很多因素：①患者的全身情况和功能要求。②骨折的形态、移位情况、假体稳定性，以及骨折与假体的关系。③骨折发生与初次手术的间隔时间。总体的治疗目标是骨折愈合、髋臼假体稳定、最大化地恢复髋关节功能，使患者恢复伤前活动状态和功能。治疗原则包括恢复骨折的稳定性、预防骨折的扩大、维持植入物的序列和稳定性。

（1）非手术治疗：髋臼假体周围骨折的非手术治疗仅适用于骨折无移位且假体稳定（Peterson Ⅰ 型）的患者。这类患者通常处于以下 2 种情况：①术后短时间内发现骨折，术中没有证据显示假体松动，术后假体没有移位而且骨盆皮质没有中断。②术后较长时间出现的骨折，可能有外伤史，主要是骨盆骨折，不涉及假体，也不会进一步影响假体稳定性。另外，对存在手术禁忌证的患者也应采取非手术治疗。

（2）手术治疗：髋臼假体周围骨折通常骨折移位不大且假体相对稳定，采用螺钉即可固定，可以经假体的钉孔置钉，或者经皮在计算机导航辅助下置入螺钉。对于移位较大的髋臼假体周围骨折，需要参照髋臼骨折的固定方法加以固定，同时翻修髋臼假体。术后患者需要严格限制负重 6 周，经临床及影像学评估达到完全愈合后方可于术后 6 周开始在保护下部分负重，至 12 周逐渐过渡到完全负重。

术后早期发现的骨折，可能是术中的隐匿骨折，治疗时可参照上述非手术治疗方法，推迟负重时间。如果是术后较长时间才出现的骨折，即使移位较小，通常也伴有假体不稳定，因为此类骨折可能是由骨溶解或感染导致，其非手术治疗的效果与早期发现的骨折相比明显较差。对假体松动或不稳定的髋臼假体周围骨折患者应尽可能采取手术治疗。做术前准备时需要考虑髋臼侧假体的翻修、内固定和植骨。要准备各种可能用到的髋臼假体，包括多孔杯、超大臼和笼（cage）。异体骨移植主要用于骨溶解患者。单纯切开复位内固定一般适用于髋臼假体稳定但骨折不稳定（如后柱骨折或横断骨折）的患者。髋臼假体不稳定需行翻修术，如果合并骨折稳定则通常使用螺钉即可获得稳定固定，如果合并骨折不稳定则需要结合骨缺损情况加以处理。骨缺损的患者需以接骨板、螺钉达到坚强固定，同时根据具体情况决定是否需要植骨。对于一些骨盆分离的患者来说，后柱内固定可能并不够坚强，可以使用加强臼杯和异体骨移植进行重建（图 1－3－4）。

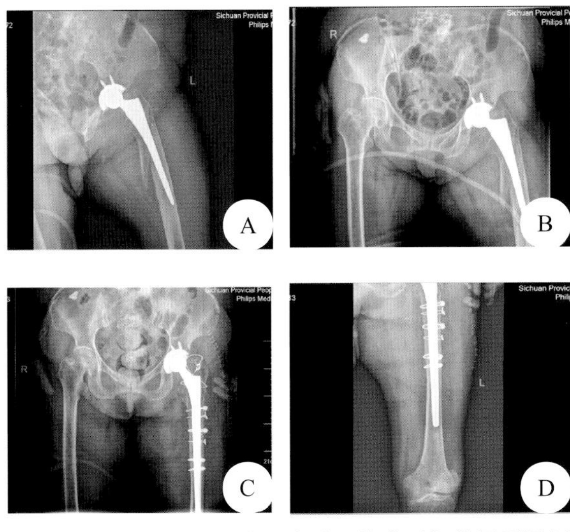

图 1－3－4　男性，65 岁，右髋置换术后假体周围骨折

A、B. 术前 X 线片；C、D. 翻修术后复查

十一、假体无菌性松动

（一）髋关节置换术后假体无菌性松动

1. 概述　假体无菌性松动是髋关节置换术后翻修的最常见适应证，直接原因是骨溶解引起的骨性支持结构力学性能下降，造成假体机械稳定性丧失。骨溶解至少与下列几方面相关：①患者因素，包括原发病性质、年龄、骨质量、术后活动量。②手术操作因素，如手术创伤、假体固定方式与技术等。③假体设计、制造工艺、所选材料及假体材料组合，如假体表面多孔涂层范围、孔隙大小、聚乙烯材料质量、厚薄等。④假体置入体内后遭遇的生物力学因素。这些影响因素之间又可以相互作用、相互干预，构成极其复杂的内环境，促使假体稳定性丧失。

2. 临床表现　假体无菌性松动往往在手术后很长时间才逐渐出现，因此关节置换术后，经过一定时间疼痛症状再现时就应该考虑假体无菌性松动。它与感染性疼痛最大的区别在于假体无菌性松动所引起的疼痛与负重密切相关，因此常表现为起立、跨步、行走时疼痛，或者最初几步行走时疼痛感觉可稍微缓解。股骨假体无菌性松动通常引起大腿近端和内侧的深部疼痛，负重时疼痛加重，休息或髋部无负重时疼痛减轻。

除了疼痛，假体无菌性松动还可以表现为术前原先畸形症状重现，肢体短缩、跛行、关节活动范围减少或伴响声。应当指出，不是所有的假体无菌性松动都可出现临床症状。另外，应当排除假体柄断裂、脱位或假体周围骨折引起的疼痛，且应该与假体术后感染疼痛相鉴别，感染性疼痛最大特点是静息痛和夜间痛。最具有决定性意义的检查是关节穿刺和培养。在某些患者中，需要进行骨活检来明确病因。

3. 影像学检查　X 线检查仍然是首选的检查。假体无菌性松动的影像学特征：①骨－骨水泥界面或金属－骨水泥界面放射性透亮线大于 2mm，放射性透亮线进行性增宽或不规则。②股骨假体下沉或移位，髋臼假体移位或内陷。③假体柄断裂，骨水泥断裂。④假体表面喷涂材料脱落。

4. 治疗　髋关节置换术后发生假体无菌性松动，手术是唯一的治疗方法（图 1－3－5～图 1－3－7）。

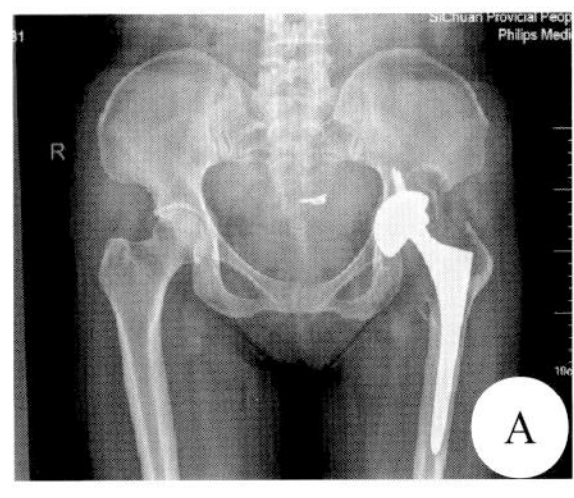

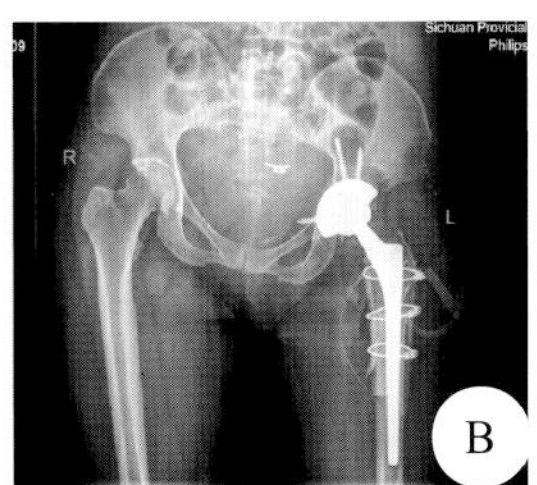

图 1－3－5　女性，58 岁，左侧全髋关节置换术后假体无菌性松动

A. 术前 X 线片；B. 行翻修术后

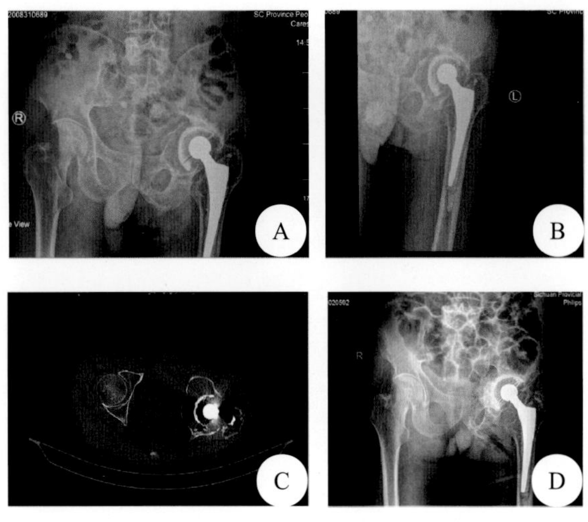

图 1-3-6　男性，60 岁，左侧全髋关节置换术后假体无菌性松动

A、B. 术前 X 线片可见髋臼假体周围出现大量透亮区；C. CT 表现；D. 行翻修术后

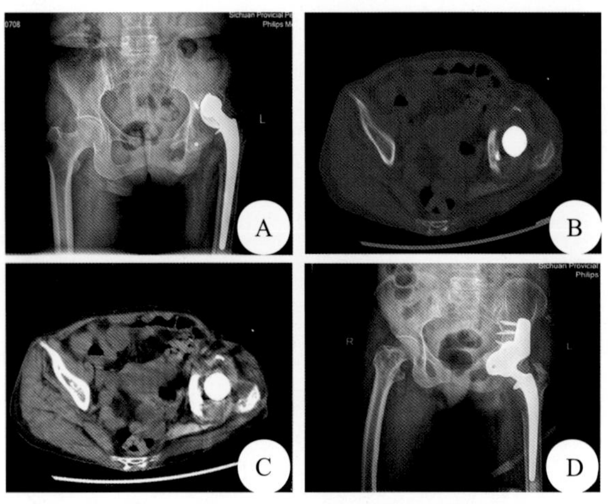

图 1-3-7　女性，58 岁，左侧全髋关节置换术后假体无菌性松动

A. 术前 X 线片可见髋臼假体完全移位，周围可见透亮区；B、C. CT 见局部积液形成；D. 行翻修术后

（二）膝关节置换术后假体无菌性松动

膝关节置换术后假体无菌性松动是导致人工膝关节假体翻修失败的重要原因。导致人工膝关节假体无菌性松动的原因较为复杂，有些因素互相影响，共同作用。常见原因包括假体的机械性松动、骨质溶解、应力遮挡、手术操作等。

1. 机制

（1）膝关节假体机械性松动：人工膝关节假体机械性松动见于关节假体设计不符合生物力学要求（常见于早期问世的关节假体）、假体固定不牢、受力异常或过载等，伴随假体设计与临床实践的不断改进，当今人工膝关节假体材料与力学设计都更加优化，机械性松动的发生率进一步下降。但手术操作中应注意下肢力线与软组织平衡，防止假体安装位置不当，避免假体受力不均导致假体磨损、机械性松动。对于初次行膝关节置换患者需评估是否加延长杆来分散应力，以防止假体的机械性松动。早期出现假体机械性松动可能与初始稳定性不佳相关。对于非骨水泥型膝关节假体，生物固定不牢或宿主骨生物性整合性不佳可能是早期松动的原因。而骨水泥型膝关节假体的早期松动原因可能包括骨水泥黏合技术不佳或骨水泥的疲劳断裂。

（2）骨质溶解：人工膝关节假体中聚乙烯垫片的磨损是在所难免的，即使是目前的超高交联聚乙烯，也仍然未克服该问题。聚乙烯垫片磨损产生的颗粒激活巨噬细胞，释放肿瘤坏死因子－α1（TNF－α1）、白介素－1α（IL－1α）等促炎症细胞因子，并刺激产生大量的炎症介质和趋化因子，这些物质刺激破骨细胞，导致假体周围骨质溶解，最终导致假体松动。聚乙烯垫片磨损虽然难以避免，但可以通过采取一些措施来减少或避免骨质溶解发生。例如，新一代的关节假体在材料学和承重方面有较大改进，使得骨质溶解速度有所下降。随着假体材料学及生产工艺的发展、改进，聚乙烯垫片磨损导致的骨质溶解、假体松动已不再是全膝关节置换术（TKA）术后翻修失败的首要原因。

（3）手术操作：假体和下肢对线不良；截骨过多，导致承重骨面不足；软组织不平衡；假体安放位置欠佳；假体型号或大小选择不当，这些因素都可导致假体无菌性松动的发生。因此膝关节置换术中需注意检查冠状位、矢状位的力线，屈伸位软组织的平衡，以及假体在矢状面、冠状面和水平面位置的安放情况。

（4）应力遮挡导致骨吸收、较年轻（<50 岁）、活动度大的患者，松动率更高。这些因素与上述因素互相影响，导致假体的无菌性松动。而胫骨假体松动比股骨假体更常见，这可能与胫骨平台的受力情况、骨质条件、假体设计、软组织平衡、下肢力线等相关。

2. 诊断

（1）临床症状：假体周围骨质溶解通常没有症状，骨质溶解伴随疼痛出现时，通常提示假体松动或病理性骨折。疼痛也可能由反应性滑膜炎引起。假体松动引发的疼痛的特点是与活动密切相关。因假体在受力、运动时会有微动，可引起明显的关节疼痛症状，而不伴有静息痛和夜间痛。

（2）影像学检查：X线检查是评估假体无菌性松动的重要检查。X线片中可观察到假体的移位、断裂、骨水泥鞘破裂、新近出现的假体与宿主骨间透光带等证据存在，说明假体已松动。如果没有发生明显的假体移位，但X线片上骨水泥型假体周围的骨－骨水泥界面出现大于2mm且进行性增宽的透亮线，也说明假体出现了无菌性松动，而小于2mm的不完整透亮线尚不足以判断是否存在松动。非骨水泥型假体周围的透亮线提示该区域没有骨长入，如果这些线范围大、有进展或伴有临床症状，也应考虑存在假体无菌性松动。利用抑制金属伪影的方法进行CT扫描能够更清楚地显示溶骨性缺损，有助于假体无菌性松动的判断。骨扫描也有一定的诊断作用，假体周围有核素的浓聚出现，提示可能存在假体无菌性松动。MRI检查有助于假体无菌性松动的判断和与假体周围感染相鉴别。

3. 鉴别　根据症状、体征、影像学检查，当怀疑有膝关节假体无菌性松动时，需与假体周围感染相鉴别。需按假体周围感染的诊断方法进行实验室检查。如果任一指标升高，或炎性指标虽正常但仍强烈怀疑感染时，需考虑行关节穿刺抽液检查。穿刺的关节液足量时行关节液常规检查，同时行细菌革兰染色、培养等检查。

4. 预防与治疗　人工膝关节假体无菌性松动的发生率变化很大。改善关节承重面的耐磨特性、假体的优化设计、提高手术操作的准确性和优化患者的选择，都可降低假体无菌性松动的发生率。BMI较大、骨质疏松等特殊患者术后应进行保护性活动，避免假体承受过度的应力而发生早期松动。软组织平衡、假体位置的准确安放是基本要求，以避免假体受力不均、出现磨损颗粒。当出现骨质溶解时，有效的治疗方法是手术治疗。手术适应证包括即将发生或已经发生的病理性骨折，存在广泛骨质溶解或伴假体无菌性松动者。仅因骨质溶解而接受翻修术的患者，翻修目的在于更换新的垫片，防止新的磨损颗粒产生，防止进一步的骨丢失，更换垫片并去除肉芽肿性组织，可能会减少磨损并延缓骨质溶解的进展。清除溶解骨后根据情况进行植骨，可保存骨量，防止假体松动。骨溶解若未及时发现或及时手术处理，可进一步出现假体松动，这时才做手术干预会增加翻修术的难度，增加手术费用。

十二、异位骨化

（一）病因及发病机制

骨折、脱位及软组织挫伤都有发生异位骨化的可能，因其容易与成骨性骨肉瘤相混淆，临床上应引起重视，认真鉴别。应特别注意，不适当的按摩或强行扳拉也可引起异位骨化。异位骨化可发生在身体的任何部位，约80%的患者发生在肘部和大腿。此外，脑和脊髓的损伤造成的截瘫患者中，异位骨化还可发生在关节附近。异位骨化的发生机制是骨折后骨膜剥离，形成骨膜下血肿。若处理不当，血肿增大，经机化、骨化后，在骨折周围软组织内形成广泛的骨化，影响关节活动功能。本病不仅见于运动员，而且还见于儿童、青少年及成年人。

异位骨化的组织病理学改变主要见于受累肌肉的结缔组织，如骨膜、肌肉的筋膜等，肌肉本身不参与异位骨化的形成。

（二）影像学表现

异位骨化的演进过程从X线片上可分为4个阶段：

（1）伤后2周内，X线片上无异常表现。

（2）伤后2～4周，结缔组织开始钙化。

（3）伤后3个月左右，完成病变演进过程，并达到最大限度。

（4）伤后6个月左右，开始出现骨化，X线片上出现不规则的硬化，血清碱性磷酸酶恢复正常。

（三）诊断

骨折、脱位及软组织挫伤是诊断的主要依据，注意不要与皮质旁骨肉瘤相混淆。系列摄片可揭示病变的演进过程。患者的年龄、创伤史及病变部位可帮助诊断。

（四）治疗原则

（1）正确诊断是治疗的前提，预防是最有效的治疗，即避免软组织的重复损伤。

（2）对易发生本病的肘部和大腿部应予以休息，同时主动地进行关节功能练习，以避免发生骨化性肌炎。

（3）在手术切除骨化之前，血清碱性磷酸酶应恢复至正常水平，一般要6～12个月。

（4）对于局限良好的钙化，曾有人用可的松注射治疗。

（5）对希望继续从事竞技的运动员，必须用防护垫，如护膝、护踝、护肘、护腕等，以防止这些部位反复损伤而发生异位骨化。

（五）非手术治疗

（1）药物治疗：对轻度异位骨化可用吲哚美辛。

（2）物理治疗：脉冲低强度电磁场形式的电磁干预可以有效地缓解疼痛和改善关节功能，可应用于慢性神经源性异位骨化。体外冲击波治疗也被认为是治疗慢性神经源性异位骨化的新型非侵入性干预措施。

（六）手术治疗

现今临床上应用最多且疗效较好的手术方式是异位骨化的切除加关节松解术，手术治疗的主要目的是改善关节功能，但术后仍须结合药物、放疗和关节的主被动锻炼以巩固手术效果和预防复发。关节镜技术也被应用于异位骨化的治疗，并取得了比较认可的疗效。

十三、创伤性关节炎

（一）概述

创伤性关节炎指关节在经受明显的创伤之后，远期出现的关节炎，常见于膝、髋、肘关节。一般外伤导致关节软骨挫伤、剥脱，或关节面的骨折导致关节面不平整，长时间活动之后就会引起软骨的退变。影像学检查可以看到关节间隙狭窄或间隙不对称，有骨性增生。根据明确的外伤史、症状、体征及影像学检查，可明确诊断。创伤后及时诊断和正规治疗可降低创伤性关节炎发生率。如已发生，其治疗与骨关节炎治疗相同，如对症止痛、关节腔内注射玻璃酸钠、人工关节置换等。

（二）治疗原则

关节面最初损伤的程度是发生创伤性关节炎的关键因素，关节面的解剖对位和长骨骨折正常力线的恢复对预防创伤性关节炎是十分重要的。

阻止创伤性关节炎的发展可通过下述三条途径进行：

（1）限制关节的活动量。

（2）消除作用于关节的有害应力和应变。

（3）维持并提高控制关节活动的肌力。

关节严重受累时可能需要采用手术治疗，如关节固定术或关节成形术等，有些患者还可采用全关节假体置换术。

十四、关节僵硬

（一）概述

邻近关节或涉及关节面的骨折晚期常常发生关节僵硬。关节骨折本身对位不良，不仅易发生创伤性关节炎，也可使关节间隙变窄，造成关节僵硬。有的关节僵硬与远隔部位的损伤有关。关节僵硬是肌肉和关节挛缩的结果。常见于膝、肘关节，机制多为创伤后长时间制动，使关节内血肿机化、周围软组织挛缩、纤维粘连。临床表现为关节活动度的明显受限，稳定期时一般无疼痛，多伴有肌肉萎缩，查体可见患侧关节的被动活动度与主动活动度均较健侧差。伤后及时有效的复位固定，早期功能锻炼可有效避免关节僵硬。如关节僵硬严重，经康复锻炼无明显改善，可考虑行关节松解术。

（二）主要原因

（1）受累肢体和有关肌肉进行了不适当的功能活动。

（2）顽固性手、足水肿。

（3）关节内骨折石膏制动时间过长。

（4）感染。

（三）预防

受累肢体主动进行肌肉和关节的功能练习，是预防关节僵硬的重要方式。功能练习是治疗的重要组成部分，理疗最初可能是有帮助的，但不能从根本上解决问题，要鼓励患者对自己负责，加强功能练习。对某些关节的骨折，如肱骨颈骨折，最好的治疗是伤后前几周就把重点放在软组织损伤和功能恢复上，而不是等待骨折完全愈合后才开始功能练习。损伤后早期肢体加压包扎和抬高是防止手、足水肿的重要措施之一。对于关节内骨折，如果石膏固定超过几周，特别容易引起关节僵硬。故而最好的治疗是坚强的内固定和早期的主动功能练习，以恢复关节功能。

（吕波　袁加斌　刘攀　刘希麟　唐智　周维俊　唐芳　刘昌凤）

参考文献

［1］朱鸣雷，黄宇光，刘晓红，等．老年患者围手术期管理北京协和医院专家共识［J］．协和医学杂志，2018，9（1）：36－41．

［2］王倩，邓微，李庭，等．创伤骨科糖尿病患者围手术期血糖管理［J］．中华骨与关节外科杂志，2019，12（2）：89－93．

［3］白求恩公益基金会，中国康复技术转化及发展促进会，中国研究型医院学会，等．骨科择期手术加速康复预防手术部位感染指南［J］．中华骨与关节外科杂志，2020，13（1）：1－7．

［4］Resende V A C，Neto A C，Nunes C，et al. Higher age，female gender，osteoarthritis and blood transfusion protect against periprosthetic joint infection in total hip or knee arthroplasties：a systematic review and meta－analysis［J］．Knee Surg Sports Traumatol Arthrosc，2021，29（1）：8－43．

［5］Farhan－Alanie M M，Burnand H G，Whitehouse M R. The effect of antibiotic－loaded bone cement on risk of revision following hip and knee arthroplasty［J］．Bone Joint J，2021，103－B（1）：7－15．

［6］Kalbian I，Park J W，Goswami K，et al. Culture－negative periprosthetic joint infection：prevalence，aetiology，evaluation，recommendations，and treatment［J］．Int Orthop，2020，44（7）：1255－1261．

［7］Zardi E M，Franceschi F. Prosthetic joint infection. A relevant public health issue［J］．J Infect Public Health，2020，13（12）：1888－1891．

［8］Chisari E，Parvizi J. Accuracy of blood－tests and synovial fluid－tests in the diagnosis of periprosthetic joint infections［J］．Expert Rev Anti Infect Ther，2020，18（11）：1135－1142．

［9］Ricciardi B F，Muthukrishnan G，Masters E A，et al. New developments and future challenges in prevention，diagnosis，and treatment of prosthetic joint infection［J］．J Orthop Res，2020，38（7）：1423－1435．

［10］Johns W L，Layon D，Golladay G J，et al. Preoperative Risk Factor Screening Protocols in total joint arthroplasty：a systematic review［J］．J Arthroplasty，2020，35（11）：3353－3363．

第二章 创伤骨科

第一节 骨折的概述

一、骨折的定义与病因

（一）骨折的定义

骨的完整性破坏或连续性中断称为骨折。

（二）骨折的病因

1. 暴力

（1）直接暴力：暴力直接作用的部位发生骨折，例如小腿被车轮碾压，胫腓骨干在被碾压的部位发生骨折。

（2）间接暴力：暴力通过传导、杠杆、旋转作用或肌肉收缩使肢体受力部位的远处发生骨折。例如走路滑倒时，手掌撑地，暴力向上传导，可发生桡骨远端骨折、肱骨髁上骨折、肱骨近端骨折等。运动员骤然跨步时，由于肌肉突然猛烈收缩，可发生髂前上棘撕脱骨折。

2. 积累性劳损 长期、反复、轻微的直接或间接外力集中作用于骨骼的某一点，使其发生骨折。例如长距离行军或长跑运动后发生第二跖骨及腓骨干下 1/3 的疲劳性骨折，又称应力性骨折（stress fracture）。骨折通常无移位，但愈合慢。

3. 骨骼疾病 某些疾病导致骨强度下降，受到轻微外力时即断裂，称病理性骨折（pathologic fracture），如骨髓炎、骨肿瘤、严重骨质疏松症等病变引起的骨折。

二、骨折的移位

多数骨折有不同程度的移位，其影响因素有：①暴力的大小、作用方向及性质；②骨折远端肢体的重量；③肌肉牵拉；④不恰当的搬运及治疗。

骨折常见有五种移位，且多种移位常合并存在。①成角移位：两骨折段之纵轴线交叉成角，角顶的方向即为成角方向，如向前、向后、向内或向外成角；②侧方移位：一般以骨折近端为基准，以远端的移位方向确定为向前、向后、向内或向外侧方移位；③缩短移位：两骨折段互相重叠或嵌插；④分离移位：两骨折段在同一纵轴上互相分离；⑤旋转移位：骨折段围绕骨的纵轴发生旋转，如内旋或外旋。

三、骨折的分类

（一）传统的分类方法

（1）根据骨折断端是否与外界相通可分为以下几类。①闭合性骨折：骨折处皮肤或黏膜完整，骨折断端不与外界相通；②开放性骨折：骨折附近的皮肤或黏膜破裂，骨折断端与外界相通。如胫骨骨折后骨折断端刺破皮肤，骨盆骨折引起的膀胱、尿道或直肠破裂，均为开放性骨折。

（2）根据骨折的程度及形态分类。

1）不完全骨折：骨的完整性或连续性仅有部分破坏或中断。①裂纹骨折：骨上出现类似瓷器上的裂纹，无移位，多见于颅骨、髂骨等处的骨折；②青枝骨折：骨折与青嫩的树枝被折时的情形相似，多见于儿童。因儿童骨质较柔韧，不易完全断裂。

2）完全骨折：骨的完整性或连续性完全破坏或中断，管状骨多见。根据在X线片上骨折线的方向可分为：①横形骨折，骨折线几乎与骨干纵轴垂直；②斜形骨折，骨折线与骨干纵轴不垂直；③螺旋形骨折，骨折线呈螺旋形；④粉碎性骨折，骨折块多于两块，如骨折线呈“T”形或“Y”形，又称“T”形或“Y”形骨折；⑤嵌插骨折，多发生在长管状骨干骺端的骨密质与骨松质交界处，骨折后骨密质嵌插入骨松质内，多见于股骨颈和肱骨外科颈等处的骨折；⑥压缩骨折，骨质因压缩而变形，多见于椎骨及跟骨等处的骨折；⑦骨骺分离，又称骨骺滑脱，通过骨骺的骨折，其骨骺的断面可带有数量不等的骨组织，多发生在骨骺未闭的青少年。

（3）根据骨折复位后是否稳定可分为：①稳定性骨折，骨折断端不易移位或复位后经适当外固定不易发生再移位，如横形骨折、青枝骨折、嵌插骨折、裂纹骨折等；②不稳定性骨折，骨折断端易移位或复位后经适当的外固定仍易于发生再移位，如斜形骨折、螺旋形骨折、粉碎性骨折等。

（4）各部位骨折特殊分型：肱骨近端骨折Neer分型、骨盆骨折Tile分型、髋臼骨折Letournel-Judet分型、胫骨平台骨折Schatzker分型、股骨颈骨折Garden分型等。

（二）国际内固定研究协会（AO/ASIF）的分类方法

AO/ASIF的骨折分类既考虑到解剖部位，又考虑到骨折的形态及损伤的程度。有助于临床医生对骨折的诊断做出准确的描述，以及便于评价治疗效果和资料的储存。该分类方法以阿拉伯数字和英文字母为符号来表达骨的解剖学部位、节段、骨折类型及分组。

以长管状骨骨折的AO/ASIF分类为例。骨的解剖学部位以数字代表：1代表肱骨，2代表尺桡骨，3代表股骨，4代表胫腓骨，5代表脊柱，6代表骨盆。每一长骨分成3个节段，仍以数字代表：1代表近段，2代表中段，3代表远段。将每一块骨的各种骨折分为三类，然后将每类又分为组及亚组。

根据骨折形态的复杂性、对其治疗的难易，骨折可以分为A、B、C三种类型，A代表单纯骨折，B代表楔形骨折，C代表复杂骨折。每型分为3组：A1、A2、A3，B1、B2、B3，C1、C2、C3，这样便有9组。每组又细分为3个亚组：以1、2、3表示，即每一部分共分27个亚组。

第二节　骨折的诊断

一、全身表现

（一）单纯闭合性骨折

上肢与手足部等单纯闭合性骨折患者，如无血管损伤，则全身情况无明显变化。

（二）开放性与多发性骨折

开放性骨折或多发性骨折，虽无血管损伤，亦可有大量出血。股骨骨折、骨盆骨折和脊柱骨折导致的失血量是骨折中较多的。

一般骨盆骨折的失血量在300～5000ml；股骨骨折失血量在300～2000ml；胫腓骨骨折失血量在150～1000ml；肱骨骨折失血量在100～800ml；尺桡骨骨折失血量在80～400ml。

由于大量出血、有效循环量减少，患者表现出脸色苍白、脉搏细微无力、尿少、口渴、血压下降等失血性休克症状。如伴有内脏损伤，则情况更严重，需给予紧急抢救。

（三）体温

骨折后由于血肿吸收，可出现体温升高。开放性骨折患者体温持续升高，应考虑感染。

（四）肢体感觉

14%～60%脊柱骨折并发脊髓损伤。脊髓损伤分为脊髓震荡、脊髓挫裂伤、脊髓压迫和脊髓休克，表现为完全性或非完全性脊髓损伤，损伤平面以下深浅感觉完全或部分消失，肌肉完全或部分瘫痪，大小便失禁。

（五）血压、脉搏

复杂性不稳定性骨盆骨折中，后腹膜出血和

骨盆后静脉丛出血是主要并发症，患者可处于重度休克状态，需紧急抢救。开放性骨盆骨折的死亡率很高，必须高度警惕。

二、局部表现

（一）疼痛、肿胀

骨折患者局部常有不同程度的疼痛、肿胀、青紫、瘀斑、活动障碍，挤压时疼痛加重。不完全骨折或嵌插骨折时疼痛和肿胀不明显。

（二）局部叩压痛

局部叩压骨折部位患者可有不同程度的叩压痛，但不完全骨折或嵌插骨折时叩压痛不明显。

（三）活动障碍

骨折后肢体失去应有的杠杆作用和支撑作用，加之局部疼痛与肿胀，使伤肢功能障碍，不能完成正常活动。

（四）骨折特有体征

1. 畸形 骨折后断端移位，可出现成角、短缩、旋转畸形。

（1）成角畸形：骨折后两骨折段的纵轴线相交，向前、向后、向内、向外成角，严重的成角畸形容易损伤血管和神经。

（2）短缩畸形：骨折后两骨折段重叠，或直接形成嵌插，形成骨的短缩畸形。

（3）旋转畸形：骨折后两骨折段沿纵轴面旋转形成旋转畸形。

2. 骨擦音或骨擦感 骨完全折断后两断端相互触碰或摩擦产生。一般在检查骨折断端时即可感到骨擦感或听到骨擦音。

3. 异常活动 除关节正常活动之外，在骨干部位出现屈曲、旋转等异常活动，说明完全骨折。

4. 骨传导音 当长骨骨干发生骨折后，骨传导音可发生质与量的变化，嵌插骨折除外。正常骨传导音为清脆高亢的实音，骨折后传导音变低，音量变弱。骨折断端移位越大，骨传导音改变越明显，骨折愈合后骨传导音恢复正常。

临床上，只要出现四大特征（畸形、骨擦音、异常活动和骨传导音减弱或消失）之一即可诊断为骨折。但应与关节脱位的畸形区别。没有上述四大特征者也可能有骨折，如嵌插骨折或裂纹骨折。

5. 感觉运动障碍 脊柱与四肢骨折伴脊髓、神经损伤者，将出现肢体感觉、运动和反射障碍的表现。

6. 血循环障碍 四肢骨折伴血管损伤者，有肢体血循环障碍的表现。

三、神经系统检查

神经系统检查在骨科中相当重要。因脊柱、四肢损伤常伴有神经损害，因此在诊断骨科疾病时，常需要与神经系统方面的疾病相鉴别。肢体损伤常常累及神经系统，造成神经损害，临床上常通过进行神经支配区域或部位的肌力、感觉、反射等检查，以测定神经损害的节段、性质和程度。

（一）感觉检查

1. 感觉平面 进行感觉检查时，患者必须意识清醒并合作。将人体分为双侧各28个皮节，皮节为各个脊髓节段神经的感觉神经轴突所支配的区域，由于神经根之间存在交叉支配现象，所以每个皮节都有一个关键点，这个关键点可提示特定脊髓节段的感觉功能。检查每一个皮节关键点的针刺觉，由此可确定感觉障碍平面（图2—2—1）。

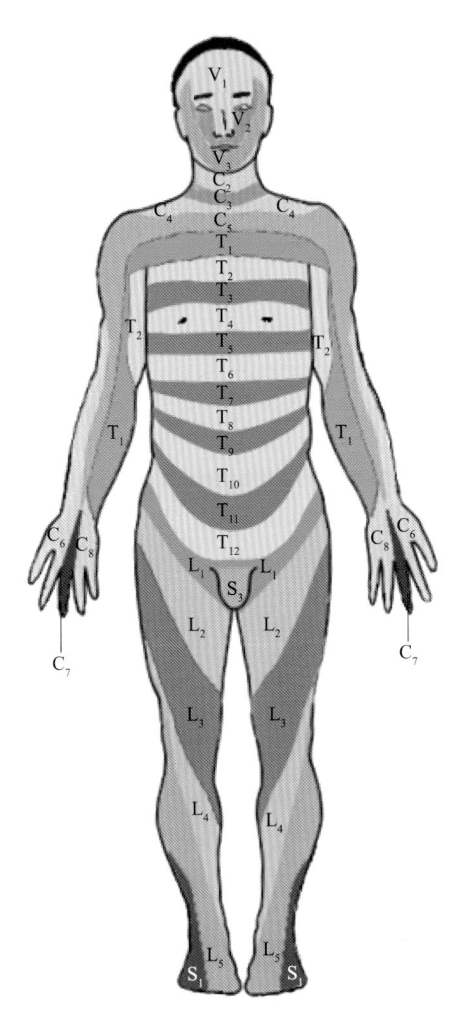

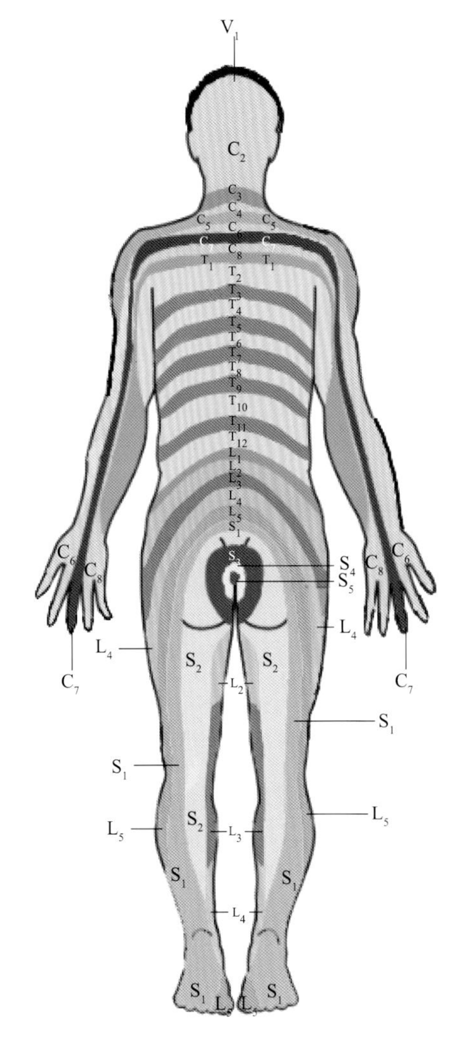

图 2-2-1　感觉平面查体

2. 感觉分级　皮肤感觉由神经节段性供应，分为 6 级。

（1）0 级：无知觉。

（2）1 级：深层痛觉存在。

（3）2 级：触觉或浅层痛觉，两者之一存在。

（4）3 级：能分辨尖锐或钝觉。

（5）4 级：能分辨触觉部位。

（6）5 级：两触点感觉与体形感觉正常。

3. 感觉分类　临床上，将感觉分为浅感觉、深感觉及复合感觉三种。

（1）浅感觉：浅感觉是指皮肤及黏膜的痛觉、温度觉及触觉。

（2）深感觉：深感觉是指身体深部组织（如肌肉、韧带、肌腱、骨骼及关节等）的感觉，包括关节觉、震动觉和深部痛觉 3 种。

（3）复合感觉：又称皮质感觉。是指利用两种及以上的感觉进行辨认的感觉，实际上并不是以上感觉的混合，而需要经过大脑皮质（顶叶皮质）的综合分析、统一判断。如果单纯感觉正常，而复合感觉障碍，提示丘脑以上，特别是顶叶的损害。临床上常检查的复合感觉有皮肤定位觉、两点辨别觉、实体觉、图形觉等。

4. 临床意义　经过临床检查，感觉障碍可能提示下列损害。

（1）神经干损害：深浅感觉均受累，其范围与该损伤神经的感觉分布区相一致。

（2）神经丛损害：该神经丛分布区的深浅感觉均受累。

（3）神经根损害：深浅感觉均受累，其范围与脊髓神经节段分布区相一致，并伴有该部位的疼痛，称为“根性疼痛”，如椎间盘突出症、颈椎病等。

（4）脊髓横断性损害：脊髓节段损害节段以

下深浅感觉均受累。

（5）脊髓半侧损害：脊髓损害节段以下肢体产生同侧痉挛性瘫痪、深感觉障碍，对侧痛、温度觉障碍，两侧触觉所受影响往往不明显，同时伴有同侧运动功能障碍，称为脊髓半侧损害综合征。

（二）肌力检查

肌力检查主要是对肌肉形态、张力、收缩力的检查，以确定运动神经元的损害情况。

1. 肌力测定标准 目前，一般采用如下测定标准，分为6级。

（1）0级：肌肉无收缩（完全瘫痪）。

（2）1级：肌肉有轻微收缩，但不能够移动关节（接近完全瘫痪）。

（3）2级：肌肉收缩可带动关节水平方向运动，但不能对抗地心引力（重度瘫痪）。

（4）3级：能对抗地心引力移动关节，但不能抵抗阻力（轻度瘫痪）。

（5）4级：能对抗地心引力运动肢体，且能抵抗一定强度的阻力（接近正常）。

（6）5级：能抵抗强大的阻力而运动肢体（正常）。

2. 检查内容 临床上，肌力检查一般包括患者的肌容量、肌张力及肌力等。

运动功能检查包括：C_5 屈肘（肱二头肌）、C_6 伸腕（桡侧腕长、短伸肌）、C_7 伸肘（肱三头肌）、C_8 中指屈指（指深屈肌）、T_1 小指外展（小指展肌）、L_2 屈髋（髂腰肌）、L_3 伸膝（股四头肌）、L_4 踝背伸（胫骨前肌）、L_5 背伸趾（长伸肌）、S_1 踝跖屈（腓肠肌、比目鱼肌）。

3. 临床意义

（1）肌麻痹：上下运动神经元损害，均可产生肌力的减退或丧失，出现部分或完全的瘫痪。

（2）肌萎缩：下运动神经元损害多见肌萎缩，而上运动神经元损害时则无明显肌萎缩现象。但如果瘫痪过久，可出现轻度的失用性萎缩。

（3）肌张力改变：上运动神经元损害时，肌张力增高；下运动神经元损害时，肌张力减低。

（三）反射检查

感觉刺激引起的不随意运动反应称为反射。反射由反射弧完成，是神经活动的基础，反射弧包括感受器、传入神经元、反射中枢、传出神经元和效应器5部分。反射有两种情况，一种为传入神经元直接与传出神经元接触，此为最简单的反射；另一种为传入神经元分出侧支纵横走行，与中间神经元接触，再由中间神经元发出纤维与传出神经元接触，此为多种神经元构成的反射弧。

临床上检查的反射可以分为生理反射、病理反射和脑膜刺激征等，其中生理反射包括浅反射、深反射、脊髓自动反射和脑干反射。

1. 检查内容

（1）生理反射：

1）浅反射。刺激皮肤或黏膜引起的反应称为浅反射。临床上常检查的浅反射有腹壁反射、提睾反射和肛门反射3种，以消失、迟钝、活跃和亢进记录。

①腹壁反射。让患者仰卧，放松腹部肌肉，以棉签棒或钝器沿腹壁两侧上、中、下部，由外向内迅速轻划，可引出该部位的腹壁收缩。正常时腹壁收缩，冲动沿肋间神经传导。上腹壁反射引起腹横肌收缩，反射弧中枢在胸7～8节。中腹壁反射引起腹斜肌收缩，反射弧中枢在胸9～10节。下腹壁反射引起腹直肌收缩，反射弧中枢在胸11～12节。腹壁某一平面反射障碍，则提示相应的脊神经节或周围神经损害，一侧反射障碍则提示锥体束损害。

②提睾反射。让患者仰卧，大腿呈外旋位并放松肌肉。检查者用棉签棒或钝器轻划大腿内侧皮肤，正常时提睾肌收缩，同侧睾丸上提，刺激沿生殖股神经传导，反射弧中枢在腰1～4节。此反射障碍提示锥体束损害，或相应的脊髓、周围神经损害。

③肛门反射。让患者仰卧，屈髋屈膝并放松，检查者用棉签棒或钝器轻划肛门周围皮肤。正常时肛门收缩，为肛门括约肌收缩，刺激沿肛门神经传导，反射弧中枢在骶4～5节。若此反射消失则提示相应的脊髓或周围神经损害。

2）深反射。刺激肌腱、骨膜等引起的反应，因其通过深感觉感受器（本体感觉）传导，故称深反射（本体反应），又称腱反射。由于深感觉感受器位于肌腱、骨膜和关节内，因而在做深反射检查时，最好用较软的橡皮叩诊锤叩击有关肌腱以引起反射。临床上常做的深反射有肱二头肌反射、肱三头肌反射、膝反射和跟腱反射，以消失、减退、增强、亢进记录。

①肱二头肌反射。患者前臂呈旋前半屈曲位，检查者将拇指置于肱二头肌腱部，叩诊锤叩打在检查者拇指上，可引起肘关节屈曲运动，或检查者拇指下有收缩感觉。此为肱二头肌收缩，刺激沿肌皮神经传导，反射弧中枢在颈 5～7 节。

②肱三头肌反射。患者前臂呈旋前半屈曲位，检查者一手握其前臂，用叩诊锤轻轻叩击鹰嘴上方 1cm 的肱三头肌腱部，即可见到肘关节伸展运动，其冲动沿桡神经传导，反射弧中枢在颈7～8节。

③膝反射。患者坐在观察床上，令两侧小腿自然下垂，腿部肌肉放松，检查者用叩诊锤叩击髌骨下股四头肌腱，则引出伸膝活动，此为股四头肌收缩，冲动沿股神经传导，反射弧中枢在腰 2～4 节。

④跟腱反射。又称踝反射，患者仰卧，膝关节呈半屈曲状，小腿外旋位，并放松腿部肌肉，检查者一手握患者前脚，使踝关节轻度背伸，一手持叩诊锤叩击跟腱，可引出踝关节跖屈，此为腓肠肌收缩，冲动沿胫神经传导，反射弧中枢在骶 1～2 节。

（2）病理反射：病理反射是正常情况下不出现，仅仅在中枢神经系统损害时才发生的异常现象。脊髓性和脑性的各种病理反射主要是由锥体束受损后，失去对脑干和脊髓的抑制所产生的。临床上常检查的病理反射有以下几项。

1）划跖试验。又称巴宾斯基征（Babinski's sign），患者平卧，全身放松，髋、膝关节伸直，足跟放于诊疗床上，检查者一手握住其踝关节，另一手用叩诊锤尖自足底外缘从跟部向前轻划皮肤，至足趾根部转向内侧，直至踇趾附近。若踇趾背伸，其余各趾呈扇形散开，则为阳性。这是锥体束损害的重要体征，可以出现于大脑皮质运动区及其向下投射的皮质脊髓束任何部位的损害后，也可出现于各种原因引起的昏迷、深睡、深度麻醉及癫痫大发作后。

2）压擦胫试验。又称奥本海姆征（Oppenheim's sign），患者平卧，全身放松，髋、膝关节伸直，检查者以拇指用力沿胫骨前嵴内侧面从上而下压擦，阳性反应同划跖试验。

3）捏腓肠肌试验。又称戈登征（Gordon's sign），检查者用力捏挤腓肠肌，阳性反应同划跖试验。

4）弹手指征。又称霍夫曼征（Hoffmann's sign），患者腕部略伸，手指自然微屈，检查者一手握患者手掌，另一手示指和中指夹住患者中指，然后快速弹压被夹住的该中指指甲，引起其余手指出现掌屈反应则为阳性。

5）踝阵挛。患者仰卧，检查者一手托住患者腘窝，一手握其足底。迅速用力推足，使其踝关节突然背伸，然后放松，如果踝关节出现连续的、交替的屈伸运动，则为阳性。

6）髌阵挛。患者仰卧，小腿伸直并放松，检查者以一手的拇、示二指抵住髌骨上极，用力向下急促推动髌骨，然后放松，引起髌骨连续的、交替的上下移动现象，则为阳性，即为病理性膝反射亢进。

7）脊髓防御反应。腰骶段以上脊髓完全截断性破坏，而腰骶段脊髓中枢未受损害，若受到触、捏、碰、压等刺激，即可引起失去知觉的下肢发生三屈征，同时有排便、血压升高现象。此乃脊髓反射中枢脱离高级中枢控制，兴奋增强和扩散的结果。

（3）脑膜刺激征：脑膜刺激征多见于脑膜炎、蛛网膜下腔出血，或颅内压增高时。重要的脑膜刺激征表现有如下几种。

1）项强直。临床表现为颈部屈曲有阻力，下颌不能抵及胸部。其特点为颈部僵直而被动运动时有抵抗，试图活动时有疼痛和痉挛，在颈部的各种方向活动时都可能有阻力。除上述病变以外，项强直还可见于颈椎关节炎、颈淋巴结和咽后脓肿、外伤、颈椎脱位、颈椎结核等颈部的其他疾病。

2）屈髋伸膝试验。又称科尔尼格征（Kernig's sign），患者仰卧，下肢髋、膝关节屈曲 90°，然后再把小腿伸直，由于屈肌痉挛，伸膝受限，并有疼痛及阻力，称为屈髋伸膝试验阳性。另外，伸直膝关节时可使坐骨神经拉紧，如坐骨神经痛则为阳性。

3）抬颈试验。患者仰卧，嘱患者将其头向胸部屈曲，阳性者可见两侧大腿及小腿屈曲。

4）坐位低头试验。患者取坐位，双下肢伸直，使下肢与躯干呈直角，嘱患者低头，如下颌不能触及前胸和产生疼痛则为阳性。

2. 临床意义 反射检查可以帮助判定神经系统损害的部位。反射强度和性质的改变在神经系统损害的早期即可出现，而且与神经系统其他损害比较起来，反射检查受患者的主观影响较小，因此它是比较客观和重要的检查方法。

（1）浅反射减弱或消失：脊髓反射弧的中断或锥体束病变均可引起浅反射减弱或消失，故上、下运动神经元瘫痪皆可出现。反射弧未中断时，如上运动神经元损害，亦可因浅反射的皮层反射通路受损，表现为反射减弱或消失。

（2）深反射减弱或消失：反射弧任何部位的抑制或中断均可引起深反射减弱或消失，是下运动神经元瘫痪的一个重要体征。反射弧未中断时，如上运动神经元损害，可因中枢的抑制减弱而使反射增强，亦可因超限抑制而使反射消失。另外，肌肉本身的病变也影响深反射。

（3）反射对比：临床检查反射时，一定要注意两侧对比，对称性的反射减弱和增强，未必都是损害的表现，而反射的不对称性表现却是神经损害的可靠指征。

（4）病理反射：表现为运动神经元损害。但在1岁以下小儿、正常者也可引出，属于原始保护反射。

3. 影像学检查

（1）X线检查：能显示体格检查难以发现的损伤，而且可以确定骨折的类型，如不完全骨折、体内深部骨折等。X线片须摄正、侧位，并包括邻近关节，必要时应拍摄特殊位置或健侧对应部位以便比较。近年来应用的计算机处理影像、数字影像技术使X线片质量进一步提高，且便于影像的处理和资料的保存。X线检查是骨折不可缺少的重要检查手段，但由于其局限性，难以确诊某些隐匿的损伤。

（2）CT和MRI检查：CT检查对复杂骨折或深在部位的损伤，如髋关节、骨盆、脊柱的骨折脱位的诊断具有优势，CT三维成像技术还可以三维立体的形式显示髋臼骨折等复杂骨折的真实情况。MRI的原理不同于其他影像成像技术，它使用非电离辐射，对人体无害，适用于了解软组织的病理变化，对比明显，层次分明，对明确脊柱骨折合并脊髓损伤情况、膝关节半月板及韧带损伤、关节软骨损伤等具有独特的优势，是普通X线片及CT无法替代的。

4. 实验室检查 骨折患者，尤其是严重创伤患者，应及时完善血气、血常规、肝肾功能、凝血等实验室检查。骨折患者通常合并电解质紊乱，如低钾、低钙，严重的电解质紊乱可能导致心律失常。血红蛋白浓度可帮助初步判断患者失血情况，以判断是否需要输血。D－二聚体对判断深静脉血栓形成有一定参考意义。手术前还需要完善乙肝、艾滋病等传染病筛查。

第三节　骨折的治疗

一、骨折的急救

（一）全面了解伤情

明确损伤的暴力性质、方向和种类，是坠落伤、车祸伤、撞伤、跌伤，还是打击伤、挤压伤、切割伤；受伤时患者的体位；受伤的部位和范围。检查有无伤口、出血及其他合并损伤。观察患者全身情况，有无休克及颅脑、胸腔、腹腔和盆腔内脏损伤。检查患者是一处骨折，还是多处骨折，有无脊髓、神经损伤。准确估计内出血或外出血的量。既要了解损伤明显的部位，又要注意发现隐匿损伤。已经明确有肢体畸形和异常活动时，不可再做重复检查，以免加重损伤。

检查时，手法要轻柔，不能单纯地为获得诊断依据而任意搬动患者。脊柱损伤患者要检查有无大小便障碍与肢体瘫痪。注意患者精神状态，有无意识不清、语无伦次、瞳孔改变、外耳道出血、鼻出血及眼结膜出血等，以除外颅脑损伤。对于伤情严重而复杂的患者，要冷静分析伤情，果断做出准确的判断，迅速及时地利用现有条件进行现场处理。根据病情不失时机地收住院或转院。

（二）防治休克与保持呼吸道通畅

多发性骨折或严重骨折，同时有胸、腹腔脏器损伤者，可能在伤后发生创伤性休克或出血性休克。休克早期，经积极抢救，可使患者转危为安。休克晚期，治疗往往很困难甚至抢救无效。

因此对休克的治疗，必须以预防为主，熟练掌握防治休克的基本原则和方法，做到防治结合。

对复合损伤的患者，如出现张力性气胸，在紧急情况下，可在第二肋间消毒后插入一粗针排气或进行胸腔闭式引流。有条件者可请胸外科会诊处理。

颈椎骨折伴颈脊髓损伤者，常出现高位截瘫伴发呼吸困难，气管内分泌物较多，要注意观察。避免头低脚高位致使颅内压增高、膈肌上升，造成呼吸困难进一步加重。应在保持呼吸道通畅的情况下给予氧气吸入。尽量少搬动患者，安抚其情绪，减少机体耗氧量。如患者面部青紫、呼吸困难进行性加重、气管内分泌物不能主动排出，应当机立断施行气管切开术，并指派专人护理，充分吸出滞留在呼吸道内的痰液及分泌物，同时给予吸氧。保持通畅的呼吸道，便于进一步处理。

（三）止血和包扎

绝大多数的伤口出血，用绷带加压包扎后即可止血。没有无菌敷料时，可用当时认为最清洁的布类包扎，比如干净的手帕。不应无故打开已经包扎好的伤口，以免增加发生感染的机会。只有在手术室等无菌环境下才能探查伤口的情况。有大血管出血时，可用止血带止血，但必须记录开始使用止血带的时间，若止血带应用时间过长，将会加重肢体软组织损伤，甚至造成肢体坏死。若在受伤现场骨折断端已戳出皮肤，而在转运过程中骨折断端自行滑回伤口内，为引起注意，当患者被送至医院后，务必要向主管医生说明。

（四）骨折的暂时固定与搬运

骨折断端活动时，不仅可引起疼痛，还可对周围软组织、神经、血管等造成损伤。因此，对疑有骨折患者在骨折现场都应做临时固定。骨折固定必须包括上、下两个关节，以免关节活动引起骨折断端移动而产生疼痛。无理想固定物时，可就地取材，如木板、木棍、树皮等。无固定物可用时，上肢可用布带或三角巾悬吊固定于胸前，下肢可与健侧捆缚固定在一起。脊柱骨折的患者应将其身体作为一个整体抬放于木板上，动作要协调一致，避免屈曲和扭曲。对颈椎损伤患者，于颈部两侧用沙袋提供临时固定，使颈部处于中立位，不屈曲亦不过伸。否则搬运不当常可使原有损伤加重，甚至危及生命。在运送途中，要求平稳，避免震荡，尽量减轻患者痛苦。

二、骨折治疗的基本原则

骨折治疗的三项基本原则：

（一）正确复位

复位指将移位的骨恢复到正常或接近正常的解剖关系，重建骨的支架作用，包括闭合复位和开放复位。

（二）良好固定

包括外固定与内固定，指将骨维持于复位后的位置，避免再移位。

（三）积极功能锻炼

目的是在不影响固定的前提下，尽快恢复肌肉、肌腱、韧带及关节囊等软组织的功能，防止肌肉萎缩、骨质疏松和关节僵硬等，同时也促进骨折尽早愈合。

三、骨折的非手术治疗

（一）手法复位

根据骨折移位情况，可分别或综合选择以下复位方法：①牵引手法；②屈伸手法；③回旋手法；④收展手法；⑤对压手法；⑥提压手法；⑦推挤手法；⑧分骨手法；⑨折顶手法；⑩旋转手法。

（二）骨折闭合复位要求

争取至少满足功能复位，骨折断端存在的旋转或分离则必须矫正。骨折功能复位的最低要求：肢体短缩在成人不应超过 1cm，儿童不超过 2cm。下肢有负重肢体、站立及行走功能，对长度要求比较严格。而上肢如肢体功能正常，除外观不雅外，对长度要求较下肢宽松。骨折成角于手法整复后的最低要求：在成人向前或向后不应超过 10°，儿童不超过 5°。侧方成角将使下肢关节面与地面失去平行关系，日后可发展成创伤性关节炎，引起难以治愈的疼痛，故必须完全矫正。

在整复过程中，不可一味追求解剖对位而反复施用手法。对于儿童，复位时只要肢体外形正常，有轻度重叠或侧方移位是可以接受的。儿童塑形能力强，在日后发育过程中完全可以自行矫正。对于老年人的手法复位，要注意患者的全身情况，只要骨折功能对位，不可进一步施用手法。只要骨折能够在正常力线下愈合，关节功能好，不影响日常生活，疗效就是满意的。

四、开放性骨折

（一）开放性骨折的定义与特点

开放性骨折是指覆盖骨折部位的皮肤和/或黏膜破裂，骨折断端通过皮肤或人体腔道与外界相通，它既可以由直接暴力作用于肢体，造成皮肤、黏膜、肌肉等软组织损伤，使骨折断端外露，也可因间接暴力使骨折断端移位或异常活动刺破组织。由于受伤外力大小及作用方式的不同，有些伤口可能与骨折部位相距较远，而使开放性骨折的诊断变得困难。当骨折邻近部位出现伤口或腔道出血时应考虑骨折是否为开放性。

骨折处理的同时需要明确是否为多发伤，是否需要更为紧急的优先处理。最初的评估应该以抢救生命为原则，进行呼吸和循环系统检查。对颅脑、胸部、腹部和骨盆损伤进行评估。由于休克会增加患者的死亡率，以及肺部并发症、感染和不愈合等的发生率，因此必须迅速评估失血量并进行早期复苏。迅速评估伤口，并记录神经血管状态，然后迅速用无菌敷料将其覆盖并进行恰当包扎。

开放性骨折的特征是自身细菌保护屏障的破坏，自身菌群和/或自然菌群、院内菌群自开放伤口进入骨折断端，实现沾染、污染、定植、增殖和感染的一系列过程。

（二）开放性骨折的细菌学

高能量损伤会造成组织损伤及缺血，如发生低血容量性休克，将导致组织氧合低下以及坏死，加之淤血为细菌繁殖和感染提供有利环境，故而损伤区域越广，坏死组织越多，对细菌的营养支持潜力也越大。

在一般医院里，大多数开放性骨折后的急性感染是由医院内部的病原体造成的，即院内感染。Gustilo 和 Anderson 在 1976 年的报道中称，有研究表明 326 例开放性骨折中大部分的感染是继发性的。Patzakis 等发现只有 18%的感染是由来自围手术期初始培养的同一种细菌引起的。此外，有研究称 58%的患者中并不能通过清创后伤口的细菌培养分离出致病菌。因此，早期伤口的细菌培养也不值得推荐。当临床感染症状出现时，应使用无菌技术从深层组织中获得多个（5 个或更多）伤口培养标本。院内感染的发生，强调了感染控制措施和早期伤口覆盖（5～7 天）的重要性。

许多因素会影响开放性骨折的最终结果，糖尿病、艾滋病和吸烟均与延迟愈合、感染发生率的增高以及感染严重程度的增加有关，考虑这些因素对治疗计划的制订和患者的预后都很重要。适当的内科或专科会诊，如优化血糖控制方案、启动艾滋病治疗、戒烟咨询，均可改善最终的结果。

（三）开放性骨折 Gustilo－Anderson 分型

Gustilo－Anderson 分型（表 2－3－1）根据的是伤口的大小、污染程度、软组织和骨骼损伤的特点，关键是判断软组织损伤程度和污染程度，以进行综合分型，具有较好的概括性，且对预后的判断有着较准确的评估。

Gustilo 等依据伤口的大小和组织损伤的情况建立了指导预后的开放性骨折分型。开放性骨折分为三型，其中Ⅲ型开放性骨折中又分为三个亚型。

Ⅰ型：伤口长度小于 1cm，一般为较干净的穿刺伤。骨尖自皮肤内穿出，软组织损伤轻微，无碾挫伤，骨折较简单，为横形或短斜形，少许粉碎。

Ⅱ型：伤口超过 1cm，软组织损伤较广泛，但无撕脱伤，亦未形成组织瓣，软组织有轻或中度的碾挫伤，伤口有中度污染，中等程度粉碎性骨折。

Ⅲ型：软组织损伤广泛，包括肌肉、皮肤及

血管、神经，伤口有严重污染。

ⅢA 型：尽管有广泛的撕裂伤及组织瓣形成，或为高能量损伤，不管伤口大小，骨折端仍有足够的软组织覆盖。

ⅢB 型：广泛的软组织损伤或缺损，伴有骨膜剥脱或骨外露，这种类型的开放性骨折常伴有严重的污染。

ⅢC 型：伴有需要修复的血管损伤。

表 2-3-1　开放性骨折 Gustilo-Anderson 分型

类型	伤口	污染程度	软组织损伤	骨折损伤
Ⅰ	＜1cm	干净	轻	简单，少许粉碎
Ⅱ	＞1cm	中度	中度，一定程度的肌肉损伤	中度粉碎
Ⅲ				
ⅢA	＞10cm	重度	严重的挤压伤	多为粉碎，但软组织可覆盖骨折端
ⅢB	＞10cm	重度	严重软组织丢失	骨骼外露，需行软组织重建手术方能覆盖骨折端
ⅢC	＞10cm	重度	严重软组织丢失并伴有需要修复的血管损伤	骨骼外露，需行软组织重建手术方能覆盖骨折端

（四）开放性骨折的治疗

1. 治疗原则　开放性骨折大多是高能量损伤的一部分，早期治疗应按照抢救生命、早期清创、骨折固定、创面关闭、保全肢体和恢复功能这一顺序进行。中后期治疗目标是骨折固定、感染防治、软组织覆盖、功能恢复。

当出现筋膜室综合征、缺血或者神经肌肉损伤时，肢体的正常功能很难得到恢复，尤其合并危及生命的损伤或休克时。重建手术必须在患者病情允许的情况下实施，与损伤肢体的康复结合起来，以尽量恢复肢体功能。

2. 骨折复位固定的重要性　清创完成后应稳定骨折，骨折稳定的同时也稳定了软组织，骨折的固定将恢复血管神经和肌肉的排列结构、降低炎症反应、改善静脉回流、促进局部血管再生，也会防止过度移位损伤软组织和血管神经。骨折的稳定会减少死腔及疼痛、水肿、僵硬、骨质疏松等问题。骨折固定后允许患者活动，将减轻呼吸系统并发症的护理难度。骨折的固定也允许患者较容易地转运和有利于伤口的后续治疗。骨折复位固定允许肌肉和关节早期活动，使肢体尽早恢复其功能。骨折固定的方法很多，包括石膏、牵引、外固定架和内固定等。

（1）石膏。现在已很少单独使用石膏来治疗开放性骨折。主要是由于石膏不足以稳定骨折断端，妨碍伤口的处理。但对于Ⅰ、Ⅱ型开放性骨折，或伤口小且骨折断端经手法复位后稳定的骨折，可使用石膏来固定，特别是在儿童患者中。

一般使用管型石膏来固定肢体。在石膏固定后一侧用石膏锯开口，以适应肢体的肿胀，同时也可提供较好的稳定性。石膏应包裹骨折的远近关节，常规开窗以便观察伤口愈合情况和进行伤口换药。如果伤口愈合，可更换一个更加贴合的管型石膏、支具或内固定，也可将石膏与斯氏针结合使用。最好使用带螺纹的斯氏针，使针不易松动，减少针道感染的发生。一般在 8 周后拔除斯氏针，改用管型石膏或支具来固定。这种针与石膏相结合的固定方法常用于胫骨开放性骨折，也可用于前臂开放性骨折。

（2）牵引。在临床工作中，基本上看不到使用牵引治疗开放性骨折直至骨愈合的患者。牵引仅在某些特殊阶段或患者中使用。牵引不能够提供足够的稳定，且住院时间过长。在开放性骨盆骨折清创术后使用牵引可维持至骨盆骨折愈合。对于清创术后确定行二期髓内针固定的骨折，可使用牵引维持骨折断端的力线和长度至二期手术。有时由于骨折复杂，按术前计划在术中未能有效固定，可在术后加用牵引以保证稳定。有时在初次骨折固定后，固定物或装置失效，在再次手术前可用牵引的方法维持骨折断端的暂时固定。由于外固定架的广泛使用，牵引的应用范围被极大地缩小了。

（3）外固定架。外固定架治疗开放性骨折的优点是：①操作简便快速；②足以稳定骨折断端；③可获得解剖对位；④对软组织损伤小，便于对伤口的操作；⑤可进行肢体的早期功能锻炼。

外固定架治疗开放性骨折的缺点是：①有时外固定的组装烦琐费时；②对肌肉、肌腱、软组织有损伤；③妨碍局部软组织重建的手术操作；④针松动和针道感染；⑤延迟愈合和不愈合。

外固定架的使用应遵循以下原则：①彻底的清创术是治疗开放性骨折的基础；②外固定架的使用不应妨碍伤口的处理；③尽可能取得解剖复位和骨折块间最大面积的接触；④避免损伤神经血管和肌肉组织。

外固定架的适应证：一般而言，如开放性骨折的感染可能性小，宜选用内固定，反之宜选用外固定架。所以外固定架主要用于治疗Ⅲ型开放性骨折，特别是ⅢB和ⅢC型开放性骨折。

对于上肢骨折，由于致伤能量低，且软组织丰富，一般使用内固定的方法。对于ⅢB或ⅢC型肱骨干开放性骨折，可使用单平面单臂外固定架来固定骨折断端。在上肢，另一个经常使用外固定架的骨折是桡骨远端粉碎、不稳定的关节内骨折，外固定架一端固定在桡骨背面，另一端与第2、3掌骨相固定。

骨盆开放性骨折是使用外固定架的适应证之一。两侧髂嵴各置入2枚针可固定大多数的骨盆环损伤。

使用外固定架最多的是小腿开放性骨折，包括胫骨平台骨折和胫骨远端骨折（Pilon骨折）。虽然有报道认为可使用较细的实心的不扩髓髓内针治疗胫骨开放性骨折，但外固定架在治疗开放性胫骨骨折方面具有其不可替代的优势。

外固定架可使用至骨折愈合，也可在软组织愈合后使用石膏或内固定物进行替换。外固定架常与拉力钉配合使用，但也有人反对与拉力钉配合使用。

（4）内固定。在进行一期开放性骨折的内固定时，应考虑以下几个方面的因素：①骨折的特殊性；②医生的能力；③必要的仪器设备和植入物是否可用；④社会因素；⑤心理因素；⑥经济因素。

对于关节内骨折、某些骨干骨折、伴有血管损伤的骨折、多发创伤的主要长骨骨折及老年开放性骨折可行内固定手术。

关节内骨折时关节软骨愈合的关键是骨折块间的加压。一般来讲，开放性关节内骨折大多为Ⅰ型开放性骨折，在严格清创的基础上，Ⅰ型关节内开放性骨折一期内固定的感染率与闭合性关节内骨折相同，而Ⅱ、Ⅲ型开放性关节内骨折感染的危险性明显增大。但不管怎样，内固定对减少感染发生的作用要远远大于促进感染发生的作用。

近年来开放性骨折的感染率增高，主要是由于那些在过去常常行截肢术的肢体，通过显微外科重建技术得以保留。这些骨折通常是Ⅲ型开放性骨折，伴有大量软组织丢失、严重的肌肉损伤、大块骨缺失及神经血管损伤。对于这种严重骨折，医生常常把外固定架固定作为固定骨折的首选方法。但如果拟行多次软组织重建术，由于外固定架针的妨碍，医生会考虑尽可能使用内固定的方法来稳定骨折断端，从而更有利于后期的多次手术操作。多发长骨骨折是多发伤患者的死亡原因之一，多发伤患者在复苏后的死亡多由胸、腹创伤和呼吸衰竭引起。一期固定主要的长骨骨折，特别是股骨干、不稳定骨盆骨折和脊柱骨折，可能会挽救患者的生命。但手术方案需同普外科、胸外科、脑外科及麻醉科医生会诊后才能确定。对于股骨干骨折建议使用不扩髓髓内针固定，因扩髓会增加多发伤患者肺部损害的发生风险。

开放性骨折的内固定技术：医生应对骨折的粉碎程度有充分了解，取得解剖对位和牢固的固定。如果不能取得良好的骨折块间的接触和牢固的固定，不如不使用内固定。内固定需要对软组织进行进一步的分离操作。内固定物最好通过开放创面置入体内，为了有足够的软组织覆盖内固定物，内固定物的位置不一定是生物力学上的最佳位置。伤口不应常规闭合，使用肌肉等组织在无张力条件下覆盖骨折断端和内固定物，不缝合深筋膜和皮肤。一般很少在行内固定手术的同时行软组织重建手术。

对开放伤口进一步的操作常常会诱导形成软组织瓣。在临床上，这些软组织瓣的边缘常常出现坏死，故可以在伤后5天时行延迟一期伤口闭合以减少皮瓣边缘的坏死。如果骨折断端和内固定物不能用软组织来覆盖，术后处理就显得尤为重要，应使用林格液灌注的方法保持骨折断端及周围软组织的湿润，以防止外露骨组织的坏死。早期用全层软组织覆盖伤口可加快伤口的再血管化，抑制感染的发生。可游离皮瓣来获得伤口的软组织覆盖。应尽可能在5～7天完全覆盖伤口。

内固定的优点在于可使患者尽早开始肌肉和关节的功能锻炼。对于关节内骨折应在术后立即使用关节练习器。对于使用带锁髓内针固定的肢体，应尽早开始部分负重锻炼。

（5）植骨术。骨折愈合依靠骨折断端的稳定和充分的血供。在开放性骨折时软组织损伤严重，骨折常为粉碎性骨折并伴有骨缺失，建议在骨折部位有充分血供后对粉碎性骨折及伴有骨缺失的骨折行自体松质骨移植。

由于惧怕伤口感染，临床很少行一期植骨术。但对于软组织损伤较轻的Ⅰ、Ⅱ型开放性骨折，可以行一期植骨术。对于高能量损伤的Ⅲ型开放性骨折如使用接骨板固定，则具有较高的延迟愈合发生率，为避免接骨板断裂应常规早期植骨。

对于Ⅰ、Ⅱ型开放性骨折，最佳的植骨时机是在伤口延迟一期闭合时。对于Ⅲ型开放性骨折，在伤口闭合后如无感染的征象，通常在6～9周施行植骨术。对于创面不能有效闭合，或有感染发生的创面，可在控制感染的条件下，使用开放植骨技术来植骨。高质量、丰富的松质骨常取自髂后上棘。如植骨量不大，可取自髂前上棘，这不需更换患者的体位，方便手术操作。

Gustilo建议在伴有严重粉碎、骨缺失或有广泛骨膜剥离的Ⅲ型开放性骨折中，如在3～6周仍显示无早期骨痂形成，应尽早行植骨术。如这种情况持续至12周，必须行植骨术。

患者应在住院期间就开始运动，然而肢体负重必须在骨折牢固愈合后。应让患者懂得，从治疗开始到功能完全恢复，简单的开放性骨折损伤至少需要6个月，复杂的损伤则需要2年的时间。

3. 创面的闭合　骨折的固定完成以后，骨缺损空腔可由含有抗生素的药珠填充，这些药珠是局部的抗生素缓存设备，为后续骨移植占据空间。暴露的韧带、关节和骨应该用邻近的软组织覆盖以防止干燥。如果皮肤周围的张力不高，可以缝合扩大的手术切口。在过去，常用浸透生理盐水的无菌纱布覆盖伤口，但是这会使伤口干燥。可选择猪皮或合成的生物敷料，这些敷料的应用方法同皮肤移植是相同的，可以让伤口边缘清晰，一直无菌覆盖到下一次清创，可避免在病房内换药的疼痛以及院内感染。对伴有严重软组织损伤的Ⅱ型和Ⅲ型开放性骨折，延迟一期闭合伤口有其明显的优越性。经过反复多次清创后，一旦软组织伤口清洁，在损伤后的5～7天闭合伤口。这可以通过一些基本的直接缝合、皮肤移植、原位皮瓣或者带血管的游离组织移植来完成。如果治疗成功，便将污染的开放性骨折转变成清洁的闭合性骨折。

开放性骨折按计划进行清创、稳定骨折断端后，医生所面对的问题是如何处理伤口。开放性骨折的创面闭合可分为：①一期闭合；②延迟一期闭合；③二期闭合；④小的创面通过肉芽组织覆盖瘢痕愈合。

开放性骨折创面闭合的方法有：直接愈合、植皮、带蒂皮瓣和游离皮瓣。

（1）一期闭合伤口。在理论上不建议将开放性骨折创面一期闭合。一期闭合的条件是：①原始创面清洁、污染轻；②去除所有坏死组织和异物；③伤口血运良好；④患者的全身情况良好；⑤伤口闭合时无张力；⑥没有死腔。

对于Ⅰ型开放性骨折，一期闭合不会有任何困难，但二期闭合会更加安全。对于Ⅱ型开放性骨折，应结合具体情况，慎重选择一期闭合伤口。对于Ⅲ型开放性骨折不应一期闭合伤口。医生可根据医院的条件来确定是否行一期游离皮瓣手术。如医生在伤口闭合时不能下定决心，那就记住这样的原则："如有任何疑问，开放伤口；所有开放性骨折的创面均应一期开放。"

软组织缺损临时覆盖与负压引流。开放性骨折的发生往往很突然，就近医疗机构可能不具备早期覆盖创面的条件，或者创面复杂，清创时无法对损伤组织的活力做出准确的判断，在这种情况下需要对创面进行临时覆盖，以等待或创造合适条件进行延期修复与重建。临床上采用封闭式负压引流技术（vacuum sealing drainage，VSD）。用这个办法持续将创面，包括相邻空腔的体液引流出去，有效消灭无效腔、预防感染，同时促进创面肉芽形成，便于二期修复。根据引流物的性质和量，可以放置3～7天，根据创面的洁净程度和肉芽生长情况，进行修复或重复应用VSD。其优势在于可以免除患者经常换药之苦，减轻医生护士的劳动强度，更重要的是有利于创面的愈合，为之后中厚皮片植皮、组织瓣局部转移或游离移植提供良好的创面基础。

伤口的开放。骨折在伤口闭合、无感染、血运良好的条件下愈合很快，所以开放性骨折治疗的原则就是将开放性骨折尽早转变为闭合性骨折。在临床工作中，医生选择最多的方法是一期部分闭合伤口，而另一部分伤口开放。常选用肌肉、皮下组织等结构覆盖骨折断端、内固定物、血管、肌腱、神经和关节面。缝合部分无张力的皮肤和深筋膜。

在清创和骨折断端稳定后，如决定不闭合伤口，应仔细对伤口进行包扎，应保证伤口能够得到充分引流。应清除死腔和血肿，纱布应充填至深筋膜下，疏松的包扎可利用虹吸的原理引流伤口，在开放创面中也可使用引流管，因为创面早期渗出的血液常在纱布上凝集，继而干燥形成敷料“硬壳”，妨碍伤口的进一步引流。如果创面中的骨折断端、肌腱等结构未被软组织覆盖，应在伤口局部置管，滴入林格液以防止骨及肌腱干燥坏死。

在伤后5天内，如需换药，应在手术室环境下打开伤口，按照清创术的操作原则进行伤口探查。应详细记录伤口是否感染、气味、引流量、体液、白细胞数量等情况。对于Ⅲ型污染严重的开放性骨折，可在36～48小时后进行反复冲洗、清创。

经过反复清创、5天内不能闭合的伤口，创面内常发生坏死，甚至发生感染，这时可在病房环境内换药。应缩短换药的间隔时间，尽可能去除坏死组织，控制感染，促进肉芽组织生长。开放性骨折伤口的开放不是绝对的，因为开放伤口的后续治疗非常烦琐，如医院的条件不能确保开放伤口后续治疗的顺利进行，根据实际条件，可在无张力条件下闭合伤口。

(2) 延迟一期闭合伤口。对于健康的成年人，在伤后5天内，开放创面组织愈合的病理生理过程与一期闭合创面无区别。如果在5天内闭合伤口，在14天时伤口强度与伤后立即缝合的伤口相同。所以把5天内伤口闭合称为延迟一期闭合。延迟一期闭合的优点在于降低伤口感染率，有利于伤口防御机制的建立。延迟一期闭合伤口的方法包括：直接缝合、植皮、使用局部皮瓣和游离皮瓣。

(3) 二期闭合伤口。如创面在5天内不能闭合，常发生感染并且存在较广泛的组织坏死。对于这种创面常需行反复多次清创，清除坏死组织、控制感染，这样可获得一个有肉芽组织覆盖的创面，通过二期闭合的方法来覆盖创面。

由于组织肿胀，一个没有软组织缺失的线状伤口有时也不能闭合。但通过减张切口，可使骨折断端得到皮肤的覆盖。应了解减张切口实际是一种双蒂皮瓣，应该遵循软组织重建的原则，注意皮瓣的比例，两个伤口间距离不宜过近。同时也应该注意伤口间的皮肤是否有损伤。减张切口最好位于皮肤及皮下组织活动度大的位置，如大腿和小腿近端，应避免在小腿远端及踝、腕部位做减张切口。做多个小切口也是一种闭合伤口的方法，但在实际工作中应慎重使用，特别是在皮肤有损伤的部位。

在大多数患者中，创面的软组织健康、血运良好，植皮可能是闭合创面的最好方法。这样可以不采用减张切口的方法来闭合伤口（减张切口的闭合常需植皮术），移植的皮肤不宜放在肌腱、骨的表面。

当软组织缺失较多时，不能用缝合和植皮的方法来闭合创面，常常需用皮瓣来覆盖。皮瓣的种类包括：局部筋膜皮瓣、局部肌蒂瓣、远位肌蒂瓣、游离肌皮瓣。一般皮瓣很少在清创后立即实施。因为在急诊条件下，受区、供区及医生的精力方面有许多不确定因素，一期清创后用皮瓣覆盖伤口也违反了伤口开放的原则。但在实际工作中，常常用局部肌蒂瓣覆盖骨折断端、肌腱、血管神经、内固定物等结构，同时也就覆盖了大部分创面。如行皮瓣手术来闭合伤口，最好在伤后5天内进行。使用皮瓣的部位大多在小腿，医生应熟悉腓肠肌、胫前肌、长屈肌和趾屈肌肌瓣的获取及使用方法。

五、创伤后早期截肢

严重的开放性骨折，尤其是大段骨与软组织

缺损或者肢体毁损时，应考虑早期截肢。伴随显微外科技术的进步、骨与软组织重建外科的发展，当患者合理地拒绝截肢时，越来越多的临床医生倾向于不惜一切代价挽救受伤的肢体，虽然这一过程面临严重的临床和放射学损伤。然而，试图挽救肢体的失败与发病率和死亡率的增加有关。一些作者提出了不同类型的评分系统来分类病变的严重程度，并建立了关于决定是否截肢的指导方针。

最常用的下肢损伤严重程度评分系统是损伤肢体严重程度评分（the mangled extremity severity score，MESS），评估内容包括骨骼和软组织损伤、肢体局部缺血、休克以及患者年龄。当 MESS 评分≥7 分时，预示截肢（表 2－3－2）。

表 2－3－2　损伤肢体严重程度评分（MESS）表

内容	分数
1. 骨骼和软组织损伤	
低能量（刺伤、简单骨折、“民间枪击伤”）	1
中能量（开放或多发骨折、脱位）	2
高能量（近程枪击伤或军事枪击伤，挤压伤）	3
非常高能量（以上损伤加大面积污染、软组织撕脱）	4
2. 肢体局部缺血（局部缺血>6 小时，分数加倍）	
脉搏减弱或消失，但灌注正常	1
无脉搏，感觉障碍，毛细血管充盈下降	2
凉，麻痹，无感觉，麻木	3
3. 休克	
收缩压大于 90mmHg	0
暂时性低血压	1
持续性低血压	2
4. 年龄	
<30 岁	0
30～50 岁	1
>50 岁	2

该评分系统经过回顾性和前瞻性研究的验证，分数<7 分者能够保肢，≥7 分以上则需考虑截肢。在临床实践过程中，MESS 虽然存在较多争议，但依然是应用最多的评分系统，尽管并不适用于所有患者，但当需要考虑截肢或进行复杂的保肢治疗时，都应计算 MESS 分数并记录下来。

本评分系统是建立在 30 多年前的创伤救治水平的基础上的，目前的危重症救治水平、显微外科技术、骨－软组织重建技术都有了极大进步，具体的评估，需要根据医疗机构的医疗条件、医务人员的技术储备、患者的救治需要等因素综合考虑。

一些研究提出了保肢的准则。这些研究多集中在严重的下肢创伤。多数学者同意 Lange 的关于ⅢC 型胫骨开放性骨折是截肢绝对适应证的观点。Lange 认为截肢相对适应证包括：严重的复合伤、合并严重的同侧足外伤及预期会延期行软组织覆盖和胫骨重建的情况。尽管对这些相对适应证有各种不同的解释，但将其作为准则还是合理的。

对于严重损伤，比如肢体严重毁损、无保肢可能的患者，应尽快向患者及家属说明情况，从损伤控制、有利于患者早期康复的角度，尽快完善术前准备，实施截肢手术。

在确定一个肢体可以挽救之后，外科医生还应该评估该肢体是否值得挽救，经过评估，当在保肢与截肢之间一时难以抉择时，应该仔细评估患者的全身情况，包括创伤本身以及患者自身内在的基础疾病对于保肢的影响，从而做出有利于患者的选择。外科医生应该向患者讲明漫长的保肢过程与即刻截肢后安装假肢的利弊，必须反复与患者本人或者监护人进行沟通，说明保肢的代价，可能面临的二期截肢等可能，为达到骨愈合和软组织覆盖，他们可能要面对多次手术、巨额的医疗费用。为获取组织来源，其他部位也需要多次手术。可能需要几年的外固定治疗，而且可能发生包括感染、骨不愈合或肌瓣丧失等并发症。有时尽早截肢并安装假肢可以降低死亡率、减少手术次数、缩短住院时间、降低住院费用，使患者能尽早康复并恢复工作，其治疗过程和结果更容易预测。

最糟糕的情况是患者经历多次手术仍未保肢成功，或者保肢多年后因肢体疼痛必须截肢。因此，外科医生在最开始就应向患者介绍所有信息，以使患者清楚地确定选择哪种治疗。如果没有进行详细而有针对性的询问，外科医生往往不能了解患者对美观、功能和身体外形等各个方面的重视程度。其他重要方面还包括患者对长时间制动、无法参加社交活动和沉重经济负担的想法。如果不讨论这些问题，外科医生很难帮助患者做出决定。“正确”的决定要根据患者自身的整体情况做出，而不单单依据肢体的损伤程度。

在因急性创伤需要进行截肢时，外科医生必须遵循创伤处理的基本原则。污染组织要清创，开放创口要进行冲洗，所有无活性的组织均要清除，对任何有疑问的部位要保留 24～48 小时后行再评估。尽可能保留功能性残端长度，这可能要求使用非标准皮瓣或肌皮瓣关闭创口。也可从被截掉的肢体上取带血管或不带血管的组织来帮助关闭创口。如果急诊手术不能保留足够的残肢长度，以后可以在适当的时间用组织扩张器及 Ilizarov 骨延长技术翻修残端。

第四节　周围神经损伤

一、副神经损伤

（一）应用解剖

副神经是第十一对脑神经，左右各一根。在中枢源于延髓及脊髓，延髓根神经核源于迷走神经运动背侧核及疑核，脊髓根神经核源于上 5 个颈节灰质前柱，从脊髓侧面发出，沿其表面上行，经枕大孔入颅内，与延髓根相结合，形成副神经。副神经由颈静脉孔穿出颅腔后，分为内外两支。内支为延髓根的纤维，加入迷走神经。外支是脊髓根的纤维，经过颈内静脉的前侧及二腹肌后腹的后面，在胸锁乳突肌中上 1/3 交界处穿入，再从此肌后缘中点穿出，进入颈后三角区。这一带有一些淋巴及颈横动脉的分支通过，亦有枕小神经和耳大神经从胸锁乳突肌中点后缘穿出，向前上方，支配枕后、耳后方的皮肤感觉，还有从 $C_{3\sim4}$ 神经根发出的前支亦由此引出，与副神经汇合，向后下斜行到斜方肌的前缘，支配斜方肌。一般来说，斜方肌的上 1/3 肌纤维大部分由副神经支配，而下 2/3 肌纤维大部分由 $C_{3\sim4}$ 神经根前支支配。在胸锁乳突肌中点稍下部，还有颈横神经向前下及后下方皮下下行，支配皮肤感觉。由于颈后三角区内神经血管丰富，淋巴结较多，临床上此处的淋巴结肿大，要进行活检才能确诊，手术要特别小心，容易在止血和分离淋巴结包膜时碰到神经，造成神经损伤，特别是副神经损伤，可引起斜方肌瘫痪。

颈后三角区的神经较多，有时会有变异。在胸锁乳突肌中点后缘肌肉内穿出，向后下方走向斜方肌的最高一根神经，就是副神经。

（二）手术方法

患者取仰卧位，垫高颈根部，头略后仰并转向手术对侧，肩部下垂。于下颌角水平、胸锁乳突肌前缘开始，以该肌中点后缘为中心，做一斜向后下方的斜形切口，止于斜方肌前锁骨上 5cm 处。

切开皮肤及颈阔肌后，显露胸锁乳突肌后缘中点。即可见在胸锁乳突肌中点发出的向后上方行走的枕小神经、向前上方行走的耳大神经、向后下方行走的副神经，以及向前、后下方行走的皮下颈前皮神经，用电刺激神经见斜方肌收缩，可鉴定是否为副神经，翻开胸锁乳突肌深面可见此神经从此肌肉内穿出，可证明是副神经，若神经已断，则神经的近侧断端可从它由胸锁乳突肌穿出来识别，远侧断端可从它进入斜方肌来识别。若副神经未断，只被瘢痕绞窄或被结扎，可进行松解手术。若副神经已断，可进行对端缝合术。若其间有缺损，可将患者头倾向术侧，一般可以进行缝合。若仍有距离，可从旁取一段耳大神经进行移植，亦可取腓肠神经进行移植。术后应将头固定在偏向术侧的体位，4 周后可解除固定。

二、腋神经损伤

（一）应用解剖

腋神经由臂丛后束发出，纤维来自 $C_{5\sim6}$，支配三角肌和小圆肌，以及三角肌表面的皮肤感觉。腋神经自后束分出后，与旋肱后动脉伴行，在肩胛下肌腱前面下行至该肌下缘时，急转向后外，穿过四边孔，即绕肱骨外科颈，同时发出两支支配小圆肌及三角肌（图 2—4—1）。

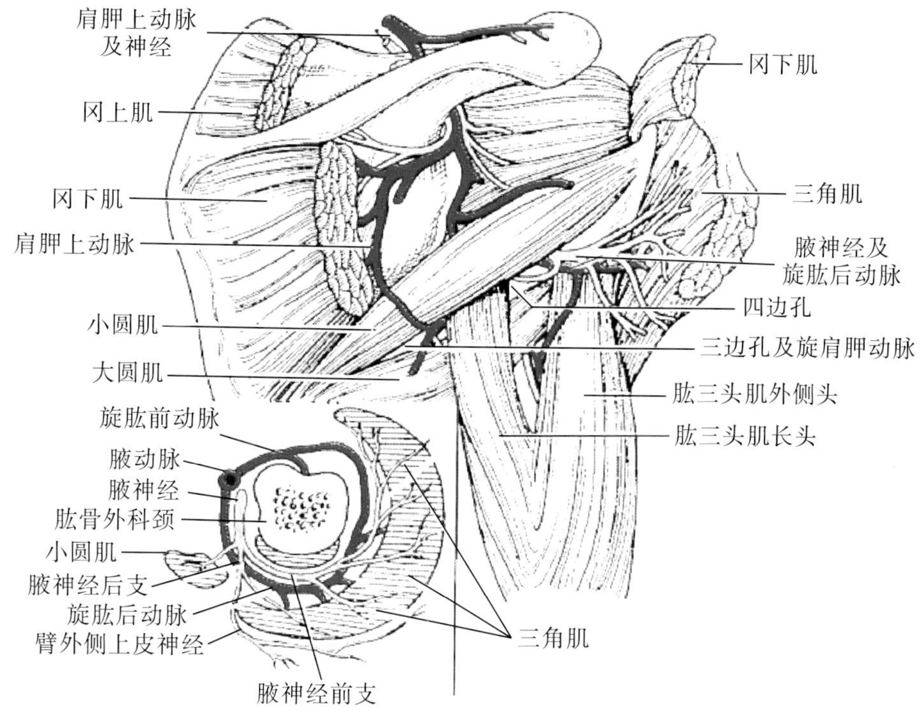

图 2－4－1　腋神经解剖示意图

（二）临床表现

单纯腋神经损伤并不多见，但肩关节脱位、肱骨外科颈骨折时腋神经损伤的发生率不低，有时合并多根神经，甚至臂丛神经的牵拉伤。腋神经损伤表现为三角肌麻痹，肩外展受限及三角肌表面皮肤感觉障碍。检查时，小圆肌不易触及，而皮肤感觉的改变不可靠，唯有三角肌有无收缩最重要。腋神经损伤应注意与臂丛上干不全损伤、肩袖损伤、肩周炎及肩关节陈旧损伤相鉴别。冈上肌、冈下肌、胸大肌锁骨头、肱二头肌及肘外侧皮肤感觉有无障碍，被动关节活动受限情况，以及肌电图结果等可用于鉴别。

（三）手术方法

治疗方法如下：

（1）牵拉伤常致腋神经起点损伤或肩前部创伤，可采用锁骨下臂丛神经探查切口。于腋动脉后缘做切口，显露四边孔及穿出的腋神经，必要时可同时做前、后两个切口。

（2）对于肩关节脱位或牵拉所致的腋神经损伤，观察 3 个月无功能恢复，应手术探查。对于锐器所致外伤，全身情况允许时，应手术修复腋神经。

（3）腋神经损伤术后 1～2 年无功能恢复，可行肌肉或肌腱移位重建三角肌功能，如斜方肌止点下移术。胸大肌、肱二头肌长头起点移位术也可治疗三角肌瘫痪。必要时行肩关节功能位融合术。

三、肌皮神经损伤

（一）应用解剖

肌皮神经中，臂丛神经的第 5、6 颈神经根合成上干，第 7 颈神经根单独形成中干，分别发出的前股组成外侧束后分出的主干。其起点位于胸小肌的下缘，穿入喙肱肌后，再在肱二头肌与肱肌之间下行，沿途发出肌支支配这三块肌肉。最后穿过肱二头肌深面，从其外侧穿出深筋膜，经肘部到前臂外侧皮下，成为前臂外侧皮神经，分布于前臂桡侧皮肤（图 2－4－2）。

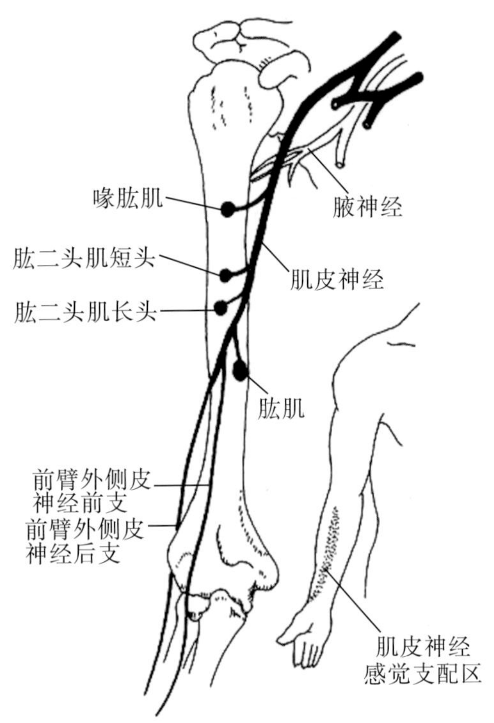

图 2-4-2　肌皮神经解剖示意图

（二）临床表现

单纯肌皮神经损伤少见，多数为肩部刀刺伤或枪伤，其他如肩关节前脱位、肱骨外科颈骨折偶可致肌皮神经损伤。因喙肱肌、肱肌很难检查，主要表现为肱二头肌麻痹，由于桡神经支配的肱桡肌正常，屈肘运动存在但受限，力量减退。肘外侧皮肤感觉可有障碍。

（三）手术方法

探查肌皮神经时，患者取仰卧位，患肢外展伸直。切口从肩胛骨喙突下 2cm 开始，经胸大肌外缘，斜向腋前臂，转到上臂内侧肌间隔。切开皮肤、皮下组织，然后切开上臂上段内侧肌间隔，在腋部可显露深面的筋膜。将胸大肌下缘向上牵开，切开此筋膜后，可见喙肱肌，于喙肱肌下缘即可见肌皮神经穿过喙肱肌，并发出支配喙肱肌的肌支，沿肌皮神经主干向近侧解剖可达外侧束与正中神经外侧头汇合处，向远侧分离可进入肱二头肌和肱肌之间。在分离过程中，要小心保护发出的肌支。穿过肱二头肌深面，在其外侧穿出便是前臂外侧皮神经，发出皮神经后即延伸为肱肌肌支。

四、桡神经损伤

（一）应用解剖

桡神经源于臂丛后束，是臂丛分出的最粗的神经，由第 5～8 颈神经根和第 1 胸神经根的部分纤维组成。和后束一样，桡神经位于腋动脉后方，紧贴腋窝后壁，即肩胛下肌表面下行。腋神经与桡神经同起自后束，并行到肩胛下肌缘时，腋神经与旋肱后动脉一同穿出腋窝，而桡神经仍在腋窝下行，至背阔肌和大圆肌前方，到大圆肌下缘后，桡神经与肱深动脉伴行。经过肱三头肌长头的外侧面，继续在肱三头肌长头和内侧头之间向外下方行走，穿出腋窝到达上臂的后面。在进入肱骨上中 1/3 交界处继续绕到肱骨的桡神经沟上。这里桡神经与肱骨之间仅有一层很薄的肱三头肌内侧头的肌肉组织，而桡神经主干的表面被肱三头肌外侧头覆盖。桡神经沿着肱骨桡神经沟绕过肱骨，约在肱骨中下 1/3 交界处穿过外侧肌间隔，到上臂前方。

桡神经在腋窝处穿出到后面时，便发出肱三头肌长头的肌支。肱骨干骨折引起桡神经损伤时，肱三头肌功能不会受损。若肱三头肌肌力为 0 级，桡神经损伤平面应在腋窝内，除非是神经主干与肌支同时在穿出腋窝时受伤。近段的桡神经损伤主要由肱骨干骨折引起，这与桡神经在肱骨桡神经沟经过时因接近肱骨而易受伤有关。由于在沟内神经与骨之间还有一层薄的肱三头肌内侧头的肌肉，故一般闭合性骨折时骨折断端移位不大，桡神经虽受伤失去功能，但其连续性尚好，仍可先采取非手术疗法。3 个月后观察肱桡肌是否恢复和 Tinel 征是否前移，并用电生理检查确定桡神经是否恢复，如不恢复才考虑探查手术。至于开放性骨折合并桡神经损害，可在早期行清创术的同时探查神经（图 2-4-3）。

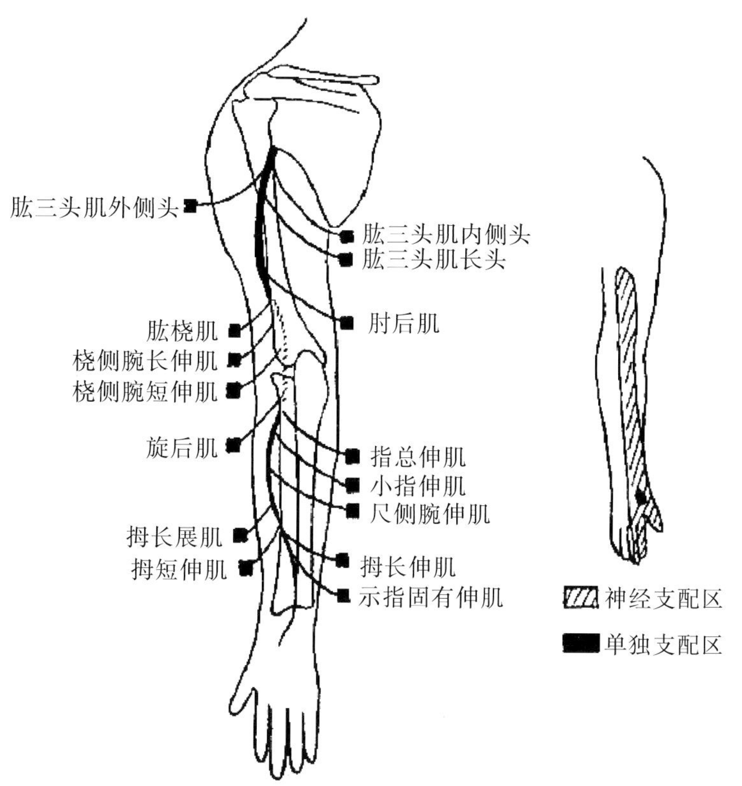

图 2－4－3　桡神经支配示意图

桡神经在肱骨中下 1/3 交界处穿过外侧肌间隔时，位于肱桡肌、桡侧腕长伸肌与肱肌、肱三头肌之间，到达肘关节上下方外侧，分出肌支至肱桡肌、桡侧腕长伸肌及肱肌。还有一感觉支进入肘关节前方。所以肘关节水平的桡神经损伤时，机体还保存屈肘和伸腕功能。

桡神经在相当于肱骨外髁水平的位置分为深支和浅支。浅支在肘关节前外方，是单纯感觉支，位于桡侧腕长伸肌之前，经肱桡肌的深面下降入前臂，直到桡骨茎突以上约 5cm 处，穿出深筋膜，转向前臂桡侧下行到鼻烟壶分成拇、示、中指指神经。

桡神经深支支配前臂背侧伸肌群。在肱骨外上髁处分出，与肘关节囊相贴，向外后方下行，经过桡骨经前外侧，进入旋后肌肌腹前，分出桡侧腕短伸肌肌支及支配旋后肌的肌支。所以桡骨头脱位时，容易伤及桡神经深支，但患者没有垂腕症状，只有伸指障碍。桡神经穿入旋后肌时呈直角方向，而且肌的表面有一层纤维组织，环绕其入口，形成一个纤维弓，称为 Frohse 弓，此弓可以成为压迫深支的结构，临床上若出现垂指症状，手术必须彻底切断 Frohse 弓及部分旋后肌，方能解除症状。

桡神经深支穿出旋后肌后，位于指总伸肌的深面，拇长展肌、拇短伸肌及拇长伸肌的浅面，同时分出肌支支配这些伸指肌和尺侧腕伸肌。其主干在拇短伸肌的下缘进入拇长伸肌深面，到达腕背部，有感觉支进入腕关节。

（二）临床表现

因肱三头肌的分支在腋部，桡神经损伤很少受累，故伸肘正常。在上臂，桡神经与肱骨关系密切，肱骨骨折（尤其是中断段）易造成桡神经损伤。表现为肱桡肌、旋后肌及伸腕伸指肌麻痹，出现典型的垂腕垂指畸形，虎口区感觉障碍。肘部孟氏骨折时，桡神经深支常常被脱位的桡骨小头捻挫或卡压，导致伸指肌麻痹，出现 1～5指伸掌关节障碍，而伸腕及感觉功能正常。

（三）手术方法

探查腋窝部的桡神经，患者取平卧位，行锁骨下切口。探查上臂段的桡神经，患者取侧卧位，患侧在上，行上臂后侧切口。探查肘部及前臂部的桡神经，患者取仰卧位，患肢外展伸直，放在手术台上，肘外侧切口，前臂掌外侧和背侧切口。

锁骨下切口从锁骨中外 1/3 交界处开始，向外下方沿三角肌与胸大肌交界处下行至腋窝前臂，然后弯向上臂内侧伸屈肌之间的肌间隔为止。切开皮肤、皮下组织及筋膜，在三角肌与胸大肌之间分开，碰到头静脉可牵向内侧。分离胸大肌，在肱骨附着点的近侧 1cm 处切断胸大肌腱，翻向内侧。再显露喙突，切断附于喙突上的胸小肌腱并缝一针做牵引之用。切开深筋膜便可显露出臂丛神经。将表面的正中神经连同腋静脉拉向内侧，于深面便可显露出腋神经、桡神经及后束。

上臂后侧切口可显露桡神经上臂段。切口从三角肌后下缘的远 1/3 开始，向外下伸延，沿三角肌后下缘，经过肱三头肌长头，绕到三角肌附着肱骨干结节的下方，再转到前方肱桡肌表面。必要时还可沿肱桡肌与桡侧腕长伸肌的表面通过肘关节。切开皮肤、筋膜，将肱三头肌长头牵向后侧，于长头与外侧头之间，即可显露出上段桡神经。此处神经与肱深动脉伴行，然后在切口的远侧段切开皮肤、深筋膜，在肱三头肌外侧头的外缘切开，找出肱肌与肱桡肌的分界处，将其分开，将肱桡肌牵向后侧，在深面找出桡神经，注意这里有前臂外侧皮神经通过，当游离出上段和下段桡神经后，可以显露中段桡神经。此段神经位于肱三头肌内侧头所覆盖的桡神经沟内，尽量避免内侧头完全切开。

肘外侧切口可显露肘部桡神经段。切口沿肱桡肌内缘开始，直到肘关节前屈横纹，可绕过外侧做弧形切口。切开皮肤后，沿肱桡肌前缘切开深筋膜，近侧沿肱桡肌与肱肌之间进入深面即可显露桡神经，远侧沿肱桡肌与肱二头肌腱、旋前圆肌之间分开，即可见桡神经。桡神经在此分出几根肌支，支配肱桡肌、桡侧腕长伸肌，主干在肘关节上分为深、浅二支。深支越过肘关节走向深层，进入旋后肌内，而浅支在肱桡肌深面下行，位置比较浅。

前臂掌外侧切口可显露桡神经浅支。可沿肱桡肌前缘切开皮肤后，在肱桡肌的尺侧缘切开筋膜，翻开肱桡肌，于该肌的深面找到桡神经浅支。

前臂背侧做切口可显露桡神经深支。在指总伸肌与桡侧腕短伸肌之间做前臂背侧切口，切开皮肤后，将这两块肌肉的间隙打开，即可见到深面有旋后肌下缘，以及从此肌穿出的桡神经深支及其分出的肌支。此切口常可跟肘外侧切口同时应用。

五、正中神经损伤

（一）应用解剖

臂丛的五条神经根（$C_{5\sim8}$、T_1）都分出神经纤维到正中神经，先分别合成上、中、下干，分别分出三个前股，然后合成外侧束和内侧束，再分出正中神经内侧头和外侧头，在腋部胸小肌的外缘合成正中神经，也可在上臂近侧 1/3 处汇合。合成正中神经后就与肱动脉伴行，沿着上臂内侧肌间隔而下。在上部正中神经位于肱动脉外侧，到中部转向动脉内侧。在肱肌浅面时，神经转到肘前方，越过关节时位于肱二头肌腱的内侧，位置比较表浅。但越过肘关节后，即潜入肱二头肌腱膜的深面，穿入旋前圆肌的浅、深头之间。继续下行又进入指浅屈肌的起点，即腱弓的深面，到指浅屈肌和指深屈肌之间，发出骨间前神经，向深面下行于指深屈肌和拇长屈肌之间，止于旋前方肌。在前臂下 1/3 处，指屈肌转为肌腱部分，使正中神经的位置逐渐变浅，在掌长肌和桡侧腕屈肌之间的深处，然后通过腕横韧带下方进入手掌，再分为鱼际肌支及蚓状肌支，分别支配拇短展肌、拇对掌肌、拇短屈肌浅头，第一、二蚓状肌的终末支为感觉支，分别支配拇、示、中指两侧皮肤和环指桡侧皮肤感觉（图 2−4−4）。

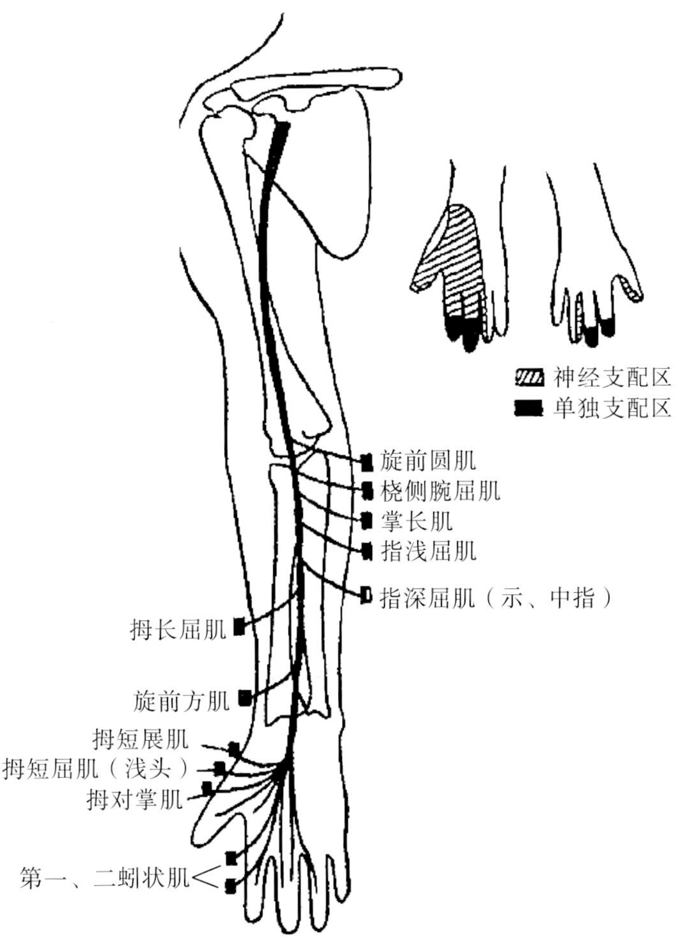

图 2-4-4　正中神经支配示意图

正中神经在上臂段没有分支。在肘部开始才发出支配前臂的屈肌肌支，包括旋前圆肌、指浅屈肌、指深屈肌、拇长屈肌、桡侧腕屈肌、掌长肌和旋前方肌。

正中神经的变异比较多，常与骨和肌肉变异有关。在肱骨远端内侧出现一个骨性突起，称为髁上骨刺，尸检出现率为 3%，骨刺的尖部有一异常的韧带组织，连到肱骨内髁上。当肱动脉在高位分出桡尺动脉时，正中神经与尺动脉有时会穿到髁上骨刺的后方，穿过骨刺的韧带才进入肘关节前方。

肌肉异常的起点和变异、劳损、外伤等因素可引起正中神经嵌压症状，常需手术切除压迫因素，松解神经，方能缓解症状。此外，应注意正中神经到尺神经的吻合支的解剖变异，其临床意义是肘部尺神经损害时，手全部内在肌仍有功能，或肘部正中神经损害且出现手内在肌功能丧失。

（二）临床表现

1. 肘部以上损伤　常见肱骨髁上骨折。出现拇、示指不能屈曲，大鱼际萎缩，拇指不能掌侧外展，屈腕功能部分丧失，前臂旋前受限或不能。感觉消失区为手掌桡侧及桡侧三个半手指。

2. 腕部损伤　多为切割伤、腕管综合征、月骨脱位压迫所致。表现为大鱼际肌萎缩，拇对掌不能，屈腕屈指正常。手掌桡侧及桡侧三个半手指感觉障碍。

（三）手术方法

患者取仰卧位，上臂外展伸直于手术台上，切口从胸大肌腱处开始，沿腋前臂和臂内侧肌间隔下延，紧贴肱二头肌的内侧缘，于上臂下段转到肘关节前方，顺着肘前横纹向外侧，于肘窝正中转向前臂中线。

沿上臂内侧肌间隔切开表面皮肤及皮下组织和筋膜，以肱动脉为重要标志，于肱动脉的外侧，可找到正中神经。其内侧皮下贵要静脉穿过筋膜进入肱静脉，到上臂下 1/3 段肱动脉移到正中神经的尺侧，沿着肱二头肌内侧缘转到肘前方。

切开肘部皮肤及皮下组织时，注意保存好肘前正中静脉和两侧的前臂内、外侧皮神经，可将静脉牵向切口一侧，然后切开筋膜，进入肱二头肌腱的尺侧，即可显露出正中神经和肱动、静脉。

若要探查旋前圆肌综合征患者，可继续在肘三角区内，找出正中神经进入旋前圆肌两头之间的部位，可见神经分出两支肌支支配旋前圆肌，然后分支到指浅屈肌。这些分支都从正中神经的尺侧发出，而神经的桡侧没有肌支发出。故在分离解剖神经时，沿正中神经桡侧较为安全。在探查旋前圆肌综合征时，应"Z"形切断旋前圆肌的浅头，显露指浅屈肌的腱弓，观察有无嵌压现象，予以彻底松解，切开腱弓，对神经外膜增厚者宜同时行神经松解术。

若要显露前臂下段的正中神经，可在桡侧腕屈肌的尺侧、掌长肌的桡侧缘的深面解剖，便可见正中神经。牵起神经，向远、近二端略微解剖，切开部分指浅屈肌的肌纤维即可显露出较长一段前臂下段的正中神经。

在出现腕管综合征，需要探查正中神经时，可在掌根部腕横纹中间做纵形切口，位置刚好在大、小鱼际肌群之间。切开皮肤及皮下组织，显露腕横韧带，可在略偏尺侧切开腕横韧带，有时神经紧贴于腕横韧带之下，手术时要小心。注意腕横韧带要彻底松解，尤需注意其远侧部分，勿损伤鱼际肌支，见到正中神经后，可根据神经受压和纤维化情况，考虑有无必要行神经外或内松解术。

六、尺神经损伤

（一）应用解剖

尺神经主要由第 8 颈神经根和第 1 胸神经根合成下干后，发出的前股单独形成的内侧束的神经纤维组成。尺神经的起点位于胸小肌外缘的水平，在腋动脉的内侧，下行于上臂内侧肌间隔内，亦位于肱动脉内侧。到上臂中部即穿出内侧肌间隔，转向后方，穿出肱三头肌内侧头下行，到肱骨内髁的尺神经沟，直行越过肘关节后方。尺神经在上臂段除在肱骨内上髁近侧 2cm 处分出肘关节支外，别无分支。与尺侧副动脉伴行，带血管的尺神经移植主要利用尺侧副动脉供血进行，尺神经可以单独靠这根血管供血，使尺神经干从腋部到腕部水平之间长达 40cm 的一段神经都有足够血供，是目前进行臂丛神经修复手术的一个重要供区。

尺神经从到达肱骨内上髁部开始，穿过肱三头肌内侧头的筋膜，进入尺神经沟，越过肘关节，下行到前臂背侧和尺侧，穿过指浅屈肌的前面和尺侧腕屈肌的两个头之间，进入前臂。在这一段行程中，尺神经经过一系列筋膜和骨骼构成的通道，要适应肘关节伸屈活动时时大时小的压力，加上正常肘关节有 10°～15°的外翻携带角的影响，尺神经往往在这段行程中受到嵌压，这段解剖部位被称为肘管。因患肘管嵌压征需要手术时必须将整个肘管充分打开，松解全段尺神经，并将神经移位到肘前肌肉比较丰富的组织床内，方能彻底解除压迫。早期症状轻微者，单纯切开肘管处筋膜组织即可。

尺神经在肱骨内上髁下 3cm 处，进入尺侧腕屈肌之前分出 2～3 支尺侧腕屈肌肌支。进入尺侧腕屈肌的两个头之间后，又分出 1～2 支指深屈肌肌支。尺神经与尺动、静脉一起沿尺侧腕屈肌的深面下行到前臂下段。在腕部近侧约 5cm 处，尺神经分出背侧皮神经，穿过尺侧腕屈肌腱后方的筋膜，到达前臂下段尺侧皮下，转向腕部背侧，下行支配手背尺侧、小指背面和环指背面尺侧一半的皮肤感觉。尺神经主干仍在尺侧腕屈肌腱深面桡侧下行，紧贴手豌豆骨的桡侧进入腕横韧带表面和掌短肌深面，在钩骨钩的尺侧进入手掌。尺神经经过腕部时，亦有不少筋膜、韧带保护，加上腕关节经常做伸屈、外展、内收活动，尺神经容易受到嵌压。这个部位称为 Guyon 管，此段尺神经受嵌压称为 Guyon 管综合征，手术时要将所有 Guyon 管的压迫因素解除，方能彻底减压和缓解神经症状。

在 Guyon 管里，尺神经分为深、浅两支，深支与尺动脉的深支伴行，经过小指展肌和小指短屈肌之间，贯穿小指对掌肌，沿途发出肌支支配这三块小鱼际肌后，再转向钩骨钩突的尺侧进入掌深部，在指深屈肌深面伸向桡侧，分出肌支沿途支配第三、四蚓状肌和全部骨间肌，最后到达拇内收肌和拇短屈肌深头（图 2－4－5）。

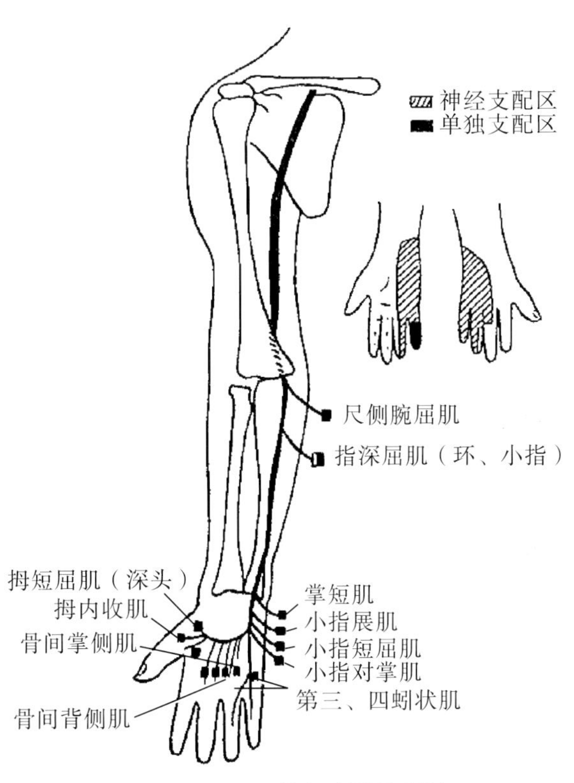

图 2－4－5 尺神经支配示意图

（二）临床表现

尺神经主要支配手部肌肉，损伤后主要出现手内在肌麻痹的体征。

（1）肘部损伤：表现为尺侧腕屈肌、环小指深屈肌功能丧失。由于蚓状肌麻痹，环、小指掌关节过伸，指间关节屈曲，呈爪形手畸形，但高位尺神经损伤后指深屈肌麻痹，爪形手有时不典型。由于骨间肌麻痹，不能分指及并指。拇指的内收运动可由拇长屈、伸肌完成，但肌力减退。因拇短屈肌深头麻痹，捏物时出现掌指关节过伸、指间关节屈曲现象。感觉障碍区为手掌背尺侧及尺侧一个半手指。

（2）腕部损伤：除尺侧腕屈肌和小指深屈肌功能存在外，所支配的手内在肌全部受累。典型的爪形手为其临床特点，但手背感觉正常。

（三）手术方法

上臂段尺神经探查，患者取仰卧位，患肢外展伸直，轻度外旋。切口从腋前皱襞开始，沿肱二头肌内侧缘向下延长到肘部。切开皮肤、皮下组织和筋膜，在肱动脉后方可找到尺神经。

肘部尺神经手术，切口以尺神经沟为中心，向上延伸到上臂内侧肌间隔中点，向下延伸到尺侧腕屈肌表面。切开皮肤、皮下组织和浅筋膜，即可见尺神经位于尺神经沟内。注意与尺神经平行分出的肘关节支及尺侧腕屈肌肌支，予以保留。切口近侧可见尺神经穿出肱三头肌内侧头的肌肉，注意对尺神经有无嵌压。切口远侧可见尺神经穿入尺侧腕屈肌的两个头之间，注意有无嵌压，若有，应予以松解。若尺神经外膜增厚亦应予以切除松解。若要进行神经皮下前移手术，可充分游离切口内侧皮瓣，显露肱骨内上髁前方屈肌群的筋膜，做一 2.5cm×1.5cm 大小的蒂向肱骨内上髁的筋膜瓣，然后将尺神经移于其中，再将筋膜瓣盖好尺神经，将其游离缘与底部肌肉固定，保持尺神经在前移位置，皮下组织有病变者，应进行神经的肌下前移。

前臂尺神经探查，上方切口可沿尺侧腕屈肌尺侧缘切开，但到前臂下 1/3 要转到尺侧腕屈肌的桡侧缘切开。切开皮肤、皮下脂肪及深筋膜后，分离尺侧腕屈肌尺侧缘处便能找到尺神经与伴行的尺动、静脉。若要向远侧方解剖，可见尺侧腕屈肌覆盖尺神经，在前臂下 1/3 段宜改在尺侧腕屈肌的桡侧显露较为方便。在离豌豆骨近侧 5cm 附近，尺神经向后分出背侧皮支，穿过尺侧腕屈肌尺侧筋膜转向前臂背面下行入手背部，手术时应注意保护。

在腕掌部探查尺神经切口时要沿尺侧腕屈肌附着的豌豆骨桡侧开始，向近侧沿尺侧腕屈肌桡侧切开 3～5cm，向远侧沿腕掌侧横纹转向桡侧横形切开，到横纹中点再转向手掌小鱼际肌群的桡侧缘，切开到钩骨钩突远侧 2～3cm 为止。手术应在前臂远段开始，因此处尺神经位置较浅，腕掌部的尺神经埋在较厚的筋膜、韧带或小鱼际肌内，且与尺动脉伴行，分支又较多，应小心解剖。切开前臂远段部分，于尺侧腕屈肌桡侧缘下方，很容易找到尺神经及尺动静脉，牵起神经，注意其背侧皮支，应予以保护。向远侧方切开豌豆骨桡侧的筋膜便可将尺神经显露出来，其深面就是腕横韧带。再往远侧方切开尺神经表面的掌短肌纤维，可见尺神经支配小鱼际的肌支和主干分为深支和浅支，浅支沿掌筋膜深面向前进入掌深部，成为掌侧指总神经。深支绕到钩骨钩的尺侧，往掌深部穿入指深屈肌的深面，将指深屈肌牵向桡侧，便可游离出尺神经深支，注意勿损伤从深支分出的蚓状肌肌支和骨间肌肌支，在进行Guyon管综合征探查手术时，必须整个管全程都要充分显露，解除嵌压的因素，松解神经方能奏效。

七、坐骨神经损伤

（一）应用解剖

坐骨神经由腰骶丛神经（L_4 至 S_3 神经根）组成，是人体最粗的一根神经，实际上这根神经是由两根神经组成，即胫后与腓总神经，它们包在一个共同的结缔组织鞘内，两根神经之间并无相互交通的纤维，有10%～15%在起始部便分成两根神经，两根神经常在梨状肌下缘穿出臀部，而位于后外侧的腓总神经有时却穿过梨状肌（11.7%）或在梨状肌上缘（3.3%）穿出。偶尔两根神经都在梨状肌内穿出（0.8%）。与坐骨神经同时穿出梨状肌下缘的还有股后皮神经，支配大腿后方皮肤感觉，故一般坐骨神经损伤而没有伤及股后皮神经时，患者大腿后方仍有感觉功能，除非损伤部位在骶丛神经，才会两根神经同时丧失功能。这对鉴别损伤平面在骨盆内或外有一定参考价值。坐骨神经穿出梨状肌下缘后，一直下行，其深面为上孖肌、闭孔内肌、下孖肌和股方肌。经过坐骨结节和股骨大转子的中点，在大腿后面的中线下行。在臀部的神经被臀大肌所覆盖，位置比较深，从此处发出髋关节感觉支、股二头肌肌支、半腱肌和半膜肌肌支，除股二头肌短头的肌支来自腓总神经外，其余都来自胫神经。坐骨神经通过臀大肌下缘后，进入股二头肌长头深面，转到其内侧，又为半膜肌所覆盖，以后下行于股二头肌、半腱肌、半膜肌之间，直达腘窝部，初时位于腘动、静脉的外侧，以后转到其后面（图2－4－6）。

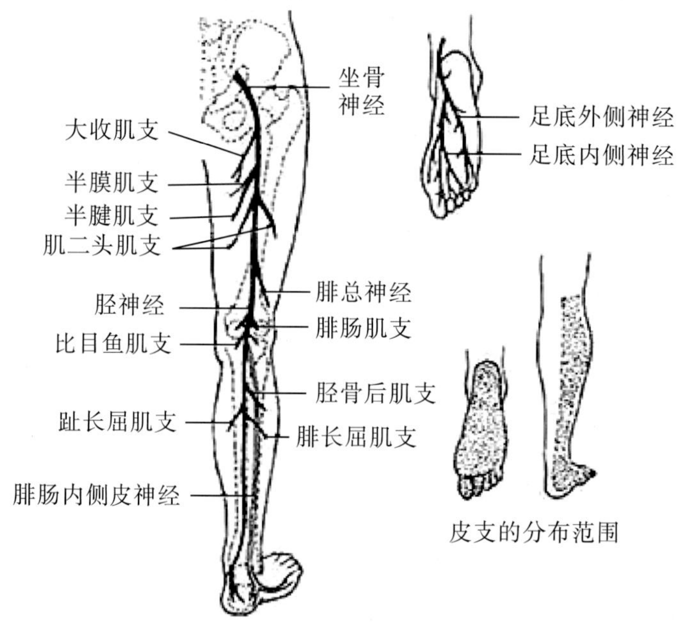

图2－4－6　坐骨神经支配示意图

（二）临床表现

坐骨神经是下肢运动及感觉的主要神经根，在臀部完全损伤时表现为髋关节后伸和外展受限、不能屈膝、踝关节及足趾运动全部丧失、足下垂。小腿及臀部肌肉萎缩、臀皱褶下降、皮肤除股神经分布区外的下肢所有区域均障碍，并伴有慢性疼痛。在股中部损伤时除屈膝正常外，膝以下受伤表现为腓总神经或胫后神经症状。肌电图对评估坐骨神经损伤程度有一定帮助。坐骨神经损伤时，Tinel征是确定损伤部位的简单方法。

髋关节后脱位或髋臼后唇骨折可损伤坐骨神经，枪弹伤、刀刺伤及臀肌注射造成的损伤则更为常见。髋部骨折脱位常累及坐骨神经的腓侧半，半腱肌、半膜肌极少发生麻痹，而股二头肌则不能幸免。

（三）治疗选择

髋关节脱位所致坐骨神经损伤，多为Ⅰ、Ⅱ度损伤，复位后神经功能多可自行恢复。如经一段时间观察后无恢复迹象，则考虑手术探查。开放性骨折所致者，应在手术复位的同时探查、修复坐骨神经。刀刺伤宜早期手术修复。

（四）手术方法

坐骨神经探查时，患者取俯卧位，采用髋关节后侧弧形切口。始于髂后上棘的下外方约5cm，与臀大肌纤维方向平行向外向下，直至股骨大转子的后上角，然后沿股骨大转子后缘向下延伸5cm。到臀皱褶下转向内侧，而后沿大腿后侧中点下行到需要的长度。沿切口方向先切开皮肤皮下组织和深筋膜，沿切口方向分开臀大肌纤维，直至髂胫束的后部。将臀大肌在髂胫束上的附着处，顺着切口的方向切开5cm，将分开的臀大肌向上、下牵开，即可露出坐骨神经及梨状肌。

八、胫神经损伤

（一）应用解剖

胫神经由第4、5腰神经根和第1～3骶神经根的前支合成，与腓总神经同在一鞘膜内穿出臀部，称为坐骨神经。一般在梨状肌下缘穿出臀部(占84.2%)，其余在梨状肌中间穿出，亦有只是其中一根神经分支从梨状肌上或中间穿出的情况。胫神经位于坐骨神经的内前侧，在坐骨结节水平便发出腘绳肌的肌支。在大腿的下1/3处与腓总神经分开后，位于股头肌和半腱肌、半膜肌之间，直线下行，与腘动、静脉伴行，通过腘窝中部，进入小腿后面，初时位于腘血管的浅面，下行于腘肌浅面及腓肠肌两头之间，动脉分出胫前动脉后成为胫后动脉，与胫神经伴行，穿过比目鱼肌腱弓的深面，在此肌深面和胫后肌浅面之间继续下行，发出肌支支配小腿后方的屈肌群。在小腿上部位置较深，到下1/3部就比较浅，位于胫后动脉后方，在屈肌支持带覆盖下，进入跗管，再分为足底内、外侧神经。

胫神经在腘窝处分出膝关节感觉支，在小腿上1/3还分出内侧腓肠神经于小腿中、下1/3处穿出筋膜，与来自腓总神经分出的交通支合成腓肠神经，支配小腿外侧、后侧以及外踝外侧的皮肤感觉。在小腿中段，胫后神经依次分出胫骨后肌、趾长屈肌和踇长屈肌的肌支。

跗管是被屈肌支持带覆盖的跟骨与内踝之间的纤维骨性隧道，通过隧道的组织从前到后排列有胫后肌腱、趾长屈肌腱、胫后动脉及两根伴行静脉、胫后神经及其分支和踇长屈肌腱。跗管内的胫后神经可因损伤、炎症、腱鞘囊肿等原因引起神经压迫症状，两根神经分入两个管道，更易引起神经压迫，需要手术切开减压，方能解除症状。

（二）临床表现

胫神经是支配小腿后侧肌群、足内肌及足底皮肤的重要神经，损伤后对足功能的影响十分严重。主要表现为不能跖屈踝关节、不能屈趾、足跟足底感觉消失，机体丧失了下肢的步行功能。单纯足内肌麻痹对足功能的影响并不大，由于胫神经位置深在或隐蔽，损伤不多见。

（三）手术方法

在腘窝部探查胫神经，可采用膝关节后侧切口，切口上部沿半腱肌向下至腘部横纹时，转向外侧到股二头肌腱后再转向远方。切开皮肤、皮下脂肪和筋膜之后，在腘窝中央可见到胫神经通过，下行后胫神经便穿入比目鱼肌的腱弓。

探查小腿段胫神经可采用小腿后侧切口，从腘窝横纹中点下方开始，纵行经两腓肠肌内、外侧头之间切开肌膜，即可显露出胫神经以及胫神经穿入比目鱼肌腱弓的部位，必要时可切开比目鱼肌腱弓，也可稍向远端显露。腘动、静脉位于神经深面，从神经发出的肌支应小心保护。由于胫神经进入比目鱼肌腱弓的深面后，慢慢转向小腿内侧，故显露小腿中段及下段胫神经要采取小腿内侧切口。即从小腿内侧中部腓肠肌内侧缘开始，在跟腱和内踝中点的连线上。切开皮肤、皮下组织后，切开比目鱼肌在胫骨缘的附着点，在比目鱼肌深面与趾长屈肌之间，可显露出胫后动脉及胫后神经。此处有从胫后神经分出的较多肌支，应小心保护。

九、腓总神经损伤

（一）应用解剖

腓总神经由第 4、5 腰神经根和第 1、2 骶神经根的后支组成。与胫神经在同一结缔组织鞘内下行，在梨状肌下缘穿出臀部，在未与胫神经分开前统称为坐骨神经。在大腿后方只发出肌支支配股二头肌短头，与胫神经分开后斜向外侧，位于股二头肌深面的内侧，到达腘窝后位于股二头肌腱的内侧、腓肠肌外侧头的浅面，斜向外下方，分出腓肠神经外侧皮支与胫神经分出的腓肠内侧皮支组成腓肠神经，穿出深筋膜，支配小腿后侧皮肤感觉。主干下行绕过腓骨小头下的颈部，在腓骨长肌的肌腹内转向外侧。此处腓总神经位置表浅，其深面有腓骨，容易受压损伤。在腓骨头前方分成腓深、浅神经，穿入小腿前侧肌膜腔内下行。

腓深神经在腓骨长肌和趾长伸肌的深面，沿骨间膜前方与位于内侧的胫动脉伴随下行。在小腿上中段时在胫骨前肌和踇长伸肌之间下行。到达小腿下 1/3 处后则位于趾长伸肌内侧和踇长伸肌外侧。沿途发出肌支支配胫骨前肌、踇长伸肌、趾长伸肌和第三腓骨肌。

腓浅神经绕过腓骨颈部后，进入腓骨长、短肌与趾长伸肌之间下行，并支配腓骨长、短肌与趾长伸肌，再由小腿下 1/3 处穿出小腿深筋膜，分布于足部外侧皮肤（图 2−4−7）。

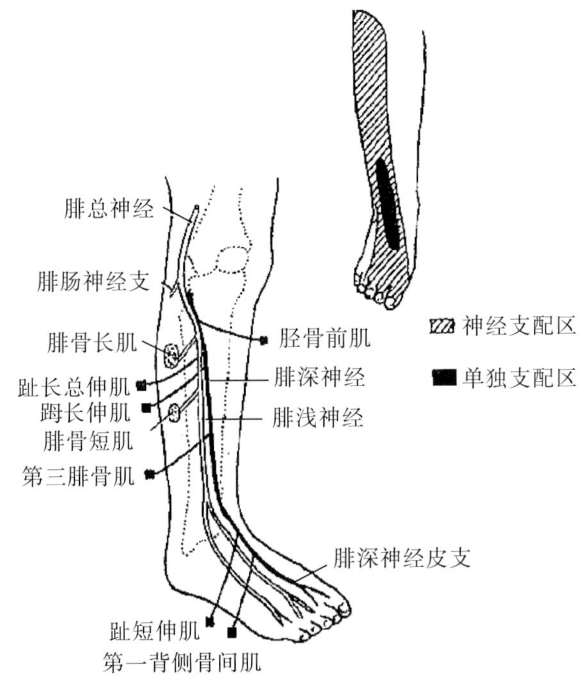

图 2−4−7　腓总神经支配示意图

（二）临床表现

①足下垂，走路呈跨越步态；②踝关节不能背伸及外翻，足趾不能背伸；③小腿外侧及足背皮肤感觉减退或缺失；④胫前及小腿外侧肌肉萎缩。

（三）手术方法

探查腓总神经时，患者取半侧俯卧位，患肢在上，在腘窝和腓骨小头附近，做膝部后外侧切口。切口由大腿中下后侧中线开始，向下外方沿股二头肌内侧切开，在腘横纹处做弧形的横形切口，然后到达股二头肌腱内侧，下行斜向腓骨小头下，绕过腓骨颈到达小腿前方。

切开大腿皮肤、皮下组织及筋膜，于股二头肌内侧可找到坐骨神经或已分开的腓总神经，向远侧解剖，沿股二头肌腱而下，可到腘窝部，再斜向外下方到腓骨小头，可见分成腓深和腓浅神经。这部位的腓总神经最易受伤和受压，要予以彻底松解。进行此处的神经缝合手术时，注意腓总神经的纤维从腘窝部绕过腓骨颈到达小腿前的过程中位置改变较大，原来在后内侧面的神经束转到小腿前时，转到前外侧，分出腓浅神经；而原来在后面的神经束却转到前中部，成为腓深神经。手术时应防止错位，影响疗效。

十、股神经损伤

（一）应用解剖

股神经由腰丛的第 2～4 腰神经根的后支组成，从腰大肌外缘突出，向下斜行髂筋膜之后，穿行于腰大肌与髂肌之间，到达股筋膜鞘，通过腹股沟的中点下方腰大肌和股血管内侧进入大腿。穿过腹股沟韧带后 3～4cm 即分成前、后股。前股立即分出一肌支，经过股动脉后方进入耻骨肌和髋关节前方。再下行分出肌支到缝匠肌和大腿前面支配皮肤感觉。后股继续下行，沿途分出肌支支配股直肌、股外侧肌、股内侧肌及股中间肌，亦有到髋关节的感觉支，向下延伸为隐神经，与股动脉并行进入内收肌管，于此管的下端穿出内侧筋膜，在膝部位于缝匠肌之后，与大隐静脉伴行，沿途支配小腿内前方皮肤感觉，直达内踝部（图 2－4－8）。

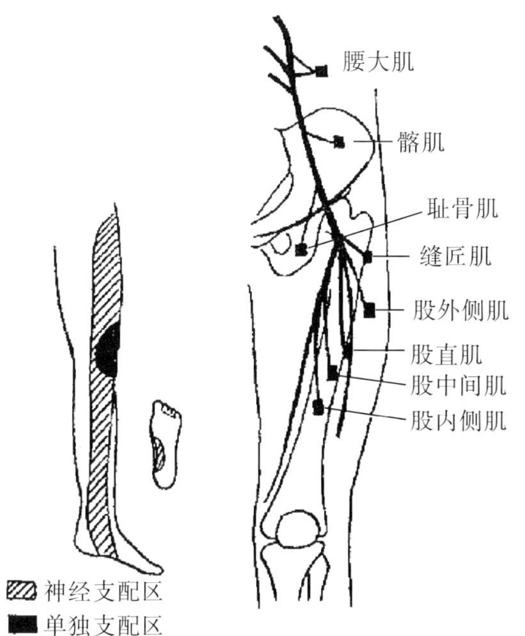

图 2－4－8　股神经支配示意图

（二）临床表现

股神经损伤主要表现为股四头肌麻痹，膝关节反射消失，膝关节伸直不能，股前皮肤感觉障碍。患者上坡或上楼困难。

（三）手术方法

探查股神经时，患者取仰卧位，切口可从髂前上棘内上方 3～4cm 处开始，向内下方做一与腹股沟韧带相平行的切口，到达腹股沟中点后纵行方向下行，越过腹股沟韧带延长 5cm，沿切口切开皮肤、皮下组织及浅筋膜，上段切口切开腹外斜肌筋膜、腹内斜肌及腹横肌，牵开两侧肌肉，将腹膜向上推开，显露腹膜后的腰大肌，在此肌的外缘、股动脉鞘的外侧切开髂筋膜，即能显露出股神经，向下解剖，可“Z”形切断腹股沟韧带，显露更多股神经大腿段。

十一、闭孔神经损伤

（一）应用解剖

闭孔神经由腰丛神经的第 2～4 腰神经根的前支组成，位于腰大肌后侧，经腰大肌内侧穿出，沿骨盆壁侧前行于蜂窝组织中，与闭孔动脉伴行。穿过闭孔到闭孔膜前面，此处立即分出髋关节支，以后分成前、后两支。前支位于短收肌前面，发出长收肌及股薄肌的肌支，有时分支到耻骨肌。后支经短收肌后侧下行，发出短收肌及大收肌的肌支。

（二）临床表现

伤侧大腿内侧下 1/3 皮肤感觉缺失，内收肌群麻痹萎缩，不能主动架在健侧大腿上。

（三）手术方法

探查闭孔神经时，患者取仰卧位，在耻骨上做切口或在股部前侧做切口。耻骨上切口指在耻骨结节上一横指处做一个 6～7cm 横形切口。切开皮肤、皮下组织及深筋膜后，切开腹直肌前鞘，将腹直肌向内侧牵开，沿骨盆壁向下剥离，并将腹膜向上推开。用手指在耻骨后面可摸到闭孔，向外侧贴骨盆壁摸到闭孔神经，即可充分显露。应小心保护与神经并行的闭孔动脉，以免损伤。闭孔神经亦可在骨盆外，股部前侧切口可显露，在内收肌的外侧缘与股动脉内侧缘中间处做一斜向下方的切口，长 7～8cm。切开皮肤、皮下组织及筋膜后，找出长收肌与耻骨的间隙，沿长收肌的内侧缘向近侧解剖，并将长收肌牵向外侧，即可见闭孔神经从闭孔穿出。

第五节　骨折愈合及影响骨折愈合的因素

一、骨折愈合

（一）骨折愈合的阶段

目前骨折愈合的机制尚未完全阐明，临床工作中通常将其过程分为三个阶段。三个阶段逐渐过渡，并无明确分界。

1. 血肿炎症机化期　骨折后，髓腔、骨膜下、周围软组织出血，在骨折断端形成血肿。伤后 6～8 小时，血肿形成血凝块，吞噬细胞、成纤维细胞侵入血肿，逐渐形成肉芽组织，肉芽组织内成纤维细胞合成和分泌大量胶原纤维，进一步转化成纤维组织。其间血小板、崩解组织、血管周围细胞等会释放出一些细胞因子参与骨折的修复活动，如血小板衍生生长因子（PDGF）、转化生长因子－β（TGF－β）等。这一过程大约在骨折后 2 周完成。同时，骨折断端由于血供中断，可发生几毫米的骨质坏死，骨折断端附近骨膜内层的成骨细胞增殖分化，形成与骨干平行的骨样组织，并逐渐向骨折处延伸。骨内膜也发生同样的变化，但出现较晚。

2. 骨痂形成期　骨内、外膜内层的成骨细胞开始增殖分化，形成骨样组织，逐渐钙化形成新的网状骨，即膜内化骨，两者紧贴在断端骨皮质内、外两面，逐渐向骨折处汇合，形成两个梭形骨痂，将两断端的骨密质和其间由血肿机化来的纤维组织夹在中间，形成内骨痂和外骨痂。断端及髓腔内的纤维组织亦逐渐转化为软骨组织，并随着软骨细胞的增生、分化而骨化，即软骨内化骨，在骨折处形成环状骨痂和髓腔内骨痂。两部分骨痂结合后，钙化不断加强，当其能达到抵抗肌肉收缩力、剪力和旋转力时，则说明骨折已达到临床愈合。此阶段一般需 4～8 周。X 线片上可见骨折周围有梭形骨痂阴影，骨折线隐约可见。

3. 骨痂塑形期　原始骨痂由排列不规则的骨小梁组成，尚不牢固。根据 Wolff 定律，随着肢体的活动和负重，在应力轴线上的骨痂不断地得到加强和改造，骨小梁的排列逐渐规则和致密。在应力轴线以外的骨痂逐步被清除。这一过程在破骨细胞和成骨细胞同时作用下完成，需数月到数年，直至骨的力学强度适应功能需要、形态基本恢复且髓腔再通。

（二）骨折愈合的形式

1. Ⅰ期愈合（直接愈合）　当骨折断端紧密接触、血运损害较少、骨质无吸收时，骨折一端的毛细血管及哈弗斯系统直接跨过骨折线进入另一骨折端，新骨沿哈弗斯系统在长轴方向逐渐沉积而进行修复。跨越骨折线的新哈弗斯系统约在骨折后 6 周形成。Ⅰ期愈合过程不形成骨痂。

2. Ⅱ期愈合（间接愈合）　通过内外骨痂的形成以及改建使骨折愈合的过程称为Ⅱ期愈合。Ⅱ期愈合的内外骨痂终将改建成为真正的骨组织，其理化性质与原有骨组织相同。Ⅱ期愈合的骨组织强度高于Ⅰ期愈合。

（三）骨折愈合的临床标准

1. 局部标准　局部无反常活动，无压痛及纵向叩击痛。

2. 影像学标准　X 线片显示骨折线模糊，有连续性骨痂通过骨折线。

3. 功能标准　外固定解除后伤肢能满足以下要求：上肢能向前平举 1kg 重物达 1 分钟。下肢能不扶拐在平地连续步行 3 分钟，并不少于 30 步。连续观察 2 周骨折处不变形。功能标准的测定必须慎重，以不损伤骨痂、不发生再骨折为前提。

二、影响骨折愈合的因素

（一）损伤因素

1. 骨折的类型和数量　螺旋形和斜形骨折

的骨折断端接触面大，愈合快。横形骨折的骨折断端接触面小，愈合较慢。多发骨折或多段骨折愈合较慢。

2. 骨折部位的血供　这是决定骨折愈合时间的重要因素。骨折部位的血供和骨膜状态直接关系到骨折愈合的进程。因此在治疗骨折时应避免对局部血供的进一步破坏。

3. 软组织损伤情况　营养骨痂的新血管大部分源于周围软组织内的脉管系统，骨折断端周围的软组织损伤严重时，骨折断端的血供进一步减少，从而影响骨折的愈合。

4. 感染　开放性骨折若发生感染，可导致化脓性骨髓炎，如有死骨形成及软组织坏死，则影响骨折愈合。

5. 软组织嵌入　两骨折断端之间若有肌肉、肌腱、骨膜等嵌入，则骨折难以愈合甚至不愈合。

（二）患者因素

1. 年龄　年龄不同，骨折愈合的时间也不同。婴幼儿生长发育迅速，骨折愈合较成人快。例如新生儿股骨干骨折半个月左右即可坚强愈合，而成人需 2～3 个月，老年人则时间更长。

2. 健康状况　患者的一般情况不佳，如患营养不良、糖尿病、钙磷代谢紊乱、恶性肿瘤等疾病时，均可使骨折延迟愈合。

（三）治疗因素

1. 反复多次的手法复位　可损伤局部软组织和骨外膜，不利于骨折愈合。

2. 不适当的切开复位　如软组织损伤过重，骨膜剥离广泛，破坏了局部血供，则影响骨折的愈合。参与骨折修复的细胞源于骨膜等处，骨折治疗时骨膜的广泛剥离会延缓骨折愈合的进程。

3. 过度牵引　在进行持续骨牵引治疗时，若牵引过度，可造成骨折段分离移位，并且因血管腔变细或痉挛，造成慢性血液循环障碍，导致骨折延迟愈合或不愈合。

4. 固定不确实　骨折复位后，若固定不确实，骨折部仍有旋转和剪切应力存在，可干扰骨痂的生长，不利于骨折愈合。

5. 清创不当　开放性骨折清创时，若摘除过多的碎骨片，可导致骨缺损，影响骨折愈合。

6. 不适当的功能锻炼　过早或不适当的功能锻炼可干扰骨折固定、影响骨折愈合。

第六节　骨折的并发症

一、休克

休克指机体受到各种有害因素强烈侵袭时，迅速发生神经、内分泌、循环和代谢等重要功能障碍，以致有效循环血量锐减、组织灌流不足、末梢循环衰竭、细胞急性缺氧，形成多器官功能障碍综合征。其本质是以微循环血流障碍为特征、低灌流导致组织缺氧的一系列病理改变。按照休克发生的原因，通常将其分为四类：失血性休克、创伤性休克、感染性休克、心源性休克。临床上休克多属于创伤性休克，常由严重创伤、骨折引起的大出血或重要器官损伤所致，有效止血并及时补充血容量通常可以改善休克。

（一）临床表现

1. 意识与表情　早期表现为烦躁、焦虑或激动加重，收缩压降至 50mmHg 左右时，神经细胞的反应显著降低，神志由兴奋转为抑制，目光暗淡，精神萎靡，表情淡漠，反应迟钝，意识模糊，甚至昏迷。及时救治，患者可由昏迷转为清醒，由烦躁转为安静，是休克程度减轻、伤情好转的征象。

2. 皮肤　皮肤苍白、发绀，斑状阴影，四肢皮肤湿冷，表示周围血管收缩，毛细血管灌流不足。

3. 脉搏　脉细而快，常在休克早期即出现，往往出现在血压下降之前，除观察脉率外，脉搏是否清楚亦重要。脉律不齐通常表明心肌有缺氧性损害，或有灶性心肌坏死。

4. 颈静脉及外周静脉　静脉萎陷，提示血容量不足；静脉过于充盈，提示心功能衰竭或补液过多。

5. 血压　一般认为，当收缩压低于 90mmHg 时，提示已有休克发生。严重休克时，有时用听诊的方法往往不能测得血压，但这并不等于血压已降至零。一般认为，最低的有效收缩压为 60～70mmHg，一般要求动脉收缩压至少维持在 80～90mmHg、脉压在 30mmHg 以上，方可保证有效灌注。

6. 中心静脉压（CVP） CVP 下降是多方面因素综合作用的结果。静脉回心量及右心室排血能力之间的动态关系最为重要，要连续监测。休克患者的 CVP 通常低于 5cmH_2O。

7. 微循环观察 粗略判断时可通过指压甲床观察毛细血管的充盈度。细致的方法是显微镜下观察甲皱、眼球结合膜及眼底微循环的状况。

8. 心电图 是目前常用的非损伤性监测方法。

9. 尿量 正常情况下，血容量和血管张力的改变能迅速地通过尿量变化反映出来，所以尿量测定是简便易行的临床监测方法。如果尿量>0.5ml/（kg・h），表示组织的血流灌流已能维持。如动脉血压已正常，但仍有少尿和尿比重降低，则要警惕急性肾衰竭的发生，这时输液量要适当控制，以免过量。

10. 呼吸 常有呼吸困难和发绀。代偿性代谢性酸中毒时，呼吸深而快。严重的代谢性酸中毒时，呼吸深而慢。发生呼吸衰竭或心力衰竭时，呼吸困难进一步加重。

（二）实验室检查

1. 血常规检查 血小板减少常提示脓毒症或弥散性血管内凝血（DIC），而升高则见于脾、肝损伤。

2. 血气分析和体液酸碱度测定 用于了解酸碱平衡失调的程度，决定抗酸的时机和尺度，同时借以断定有无通气或换气障碍，以便早期发现创伤后呼吸窘迫综合征。

3. 血儿茶酚胺及乳酸测定 休克时，血液中儿茶酚胺的释放明显增加，属于一种维持生命的代偿性反应，也是使休克转变为不可逆性的一种有害因素。动脉血的乳酸含量成为灌流不足程度的测量标志，是目前代表灌流衰竭（休克）的一个重要客观指标。

4. 尿常规、比重及酸碱度测定 表明肾功能情况和帮助了解体内代谢的状况。

5. 电解质测定 应定期根据血内电解质的测定结果调整患者内在平衡。

6. 凝血因子测定 注意以其诊断休克后发生的 DIC 是不切实际的。

7. 肝肾功能检查

（三）诊断

1. 识别休克 以皮肤、肾脏和中心静脉系统灌注不足的血流动力学不稳定为证据的休克很容易识别。血红蛋白浓度或血细胞比容对于评估急性失血是不可信的，不应该用来排除休克。创伤后短期内的极低血细胞比容值说明大量失血或既往贫血，而正常血细胞比容值不能排除明显失血。酸碱度和血乳酸水平对于确定休克发生和明确休克的严重性是有用的，连续测量此参数可以监测患者的治疗反应。

2. 休克的原因

（1）失血性休克。

（2）非失血性休克：心源性休克、心脏压塞、张力性气胸、神经源性休克、感染性休克等。

（四）血流动力学监测

在有心电图、心肺复苏等设备的条件下，置入导管或动脉导管，监测有关血流动力学和组织氧利用方面的参数。

（五）治疗

目的在于恢复适当的血容量和携氧能力，也就是尽快恢复适当的组织灌流，不应先矫正个别器官系统的功能不足。改善创伤造成的机体代谢紊乱，调整机体的反应，动员机体的潜在功能以对抗休克。

1. 补充血容量 静脉切开和穿刺可同时进行，以利于快速输液和给药。必要时行锁骨下静脉或颈内静脉穿刺。先晶后胶，先快后慢。急救时用高渗液抗休克，临床和实验研究均证明，单纯用高渗盐水或高渗葡萄糖溶液的扩容作用时间很短。

2. 维持电解质和酸碱平衡 一般轻度休克或早期休克患者经输液后，微循环状况可迅速改善，尤其当所输注的是平衡盐液时，因其中已含有一定量的碳酸氢钠，没有必要再输注碱性药物。只有休克比较严重时，尤其是抗休克措施开始较迟或治疗较困难的患者，才考虑输注碱性药物。

3. 血管活性药物的使用 一般在没有大血管出血、血容量的补充已经开始进行或已准备进行的情况下，为了使重要脏器的低流量状态不致拖延过久，利用升压剂可使血压暂时提升，这是合理的，但不应单独依靠或反复应用。

4. 输血治疗 新鲜全血或压缩红细胞在恢复携氧能力时是需要的。当血细胞比容低于25%时应使用。大量输血时应适当补充新鲜血浆、血小板和钙剂，同时防止低温输入。

5. 氧输送 用口罩法吸氧一般能增高吸入氧浓度，从而保持 PaO_2。但如果患者有换气功能不全，此时需用正压性辅助呼吸以提高肺泡换气功能和 PaO_2。

6. 手术 在抗休克的同时可以进行必要的术前准备，不必等待休克改善，便可开始麻醉及手术。但应根据患者的具体情况，制订一个恰当的麻醉及手术方案。根据前述原则，在麻醉及手术同时，应继续进行抗休克的治疗。

二、感染

感染是开放性骨折的常见并发症，也是开放性骨折治疗难题之一。如果出现深部感染，可造成骨折延迟愈合或不愈合、慢性骨髓炎等后果，严重时可致肢体残疾，甚至危及生命。

开放性骨折部位感染大部分源于受伤时环境感染，但部分为院内感染。感染细菌主要包括：金黄色葡萄球菌、化脓性链球菌、粪肠球菌、大肠埃希氏菌、阴沟肠杆菌、鲍曼不动杆菌、铜绿假单孢菌等，混合感染也常见。

彻底清创是治疗开放性骨折的基础，是预防感染的关键。清创应尽早进行。对于创伤小、污染轻的伤口，经彻底清创可一期闭合伤口。对于Gustilo-Anderson 分类中Ⅱ型和Ⅲ型开放性骨折，创面大、污染严重、早期软组织界限不清，一次清创难以彻底切除全部坏死组织，常采用延期闭合伤口的方法，每日换药1～2次，待创面清洁后再缝合伤口或植皮、转移皮瓣修复创面，其间需注意无菌操作，避免院内感染。也可以使用负压封闭引流技术。

清创的同时需反复采集分泌物送细菌培养，根据培养结果选择敏感抗生素治疗。在培养结果出来之前，通常采用头孢唑林、头孢呋辛、万古霉素进行经验性抗感染治疗。

三、破伤风

破伤风（tetanus）是破伤风杆菌经由皮肤或黏膜伤口侵入人体，在缺氧环境下生长繁殖、产生外毒素而引起阵发性肌肉痉挛的一种特异性感染。破伤风杆菌仅停留在伤口局部繁殖，生成的外毒素有痉挛毒素及溶血毒素两种。

潜伏期通常为7～8日，但也可能短至24小时或长达数月、数年。初起时可有头晕、乏力、烦躁、出汗、反射亢进、咬肌酸痛、张口不便等前驱症状，新生儿则表现为吸吮困难等。这些症状缺乏特异性，一般持续1～2日，随之出现肌肉持续收缩的典型表现。最初是咀嚼肌，其后依次累及面肌、颈项肌、背腹肌、四肢肌群、膈肌与肋间肌群。在痉挛、抽搐状况下，患者神志仍保持清醒，且一般无明显发热，可与其余疾病鉴别。喉头痉挛、持续的呼吸肌与膈肌痉挛可导致窒息。呼吸道分泌物淤积、误吸可导致肺炎、肺不张。强烈的肌肉痉挛可引起肌肉撕裂、骨折、关节脱位、舌咬伤等。缺氧、中毒可导致心动过速，时间过长可出现心力衰竭，甚至心搏骤停。

破伤风是可以预防的，措施包括正确处理伤口、注射破伤风类毒素主动免疫，以及在伤后采用被动免疫预防发病。

破伤风确诊后需采取积极的综合措施，包括彻底清创、中和游离毒素、控制与解除痉挛、确保呼吸道通畅、防治并发症等。

四、气性坏疽

气性坏疽（gas gangrene）亦称梭状芽孢杆菌性肌坏死（clostridial myonecrosis），是由梭状芽孢杆菌引起的特异性感染，致病菌产生的外毒素可引起严重毒血症及肌肉组织的广泛坏死。

潜伏期1～4天，常在伤后3日发病，亦可短至6～8小时。早期出现的局部症状有患肢沉重感，伤口剧痛，呈胀裂感。伤口有棕色、稀薄浆液样渗出液时，可有腐臭味，周围肿胀，皮肤苍白，紧张发亮。随着病变进展，局部肿胀加剧、静脉淤滞使得肤色转为暗红色、紫黑色，出现大理石样斑纹或含有暗红色液体的水疱，皮肤改变的范围常较肌肉侵及的范围小。轻触伤口周围可有捻发音，压迫时有气体与渗液同时从伤口溢出。由于血管血栓形成及淋巴回流障碍，有时整个肢体水肿、变色、厥冷，直至坏死。体温可突然升高，达 40℃。心率增速、呼吸急促。随着病情进展，全身症状迅速恶化。晚期有严重中毒症状，可出现溶血性黄疸、外周循环衰竭、多器官功能衰竭。

早期识别与紧急手术是关键。一旦确诊，应在抢救休克等严重并发症的同时紧急手术。术前静脉滴注青霉素或甲硝唑，输血，纠正水及电解质代谢紊乱和酸碱失衡。在病变区域做广泛、多处切开。切除不出血的坏死组织，保留能流出鲜血的正常肌肉组织，清除异物、碎骨片等。术后伤口敞开，必要时截肢以挽救生命。

为防止气性坏疽播散，患者应当隔离。使用过的敷料、器械、衣物应单独收集、消毒处理。梭状芽孢杆菌带有芽孢，最好采用高压蒸汽灭菌，煮沸消毒时间应在 1 小时以上。

五、深静脉血栓形成和肺栓塞

深静脉血栓形成（deep venous thrombosis，DVT）是血液在深静脉内不正常凝结引起的静脉回流障碍性疾病，常发生于下肢。血栓脱落可引起肺动脉栓塞（pulmonary embolism，PE），DVT 与 PE 统称为静脉血栓栓塞症（venous thromboembolism，VTE），两者是同种疾病在不同阶段的两种表现形式。DVT 的主要原因是静脉壁损伤、血流缓慢和血液高凝状态。DVT 多见于大手术或严重创伤、长期卧床、肢体制动、肿瘤等患者。

急性下肢 DVT 主要表现为患肢的突然肿胀、疼痛等，患肢呈凹陷性水肿、软组织张力增高、皮肤温度增高，在小腿后侧和/或大腿内侧、股三角区及患侧髂窝有压痛。发病 1～2 周后，患肢可出现浅静脉显露或扩张。血栓位于小腿肌肉静脉丛时，Homans 征和 Neuhof 征呈阳性。

由于 DVT 的临床表现多不典型且后果严重，其预防重于治疗。对近期有手术、严重外伤、骨折或肢体制动、长期卧床、肿瘤等情况的患者，或 DVT 风险量表（如 Caprini 血栓风险因素评分、Padua 评分、Davison 评分、Autar 评分等）评估为高危的患者，应常规进行 DVT 筛查和预防。辅助检测包括血浆 D－二聚体测定、彩色多普勒超声、静脉造影和磁共振静脉成像等。

DVT 的预防包括基础预防、物理预防和药物预防。基础预防措施包括：①手术操作规范，减少静脉内膜损伤；②正确使用止血带；③术后抬高患肢，促进静脉回流；④注重预防静脉血栓知识的宣教，指导早期康复锻炼；⑤围手术期适度补液，避免血液浓缩。物理预防措施包括使用足底静脉泵、间歇充气加压装置及梯度压力弹力袜等。对于 DVT 风险为中、高危的患者，推荐与药物预防联合应用，单独使用物理预防仅适用于合并凝血异常疾病、有高危出血风险的患者。禁忌证：①充血性心力衰竭、肺水肿或下肢严重水肿；②下肢 DVT 形成、肺栓塞发生或血栓（性）静脉炎；③间歇充气加压装置及梯度压力弹力袜不适用于下肢局部异常（如皮炎、坏疽、近期接受过皮肤移植手术等）的情况；④下肢血管严重动脉硬化或狭窄、其他缺血性血管病（如糖尿病等）及下肢严重畸形等。

抗凝药物有普通肝素、低分子量肝素、维生素 K 拮抗剂（如华法林）和新型口服抗凝剂。骨科围手术期通常选用低分子量肝素预防 DVT，术前 12 小时停用，术后 8～24 小时开始使用。骨科大手术后凝血过程持续激活可达 4 周，术后 DVT 形成的风险可持续 3 个月。对施行下肢大手术的患者，药物预防时间最少 10～14 天，对髋部手术后的患者建议延长至 35 天。

DVT 的治疗包括抗凝、溶栓、手术取栓等。安置下腔静脉滤器有助于预防严重 PE。对于以下患者建议安置下腔静脉滤器：①髂、股静脉或下腔静脉内有漂浮血栓者；②急性 DVT，拟行导管接触性溶栓、手术取栓等血栓清除术者；③具有急性 DVT、PE 高危因素，需行腹部、盆腔或下肢手术者。

六、脂肪栓塞综合征

骨折后，血液中出现大量非酯化脂肪栓子，这些栓子通过血液循环进入各组织器官，引起毛细血管的栓塞，产生相应的症状。临床上多认为是由于骨折处髓腔内血肿张力过大，骨髓被破坏，脂肪滴进入破裂的静脉窦内，引起肺、脑脂肪栓塞。亦有人认为是由于创伤的应激作用，使正常血液中的乳糜微粒失去乳化稳定性，结合成直径 10～20μm 的脂肪球而成为栓子，阻塞肺毛细血管。同时，在肺灌注不良时，肺泡膜细胞产生脂肪酶，使脂肪栓子中的脂肪小滴水解成甘油和脂肪酸，并释放儿茶酚胺，损伤毛细血管壁，使富含蛋白质的液体漏至肺间质和肺泡内，发生肺出血、肺不张和低氧血症。常见的是肺脂肪栓塞和脑脂肪栓塞，多见于成人。典型的临床表现：①呼吸系统症状，急性呼吸功能不全，肺通气障碍和进行性低氧血症；②神经系统症状，表现多种多样，常见有神志不清、昏迷、抽搐；③肺部 X 线片表现，典型者呈“暴风雪”样改变。最有效的治疗方法是大剂量激素冲击治疗，近年来应用高压氧治疗脂肪栓塞取得了很好的效果。

七、骨筋膜室综合征

骨筋膜室综合征即由骨、骨间膜、肌肉间隔和深筋膜形成的骨筋膜室内的肌肉和神经因急性缺血而产生的一系列早期症状和体征，常发生于小腿和前臂掌侧，进一步发展可以导致肌肉和神经坏死，发生 Volkmann 挛缩。

骨筋膜室综合征是由于骨筋膜室内压力增高所致，常见的原因如下。

（1）骨筋膜室内容物体积骤增。①损伤炎性反应和广泛毛细血管损伤，使室内的肌肉发生严重水肿；②任何原因的肌肉缺血，都将使肌肉内的毛细血管内膜通透性增加，发生严重水肿，使室内肌肉的体积和组织压剧增，发生缺血－水肿恶性循环。

（2）骨筋膜室内容物容积骤减。①敷料包扎过紧或包扎时不紧，但在损伤性水肿继续发展的情况下，早期不紧的包扎可以变得过紧而形成压迫；②严重的局部压迫，例如肢体长时间被重物压迫。

早期临床表现以局部为主：

（1）疼痛。创伤后肢体持续性剧烈疼痛，且进行性加剧，为本征最早期的症状，是骨筋膜室内神经受压和缺血的早期表现。

（2）患侧指（趾）呈屈曲状态，肌力减弱。被动牵伸指（趾）时，可引起剧烈疼痛，为肌肉缺血的早期表现。

（3）患处皮肤略红，温度稍高，肿胀，有严重压痛，触诊可感到室内张力增高。

（4）远侧脉搏和毛细血管充盈时间正常。应特别注意，骨筋膜室内组织压上升到一定程度［前臂 8.66kPa（65mmHg）、小腿 7.33kPa（55mmHg）］，就能使供给肌肉血运的小动脉关闭，但此压力远远低于患者的收缩血压，因此还不足以影响肢体主要动脉的血流。此时，远侧动脉搏动虽然存在，指（趾）毛细血管充盈时间仍属正常，但是肌肉可能早已发生缺血，所以肢体远侧动脉搏动存在并不说明血运良好。

若不及时处理，缺血将继续加重，发展为缺血性肌肉挛缩和坏疽，症状和体征也将随之改变。缺血性肌肉挛缩的临床表现可记作 5 个“P”：由疼痛转为无痛（painless）；苍白（pallor）或发绀、大理石花纹等；感觉异常（paresthesia）；肌肉瘫痪（paralysis）；无脉（pulselessness）。

最有效的治疗方法是早期进行筋膜切开减压。早期彻底切开筋膜减压可以使血液循环获得改善，有效地防止肌肉和神经发生缺血性坏死，避免发生 Volkmann 挛缩。在骨筋膜室综合征早期、血流尚未完全中断时，亦可采用非手术治疗的方法，大量应用扩张血管药物和脱水药物，可以使大部分的患者免于手术治疗，获得良好的疗效，但是采用非手术治疗的方法时应该严密监测组织压，一旦治疗无效，应立即切开减压，以免造成严重不良后果。

第七节　肱骨骨折

一、肱骨干骨折

（一）临床诊断

1. 症状和体征　肱骨干骨折患者常主诉上臂疼痛、肿胀及畸形，有异常活动和骨擦感，患肢不能负重。无移位的骨折患者的临床症状也许很轻。由于肱骨干骨折常由高能量暴力造成，所以应该特别注意对并发症的检查。首先应处理危及生命的损伤，注意有无合并胸部外伤等，然后再对肢体做系统检查。若有指征则应使用多普勒超声仪判断血管情况，用测压仪监测筋膜间隔的压力。对肿胀严重或有较重软组织损伤以及多发伤的患者更应注意仔细检查周围神经（包括臂丛神经、桡神经、正中神经、肌皮神经、尺神经）的损伤。

2. 影像学检查 肱骨干的标准X线片应包括正、侧位X线片。X线片中应包含肩肘关节，这样可以识别合并的关节脱位或关节内骨折。拍摄X线片时应转动患者，而不是转动肱骨干来获取正、侧位X线片，对粉碎性骨折或骨折移位大的患者，在牵引下拍摄X线片可能会有所帮助。有时拍摄对侧肱骨全长X线片对制订术前计划有所帮助。CT扫描不常应用，对病理性骨折，一些特殊的检查能帮助确定病变的范围，这些检查包括锝同位素骨扫描CT、MRI检查等。

3. 临床治疗

（1）非手术治疗。大多数肱骨干骨折可以采用非手术治疗，并能取得90%以上的愈合率。这些方法包括小夹板固定、悬垂石膏固定、"U"形石膏固定、绑带捆绑固定、外展位肩人字石膏固定、骨牵引固定、功能支具制动等。

1）小夹板固定：小夹板共4块，前侧小夹板自肩部至肘窝，后侧小夹板自肩部至尺骨鹰嘴上1cm，内侧小夹板自腋窝至肱骨内上髁，外侧小夹板自肩部至肱骨外上髁。对移位不多、内外成角不大者，常采用二垫法，对侧方移位多、成角大者，可用三垫、四垫法固定。小夹板固定肱骨干骨折，对中1/3骨折且骨折为横形或短斜形者效果更为理想。对小夹板固定后的患者，近期内要特别注意随诊，以便根据肢体肿胀消退情况调整夹板的松紧度，同时观察患者患肢末梢的血运和感觉，一有问题，马上解决。还可指导患者进行适当的功能锻炼，如早期可在固定条件下行肌肉的等长收缩锻炼，以防止发生分离移位。

2）石膏固定：塑形良好的石膏夹板位于肱骨干内、外侧，并绕过肘关节置于三角肌和肩峰上。颈腕吊带固定至前臂。躯干不应妨碍石膏的悬吊。患者应进行肩部、肘部及腕关节和手部的功能活动。

3）外固定架固定：外固定架适用于广泛软组织损伤的开放性骨折，或合并烧伤以及感染性不愈合的患者。可使用单边或环形外固定架固定骨折断端。外固定架应用的并发症有针道感染、肘关节化脓性关节炎、干扰神经血管和肌肉肌腱、骨折延迟愈合或不愈合等。外科医生可以通过认真操作，细心护理来避免并发症的出现。

（2）手术治疗。

1）手术适应证：①肱骨干开放性骨折。②肱骨干多节段骨折。③肱骨干骨折伴桡神经损伤。④肱骨干骨折短缩>3cm、旋转移位>30°、前后成角>20°。⑤非手术治疗失败。⑥双侧肱骨干骨折、同侧前臂损伤或肩肘关节骨折。⑦伴有颅脑损伤或胸部创伤。

2）手术入路：①前外侧入路。患者取仰卧位，肩外展，上肢置于手术台上。切口沿肱二头肌外缘走行，止于屈肘皱褶近端，如切口需跨过肘关节，则要求弧形越过肘横纹。鉴别二头肌外缘并拉向内侧，如手术切口偏远端，需保护前臂外侧皮神经。在肘上或偏远端寻出肱肌与肱桡肌间隙，轻分开此间隙找到桡神经并予以保护。于肱肌中、外1/3纵劈肱肌暴露肱骨干。桡神经穿外侧肌间隔至后方桡神经沟内。②后方入路。患者取侧卧位或俯卧位，切口可从肩峰以远8cm处开始，沿后正中至尺骨鹰嘴。内侧在近肘关节处显露尺神经，外侧在肱三头肌外缘处找到外侧肌间隔，找寻臂外侧下皮神经，顺其向上找到桡神经主干。骨干远端可于肱三头肌两侧或纵劈肱三头肌进入，显露肱骨干。在骨干中段可于三角肌后缘与肱三头肌外侧头间进入，显露肱骨干。由于腋神经和旋肱后血管，后方入路向近端延长受到限制，但对于肱骨干远端的暴露较充分，如需要，可行尺骨鹰嘴截骨暴露肘关节。③外侧入路。切口从外上髁至三角肌止点，沿外侧肌间隔走行，自肱桡肌、肱二头肌与肱三头肌间进入，在浅筋膜中可以找到臂外侧下皮神经，它可以作为指引向近端找到桡神经主干。在肱桡肌上缘显露桡神经，牵开桡神经显露肱骨干。④前内侧入路。患者取仰卧位，切口沿肱二头肌内侧走行，切开皮肤、皮下组织后将肱二头肌向外侧牵开以显露其内侧的血管神经束，包括肱动脉、正中神经、肌皮神经，探查处理血管神经后可处理肱骨干骨折。

3）切开复位接骨板螺钉内固定。用接骨板螺钉内固定，可以在不干扰肩袖的情况下将肱骨干骨折牢固固定。术前应仔细观察骨折特性、蝶形块的位置，以决定选择何种接骨板固定，做到心中有数。术中尽量减少软组织剥离，特别应保护与蝶形块连接的软组织以防其成为死骨。对高大强壮患者应选用 4.5mm 宽动力加压接骨板（图 2－7－1），对一般患者则可选用 4.5mm 窄动力加压接骨板。肱骨近端或远端骨折常需使用其他接骨板，如重建接骨板、“T” 形接骨板等板。若骨折类型允许，则应尽量使用加压固定技术，尽量在骨折断端使用拉力螺钉。每个骨折断端至少应固定 7～8 层皮质，手术中应检查骨折固定后的稳定程度。根据骨折粉碎程度和软组织剥离范围决定是否进行一期植骨术。对接骨板螺钉内固定来说，应放宽松质骨植骨的适应证。

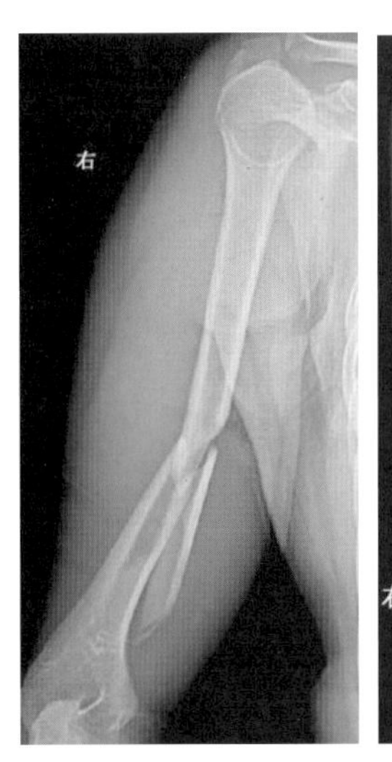

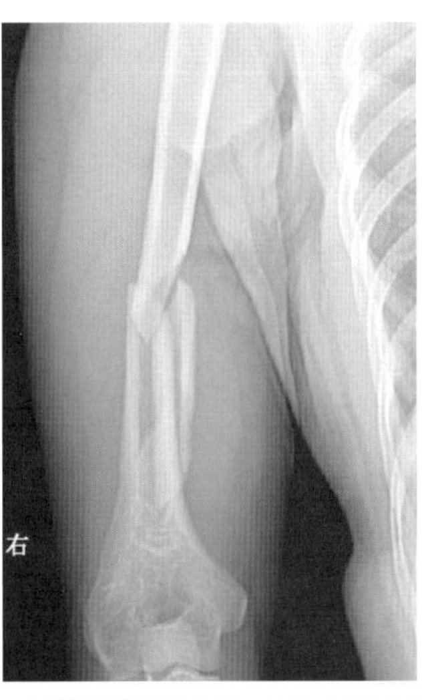

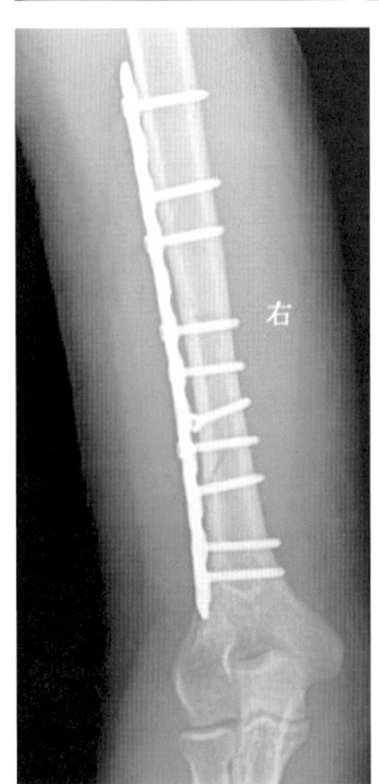

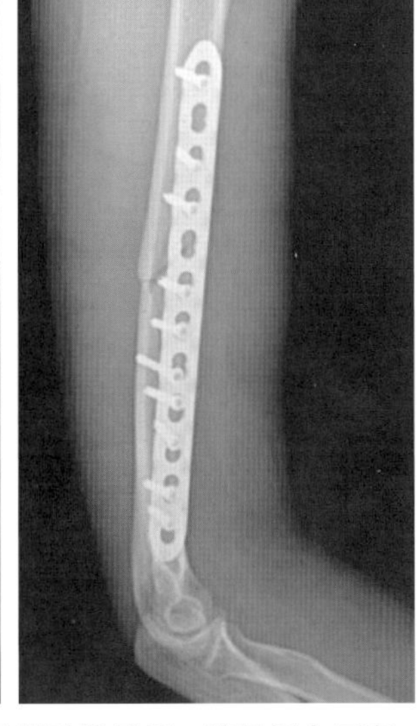

图 2－7－1　右肱骨中段粉碎性骨折，接骨板内固定

4）髓内针内固定。髓内针内固定对大多数长管状骨干部骨折都能取得满意疗效。从力学方面讲，髓内针内固定比接骨板螺钉内固定和外固定架固定有更多优势：①由于髓腔的方向更接近骨的力学轴，髓内针属中央型内固定，而接骨板固定在骨表面，是偏心固定，所以髓内针比接骨板承受更小的弯曲应力，不易发生疲劳折断。②髓内针与骨皮质接触，是一种应力分享式固定，如果在针的远近端不加锁定，髓内针将作为滑动夹板使骨折断端获得动力加压。③在肱骨干中段骨折，随着髓内针进入髓腔，骨折自动取得对线复位。④髓内针产生的应力遮挡较小，接骨板螺钉内固定常产生应力遮挡，进而造成骨质疏松。⑤髓内针取出后发生再骨折率低，这是因为骨质疏松程度低，同时也没有产生应力集中升高区。

带锁髓内针在不稳定股骨或胫骨骨折治疗中的成功应用使临床医生试图将其应用于治疗肱骨中下段骨折（图 2－7－2）。髓内针通过远近端的锁定稳定骨折，能防止短缩和旋转畸形。带锁髓内针适用于自肱骨外科颈以远 2cm 到尺骨鹰嘴窝近侧 5cm 处的骨折，髓内针可顺行或逆行穿入，可使用扩髓或非扩髓技术。扩髓可以增加针与髓腔皮质接触长度，稳定性会增加，同时扩髓也可防止髓内针卡在髓腔内。可选择较大直径的针，并且扩髓产生的骨碎屑还能起到内植骨的作用。但不论是进行扩髓或是非扩髓都将影响髓腔血供。实验表明，非扩髓技术可使髓腔血供很快地进行重建。即使进行扩髓，由于间隙的存在，也能实现重建血供。因此髓内针固定骨折必定影响髓内血供，这时保护骨外膜的血供就显得更加重要。

使用顺行穿针时应注意将针尾埋于肩袖以下，以防干扰肩峰下间隙。近端锁针帽位置不应对肩峰有妨碍，否则将引起撞击综合征。远、近端锁定时都应使用软组织保护套，以避免伤及腋神经及其他神经、血管和软组织。

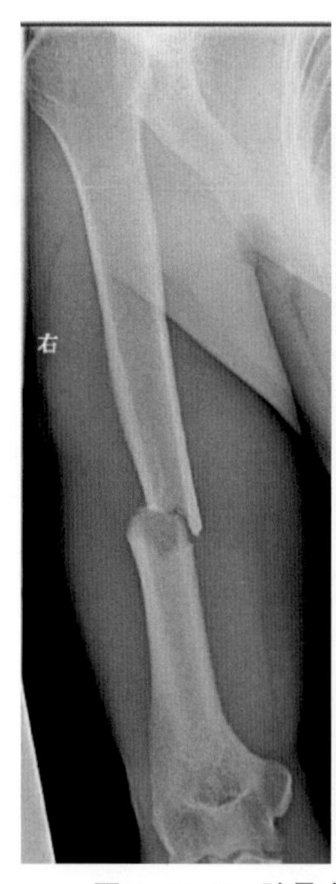

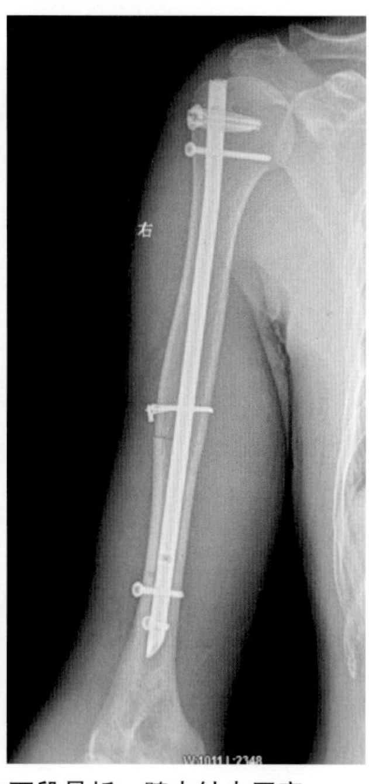

图 2-7-2　肱骨中下段骨折，髓内针内固定

如果有内固定手术治疗肱骨干骨折的适应证，带锁髓内针是较好的选择之一。这时可以根据患者骨折的部位、粉碎程度、合并伤等因素选择逆行穿针或顺行穿针。带锁髓内针的手术操作如下：①逆行穿针技术：适用于距鹰嘴窝以近约5cm以上部位的骨折。患者取俯卧位，患肩外展90°，肘关节屈曲90°，置于支架上。切口从鹰嘴尖沿纵轴向近端5～8cm，纵劈肱三头肌及肌腱，暴露鹰嘴窝及近端。用钻头呈椭圆形钻孔以便形成入点，以骨钻、咬骨钳等将入点扩大并形成椭圆形。助手于屈肘位牵引的同时，术者徒手操作，边旋转边用力将装好的髓内针推向近端，此时最好不用锤子敲击，否则易造成骨质劈裂。如果遇到阻力，则需要退出髓内针，进一步扩大入点，或者用髓腔扩大器扩大髓腔和入点。持续牵引及借助X线影像增强器，髓内针可顺利插入骨折近端。明确复位满意后，借助瞄准器先行远端锁定。此时再次检查骨折情况，如果骨折近端有间隙，则可以将远端锁定好的髓内针向近端敲打以消除间隙，近端锁定则采用徒手操作。②顺行穿针技术：适用于中上段、中段及中下段肱骨干骨折。患者取仰卧位或半坐位，头颈转向健侧，肩下垫高使肩部暴露充分。于肩峰外侧沿三角肌方向做一3～4cm切口，沿肩峰前角劈开三角肌前中1/3，可以纵向切开冈上肌腱，用骨锥在大结节内侧寻找髓内针入点，X线片证实位置满意后加以扩大。注意三角肌从肩峰向远端劈开不能超过5cm，否则可造成腋神经损伤。在助手持续牵引下髓内针可以顺利进入骨折远端。在行近端锁定时一定要用X线片证实针尾已埋入或至少平齐肱骨头的软骨面，否则过长突出的针尾可撞击肩峰，形成外展受限和撞击综合征等。行远端锁定时应使用套袖以防钻头伤及血管神经和软组织。行髓内针固定时要注意肱骨干旋转移位的发生，如果先锁定近端髓内针，臂部外旋，锁定远端髓内针时容易发生肱骨远端外旋畸形，术中可先锁定远端髓内针，置臂部于旋转中立位后锁定近端髓内针。

二、肱骨髁上骨折

肱骨髁上骨折是指发生在肱骨髁与肱骨干之间骨质相对薄弱部分的骨折。最常见于5～8岁的儿童，占全部肘部骨折的50%～60%。属关节外骨折，及时治疗后功能恢复较好。但常合并神经血管损伤及残留畸形，所以也是较为严重的一种损伤，应给予足够重视。一般分为两种类型：伸直型和屈曲型，伸直型占绝大多数(95%)。伸直和屈曲型之外，有学者另加了内收和外展型。伸直型又可分为尺偏型与桡偏型，其中尺偏型多于桡偏型。

（一）伸直型髁上骨折

1. 症状和体征　肘部肿胀，偶有开放伤口。伤后马上就医者，肿胀轻，可触及骨性标志，多数患者肿胀严重，已不能触及骨性标志。骨折远端向后移位，可与肘后脱位相混淆，但肘后三角关系正常，据此可鉴别。另一特殊体征是出现骨擦音，但并不一定需要引出，否则可致血管神经损伤，或加剧疼痛。大部分骨折不稳定，应仔细检查血管神经系统。伤后或复位后应注意是否有肱动脉急性损伤和前臂掌侧骨筋膜室综合征，是否出现“4P”征，即：①疼痛（pain）；②桡动脉搏动消失（pulseless）；③苍白（pallor）；④麻痹（paralysis）。主要的三条神经（正中神经、尺神经、桡神经）都有可能被累及，但以正中神经和桡神经损伤多见。

2. X线检查　X线片所见取决于骨折移位程

度，不论移位程度如何，正位片骨折线常呈横形，位于关节囊近端。中度移位者，骨折远端可位于肱骨干内侧或外侧；重度移位者，骨折远端在冠状面上可有轴向旋转或成角。侧位片上，若骨折无移位，则仅可发现“脂肪垫征”阳性；轻度移位者，可见关节面与肱骨干纵轴的交角变小；明显移位者，可发现骨折远端向后、向近端桡侧或尺侧明显移位（图 2−7−3）。

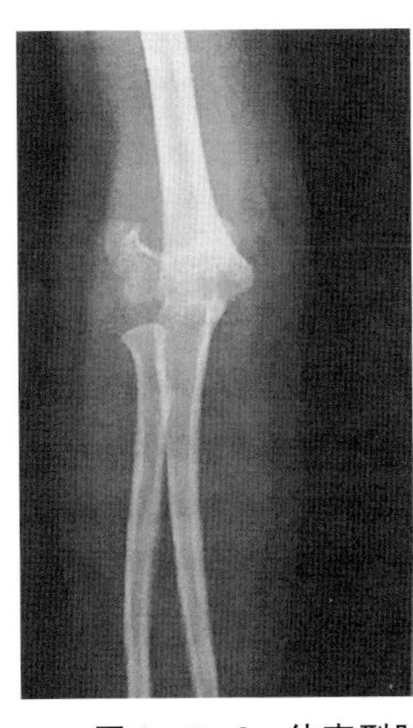
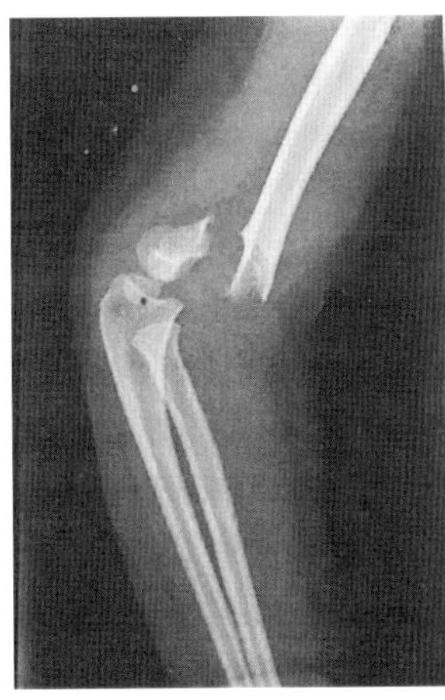

图 2−7−3 伸直型肱骨髁上骨折（完全移位）

3. 治疗方法 主要取决于合并同侧肢体骨与软组织损伤的情况，特别是神经血管是否有损伤。所有骨折均可考虑首先试行闭合复位，但若血循环受到影响，则应行急诊手术。

（1）非手术治疗。无移位或轻度移位可用石膏后托制动 1~2 周，然后开始轻度的功能活动。6 周后骨折基本愈合，再彻底去除石膏或夹板固定。

1）闭合复位。儿童患者大多采用此方法，少数成人患者亦可试行闭合复位，但一般应在臂丛麻醉或全麻后进行，以使肌肉彻底放松和缓解疼痛。复位前应仔细地阅读 X 线片，充分了解骨折远端移位方向和程度。助手将患者上臂及前臂保持伸肘位进行牵引，前臂旋后并稍外翻，术者拇指于骨折远端后侧将其向前推，同时用其余手指将骨折近端向后压下，以矫正前后移位，然后再矫正侧方移位和旋转畸形，最后使患者屈肘以使后侧的骨膜及三头肌紧张，使骨折复位得到维持。在 X 线透视下证实复位满意后，用石膏后托或小夹板固定。整复时应避免粗暴手法及反复多次复位，以免增加神经血管损伤的机会。对骨折明显移位者，复位固定后应注意随诊观察，以防出现神经血管并发症。

2）髁干角。髁干角减少小于 20°，可以接受；减少大于 20°，则不能接受，应行切开复位内固定。若局部肿胀明显、张力过大，很难进行复位，也可将患肢置于侧臂牵引架上或进行“过头”牵引，直至肿胀减退，再试行复位。

3）复位后的处理。复位后应即刻拍摄 X 线片，并在第 2、7 天复查，以防再移位，其间应仔细观察骨折远端关节面与肱骨干轴线的关系，并与健侧对照。用石膏后托屈肘位固定 4~6周，不必采用管型石膏。临床愈合后可在保护下进行间歇性功能活动，不能进行强力被动牵拉训练。

4）鹰嘴牵引。在某些患者中，行鹰嘴骨牵引也是一种可选方法。侧方牵引和“过头”牵引都可采用。应用“过头”牵引容易消肿和方便敷料更换，在重力的帮助下还可以早期进行肘关节屈曲活动。有学者认为“过头”牵引能更好地控制远折端成角。1972 年 Ambrosia 报道对儿童患者行闭合复位、“过头”牵引后，没有发生肘内翻，他认为“过头”牵引将前臂维持在旋前位，而侧方牵引则将前臂维持在中立或旋后位，容易发生肘内翻畸形。过早去除骨牵引容易造成复位丢失和疗效不佳，同时还应注意针道感染，尽管容易控制，但可造成活动受限。骨牵引的主要缺点是住院时间长。

（2）手术治疗。

1）经皮穿针内固定。闭合复位经皮穿针可用于治疗肱骨髁上骨折（图 2−7−4）。此法主要用于治疗儿童和青少年患者，也可用于治疗成人患者，将针尾留在皮外，4~5 周后拔针。

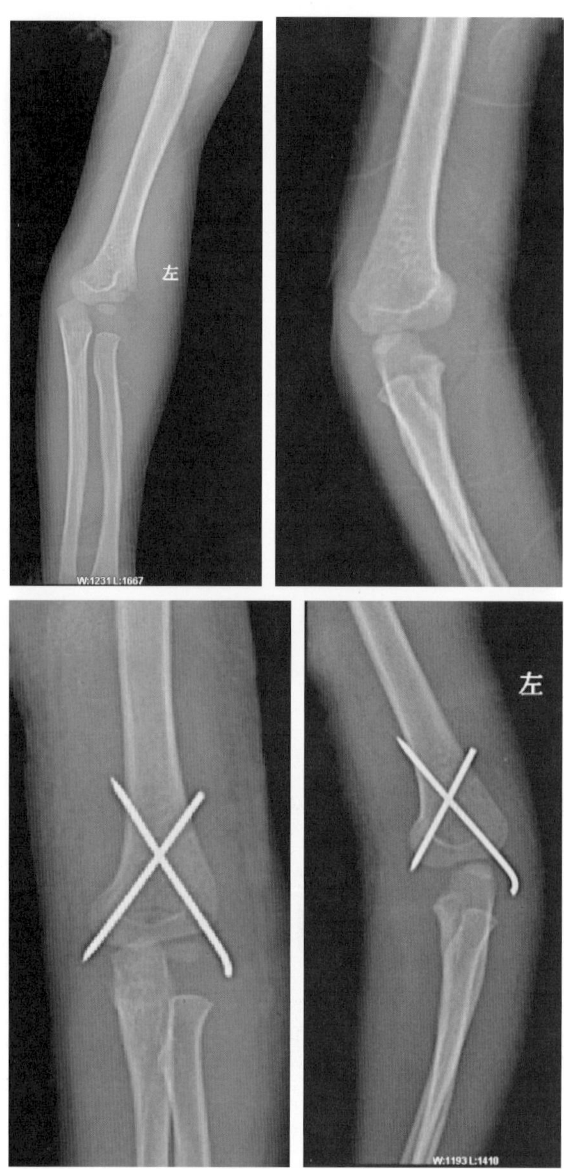

图 2-7-4　肱骨髁上骨折，闭合复位经皮穿针内固定

2）切开复位内固定。手术适应证：①骨折不稳定，闭合复位后不能维持满意的复位；②合并血管损伤；③合并同侧肱骨干或前臂骨折。多年临床实践已证实两块接骨板成 90°，分别固定内、外侧柱，其抗疲劳性能优于后方单用“Y”形接骨板或双髁螺钉固定（图 2-7-5）。粉碎性骨折内固定同时应一期植骨。如内固定不稳定则需延长石膏制动时间以维持复位，将导致疗效欠佳，故应尽可能获得稳定固定，手术后不用外固定，以便进行早期功能锻炼。

开放性骨折应及时行清创术，污染严重者可考虑延期闭合伤口，彻底清创后可用内固定或外固定稳定骨折端。

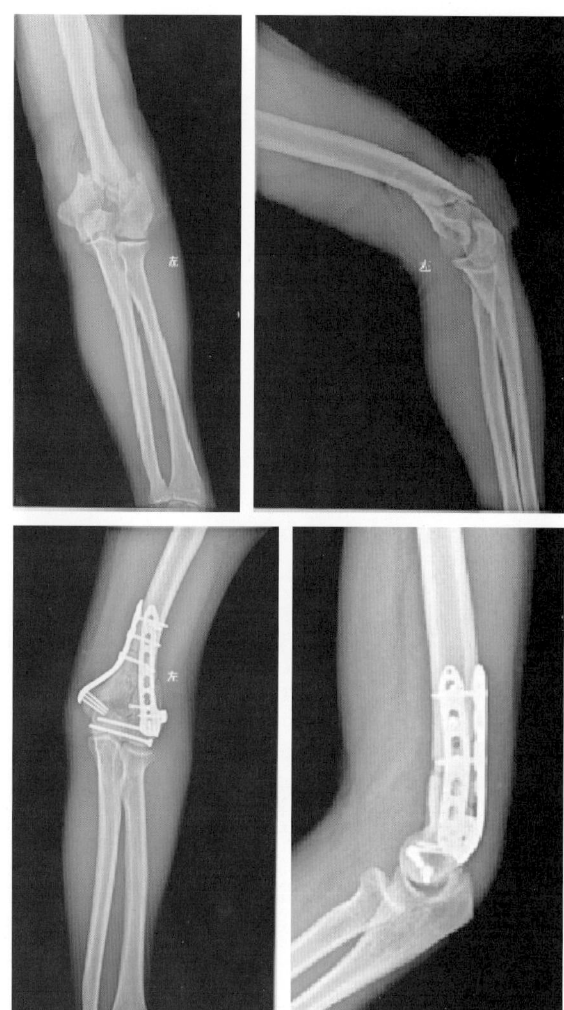

图 2-7-5　左肱骨髁上骨折，手术切开复位接骨板螺钉内固定

（二）屈曲型髁上骨折

1. 症状和体征　患者多为儿童，通常有跌倒的外伤史，肘部肿胀疼痛，甚至出现张力性水疱，局部压痛甚剧，肘关节功能丧失，肱骨髁上部位有异常活动和骨擦音，肘后呈半圆形，在肘后可扪及突起的骨折近端，肘后三角关系正常，此点可与肘关节脱位相鉴别。有桡偏移位者，骨折处外侧凹陷，内侧较突起。尺偏移位患肢形态与上述相反。拍摄正、侧位 X 线片可了解骨折形态及移位情况。

2. X 线检查　侧位 X 线片骨折线自前上至后下呈斜形，与伸直型髁上骨折相反。骨折远端位于肱骨前方，肘部屈曲。正位 X 线片骨折线呈横形。

3. 治疗方法

（1）非手术治疗。

1）手法复位夹板固定。矫正桡偏或尺偏移位，矫正远端向前后方向的移位，上臂超肘关节夹板共4块。前侧板上至肱骨大结节，下至肘窝下3cm，下端制成与前臂相同的弧度。后侧板自腋下至鹰嘴下，远端向前弯曲，模板远端镶有铝钉，以防布带松脱。内侧板自腋下至髁下3cm，外侧板自肩峰下至肱骨外髁下方，内、外侧板下端各系一布带。梯形垫两块，一个置于鹰嘴部，推骨折远端向前，一个置于内髁部，向外挤压骨折远端。再用一块塔型垫，置于外髁上方，向内推挤骨折近端，并一块方形垫置于肘窝上方，压迫骨折近端，防止向前成角。将夹板及固定垫分别置于适当部位，肘部布带要勒紧，以防止移位，腋下布带应略松，以能摸到桡动脉搏动为度。

2）骨牵引疗法。用于骨折发生时间较久、软组织损伤严重、皮肤有水疱，或手法复位不稳定者，可作为鹰嘴部骨牵引。待1周后肿胀消退再行手法复位和局部夹板外固定。

在屈肘位牵引前臂可能获得复位，若在伸肘位牵引前臂则会增加前臂肌肉对髁部的牵拉，使骨折远端更加屈曲，阻碍复位和损伤肘前结构。在维持牵引时，可用拇指向后推压骨折远端，并对抗牵引骨折近端。

（2）手术治疗。

1）切开复位接骨板螺钉固定。采取保守治疗时，在极度伸肘位之外很难维持复位，最好进行切开复位内固定，可用双接骨板对骨折的内外侧都进行固定（图2-7-6）。

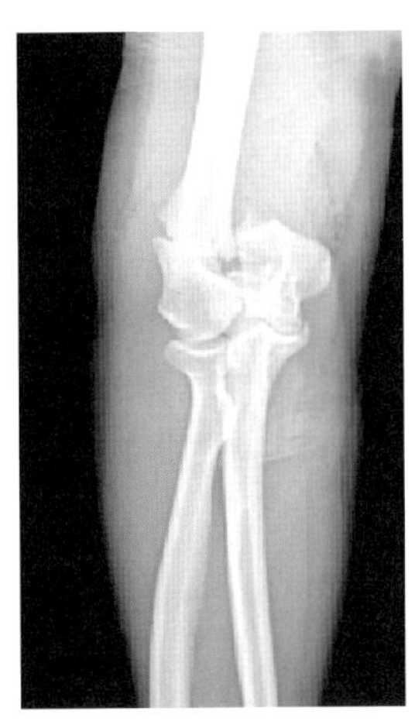
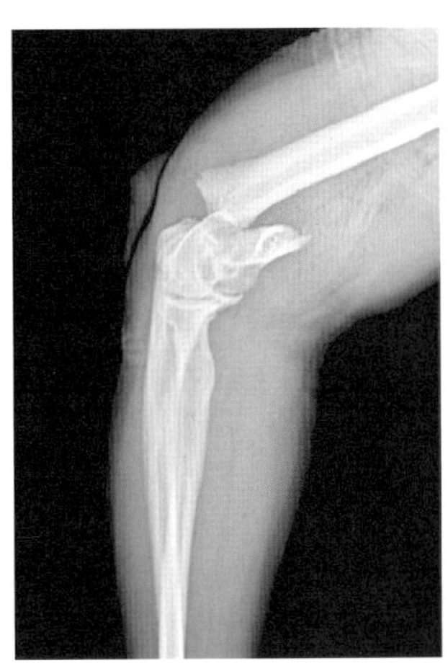
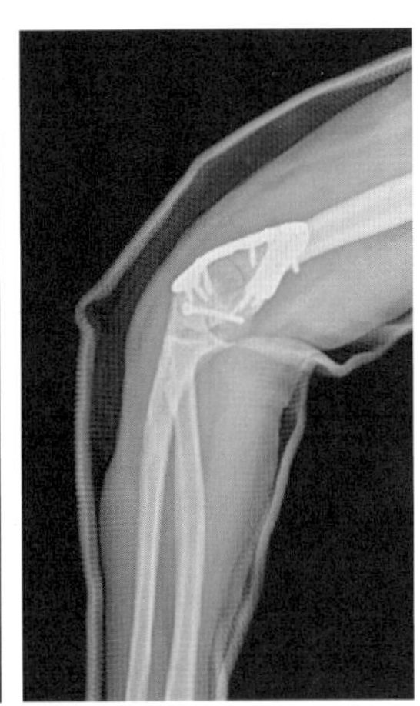
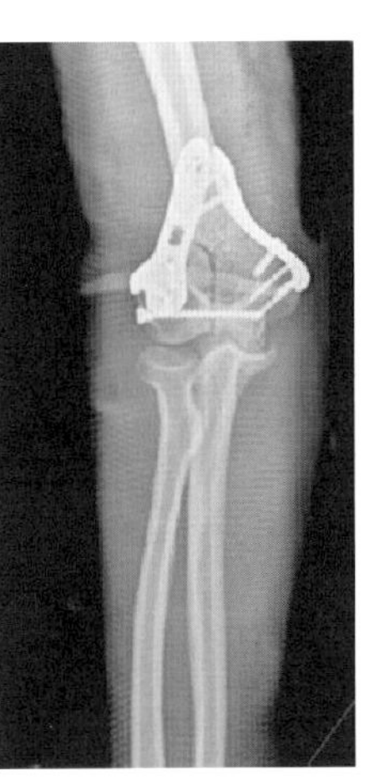

图2-7-6　左肱骨髁上骨折，手术切开复位双接骨板内固定

2）经皮穿针固定。可将骨折端复位，从内外上髁各钻入一根克氏针，将骨折交叉固定。术后长臂石膏托固定2～3周，拔出克氏针，去石膏托练习肘部活动。

第八节　尺桡骨骨折

一、桡骨干骨折

（一）概述

桡骨干骨折既可以由低能量创伤造成，也可以由高能量创伤导致。开放损伤以及合并神经血管损伤的情况并不少见。造成损伤的能量大小不同，常常要求对伤情进行进一步的细致评估。体检包括对整个上肢皮肤、软组织情况的视诊。对于触诊或外力按压时的疼痛程度以及受伤部位上下相邻关节的活动范围应予以评估，同时对于伴发的腕关节或肘关节不稳定需要结合临床表现和X线片综合考虑。

需要进行主观和客观的神经血管检查以评估桡神经、正中神经和尺神经的感觉运动功能。对于上肢疼痛或压痛部位应拍摄两个平面的X线片。前臂全长的前后位和侧位片是很好的筛查资料。特定情况下拍摄斜位片可以增加诊断的特异性，这在需要顾及整个轴线的骨间关系时尤其重要。

（二）桡骨干固定的前方入路

1. 前方入路的优缺点　桡骨干固定的前方入路，普遍被称为“掌侧 Henry 入路”，具有几个优点：这个入路可以显露近端桡骨头至远端桡骨茎突的桡骨全长。因此，桡骨干的前方入路几乎可以用于自近端桡骨颈和桡骨粗隆，至远端桡骨茎突区域内的所有骨折的治疗。这一入路具有非常清楚的间隙，允许内固定物放置于桡骨的前面，同时还能够提供非常好的软组织覆盖。该入路的缺点很少，如果对于解剖结构有很好的了解，就能够避免神经血管的损伤。最主要的缺点在于处理桡骨干骨折近端时可能造成骨间背侧神经的医源性损伤。采用前方入路时，并不需要直接显露该神经（如果显露，甚至可以说是不明智的）。然而，应该尽量避免围绕桡骨干近端盲目放置各种弧形的骨撬和牵开装置，即使需要放置，也要非常谨慎，因为可能会造成神经的一过性或永久性功能障碍。

2. 前方入路步骤 患者仰卧于手术床上，患肢下放置可透射线的上肢托板。所有可能压迫的部位均做好衬垫。全麻或区域阻滞麻醉都可以，但是如果存在发生术后骨筋膜室综合征的可能，需要监测神经功能或舒适水平时，应该避免使用区域阻滞麻醉。预计要置入内固定物时需要静脉给予预防性抗生素。在患肢上部绑缚衬垫良好的无菌止血带。患侧上肢按照标准的无菌技术消毒铺单。对患肢进行驱血后上止血带，除非患者血压升高，通常止血带压力在 250mmHg 即可。切口位于前臂前方偏桡侧，沿肱二头肌腱远端外侧与桡骨茎突的连线，长度取决于骨折线波及的范围。切口的中心位于骨折端，向近远端分别延长以保证在复位固定时不需要对皮肤及其下的解剖结构进行过度牵拉。在筋膜深处可以看到肱桡肌，在其尺侧纵向切开前臂前方肌肉的筋膜。筋膜切开后，可以在肱桡肌的尺侧辨认桡动脉。分离桡动脉和肱桡肌的间隙，将进入肱桡肌的动脉分支予以结扎或用双极电凝止血。在前臂的远 1/3，桡动脉位于尺侧且能够非常清晰地分开。而在更近端的地方，桡动脉走行于肱桡肌深方。当将肱桡肌拉向桡侧时，可于其深方辨认桡神经的浅感觉支，予以保护后与一起拉向桡侧，在前臂的远 1/3，桡动脉可以与桡侧腕屈肌一起向尺侧拉开，也可以分离桡动脉和桡侧腕屈肌之间的间隙。下方的拇长屈肌和旋前方肌可以按照自桡侧向尺侧的方向自桡骨上剥离以显露桡骨干。在前臂中 1/3，分开肱桡肌和桡动脉的间隙后即可显露旋前圆肌在桡骨上的止点。将旋前圆肌自桡侧向尺侧掀开可以显露桡骨干。在前臂的近 1/3，前臂外侧皮神经于肱桡肌和肱二头肌远端之间发出，应予以辨认和保护。在这个水平位置由于肱桡肌的走行斜向跨越前臂，因而将其拉向桡侧比较困难。于肱二头肌腱远端的外侧分离肱桡肌和桡动脉。在这个部位常常可以看到桡动脉的返支，如果妨碍显露可能需要切断，将前臂旋后可以显露旋后肌的止点，在骨膜下按自尺侧向桡侧的方向进行剥离，由于骨间背侧神经在这个水平位置可能紧邻桡骨干后方，因此即使是骨膜下剥离也不能确保神经无损。故应该仅在旋后位显露桡骨前方所需要对骨折进行复位固定的部分即可。不应将弧形的骨撬或其他器械放置于桡骨干的后方。

（三）桡骨干固定的后方入路

桡骨干固定的后方入路相对来说并不常用，但是在某些情况下后方入路仍然能够为手术治疗提供满意的显露，成为另一种很好的选择。

桡骨干后方入路最主要的优势在于其适用于近端骨折，尤其是当骨折水平的前臂前方因存在软组织问题而无法作为手术入路时。后方入路还可以在对桡骨干近端进行固定时显露并保护骨间背侧神经。当然这一优势也会带来相关的争议，即直接显露并对神经进行操作可能会导致一过性或持续性的神经功能障碍，而且当骨折愈合以后取出内固定物的操作及瘢痕的形成会使神经有受到损伤的风险。尽管存在一些困难，手术时仍然可以通过肌间隙显露桡骨的整体。当显露至远端时，背侧的软组织/肌肉覆盖相对较薄，可能会发生内固定物导致的伸肌腱刺激症状或者断裂。其适应证和禁忌证基本上与前方入路相同。

患者仰卧于手术床上，患肢可以置于臂托上或放于患者胸前。切口沿肱骨外上髁和 Lister 结节的连线，手术需要分离的间隙在近端位于指总伸肌和桡侧腕短伸肌之间，在远端位于拇长展肌和第一伸肌间室内，自指总伸肌和桡侧腕短伸肌之间穿出。紧邻指总伸肌－桡侧腕短伸肌间隙深处的近端就是旋后肌肌腹。骨间背侧神经可以在其于近端进入旋后肌处予以辨认。然后通过解剖旋后肌的浅头小心地分离出神经。一旦神经被分离并保护，即可将旋后肌自前向后从桡骨干上剥离。这样就可以显露桡骨干并根据需要进行固定。拇长展肌和拇短伸肌于桡骨干中远 1/3 交界处覆盖桡骨，可以根据需要向近端或远端进行剥离。在此水平以远，操作的间隙位于桡侧腕短伸肌和拇长伸肌腱之间，如果骨折的固定需要向更远端显露，则间隙也可以位于拇长伸肌腱和指总伸肌之间。

临床常见单纯桡骨骨折的影像及治疗如图2－8－1所示。

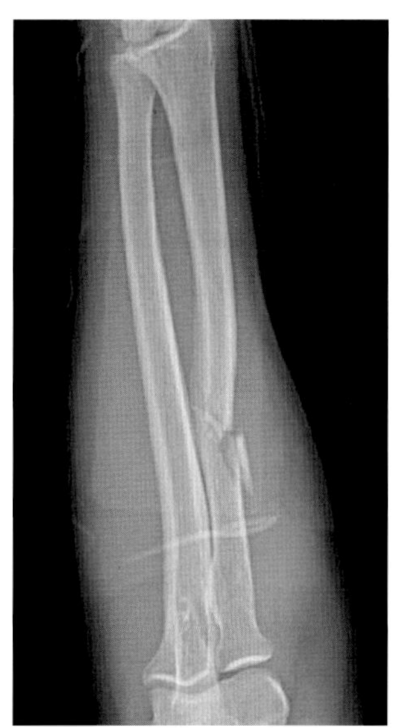

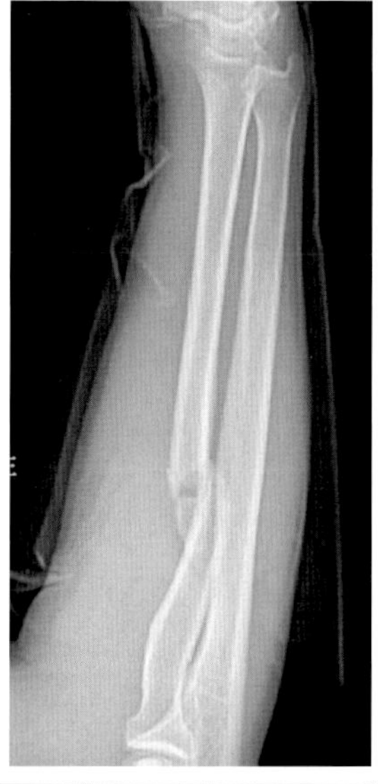

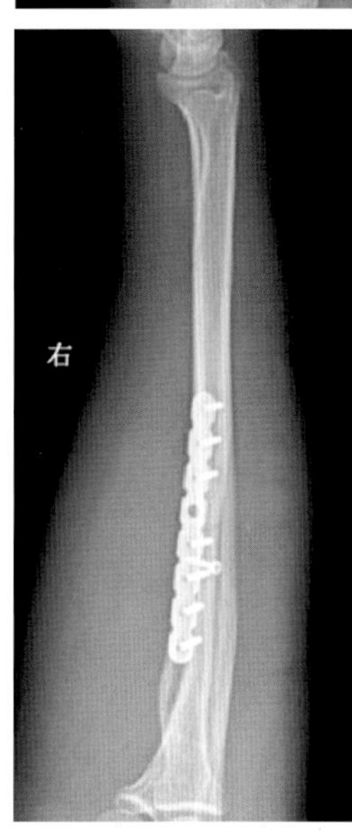

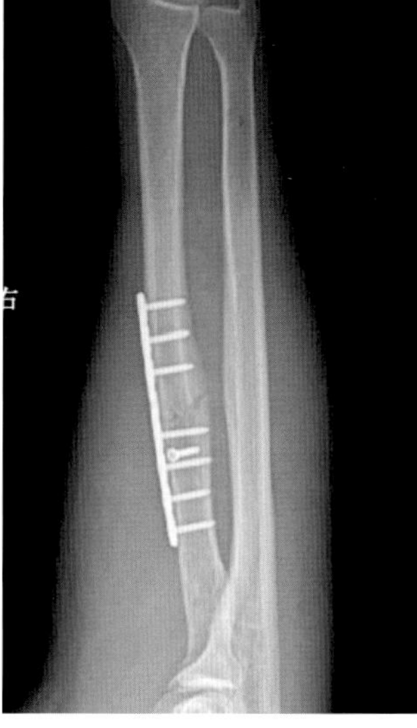

图2－8－1　男性，28岁，桡骨上1/3粉碎性骨折，接骨板内固定

二、尺骨干骨折

（一）概述

单独的尺骨干远段和中段骨折最常见的原因是直接创伤。不过医生在处理看似单独的尺骨干骨折患者时应该时刻考虑可能合并发生腕关节、前臂以及肘关节损伤。如果骨折确为单独发生而且移位及成角很小，这种闭合的尺骨远段和中段骨干骨折可以通过非手术方法治疗，如应用功能支具或短臂管型石膏治疗。然而无论移位程度大小，这类骨折的理想治疗方法尚未确定。由于尺骨作为前臂稳定单元十分重要，因此制订出针对这种损伤且结果可预期的治疗方案至关重要。一般体检与前述的桡骨干骨折相同。常规的影像学检查也与桡骨干骨折相同，至少应该包括前臂全长，以及任何存在疼痛/压痛的部位、腕关节和肘关节。

（二）尺骨干骨折的手术方法

临床上通常直接采用尺侧入路固定尺骨远段和中段骨干，这一入路最主要的优点在于它的简单性，且同时能够显露尺骨全长。缺点则在于尺骨皮下缘的骨与内固定物的软组织覆盖有潜在困难，而且相对更靠近皮下放置的内固定物最终需要取出的可能性也较大。

单独尺骨干骨折采用切开复位内固定（ORIF）治疗的适应证还稍有争议。多数学者同意尺骨干骨折在任何平面上移位超过50%或成角超过10°时需要行ORIF治疗。随着现代外科手术技术和技巧的发展，手术作为这类骨折的最终治疗方法在更多的时候已经成为常规。

与其他内固定手术不同，尺骨干骨折内固定的禁忌证极少，但应该包括手术区域的严重软组织损伤，这种情况可能需要先以外固定架固定，一期或延期行软组织覆盖，之后行延期的最终内固定治疗。

经典的内固定原则要求使用3.5mm系列接骨板，骨折的近远端各固定5～6层皮质。也有一些医生喜欢在骨折的两端各固定6～8层皮质。如果骨折线足够倾斜，可以通过骨折端打入一枚拉力螺钉进行固定。如果未能使用拉力螺钉，则需要通过应用接骨板进行加压。生物力学研究结果表明，接骨板的长度比所用的螺钉数目更为重要。Sanders等人发现，从力学的角度而言，8～10孔接骨板配合4枚双层皮质螺钉（骨折两端各4层皮质固定）的固定效果与6孔接骨板配合6枚双层皮质螺钉（骨折两端各6层皮质固定）相当，甚至更好。置入较少的螺钉最主要的优点就在于，如果将来需要取出接骨板，可以降低取出后发生骨折的风险。目前还没有证据表明锁定接骨板系统可以改善单纯尺骨干骨折的临床和生物力学结果。节段性或非常粉碎的骨折可能需要"桥接"接骨板固定并结合自体骨植骨或使用骨移植替代物。在这种情况下，应用锁定接骨板系统可能就会显现出其优势。由于尺骨的外形，以及其位于尺侧皮下，接骨板通常置放于尺侧皮下缘的后方或前方，这取决于哪里能够使接骨板更贴附。根据我们的经验，将接骨板置于掌侧更为容易，也更能为患者所耐受，而且接骨板也更能与尺骨干的解剖形态相符（图 2-8-2）。

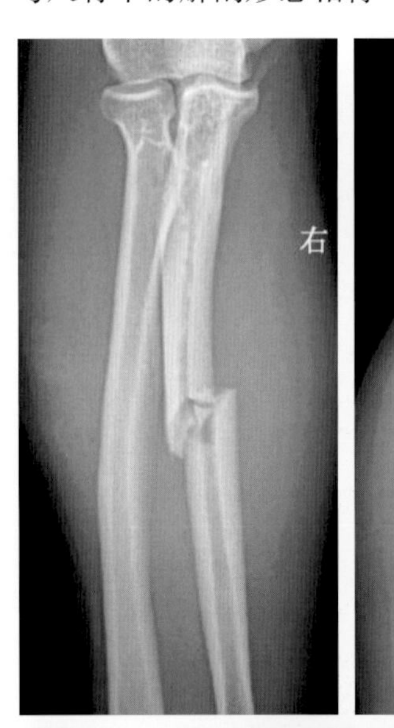

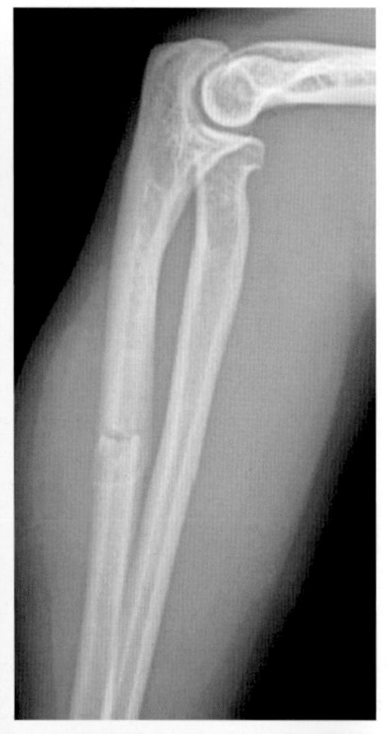

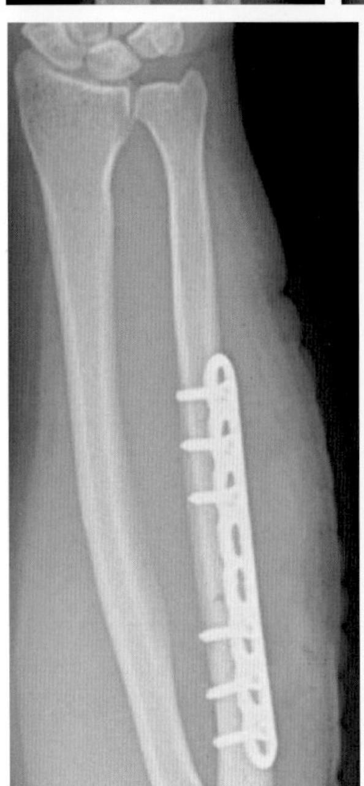

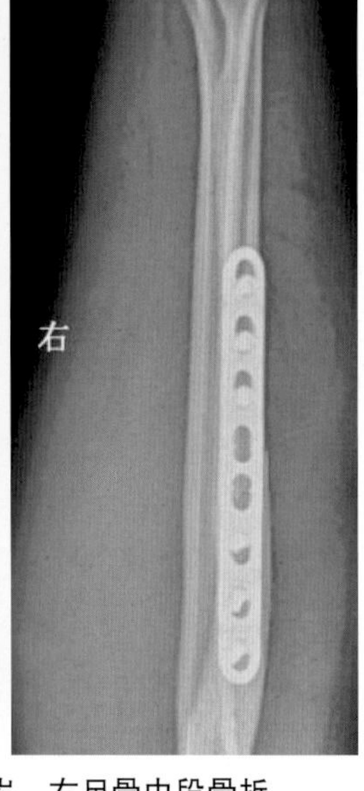

图 2-8-2　女性，33 岁，右尺骨中段骨折，接骨板内固定

三、尺桡骨双骨折

（一）临床表现

前臂受伤后局部疼痛、肿胀，前臂活动功能丧失，动则疼痛加剧。有移位的完全骨折时，前臂可有短缩、成角或旋转畸形，儿童青枝骨折则仅有成角畸形。骨折端刺戳所致的开放性骨折，皮肤伤口一般较小，外露的骨折端有时自行回纳至伤口内。检查时局部压痛明显，有纵向叩击痛。有移位的完全骨折者有骨擦音和异常活动。骨擦音和异常活动并无必要特意检查，因其有可能造成附加损伤。

（二）影像学检查

尺桡骨双骨折的诊断多可以依据临床体征确定。但骨折的详细特点必须依靠 X 线片来了解。所拍 X 线片必须包括腕关节及肘关节，并须拍摄正、侧位 X 线片。X 线片包括腕及肘关节，既可避免遗漏上下尺桡关节的合并损伤，又可判断桡骨折近端的旋转位置，以利整复。

（三）诊断

根据受伤史、局部的症状体征及 X 线检查，医生可做出诊断。儿童不完全骨折，局部无明显畸形、肿胀和疼痛，肘、腕关节活动功能也多无明显受限，容易被漏诊。因此，对儿童患者更应仔细检查前臂有无压痛、旋转活动受限和疼痛。若骨折后患肢剧烈疼痛、肿胀严重、手指麻木发凉、皮肤发绀、被动活动手指疼痛加重，应考虑为前臂筋膜间隔综合征。

（四）治疗

前臂的主要功能是旋转，其对手部功能的发挥起着至关重要的作用。因此，对前臂骨折的治疗，不应作为一般骨干骨折来处理，而应像对待关节内骨折一样来处理。这样才能最大限度地恢复前臂的功能。

（1）闭合复位外固定。对于无移位骨折仅用夹板或石膏外固定既可。对于稳定的尺桡骨双骨折，有经验的医生仍可采用闭合复位、夹板或石膏外固定的方法治疗。

但对于桡骨上 1/3 骨折、不稳定性骨折，以闭合复位、外固定方法来治疗则会很困难，其临床效果也不理想。

强求闭合复位，反复多次整复，常会导致创伤加重、肿胀严重、出现张力性水泡，既未能达到闭合复位的目的，又失去了早期手术的时机。其结果反不如早期手术者。

正确的闭合复位应注意以下几点：①良好的麻醉可以使患者在无痛、肌肉松弛的情况下与术者配合，减少复位时的困难；②纠正旋转畸形；③对抗牵引，纠正短缩、重叠、成角畸形；④分骨并纠正侧方移位；⑤治疗旋转、重叠移位不大的陈旧性骨折，可考虑手法折骨后整复；⑥桡尺骨双骨折的复位要求较高，要求达到解剖对位或接近解剖对位；⑦儿童的塑形能力较强，8 岁以下的儿童可以预期有明显的塑形，20°以内的成角畸形一般可通过塑形而获得矫正，但超过12 岁的儿童的塑形概率就大大降低（图 2–8–3）。

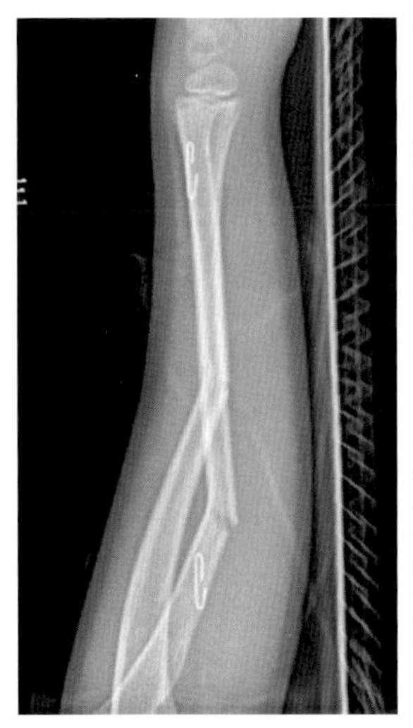
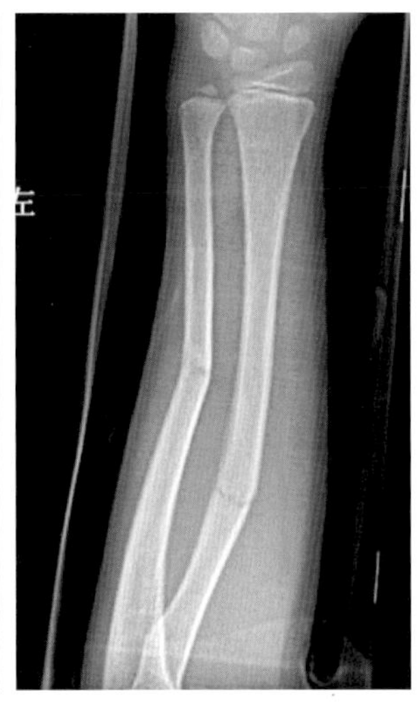

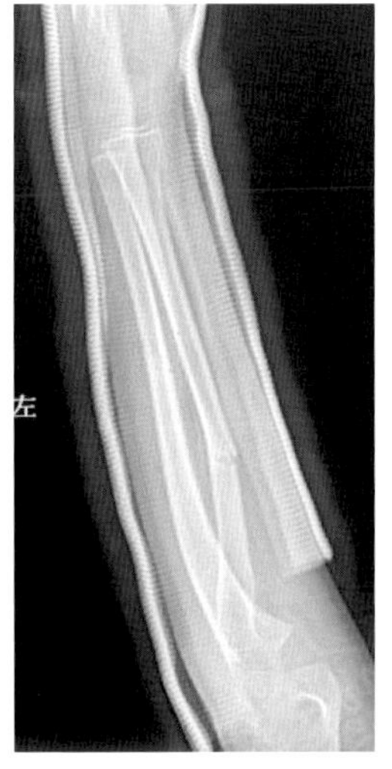

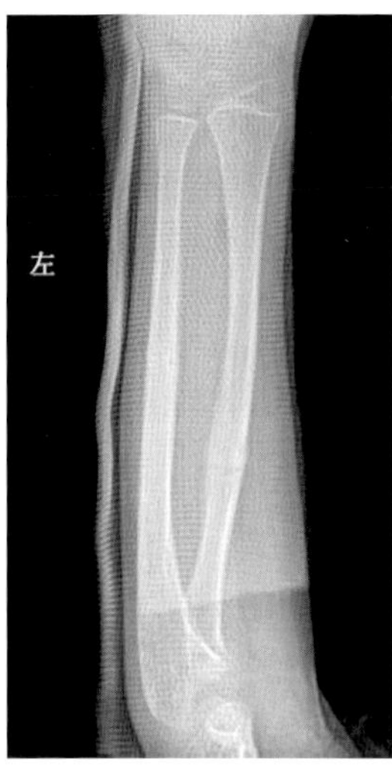

图 2–8–3　小儿尺桡骨双骨折，闭合复位夹板外固定

（2）接骨板螺钉内固定。随着接骨板的质量和设计逐渐改进，接骨板螺钉治疗结果的满意率也逐年提高。临床应用表明，内固定物越坚固，延迟愈合、不愈合率越低，因而临床上常采用坚实内固定、双接骨板、加压接骨板等（图 2–8–4）。由于内固定物坚固可靠，术后不使用外固定物即可获得很好的功能结果。通常临床上使用AO 加压接骨板或双接骨板。使用的接骨板长度应为骨直径的 5 倍，不足 5 倍的疗效很差（骨折不愈合率明显增高）。

前臂骨折的手术：采取尺桡骨后侧切口，显露尺桡骨骨折断端后，尺骨干上、中 1/3 段接骨板需置于后外侧；下 1/3 则需置于前侧面。桡骨干的接骨板要置于桡骨的前或后侧。

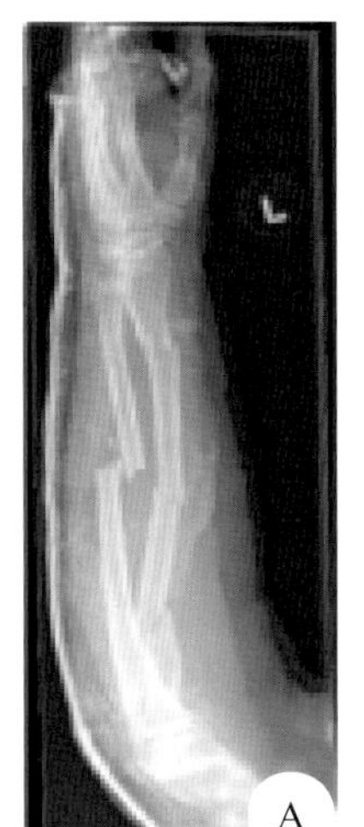

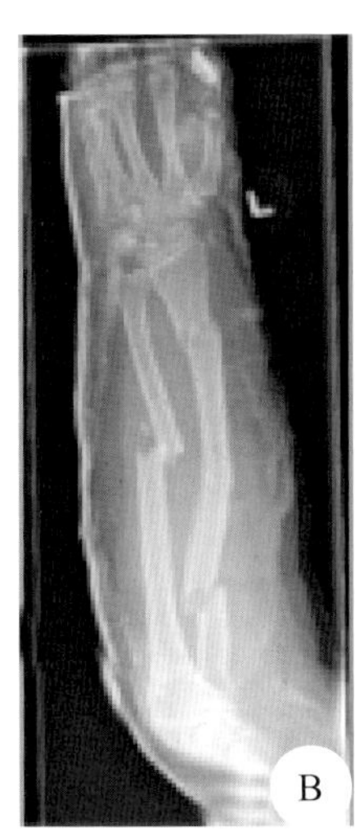

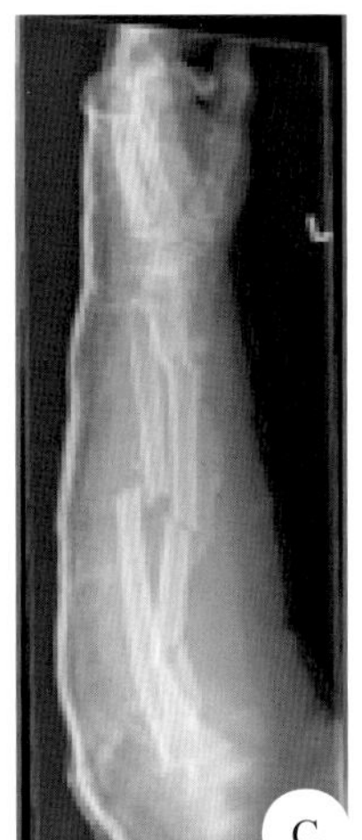

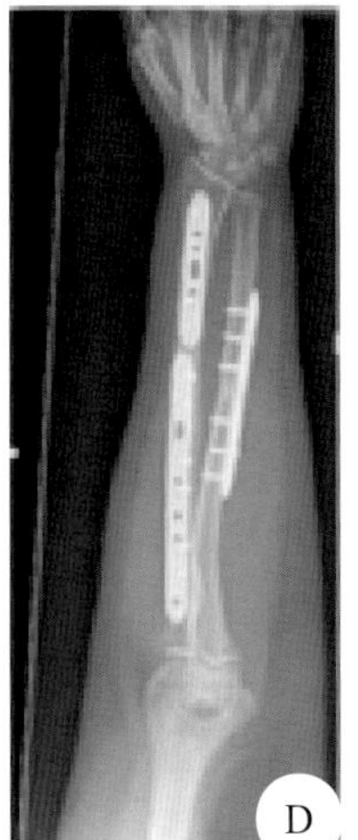

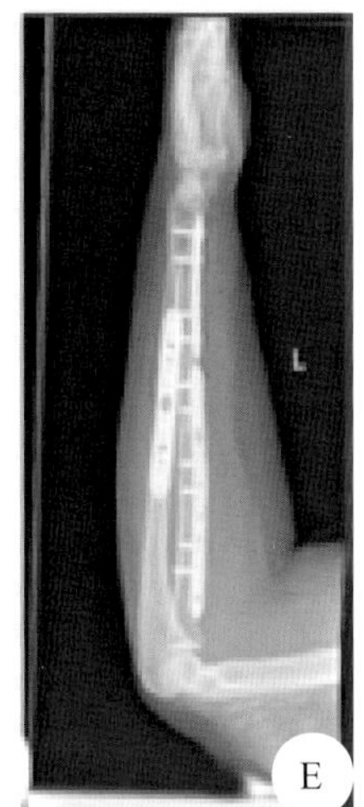

图 2–8–4　男性，22 岁，左尺桡骨多段骨折

A、B、C. 术前正、侧位片；D、E. 术后尺桡骨正、侧位片

四、尺骨上 1/3 骨折合并桡骨头脱位

（一）概述

尺骨上 1/3 骨折合并桡骨头脱位亦称孟氏骨折（Monteggia's fracture），为上肢最常见的骨折合并脱位。这种特殊类型的损伤是指尺骨半月切迹以下的上 1/3 骨折，桡骨头同时自肱桡关节、上尺桡关节脱位，而肱尺关节无脱位。这与肘关节前脱位合并尺骨鹰嘴骨折不相同。上尺桡关节由桡骨头环状关节面与尺骨桡切迹构成，桡骨头被附着在尺骨桡切迹前后缘的环状韧带所约束。前臂旋转活动时，桡骨头在尺骨桡切迹里旋转。桡神经在肘前部向下分为深支和浅支，深支绕过桡骨头，进入旋后肌深、浅层之间，然后穿出旋后肌位于骨间膜表面走向远侧。

尺骨上 1/3 骨折合并桡骨头脱位是骨折与关节脱位同时发生的损伤，直接暴力和间接暴力均可引起，而以间接暴力所致者为多。

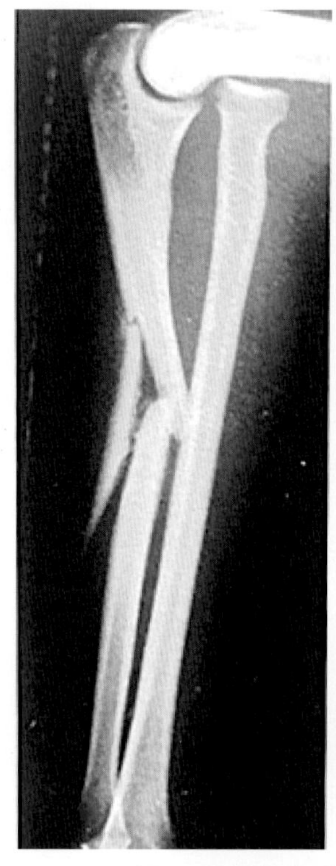
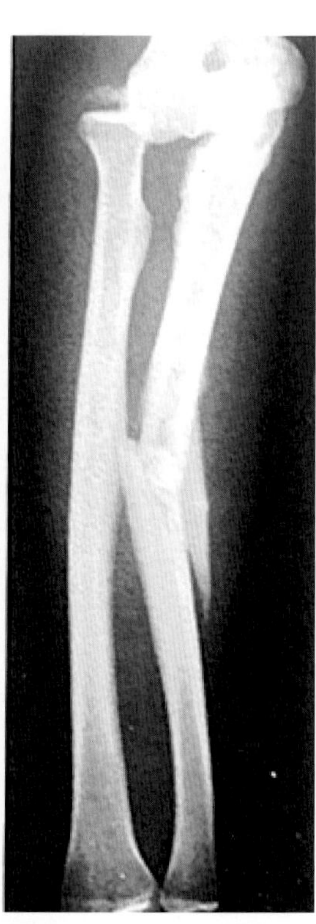

图 2-8-5　孟氏骨折（伸直型），尺骨上 1/3 粉碎性骨折伴桡骨头向前外脱位

（二）临床分型

根据暴力作用的方向、骨折移位情况及桡骨头脱位的方向，临床上可分为 4 种类型。

（1）Ⅰ型：也称伸直型（图 2-8-5），约占孟氏骨折的 60%，多见于儿童。跌倒时，肘关节处于伸直位或过伸位，前臂旋后，手掌着地，暴力由掌心通过尺桡骨传向上前方，先造成尺骨上 1/3 斜形骨折，骨折端向掌侧及桡侧成角移位，暴力的继续作用和尺骨骨折的推挤，迫使桡骨头冲破或滑出环状韧带，向前外方脱出。对于成人，外力直接打击前臂上段背侧，亦可造成伸直型骨折，骨折多为横形或粉碎性。

（2）Ⅱ型：也称屈曲型（图 2-8-6），约占孟氏骨折的 15%，多见于成人。跌倒时，肘关节处于微屈位，前臂旋前，手掌着地，暴力由掌心传向外上方，先造成尺骨上 1/3 横形或短斜形骨折，骨折端向背侧、桡侧成角移位，暴力继续作用、尺骨骨折端的推挤和骨间膜的牵拉，使桡骨头向后外方脱出。

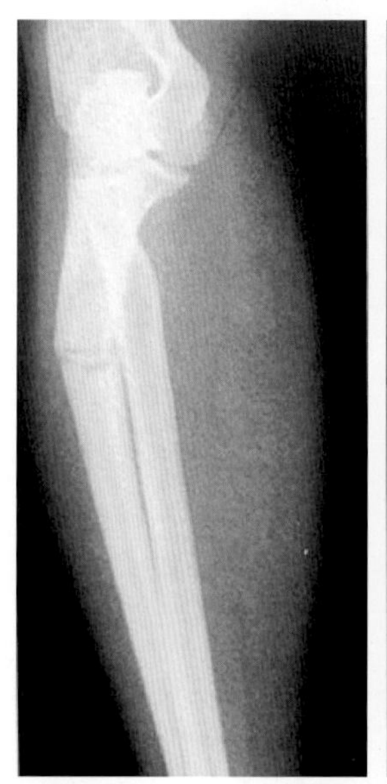
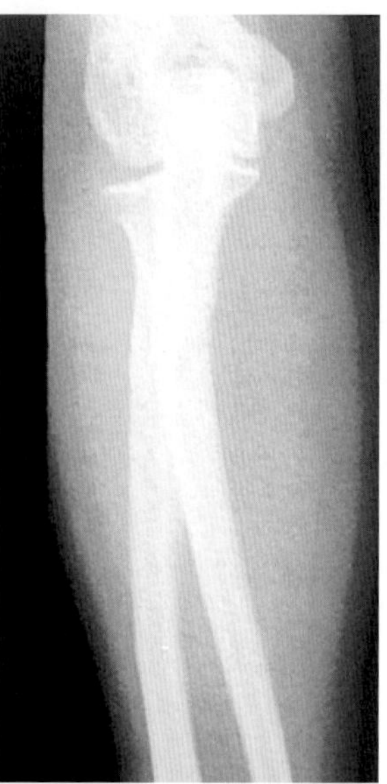

图 2-8-6　孟氏骨折（屈曲型），尺骨上 1/3 骨折伴桡骨头向后外脱位

（3）Ⅲ型：也称内收型。约占孟氏骨折的 20%，多见于幼儿，亦可见于年龄较大的儿童。

（4）Ⅳ型：也称特殊型，约占孟氏骨折的 5%，多见于成人，临床上此型最为少见。

（三）临床表现

孟氏骨折的表现为伤后肘部和前臂疼痛、肿

胀，前臂旋转功能及肘关节活动功能障碍。Ⅰ型可在肘前窝触到桡骨头，前臂短缩，尺骨向前成角。Ⅱ型可于肘后触及桡骨头，尺骨向后成角。Ⅲ型可于肘外侧触及桡骨头和尺骨近端向外侧成角。Ⅳ型桡骨头处于肘前，尺桡骨骨折处有畸形及异常活动。检查时应注意腕和手指的感觉和运动功能，以确定是否因桡骨头向外脱位而合并桡神经损伤。桡神经深支损伤为最常见的合并症，故应详细检查，以防漏诊。

桡骨头脱位和尺骨骨折在X线片上极易判断，但孟氏骨折的漏诊率却非常高。其原因有如下几点：其一是X线片未包括肘关节；其二是X光球管未以肘关节为中心，以致桡骨头脱位变得不明显；其三是体检时忽略了桡骨头脱位的存在，以致读片时未注意此种情况；其四是患者伤后曾做过牵拉制动，使脱位的桡骨头复位，以致来院检查时未发现脱位，但固定中可复发脱位。

（四）诊断

针对孟氏骨折，医生必须了解受伤史、临床症状和体征，认真阅读X线片，以做出正确诊断(图2−8−7)。

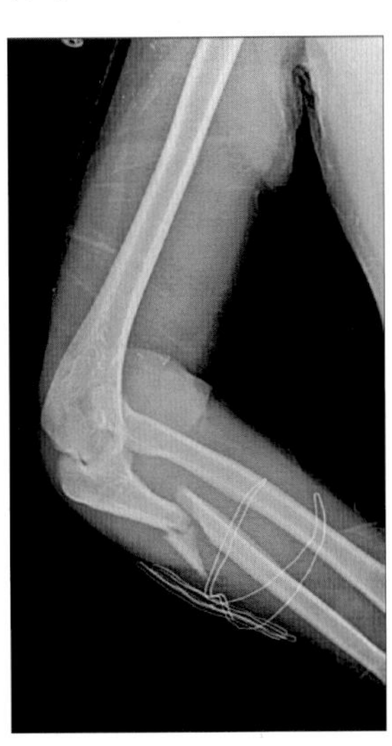
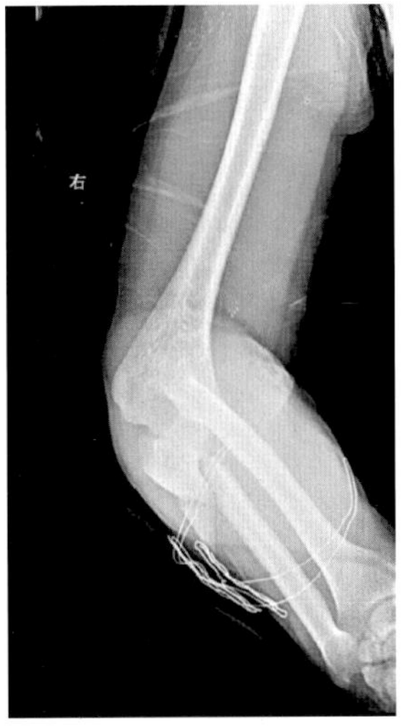

图2−8−7　右孟氏骨折

（五）治疗

桡骨头虽能复位，而尺骨骨折位置不良时应切开复位，行接骨板或髓内针内固定（图2−8−8）。有时破裂的环状韧带会妨碍桡骨头的复位，或桡骨头的脱位自近端穿过环状韧带，交锁于肱骨外上髁处，此时切开复位宜采用桡骨上1/4和尺骨上1/3后外侧切口。术中先将桡骨头复位，尺骨切开复位，三棱针或四孔接骨板内固定。行内固定术后，应用长臂前后石膏托制动4～6周。Ⅰ、Ⅲ、Ⅳ型骨折固定于前臂旋转中立位，屈肘110°位；Ⅱ型骨折固定于屈肘70°位。石膏去除后进行功能锻炼。

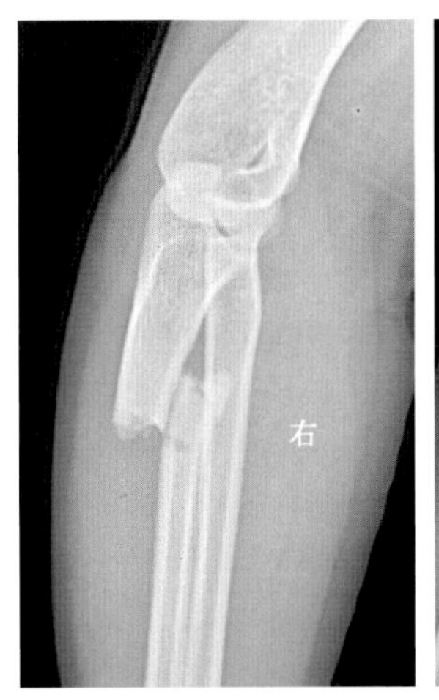

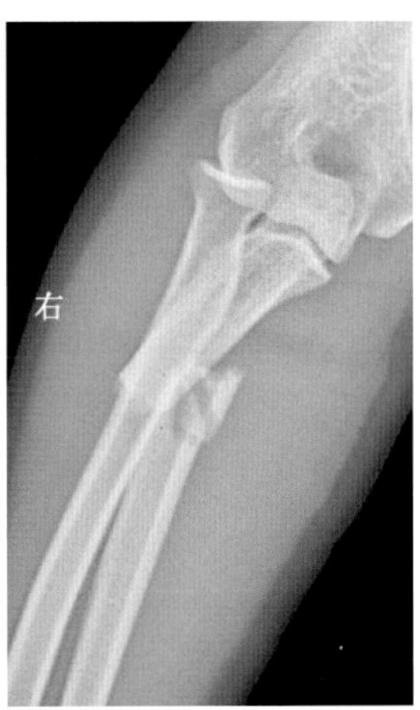

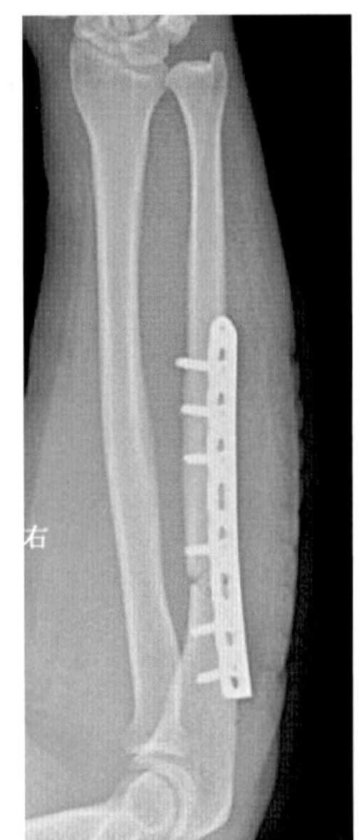

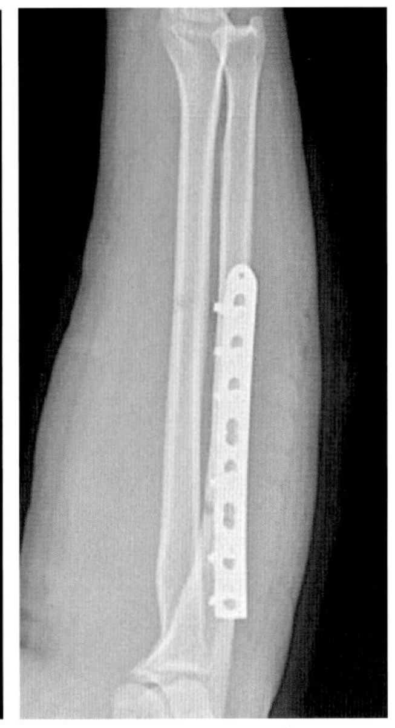

图2−8−8　男性，38岁，右孟氏骨折，切开复位接骨板内固定

早期未治疗，或治疗不当而致畸形愈合或不愈合者，应依据具体情况给予处理。如果仅是轻度尺骨成角畸形愈合、桡骨头脱位，最好对尺骨不予处理，而仅切除桡骨头。如为中度的尺骨成角畸形、桡骨头脱位，行桡骨头切除、尺骨骨突切除及骨间膜松解术，即可改善前臂的旋转功能。如为严重的尺骨成角畸形愈合、桡骨头脱位，应做尺骨的截骨复位内固定术及桡骨头切除术，术中同时松解骨间膜。如为尺骨不愈合、桡骨头脱位或半脱位，应行尺骨内固定植骨术，同时切除桡骨头。对陈旧骨折畸形愈合儿童的桡骨头则需手术整复，不可切除桡骨头，以免影响桡骨的长度，造成肘关节畸形，可将桡骨头复位，环状韧带重建，尺骨斜形截骨延长内固定。

五、桡骨下 1/3 骨折合并下尺桡关节脱位

桡骨下 1/3 骨折合并下尺桡关节脱位称盖氏（Galeazzi）骨折，是前臂轴损伤的一部分，包括尺桡骨和骨间膜的损伤，影响前臂的稳定性。这种损伤由桡骨干远端骨折以及下尺桡关节脱位或损伤共同构成。对于任何桡骨干中、远 1/3 交界处的骨折都应该警惕是否同时合并下尺桡关节损伤。由于骨折位置更靠近骨干远端，因此接骨板远端需要塑形以适应桡骨远端干骺端的前倾。而且在这个区域内，如果骨折线越靠近远端，使用 3.5mm 系列接骨板固定就会越困难，因为骨折远端有可能只能打入 2 枚螺钉。一些用于骨折远端的接骨板系统可以提供预塑形的掌侧接骨板，这些接骨板长度足以跨越骨折线，远端还配有多枚锁定螺钉固定。但是如果可能的话，我们仍然愿意选择使用 3.5mm 系列的锁定接骨板系统，因为这类损伤中无移位的纵向骨折线并不少见，可以使用小的横向拉力螺钉进行固定。这些螺钉主要是为了防止纵向劈裂的进一步延长。在需要对多个远端关节面骨块固定时，我们一般使用较薄的“T”形接骨板，由于其比较薄弱，在术后指导患者做旋前/旋后运动时我们也会更加谨慎。

术前所做的临床和影像学评估都可以帮助了解腕关节和肘关节的病理情况，首先要考虑的因素就是确认桡骨干骨折是否真的达到了解剖复位。即使轻度的旋转不良、成角或短缩也可能导致或加剧下尺桡关节的不匹配。假如骨干复位满意，同时没有明显的其他合并损伤，则可能是下尺桡掌侧或背侧韧带（或两者同时）发生了断裂。韧带可能自尺骨茎突基底或桡骨上撕脱，前者更为常见。此外也可能发生了尺骨茎突基底骨折，导致韧带失去其正常稳定作用。如果是骨折导致了下尺桡关节持续不稳定，那么在桡骨干骨折解剖复位固定之后可以考虑行尺骨茎突基底的固定。固定以后应对下尺桡关节再次进行临床和影像学检查，以确定稳定性得到了重建。持续的明显不稳定说明伴有韧带自茎突基底的撕脱，可能需要对韧带进行切开修复。如果桡骨解剖复位后下尺桡关节仍然无法复位，则可能是某些解剖结构嵌夹于下尺桡关节内。尽管存在多种可能性，但尺侧腕伸肌嵌夹仍是最常见的原因，需行切开复位（图 2−8−9）。

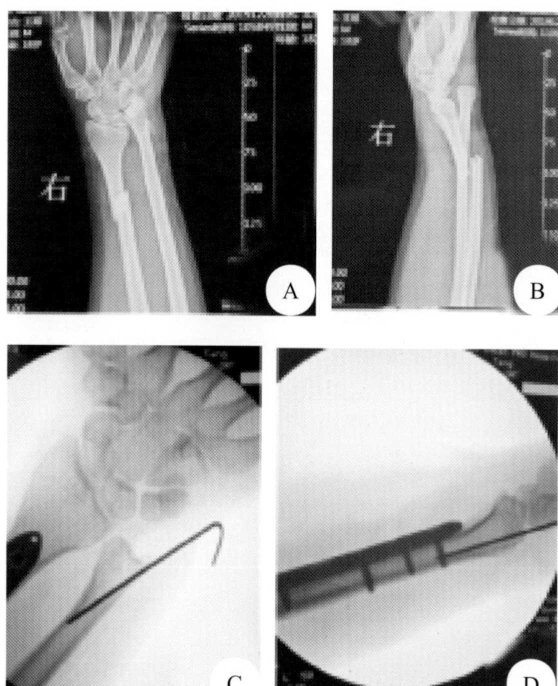

图 2−8−9　男性，18 岁，右盖氏骨折伴尺骨茎突骨折

A、B. 术前正、侧位片；C、D. 术中固定桡骨，复位下尺桡关节，同时固定尺骨茎突

第九节　骨盆骨折

一、骨盆骨折分型

骨盆骨折可分为三种类型：稳定型、不稳定型和其他型。其他型又分为复杂类型骨折，合并髋臼骨折以及前弓完整的骶髂关节脱位。

（一）Tile 分型

骨盆骨折 Tile 分型见表 2−9−1。

表 2-9-1　骨盆骨折 Tile 分型

Tile 分型
A 型（旋转和垂直稳定型）
A1. 骨盆边缘骨折，不累及骨盆环，撕脱伤
A2. 骨盆环有骨折或有轻度移位
B 型（旋转不稳定、垂直稳定型）
B1. 外旋损伤，“翻书样”损伤
B2. 骨盆侧方挤压损伤或髋骨内旋不稳定，单侧损伤
B3. 骨盆侧方挤压损伤或双侧髋骨内旋不稳定
C 型（旋转和垂直不稳定型）
C1. 单侧损伤
C2. 骨盆双侧不稳定，一侧旋转不稳，一侧旋转和垂直不稳定
C3. 双侧损伤，双侧旋转和垂直不稳定，或合并髋臼骨折

1. Tile A 型骨折（骨盆环稳定性骨折）　此种骨折多为低能量损伤造成的骨折，如髂前上棘和坐骨结节撕脱骨折，因骨盆环完整，称为骨盆环稳定性骨折。

2. Tile B 型骨折（骨盆环部分稳定性骨折）

（1）前后挤压型骨折：外旋外力作用于骨盆造成耻骨联合分离，但是前部损伤亦可是耻骨联合附近的撕脱骨折或者通过耻骨支的骨折。它们分为三个阶段：

1）第一阶段：耻骨联合分离小于 2.5cm，可保持骨盆环的稳定。这种情况与妇女分娩时不同，骶棘韧带和骶髂前韧带完整。因此，CT 检查显示无骶髂关节前侧张开。

2）第二阶段：外旋外力到达极限，后部髂骨棘顶在骶骨上。在这种特殊情况下，骶棘韧带和骶髂前韧带断裂，骶髂后韧带完整。要充分认识到持续的外旋外力超过骶髂后韧带的屈服强度时可导致完全的半骨盆分离。此时不再是前后挤压型损伤，而是最不稳定的骨折。

3）第三阶段：耻骨联合分离并波及骨盆内软组织，如阴道、尿道、膀胱和直肠。

（2）侧方挤压骨折：根据损伤位置，侧方挤压损伤有几种类型，损伤可以在同侧（Ⅰ型），或者对侧（Ⅱ型，即桶柄型损伤）。桶柄型损伤有两种类型：前后相对的损伤；四柱或骑跨骨折，即双耻坐骨支均骨折。

1）Ⅰ型：同侧损伤。

①双支骨折：内旋暴力作用在髂骨或直接外力撞击大转子可造成典型的半骨盆外侧挤压或内旋骨折。上下支均在骶髂关节前骨折可造成挤压，通常骶骨后部韧带结构完整。在暴力的作用下，整个半骨盆可挤压到对侧，造成骨盆内膀胱和血管撕裂。组织的回弹可使检查者误诊，因为在 X 线片上骨折可无明显移位。

②耻骨联合交锁：这种少见的损伤是同侧损伤的一种形式。当半骨盆内旋时，耻骨联合分离和交锁，使复位极为困难。

③不典型类型：在年轻妇女中常常可见到不典型的外侧挤压型损伤。当半骨盆向内移动，发生耻骨联合分离和耻骨支骨折，常常波及髋臼前柱的近端。若暴力继续，可使半骨盆内旋，耻骨上支可向下内移位进入会阴。此种损伤实际上是骨盆的开放性损伤，临床上极易漏诊。

2）Ⅱ型：桶柄型损伤。桶柄型损伤通常由直接暴力作用在骨盆上造成。前部骨折后常常伴对侧后部损伤或全部前侧四支骨折，亦可存在耻骨联合分离伴两支骨折。这种损伤有其特殊的特征，患侧半骨盆向前上旋转，如同桶柄一样。因此，即使后部结构相对完整，患者也会存在双腿长度的差异。通常后侧结构嵌插，在查体时很易察觉畸形。在复位这种骨折时需要纠正旋转而不是单纯在垂直面上牵引。随着内旋持续，后侧结构受损，会产生某些不稳定。但前方的骶髂嵌插通常很稳定，使复位极为困难。

3. Tile C 型骨折（完全不稳定性骨折）　不稳定性骨折意味着骨盆床的断裂，波及后侧结构，以及骶棘韧带和骶结节韧带。此种损伤可为单侧，波及一侧后骶髂复合体，或可为双侧都受累。X 线片显示 L_5 椎体横突撕脱骨折或低棘韧带附丽点撕脱骨折。CT 检查可进一步证实这种损伤。为明确诊断，建议所有患者都应行 CT 检查。

（二）Young 与 Burgess 分型

Young 与 Burgess 分型是基于损伤机制的分型（表 2-9-2）。

表 2-9-2 骨盆骨折 Young 和 Burgess 分型

Young 和 Burgess 分型
1. 侧方挤压型：侧方暴力引起暴力同侧或对侧耻骨支骨折
Ⅰ型：同侧骶骨压缩
Ⅱ型：同侧髂骨翼骨折
Ⅲ型：同侧Ⅰ型或Ⅱ型损伤；对侧“翻书样”损伤
2. 前后挤压型：耻骨联合分离或垂直方向的耻骨支骨折
Ⅰ型：耻骨联合轻度分离（<2.5cm）或骶髂关节前部分轻度分离，前后韧带拉长但结构完整，包括骶髂关节、骶神经、骶韧带和骶髂后韧带
Ⅱ型：耻骨联合分离（>2.5cm）或骶髂关节前关节、骶神经和骶韧带受损，骶髂后韧带仍结构完整
Ⅲ型：骶髂关节完全分离并横向移位，骶髂关节、骶神经、骶韧带和骶髂后韧带均受损
3. 垂直剪切型：耻骨联合分离或向前后垂直移位，通常累及骶髂关节，偶尔累及髂骨和骶骨
4. 联合损伤型：损伤机制的联合，侧方挤压型和垂直剪切型联合最常见

二、骨盆骨折影像学检查

（一）X 线检查

常规检查包括正位片、入口位片及出口位片。

（1）正位 X 线片：采用前后位投照。

（2）入口位 X 线片：S1 和 S2 的前侧皮质互相重叠，显现骶骨前缘。投照射线与患者成40°～60°，从头端射向骨盆中央获得入口位 X 线片。

（3）出口位 X 线片：耻骨联合与 S2 重叠，投照射线与患者成 45°，从尾侧投照。

（二）CT 检查

平扫分骨窗与软组织窗，可以观察骨折线及移位情况，评估骶髂后复合体的稳定性，以及出血、血肿、积气、积液等情况。三维重建可以更直观地显示骨盆的整体形态。

结合造影剂使用 CT 血管造影（CTA），可获得清晰的血管影像。

现在泌尿系损伤后也可行 CT 检查（图 2-9-1）。

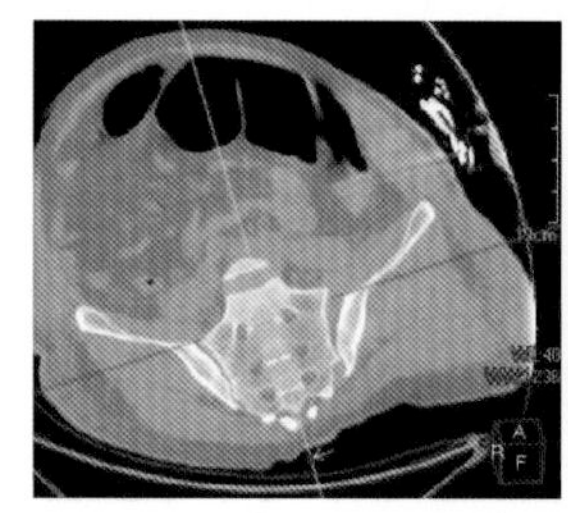
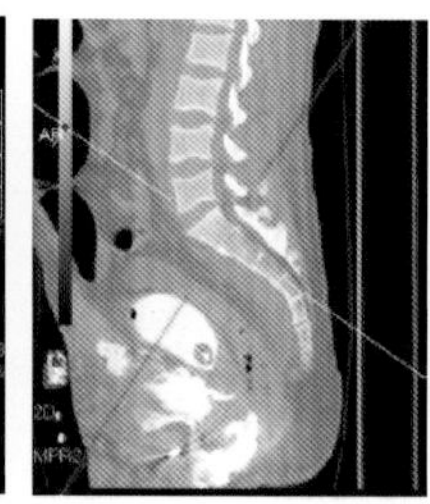
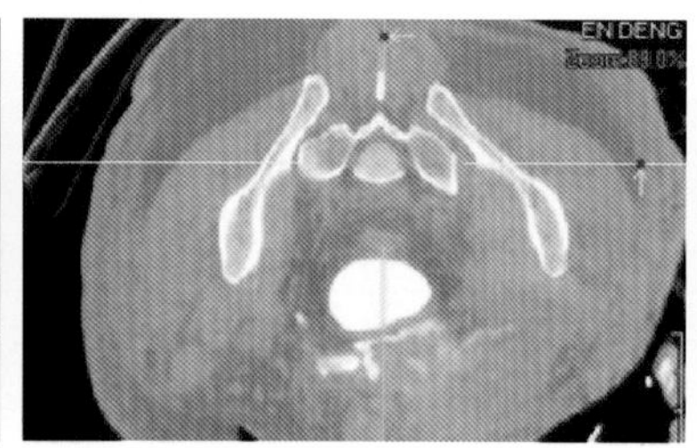
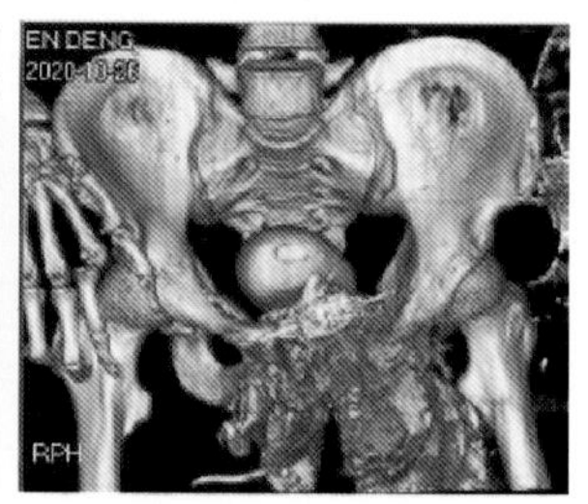

图 2-9-1 CT 造影提示膀胱破裂

三、患者初始病情评估

接诊患者后，通过病史采集和详细的临床查体可以初步确定软组织损伤的程度和骨盆骨折的稳定性。建立必要的静脉通道，应尽可能进行较为全面的查体。做出初步病情预判后，应通过影像学检查进一步明确病情。尽量避免反复查体，防止不稳定骨盆骨折造成出血加重。

四、骨盆骨折急救

骨盆骨折在所有骨折中占 3%～8%，在多发骨折中占 25%～30%。总病死率为 8%～15%。其救治顺序为先处理危及生命的损伤，后进行损伤肢体的救治。而骨盆环损伤的最终治疗往往需要在患者病情相对稳定的阶段实施。

对于不稳定的骨盆环损伤，应给予骨盆带固定，限于急救条件，可用腹带或被单替代。对于骨盆环周围的动脉损伤，尤其是分支损伤持续出血，进行动脉造影是非常需要的。对于复杂骨折、考虑后腹膜静脉丛出血的患者，通过经腹膜外间隙或盆腔内纱布填塞控制出血可以获得一定的效果。

五、骨盆骨折手术入路

（一）下腹部前方入路（Pfannenstiel 入路）

应用于耻骨联合分离、耻骨支骨折固定，或者与髂窝入路联合应用。

（二）改良的 Stoppa 入路

应用于髋臼骨折治疗，在骨盆骨折中可应用于耻骨联合分离、耻骨支骨折固定，或者与髂窝入路联合应用。

（三）髂窝入路或骶髂关节前入路

应用于髂骨翼骨折、骶髂关节部位骨折、骶髂关节分离等。

（四）骶髂关节后入路

应用于髂骨翼骨折、骶髂关节的复位与固定，但不能直视，需通过触摸及术中透视明确复位情况。

（五）腰骶后正中入路

应用于骶孔区域骨折并垂直移位的 C 型损伤。

（六）通道螺钉入路

应用于骨盆环损伤，需通过透视定位确定，在准确透视下获得入路，一般做 1cm 切口，通过分离到达骨面，危险较小。

六、骨盆骨折手术技术

（一）外固定支架适应证

提供临时稳定，作为后路内固定的辅助治疗以及旋转不稳定的终极治疗等。

髂嵴置针时，选择髂前上棘后方 2～4cm 做手术切口，垂直髂嵴进针，朝向髋臼上方骨质，注意避免置钉从骨盆外板穿出。髋臼上方置钉时，选择髂前上棘远侧 2～3cm 切口，触摸定位髂前下棘、髋臼顶部。如不易触摸确定方向角度等，需拍摄髂骨斜位片确定髂前下棘入针点，至少距离髋臼顶 1cm（图 2－9－2）。

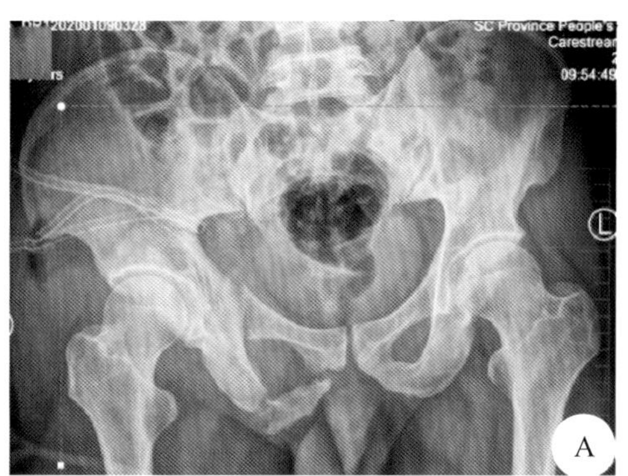

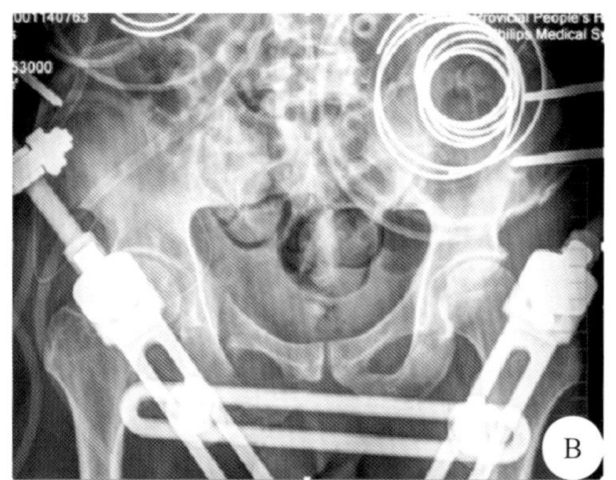

图 2－9－2　男性，45 岁，骨盆环耻骨支骨折，骶髂前韧带不全损伤，外支架固定

A. 术前骨盆正位片；B. 外固定支架固定后骨盆正位片

（二）髂前上棘及髂前下棘撕脱骨折

取髂窝入路前半部分或者腹股沟入路，局部暴露髂前上棘或髂前下棘，应用点式钳钳夹复位，选择螺钉固定或张力带固定（图 2－9－3）。

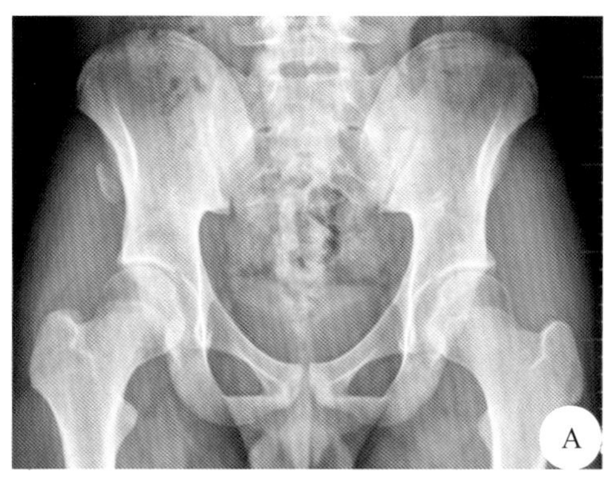

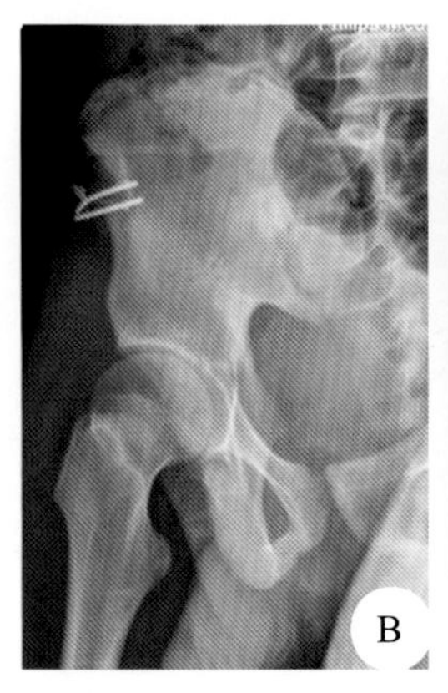
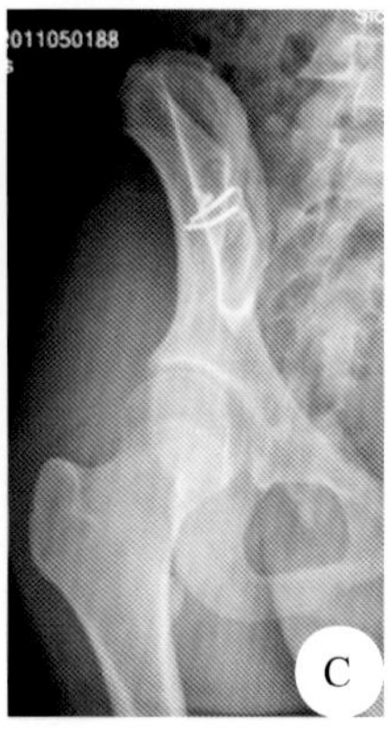

图 2-9-3　男性，15 岁，骨盆髂前下棘撕脱骨折，张力带固定

A. 术前骨盆正位片；B. 术后髂骨斜位片；C. 术后闭孔斜位片

（三）髂骨翼骨折

取髂窝入路，根据骨折线走形及固定位置确定暴露深度及位置。复位后，预弯重建接骨板，保证远近端至少两枚螺钉的有效固定，中间主要骨折块用两枚螺钉固定（图 2-9-4）。

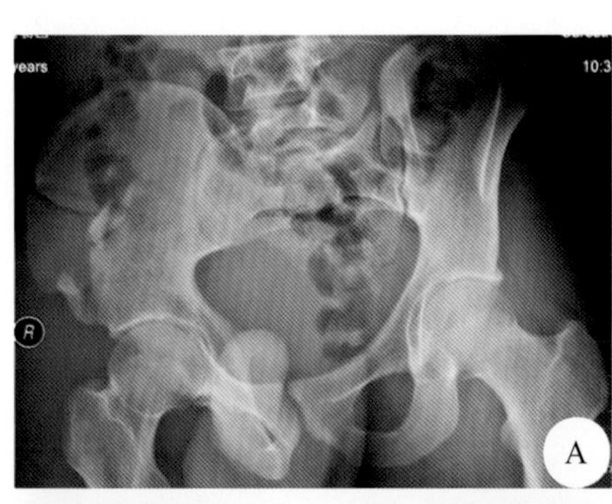
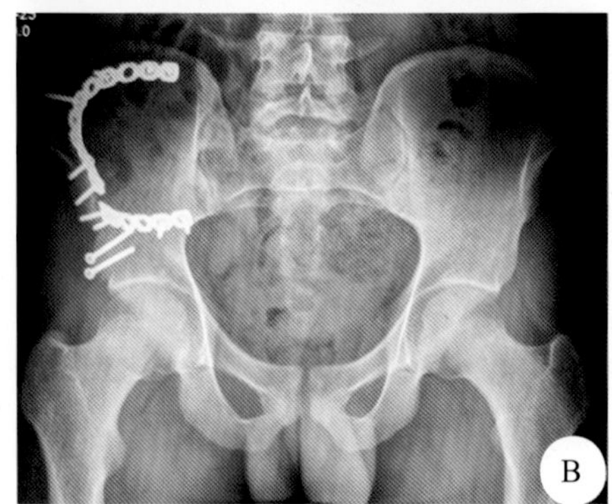

图 2-9-4　男性，37 岁，骨盆髂骨翼骨折，接骨板螺钉内固定

A. 术前骨盆片；B. 术后骨盆片

（四）耻骨联合分离

Pfannenstiel 入路或改良的 Stoppa 入路，直视下暴露分离的耻骨联合，点式复位钳或者 Jungbluth 复位系统维持复位，预弯两枚接骨板，分别安置于耻骨联合前方及上方（图 2-9-5）。

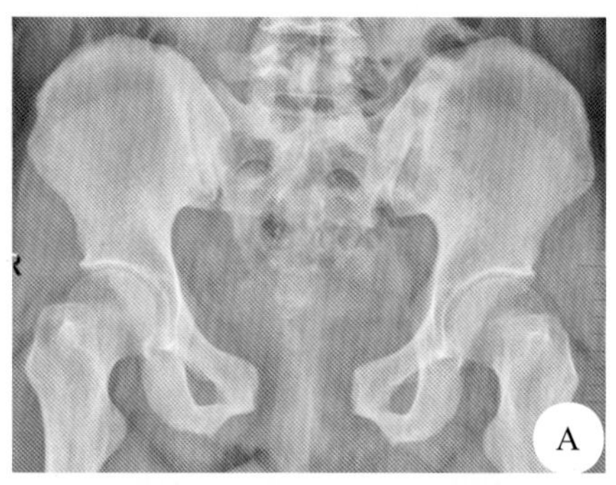
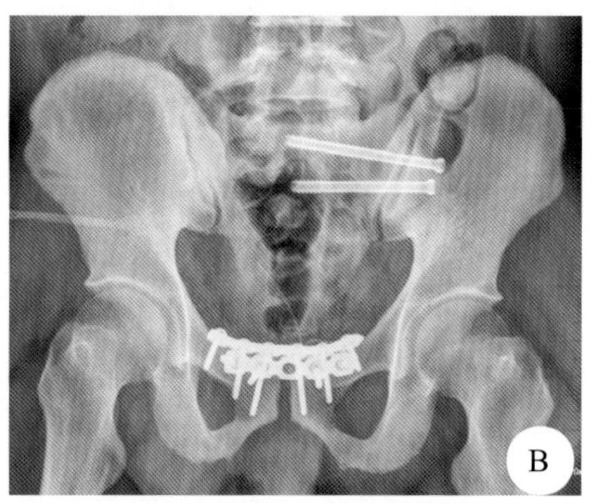

图 2-9-5　男性，32 岁，骨盆耻骨联合分离，改良 Stoppa 接骨板螺钉固定尺骨联合分离+机器人辅助下骶髂关节通道螺钉固定

A. 术前骨盆片；B. 术后骨盆片

（五）耻骨支骨折

Pfannenstiel 入路或改良的 Stoppa 入路，采用 Kock 钳或皮钳复位并维持骨折端，预弯接骨板一枚，两端保证两枚螺钉固定（图 2-9-6）。能实现闭合复位的耻骨支骨折，还可以应用前柱通道螺钉固定。

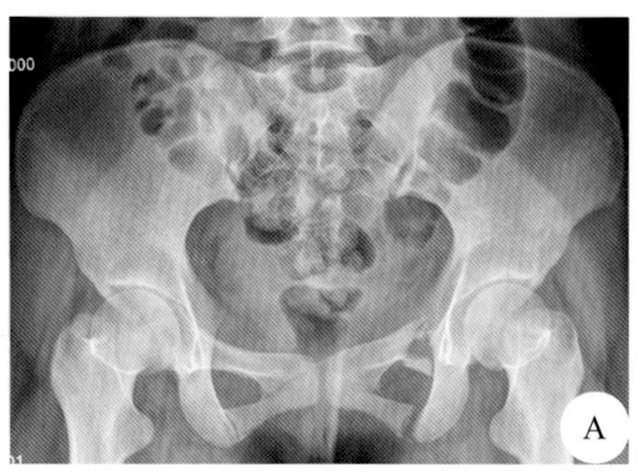

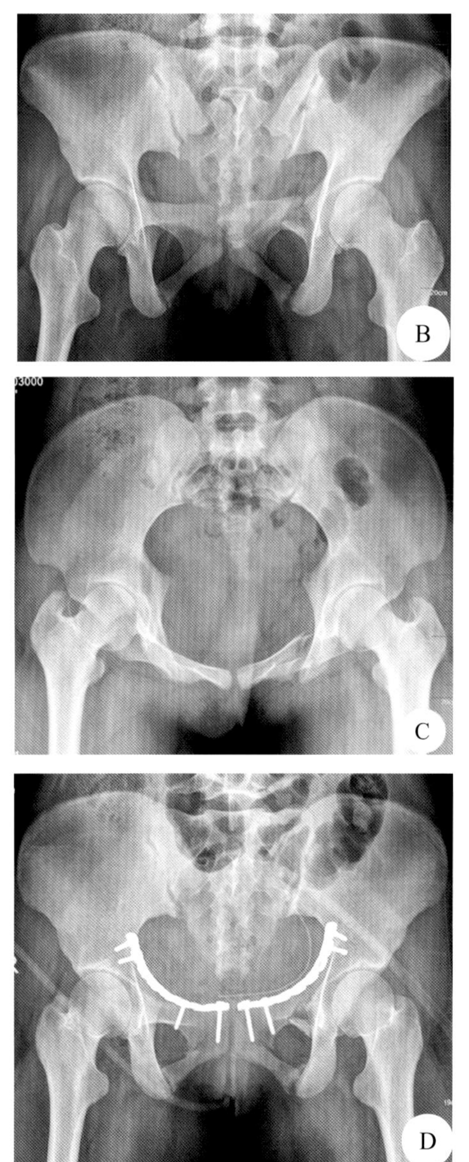

图 2-9-6　女性，19 岁，骨盆双侧耻骨上下支骨折，改良 Stoppa 入路双侧接骨板固定

A、B、C. 术前骨盆片；D. 术后骨盆片

（六）骶髂关节骨折或者脱位

采用髂窝入路，复位骨折或脱位的关节，采用双接骨板固定，接骨板成角度约 60°，骶骨翼侧置钉一枚，髂骨侧置钉两枚，即可达到满意的固定效果（图 2-9-7）。

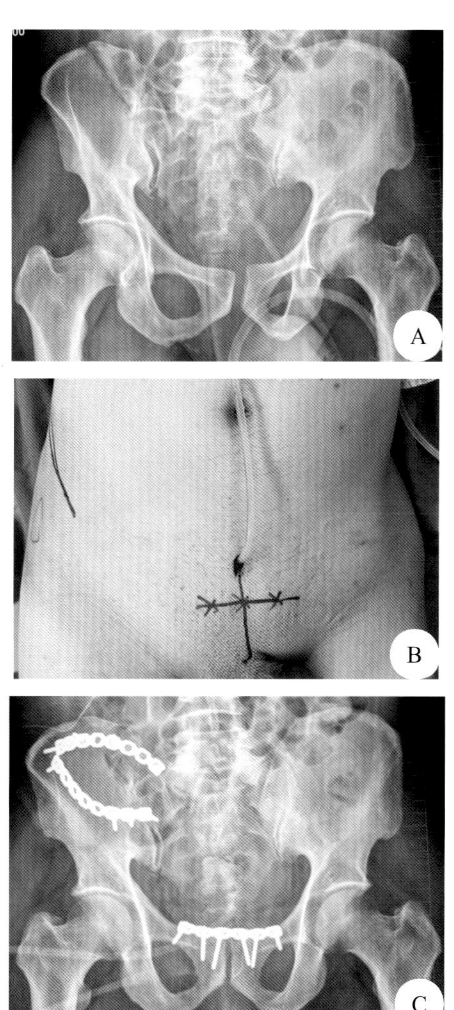

图 2-9-7　男性，55 岁，骨盆经髂骨骶髂关节损伤，耻骨联合分离髂窝入路+Pfannenstiel 入路三接骨板固定

A. 术前骨盆正位片；B. 髂窝入路结合 Pfannenstiel 入路手术切口；C. 术后骨盆片

（七）骨盆骨折通道螺钉技术

以骶髂螺钉置入为例：术前行骨盆环 CT 扫描，确定通道数据，包括角度、方向、置钉长度等。在手术过程中，按照预设，投射合适的角度，将数据传输至机器人工作站，经术前规划后，将指令传输至机器人操作臂，按照引导通道置钉即可（图 2-9-8）。

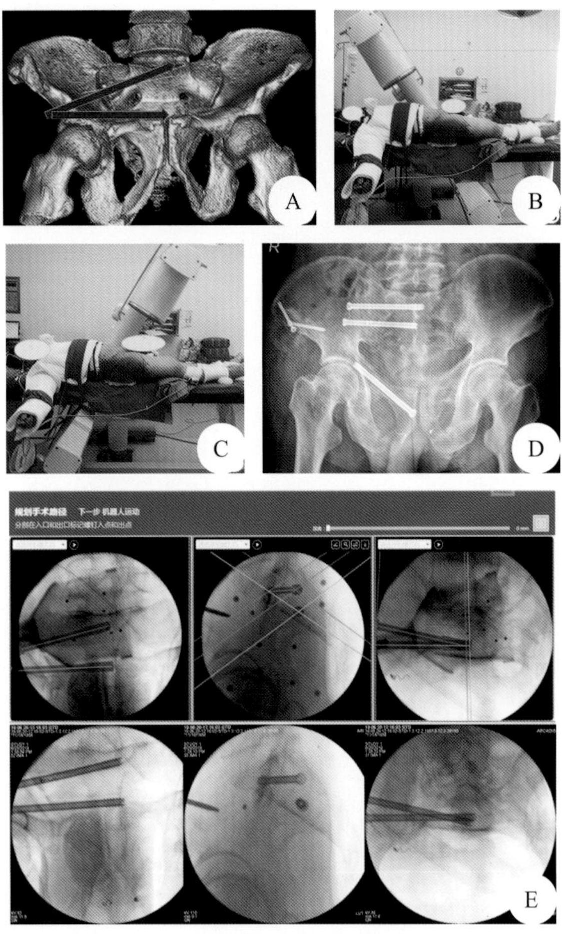

图 2－9－8 男性，56 岁，骨盆骶骨＋双侧耻骨上下支骨折，机器人辅助下前后环通道螺钉固定

A. CT 重建影像，术前规划图；B. 术前入口位透视；C. 术前出口位透视；D. 术后骨盆片；E. 术前规划与术中置钉效果实时对比

（八）骨盆骨折伴发损伤——Morel－Lavallee 损伤

Morel－Lavallee（MLL）损伤是一种闭合性、创伤性软组织脱套伤。特点是皮下组织与下面的筋膜分离，通常发生在软组织受到剪切力时。主要发生于骨盆髋臼骨折后的臀部、髋部、大腿等部位。

如损伤区域已经出现皮肤坏死，则需切除的坏死区域就是其首选的手术入路；如果未发生表浅组织坏死，依据局部解剖结构、引流等综合因素选择合适的手术入路。对于创面较大的 MLL 损伤，应使用 VSD 之类的负压引流处理，既可以实现充分引流，又有利于肉芽组织生长，为后期创面的关闭做技术准备。后期在确定排除感染、肉芽组织生长后，采用分片区引流管负压引流，既有利于创面的最终闭合，又减少了分隔的形成（图 2－9－9）。

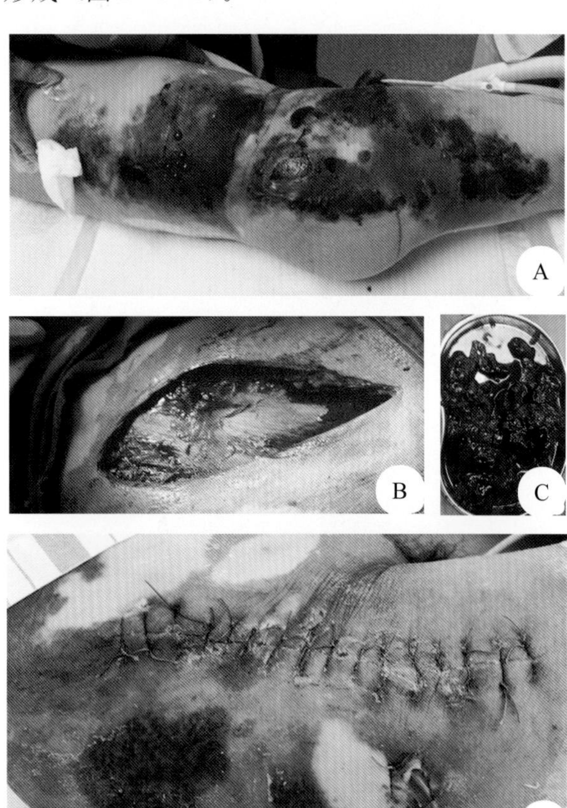

图 2－9－9 男性，65 岁，骨盆骨折伴发 MLL 损伤

A. 伤后外观照；B. 清创术中切口选择；C. 清除坏死组织等；D. 切口愈合情况

第十节 髋臼骨折

一、髋臼骨折概述

髋臼骨折通常由高能量引起，除学合并骨盆骨折外，合并其他部分的损伤也较为常见。髋臼骨折一般由外力通过股骨头撞击髋臼引起，因此确诊髋臼骨折时，通常需要考虑可能存在的股骨头及髋臼确诊关节面的损伤。髋臼作为骨盆连接下肢的关节，由髂耻坐三骨的“Y”形关节软骨融合而成，髂骨约占顶部的 2/5，坐骨约占后下方的 2/5，耻骨约占前方的 1/5（图 2－10－1）。髋臼为一半球形的深窝，下方为髋臼横韧带，关节面为半球形，达 170°～175°，前薄后厚，在髋

臼解剖学上分别是前柱、前壁、后柱、后壁、髋臼顶和内侧壁。正常的髋臼斜向前、下、外，外倾约 40°，前倾约 17°。与之相邻的髂骨翼平面与闭孔平面的夹角约为 90°。

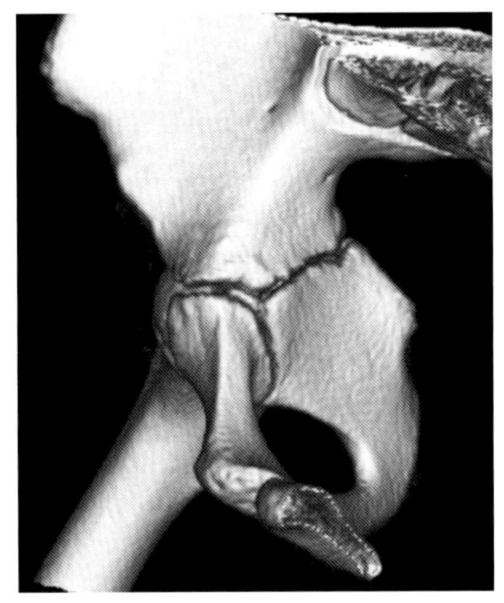

图 2－10－1　髋臼“Y”形软骨

前柱和后柱是髋臼的主要支撑，将髋臼与骨盆前后环连接起来并提供结构支撑。前柱由髂嵴前半部分、髂嵴、髋臼前半部分和耻骨组成；后柱由坐骨、坐骨棘、髋臼后半部分和形成坐骨切迹的密质骨组成。较短的后柱止于坐骨切迹顶部前后柱的交汇处，两柱之间的夹角大约 60°。柱的概念用于这类骨折的分型，是讨论骨折类型、手术入路和内固定的核心。

二、髋关节影像学特征

在正常髋关节的正位 X 线片上，6 个常用的放射学结构为髋臼顶、髂耻线、髂坐线、髋臼前壁、髋臼后壁和泪滴。在发生骨折后，这些放射学结构的改变提示该部位的损伤及移位情况。

闭孔斜位片是将骨盆向健侧倾斜 45°获得的影像，可以很好地显示髂耻线和髋臼后壁，以及更好地观察闭孔环的损伤。髋臼近端的髂骨为侧位影像，正常髂骨的外侧为平滑的曲线，髋臼双柱骨折时会出现这一曲线的断裂，显示为双柱骨折的典型征象——马刺征。

髂骨斜位片是将骨盆向患侧倾斜 45°获得的影像。髂骨斜位片可以显示后柱的边缘，包括坐骨大切迹、坐骨棘和坐骨小切迹，从而更好地显示髂骨翼的损伤。髂骨斜位片可以清楚显示髋臼前壁。

CT 扫描及获得图像的二维及三维重建可以极好地显示髋臼骨折特征，如髋臼关节面的边缘压缩、关节内嵌入的骨折块等。

三、髋臼骨折分型

Letournel 和 Judet 描述的髋臼骨折分型基于骨折的解剖位置，并结合受伤机制，是应用最为广泛的分型系统。将髋臼骨折分为两个基本类型：简单骨折型和较复杂的复合骨折型。简单骨折型为伴有横形骨折的一个壁或一个柱的孤立骨折。复合骨折型的骨折几何形状较复杂，包括“T”形骨折、后壁后柱复合骨折、横形和后壁复合骨折、前柱骨折伴后半横形骨折、双柱骨折等。

四、髋臼骨折手术入路

1. 髂腹股沟入路　自髂前上棘后方 5cm 向前做弧形切口，向内侧延伸经过耻骨结节上方 1cm 处止于腹中线。显露腹外斜肌腱膜至髂前上棘。分离后可以显露男性患者的精索（女性患者的圆韧带），仔细分离这些结构并用橡皮条牵开，切开腹直肌的前鞘，显露并切断腹直肌。自髂骨翼内侧分离髂肌暴露髂骨内板。在耻骨联合后方和膀胱之间钝性分离 Retzius 间隙。术中分离股动脉鞘和股血管并用橡皮条保护。

髂腹股沟入路可以显露从骶髂关节到耻骨联合的骨盆内面，适于髋臼前柱骨折、前壁骨折、横形骨折，以及前柱骨折伴后半横形骨折。或作为联合入路的一部分通过该入路显示双柱和“T”形骨折。

2. 腹直肌旁入路　腹直肌外侧入路的皮肤体表标志位于脐与髂前上棘连线的外 1/3 点与腹股沟韧带内 1/3 点之间，长 6～10cm。切开皮肤至深筋膜，在腹股沟深环内侧约 1cm、耻骨结节外侧斜向外上方切开腹外斜肌腱膜、腹外斜肌、腹内斜肌、腹横肌及腹横筋膜达腹膜外脂肪。腹膜外潜行分离腹膜与腹壁肌肉，将腹膜与腹横筋膜分离，注意不要弄破腹膜。根据需要，显露内侧窗、中间窗或外侧窗等。

3. Kocher－Langenbeck 入路　患者取侧卧

位，切口中心位于大转子后半部分之上，向远端沿股骨干延伸约 8cm，近端弧形绕向髂后上棘约 8cm。切开阔筋膜和臀大肌表面的筋膜，钝性分离肌肉。内旋髋关节，自股骨止点 1.5cm 处离断外旋肌群。术中保护肌腱下方穿出的坐骨神经。该手术入路主要用于髋臼后壁后柱骨折的处理。主要的风险在于坐骨神经损伤。

五、髋臼骨折手术技术

1. 后壁骨折 手术采用后侧入路，术中注意保护坐骨神经。复位后，对于较大的后壁骨折可以使用拉力螺钉固定后再辅以接骨板固定。对于骨折块较小的后壁骨折，应使用弹簧接骨板技术（图 2－10－2）。

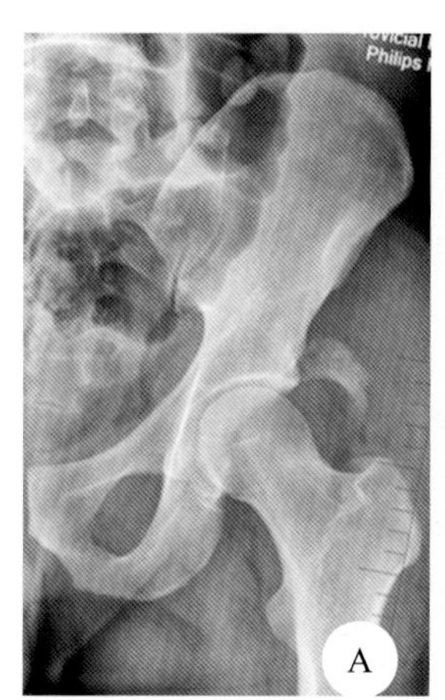

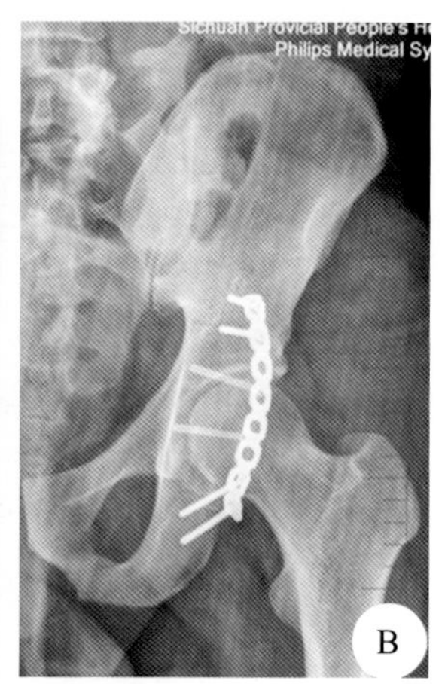

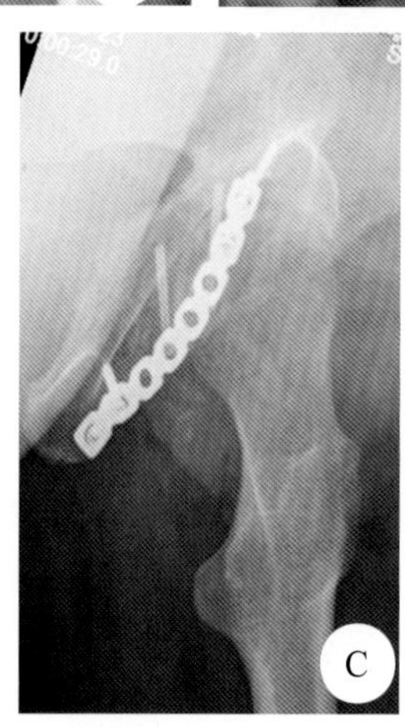

图 2－10－2 男性，43 岁，髋臼后壁骨折

A. 术前 X 线片；B、C. 术后正、侧位 X 线片

2. 后柱骨折 手术常选择经典的后侧入路，部分后柱骨折也可通过前方入路进行复位固定。术中可以应用拉力螺钉先固定，后辅以接骨板固定（图 2－10－3）。

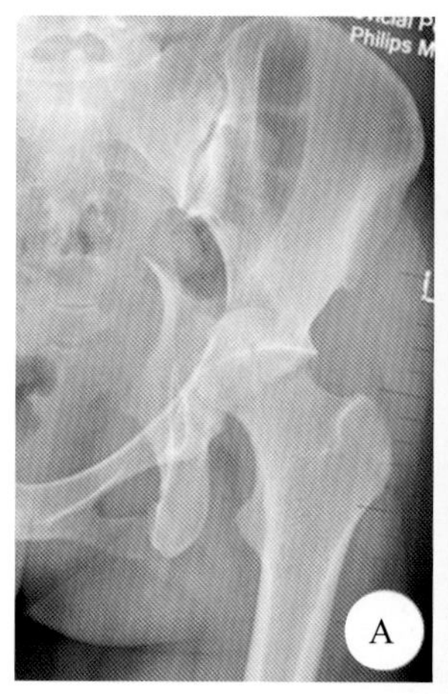

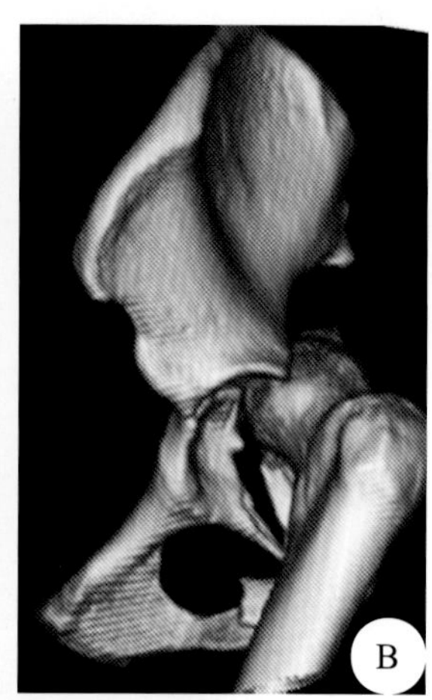

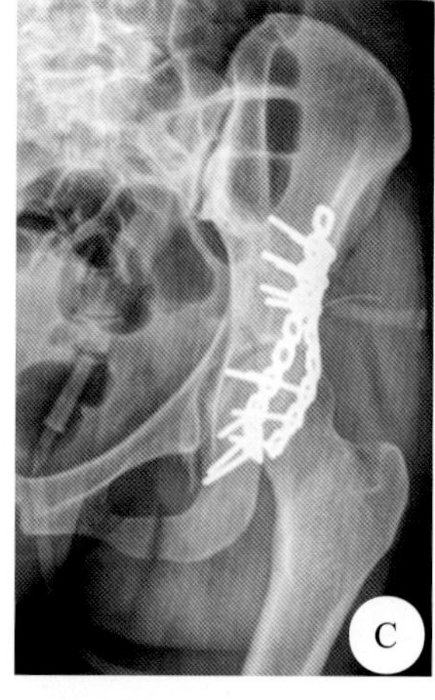

图 2－10－3 女性，27 岁，髋臼后柱骨折

A. 术前髋关节 X 线片；B. 术前 CT 重建片；C. 术后髋关节 X 线片

3. 横形骨折 手术主要采用后入路暴露复位和固定。暴露髋臼后壁及后柱后，从髋臼后壁向内侧放置拉钩辅助复位。为有效对抗旋转，后路需双接骨板固定（图 2－10－4）。

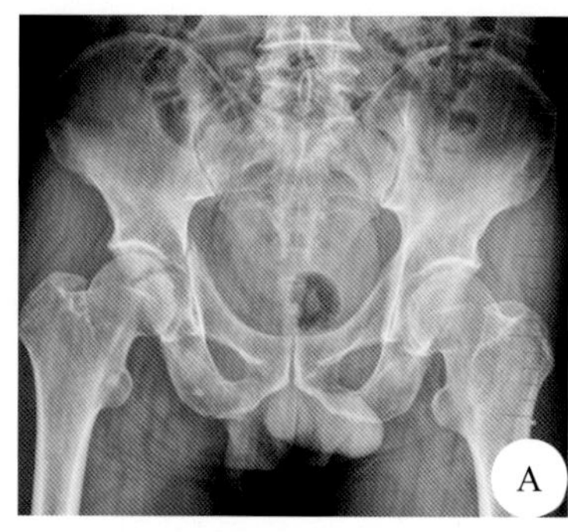

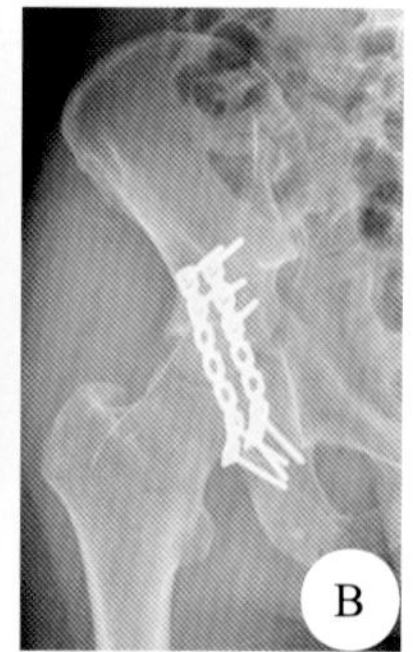

图 2－10－4 男性，52 岁，髋臼横形骨折

A. 术前 X 线片；B. 术后 X 线片

4. 前壁骨折 手术采用腹直肌旁入路完成前壁骨折复位固定。术前即需要明确髋臼内是否有骨折块，将移位或者翻转的骨折块复位后，顶

棒推顶，预弯接骨板固定。

5. 前柱骨折　手术采用腹直肌旁入路，术中点式钳钳夹复位，根据移位以及髋关节稳定的情况，选择内侧或前方的一枚或两枚接骨板固定（图 2－10－5）。

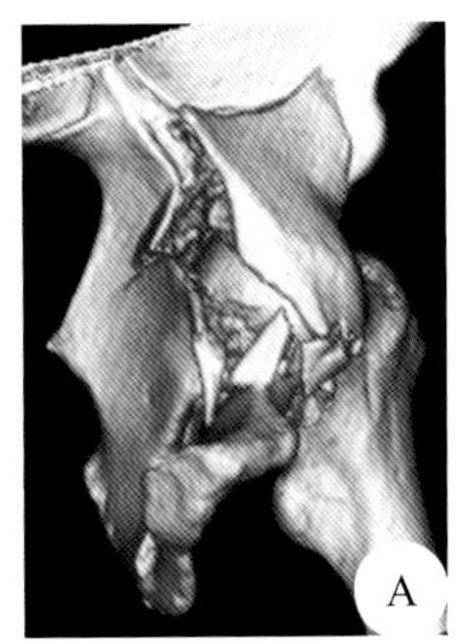

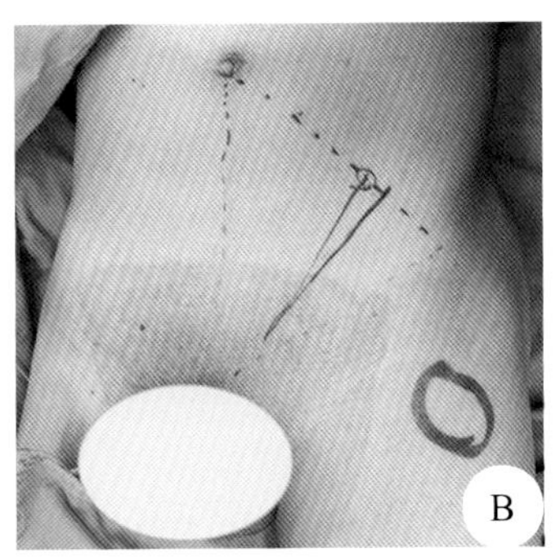

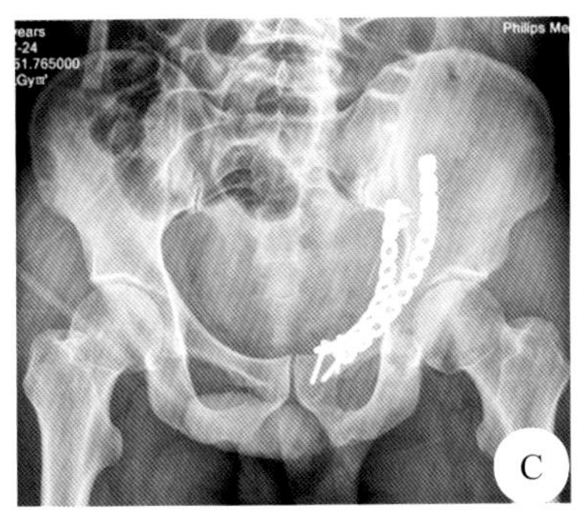

图 2－10－5　男性，33 岁，髋臼前壁加前柱骨折

A. 术前 CT 重建片；B. 采用腹直肌旁入路；C. 术后 X 线片

6. "T" 形骨折　手术采用前后路联合入路，分别暴露及固定，在部分移位较轻的一侧髋臼骨折中，也可以从移位较重的一侧进行复位和固定（图 2－10－6）。

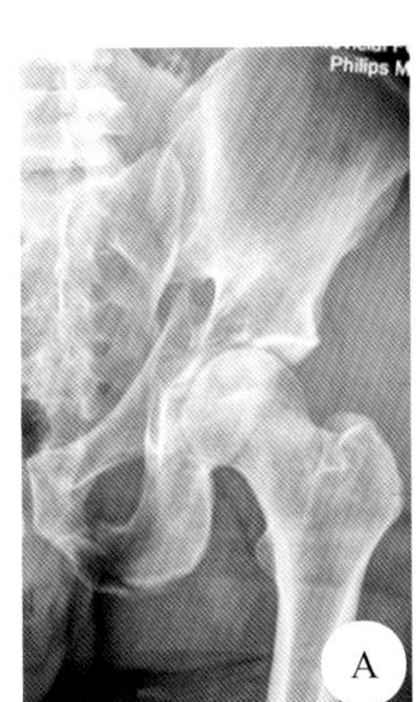

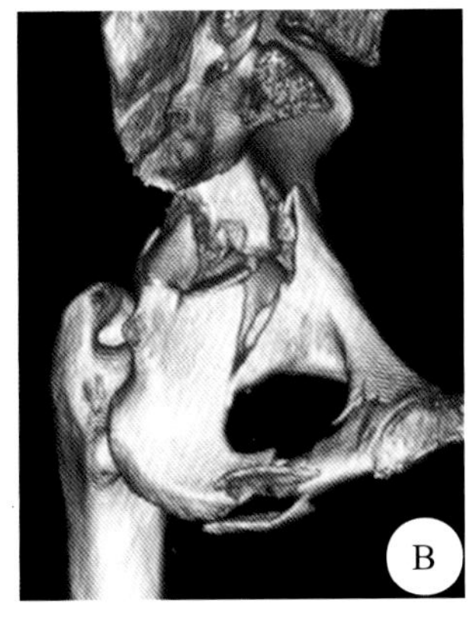

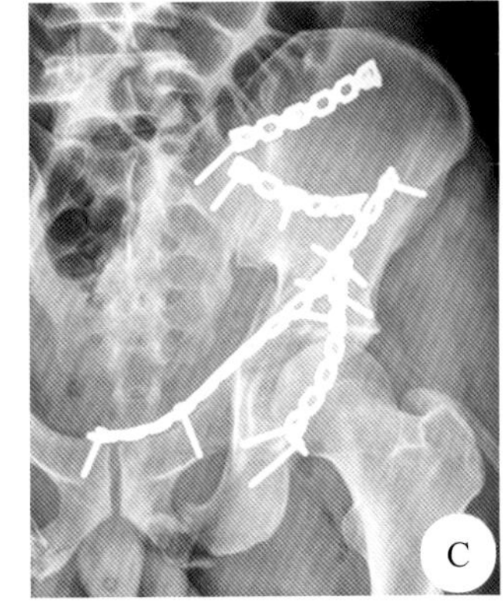

图 2－10－6　男性，35 岁，骨盆与髋臼 "T" 形骨折

A. 术前 X 线片；B. 术前 CT 重建片；C. 术后 X 线片

7. 后壁加后柱骨折　手术采用后入路，首先复位后柱骨折，再复位后壁骨折，术中应注意髋臼内是否存在骨折块、后壁是否存在压缩骨折（图 2－10－7）。

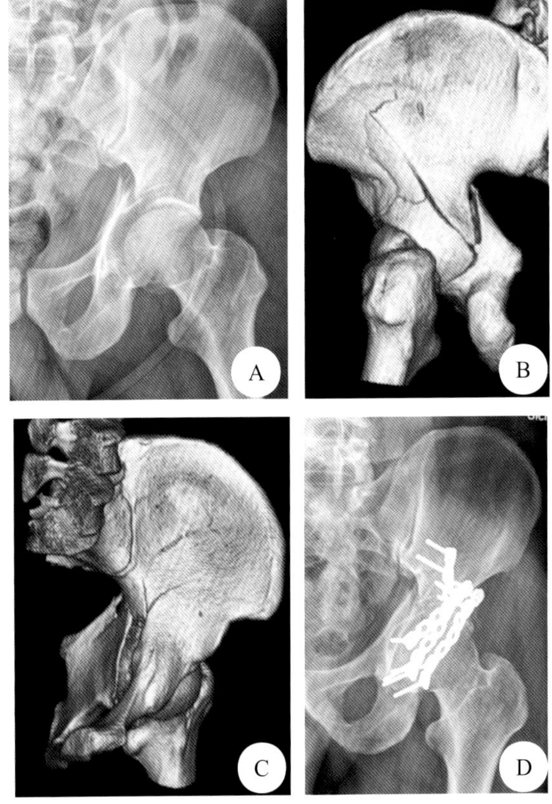

图 2－10－7　男性，48 岁，髋臼后壁加后柱骨折

A. 术前 X 线片；B、C. 术前 CT 重建片；D. 术后 X 线片

8. 前方伴后半横形骨折　手术类似前柱骨折，采用髂腹股沟入路或者腹直肌旁入路，双接骨板固定的基础上加弹簧板技术（图 2－10－8）。

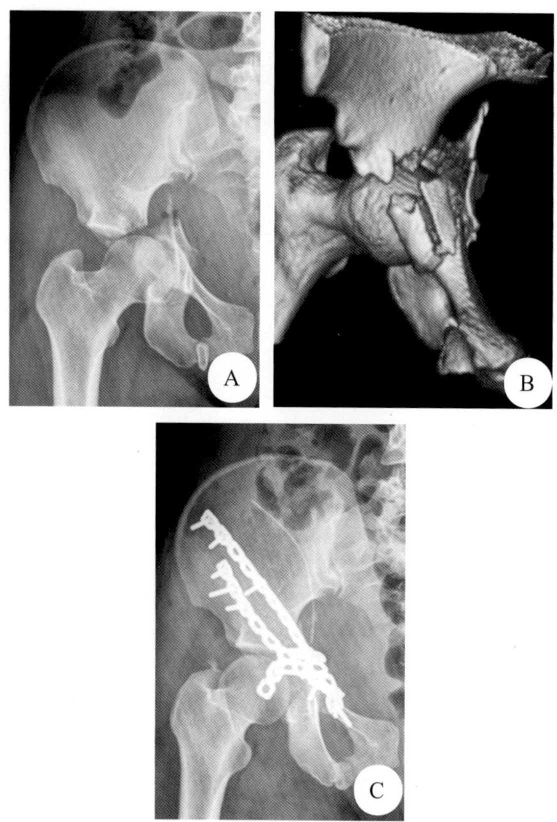

图 2－10－8　女性，42 岁，髋臼前方伴后半横形骨折
A. 术前 X 线片；B. 术前 CT 重建片；C. 术后 X 线片

9. 横形伴后壁骨折　一般选择后方入路，如果后方入路不能对前柱进行有效的复位固定，则选择联合入路。单一后方入路的固定方式是前柱可选择顺行前柱螺钉、拉力螺钉等固定，后柱可选择逆行后柱螺钉、接骨板固定，后壁选择重建接骨板固定，如果骨折块太小可辅助弹簧板固定（图 2－10－9）。

10. 双柱骨折　骨折的特点是决定手术入路、复位及固定方式的关键。术前应仔细评估前后柱骨折线位置及走向，选择有利于复位固定的手术入路。可采用单一髂腹股沟入路或者联合后入路，随着技术的进步，腹直肌旁入路三窗联合的方式也可以实现良好的暴露骨固定（图 2－10－10）。

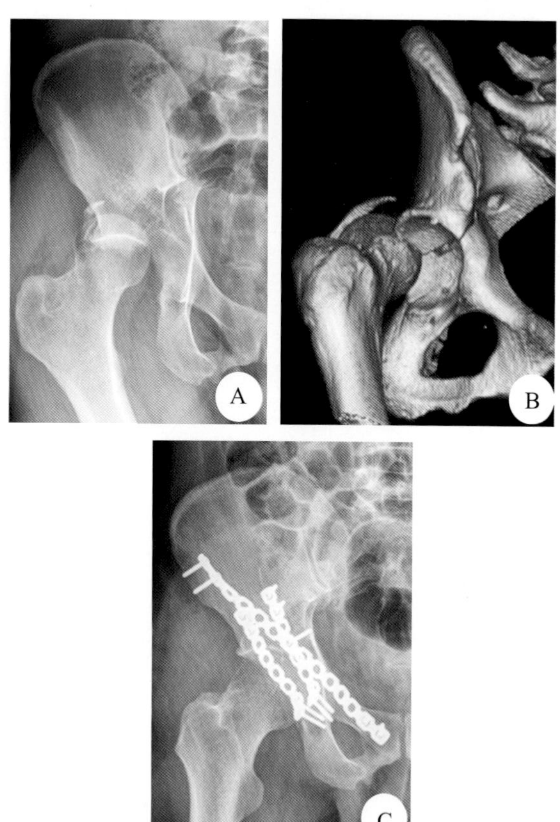

图 2－10－9　男性，42 岁，髋臼横形伴后壁骨折
A. 术前 X 线片；B. 术前 CT 重建片；C. 术前 X 线片

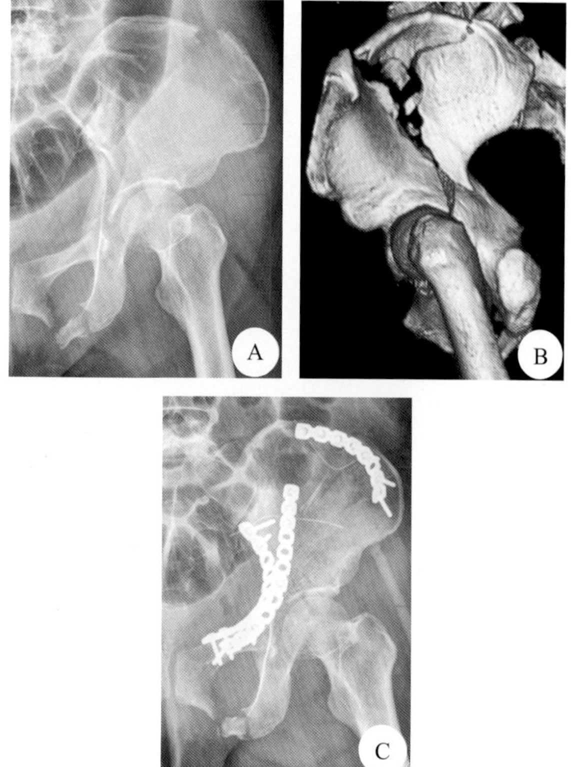

图 2－10－10　女性，45 岁，髋臼双柱骨折
A. 术前 X 线片；B. 术前 CT 重建片；C. 术后 X 线片

第十一节　股骨骨折

一、股骨转子下骨折

股骨转子下骨折有不同的定义，有些学者把小转子以远5cm股骨干区域的骨折称为股骨转子下骨折，多数学者把股骨小转子至峡部的骨折称为转子下骨折。股骨转子下骨折占所有髋部骨折的10%～34%。Boyd等复习了300例髋部骨折，发现转子下骨折占27.6%。Velasco等发现63%的股骨转子下骨折发生在51～70岁，24%发生在17～50岁。Waddell等发现33%的股骨转子下骨折发生在20～49岁，7%发生在50～100岁。Michelson则报道50岁以上的髋部骨折中14%属于股骨转子下骨折。

（一）分类

Fielding则将股骨转子下骨折分为3型，Fielding分类适合于横形骨折、粉碎性和斜形骨折及多个节段骨折，其根据骨折的主要部分进行分类，高位转子下骨折比低位转子下骨折愈合好。

（1）Ⅰ型：小转子水平骨折。

（2）Ⅱ型：在小转子下2.5～5.0cm。

（3）Ⅲ型：在小转子下5.0～7.5cm。

Russell和Taylor则将股骨转子下骨折分成两大类，每一类又分成两个亚型：

（1）Ⅰ型：不涉及梨状窝。ⅠA型：骨折线自转子下至峡部，此区域有可能属粉碎，包括双侧粉碎。ⅠB型：骨折线涉及小转子至峡部。因为小转子不完整，骨折近端缺乏稳定性，普通带锁髓内针不能提供有效的皮质固定，需要采用固定股骨头的髓内针技术。

（2）Ⅱ型：骨折涉及大转子和梨状窝，在髋侧位可以明确，因涉及大转子，闭合带锁髓内针技术变得复杂。ⅡA型：自小转子至峡部和梨状窝，但小转子没有粉碎和主要的骨折块。ⅡB型：骨折线延伸至大转子，失去连续性。

1988年，Johnson指出了骨折部位的重要性，特别是股骨大转子区域、小转子区域和小转子以下。他建议对涉及小转子和小转子以下的骨折采用髓内针固定，如果近端骨折线延伸至大转子则用动力髋螺钉（DHS）进行固定。

（二）诊断

1. 病史　根据病史可以判断骨折是低能量损伤还是高能量损伤所致。患者自述轻微创伤和无外伤史，应高度怀疑病理性骨折的可能。多数患者自述患肢不能负重，伤后疼痛明显。

2. 体检　体检可发现肢体短缩和肿胀，骨折后足部呈内旋或外旋畸形。患者不能主动屈髋或活动髋关节，有时可以触摸到骨折近端。除穿通伤外，合并神经血管损伤并不常见，但应常规检查神经、血管状况。股骨转子下骨折与股骨干骨折一样，软组织出血明显，应注意发现低血容量性休克和骨筋膜室综合征。

3. X线检查　X线片应包括膝关节和髋关节的股骨全长正、侧位片和骨盆正位片，拍摄骨盆和膝关节X线片可除外合并损伤。患髋侧位X线片可以诊断骨折线是否延伸至大转子和梨状窝。由于治疗方法的选择不同，治疗中应注意髓腔的内外直径，注意患肢伤前是否存在畸形和内固定物，了解健侧股骨干的弧度和颈干角。股骨转子下骨折很少合并坐骨神经损伤，如果患者存在神经损伤，应进行进一步检查以明确是否合并腰椎和腰骶丛的损伤。如果是穿通伤，且Doppler测量足背动脉压力小于腕的90%，则建议进行血管造影检查。如果骨折严重粉碎，应在术中透视测量正常股骨的长度，并用牵引和牵开器恢复患肢长度。

4. 鉴别诊断　股骨转子下骨折的鉴别诊断主要是区分创伤性和病理性骨折，如果患者伤前有跛行、疼痛及转移癌的病史，应怀疑病理性骨折的可能，可在手术治疗中取股骨近端的行病理检查明确诊断。

5. 常见合并伤　低能量创伤合并伤并不常见，但皮肤挫伤和擦伤常见。应注意颅脑和脊柱的损伤。服药影响老年患者的精神和协调，应注意区分其与颅脑创伤的不同。对高能量损伤所致的股骨转子下骨折，需进行全身检查以除外是否合并多发创伤。

（三）治疗

股骨转子下骨折可出现患肢短缩和髋内翻，

如果不予纠正，髋外展肌工作长度变短，外展肌张力减弱，常引起明显的跛行，所以治疗的目的是恢复股骨正常的长度和旋转、纠正颈干角，以恢复正常的外展肌张力。纵向牵引治疗很难获得满意的治疗效果，最近的研究对一系列的治疗方法进行了比较，发现传统的牵引方法效果很差，建议对股骨转子下骨折进行手术治疗。

对于转子下骨折的治疗与其他复杂骨折一样，医生需根据患者的条件选择手术或非手术治疗。考虑的主要问题是哪种方法能够既稳定骨折又不影响骨折端的血运。如选择内固定治疗，一是考虑医生对所选择的内固定技术的熟练程度；二是由于股骨近端的机械应力高，需要考虑所选择的内固定物的耐受性。现在各种类型的新型内固定物常常用于治疗这类骨折。

1. 非手术治疗 股骨转子下骨折的非手术治疗的指征是患者一般情况差，手术风险大，骨骼质量差，无合适的内固定物保证骨折固定有效。牵引治疗转子下骨折推荐使用 Delee 的方法：尽可能采取股骨髁上骨牵引，防止牵拉膝关节，但胫骨结节牵引也可以应用。肢体悬浮，双侧膝和髋屈曲 90°，小腿和足部用短腿石膏固定，踝处于中立位。对成年患者，开始牵引重量为 30～40 磅（13.6～18.2kg），牵引后拍摄 X 线片并适当调整牵引重量，直到正、侧位复位满意。可以接受的畸形是内翻或外翻成角小于 5°，正、侧位骨折对位不小于 25%，短缩小于 1cm。3～4 周后，当患者症状减轻，膝关节逐渐放低到轻度屈曲的位置，必要时患肢外展防止内翻。当达到临床塑形、恢复了某种程度的力学连续性（旋转大腿远端时股骨大转子也发生旋转）和 X 线片表现为有骨痂形成时，可用骨盆带和近端四边模型石膏支具保护，患者下床不负重行走，每周复查 X 线片，如果复位丢失，需要重新进行牵引或石膏固定。

2. 手术治疗

（1）95°角接骨板。适用于骨折线偏远的转子下骨折，以便在接骨板的远端能够拧入松质骨螺钉，使骨折近端的固定更为牢固。文献报道 95°角接骨板固定的成功率是 65%～85%。Kinast 的报道值得深思，他按照下述原则使用 95°角接骨板使所有骨折顺利获得愈合：①制订详细的术前计划；②用接骨板和股骨牵开器进行复位，不剥离内侧粉碎骨折块；③预防性应用抗生素。有时为达到解剖复位而剥离骨折端，骨折延迟愈合和不愈合率可达 16.6%。

（2）动力髁螺钉（DCS）。DCS 比 95°角接骨板的技术要求低，但对螺钉在股骨颈内的位置要求高，其适应证和 95°角接骨板一样（图 2-11-1）。

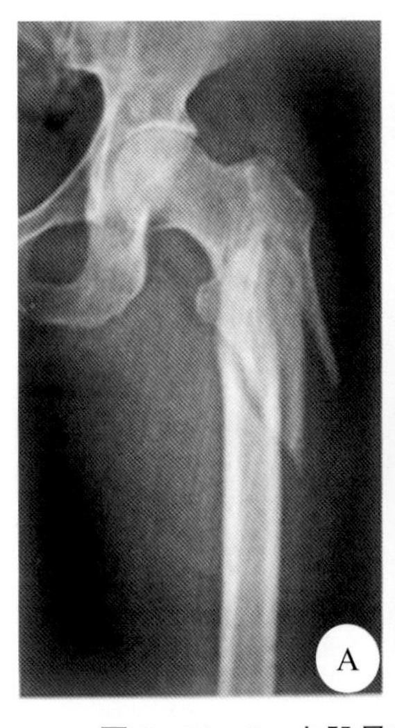

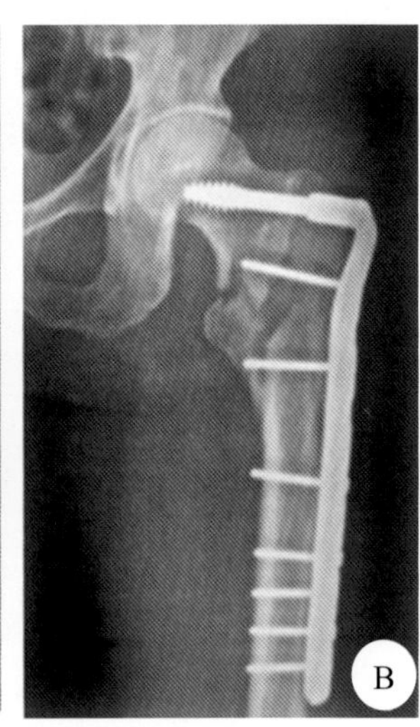

图 2-11-1 左股骨转子下骨折，DCS 固定

A. 术前 X 线片；B. 术后 X 线片

（3）DHS。DHS 手术时间延长可导致出血增加，必须进行术前计划，包括测量股骨头和股骨颈的角度，选择 DHS 和侧板的长度。仔细计划主要拉力螺钉的安放位置，防止螺钉影响侧板的安放（图 2-11-2）。

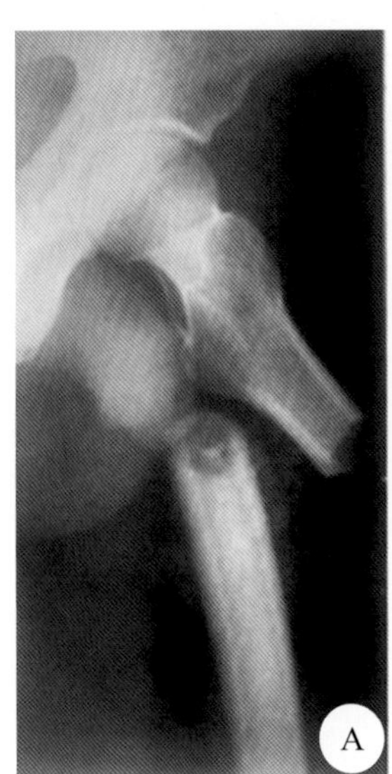

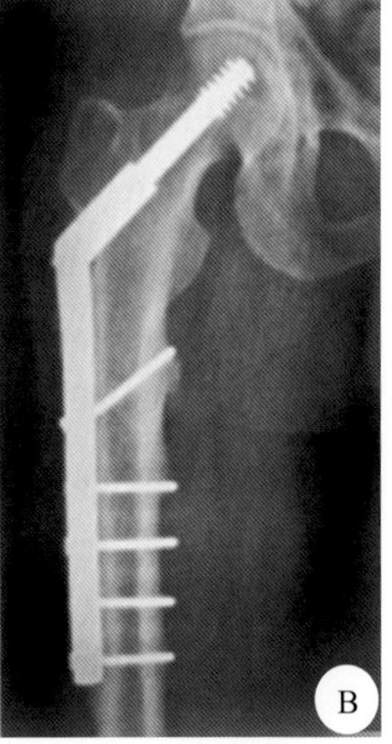

图 2-11-2 左股骨转子下骨折，DHS 固定

A. 术前 X 线片；B. 术后 X 线片

复位后用克氏针固定，按照标准方法插入

DHS。刃板可以从以下位置插入：在额状面位于压力骨小梁和张力骨小梁交汇点的下方，在矢状面股骨颈的中心。髁接骨板应通过股骨颈上端皮质下约10mm。130°角接骨板应在大转子以远3cm处的外侧皮质和股骨矩上方6～8mm处打入刃板，颈部基底几乎为矩形，如果入点不准确，则刃板难以进入。如果计划紧贴骨质通过刃板，要么刃板偏移，要么就会遇到阻力或造成骨折。重要的是远端骨折块至少应有4枚螺钉贯穿8层皮质。

（4）股骨近端接骨板螺钉（图2－11－3～图2－11－5）。

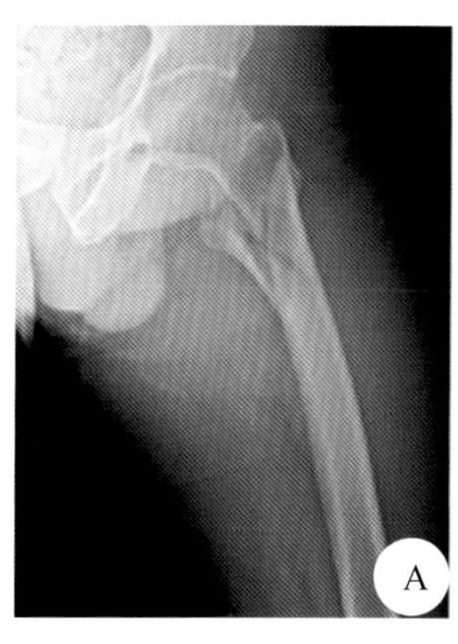
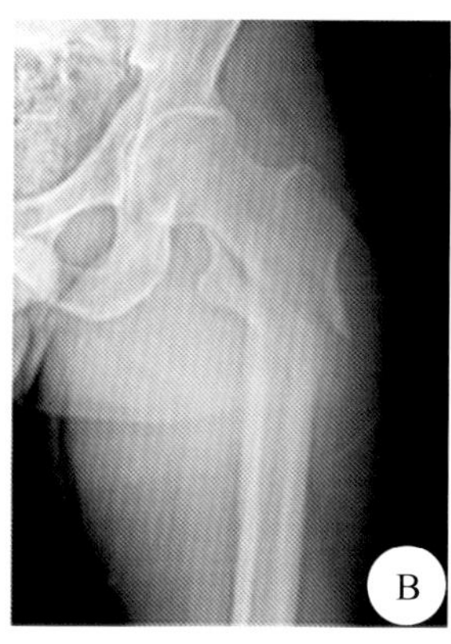
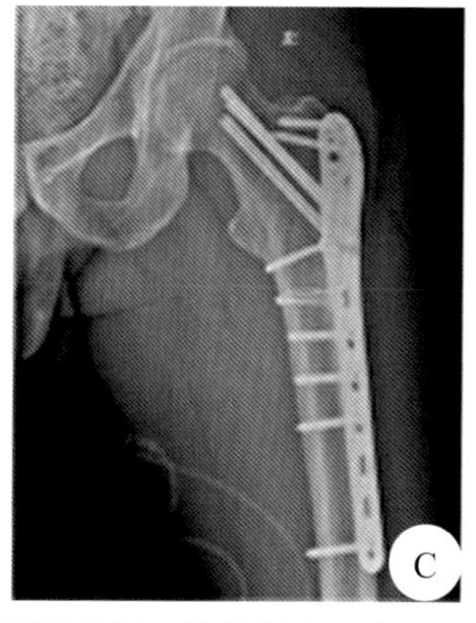
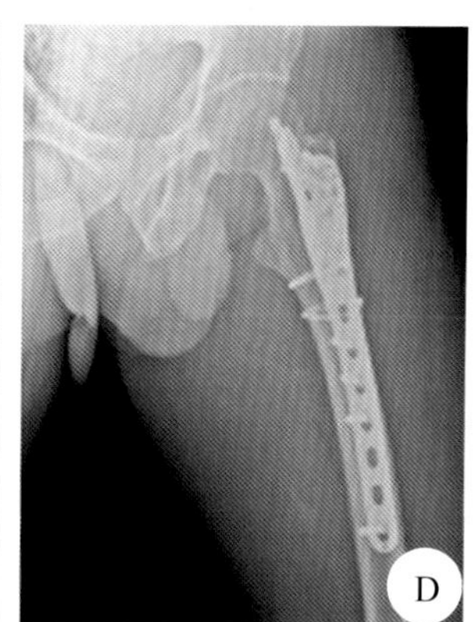

图2－11－3　左股骨转子下骨折，接骨板内固定

A、B. 术前X线片；C、D. 术后X线片

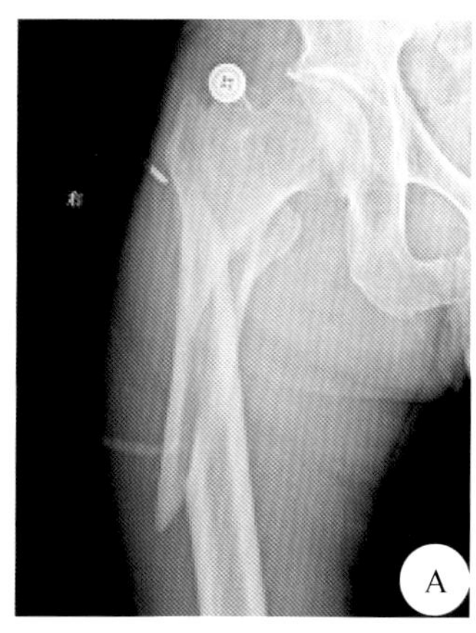
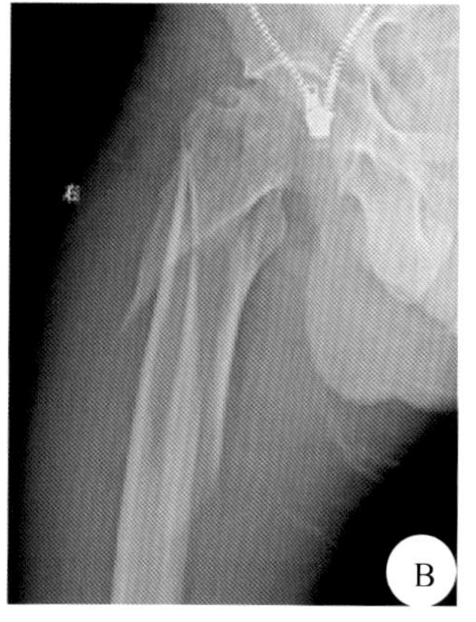
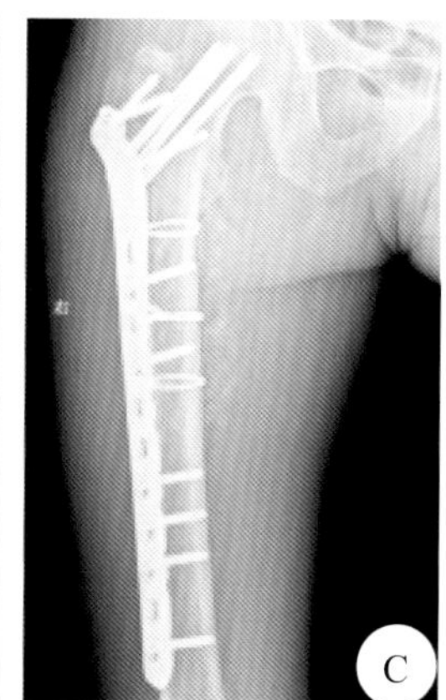
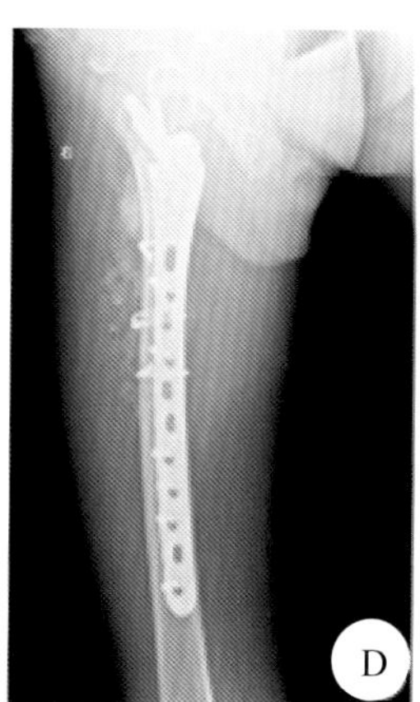

图2－11－4　右股骨转子下骨折，接骨板内固定

A、B. 术前X线片；C、D. 术后X线片

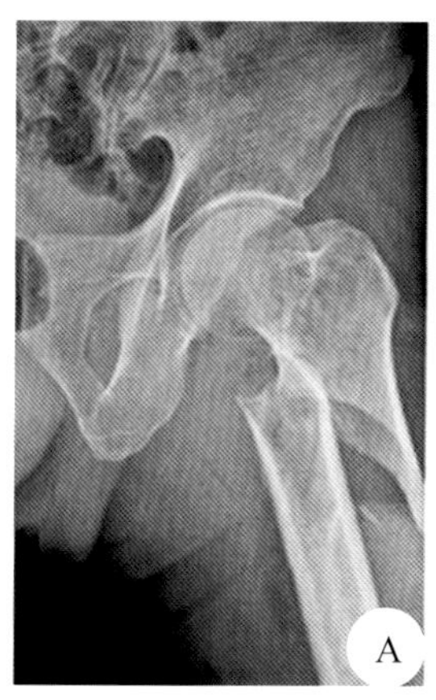
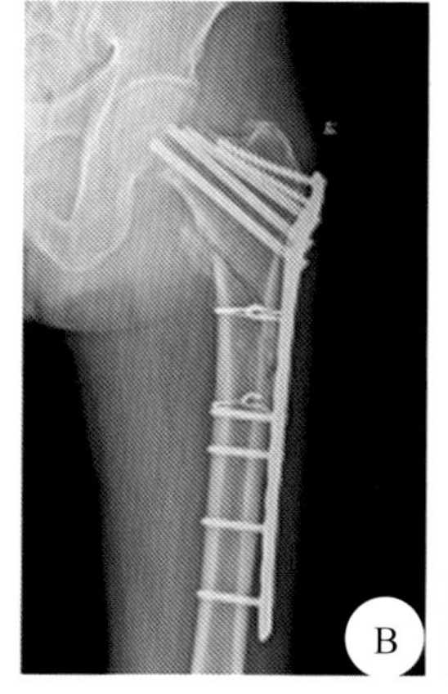
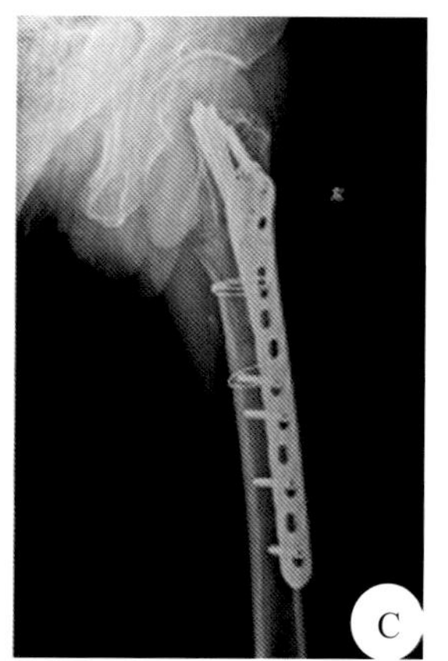

图2－11－5　左股骨转子下骨折，接骨板内固定

A. 术前X线片；B、C. 术后X线片

（5）髓内针。Russell 和 Taylor 把髓内针分为中心、髁髓和头髓内针三种。中心髓内针通常从梨状窝插入髓腔，如果设计带锁，锁钉在远近干骺端。髁髓内针从股骨髁向上插入到股骨颈和股骨头。头髓内针是带锁中心髓内针，用螺钉插入股骨颈和股骨头，如 Zickle 钉、重建髓内针、Gamma 钉、近端股骨髓内针（PFN）和近端股骨防旋转髓内针（PFNA）。

临床实践中常用 PFNA 治疗转子间合并转子下骨折（图 2－11－6），用重建髓内针治疗转子下骨折（图 2－11－7、图 2－11－8）。

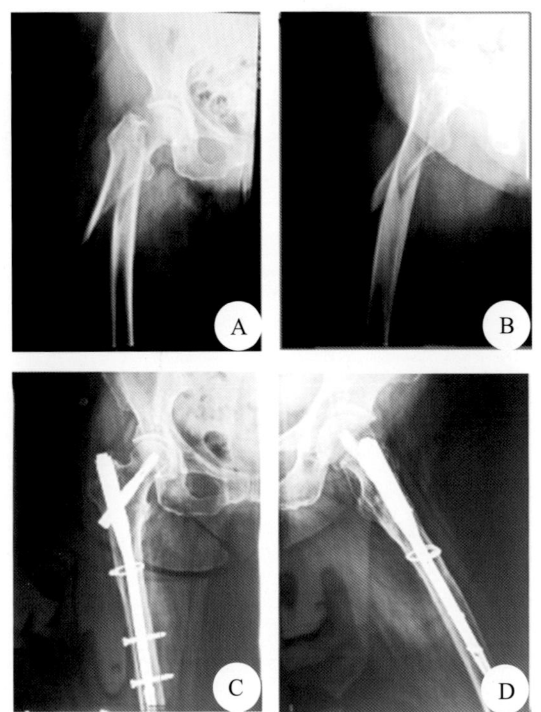

图 2－11－6　女性，74 岁，右股骨转子间合并转子下骨折，复位后 PFNA 固定

A、B. 术前 X 线片；C、D. 术后 X 线片

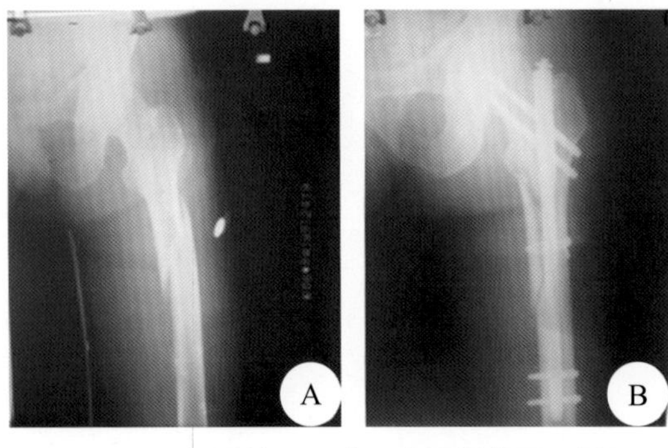

图 2－11－7　男性，53 岁，左股骨转子下骨折，切开复位钢丝捆扎与重建髓内针内固定

A. 术前 X 线片；B. 术后 X 线片

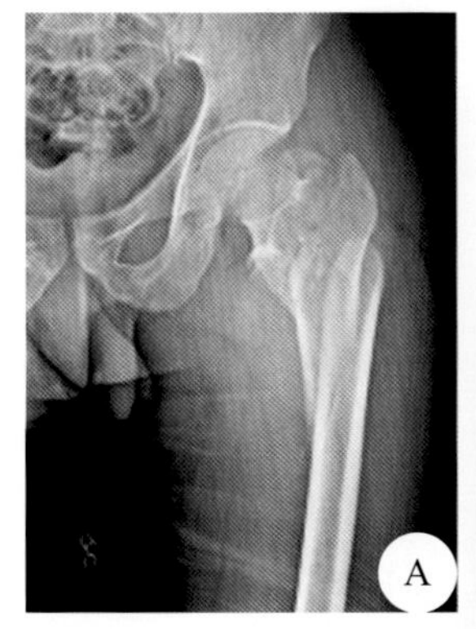

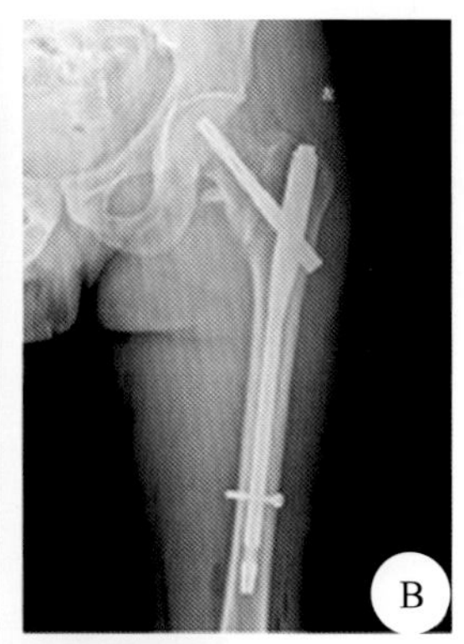

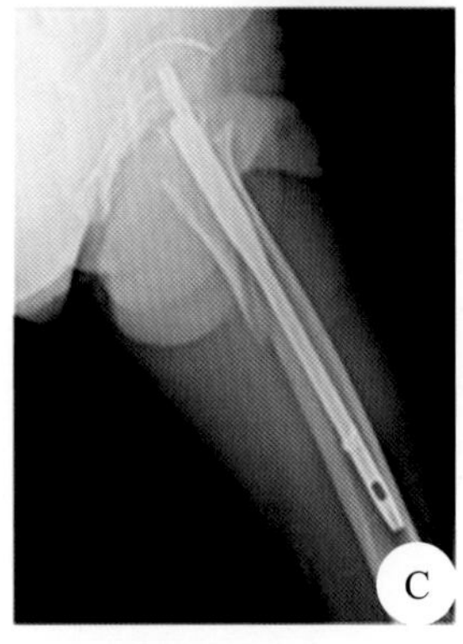

图 2－11－8　男性，56 岁，左股骨转子间并转子下骨折，重建髓内针内固定

A. 术前 X 线片；B、C. 术后 X 线片

3. 治疗原则　现在治疗转子下骨折的内固定物有 DHS、DCS、普通带锁髓内针和重建髓内针。由于髓内针系统通过闭合插入、损伤小，已成为治疗股骨转子下骨折的首选方法。

应根据骨折的类型选择内固定方法：ⅠA 型骨折，转子完整，用闭合带锁髓内针治疗最有效；ⅠB 型骨折，小转子有骨折，可用重建髓内针固定，也可以选择 DHS 固定。对于长的斜形或螺旋形骨折，在闭合复位骨折的过程中，往往复位不满意，影响内固定的稳定或导致畸形，建议进行有限切开复位，然后再用带锁髓内针固定，不需要常规进行植骨。

对于ⅠA 和ⅠB 型骨折，大转子包括梨状窝粉碎，DHS 的固定作用是可靠的。髓内针操作技术熟练的医生也可用重建髓内针进行固定，仍然可以达到满意的复位和稳定的固定。

4. 开放性转子下骨折的手术治疗　开放性转子下骨折少见，几乎都是穿通伤和高能量损伤（如车祸或坠落伤）所致。开放性骨折的一般治疗原则也适用于开放性转子下骨折：急诊清创、稳定骨折和预防感染，用适当的固定达到适当的稳定。Johnson 推荐清创后急诊或术后 10～21

天，待伤口闭合后再用髓内针进行固定。

现在对ⅠA型骨折可在清创后急诊行内固定，然后应用抗生素。对于ⅠB、ⅠC型骨折，当骨折块足够进行插针、合并血管损伤需修复、清创后不能变成清洁伤口时可用外固定架固定，术后7～14天伤口稳定后再更换为髓内针固定。随着小直径重建髓内针的出现，不扩髓髓内针可用于治疗开放性转子下骨折。

二、股骨干骨折

（一）临床表现与诊断

股骨干骨折指发生于小转子下至股骨髁上一段骨干的骨折。根据肢体短缩、畸形、功能障碍等症状体征可诊断股骨干骨折。X线检查可进一步确诊并显示骨折部位和类型。股骨干骨折常合并股骨颈骨折，因此影像学检查务必包括髋膝关节。

常见的并发症有低血容量性休克、脂肪栓塞综合征、深静脉血栓、创伤性关节炎等。

（二）治疗

1. 牵引 一般采用平衡悬吊滑动牵引，将大腿置于Thomas架上，小腿放于Pearson副架上，行持续股骨髁上或胫骨结节骨牵引，直到骨折临床愈合，一般需6～8周。由于整个支架被悬吊，既保证断端稳定又利于牵引期间活动髋、膝及踝关节。

2. 外固定器 适用于软组织损伤严重者，如重度挤伤骨折、感染性骨折、Ⅲ度开放性骨折、危及生命的多发骨折患者。要求外固定器刚度足够，固定稳定。

3. 手术内固定

（1）髓内针内固定：治疗股骨干骨折的首选，除髓腔过于狭窄或感染者。目前多使用交锁髓内针，可维持股骨长度，并控制旋转，既减少了变短和扭曲造成的畸形，也可用于股骨干远端骨折。提倡闭合穿针，以减少对骨折部位血供的损害。使用带锁髓内针开始时为静态固定，以保证固定的稳定。

（2）接骨板内固定：应遵循相关技术原则，传统采用动力加压接骨板，遵循间接复位、长板少钉原则，尽可能在减少组织损伤的前提下实现稳定固定。根据张力带原则，接骨板应置于股骨前外侧并预弯，两端各至少4枚螺钉(8个皮质)固定。近年来多用锁定加压接骨板（locking compression plate，LCP）和微创固定系统（less invasive stabilization system，LISS）治疗长骨高能损伤的粉碎性骨折（图2－11－9）。

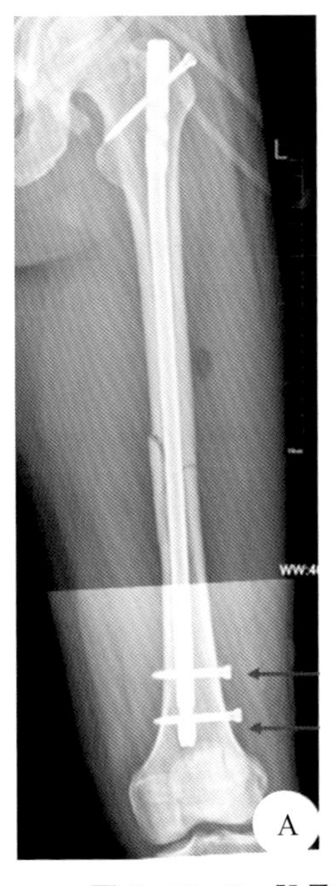

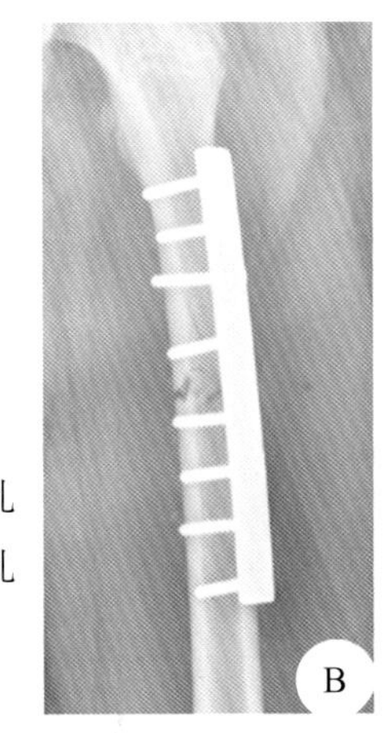

图2－11－9 股骨干髓内针及接骨板内固定

A. 交锁髓内针；B. 加压接骨板

三、股骨髁上骨折

股骨髁上骨折指发生在股骨内外髁上5cm以内的骨折，一般为关节囊外骨折。

（一）解剖

股骨髁上是股骨远端和股骨髁关节面之间的移行区。股骨干的形状接近圆柱形，但在其下方末端变宽形成“双曲线样”的髁，两髁的前关节面一起组成关节面与髌骨形成髌股关节。后侧被髁间窝分离，髁间窝有膝交叉韧带附着。髌骨与两髁关节面接触，在髁的外侧面有外侧副韧带的起点。

（二）诊断

根据病史和体征，以及影像学表现可明确诊断。

应常规行膝关节X线检查，以及CT加三维重建检查。如合并膝关节脱位，一般会有韧带和半月板损伤，应进行MRI检查。

对于下肢骨折，建议行双下肢的血管彩超，预防下肢深静脉血栓形成，股骨髁上骨折常需要仔细检查血管的情况，必要时进行血管造影。如出现大腿严重肿胀，警惕骨筋膜室综合征的发生。

（三）治疗

1. 非手术治疗 非手术治疗适用于无移位或不完全骨折，老年骨质疏松的嵌插骨折，合并严重的内科疾病等。可行胫骨结节骨牵引和管型石膏固定。

2. 手术治疗 手术治疗应恢复关节面的解剖复位，恢复正常的力线、长度和旋转关系等，以利于早期活动和肢体的康复锻炼。可选择接骨板螺钉内固定，一般选择股骨远端锁定接骨板内固定，逆行髓内针临床也有应用。若为开放性骨折、软组织条件很差者可选择外固定架等方式固定（图2－11－10～图2－11－15）。

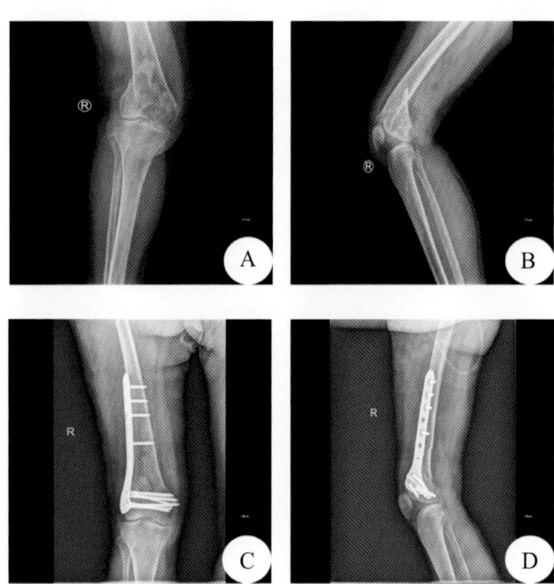

图2－11－10　女性，58岁，右股骨髁上骨折，接骨板螺钉内固定

A. 术前正位片；B. 术前侧位片；C. 术后正位片；D. 术后侧位片

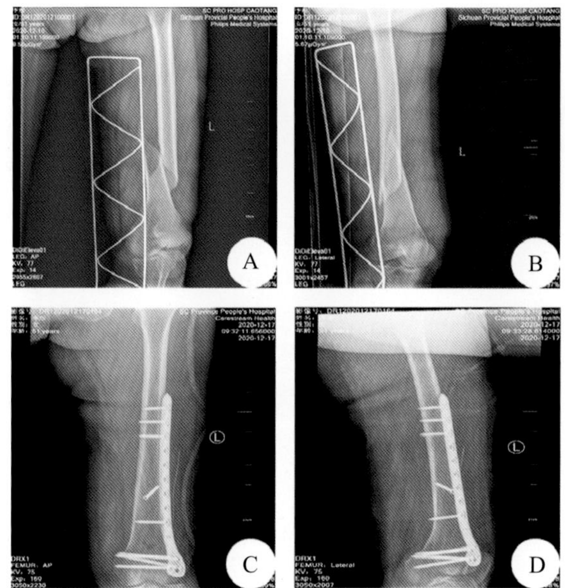

图2－11－11　女性，51岁，左股骨髁上骨折，接骨板螺钉内固定

A. 术前正位片；B. 术前侧位片；C. 术后正位片；D. 术后侧位片

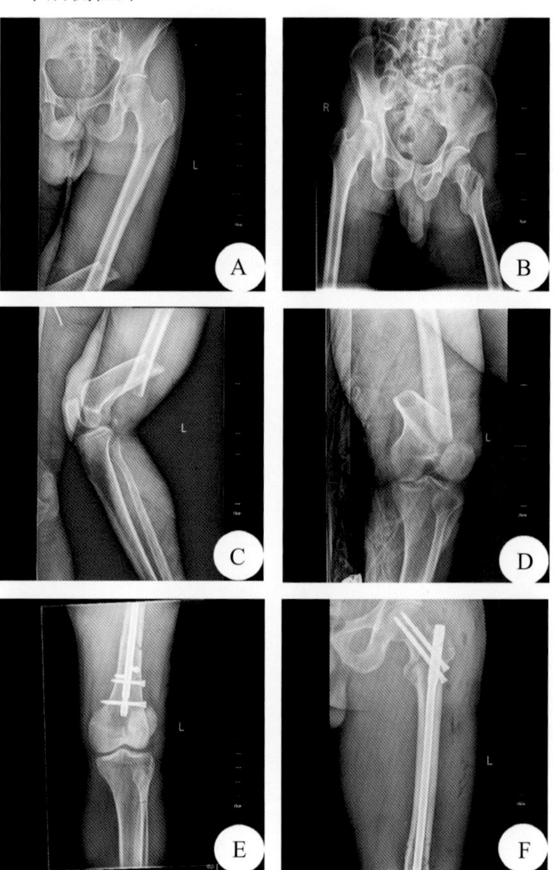

图2－11－12　男性，53岁，左股骨髁上骨折伴左股骨转子间骨折，牵引床辅助下闭合复位髓内针内固定

A. 术前左髋正位片；B. 术前骨盆片；C. 术前左股骨侧位片；D. 术前左股骨正位片；E. 术后左膝关节正位片；F. 术后左髋正位片

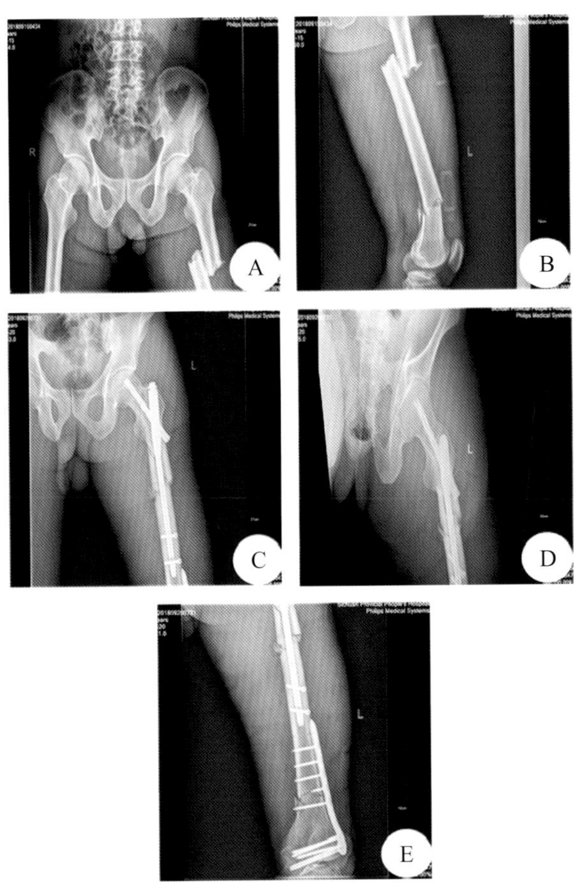

图 2-11-13　男性，47 岁，左股骨髁上骨折伴左股骨中上段骨折，切开复位接骨板螺钉内固定+闭合复位髓内针内固定

A. 术前骨盆正位片；B. 术前左股骨侧位片；C. 术后左髋正位片；D. 术后左髋侧位片；E. 术后左股骨正位片

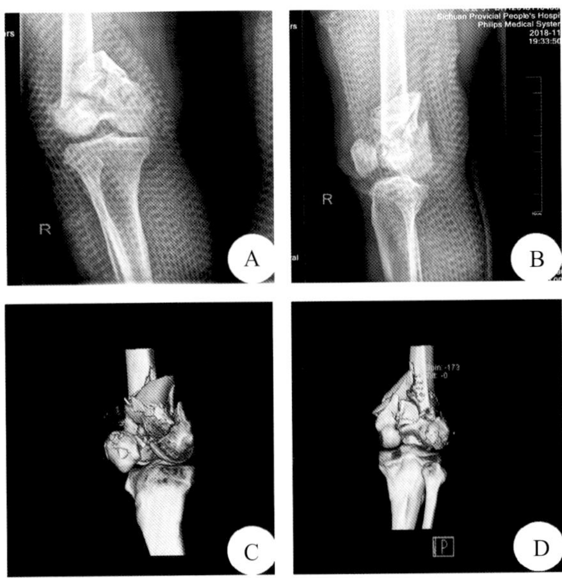

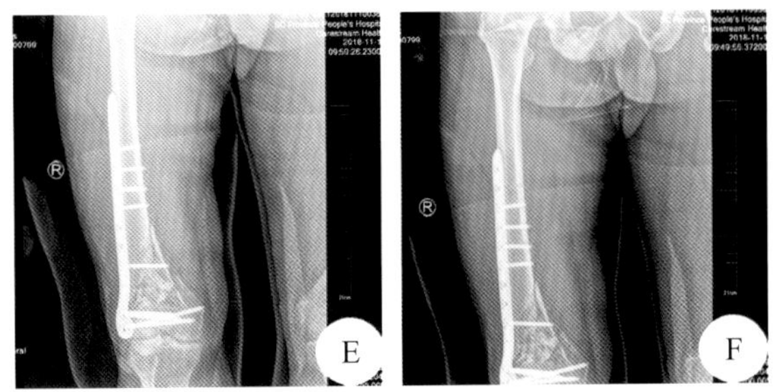

图 2-11-14　男性，51 岁，右股骨髁上骨折，切开复位接骨板螺钉内固定

A. 术前右膝关节正位片；B. 术前右膝关节侧位片；C. 术前右膝关节三维重建后侧位片；D. 术前右膝关节三维重建侧位片；E. 术后右股骨正位片；F. 术后右股骨侧位片

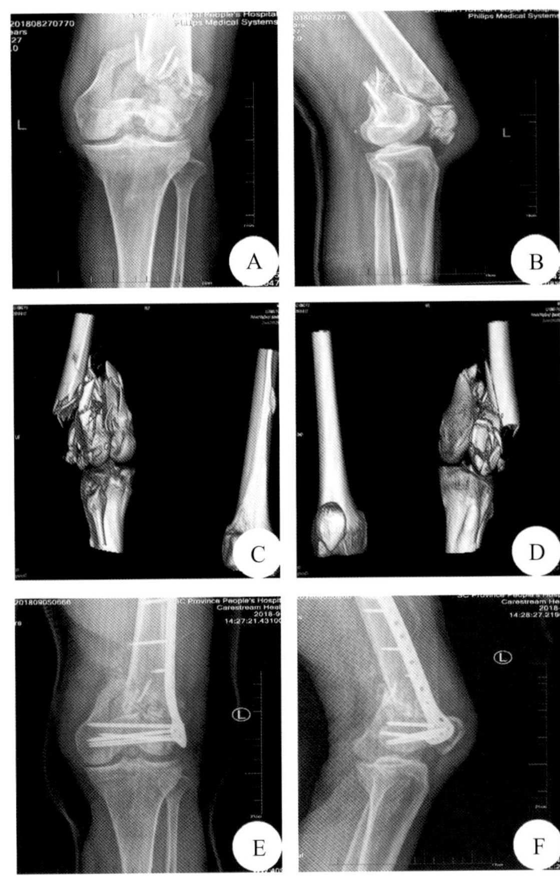

图 2-11-15　男性，53 岁，左股骨髁上骨折，切开复位接骨板螺钉内固定

A. 术前左膝关节正位片；B. 术前左膝关节侧位片；C. 术前左膝关节三维重建正位片；D. 术前左膝关节三维重建侧位片；E. 术后左膝关节正位片；F. 术后左膝关节侧位片

第十二节　胫腓骨骨折

一、胫腓骨骨折分类

胫腓骨骨折分类从形态上应考虑到骨折的位置、骨折线的形式、腓骨骨折的情况、软组织损伤的程度等因素。很多学者对胫腓骨骨折加以分类，但由于使用的标准不同，分类各不同，为比较诊断、治疗和预后结果带来困难。

1. AO/ASIF 字母数字组合分类法　在对 AO/ASIF 接骨板螺钉技术治疗胫腓骨骨折的结果进行分析后，依据 Miller 的字母数字组合法，Johner 和 Wruhs 提出了字母数字组合分类法。这种分类考虑了四方面的因素：受伤机制、骨折粉碎程度、软组织损伤程度、骨折移位程度。他们指出，以骨折的受伤机制和粉碎程度作为标准比以骨折移位作为标准更可靠。他们认为，骨折的预后与骨折形态有关，例如弯曲应力造成的横形骨折常损伤软组织合页，比间接暴力造成的螺旋形骨折预后差。

字母数字组合分类方法是将胫骨分为三个区，即近、中、远端。字母数字组合方法能表示出骨折的形态，A、B、C 三个字母表示粉碎程度，A 组表示简单骨折，不粉碎；B 组表示有蝶形骨折块的骨折，骨干一侧折断一次而另一侧折断多次；C 组表示所有骨皮质折断多次，如多段严重粉碎性骨折。数字 1、2、3 表示直接或间接暴力造成的骨折形态。1 型骨折指间接暴力或旋转应力造成的所有螺旋形骨折，即 A1 表示简单螺旋形骨折，B1 表示有蝶形骨折块的螺旋形骨折，C1 表示有多个蝶形骨折块的螺旋形骨折。2 和3 型骨折包括由直接暴力或弯曲应力造成的骨折。在 A 组骨折中，A2 型表示骨折线大于 30°，A3 型表示骨折线为横形（小于 30°）。在 B 组骨折中，B2 型表示有一个蝶形骨折块，B3 型表示有多个蝶形骨折块。在 C 组骨折中，C2 型表示多段骨折，其中有完整环形骨折块。C3 型是无完整环形骨折块的骨折。胫骨全长以 1、2、3 分别代表近、中、远骨块。这样胫骨干骨折可用 42A、42B、42C 表示。近端关节外骨折用 41A1、41A2 表示简单骨折，41A3 表示粉碎性骨折。远端关节外干骺端骨折以 43A1 表示简单骨折，43A2 表示干骺端楔形骨折，43A3 表示干骺端复杂骨折。上述以 Miller 分类为基础建立的分类方法已被美国骨创伤协会采用。

2. 软组织损伤分类法　为提醒医生不要仅仅注重骨折的 X 线片表现而不注意软组织损伤程度，Tscherne 提出对软组织损伤的分类，0 级表示没有或轻微软组织损伤，通常为间接暴力伤，如滑雪损伤；1 级表示有表浅皮擦伤或由骨折块从内向外移动造成的软组织挫伤；2 级表示由于直接暴力造成的深在的、有污染的挫伤并伴有局部皮肤或肌肉挫伤，骨筋膜间隔综合征包括在此级中；3 级代表严重皮肤挫伤或捻压伤并伴严重肌肉损伤，包括失代偿性的筋膜间隔综合征及闭合性骨折有主要的动脉损伤。

3. 开放性骨折 Gustilo 分类法

（1）Ⅰ型。伤口长度不到 1cm，一般为比较干净的穿刺伤，骨尖自皮肤穿出，软组织损伤轻微，无碾挫伤，骨折较简单，为横形或短形骨折，无粉碎性骨折。

（2）Ⅱ型。伤口超过 1cm，软组织损伤较广泛，但无撕脱伤亦未形成组织瓣，软组织有轻度或中度碾挫伤，伤口有中度污染，中等程度粉碎性骨折。

（3）Ⅲ型。软组织损伤范围广泛，包括肌肉、皮肤及血管神经，有严重污染。又可分为 A、B、C 三个亚型。①ⅢA 型：尽管有广泛的撕裂伤及组织瓣形成，或为高能量损伤，不管伤口大小，骨折处有适当的软组织覆盖；②ⅢB 型：广泛的软组织损伤和丢失，伴有骨膜剥脱和骨暴露，这种类型的开放性骨折常伴有严重污染；③ⅢC 型：伴有需要修复的动脉损伤。

对小腿骨折的描述应包括下面内容：①骨折是闭合还是开放的，Gustilo 分类为几型，软组织损伤为几级；②骨折的解剖部位，骨干部常以近、中、远 1/3 表示，近或远侧干骺端骨折线是否通过关节；③骨折的形态，横形、斜形、螺旋形等；④骨折成角畸形情况，向前、向后向内、向外成角；⑤骨折的移位情况，根据移位距离与骨折近端直径的比较可以用 25％、50％或 100％来表示移位程度，虽然根据 X 线片来判断原始移位不十分可靠，但可以大体反映软组织撕脱程度，100％移位骨折采用闭合复位治疗需要更长的愈合时间；⑥骨折的短缩长度及旋转畸形也应描述清楚，可依据临床和X线检查获得，其中旋转畸形的判断可通过对X线片上远近骨折端髓腔宽度和皮质厚度的差别得到提示。

二、胫腓骨骨折治疗

对于闭合性胫骨骨折的治疗有下列方法：①闭合复位，以石膏、支具等制动；②外固定架固定；③切开复位接骨板螺钉内固定；④闭合复位，髓内针内固定；⑤经皮微创接骨板固定。对于开放性骨折，选用上述几种方法之一固定骨折，开放伤口则遵循下面原则：彻底反复清创，合理应用抗生素，早期关闭伤口（包括使用肌瓣及游离皮瓣），早期植骨治疗。

（1）非手术治疗。对于低能量造成的、移位小的简单胫腓骨骨折，非手术闭合复位及使用石膏外固定能有效地治愈骨折。为纠正短缩、成角或旋转畸形，可在骨折远、近端横向打入克氏针，用这些针进行复位并将其同管型石膏固定在一起以维持复位。石膏固定后应向患者详细说明石膏固定注意事项，指导患者抬高患肢，主动活动足趾，进行股四头肌等长收缩锻炼。应提醒患者如果出现患肢疼痛加剧、足趾麻木征象应立即就医，以防出现骨筋膜室综合征。患者3～4周内应每周复查X线片，以了解骨折的复位情况，如果石膏因肢体消肿而松动应及时更换。牵引法治疗胫腓骨骨折使骨折端分离，患者需卧床，不能早期活动，所以牵引治疗已很少临床使用，它仅作为一种临时的治疗措施，当患者皮肤条件不好时，在等待最终治疗方法时可使用跟骨牵引。目前更趋向于使用外固定架临时固定骨折。

（2）外固定架固定。包括钢针型外固定架、环形（半环形）固定器等。

1）外固定架适应证：①Ⅱ或Ⅲ型（Gustilo分类）开放性骨折；②骨折伴肢体严重烧伤；③骨折后需进一步行交腿皮瓣、游离皮瓣和其他重建；④骨折后有严重骨缺损或需维持肢体长度；⑤需肢体延长；⑥需关节融合；⑦骨折后有或怀疑有骨折不愈合。

2）外固定架优越性：①可在远离损伤、骨病或畸形的局部固定骨折；②一期或二期均可较容易地接近伤口；③对各种骨或软组织损伤，包括多个邻近肢体的固定有较大灵活性；④安装外固定架后可进行对骨折固定对位对线、长度及力学特性的调节；⑤可同时或随后进行内固定；⑥对邻近关节影响小；⑦可早期使肢体活动，包括完全负重。

（3）髓内针固定。髓内针有三种形式：多根弹性髓内针，不带锁中心型髓内针，带锁髓内针。

1）髓内针适应证：由于髓内针的不断改进，适应证越来越大。最初髓内针只适用于股骨干及胫骨髓腔中1/3部位骨折。使用锁定螺钉后，在髓腔较宽的近、远1/3骨干的稳定性也能获得。所以，髓内针可用于骨干全长固定。使用髓内针的适应证为：①胫骨非感染性骨折不愈合；②胫骨的病理性骨折；③闭合的、有移位的胫骨骨折；④腓骨完整的胫骨骨折；⑤开放的胫骨骨折；⑥需要延长肢体，纠正短缩、旋转、成角等畸形愈合的截骨后固定。

2）髓内针的临床应用：目前临床使用的带锁髓内针品种很多，但设计原理是相同的。髓内针包括近端尾部与插入手柄相接的螺旋部分、近端锁定孔、针体、远端锁定孔及稍尖的针头部。锁定孔的方向可以是冠状面，也可以是矢状面或斜面的，使用时根据骨折类型及软组织条件决定。针体的横断面有三角形、三叶草形、圆形、多凹槽形等，目的在于尽可能地增强针与髓腔内部的稳定接触，同时更多地保留针与髓腔间的孔隙，从而尽量减少对髓腔内血循环的干扰。直径逐渐变小的针头部有利于通过骨折端。胫骨髓内针在近端约1/3处有弯曲，最早由Herzog设计，故称为Herzog弯曲，其作用首先是有利于髓内针打入，并防止针尾滑入髓腔内，其次它可以防止对髌骨下极和髌韧带的干扰损伤。

3）带锁髓内针相关器械一般包括骨锥、插入手柄、近端瞄准器、远端瞄准装置、打出器、扩髓腔使用的导杆及可曲杆髓腔锉等。C臂机影像增强器和牵引床一般是手术必备的，但由于使用不扩髓技术，可不再使用牵引床。

做完髓内针手术的患者无需再使用牵引和外固定，邻近关节的活动，术后即刻就可以进行。对于横形稳定性骨折，术后1～2周即可完全负重。粉碎性骨折的患者术后即可部分负重，但完全负重应待复查X线片，有明确骨痂形成时方可进行，一般为6～8周。静力锁定的患者，若8～10周仍无明显骨痂形成，可将离骨折端最远一侧的锁定螺钉拆除，随着活动和负重，骨折处可产生不断加压，促进骨愈合。髓内针可于术后1.0～1.5年，骨牢固愈合后拔除。

（4）接骨板螺钉内固定。接骨板螺钉固定骨折趋向于有限地显露骨折而间接复位，尽量地减少紧密接触骨折端造成的坏死以及促进骨痂形成。对于胫骨远、近干骺端以及膝、踝关节内有移位的骨折，大多数学者主张使用加压接骨板螺钉做内固定。此外纠正畸形愈合及治疗不愈合也是使用接骨板螺钉的适应证。对胫骨骨折行接骨板螺钉内固定可选用前外侧切口。

行切开复位接骨板螺钉内固定的缺点是皮肤易坏死，从而形成伤口感染，以及过长时间地限制负重。

很多学者致力研发接骨板螺钉，如LC－DCP（限制接触性动力加压接骨板）、PC－P（点接触接骨板）等，但这里需强调的是，不论以什么方式固定，骨折的固定绝没有再生骨作用。任何固定的作用是尽可能地维持骨折复位，缩小骨折端的间隙以增加稳定性，传导通过骨折部位的应力直到骨自身愈合。骨折端接触以及加压的目的就是使骨能传导应力，延长固定物的疲劳寿命。

（5）经皮微创接骨板固定。经皮微创接骨板固定逐渐成为医生的一个治疗选择。现主要应用于胫骨近端及远1/3骨折的治疗。该技术通过间接复位，在达到胫骨力线功能复位的情况下尽量少干扰骨折的局部微环境，通过骨折远、近端小切口微创插入接骨板，达到有效固定。其适应证为：①骨折可以闭合复位；②胫骨远、近端关节面较完整；③骨折的远、近端有足够的骨质能够固定足够数量的螺钉；④简单与复杂类型骨折。但对于简单骨折，闭合复位难以达到解剖复位，与ORIF相比并无优势。经皮微创接骨板固定的相对禁忌证包括：①陈旧骨折，其骨折端有瘢痕组织填充，不易闭合复位，容易发生延迟愈合或不愈合；②局部有感染存在；③关节面损伤较重者一般均需切开复位。

三、闭合性胫骨远端关节外骨折的内固定治疗

1. 接骨板内固定治疗闭合性胫骨远端关节外骨折 接骨板内固定是治疗闭合性胫骨远端骨折的传统术式，可达到良好的复位和牢固的固定，但应注意对骨折端血运、软组织的破坏及由此导致的并发症，若处理不当，可影响患者的预后。随着骨折治疗理念的不断更新，接骨板内固定治疗方案也得到了优化。

2. 髓内针内固定治疗闭合性胫骨远端关节外骨折 髓内针内固定对软组织的剥离较少、固定稳定，已成为胫骨干骨折治疗的“金标准”。近年来，随着髓内针在设计上的改进，手术入路、阻挡钉技术、角稳定螺钉等辅助技术和设备的发展，其适应证扩展到胫骨更远端的骨折，在治疗胫骨远端关节外骨折方面受到骨科医生的重视，取得了良好的治疗疗效（图2－12－1～图2－12－5）。

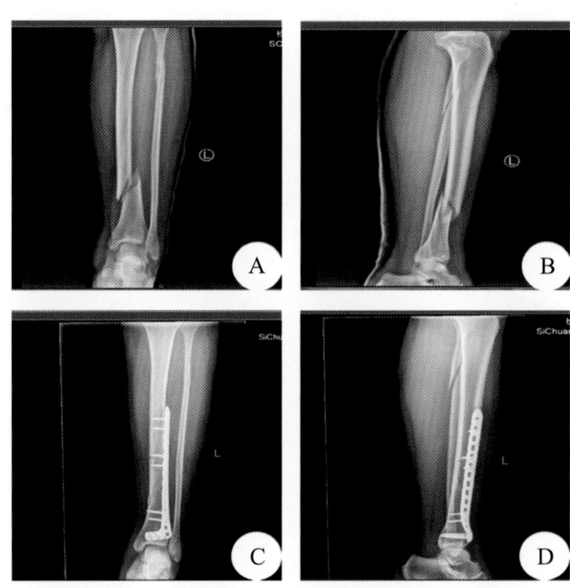

图2－12－1　女性，29岁，左胫骨中下段骨折，锁定接骨板螺钉内固定

A. 术前正位片；B. 术前侧位片；C. 术后正位片；D. 术后侧位片

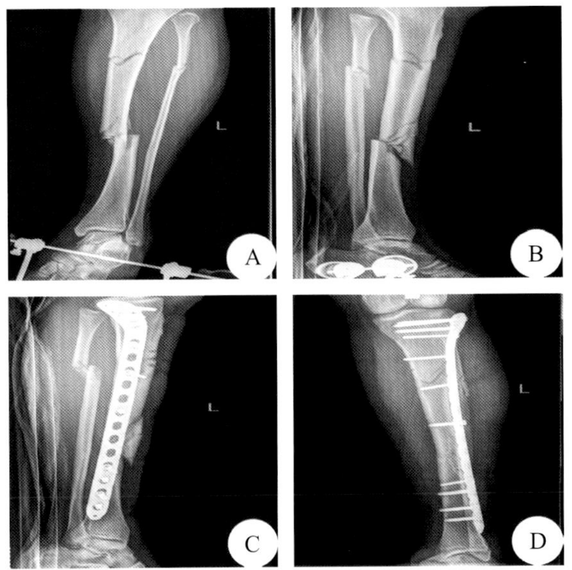

图 2-12-2　女性，49 岁，左胫骨多段骨折，锁定接骨板螺钉内固定

A. 术前正位片；B. 术前侧位片；C. 术后正位片；D. 术后侧位片

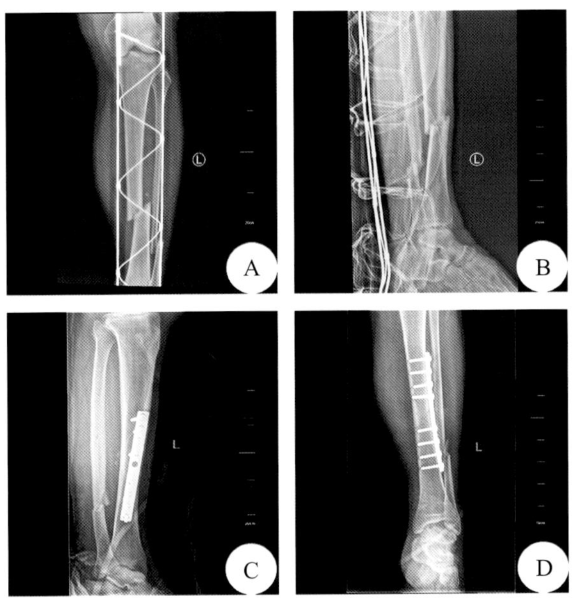

图 2-12-3　男性，69 岁，左胫骨干骨折，加压接骨板螺钉内固定

A. 术前正位片；B. 术前侧位片；C. 术后正位片；D. 术后侧位片

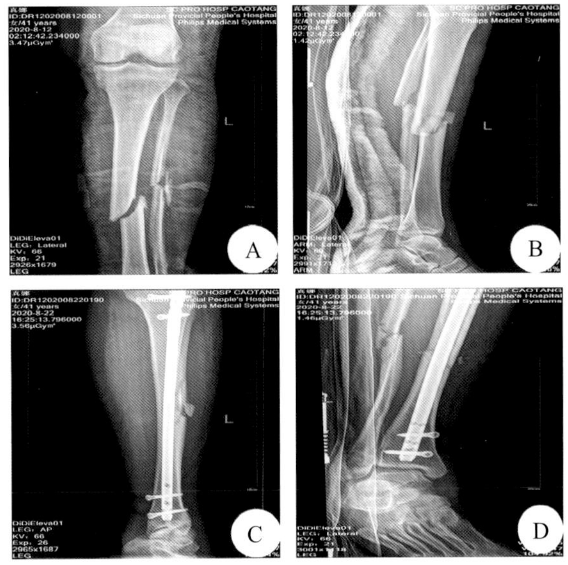

图 2-12-4　女性，41 岁，左胫骨干骨折，闭合复位髓内针内固定

A. 术前正位片；B. 术前侧位片；C. 术后正位片；D. 术后侧位片

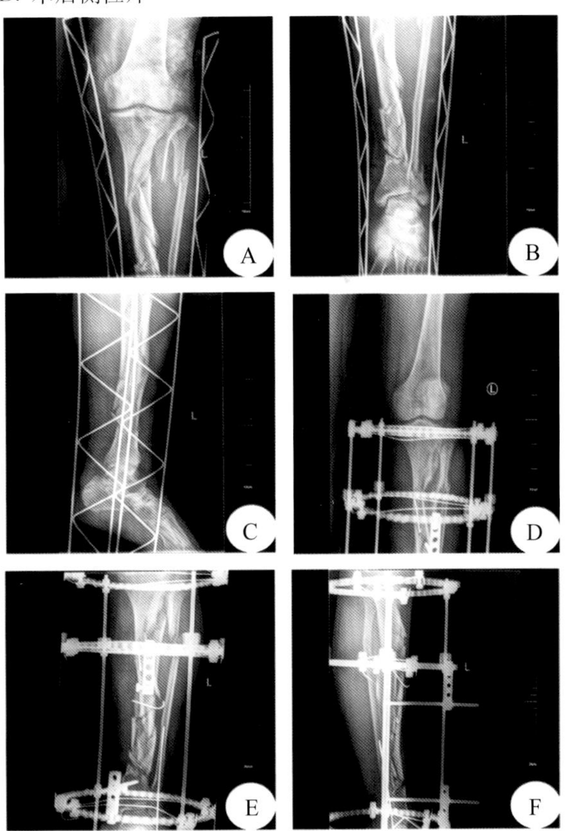

图 2-12-5　男性，39 岁，左胫骨多段开放性骨折，清创缝合外支架固定

A. 术前左膝关节正位片；B. 术前左胫骨正位片；C. 术前左胫骨侧位片；D. 术后左膝关节正位片；E. 术后左胫骨正位片；F. 术后左胫骨侧位片

（唐孝明　袁加斌　魏丹　廖锋　刘攀　朱宗东　任秋羽　肖霖）

参考文献

[1] 杨明礼，胡豇. 创伤骨科学［M］. 成都：四川大学出版社，2020.

[2] 胥少汀，葛宝丰，卢世璧. 实用骨科学［M］. 4 版修订本 . 郑州：河南科学技术出版社，2019.

[3] Garner M R，Sethuraman S A，Schade M A，et al. Antibiotic prophylaxis in open fractures：evidence，evolving issues，and recommendations［J］. J Am Acad Orthop Surg，2020，28（8）：309－315.

[4] Gupta A，Parikh S，Rajasekaran R B，et al. Comparing the performance of different open injury scores in predicting salvage and amputation in type Ⅲ B open tibia fractures［J］. Int Orthop，2020，44（9）：1797－1804.

[5] Laigle M，Rony L，Pinet R，et al. Intramedullary nailing for adult open tibial shaft fracture. An 85－case series［J］. Orthop Traumatol Surg Res，2019，105（5）：1021－1024.

[6] Stavrakis A I，Zhu S，Loftin A H，et al. Controlled release of vancomycin and tigecycline from an orthopaedic implant coating prevents *staphylococcus aureus* infection in an open fracture animal model［J］. Biomed Res Int，2019：1638508.

[7] Butler B A，Lawton C D，Hashmi S Z，et al. The relevance of the judet and letournelacetabular fracture classification system in the modern era：a review［J］. J Orthop Trauma，2019，33 Suppl 2：S3－S7.

[8] Dreizin D，LeBedis C A，Nascone J W. Imaging acetabular fractures［J］. Radiol Clin North Am，2019，57（4）：823－841.

[9] Horiguchi A. Management of male pelvic fracture urethral injuries：review and current topics［J］. Int J Urol，2019，26（6）：596－607.

[10] Liu H S，Duan S J，Xin F Z，et al. Robot－assisted minimally－invasive internal fixation of pelvic ring injuries：a single－center experience［J］. Orthop Surg，2019，11（1）：42－51.

[11] Elnahal W A，Ward A J，Acharya M R，et al. Does routine postoperative computerized tomography after acetabular fracture fixation affect management［J］. J Orthop Trauma，2019，33 Suppl 2：S43－S48.

[12] Tian S，Chen Y，Yin Y，et al. Morphological characteristics of posterior wall fragments associated with acetabular both－column fracture［J］. Sci Rep，2019，9（1）：20164.

[13] Wojahn R D，Gardner M J. Fixation of anterior pelvic ring injuries［J］. J Am Acad Orthop Surg，2019，27（18）：667－676.

[14] Ziran N，Soles G L S，Matta J M. Outcomes after surgical treatment of acetabular fractures：a review［J］. Patient Saf Surg，2019，13：16.

第三章　手显微外科

第一节　手部解剖与损伤处理

一、手部解剖

（一）手指切口

侧正中切口是手指部基本的多用途切口，但有时由于教科书的插图和图例太差而被误解。使用该切口时，血管神经束可与切口的掌侧皮瓣一起掀向掌侧，或者只在血管神经束的浅面解剖而使其留在原位。如果在血管神经束的浅面进行解剖，应注意不要使皮瓣太薄。遵循以上述原则，可对手指做一些不太广泛的显露。新的切口和入路仍不断出现，以便更直接地显露深层结构。广泛应用的手指掌侧“Z”形切口（图 3－1－1），不需要游离神经血管束就能够直接显露屈肌腱鞘的掌侧面。然而，在挛缩的皮肤表面，此切口将变直，产生不合要求的线样瘢痕。在这种情况下，多重“Z”形切口可取得更满意的效果。不管采用何种类型的切口，都必须注意保护神经血管束。

掌侧中线斜形切口可用于多种手术，通常可替代掌侧“Z”形切口。总的来说，此切口安全、易于缝合。该切口在神经血管束之间的指中线处越过屈侧皱纹，显露屈肌腱鞘。

（二）拇指切口

手指的侧正中切口也适用于拇指，桡侧更易进入。该切口的近端可在掌骨中段水平弯曲延伸并在拇指的掌侧形成皮瓣。应注意避免损伤桡神经浅支向拇指背侧发出的背侧支。由于形成的皮瓣可充分显露拇指屈肌腱表面的绝大部分，故可用于肌腱移植，且不需要另外做切口。由于拇指远侧关节的侧面脂肪组织稀少，在探查屈肌腱鞘时可能错误地切开关节囊的掌板。在掌指关节水平做横形切口治疗拇指扳机指时，应注意避开拇指屈肌腱两侧的两条指神经。

（三）掌部切口

通常掌部远侧切口是横向的，在掌部近侧，切口则趋于纵向，并与最近的大的掌纹平行，但要保持适当的距离。只要深面的指神经和其他重要结构受到保护，掌部的切口可以取需要的任意长度。皮肤及其下面的脂肪切开后，应将脂肪连同皮瓣从掌腱膜上分离。若皮瓣需广泛潜行游离，应保留穿透掌腱膜的小血管，尽管十分费力但是值得，除此之外大多数重要结构位于掌腱膜深面。在掌部远侧，位于掌骨头之间的结构没有掌腱膜的保护。牵开皮瓣后，为扩大显露，可沿任意方向切开筋膜，也可切除。然后可看到肌腱和与之平行的神经血管束。若需更深层的显露，则可将掌浅弓一端结扎并切断。掌部近侧的切口应与鱼际纹平行，然而，当切口延长至腕部近侧时，不要呈直角经过屈侧腕横纹。鱼际部最重要的结构是正中神经的返支，若其准确位置不能确定，则应显露并保护之。另外，必须注意避免损伤正中神经和尺神经的掌侧皮支（图 3－1－1）。

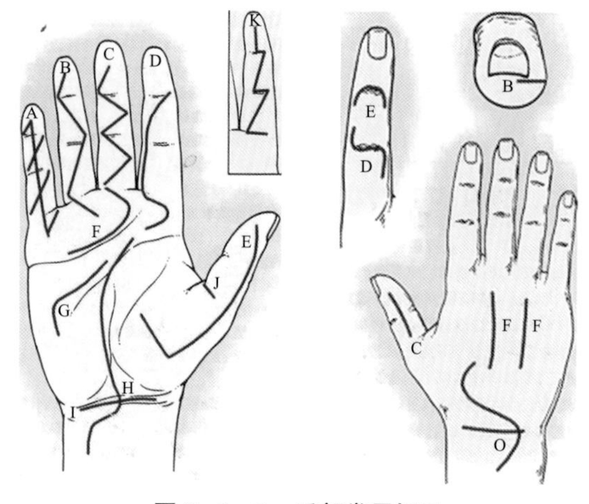

图 3-1-1　手部常用切口

（四）上肢的神经组成

上肢感觉及运动神经来自 $C_{5\sim8}$ 和 T_1 神经根的前支。$C_{5\sim6}$ 组成臂丛上干，C_7 为中干，C_8 和 T_1 组成臂丛下干。每干又分成前后两股。上干和中干的前股形成臂丛的外侧束，下干的前股为内侧束，上中下三干的后股组成臂丛的后侧束。大约在喙突平面分出上肢的重要神经，外侧束形成肌皮神经和正中神经的外侧头，内侧束形成尺神经和正中神经内侧头，后侧束形成腋神经和桡神经（图 3-1-2）。

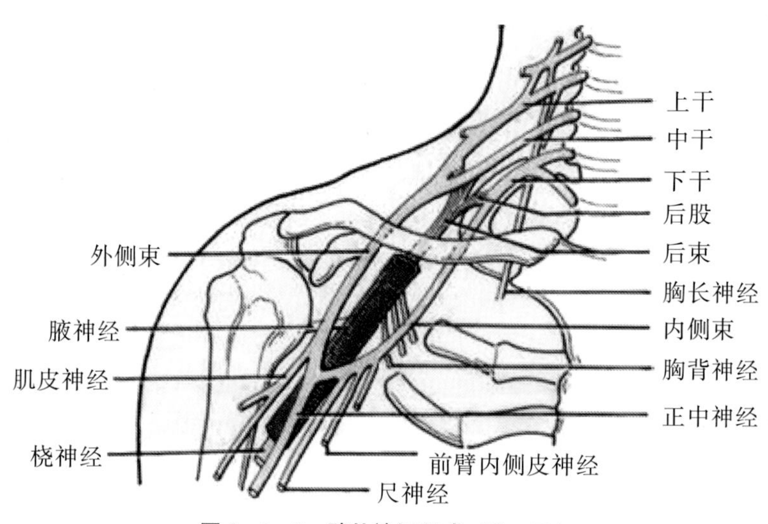

图 3-1-2　臂丛神经组成（$C_5 \sim T_1$）

二、手部开放性损伤处理

（一）急救处理

手部开放损伤的现场抢救十分重要。处理是否得当，将直接影响后续阶段的治疗效果好坏。现场处理主要的原则是重视影响生命的严重并发症和合并伤的处理。由于近代抗休克和麻醉技术的提高，有不少急救专家提出对严重多发性损伤做一次性处理。这对提高手部开放性损伤的治疗效果、提高功能恢复，非常有利，但也不能忽视必须在保证生命的前提下进行，以抢救危重并发伤为首要任务，不使开放损伤失去最佳初期处理时机，即在伤后8～12 小时进行处理，否则将影响伤口一期闭合。

对患者进行急救处理的主要任务是抢救生命。对手部损伤要进行简单有效的处理，迅速正确地转运，以便于能使患者获得妥善治疗。

1. 迅速判断有无威胁生命的体征与合并伤

应迅速判断有无呼吸、心搏骤停、内脏破裂和胸腹部大出血、颅脑损伤等。一旦发现必须立即进行抢救。如有休克存在，也应立即按抗休克治疗进行处理。

2. 创面处理主要是止血和防止再污染　对出血均应以厚纱布加压包扎止血，且包扎后指端血循环良好为度。这是一种既可靠又安全的方法。确有活动性大血管出血，应用加压包扎无效时，可用止血钳夹并结扎止血。一般不应采用止血带。只有以上方法无效方可考虑。一旦应用应严格采用记录卡做好记录止血时间，并严格遵守止血带的使用注意事项。对创口内的可见异物可立即取出，但外露骨端不能复位，以免深部污染，最后用消毒敷料或清洁布包扎创面。

3. 临时固定　手部损伤后，为了减轻疼痛、避免骨折移位和预防骨折的合并伤，临时简便的固定是非常必需的，但不可对闭合性骨折或开放性骨折进行复位。如有手部远侧的血运或神经障碍，应采用肢体临时牵引，以解除畸形和对血管、神经的压迫，然后将伤手固定。以预制夹板最为理想，否则可就地取材。

4. 迅速转运伤员　经抢救处理后，按伤情的轻重，将伤员在最短时间内转送到能够处理的医院，进行最终处理。转送方式：对单纯手外伤者鼓励自己行走；对合并下肢损伤者，平放在担架或木板上；对有神态异常或颈胸部损伤者要保持呼吸道通畅。在转送过程中医护人员严密观察，以防途中发生意外。

（二）治疗原则与步骤

在治疗手部开放性损伤，特别严重的开放性损伤，除局部损伤的治疗外，因有时合并休克，颅脑、胸部、肝、脾、胰等严重并发症或合并伤，而且这些损伤常危及患者的生命，故应首先给予处理。

1. 重视全身情况的处理　由于近代的创伤多较严重复杂，除手部等局部造成严重的开放性损伤外，常合并其他部位的损伤，如颅脑、胸部或腹部损伤及休克等。因此在处理这类损伤时，必须重视全身检查，如有休克必须及时输血、补液等，待休克好转后再处理局部。如合并危及患者生命的损伤，应先给予正确的治疗，然后再处理手部损伤。当然也有些手部损伤（如血管断裂）如不及时处理，全身情况不能恢复，这时两者必须同时进行。

2. 及时彻底清创　清创是处理一切开放性损伤的重要措施，手部开放性损伤更为重要，加之损伤面积占全身面积的百分比较小，因此都应该彻底清创。只要患者全身情况许可，就必须及时进行，任何拖延都会使细菌繁殖和扩散，增加创口的感染率，导致修复手术失败和感染。清创的重点是切除失去活力的组织，清除创口的异物及彻底止血。这是一项非常细致的工作，一定要严格执行。

3. 尽可能恢复损伤的解剖结构　严重的开放性损伤除皮肤挫伤或撕脱外，深部软组织即肌肉、肌腱、神经和血管等多有不同程度的损害，且常合并有骨折或脱位，因此必须及时尽可能恢复损伤组织的解剖学结构。

4. 创面的闭合　这是整形外科或显微外科技术在手部严重开放性损伤应用的主要目的。这一措施能有效地控制开放性损伤的感染，以及有利于手部功能的恢复和后期的功能重建。对单纯皮肤撕脱伤，可采用游离皮片移植。对伴有深部软组织缺损，或肌腱、神经或骨骼外露者，如创面不大，局部有足够的皮瓣转位者，则采用局部皮瓣转位。局部皮瓣转位有困难者尚可采用游离皮瓣或肌皮瓣移植。

（三）清创术

1. 刷洗　手部开放性损伤，多数都是在工农业的劳动过程中损伤，因此常被泥沙、杂草、机油等污染，即使被日常生活劳动中的刀、剪、玻璃等切割或刺伤，由于造成损伤的工具和手部皮肤上附有致病菌，也将造成创口污染，因此都必须进行机械性的清创。特别是皮肤上的污染和部分细菌通过刷洗是最可靠的措施。刷洗的方法，术者常规洗手，戴手套后进行刷洗，一般用中性、刺激小、消毒的软肥皂，其范围，由伤口周围的皮肤开始向四周延伸到肘关节为止，对创口内污染或有异物如杂草、棉絮、锯木屑、泥沙等，除用无菌生理盐水冲洗外，亦可用软毛刷轻柔地刷洗，做到不损伤创内软组织为度。经刷洗后用大量消毒水冲洗肢体和创口。如此需三次，每次都需更换手套和刷洗用具。对有机油污染的皮肤，可用汽油先进行清洗，然后按上述方法刷洗。为了避免刷洗污水到处流淌，故采用简易的清创台，使污水流入桶内，以免手术脏乱。刷洗后用纱布将伤肢擦干，再用碘酊、乙醇消毒伤肢皮肤，到创缘为止，禁止涂擦创伤内部，然后常规铺消毒巾。

2. 清创　在刷洗过程中，原则上都不用止血带，在清创时，一般也不用止血带，有利于识别失去活力的组织。但渗血或出血较明显。可在止血带下进行清创。清创的要求是，切除受损皮肤和挫灭肌肉，修整挫伤肌腱、神经和血管，对未分离骨折片，即游离的骨片，清洗后置于原位。其方法是选择一点或一定方向用刀或剪刀切除因钝器伤所致的受损皮缘，如系刃器所致切割伤可不作修切。对深部组织应按解剖层次由浅入深，做到避免回缩断端的遗漏，其挫灭并失去活力的肌肉应给予无保留地切除，污染的肌腱和神经作被膜修剪，断端作适当切除，保留最大的长度，只有对严重的挫灭，确无保留的可能时才给予切除。对骨折处理，清洗后修去骨断端和骨折块上的污染物，禁忌咬除污染骨折断端或摘除污染的游离骨折块。

3. 冲洗 对经上述清除后创口，应用大量生理盐水冲洗2次，做到进一步清洗创口和冲去清除后残渣，再用1∶1000到1∶2000的苯扎溴铵浸泡创面，只有对污染非常严重或清创较晚，以及特殊创面，可加用3%过氧化氢溶液浸泡创口，经上述处理后，更换手术台上的消毒巾和手术器械，术者必须更换手术衣和手套，进行恢复深部解剖组织的连续手术。

（四）深部组织的修复

1. 骨折脱位的整复 骨折和脱位的整复是恢复手部深部组织损伤的首要步骤，它既保证骨折、脱位的稳定，而且是修复其他深部组织的基础。如不予以处理不仅后期整复困难，则该部位的血管常被拉伸或扭曲，影响远侧血运障碍，甚至导致创口的愈合延迟或坏死范围增大。也可能造成局部形成死腔或血肿，增加感染的风险和后期瘢痕形成概率。

采用内固定治疗严重手部开放性骨折，力求简单，不进行更多的软组织和骨膜剥离，且固定效果力求可靠，否则就不能体现出内固定的优越性。手部开放性骨折整复比较容易，为维持复位的稳定，指骨或掌骨骨折需固定。对斜形的可采用微型螺旋钉固定，对横形的可用微型接骨板固定，也可采用克氏针交叉固定。当然也有学者采用克氏针髓内固定，但不如前者理想。对接近关节面骨折，可用“T”形微型接骨板，也可作近远端钻孔细钢丝穿扎固定。有学者提出对复位稳定者可不作内固定，而作外固定。这样有再移位的可能。作了理想的内固定后，术后仍需用短期的外固定，一般3～4周后，经X线检查，位置良好，可去除外固定。进行适当的手部关节功能活动，预防关节僵直。切不可等待骨折处有骨痂形成才拆除外固定做功能锻炼，这样将发生关节僵直而影响功能恢复。

对脱位的处理，经复位后，行关节囊修复，如修复后关节被动活动良好，而且稳定，可以不进行内固定。若关节损伤严重、关节不能修复或被动活动不稳定，应采用克氏针贯穿固定。但必须在2～3周后拔除克氏针，进行康复训练。

2. 血管的处理 手部主要血管损伤，特别是桡动脉和尺动脉，以及手腕的贵要静脉和头静脉，在清创的基础上，将挫伤血管给予切除，断端的外膜给予修除，在无张力的情况下给予吻合血管。如有张力，应移植血管来吻合，以保证血流通畅，来维持远侧血运良好，它不仅是防止远侧肢体坏死，而且有利于创口愈合，减少感染，避免肢体肿胀和继发挛缩。对非主要血管，如不影响手和手指的血运的情况下，损伤严重、缺损长、吻合有困难，可给予切除结扎。

3. 肌腱的处理 对单纯的刃器、玻璃等所致的切割伤，由于清创后切口都能一期缝合，感染机会较少，因此，无论伸、屈腱，都应该一期缝合，对严重手部撕裂或挫灭伤，由于皮肤有不同程度的缺损或挫灭，肌腱往往也损伤严重，经彻底清创后，如创面能通过带蒂皮瓣或游离皮瓣闭合创面，而且感染也能给予控制，应一期修复肌腱。但不应为寻找回缩的肌腱，而过于扩大伤口，增加感染的扩散。如创面不能一期获得满意的闭合，或因创面污染严重，彻底清创后感染仍不可能排除，则不应给予一期修复肌腱。但为防止肌腱的回缩，应将创口近处的肌腱，在创口适当的位置，给予固定，便于二期肌腱的修复。

4. 神经的处理 神经的处理，对单纯的切割伤和肌腱一样，清创后创口能一期缝合。对于神经的切断伤，由于断面无明显的损害，可行一期吻合，特别是指神经，由于远侧较短，短期内即可了解效果，故争取一期吻合。对尺神经、正中神经，如非锐器切割伤，由于断端损伤程度无法判断，因此无论创面能否一期闭合，都不宜行神经吻合术，而应将神经断端清创后在创口附近给予固定，有条件者可在断端用金属丝做标记，有利于二期了解断端的距离，便于二期修复方法的选择。在实际工作中，修复往往有一定困难，但作为手外科的医生，应尽最大的努力，争取早期修复，才能为患者的手部功能取得满意的效果。如果未能在第一次手术时对深部组织给予理想的处理，虽然后期可再次手术修复，但效果往往达不到要求，故有学者提出“创伤的命运取决于第一次手术”。

（五）创面的闭合

清创指把一个污染的创口转化为“无菌”的创口，是防止感染的重要步骤，但清创后创面如不能妥善的闭合，感染仍是不可避免的。一旦发生感染，肌腱、骨骼将发生功能障碍。因此，无特殊情况时（如已有严重特殊感染、严重复合创伤或休克等），及时闭合创面是预防手部开放性损伤感染的一个重要措施。

一般创口的闭合可分为三个时机，即早期闭合、延期闭合（创伤后 3~5 天）和晚期闭合。

具体的选择适应证如下：

（1）早期闭合是指受伤后经术前的充分准备、清创及恢复解剖结构的处理，立即做创面修复。这一时机适用于以下的几种情况：①全身情况好，无严重的全身合并伤和休克。②局部创面污染不严重，并能排除厌氧菌感染。③受伤手部末梢血循环良好。④来院及时，一般不超过 12 小时。对具备以上条件的患者，应在清创后立即做创面闭合，这样并不影响患者的全身情况，且有利于防止感染和创面早期愈合。

（2）延期闭合是指早期清创后不能立即做创面闭合。这一时机适用于以下几种情况：①受伤后患者有其他合并伤及休克。②局部损伤严重，早期闭合创面对患者影响较大。③创面污染严重，特别是不能排除厌氧菌感染者。④受伤手部末梢循环欠佳，虽经血管的修复，仍不能排除发生肢体坏死者。有以上情况之一者，就不宜在急诊情况下做早期创面闭合，应在清创后先用抗生素液覆盖创面，并适当加压包扎，观察 3~5 天后进一步检查创面。如条件改善，再做创面修复。

（3）晚期闭合是指由于失去早期和延期闭合创面时机或由于发生创面早期闭合失败和感染，经 2~3 周的创面准备再进行修复。这一时机适用于以下情况：①患者早期未能得到正确处理，失去了早期或延期闭合的时机。②由于患者全身情况严重，短期内不能得到纠正，因此不能做早期或延期闭合。③由于创面污染严重，经早期清创观察 72 小时发现有严重感染，不能延期闭合创面。④早期或延期闭合的创面修复失败。基于以上四种原因，患者失去了早期或延期处理的机会，不得不采用加强创面换药，争取条件做晚期创面闭合。当然，晚期创面也可通过整形外科技术修复，但效果较前两种情况要差。甚至还需要再做一次择期的瘢痕切除，并用皮瓣修复才能使功能恢复。

第二节　手部骨折脱位

一、手部骨折的处理原则

①早期正确处理，达到解剖复位。②有效可靠的固定。③早期功能锻炼。

（1）早期处理时，对于闭合性骨折，应尽量在肿胀高峰期之前复位。一般来说，手部骨折的复位相对比较容易。如是开放性骨折，则应在清创以后给予复位并做内固定。

手部骨折的治疗处理程序：①观察患者全身情况、对单纯手部外伤则首先询问病史，了解如何受伤、何时受伤、在当地进行过哪些紧急处理、当时出血情况、上过止血带没有、何时上止血带，再观察看全身情况，包括患者神志、对答情况，测血压、脉搏，全身体检。②如果全身情况佳，则用全手托板，用消毒纱布遮盖伤口，外覆盖数层消毒纱布，然后用消毒绷带包扎。③如无再出血情况，即送患者至放射科拍摄全手正、斜位片。④观察骨折情况。⑤待察看 X 线片后，皮肤消毒及应用臂丛阻滞麻醉后臂部，放置空气止血带。在局部皮肤应用碘酒与酒精洗刷三遍，术者及助手进行常规皮肤消毒及铺巾。⑥在伤口内一层一层地清创，从左到右或从右到左，千万不要漏掉任何组织。在清创中应用的剪刀、手术刀、蚊式血管钳及手套均拿出手术台，重新更换手套及另用其他消毒好的器械，如此可以防止交叉感染。一旦当时不能确定组织是否存活，可以暂时不闭合创口，继续观察，但创口必须在 5 天内闭合。即使创口不闭合，骨结构仍需重建。所以开放性骨折，应首先做好骨折复位及牢固的内固定。

（2）骨折解剖复位以后，即要做有效可靠的固定。早期功能锻炼实际与可靠的固定是相互依赖的，只有达到牢固的固定，才有可能进行早期的功能锻炼。

手指的骨折常用以下几种方法进行内固定：①横形骨折可用交叉克氏针内固定或指骨接骨板螺钉内固定；②短斜形骨折也可用以上同样方法进行固定，如为长斜形骨折则最好应用两根与骨折线呈 90°方向的克氏针进行固定；③粉碎性骨折可用交叉克氏针内固定；④关节内骨折则依骨折块大小而定，骨折块大，可用克氏针内固定或钢丝内固定。

（3）治疗手部骨折不同于处理身体其他部位的骨折，现将其治疗原则概述如下：

1）手部骨折后应尽快地整复到解剖复位。因骨折后可有缩短畸形，它间接地影响手指指伸与指屈肌腱的松紧程度，最终影响手指的伸直度与屈曲度，从而使手功能发挥遇到障碍。骨折复位时不能有成角畸形。在身体其他部位的骨折可允许有 15°以内的成角畸形，但在手部骨折如遇到 15°成角畸形则应做切开复位，其中尤其不能有旋转畸形，如有 5°的旋转畸形，则影响手指的正常关系，在手指屈曲时，即产生手指相互之间叠加现象，从而影响手指的屈曲力量。

2）掌、指骨开放性骨折时应及时进行清创缝合，消灭创面，同时应用内固定，使掌骨达到正确、牢固的整复。这是因为开放性骨折易造成局部感染。一旦发生感染，骨折不能尽快愈合，且外固定时间需要延长，手指不能进行早期功能锻炼，影响手部功能恢复。

3）掌、指骨骨折后，如需要应用石膏托外固定，除特殊骨折外，应将手置于功能位。示、中、环、小指的轴线均正对手舟骨结节，故单指骨骨折时可同时将健康的邻指一起固定，因示、中、环、小指在伸、屈时指甲是相互平行的，如此可防止骨折的旋转畸形愈合。

4）非固定的手指，应尽早做手指伸、屈功能锻炼。

5）骨折达到临床愈合时，应拔除克氏针，同时进行康复治疗。

6）凡有以下情况应做切开复位及内固定：①关节内撕脱骨折，有小骨折块造成关节面不光滑；②骨折移位严重，疑有软组织嵌入；③多发性骨折；④不稳定性骨折；⑤开放性骨折。

二、指骨骨折

（一）近节指骨骨折切开复位内固定术

近节指骨骨折绝大部分是直接暴力打击或机器轧伤造成的。因骨间肌与蚓状肌的收缩造成向掌侧成角，故整复时掌指关节屈曲则骨折块即恢复稳定。

1. 适应证 ①开放性骨折者；②闭合整复失败者；③陈旧性骨折者。

2. 手术步骤 沿手指近节指骨侧方正中纵形切口切开指背腱膜，将指伸肌腱侧束向背侧牵开即可暴露骨折处。骨折处整复后用 2 根克氏针做交叉固定。缝合指背腱膜，逐层缝合伤口。术后用石膏托固定于功能位 4 周，待临床愈合即拔除克氏针，进行康复治疗。

（二）中节指骨骨折切开复位内固定术

中节指骨骨折大部分亦是直接暴力造成的。如骨折位于指浅屈肌腱止点远侧，则造成掌侧成角；如骨折位于指浅屈肌腱止点近侧，则造成背侧成角。

1. 适应证 ①斜形骨折者；②整复失败者；③开放性骨折者；④陈旧性骨折者。

2. 手术步骤 在手指侧方偏背侧做纵形切口，在侧束掌侧纵行切开暴露骨折处。骨折整复后用巾钳暂时固定，再用 2 根克氏针交叉内固定。逐层缝合伤口。术后用石膏托固定 3 周，之后拔克氏针行康复治疗。如为长斜形骨折，则用 2 根克氏针做与骨折线相垂直的内固定。

（三）远节指骨骨折切开复位内固定术

远节指骨骨折绝大部分是挤压伤造成的，有时是粉碎性骨折或横形骨折。如无移位、无甲下血肿，则可用胶布做十字形加压固定；如有分离，则用 6 号或 7 号针头由手指尖插入髓腔至远节指骨底部即可。

1. 适应证 ①锤状指伴有小骨折块撕脱者；

②小骨片铝制夹板固定法撕脱骨折伴有移位者；③小骨片撕脱骨折伴有远侧指骨间关节脱位者。

2. 手术步骤 在指背侧做一“L”形切口。翻转“L”形皮瓣暴露指伸肌腱，再将它翻转暴露小骨片，用钢丝将其与远节骨片固定，使关节面完全整复。如小骨片小于 1/3 关节面则不能用钢丝缝合，而应将小骨片切除，将肌腱与周围组织缝合。术后用铝制夹板固定 6 周。

（四）远节指骨底部掌侧撕脱骨折切开复位内固定术

此种骨折由指深屈肌腱拉脱一小骨块所致，应做手术治疗。

1. 适应证 ①小骨片撕脱伴有移位者；②小骨片撕脱伴有远侧指骨间关节脱位者。

2. 手术步骤 手指侧方贴紧指骨掌侧做一纵形切口。将侧副韧带拉向一侧，切开关节囊将小骨片与关节面整复后用钢丝固定小骨片。逐层缝合伤口。术后用背侧石膏托将腕关节及手指固定于屈曲位 4 周（图 3－2－1）。

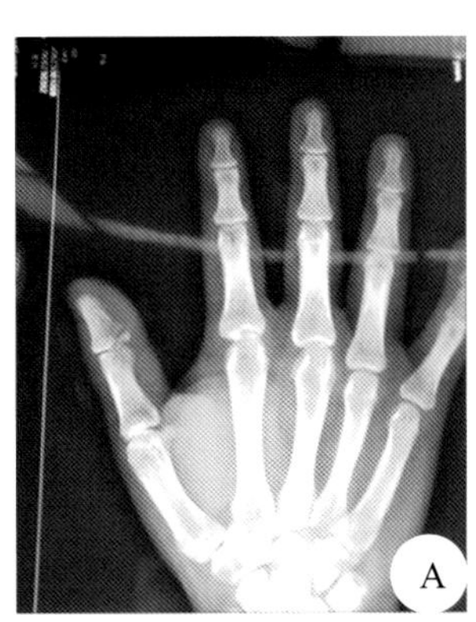

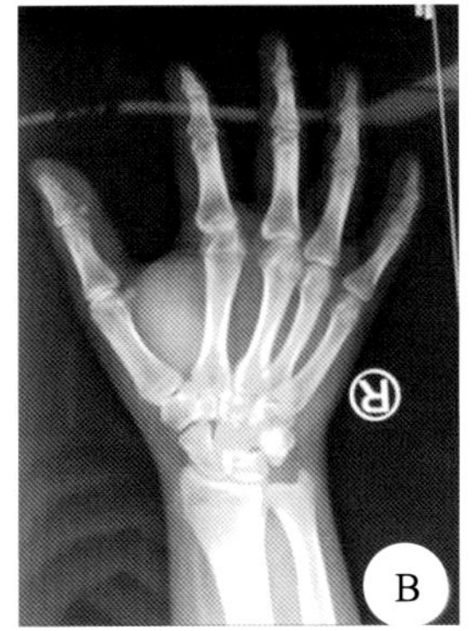

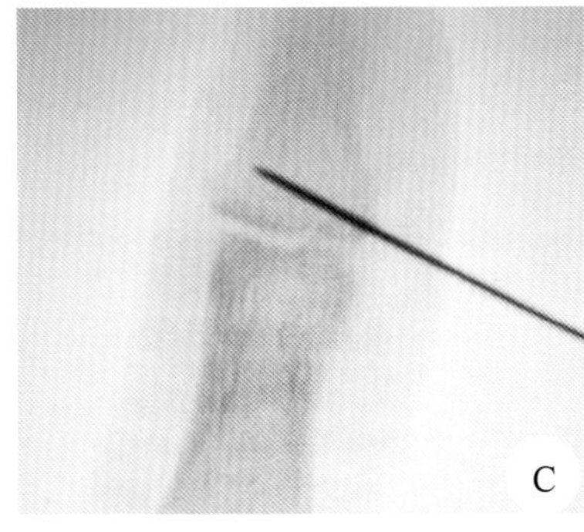

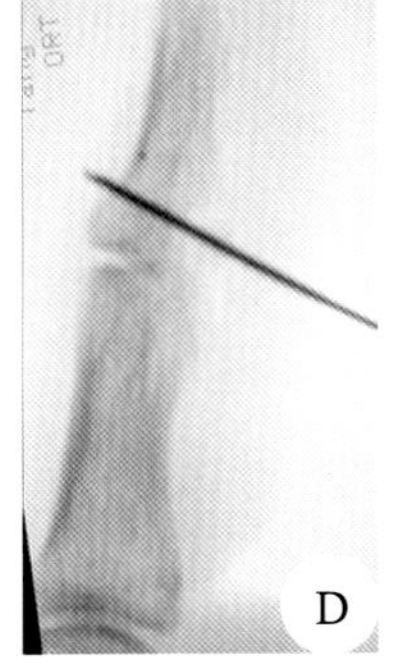

图 3－2－1 右拇指远节指骨底部骨折

A、B. 术前正、斜位片；C、D. 术中复位克氏针固定

三、掌骨骨折

（一）第一掌骨骨折切开复位内固定术

第一掌骨底部骨折脱位又称为 Bennett 骨折。它的特点是第一掌骨底部斜形骨折，骨折线进入拇指腕掌关节，造成第一掌骨底部掌面尺侧有一三角形小骨片，第一掌骨被拇长展肌腱牵拉，造成第一掌骨向背桡侧移位，使第一腕掌关节在大多角骨鞍状关节面脱位。在临床上可见局部肿痛及各种活动受限。

1. 适应证 ①闭合整复失败者；②原为开放性骨折脱位者；③陈旧性骨折者。

2. 手术步骤 切口近侧弯至掌横纹，暴露第一掌骨底部骨折处。在直视下对好关节面，用巾钳做暂时固定，用 1mm 直径克氏针做内固定，将第一掌骨底部与内侧三角形骨片固定在一起。再用第二根克氏针由第一掌骨底部进入大多角骨进行固定。逐层缝合伤口，术后用前臂石膏固定 6 周。

做横形切口暴露骨折处后先用钢丝将骨折位置暂时固定，然后从内侧三角小骨片处钻入克氏针，将它与第一掌骨底部固定好，再将钢丝去掉。术后用前臂石膏托固定，术后 4 周拔钢针，6 周拆除石膏，然后进行康复治疗。

在第一掌骨桡背侧做纵形切口，在拇长伸肌腱与拇长展肌腱之间进入掌骨骨折处，将碎骨块仔细拼凑完整，一旦有缺损或为陈旧性骨折应取自体储骨进行充填。用 2 根克氏针交叉固定。逐层缝合伤口。术后用前臂石膏托固定至拇指指骨间关节，并将其固定于对掌位。

（二）第三掌骨骨折切开复位内固定术

第三掌骨是固定手部的“基石”，因此它没有活动度，一旦发生骨折，因其两侧有第二、第四掌骨，故移位不大，但因其底部背侧有桡侧腕长肌腱止点的牵拉，使它向背侧成角，掌骨头向掌侧移位及旋转。遇到不稳定性骨折时应做切开复位内固定术。

1. 适应证 ①闭合整复失败者；②开放性骨折者；③陈旧性骨折者。

2. 手术步骤 沿骨折处做一长弧形切口。将伸肌腱向两侧牵拉暴露骨折处。如为新鲜骨折则先清除积血及周围软组织，然后进行整复，用持骨钳或巾钳做暂时固定。如为横形骨折或短斜形骨折，则用2根1.5mm直径克氏针交叉固定，逐层缝合伤口。术中应在X线透视下观察手指正、侧、斜位，查看骨折的稳定性，如稳定则术后用弹力绷带轻轻加压固定，不用石膏托固定；如仍有轻度移位，则表示骨折不稳定，术后应用石膏托由前臂直至近节指骨处固定6周。

（三）第五掌骨骨折切开复位内固定术

1. 第五掌骨底部骨折脱位切开复位内固定术 此种骨折与Bennett骨折很相似，在第五掌骨底部桡侧留有一三角形骨片。第五掌骨由于尺侧腕伸肌腱的牵拉向近侧移位。在行X线检查时应加摄第五掌骨30°旋前位片，这样才能看清楚此种骨折的真实情况。

（1）适应证：①开放性骨折者；②闭合整复失败者；③陈旧性骨折者。

（2）手术步骤：在第五掌骨背侧做"L"形切口。沿第五掌骨尺侧缘分离小鱼际部肌肉暴露骨折处。剥离骨折端做牵拉整复，后用巾钳将第五腕掌关节面全部对好。用克氏针由第五掌骨底插入桡侧小骨片进行固定，再用一克氏针由第五掌骨近端1/3处插入第四掌骨。术中摄片复查骨折稳定情况。如稳定则术后不用上石膏托，用弹力绷带包扎固定；如不稳定则应上石膏托固定4周。

2. 第五掌骨颈骨折切开复位内固定术 掌骨头两背侧侧方是掌指关节侧副韧带的起点，此韧带止于近节指骨底部掌侧面。当掌指关节伸直时侧副韧带最松弛，因此活动度最大。掌指关节可做内收、屈曲、外展、过伸及圆圈活动。当掌指关节逐渐屈曲，其活动范围逐渐缩小。待掌指关节屈曲至90°时，侧副韧带完全紧张，则掌指关节无活动度。故掌骨颈骨折时，掌骨头向掌侧移位，形成掌骨向背侧成角。

（1）适应证：①开放性骨折者；②闭合整复失败者；③陈旧性骨折者。

（2）手术步骤：以掌骨头为中心做一纵弧形切口。沿指伸肌腱帽纵行切开暴露骨折处，使掌指关节屈曲90°，整复后用两根克氏针做交叉内固定。缝合肌腱帽，再逐层缝合。术后将掌指关节固定于90°屈曲位4周（图3-2-2）。

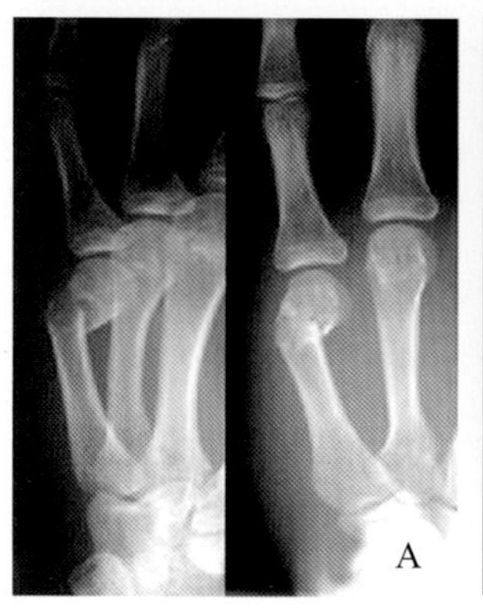

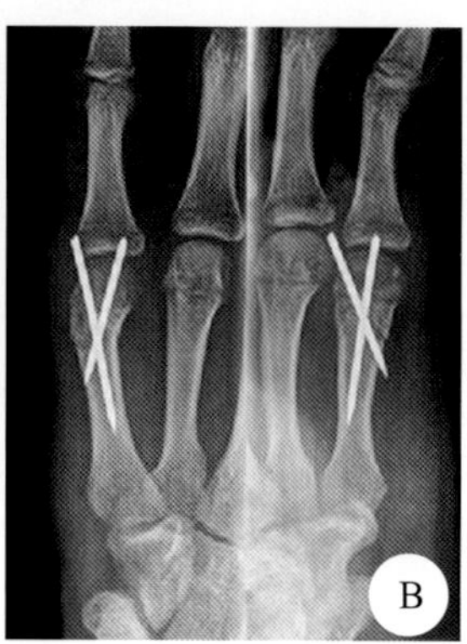

图3-2-2 左侧第五掌骨颈骨折

A. 术前X线片；B. 术后X线片

四、手舟骨骨折

手舟骨的血供丰富，桡动脉的腕背侧支分出2～4支细小动脉由背侧部进入手舟骨，鱼际部肌支的细小动脉支由手舟骨结节部进入骨内。如骨折发生在手舟骨腰部或近侧1/3部，因骨内营养血管断裂，则易造成骨延迟愈合或骨不连。

手舟骨骨折的分类可按骨折部位分为结节部、腰部或近1/3骨折。可按时间分为新鲜、陈旧性骨折或骨不连。按骨折线可分为撕脱形、横形、垂直形、水平形或粉碎性骨折。按骨折的稳定程度分为稳定和不稳定性骨折。

稳定性骨折包括手舟骨无移位的结节部骨折、手舟骨腰部骨折或近1/3的横形骨折。不稳定性骨折包括有1mm以上移位的骨折、纵形骨折或粉碎性骨折，或伴有腕关节不稳的手舟骨骨折或骨不连。对此均必须进行手术治疗。

（一）Herbert螺钉内固定术

1. 适应证 ①远侧1/3斜形骨折者；②腰部骨折移位>1mm的骨折者；③有移位的近1/3骨折者；④伴有腕关节不稳定的骨折者；⑤延迟愈合或骨不连者。

2. 手术步骤 以手舟骨结节为中心做与腕掌横纹相平行切口。暴露舟骨结节及手舟骨骨折处。舟骨结节部钻入一Herbert螺钉，插入方向应沿额状面和矢状面各45°角，确保骨折端的加压固定作用，尾端应埋入软骨内。术后应用前臂石膏托于腕轻度掌屈、桡偏位固定 6 周。如骨折仍未愈合，可持续石膏托固定至 3 个月（图 3-2-3）。

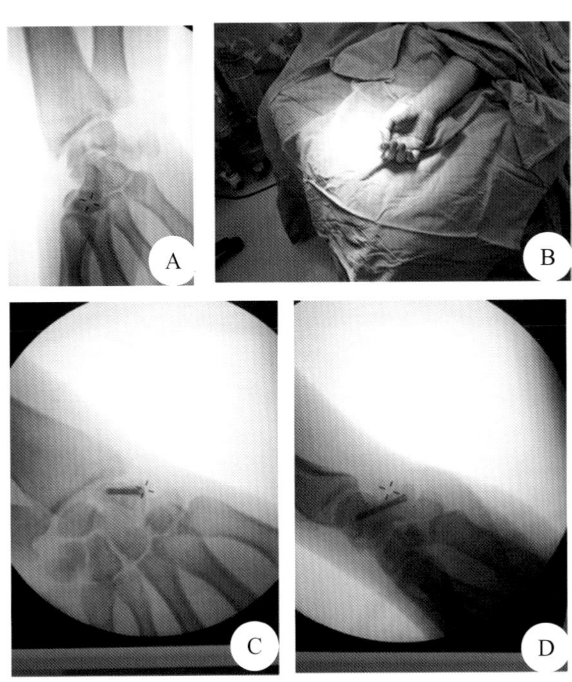

图 3-2-3 经皮螺钉固定舟骨骨折

A. 术前舟骨骨折 X 线片；B. 术中导向；C、D. 术中透视舟骨以及螺钉位置

（二）机器人辅助下的舟骨骨折经皮复位内固定术

患者俯卧于天玑机器人床上，全麻满意后患者取仰卧位，常规消毒铺巾，驱血，上止血带。于前臂固定示踪器，准备天玑机器人系统，安装定位标尺，C 臂机采集腕关节正、侧位，将数据传输至机器人工作站，进行置钉规划，规划完成后机械臂按照规划自动运行到置钉位置，电钻辅助下置入导针，C 臂机透视见位置无误后置入螺钉（图 3-2-4）。

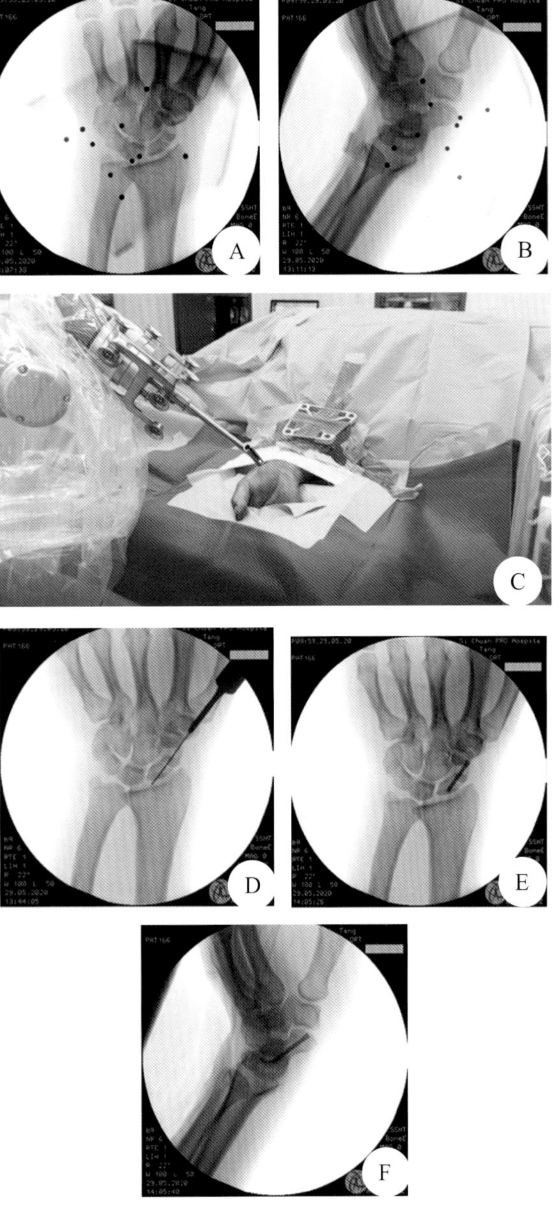

图 3-2-4 机器人复位治疗舟骨骨折

A、B. 机器人术中采集图像；C、D. 机器人运行打入导针；E、F. 置入螺钉后术中腕关节正、侧位片

五、指间关节脱位

（一）近指间关节脱位

1. 近指间关节背侧脱位 损伤机制是近指间关节背侧脱位合并不同程度的轴向挤压。在单纯脱位中，侧副韧带保持完整，掌板由中节指骨撕脱。指间关节背侧脱位常合并中节指骨基底撕脱骨折。轴向应力越大，中节指骨掌侧撕脱或压缩的可能性越大，进而产生骨折脱位。骨折块可

能向近侧移位，嵌于近节指骨头与中节指骨基底之间，造成骨折脱位，并造成复位困难，此类情况比较少见。

单纯指间关节背侧脱位有以下表现：Ⅰ型损伤为过伸畸形，关节面仍有接触。Ⅱ型损伤为关节有重叠。Ⅲ型损伤是骨折脱位。过伸畸形在局麻下屈曲指间关节后可以轻松复位。在关节完全脱位、指骨有重叠时，先过伸中节指骨，然后用拇指将中节指骨推向掌侧复位。如果只纵向牵引中节指骨，很可能会造成指骨内外侧髁被侧副韧带羁绊，将掌板拉进关节，造成脱位难以复位。关节复位后，进行稳定性的检查。如果关节在完全的活动范围内非常稳定，可以考虑在胶带固定下早期进行功能训练。固定时间过长造成的关节僵直是最常见的并发症。使用伸直限制支具可以将撕脱的掌板置于接近解剖的功能位，解剖学研究证明这个位置有利于掌板的愈合。如果需要屈曲指间关节超过 30°才能保持关节的稳定性，就要考虑手术治疗，并告知患者疼痛或僵直可能需要超过 6 个月的时间才能恢复。

对于无法复位的损伤，需手术切开复位，经掌侧 Bruner 切口，切开 A3 滑车，牵开屈肌腱，将掌板从关节内取出，尽可能修复掌板以提供稳定性，并防止其再次嵌入关节内。也可以在指背另做一 5mm 切口，在中央腱束及侧腱束间进入，切除一小部分关节囊，关节腔内插入骨膜剥离子，将掌板推向掌侧，然后撬拨关节以复位。如果成功，则无需做掌侧的切口，避免肌腱粘连。术后制动的位置取决于关节的稳定性。术后 3 天内开始功能锻炼，活动范围由术中测试的稳定性决定。

2. 近指间关节侧方脱位 如果近指间关节发生侧方脱位，则说明至少损伤了一侧侧副韧带及部分掌板。如果侧偏超过 20°，说明侧副韧带已经完全断裂，同时至少还有另外一个稳定装置的损伤。少数情况下，关节复位后可用胶带固定，早期保护下活动，不仅韧带可以愈合，且可恢复充分的活动度。对于不可复位的脱位，术中探查可见嵌入关节的侧束。

对于侧方脱位的治疗方法，由于患者多数为运动员，部分学者支持切开修复韧带，因为这种方法可以缩短恢复时间。然而，通常情况下，韧带损伤造成的结果是关节僵直而非不稳定，而手术会增加关节僵直的风险。目前尚没有令人信服的证据证明手术修复韧带会加速愈合或增加活动度。

3. 近指间关节掌侧脱位 掌侧脱位比较少见。中节指骨可以向掌侧脱位，伴或不伴有旋转脱位，旋转脱位时以一侧完整的侧副韧带为轴，对侧指骨基底向掌板半脱位（掌侧旋转半脱位）。

当关节向掌侧脱位不伴旋转畸形时，中央腱束出现断裂，如果脱位无法复位，则有很大可能有软组织的嵌入，如中央腱束、侧副韧带及骨折块。如果关节周围的皮肤出现皱褶则高度提示有软组织的嵌入，虽然关节有可能很容易被复位，但需注意有无伸肌装置的损伤，如果有损伤，关节制动的位置会有所不同。

（二）指间关节背侧骨折脱位

对于所有背侧脱位与骨折脱位的治疗，有两个基本的因素要考虑，即损伤的稳定性及关节的平整度，以此为依据选择治疗方案。

1. 稳定骨折脱位 掌侧骨折块累及掌侧关节面不超过 40%，关节可以完全复位，近节指骨的完整性虽然受到破坏，但掌板保持完好。侧副韧带的背侧部分止于中节指骨，可以起到稳定关节的作用。应注意，这种损伤的稳定性在不同的患者中差别会很大。

稳定骨折脱位需要用背侧阻挡支具制动 3 周，一般而言，支具的位置从屈曲 30°开始，每周伸直 10°。在支具的保护下进行活动范围训练，最好进行正式的手外科康复训练。术中检查关节的主动及被动活动度是非常重要的（在前面的体格检查中有描述），因为掌侧的骨折块可以嵌入关节内影响活动度。

2. 不稳定骨折脱位 如果中节指骨掌侧骨折块相当大或有压缩，会影响关节的稳定性及韧带的完整度，造成关节背侧脱位。当掌侧关节面受累超过 40%，大部分侧副韧带－掌板复合体都止于骨折块，而不是中节指骨。失去了掌侧的骨性支撑结构，复位会比较困难，即使能够复位也难以维持。曾经有人提出 16 序列分型系统，但其有效性及重复性并没有得到验证。

3. 掌板成形术 近指间关节掌板成形术的手术步骤如下：以近侧指间关节为中心，顶点位于侧正中线，做横“V”形切口，显露 A2 至 A4

滑车，切除两滑车间的屈肌鞘管，以引流管牵开屈肌腱。如果关节已经复位，这时如果不过伸指间关节，很难看清关节面骨折的情况。切除部分侧副韧带（注意保留止点位于掌侧的部分），可以更好地过伸指间关节显露骨折部位。保留的止点用于与稍后前移的掌板边缘缝合。只有完全显露指间关节两侧的关节面，才能确定骨折如何复位及固定。

如果骨折块比较粉碎或有明显压缩，完全复位骨折则会有一定困难。清除附着于掌板的骨折块，将中间指骨掌侧缺损的部分修成与指骨纵轴相垂直的横槽。保留骨折压缩明显的部分作为掌板的支撑。游离掌板的纤维软骨部，允许其前移4～6mm，填充骨折缺损部位。越是急性损伤的患者，掌板前移越容易。对陈旧的损伤，可能需要切除部分限制韧带，将前移到中节指骨的掌板用缝线及抽出钢丝在掌板的边缘锁边缝合，穿过在指骨上打好的孔，固定到指骨缺损的边缘。用克氏针由掌侧至背侧在骨缺损边缘钻孔，尽量将掌板固定在残留关节软骨的边缘，针再由背侧接近三角韧带中央穿出以避免过度牵扯侧束。在克氏针穿过伸肌腱时将远侧指间关节屈曲30°，避免拉紧伸肌腱。拉紧缝线将掌板前移填充至骨缺损。

拍摄侧位X线片确定完全复位，并记录保持关节复位状态下的最大屈曲角度，尤其是对于陈旧性骨折脱位的患者，可能会有背侧关节囊的瘢痕化和挛缩，需要进行松解。在确定完全复位后，拉紧抽出皮肤（可以在背侧皮肤做很小的切口）的缝线，固定在纽扣或垫片上，再次确认没有拉到侧腱束。将掌板的两侧与保留的侧副韧带缝合，以确保掌板的宽度，覆盖整个指骨基底及两侧并提供三维的稳定性。如果关节复位后过于松弛，应当加强缝合掌板两侧与侧副韧带，尽管出现这种情况的概率很小。克氏针固定关节于屈曲20°～30°。另外，如果关节软骨缺损比较大，需要进行植骨或用切除的骨折块回填支撑前移的掌板。

4. 动态骨牵引技术（图3－2－5）

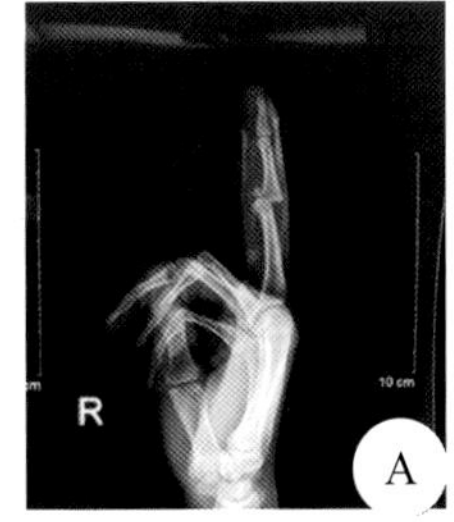

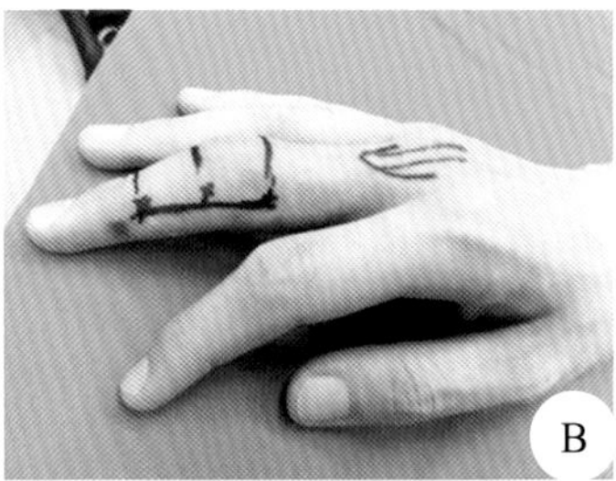

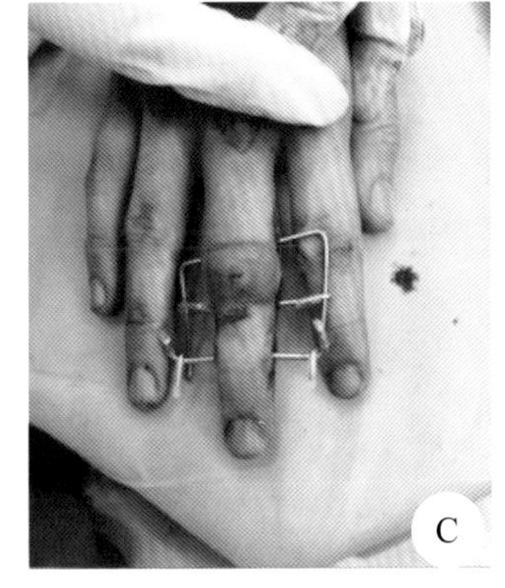

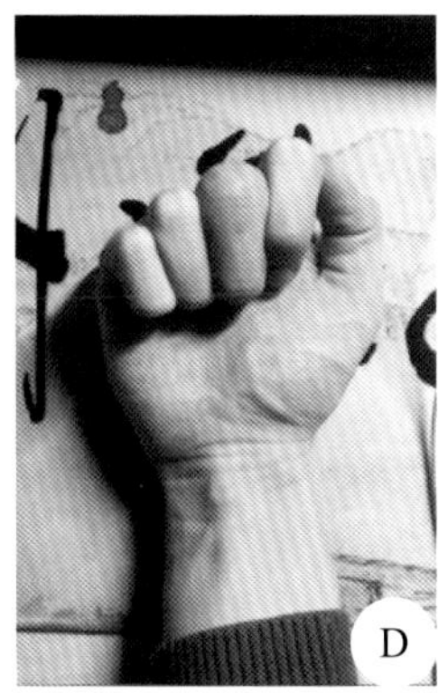

图3－2－5　中指近指间关节骨折脱位，动态骨牵引治疗

A、B. 术前X线片及术中设计；C. 术中动态牵引；D. 术后功能恢复

第三节　腕部骨折脱位

一、腕骨脱位

（一）分类

（1）月骨周围背侧脱位，月骨掌侧脱位，单纯手舟骨旋转半脱位。

（2）经手舟骨－月骨周围背侧脱位。

（3）月骨周围掌侧脱位，月骨背侧脱位。

（4）变异：①经桡骨茎突的月骨周围脱位；②头－舟综合征；③经三角骨－月骨周围骨折脱位。

（5）手舟骨完全脱位。

（6）创伤后腕骨不稳定。

（7）腕关节弹响综合征。

其中以月骨掌侧脱位、单纯手舟骨旋转半脱位、经手舟骨－月骨周围背侧脱位和经桡骨茎突的月骨周围脱位较为常见。

（二）诊断

腕骨脱位与韧带损伤常被漏诊，其主要原因是：①常因合并有他处严重损伤而忽略了腕部损伤；②对腕关节的解剖不熟悉，弄不清腕骨的正常关系，因而不能判断是否有腕骨脱位；③对这种损伤的临床表现认识不足，对X线片认识不够。因此临床上很少能在早期做出诊断，绝大多数都是在后期因腕关节疼痛、活动受限就诊时被发现。

临床上常从以下几方面进行诊断：

（1）腕部过伸位受伤史，伤后出现腕背肿胀，腕背皮肤挫伤，有时可表现为“枪刺样”畸形。

（2）有局限性压痛点，可能出现正中神经损伤的体征。

（3）腕关节活动度受限。

（4）X线检查：怀疑腕骨脱位者，应在前后位、侧位、斜位摄片。在标准的前后位X线片上看到近侧列与远侧列腕骨之间有重叠影像，应考虑腕骨脱位。在怀疑有手舟骨旋转脱位时，应在腕的桡偏、尺偏位摄前后位、后前位片和腕关节在屈、伸位时的侧位片。有时还需在握拳时拍摄前后位片，有助于诊断。对于陈旧性损伤患者，腕部的断层摄影、CT、MRI检查和关节造影都有助于诊断。

（三）治疗

1. 月骨掌侧脱位

（1）非手术治疗：脱位早期，月骨旋转脱位在90°～270°，估计掌侧韧带未断裂，月骨尚有部分血供，可行手法复位。在麻醉完全、肌肉充分松弛的情况下，沿手的纵轴牵引，拉开桡腕关节间隙后，在维持牵引情况下使腕关节背伸，用手指从掌侧向背侧顶推月骨使其复位。在掌侧压住复位的月骨，逐渐使腕关节屈曲。X线检查证实月骨已复位后，在屈腕45°位石膏固定1周，然后改为中立位固定2周，即逐渐开始腕关节活动。月骨复位后，正中神经症状多可自行恢复。复位失败或脱位3周以上者行手术治疗。

（2）手术治疗：

1）适应证。如果多次手法复位失败，旋转脱位的月骨超过270°，估计血循环完全中断，或脱位已超过3周以上，可采用月骨摘除术。

2）麻醉与体位。臂丛阻滞麻醉。患者取仰卧位，患肢外展90°置于手外科手术台上。

3）操作步骤。在腕掌侧做横形切口。切开腕横韧带，向尺侧拉开指屈肌腱及正中神经即可暴露脱位的月骨。完整摘除月骨，修补掌侧桡腕关节囊，复位指屈肌腱，修复腕横韧带。

月骨摘除术近期效果满意，但不少学者已发现，在后期由于月骨摘除后遗留有间隙，并破坏了腕关节的中央柱，手指屈伸活动时产生的压力使头状骨向近端移位，并对手舟骨和三角骨产生向桡侧及尺侧的推压力，从而有可能发生腕高指数降低、手舟骨旋转半脱位，使腕关节的力量传递发生改变。因此有学者主张在月骨摘除后，用肌腱、硅橡胶、带血管带的豌豆骨等植入，充填缺损，防止腕塌陷。

2. 月骨周围背侧脱位　其主要X线片表现是月骨与桡骨的相对应关系保持正常，月骨以外的其他腕骨向背侧脱位。

（1）非手术治疗：损伤早期，可用手法复位治疗。在良好麻醉条件下，使前臂肌肉充分松弛。沿纵轴牵引，拉开桡腕关节。在维持牵引力的情况下，屈曲腕关节，同时用一手指从掌侧稳定月骨，用另一手指从腕背推压腕骨，在维持牵引的情况下逐渐伸直腕关节，即可达到复位。术后腕关节中立位石膏固定3周，此后开始功能锻炼。如果复位后的关节不够稳定，或摄片发现复位后有手舟骨旋转半脱位，需用经皮穿入克氏针固定，分别经手舟骨－头状骨、手舟骨－月骨和桡骨茎突－手舟骨－头状骨固定，然后再用石膏固定。8周后拔除克氏针，继续石膏固定4周。去除石膏后开始功能锻炼。

（2）手术治疗：如果手法复位未能达到解剖复位，应选择手术切开复位。在腕背侧做一“S”形切口，部分切开伸肌支持带。向尺侧牵开指伸肌腱，充分暴露脱位的腕骨，可见旋转的手舟骨向桡背侧突出。在牵引下推压手舟骨，即可使脱位的腕骨复位。经皮由手舟骨－头状骨、手舟骨－月骨、桡骨茎突－手舟骨－头状骨各穿入一根克氏针固定。修复腕背关节囊及韧带。如果术中发现软骨内有小骨折块，可以取出。术后腕关节背伸15°位固定3周，然后拔出克氏针，开始主动活动。

月骨周围背侧脱位常伴有桡骨茎突骨折。如果骨折块较大，应在解剖复位后用克氏针或松质骨螺钉固定。去除骨折块不是好的治疗方法，因为桡骨茎突有多条韧带附着，去除骨折块后，有可能产生腕关节不稳定，同时还有可能干扰桡骨的血液供应，因此应尽可能使骨折的桡骨茎突解剖复位及内固定。

3. 月骨周围掌侧脱位　在X线片上可发现桡骨与月骨关系正常，月骨以外的其他腕骨一起向掌侧脱位。临床极为少见，在文献上仅有少数病例报道，早期多数应采用切开复位内固定术。

4. 经手舟骨－月骨周围背侧脱位　经手舟骨－月骨周围脱位是最常见的复杂腕骨脱位（图3－3－1）。

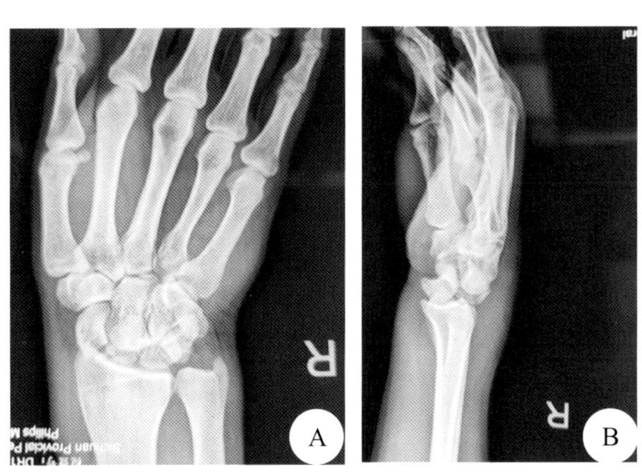

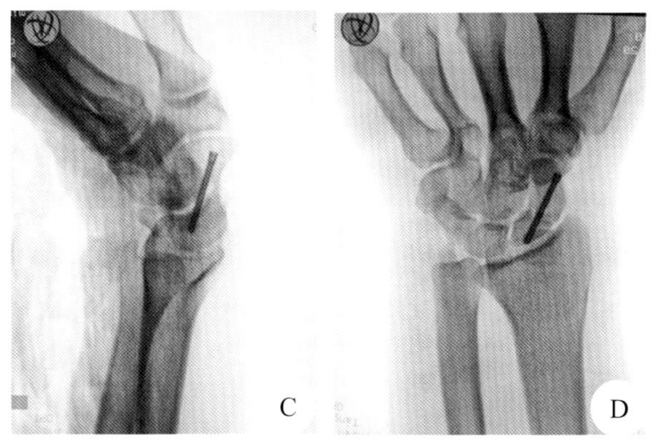

图3－3－1　经手舟骨－月骨周围脱位，闭合复位空心钉固定

A、B. 术前X线片显示经手舟骨－月骨周围脱位；C、D. 术中透视正、侧位

由于广泛软组织、韧带及骨性损伤，这类损伤的治疗极其困难。多种手术治疗方法被推荐，如经皮或关节镜下操作。早期发现、准确复位及牢固内固定将改善治疗结果。内固定方法需要依据腕骨间应力传递机制而定。切开复位、关节镜技术及透视辅助下经皮技术可在腕骨脱位时成功得到应用。相关的月三角骨间韧带损伤需要通过有限切开，在解剖对合良好的情况下以克氏针或临时的月三角骨间螺钉固定。修复后往往需要制动8周，随后的4～8周需要行轻微的腕部主动活动。月三角骨间螺钉一般在4～6个月后取出。

5. 经手舟骨－月骨周围掌侧脱位　临床上少见。X线片上的特征是骨折的手舟骨近侧骨折块和月骨与桡骨下端关节面的位置关系正常，手舟骨远侧块与其他腕骨一起向掌侧脱位。早期治疗原则与经手舟骨－月骨周围背侧脱位大致相同。

6. 经手舟骨－月骨掌侧脱位　这种脱位临床上少见。主要特征是月骨和骨折的手舟骨近侧块一起向掌侧脱位，失去了桡骨－月骨－舟骨关节的正常关系，由于月骨和手舟骨骨折块向掌侧突入腕管内，容易损伤正中神经。早期可采用经腕前方进路的切开复位内固定术。

7. 经三角骨－月骨周围背侧脱位　实际上这是一种合并三角骨骨折的月骨周围脱位。X线片的主要特征是月骨和骨折的三角骨骨折块与桡尺下端关节的位置关系保持正常，三角骨的另一骨折块与其他腕骨向背侧脱位。这种损伤少见，早期用手法复位容易成功。随着腕骨的复位，骨折的三角骨骨折块亦能复位。复位后用石膏夹板固定4～6周，即可开始腕关节活动。很少需要在早期进行手术复位。

8. 手舟骨旋转半脱位　单纯的手舟骨旋转半脱位临床上常被误诊或漏诊，主要原因是对这种损伤的临床表现及X线特征认识不足。主要诊断要点是：①在双腕前后位X线片或腕关节桡偏位X线片上对照观察，可见伤侧舟月骨间间隙增宽；②在前后位X线片上可见手舟骨缩短；③在前后位X线片上，手舟骨出现皮质骨环形征；④在侧位X线片上，手舟骨的长轴接近于与桡骨长轴垂直；⑤在侧位X线片上，在舟骨旋转半脱位时呈“V”形，称为Taleisnik V形征。

一旦诊断确定，早期应手法复位，容易成功，但也容易再发生半脱位。因此，在早期手法复位成功后，可经皮用克氏针经手舟骨－桡骨固定，3周后拔除克氏针。

二、舟骨陈旧性骨折

（一）改良的舟骨骨折不愈合分型

为了对比不同治疗方案对舟骨陈旧性骨折（骨折不愈合）治疗的效果，舟骨骨折不愈合可分为两型：①无骨吸收的早期不愈合。②有骨吸收的慢性不愈合。此分型基于舟骨失活区域的宽度及骨量缺失的多少。具体分级如下：

（1）无明显骨质缺损的舟骨骨折不愈合分级为1～3级：①1级舟骨骨折不愈合无明显骨质缺损，如果血运好，仅需要坚强的固定便可达到愈合。1级包括纤维不愈合及小量骨硬化（<1mm）的不愈合。亚急性骨折（发现与受伤时间相差1个月以上）也归到1级。稳定的亚急性舟骨骨折已于骨折断端形成了骨吸收，但此表现在标准的X线片上不能明显显现，可能需要4～6个月石膏制动而达到骨折愈合。亚急性舟骨近端骨折有较高的骨折不愈合率。1级骨折不愈合和亚急性骨折可通过复位坚强内固定而不植骨达到较快的愈合。②2级为纤维愈合，通过影像学及直视下观察貌似愈合，但在骨塑形过程中不能抵抗折弯及扭转应力。CT对于显示石膏固定或者内固定后的舟骨骨折细节非常重要，因为直视及X线检查往往是不充分的。临床上推荐对于稳定的纤维不愈合患者行坚强内固定，从而阻止骨折微动。③3级为前侧骨皮质少量骨吸收及少量骨硬化（<2mm）。这些不愈合通过不纠正畸形的坚强固定仍有愈合可能。

（2）对合良好而有血供的舟骨骨折不愈合，但有一定骨量缺失，分级为4～6级。如果舟骨骨折不愈合伴有良好血供，并有明显骨缺损，但没有屈曲畸形，骨移植对治疗非常重要。CT能够反映舟骨对合情况、畸形、骨量缺损或囊肿形成，可用于对舟骨骨折不愈合进行分类（4级骨缺损2～5mm，5级骨缺损5～10mm）。如果怀疑骨坏死，可通过MRI判断骨块的血运及坏死区域宽度。在行内固定之前可行关节镜检查，明确是否于骨折不愈合处有纤维软骨的瘢痕组织并判断关节炎的程度。

根据我们的经验，舟骨腰部或者近端骨折周围如果没有纤维软骨的瘢痕组织，将发展成为滑膜假关节（6级）。此种不愈合无法阻止关节液进入并稀释成骨因子，并且经皮植入骨松质移植无法起到支撑作用。此类舟骨骨折不愈合需要切开清理骨折端并插入植骨，从而提供结构支撑和有活性的骨基质，最后行坚强内固定。

（3）特殊情况：畸形，近端不愈合，缺血骨坏死。

明显驼背畸形的晚期舟骨骨折不愈合需要通过掌侧入路切开清理骨折端，纠正畸形，采用插入三面骨皮质的骨移植并坚强内固定来治疗。此种掌侧楔形骨移植一般需要3～6个月获得愈合，可能导致腕关节活动度降低。文献报道无针刺出血的缺血性不愈合通过掌侧植入自体髂骨的愈合率为30%。在此情况下，带血运的骨移植可能改善骨折血供，从而提高愈合可能。带血运的骨移植的缺点包括为了显露移植骨及血管蒂而增大手术剥离范围，偶尔不能获得坚强内固定。

（二）对合良好的舟骨骨折不愈合的骨移植及固定

1. Matti－Russe手术 于桡侧腕屈肌与桡动脉之间的桡掌侧切口显露舟骨。自舟骨结节向近端于桡侧腕屈肌桡侧缘直行切开。自桡侧腕屈肌桡侧剥离显露舟骨，将该肌腱拉向尺侧。辨认位于桡骨茎突上方的关节囊。沿舟骨斜行切开关节囊至舟大多角骨关节。将关节囊向两边反折几毫米显露掌侧舟骨。关节囊内的掌侧桡腕韧带部分或全部切开并标记，以便之后的修复。为避免损伤血管蒂，不要剥离舟骨背侧及外侧面。切除假关节处的纤维组织，从而显露舟骨远、近端骨块。截骨使得骨折断端新鲜化。以骨刀或高速磨钻自掌侧打开骨皮质窗，去除骨皮质条。通过手工凿出骨槽以便植骨。将舟骨近端无血运的骨松质挖出，在凿出骨质时可能看到点状出血。以克氏针作为操纵杆进行复位。骨槽需要足够长，以便能充分植骨而获得足够的稳定。含有骨皮质及松质的移植骨块可在髂骨前方或者桡骨远端获取，并制作成与骨槽相匹配的大小。

2. 自背侧切开治疗方法 背侧切口由舟骨结节斜向第二掌骨基底，长3～5cm，将Lister结节上的腕背支持带部分切开，将拇长伸肌腱拉向一侧显露舟骨。或者选择关节囊劈开术，它能很好地显露且不损伤重要的桡腕韧带。自桡骨桡背侧切开关节囊，自 Lister 结节远端向三角骨止点劈开桡腕韧带。劈开自三角骨至舟骨远端的背侧骨间韧带。将残留的关节囊瓣由尺侧掀向桡侧，注意避免损伤背侧舟月骨间韧带，此处舟月骨间韧带与背侧腕骨间韧带相交织。舟骨骨折不愈合处往往易于发现，尽管如此，最好还是插入25号针头在透视下定位不愈合处。自背侧开骨窗显露不愈合位置，以骨凿凿出空腔。骨折远近端清理至骨松质面有新鲜血液，以克氏针作为操纵杆纠正移位。以骨刀切下 Lister 结节并保留，以备放回原处覆盖移植骨供区空腔。可于此处获得大量骨松质填于舟骨空腔。于桡骨空腔内放置富含凝血酶的凝胶海绵，将 Lister 结节放回原处作为封盖。坚强的螺钉固定较克氏针固定能获得更高的愈合率，所以应尽可能应用螺钉。屈曲舟骨，于舟月骨间韧带附着点桡侧 1~2mm 沿舟骨矢状面中线打入导针。如果导针位置理想，选择大小合适的螺钉沿导针拧入并撤出导针。对于舟骨近端骨折块较小者可使用临时螺钉或克氏针固定，或二者均用。关节囊可用快速吸收单纤维缝线修复，常规闭合伤口。腕关节以拇指人字石膏或支具固定，直到骨折愈合。

3. 前方楔形植骨法　术前根据患侧及对侧腕关节后前位、侧位及尺偏后前位确定切除的范围及移植骨块的大小。术前必须确定舟骨屈曲畸形、腕关节塌陷的程度及舟月角和头月角。沿舟骨长轴扫描的 CT 检查可帮助准确判断舟骨驼背畸形。MRI 仅在高度怀疑舟骨近端坏死时使用。

舟骨远 1/3 及腰部骨折不愈合可通过掌侧“球棍”形切口进入，沿桡侧腕屈肌斜向鱼际突起处切开。自桡骨远端到舟大多角骨关节切开前方关节囊，显露舟骨桡掌侧而不破坏其血运。关节囊瓣包含桡舟头韧带。不愈合处硬化及不规则边缘可用摆锯去除，从而获得平整骨面。刮除囊腔并植入骨松质。以屈曲腕关节、纠正月骨背伸畸形，透视下证实月骨复位至中立位后以直径1mm 克氏针在透视引导下自桡骨远端干骺端向舟骨打入。屈曲及短缩畸形可通过截骨处插入骨撑开器并过伸腕关节来纠正。自髂骨处获取有双面或三面骨皮质的移植骨块，并凿取骨松质。移植骨块在使用前须浸泡在自髂骨伤口吸取的血液中。尺寸各异的骨刀可用于测量骨块缺损的深度、长度及宽度，将移植骨块用骨刀及锯切成合适的大小。将移植骨块打入骨缺损处并透视检查舟骨的对位及形态。自远向近打入导针，穿过移植骨块。最后，对舟骨行加压螺钉固定。认真关闭关节囊并修复桡舟头韧带。

对于桡月角大于 20°、长期背侧嵌入体不稳定者，需要保留贯穿固定桡骨及月骨的克氏针4~6周，以减小愈合中舟骨的应力。选用短臂石膏制动直到 X 线或 CT 证实骨愈合。诊断愈合的标准是无疼痛、影像学证实插入的移植骨块两端均出现桥接骨小梁、传统 X 线片上截骨线消失及无螺钉松动迹象。建议在恢复体育活动前使用 CT 证实骨愈合。

4. 带血运的骨移植治疗舟骨缺血性坏死（图 3−3−2）

（1）桡骨背侧骨移植的血管解剖：第 1、2 间室间支持带上动脉位于伸肌支持带浅面，第 1、2 伸肌间室之间。第 2、3 间室间支持带上动脉位于第 2、3 伸肌间室之间。两条动脉均位于伸肌支持带紧贴骨质处，滋养动脉穿入骨皮质。除了表浅动脉，还有两条动脉位于第 4、5 伸肌间室处伸肌腱深面，成为第 4、5 伸肌间室动脉（ECA）。第 1、2 间室间支持带上动脉自桡腕关节近端 5cm 桡动脉发出，并向背侧走行于第 1、2 伸肌间室之间的伸肌支持带上。

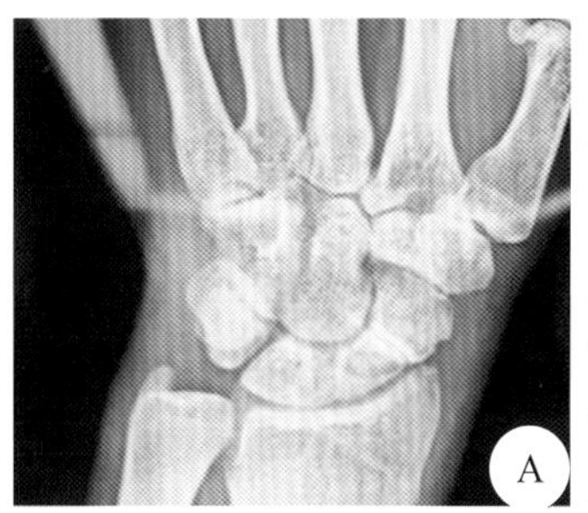

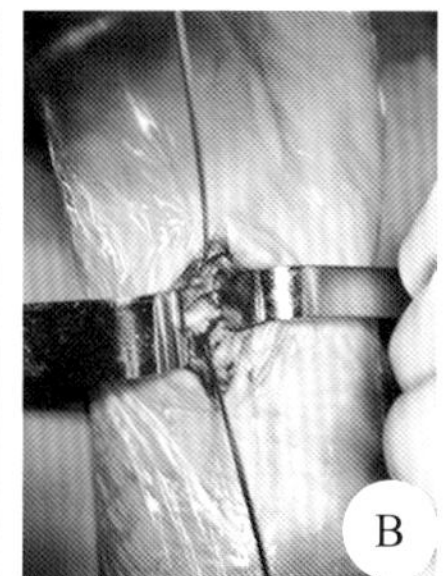

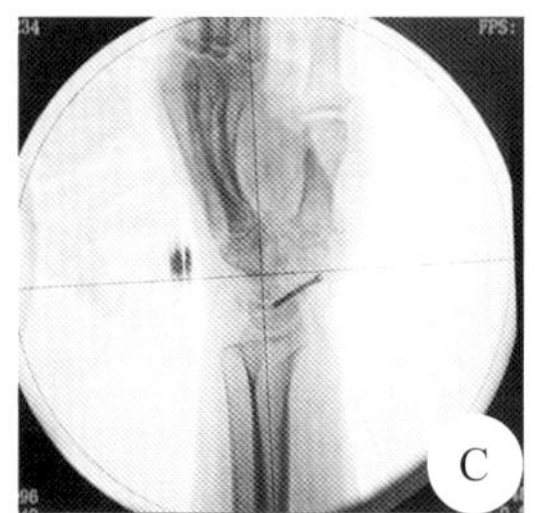

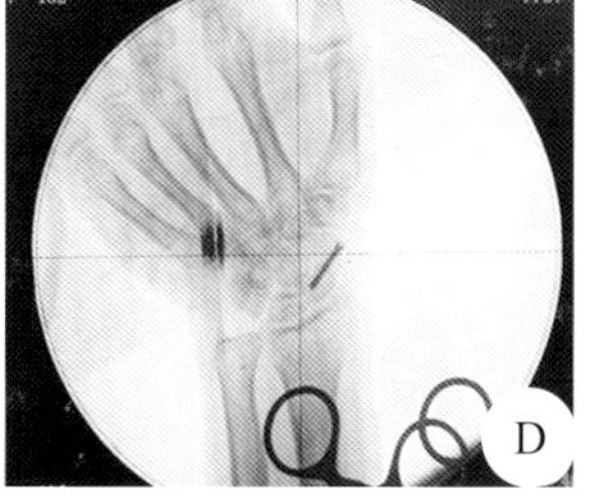

图 3−3−2　舟骨缺血性坏死，采用掌侧带血管蒂桡骨瓣移植

A. 术前 X 线片显示舟骨陈旧性骨折；B. 术中发现舟骨断端硬化；C、D. 术中采用掌侧桡骨瓣移植空心钉固定

（2）以第1、2间室间支持带上动脉为蒂骨移植的术前准备：注意辨认并保护桡神经浅支。第1、2间室间支持带上动脉自桡动脉发出后向背侧走行，位于第1、2伸肌间室的伸肌支持带浅面。切开紧邻第1、2间室间支持带上动脉的第1、2伸肌间室与骨附着处。认真分离第1、2间室间支持带上动脉作为血管蒂。避免于关节面以近超过10mm处将血管蒂自骨表面掀起，因为滋养血管在此区域穿入骨质。将蒂部一致分离到第1伸肌间室处的桡动脉水平。

分离出蒂部后，自桡侧纵行切开关节囊显露舟骨不愈合，辨认并显露不愈合断端。理论上，要在舟骨上制作桥接于骨折断端的方形骨槽以便容纳移植骨块。如果骨折位于舟骨近端，可在远端骨块制作骨槽，于舟骨近端凿或磨出无血运骨质。为改善显露可行桡骨茎突截骨，但往往不需要。如果舟骨存在驼背畸形，带血运的移植骨块需要自掌侧楔形植入。这样需要桡骨茎突截骨，以达到更广泛的显露。

当不愈合断端准备好后，以骨刀自桡骨干骺端切取带血管蒂的移植骨块。于骨块近端结扎第1、2间室间支持带上动脉，松止血带检查骨块血运。将移植骨块经桡侧伸腕肌下方植入骨缺损处。如果在舟骨近端或远端存在明显的空腔，须自桡骨获取骨松质植于空腔深处。置入骨块后，须附加内固定，可使用克氏针或螺钉。另外，如果舟骨骨块间间隙大并且有明显不稳定，可首先置入内固定稳定舟骨，然后于空腔置入带血管蒂的移植骨块。螺钉须放置于掌侧1/3，避免骨块脱出。

三、桡骨远端骨折

（一）分型

Melone将桡骨远端骨折分为桡骨茎突骨折、桡骨背内侧骨折、桡骨掌内侧骨折和桡骨干骨折。他将构成月骨窝的两个内侧碎片称为内侧复合体，并根据内侧复合体的位置进行分类（图3－3－3）。

（1）Ⅰ型：内侧复合体无移位或轻度移位，没有粉碎，闭合复位后稳定。

（2）Ⅱ型：不稳定，中度或重度内侧复合体移位，伴有背侧和掌侧皮质粉碎。

1）ⅡA型：闭合不可复位。

2）ⅡB型：闭合不可复位，因撞击而压缩。

（3）Ⅲ型：与Ⅱ型相同，但桡骨棘突位于掌侧，可能损害正中神经。

（4）Ⅳ型：骨折不稳定。随着碎片的旋转，内侧复合体严重粉碎。

（5）Ⅴ型：爆裂骨折。严重移位和并发症，常伴有骨干粉碎。

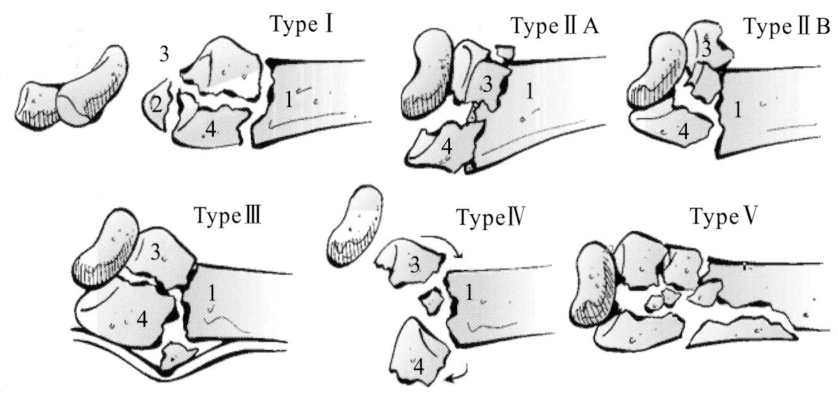

图3－3－3　桡骨远端骨折Melone分型

（二）治疗

1. 掌侧接骨板内固定

（1）禁忌证：绝对禁忌证是严重污染开放伤和肌间隔综合征。相对禁忌证是开放性桡骨远端骨骺损伤，该损伤更适合使用光滑针固定。罕见的远端剪切骨折也不适合掌侧接骨板内固定，因为骨折块没有大到能让掌侧螺钉固定。

（2）适应证：对所有不稳定桡骨远端骨折都适合使用掌侧接骨板。对于年轻且活动量大的患者掌侧接骨板允许关节在一定活动范围内练习，它是关节面重建的最佳选择，而且还用于重建骨体解剖。它也非常适用于存在潜在康复问题的多发伤患者，也有益于老年患者的康复。

（3）手术技术：将患者仰卧位放置，手臂搁在放手台上。对于简单骨折，可通过标准的桡侧腕屈肌（FCR）入路进行治疗。对于复杂的关节内骨折、新生的骨畸形愈合以及2～3周的陈旧性骨折需要更广泛的暴露，通过扩展桡侧腕屈肌入路使其易于治疗。此方法允许通过使用骨折平面本身来复位关节主要骨折块，从而实现关节内复位。桡骨干（近侧骨折）旋前，允许骨折复位，然后旋后回到解剖位置。松解桡侧腕屈肌腱鞘并确定桡侧腕屈肌腱鞘层与桡动脉之间的旋前方肌，该肌肉位于拇长屈肌和屈指浅肌肌腹深层。在旋前方肌的筋膜里切一个“L”形切口，将其向近侧和尺侧掀起以暴露骨折位置和桡骨远端骨体。进一步显露使桡骨掌侧面彻底暴露，包括月骨窝的掌侧边缘。此时，需要骨膜下剥离肱桡肌，以增加暴露和允许桡骨干的复位。第一背侧隔间的腱鞘从近侧打开，牵开拇长展肌，确定肱桡肌的止点为桡骨茎突。如果有需要的话，分段裁切的腱切断术可交替完成，这样便于以后的恢复，使桡骨隔膜得以松解，以消除桡骨柱上的主要变形驱动力，从而更容易实现复位。现在不太复杂骨折的复位一般是通过手指上的纵向牵引与腕关节掌屈和辅助来完成的，一旦骨长度和掌侧倾斜复位，就可以放置接骨板。将骨膜剥离器或骨凿插入骨折部位，向背侧和远侧撬动干骺端可有助于恢复长度以及关键性掌侧倾斜。大多数接骨板里的纵向槽使用最初的骨干螺钉，以便在必要时可调整位置接骨板。此时保持牵引力和手腕屈曲，插入远端锁定螺钉/栓钉，对于大多数骨折，这将足以维持暂时的复位。仔细检查接骨板位置，必须确保对桡尺远侧关节或桡骨软组织没有影响。因为这些可能会导致术后不适。严重压缩骨折或复位困难的骨折，由于早期愈合可能需要扩展的桡侧腕屈肌路，这就要求对近端桡骨进行移动、提升和外翻，以方便对骨折的背侧和关节局面的处理。这有利于对骨折血肿或骨痂进行适当的清创处理，从而使复杂的关节骨折复位，然后使用咬骨钳切除背侧骨膜以及任何组织的血肿早期骨痂。同样的技术适用于骨质疏松性骨折，然而骨畸形愈合或骨不愈合要求对技术进行修改，并通过掌侧入路与背侧开放的楔形截骨术一并使用。在这种情况下，必须使用扩展的桡侧腕屈肌入路来暴露桡骨近端的背面，以便松解背侧骨膜以及软组织。固定角度的接骨板首先固定近端骨折块，远端骨折块通过牵引直接复位，达到必要的掌侧倾斜。首选策略是首先给远端骨折块接上接骨板，然后通过使用可变角螺钉固定将远端骨折块恢复到正确的位置（图3－3－4）。

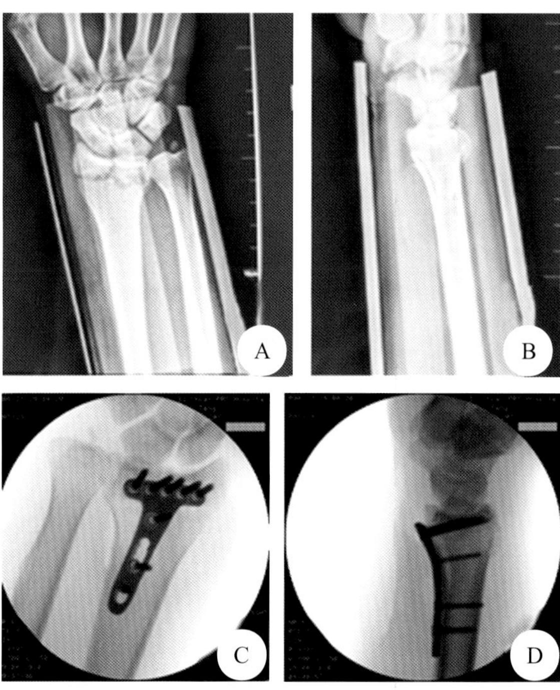

图3－3－4　桡骨远端掌侧接骨板内固定

A、B. 术前正、侧位片；C、D. 术中正、侧位片

2. 背侧接骨板内固定

（1）背侧接骨板内固定一个很大的优点在于，对于背侧移位的骨折，医生可以直视背侧由于塌陷和多处断裂造成的骨缺损。对于年长者而言，这些都是常见损伤。临床上常用于桡骨远端固定的是不锈钢非锁定钢板和锁定钛板。钢板厚1.2mm，有螺钉紧密咬合。不锈钢钢板的优点在于它的可延展性和一种适应人体解剖学构造的设计，而钛板的优点在于它具有坚固特性和锁定功能，同时没有增加板的体积，这在治疗患者骨质减少中有着重要意义。

（2）适应证：小体积的背侧接骨板是高能量损伤或骨质疏松导致的桡骨远端背侧粉碎性骨折

移位伴背侧骨缺损患者的理想选择。手术指征包括有潜在不稳定、夹板固定不成功或复位不确定的闭合桡骨远端骨折。其中包括关节外骨折（AO分型A型）、关节内线性骨折（AO分型B型）和关节内粉碎性骨折伴骨块碎裂（AO分型C型）。也有一些学者以>20°的背侧成角畸形、桡骨短缩超过2mm或关节面台阶在1～2mm可作为手术指征。实施手术患者的年龄范围为骺线愈合起至19岁。如果患者没有其他神经和血管的合并症，通常以伤后5～7天手术为宜。这样做可以较好地暴露骨折块，减轻手腕和手指的水肿程度，同时更好地让患者及家属了解病史。临床上已经将背侧接骨板应用于各型桡骨远端骨折之中。对于AO系统分级的C3骨折，应尽可能增加骨折固定物的稳定性，并尽量减少多余螺钉的应用或临时的克氏针固定。

（3）手术技术：在全麻或臂丛神经阻滞麻醉下充分暴露前臂至肘部。透视检查，得到影像学资料，以确认畸形并得到初步的印象。接下来戴上指套，用绳子牵引示指和环指。绳子另一端连接牵引装置，并手动拧紧牵引装置。若对牵引程度不确定，对于严重的粉碎性骨折，牵引之后可以进行透视。此操作非常重要，因为在某些条件下，一些在休息位无法显露的真正严重的粉碎性骨折可以在过度牵引中被显露出来。

在止血带的控制下，于背侧做一5～6cm的纵形切口，跨越腕关节和前臂远端深达伸肌支持带。沿着拇长伸肌（EPL）肌腱将第三背间区倾斜切开。血肿经常在第三背间区出现，借助肌腱方向可以判断新生的血肿。此时可纵行切开第二背侧间隙暴露腕长伸肌和腕短伸肌并游离Lister结节。这种情况下马上暴露肌腱会遇到困难，手术中可能不得不沿着骨折部位向远侧寻找肌腱，因此提前分离和提取肌腱就显得尤为重要。正确选择治疗骨折的手术入路可以避免上述情况的出现。

如果桡骨远端骨折块向桡侧移位，并包括桡骨茎突的大部分，那么单纯的牵引可能无法使之复位。在这种情况下，当肱桡肌腱移位嵌插于骨折块之间时，需要对其行切断术。切开背侧间隙暴露内容物。在此间隙的底部，医生可以看到肱桡肌腱和拇短伸肌腱、拇长展肌腱相分离，横向切断肱桡肌腱，以便最大限度地减小骨折块的活动。

接下来，用骨膜起子将骨膜与第四背侧伸肌间隙的底部翘起，同时避免进入间隙，并暴露指伸肌腱，在此过程可以完全暴露骨折部位。如果有些骨折仍未能充分暴露，就可以用手术刀扩大切口。有时候Lister结节非常明显，这时就要用咬骨钳去除部分茎突。在这里需要注意的是，对于粉碎性骨折的骨质疏松患者可以去除一块骨折块和一部分茎突，而且切除深度一定要浅。

通常，对于年纪比较大的患者，桡骨远端背侧部分都存在巨大的缺损。许多年来，临床上一直在应用事先准备好的同种异体骨修复填补空隙。骨小片对于这种情况非常适用，因为它们提供了内部支持，增进骨的血供，避免了桡骨远端骨折的塌陷。

需要根据桡骨的大小和边缘的受累情况选择合适的内固定物，通常应用“T”形板治疗，因为它对骨折的适应性良好，拥有各种尺寸并有一定的延展性。同时其因为有锁定螺钉而具有更佳的性能，因此被应用于严重骨质疏松患者巨大骨折块的内固定中。

在X线透视下选择内固定板的位置。使用“T”形板的好处之一在于，它可以被安置在桡骨远端背侧边缘的任意位置来治疗由于剪切应力产生的且不伴有远端巨大骨折块的骨折。一旦内固定板的位置被确定，就可以为第一个螺钉钻孔，通常内固定板与骨之间有几毫米的缝隙，第一个螺孔可以使得内固定板与骨皮质直接接触，医生应该有能力第一时间通过减少皮质与内固定板之间的距离来确定螺钉的长度。3.5mm长的第一个螺钉被安置在椭圆形的钉孔之中，此钉孔位于内固定板的体部。第一个螺钉固定后再摄一次X线片以明确。通常情况下，当远端骨折块被螺钉和内固定板推向掌侧时，需要向近端或远端移动板和螺钉。经过钻孔、测深、攻丝等步骤，打入事先准备好的2.5mm的螺钉。测量近端骨折块的螺丝长度比较简单，因为多数情况下掌侧的骨皮质都是完整的。通常不需要将更多数螺钉打入内固定物，因为这并不会增加内固定物的稳定性。另外，移除内固定物时也需要造成更长的皮肤切口和更多的肌肉回缩才能暴露洞口位置（图3-3-5）。

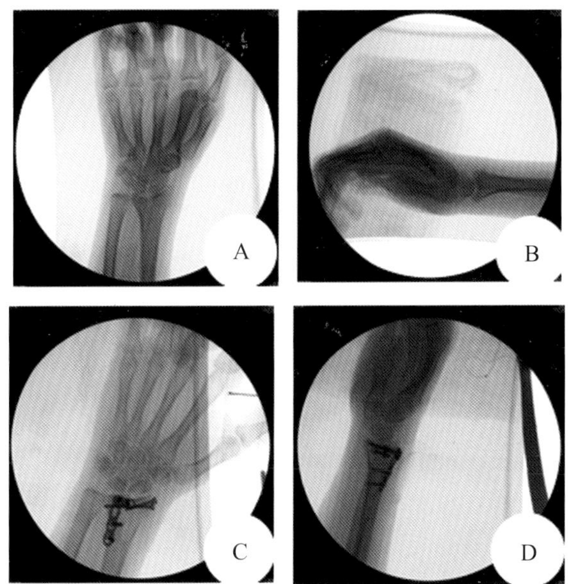

图 3-3-5 桡骨远端骨折，背侧接骨板固定

A、B. 术前正、侧位片；C、D. 背侧钢板固定后术后正、侧位片

3. 桡骨远端特定骨折块固定技术 特定骨折块固定的一个目的是通过直接、分别固定每个骨折要素成分，重建一个稳定的解剖复位关节面。特定骨折块固定的内置物设计相对简洁，与骨块局部贴附较好，可以避免使用厚大的、刺激肌腱的接骨板。另一个目的是达到足够的稳定性，允许术后早期活动。

在某些方面，特定骨折块内固定与简单的多根克氏针固定相似。无论哪种固定，均需复位特定骨折块并与桡骨干固定，均需复位关节面的解剖位置。而且，每种固定都尽量微创，避免过度剥离和骨暴露，小骨折块可不必使用接骨板。尽管如此，特定骨折块固定与多枚克氏针固定有着明显的区别，因为前者要达到一个稳定的负载分享结构，可以不需要石膏，术后即刻功能锻炼。另外，特定骨折块固定避免了可能的针道激惹和针孔感染，而且无需二期拔出克氏针(图 3-3-6)。

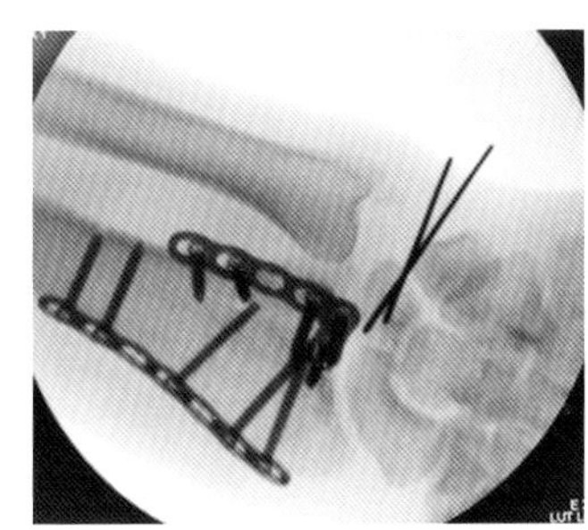

图 3-3-6 桡骨远端骨折，特异性骨块固定，月骨骨折克氏针固定

第四节 手部肌腱损伤

一、屈肌腱损伤修复

（一）手术适应证

只要一根神经血管束完整，Ⅰ区和Ⅱ区损伤可在 2~3 天选择性修复。由于Ⅲ区和Ⅳ区可能存在多发性肌腱和神经损伤，应尽快进行手术探查和修复。如果指动脉或桡动脉和尺动脉都撕裂，那么很明显，这是一个紧急情况。如果外科医生确信损伤的只是表浅的肌肉，那么急诊室用溶解的 4-0 缝线封闭筋膜和松脱的皮肤是合适的。如果伤口较深，则应进行急性正式外科探查(图 3-4-1)。

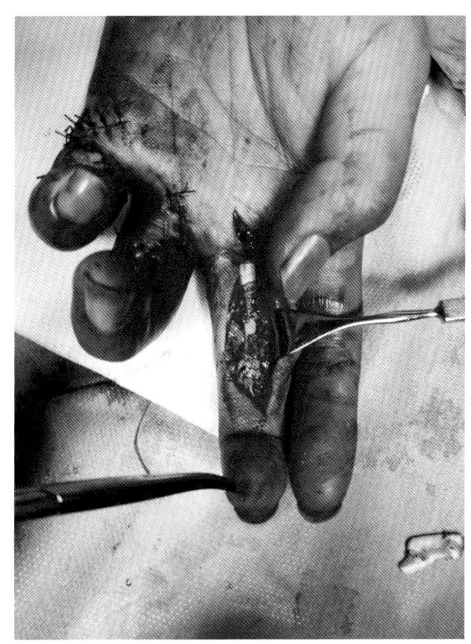

图 3-4-1 中指屈肌腱损伤修复

（二）手术技术

所有屈肌腱损伤都应该在正式的手术室进行手术，至少要有腋窝阻滞。建议在进行此类手术时使用放大镜和止血带。经过适当的麻醉和准备后，受伤的手被放在手术台上。切口是根据最初的撕裂情况和预期的解剖范围来确定的。

对于Ⅰ区和Ⅱ区的肌腱横裂伤和一条神经损伤，肌腱和一条神经的暴露最好是打开横裂伤并用中外侧切口延伸。暴露后确定撕裂的位置。

Ⅱ区损伤比Ⅰ区更复杂，因为有两个肌腱可能受伤，因此疤痕组织更多。两个肌腱都必须滑动，以保持近指间关节（PIP）和远指间关节（DIP）屈曲，获得最佳功能。在Ⅱ区，医生必须考虑腱鞘和滑车，研究表明，肌腱的主要营养方式是扩散，因此修复提供营养的腱鞘是有意义的。

Ⅲ区损伤几乎总是包括神经血管结构的损伤，需要广泛暴露，包括打开腕管找到收缩的肌腱和神经。

Ⅳ区损伤需要打开腕管，以修复肌腱和正中神经。当腕管开放时，应在手术结束时闭合腕横韧带，以防止术后固定期间肌腱弓弦畸形。Ⅳ区损伤还包括腕屈肌腱。在可能的情况下，医生可采用锁定交叉技术修复FCR和尺侧腕屈肌（FCU）肌腱，因为术后方案至少需要被动屈伸手腕。

Ⅴ区损伤需要在肌肉平面内广泛暴露，以免进一步损伤肌肉。通常有一个大的肌肉内和肌肉外血肿，建议用50%过氧化氢溶液和生理盐水冲洗伤口，然后用生理盐水冲洗。这会溶解血液，并在不损伤肌肉的情况下带来良好的视觉效果。如有必要，所有深部神经血管结构都会应识别和修复。在肌肉的远端，薄的腱状结构可以从肌肉腹中挤出，形成一个固定缝线的结构。肌腱用改良Kessler技术修复，肌筋膜用4－0溶解缝线修复。在开始一个锻炼计划之前，手臂（包括肘部）需要固定3周，以便肌肉愈合。

二、伸肌腱损伤修复

（一）伸肌腱分区

依据伸肌腱及其止点的不同解剖关系，将手的伸肌腱表面划分为8个区。偶数区代表骨上方的区域，而奇数区代表关节上方的区域。锤状指分型：

（1）Ⅰ型：肌腱撕脱伤，小骨裂。

（2）Ⅱ型：肌腱撕裂。

（3）Ⅲ型：肌腱磨损，伴有肌腱和皮肤损失。

（4）Ⅳ型：肌腱损伤伴明显的骨折块。ⅣA型：经骨骺；ⅣB型：过度屈曲损伤，骨折块占关节面20%～50%；ⅣC型：过伸性损伤，骨折块通常大于关节面的50%。

（二）治疗

对于Ⅰ区和Ⅱ区的伸肌腱撕裂伤，由于肌腱非常薄且平坦，最可靠的修复方法是肌腱固定术。在这里，肌腱和皮肤作为一层进行缝合。缝合线在皮肤上打结，大约3周后取下。背部位置是首选的，因为它可以让患者更好地使用指尖触摸板，但对于受伤的皮肤必须仔细监测是否存在继发于压力的问题。使用单独的缝线进行正式修复是困难的，因为肌腱太薄，而且缩短很容易破坏肌腱－骨长度的关系。

对于Ⅲ区和Ⅳ区的肌腱撕裂伤，可进行改良Bunnell或Kessler缝合修复。术后，远端关节可以保持自由并允许下倾运动。这允许侧带滑动，并向远端拉动伸肌装置，以减少穿过修复的张力。尽管过去一直提倡使用辅助性经关节K－P线，但最近的经验表明，只有在情况允许时，如严重骨折或软组织损伤时，才应使用K－P线。

最近的术后治疗方法强调Ⅲ区和Ⅳ区急性损伤修复后肌腱滑动，使用基于手或手腕的矫形器，该矫形器配有支腿。受影响的手指装有一个吊索，吊索与橡胶带和尼龙绳相连，尼龙绳穿过支腿。这允许患者主动弯曲手指，橡皮筋被动地将手指拉回伸展位置。

掌指关节（MCP）、掌骨和腕部（Ⅴ～Ⅶ区）的伸肌腱损伤的治疗方法类似。与所有伸肌损伤一样，伤口需要被彻底清理干净。必要时，将伤口延长，以观察所有损伤并露出肌腱。急诊能有效清洁伤口，对于无骨折、关节囊损伤者，可松解闭合，手部可用夹板夹住，手腕适度伸直，手指完全伸直。在接下来的几天里，在可控的情况下，肌腱可以延迟一期修复。

Ⅰ区或Ⅱ区（拇指）的拇长伸肌腱撕裂伤主要是因为肌腱比手指上的肌腱实质性强得多。建议使用不可吸收4－0材料对Bunnell或Kessler缝线进行改进修复。对于简单的损伤，拇指的指间关节不需要K－P线固定。在肌腱分离修复后，可使用改良Bunnell或Kessler缝合技术和4－0不可吸收缝线，在近端区域内使用静态或动态夹板治疗拇长伸肌腱或拇短伸肌腱撕裂，或两者兼有。

大多数锤状指可以保守治疗（图 3－4－2）。开放式修复与封闭治疗相比效果差。采用指间关节夹板延长肌腱撕脱伤，当骨折块明显移位时进行手术修复。掌侧关节半脱位的发生率远低于手指。

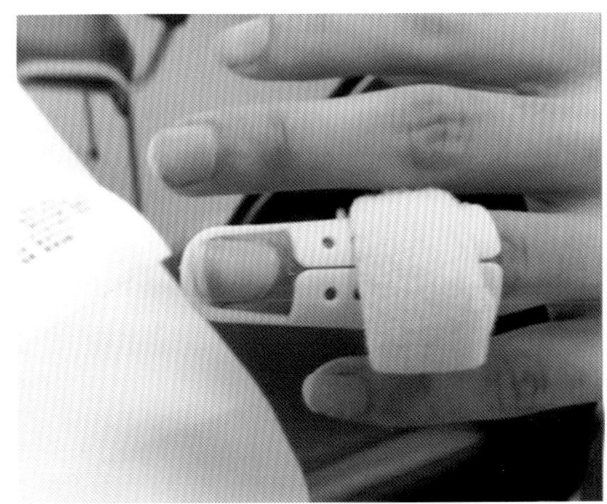

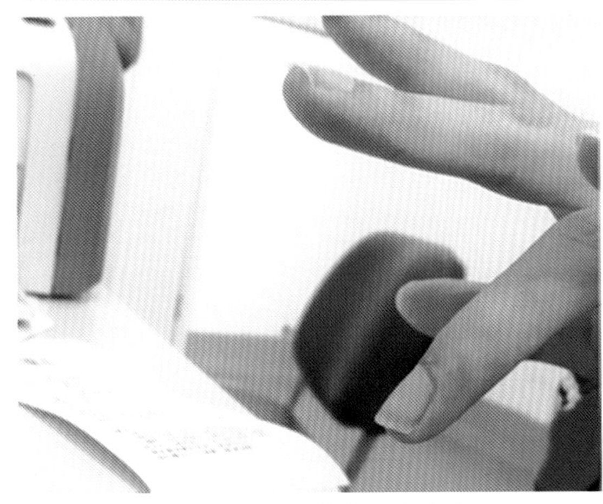

图 3－4－2 锤状指保守治疗

Ⅲ区的急性闭合性损伤通常可以单独用夹板固定。这种损伤的主要困难是早期识别。治疗包括背部夹板，使 MCP 和 DIP 自由运动。鼓励 DIP 的主动运动，以保持外侧带的移动，并将近端肌腱拉向断裂处，以减少修复部位的张力。夹板在伸展中也能防止外侧带的掌侧滑动，从而防止鹅颈畸形，运动使外侧带有助于 PIP 的伸展。

对于Ⅴ区矢状带闭合性破裂，应考虑闭合治疗，尤其是破裂早期（24 小时内）的患者。手被夹板固定 4～6 周，手腕轻微伸展，所有 MCP 完全伸展，远端关节自由运动。

三、肌腱粘连松解术

肌腱粘连松解术的基本方法是手术切除或切开肌腱周围的粘连组织，松解肌腱，使肌腱重新获得较大范围的活动度。

（一）适应证

①手部肌腱损伤修复后，功能恢复不佳，有明显手指活动受限，但被动活动良好者；②肌腱损伤初始修复后 3～6 个月者；③手指皮肤及其他软组织覆盖良好者。

（二）禁忌证

①手指关节僵直的患者不适合进行肌腱粘连松解术，应首先纠正关节僵直；②局部感染者；③损伤局部皮肤有广泛瘢痕或皮下组织缺乏者。

（三）手术方法

（1）一般采用手指侧方中线切口或掌侧 Bruner 切口，对掌部、腕部或前臂的肌腱粘连松解，采用弧形或“S”形切口。肌腱发生粘连的范围一般与原损伤范围或原修复手术的范围一样或稍大。做肌腱断端缝合修复的患者，粘连范围一般不大，以肌腱缝合处附近最为严重。采用游离肌腱移植修复者，粘连多累及移植肌腱全长，近、远端的接合部位也有粘连，故切口需有足够长度，以暴露手部肌的损伤，露出整段需松解的肌腱。

（2）切开后即探查肌腱粘连的部位和范围。用牵引拉钩或皮片将肌腱牵拉，在肌腱的掌背侧做松解手术。松解时需注意保留较为重要的滑车结构。由于滑车深面是较为致密粘连的部位，松解时需将肌腱和这些滑车间的粘连剪开或切除，但同时需十分小心地保护这些重要滑车结构。肌腱骨床侧粘连对肌腱滑动功能影响明显，是粘连松解的重点所在。对于手掌、腕管内或前臂部的肌腱松解，需特别注意肌腱与肌腱之间的粘连，以锐性分离为主，勿造成肌腱新的创伤。

（3）牵拉肌腱使关节屈曲，以检查粘连松解是否彻底。一般在肌腱粘连松解范围靠近侧牵拉肌腱。如果手指屈曲程度与被动屈曲手指关节幅度相同，说明牵拉点至肌腱止点的肌腱已充分松解。然后再从此处牵拉近端的肌腱和肌腹，如果肌腹可拉长、弹性良好，说明近侧粘连也已松解或无粘连存在。

（4）术中如果发现在切除或分离粘连后，有指、掌骨骨面和松解后的肌腱紧密贴近，可以从前臂取游离脂肪组织、筋膜、指伸肌腱支持带或自体游离腱鞘，覆于肌腱和裸露骨面之间。这些组织需和骨膜或原位背侧腱鞘做缝合固定。也可将一段指屈肌腱鞘从一侧切开，翻向肌腱的背侧，衬垫在肌腱和骨面之间，并做缝合固定。

（5）术中需注意勿误伤手部血管和神经，因为手部创伤和粘连往往破坏了正常手部神经、血管的走行方向，且粘连常会包绕重要组织。

（6）在闭合切口前，应放松止血带，做彻底止血，并在切口处放皮片引流，最后关闭切口。

（四）伸肌腱粘连松解术

（1）对于指部伸肌腱松解可做指背侧弧形切口或侧方切口，手背、腕背和前臂背侧松解可做“S”形切口。

（2）手指伸肌腱中央束发生的粘连，常发生在中央束与其深面的近节指骨之间，可从伸肌腱扩张部的一侧做一小切口，用手术刀或小骨膜起子做分离。

（3）在松解腕伸肌腱在手背的粘连时，重点仍然是位于肌腱和掌骨背侧面之间的粘连。手背伸肌腱结构简单，无腱鞘存在，在这个部位发生的粘连通常只在掌骨背侧面。

（4）在松解腕背伸肌腱支持带深面或附近的粘连时，应注意在彻底松解粘连时，保留腕背伸肌腱支持带的完整性。对有瘢痕化或明显狭窄的部分伸肌腱支持带可以做切除，但位于腕背侧的6个伸肌腱间隔，原则上均不宜打开，否则会引起相应伸肌腱的弓弦畸形。如果发现伸肌腱支持带在原损伤时已完全毁损或松解时不得已做大部或全部切除，应劈开一段尺侧腕伸肌腱重建腕背伸肌腱支持带。

（5）彻底止血，闭合创口。

第五节　神经卡压与损伤

一、腕管综合征

（一）临床表现

手的正中神经分布区域（拇指、示指、中指和桡侧无名指）疼痛和感觉异常。患者可能会描述为手酸软或他们感觉到正中神经分布区域有“针扎”感。这些症状通常在夜间出现或加重，或随着固定姿势活动或重复的手部运动而加重。患者可能会报告手部笨拙、无力或通过握手缓解的症状。这些症状在每个患者身上的分布是不同的，感觉异常可在手掌或前臂下部出现。有时，患者可能会描述手的自主神经功能障碍、手指肿胀、手指发白，偶尔还有雷诺氏现象。随着正中神经受压时间变长，患者可出现严重的大鱼际萎缩。患者描述此时疼痛一般较轻。

（二）诊断

腕管综合征最常见的症状为正中神经感觉分布区的感觉异常，在女性更为常见，通常于入睡后数小时因手部的烧灼样、麻木样感觉而痛醒几小时不能入睡，通过腕部活动症状可缓解。对于大多数患者，叩击腕部正中神经也可出现 Tinel征阳性。

（三）手术治疗

腕管开放式松解仍是许多外科医生首选的腕中神经减压方法。可使用局部、区域或全身麻醉，使用止血带控制。手掌切开尺侧，以减轻对正中神经掌皮支的损伤。切口位于钩骨桡侧，可最大限度地降低尺神经血管束损伤的风险，并消除钩骨上手掌瘢痕。切口沿第三腹板空间轴线从kaplan的基本线向近延伸。通常不需要手腕折痕附近的伸展。在腕横韧带上方的皮下组织中，保留正中神经掌皮支和尺神经皮支的较大分支。在切口远端，手掌浅动脉弓在脂肪组织床上被识别，并受到保护。在切口近端，在直接视野下切开腕横韧带至其与前臂筋膜交界。止血后，用不可吸收缝线冲洗伤口并闭合（图 3－5－1）。

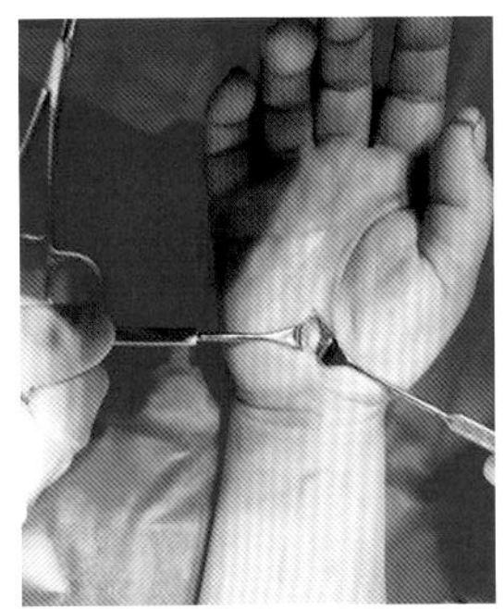
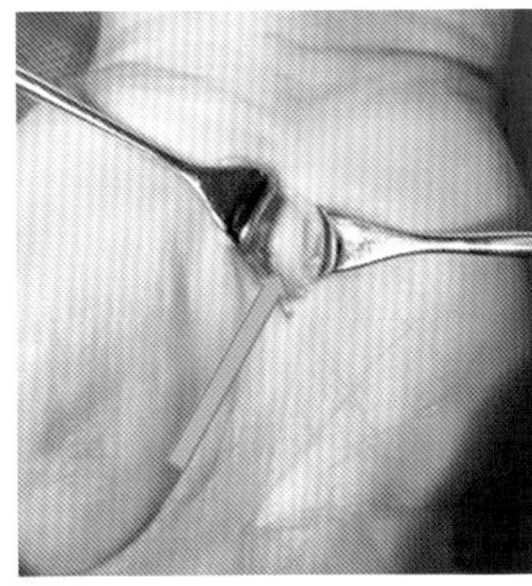

图 3－5－1　小切口腕管切开正中神经松解

二、腕尺管综合征

（一）应用解剖

尺骨隧道分为三个区域：Ⅰ区包括感觉和运动束。它被尺侧腕屈肌和豌豆状体牢牢地束缚着。桡侧和浅侧（掌侧）的边界是腕掌侧韧带，因为它包裹着神经血管束。腕横韧带深（背侧）起底板作用。运动束位于深部（尺背侧）。Ⅱ区是涉及深运动支的区域。浅部以掌短肌和小鱼际肌的纤维弓为界，浅部下方以钩状肌、腕横韧带和小指屈肌为界。深部以以三叉关节为底的豆状韧带和豆掌侧韧带为界。深运动支穿过Ⅱ区，绕钩体钩，然后在豆状韧带和小指屈肌纤维弓之间。在Ⅱ区内，深运动支从尺侧到桡侧支配小指外展肌、小指屈肌和小指对掌肌。在Ⅱ区和钩体钩的远端，深运动支支配无名指和小指腰肌、掌侧和骨间背侧肌、拇内收肌和拇短屈肌的深部。深运动支的末端在第一背侧骨间肌，尺动脉的一个小分支伴随着深运动支形成深血管弓。在Ⅱ区，深运动支较深，与浅感觉支呈放射状。Ⅲ区是涉及浅感觉支的区域。表浅受掌短肌和尺动脉的束缚，桡侧受深部运动支（Ⅱ区）的束缚，尺侧受小指展肌的束缚，深部受小指屈肌的束缚，小鱼际筋膜起底板的作用。在Ⅲ区内，浅感觉支向掌短肌发出分支。在Ⅲ区的远端，神经位于尺动脉的深部和尺侧，为无名指和小指提供两个共同的指神经分支。尺动脉沿浅感觉支走行，形成浅血管弓。

（二）临床表现和诊断

大多数腕尺管综合征患者表现为虚弱或麻木，或两者兼有。必须排除近端原因，如颈根压迫、胸廓出口压迫、潘考斯特肿瘤和肘管综合征；脊髓异常，可能导致内在的肌肉萎缩，但这种情况也涉及大鱼际肌肉。遗传性运动感觉神经病（腓骨肌萎缩症），表现为固有性萎缩和腓骨肌无力；急性炎性脱髓鞘性多发性神经病（吉兰－巴雷综合征），表现为运动麻痹的快速发作，伴有轻微的感觉障碍，并伴有病毒感染；以广泛运动和感觉障碍为特征的慢性脱髓鞘性多发性神经病也可以伪装成尺骨隧道压迫。

体格检查可能显示钩骨钩处有压痛、尺动脉处有搏动性肿块、艾伦氏试验异常或神经上有耳鸣征，或这些症状的组合。Semmes－Weinstein单纤维感觉测试有助于评估麻木。手持式多普勒检查有助于评价尺动脉血流的特点。同时应该测试内在肌肉的运动强度。当压迫处于Ⅱ区时，小指外展肌可能会幸免于难，因为该肌肉的运动分支已经退出。当尺侧手背部感觉异常，或环指和小指的指深屈肌力量减弱时，压迫可能在尺管附近。

（三）手术治疗

从近端开始解剖。通过手腕附近的皮肤和皮下组织，识别尺侧腕屈肌和腕掌侧韧带，从而发现尺神经。尺侧腕屈肌缩回尺骨，尺骨神经与此肌腱呈放射状。腕掌侧韧带的近端边缘是尺管Ⅰ区的入口。一旦韧带被打开，尺神经就会深入Ⅲ区的掌短肌。当掌短肌存在时，必须与腕掌侧韧带同时分开。尺神经解剖时首先识别并分离浅感觉支。尺神经常分为浅部感觉神经和深部运动神经，但并不总是固定的。浅运动支在小鱼际肌表面向远侧走行，深运动支在钩状肌周围走行，然后呈放射状走行。第Ⅱ区的深运动支深入小鱼际肌。打开小鱼际肌上的纤维弓可以减压Ⅱ区。运动支实际上在小指外展肌和小指屈肌之间的间隔内走行，然后继续支配对掌小指深至纤维弓。沿运动支向远端走行，并检查管底是否有病理改变，检查Ⅲ区感觉分支，若发现钩状骨不连，应在骨膜下切除。

对于尺动脉也必须评估是否存在血栓或动脉瘤。在术前临床评估和辅助研究的基础上，考虑到足够的替代血流，可采用自体静脉移植或结扎（Leriche 交感神经切除术）重建。当血栓栓塞范围超过超声术前诊断范围时，将进行重建，而不是切除。由于涉及节段切除后血管张力过大，重建优于端到端修复。栓子切除术有时与血管内溶栓治疗结合使用。在手上使用福格蒂导管可能是危险的，会导致小血管内膜损伤（图 3－5－2）。

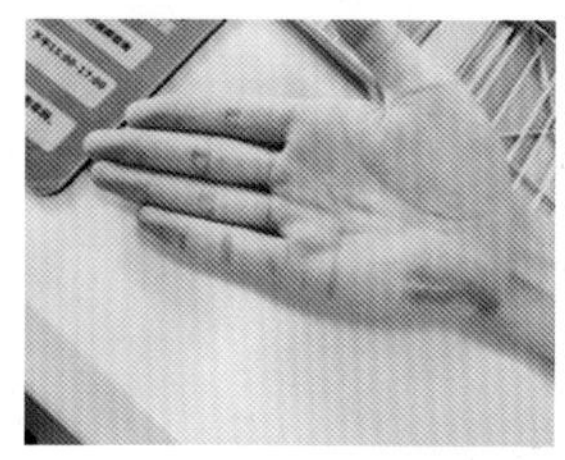
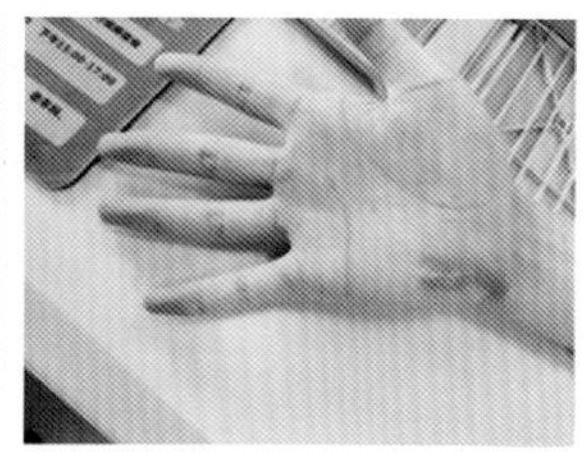
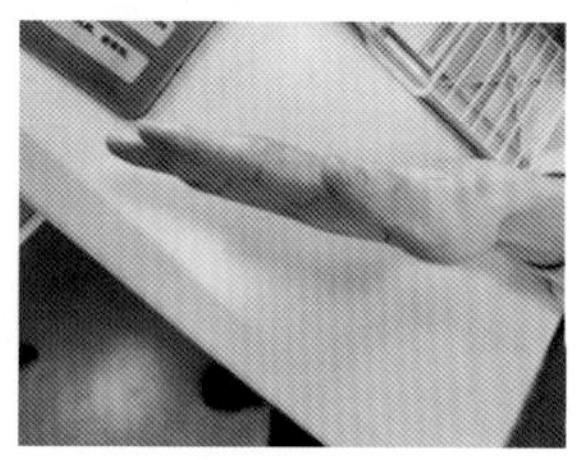

图 3－5－2　腕尺管松解术后爪形手恢复正常

三、臂丛神经损伤

（一）诊断

要对患肢每个关节、每根神经、每块肌肉进行全面检查，在得出正确判断后再进行下述综合分析。

1. 有无臂丛神经损伤　有下列情况之一，应考虑臂丛神经损伤的存在：①上肢五大神经（腋神经、肌皮神经、正中神经、桡神经、尺神经）中任何两根的联合损伤（非同一平面的切割伤）；②肘部三大神经（正中神经、桡神经、尺神经）中任何一根神经损伤合并肩关节或肘关节功能障碍（被动活动正常）；③手部三大神经（正中神经、桡神经、尺神经）中任何一根合并前臂内侧皮神经损伤。

2. 臂丛损伤的部位

（1）目的：便于手术切口及入路的选择。

（2）方法：临床应检查胸大肌锁骨部，代表 $C_{5\sim6}$ 神经根；检查胸肋部，代表 $C_8\sim T_1$ 神经根；检查背阔肌，代表 C_7 神经根。

1）当胸大肌锁骨部功能存在（检查方法为肩关节处前屈 45°位，臂部做抗阻力内收），则表示臂丛外侧束起始部发出的胸前外侧神经功能良好，臂丛损伤的部位应在外侧束以下（即锁骨下部），若胸大肌锁骨部发生萎缩，则提示上干或 $C_{5\sim6}$ 神经根损伤。

2）当胸肋部功能存在（检查方法为肩关节处外展位，臂部做抗阻力内收），则表示臂丛内侧束起始部发出的胸前内侧神经功能良好，臂丛损伤的部位应在内侧束以下（即锁骨下部）。

3）当背阔肌功能存在（检查方法为肩关节处外展位，臂部做抗阻力内收，检查者用手扣及肩胛骨下角以下部位看有无肌肉收缩活动。肩胛骨下角以上的肌肉收缩常被大圆肌内收功能干扰），则表示后侧束中段发出的胸背神经功能良好，若有臂丛损伤，则损伤部位应在后侧束以下（即锁骨下部）。背阔肌萎缩，提示中干损伤或 C_7 神经根损伤。

3. 臂丛神经根、干、束、支的定位诊断

在术前对臂丛除了区分锁骨上、下损伤，应进一步明确锁骨上的根或干损伤，以及锁骨的束或支损伤。具体方法如下：

（1）腋神经损伤：临床表现为三角肌萎缩，肩关节外展受限。单纯腋神经损伤，其损伤平面在支以下；腋神经合并桡神经损伤，其损伤平面在后侧束；腋神经合并肌皮神经损伤，其损伤平面在上干；腋神经合并正中神经损伤，其损伤平面在 C_5 神经根部。

（2）肌皮神经损伤：临床表现为肱二头肌萎缩，肘关节屈曲受限。单纯肌皮神经损伤，其损伤平面在支以下；肌皮神经合并腋神经损伤，其损伤平面在上干；肌皮神经合并正中神经损伤，其损伤平面在外侧束；肌皮神经合并桡神经损伤，其损伤平面在 C_6 神经根。

（3）桡神经损伤：临床表现为肱三头肌、肱桡肌、腕伸肌、拇伸肌、指伸肌萎缩及功能受限。单纯桡神经损伤的损伤平面在支以下；桡神经合并腋神经损伤，其损伤平面在后侧束；桡神经合并肌皮神经损伤，其损伤平面在 C_6 神经根；桡神经合并正中神经损伤，其损伤平面在 C_8 神经根。

（4）正中神经损伤：临床表现为腕屈肌、指屈肌、鱼际部肌萎缩，拇指及手指屈曲及拇指对掌功能受限，拇、示、中指感觉障碍。单纯正中神经损伤，其损伤平面在支以下；正中神经合并肌皮神经损伤，其损伤平面在外侧束；正中神经合并桡神经损伤，其损伤平面在 C_8 神经根；正中神经合并尺神经损伤，其损伤平面在下干或内侧束。

（5）尺神经损伤：临床表现为尺侧腕屈肌、小鱼际部肌、手内部肌（包括骨间肌及蚓状肌）及拇内收肌萎缩，手指内收、外展受限，指骨间关节伸直受限，手的精细功能受限，环、小指感觉障碍。单纯尺神经损伤，其损伤平面在支以下；尺神经合并正中神经损伤，其损伤平面在下干或内侧束；尺神经合并桡神经损伤，其损伤平面在 T_1 神经根。

4. 臂丛神经根部损伤时节前与节后损伤的鉴别诊断　臂丛神经根性损伤主要分两大类，一类为椎孔内的节前损伤，另一类为椎孔外的节后损伤。节后损伤的性质与一般周围神经损伤相同，应区分为神经震荡、神经受压、神经部分离断伤与完全离断伤。区分方法依据受伤性质、时间、主要功能丧失程度及肌电、神经传导速度的不同而确定。治疗方法依据不同的病理状态而定，可做保守观察治疗，或进行手术治疗（包括减压缝接及移植）。在椎管内前后根丝状结构处断裂的损伤不仅没有自行愈合的能力，也没有通过外科手术修复的可能。因此，一旦确定诊断，应争取及早进行神经移位术。故在临床上，节前、节后损伤的鉴别诊断有较大的意义。

（二）常见类型

臂丛神经的牵拉、断裂和撕脱性损伤可以混合出现。临床上也存在一些常见的类型，例如锁骨上损伤（上臂丛损伤，包括根、干部的损伤，常常以神经根的受累情况来描述，即 $C_{5\sim6}$、$C_{5\sim7}$、$C_8\sim T_1$或全臂丛损伤）、锁骨后损伤（股部损伤）和锁骨下损伤（束、支部损伤）。

（1）$C_{5\sim6}$ 损伤：大约有 15%的臂丛神经损伤累及 $C_{5\sim6}$ 神经根或上干。这些患者的肩关节缺乏稳定性，外展不能，外旋和内旋不能，同时有屈肘不能和前臂旋后不能。$C_{5\sim6}$ 神经分布区可以出现感觉缺失。伸肘正常，腕关节和手功能正常。为了尊重 Wilhelm Heinrich Erb 和 Guillaume Duchenne 早年对周围神经损伤工作做出的贡献，这种损伤类型又称为 Erb 型或 Erb－Duchenne 型损伤。

（2）$C_{5\sim7}$ 损伤：20%～35%的患者除了上述 $C_{5\sim6}$ 损伤，还有 C_7 或中干的损伤。这些患者可以出现不同程度的伸肘、伸腕无力，有时也会有伸指无力。C_7 的神经纤维分布较广，伸腕肌、伸指肌，甚至屈指深肌都有分布，不同的患者之间分布也会不同，所以 C_7 损伤之后的表现不一。感觉缺失范围在上臂近端和拇、示、中指。有时也会称为扩大的 Erb 型损伤。

（3）$C_8\sim T_1$ 损伤：近 10%的患者会出现仅累及 $C_8\sim T_1$ 的锁骨上损伤。这些患者会出现手内在肌无力，不同程度的手外在肌无力，这取决于 C_7 在这些肌肉中的分布情况。感觉缺失范围在尺侧的手指、前臂内侧和上臂远端。可能会出现 Horner 综合征，即瞳孔缩小、上睑下垂、眼球内陷和面部无汗。这种罕见的损伤又称为 Klumpke 损伤或 Dejerine－Klumpke 损伤。

（4）全臂丛（$C_5\sim T_1$）损伤：50%～75%的患者会出现锁骨上区的全臂丛损伤。这些患者表现为整个上肢的功能丧失。即使为全臂丛损伤，某些神经根（通常是 C_5）也可能为节后型损伤，而其他神经根为节前撕脱伤。

（5）锁骨后损伤和锁骨下损伤：锁骨后和锁骨下损伤累及臂丛神经的股、束部。这些患者通常合并锁骨骨折。这种类型的损伤中，相对常见的包括：①后束（桡神经、腋神经）损伤。②单独的肩胛上神经和腋神经同时损伤。

（三）治疗原则

1. 早期正确诊断，掌握“黄金时期”　上肢外伤后皮肤裂伤、血管与肌腱断伤、骨折脱位均易被发现，而神经损伤常被忽视而延误诊断。神经损伤后，其再生能力与修复时机关系密切，伤后 1～3 个月是神经修复的“黄金时期”，故对上肢任何部位、性质的损伤均应密切注意有无合并神经损伤。

2. 明确神经损伤的性质，决定治疗方案　一旦明确诊断神经损伤存在，即应尽早确定神经损伤性质。一般将神经损伤分为三大类，即神经震荡、神经轴索断裂、神经断裂。对于第一类损伤，通常用保守治疗即可痊愈；第二类损伤有自行恢复的可能，但在轴索之间出现血肿压迫或纤维组织长入则难以自行恢复；对第三类损伤则必须进行手术修复。

3. 正确掌握手术适应证　在一般情况下，

周围神经损伤后先行保守治疗 3 个月（包括药物、功能锻炼、理疗等），但在下述情况应考虑手术探查：

（1）开放性损伤，如切割伤、弹道伤、手术损伤，估计神经已断裂、不可能自行恢复者，应尽早行神经探查术。

（2）闭合性神经损伤观察一定时间后（一般 3 个月）仍无神经再生的表现，应行手术探查。

（3）经过保守治疗，虽恢复部分功能，但经 3 个月不再好转，主要功能无恢复者，应行手术探查。

（4）臂丛神经节前损伤一旦诊断确立，应早期进行神经移位术。

（5）神经手术后按神经生长速度计算（1mm/d），功能未恢复者应重新探查神经吻合口。

（6）神经手术后，神经再生在骨纤维管道有受阻表现者。

4. 手术注意事项

（1）无损伤技术：最低限度地减少手术创伤，是周围神经损伤手术的基本原则，具体方法如下：①止血带的应用。②手术放大镜或手术显微镜的应用。必须在放大条件下进行周围神经手术的任何操作，包括解剖、分离、止血、缝合、结扎等。③显微器械及缝线的应用。④创面持续保持湿润。⑤应用双极电凝器进行充分止血。

（2）正常向病变方向游离神经的手术步骤：因解剖不清、粘连严重，在病变部位游离神经常会加重病变。为了避免这种危险，应从神经病变两端正常处开始解剖。根据神经干走向，最后在病变处“会师”。

（3）神经吻合断端的基本要求：①神经吻合断端应彻底切除病变组织，直达正常神经束。任何病变的残留均会造成吻合口瘢痕增生，从而影响再生纤维的通过。②神经吻合断端应无张力。吻合口存在张力，必然影响断端的血循环。断端血供不足又必然造成断端处结缔组织增生，影响再生轴索通过吻合口。减少吻合口张力的措施有：适当游离两端神经干；改变邻近断端的肢体关节位置；将两断端改道，由曲线变为直线；神经缺损过大时（神经干直径的 4 倍及以上时）应以移植神经为佳。③束型与功能的配对。吻合口处断端神经束在大小、形态上力求一致，对形态大小不一致的两断端，应鉴别其功能进行配对。

（四）手术治疗

1. 臂丛神经的手术入路 通过锁骨上入路可以显露臂丛神经的根、干部和肩胛上神经，锁骨下入路可以显露束、支部。根据损伤类型的不同，可以联合使用锁骨上、下入路。股部位于锁骨后，可以通过任一入路得以显露。随着新的神经移位技术的开发，有的医生并不对所有的患者进行臂丛神经探查，即使近侧仍然残留可以供移植修复的神经根，他们认为神经移位的修复效果要更好。有报道认为，全臂丛损伤的患者中，全部神经根都撕脱的患者所占不到 20%。故认为应该做神经探查，因为经常可以发现能够利用的神经根近侧残端。

臂丛神经的显露和修复所用的切口有多种。一种切口是经典的“Z”形切口，锁骨上切口从下颌角开始，沿胸锁乳突肌后缘走向锁骨中段，锁骨下切口从胸锁乳突肌的锁骨止点上开始（与锁骨上切口相连续），向外侧走向喙突，并向胸大肌三角肌间隙延长，直到上臂。可以将上述切口连在一起以获得更充分的显露。但是连接在一起之后，瘢痕增生的可能性增大，有些医生喜欢采用分别的横形切口。另一种切口是锁骨上采用平行于锁骨的横形切口，锁骨下沿三角肌胸大肌间沟做切口。需要时，可以将两个切口连接起来。有的医生采用从 C_5 横突后结节到 C_6 横突前结节的横形切口显露 $C_{5\sim6}$ 神经根，锁骨上横形切口显露 $C_{7\sim8}$ 和 T_1 神经根。采用锁骨上横形切口，在锁骨上方 2～3 横指，平行于锁骨做 5～6cm 的横形切口，这个切口可以显露 C_5～T_1 神经根。在锁骨下另做沿三角肌胸大肌间沟的切口显露锁骨下臂丛。可以局部注射血管收缩剂以减少出血。

2. 臂丛神经探查 切开皮肤和颈阔肌，辨认并保护颈丛皮支。切口两侧的皮肤和颈阔肌一同掀起。在这个切口近端一般不会遇到从胸锁乳突肌下方穿出的副神经，如果需要，可以从斜方肌中部显露副神经。切断并牵开胸锁乳突肌表面的颈外静脉。将胸锁乳突肌牵向内侧，在其外缘分离。切开颈部深筋膜浅层和脂肪组织，并牵开。分离至锁骨上缘。辨认肩胛舌骨肌和颈横动脉，切断，向两侧牵开。通常首先显露出的是上干。在切口的内侧，膈神经走行在前斜角肌表面，电刺激可以帮助确认是否为膈神经。分离和牵拉膈神经的时候要非常小心，然后可以小心地切断前斜角肌，以显露神经根。沿膈神经来源的神经束向上可以找到 C_5 神经根。C_5 神经根损伤的患者要沿着膈神经仔细分离，避免对颈部重要结构造成医源性损伤。显露上干辨认 C_5 和 C_6 神经根。C_5 神经根通常较细，位于外上方。沿上干向远侧分离，找到其分成前后股处和肩胛上神经发出点。在前中斜角肌间找到 C_7 神经根（中干），它更靠后内侧。更靠后下侧是 C_8 和 T_1 神经根（下干），与锁骨下动脉比邻。牵开锁骨有助于显露。很少需要截断锁骨。可以将胸锁乳突肌锁骨头剥离一部分，利于显露。但是，很少需要显露和修复 C_8 和 T_1，因为在成年人中，即使修复 C_8 和 T_1，效果也是很差的。如果上臂丛为撕脱伤，可以发现神经根丝和水肿的背根神经节团缩在锁骨后方或 C_8 神经根处。如果上臂丛为断裂伤，远侧断端一般位于锁骨后方。C_8 和 T_1 的撕脱伤多见或断裂伤少见，经常发生在非常靠近椎间孔的地方。需要时可以通过锁骨下入路探查臂丛神经束、支部切开皮肤，从三角肌胸大肌之间显露头静脉和胸肩峰动静脉。

3. 神经移位术

（1）副神经移位。

1）副神经的分离：与锁骨上臂丛神经探查一样，将颈部转向对侧，垫高肩部和颈部，便于切取。避免使用肌松剂，以便使用电刺激仪确认副神经。传统上，从胸锁乳突肌后缘显露副神经，向远侧追踪到斜方肌下方，切断，转移到锁骨上区供修复用。尽管这是最常用的方法，但还是有一些缺点。首先，颈部将留有很长的纵向瘢痕。其次，如果从远侧做神经移位，就可以不用分离副神经的近端，既节省了时间，也不用切断斜方肌上部纤维的分支。采用颈部横形切口探查臂丛神经，这种切口瘢痕不明显。在锁骨上数厘米，斜方肌前方表面，可以找到副神经。颈丛神经的走行与副神经相似，不要将两者混淆。一般颈丛神经比较细，电刺激神经时，斜方肌没有收缩或仅有微弱的收缩，而电刺激副神经时，斜方肌收缩强烈。尽量向远侧分离副神经，应该保留支配斜方肌上部纤维的肌支。有些医生在副神经刚出胸锁乳突肌处切断，目前不推荐这种方法，这样有可能需要做神经移植，降低了恢复概率。

2）禁忌证：副神经丧失功能时不适于作为神经移位的供体。当肩关节肌肉麻痹时，很难检查斜方肌的功能，术前的肌电图检查可以帮助了解副神经的功能。术中电刺激可以最终确认副神经的功能情况。

3）并发症：如果能够保留支配斜方肌上部纤维的近侧肌支，该手术一般没有严重的并发症。如果近侧的肌支受损，可能出现肩下垂和功能障碍。

4）肩胛上神经的修复：肩胛上神经支配冈上肌和冈下肌，在锁骨上方 2～3cm 起自上干。一些患者肩胛上神经的发出点可能会更高。臂丛神经损伤时，可以在锁骨后找到肩胛上神经。它在肩胛舌骨肌下方向后外侧走行，在肩胛上横韧带下方穿过肩胛上切迹进入冈上窝。然后在冈上肌下方横穿冈上窝，绕过肩胛脊外侧缘（冈盂切迹）进入冈下窝。这种走行方式决定了肩胛上神经容易受到牵拉损伤，可能发生在肩胛上切迹、冈盂切迹、冈上窝或冈下窝内。用手指钝性分离出肩胛上神经，直到肩胛上切迹，可以了解它的连续性。即使在上干近端有明确的损伤，也需要探查肩胛上神经的连续性，确认没有远侧的双重损伤。做神经移位时，在肩胛上神经从上干的发出点将其切断，如果局部没有瘢痕，可以继续向上干近端做神经束分离，以获得更多的长度，然后将肩胛上神经与副神经做直接吻合。

如果怀疑肩胛上切迹处有损伤，建议从后路做副神经到肩胛上神经的移位手术。这种入路的优点是可以在更远端修复。缺点是副神经内的运动神经数量可能会减少，需要做俯卧位或侧卧位手术。通过肩胛骨上缘的横形切口可以同时显露副神经和肩胛上神经。肩胛上神经位于肩胛上角和肩峰连线的中点，可以在肩胛上切迹处切开肩胛上横韧带，找到神经，尽量向近端游离神经。副神经在背侧中线与肩峰间的 2/5 处。顺肌纤维方向分开斜方肌可以在其深层找到副神经。尽量靠远侧切断副神经，以便获得直接吻合。

5）肌皮神经的修复：偶尔采用副神经移位修复肌皮神经，用来重建屈肘功能。更常用的是尺神经束支移位（$C_{5\sim6}$ 损伤时）或肋间神经移位（全臂丛损伤）来修复肱二头肌肌支。

操作方法：从三角肌胸大肌间沟或上臂近侧

做切口显露肌皮神经。肌皮神经在喙突远侧起于臂丛神经外侧束。穿过喙肱肌之后，在肱二头肌深层走行。发出一支或几支肌支，在肩峰远端12cm左右进入肱二头肌。肱二头肌两个头的肌支的分布有以下两种类型：第一型为共干型，肌皮神经发出一个肌支，远端分叉形成两个肌支，分别支配肱二头肌长头和短头；第二型为独立型，即肱二头肌长头和短头的肌支分别从肌皮神经上发出。两个肌支之间经常出现交通支。在肱二头肌长头和短头内走行一段距离后，肌支又分成若干终支分布于整个肌腹。之后，肌皮神经发出一支或多支（大约在肩峰下17cm），然后延续为前臂外侧皮神经。辨认并分离出肌皮神经和它的分支后，在喙肱肌肌支发出点之后切断肌皮神经。在副神经和肌皮神经之间用腓肠神经桥接移植，一般将9～10cm移植神经置于锁骨下方，先与副神经吻合，然后再与肌皮神经吻合。在显微镜下采用9－0或10－0缝线做无张力缝合。

6）预期结果。副神经移位至肌皮神经重建屈肘功能的效果统计分析显示，大约77%的患者肱二头肌可以获得M3级肌力，部分患者可以达到M4级肌力。肋间神经移位（不用桥接移植）与副神经移位（采用桥接移植）的效果相当。

（2）肱三头肌肌支移位至腋神经：这种移位方法已经被广为接受，适用于肱三头肌肌力很强（通常是单独的$C_{5\sim6}$损伤）的患者，作为同时修复肩胛上神经和腋神经的一部分。

1）操作方法：在上臂后侧做肩峰到上臂中段的纵形切口。向后侧牵开三角肌，在四边孔内辨认腋神经。可以延腋神经的感觉支向四边孔内追踪，便于辨认腋神经主干。需要修复的是腋神经前支。尽量靠远侧切断腋神经前支。利用肱三头肌肌支修复腋神经前支，如果腋神经主干直径与肱三头肌肌支直径匹配，也可以用来修复腋神经主干。然后，在肱三头肌长头和外侧头之间显露桡神经及其各分支。在进行电刺激辨认后，一般选择长头肌肌支做移位。也有人建议采用肱三头肌其他肌支做移位，目前对于肱三头肌各个头的重要性仍有争议。术前肱三头肌肌力正常的情况下，无论采用哪一个肌支做移位，术后都很少出现肱三头肌无力。选择一个肌支，向远近侧游离。有时需要松解大圆肌筋膜以获得更多的活动度。确认肱三头肌肌支游离出的长度足以与腋神经前支直接缝合后，再切断肱三头肌肌支，缝合神经。

2）禁忌证：术前肱三头肌肌力小于M4级的患者不适合做这种手术。术前做肱三头肌各个头的肌电图有助于决定是否采用此种手术，特别是对于C_7部分损伤的患者。

3）并发症：有可能出现术后早期一过性的肱三头肌无力。这种无力通常与乏力、疼痛和恐惧有关，而不是真正的神经损伤。

4）预期结果：通常在术后6个月时可以见到肱三头肌的收缩，有学者报道，在同时采用两组神经移位（副神经移位修复肩胛上神经和肱三头肌肌支移位修复腋神经）重建肩关节功能后，患者肩关节的活动度可以达到124°。$C_{5\sim6}$损伤的修复效果要好于$C_{5\sim7}$损伤。

（3）尺神经束支移位至肱二头肌肌支：C_8～T_1功能完好的患者，可以采用尺神经束支移位修复肱二头肌肌支。这种手术简单易行，恢复可靠，已经获得广泛应用。在$C_{5\sim6}$损伤中，这种方法已经逐渐替代了肋间神经移位，成为修复屈肘功能的首选。常常与其他神经移位手术联合使用。由于尺神经是由C_7～T_1来源的神经纤维组成，有人不建议对$C_{5\sim7}$损伤的患者行尺神经束支移位，因为理论上这时尺神经中的运动纤维数量可能不足以既支配肱二头肌，又维持尺神经功能不受损。但临床上对$C_{5\sim7}$损伤采用这种手术后，发现可以获得满意的恢复效果，也没有发现尺神经无力的表现。

1）操作方法：臂丛神经内侧束延续分成两个终支，较大的一支是尺神经，较小的一支是正中神经内侧头。在腋部和上臂上段，尺神经走行在腋动脉后内侧。从肱三头肌前方穿过，进入肱骨内上髁和鹰嘴之间的尺神经沟。在上臂上段，尺神经有6～10束，每一束内既有运动神经，也有感觉神经。Sunderland的神经内断面解剖研究表明，支配前臂肌肉的运动支位于尺神经的后内侧，手内肌的运动支位于尺神经的前外侧。尺神经在这个水平的束间交通非常丰富，是做束支移位的理想区域。

在上臂近端内侧做纵形切口，可以同时显露肌皮神经和尺神经。辨认肌皮神经及其三个分支（肱二头肌肌支、肱肌肌支和前臂外侧皮神经）。

在确定肱二头肌肌支的分型（共干型还是单独型）之后，尽量靠近近侧切断神经，以取得足够的长度与尺神经缝合。辨认尺神经，在手术放大镜下进行束间分离。用电刺激找出主要支配尺侧腕屈肌的神经束，一般位于尺神经的后内侧。一些医生不用电刺激，也没有并发症出现。这个节段的每个神经束既包含运动神经也包含感觉神经。根据肱二头肌运动支的直径，选取一到两个束支进行移位。在手术放大镜下操作，在束间交通的近侧切断神经束，与肱二头肌运动支以 9－0 或 10－0 缝线做神经外膜的无张力缝合。

2）禁忌证：术前有尺神经分布区的感觉障碍或无力是手术的禁忌证。

3）并发症：大多数患者术后会一过性地出现尺神经分布区麻木。数天或数月后这种麻木会逐渐改善，很少有永久的麻木。患者偶尔会出现一过性的手内肌无力。几乎没有永久性肌无力的报道。大多数患者经过术后康复训练握力和捏力都会恢复，甚至有可能比术前肌力还要好。这有可能是术后肌力训练的结果，也可能是神经自发恢复的结果，具体的原因还不清楚。

4）预期结果：多数学者认为手术后肱二头肌很快就会重新获得神经支配，这是该术式最大的优点。多数患者在术后数月内就开始出现肱二头肌的恢复。超过 90％的患者肱二头肌肌力可以达到 M3 级以上。$C_{5\sim6}$损伤患者比$C_{6\sim7}$损伤患者的恢复效果好。

（4）正中神经束支移位至肱肌肌支：对于$C_{5\sim7}$损伤患者，根据肌无力的分布情况，可以选择单独的正中神经束支移位，而不是尺神经束支移位。有的学者不建议对$C_{5\sim7}$损伤的患者行尺神经束支移位。但对$C_{5\sim7}$患者采用尺神经束支移位后，恢复效果一般比较满意，没有并发症。

1）操作方法：与尺神经束支移位相同，采用上臂内侧切口显露正中神经和肱肌肌支。如前所述，在上臂近侧显露肌皮神经。找到肱二头肌肌支，在它的远侧数厘米，可以找到肱肌肌支和前臂外侧皮神经。根据神经是否进入肌肉，可以辨别肱肌的肌支。前臂外侧皮神经通常更加表浅，直径粗大，轻轻牵拉神经可以引起前臂近端皮肤的移动。沿肱肌肌支向近侧进行干支分离，在肱二头肌肌支发出部位的肌皮神经主干上切断肱肌肌支。在肱动静脉附近辨别正中神经，在这个节段，正中神经是最粗大的神经。在手术放大镜下进行束间分离。用电刺激辨别能够引起桡侧屈腕肌收缩的束支。有些学者采用屈指浅肌的神经束支。选定好束支后，进行游离，在远侧切断、转移，与肱肌肌支采用 9－0 或 10－0 尼龙缝线做神经外膜的无张力缝合。

2）禁忌证：术前正中神经分布区无力的患者不适合做这种手术。

3）并发症：和尺神经束支移位手术一样，大多数患者有正中神经分布区的一过性麻木，可以在数天或数月后改善，极少有永久性的麻木，偶尔会出现一过性的正中神经支配的手内肌无力，几乎没有永久性肌无力的报道。

（5）肋间神经移位：最早被广泛应用于修复肌皮神经，如今它的应用范围已经扩展到修复肱三头肌、三角肌、前锯肌，功能性游离肌肉移植（FFMT）和手感觉功能的重建。曾有人试图采用肋间神经修复更远侧靶肌肉，但长期随访结果表明，这些移位的效果不可靠，大多数都无效。目前，最常采用肋间神经移位修复肌皮神经来重建屈肘功能，适用于全臂丛神经损伤的患者，也适用于$C_{5\sim6}$损伤或$C_{5\sim7}$损伤的患者，同样适用于修复肱三头肌和 FFMT 术后正中神经感觉功能的重建。

谨慎对待有肋骨骨折、开胸手术和胸腔引流史的患者，因为这时相应节段的肋间神经可能已经损伤，无法用于移位。尽管肋间神经的感觉支和运动支都可以用来做移位，最常用的还是单纯的运动支移位。第三到第六肋间神经切取后长度最大，可以与肌皮神经缝合。向前方延长切口，直到肋软骨，可以尽量长地切取肋间神经，以期与靶肌肉的肌支获得直接缝合，尽量不采用神经桥接移植。如果需要，第二和第七肋间神经也可以用来移位，但由于长度不足，修复肌皮神经的效果不可靠。第二肋间神经最好用于$C_{5\sim7}$损伤患者中胸长神经的修复，重建前锯肌功能。有解剖学研究表明，第一肋间神经可以用于修复肩胛上神经。

1）操作方法：肋间神经在肋间隙内，沿肋间内肌的胸膜侧走行在胸壁后侧，肋间神经在两层肋间肌之间穿过，肋间肌止于肋骨的后 1/3。

在腋后线附近，肋间神经进入肋间肌深层，在横行的肌纤维和胸膜之间继续向前穿行。肋间神经外侧皮支穿过肋间肌分为背侧支和腹侧支。肋间神经前侧皮支在胸骨旁穿过胸大肌，形成终支进入皮肤。

2）肋间神经的分离：采用乳下切口显露第三到第六肋间神经，切口从腋中线到肋骨软骨交界处。一般情况下，此切口可以与显露肌皮神经的上臂近侧切口相连接。也可以采用其他的切口，如腋前线的纵形切口，或短一些的胸壁横形切口。采用乳下切口可以切取足够长度的多个肋间神经。从肌肉的远侧止点掀起胸大肌和胸小肌，不破坏肌肉本身。在腋部辨认和保护肋间臂神经，它是第二肋间神经的粗大分支，可以用于重建手部的感觉。显露所需节段的肋骨前表面和肋间肌。如果前锯肌有功能，需要保护前锯肌和它的支配神经。胸长神经在腋中线后侧，与胸背血管伴行。用骨膜起子剥离骨膜，用带子将肋骨吊起，助手提起肋骨，然后分离肋间神经。不做肋骨截骨或部分切除。在锁骨中线小心切开骨膜，寻找肋间神经。这个切口位于肋骨的尾端，肋间神经就位于这里。如果此前发现了近侧的肋间神经外侧皮支，也可以沿它找到肋间神经运动支，或者通过肋间血管的出血情况寻找肋间神经。可以用电刺激来帮助确定是否为运动支。一般切开肋骨后骨膜，肋间神经就会出现。确认神经为运动支后，用橡皮筋吊起，进行分离。可以向肋骨软骨交界处追踪，轻柔地分离肋间肌。肋间神经外侧皮支位于腋前线和腋中线之间，比运动支粗大，尽量向后侧将其与运动支剥离。将运动支尽量向远侧和近侧分离，游离出足够的长度用于移位。一般向前游离至肋骨软骨交界处，向后游离至腋中线或腋后线。注意骨膜的切口要位于肋骨的后下方，这样，骨膜恢复时就不会压迫移位的神经。按此法切取其他肋间神经。在远端切断各肋间神经，从前锯肌穿过，引至腋部。注意不要损伤胸膜，造成气胸。如果胸膜破损，根据破损的程度，决定是直接紧密缝合皮肤，还是放置胸腔闭式引流。

3）肌皮神经的修复：采用肋间神经重建屈肘功能时，一般需要三到四根肋间神经与肌皮神经缝合。或者采用两到三根肋间神经移位，直接与肱二头肌肌支缝合。分离肱二头肌肌支时要十分小心，有时也可以分离出肱肌肌支，尽量向近侧的外侧束进行分离，将感觉束与运动束（肱二头肌和肱肌肌支）分开。这样可以尽量增加受体神经运动纤维的数量，减少感觉纤维数量。而且，可以增加运动支的长度，以便于和肋间神经直接无张力缝合。应该小心地进行这样逆行的分离，不要将感觉支误认为是运动支。如果肋间神经无法与肱二头肌肌支进行直接缝合，将肋间神经与肌皮神经近侧缝合，尽量不采用神经桥接移植。由于肋间神经近侧的运动神经纤维束更多，有些医生更喜欢在肋间神经的近侧（在外侧皮支刚发出后）切断并进行移位，在肩关节外展外旋位缝合神经，以便确认神经缝合口没有张力。

（6）健侧 C_7 神经移位：健侧 C_7 神经移位仍存在三点疑问：①手术是否安全；②与风险相比，它的效果是否值得；③成人是否可以转化出独立的功能。亚洲地区有数十年的大量临床经验表明，健侧 C_7 神经移位是安全有效的，许多人也开始接受这一观念。它可以移位修复肩、肘和手，还可以作为 FFMT 的供体神经。但是当考虑健侧 C_7 神经移位时，仍要权衡它的风险和所得之间的利弊。

虽然存在解剖变异，锁骨上臂丛神经通常接受五个脊神经根的纤维，反之，每个主要神经的纤维也来自多个神经根。所以，上肢的肌肉是由多个神经根混合支配的。虽然 C_7 发出的纤维可以参与后侧束、正中神经、肌皮神经甚至尺神经，但其支配的肌肉都由其他神经根（主要是 C_6 和 C_8）混合支配。单独切断 C_7 不会造成明显的功能损失，同侧 C_7 和健侧 C_7 都可以作为神经供体。C_7 的后根比前根含更多的运动纤维。可以切取全部 C_7 或 C_7 的一部分（减少功能受损风险）做移位，一般只会导致暂时的、轻微的功能缺陷。

1）操作方法：对侧颈肩部也包含在消毒铺巾范围内。按前面描述的方法显露对侧正常的臂丛神经。许多学者常规显露所有五个神经根，根据神经根和各分支之间的解剖关系辨别 C_7。可以在中干水平将其分开成两部分，或从前后股水平切断。用电刺激检测神经的运动功能。如果拟采用全部 C_7 做移位，应该在切断前检测伸肘和伸腕功能。采用部分 C_7 移位时，应选择引起胸大肌最大程度收缩的神经束，在上胸壁做皮下隧道，与患侧臂丛相连接。椎体前或椎体间通路可以缩短再生的距离（在后侧另做切口）。

对全臂丛损伤的患者，采用健侧 C_7 移位修复正中神经时，可以使用尺神经作为带蒂的神经移植，以尺侧上副动脉（SUC）作为血管蒂，不用进行血管吻合。尺侧上副动脉在肱骨中段水平起自肱动脉内侧，肱骨内上髁近侧 14～22cm。穿过内侧肌间隔，在其后侧向远侧走行，在尺神经后缘进入尺神经。动脉与神经伴行 4～15cm 后，平均发出 3 根神经滋养血管进入尺神经。尺侧上副动脉继续向下，在内上髁和鹰嘴之间走行。在尺侧腕屈肌深层与尺侧后返动脉和尺侧下副动脉相交通。尺侧上副动脉的伴行静脉与肱动脉的伴行静脉相交通。

采用带蒂尺神经移植时，从腕部切断尺神经腕背支和手内肌支，并向近侧游离尺神经全长，切断屈腕肌支，直到上腔静脉（SVC）水平，将神经远端经上胸壁皮下转移到同侧或健侧 C_7 处。在神经远断端可以发现持续性的出血。将 C_7 与尺神经的远端做吻合。在尺侧上副动脉的近侧切断尺神经近端，在上臂近端水平与正中神经做吻合。$C_{5\sim8}$ 撕脱伤或尺神经远端有损伤时，不适合带蒂尺神经移植，可以采用带血管蒂的桡神经浅支或腓肠神经移植。一些学者建议采用游离的带血管蒂尺神经移植重建肩关节功能。此时，先将尺神经近端与健侧 C_7 吻合，然后将尺侧上副动静脉与局部的供区血管（如同侧胸背动静脉或对侧颈横动静脉）吻合。最后，尺神经远端经上胸壁皮下隧道引至所要修复的部位，修复肩胛上神经或后侧神经。也有人采用两股传统的腓肠神经移植，利用健侧 C_7 作动力，重建肩关节功能。

2）与健侧 C_7 相关的术后处理：术后患侧上肢制动 3 周。随着时间推移，沿修复的神经可以发现 Tinel 征进展。由于靶肌肉距离很远，神经的再生需要经过数年时间。肌肉获得神经再支配后，应该开始靶肌肉的训练或肌电生物反馈治疗。通常，当健侧肩关节内收、内旋、后伸，肘关节伸直时，可以引起靶肌肉的收缩。然后开始靶肌肉的理疗康复，加强肌力，这样患者就可以学习主动地使用靶肌肉，摆脱健侧神经的控制。

（7）膈神经移位术：

1）手术指征：①肱二头肌萎缩不严重，临床检查时尚可扪及萎缩肌腹。②膈神经功能健全，术前可进行胸部透视观察膈肌活动情况及膈神经肌电检查，术时观察膈神经有无瘢痕、粘连及变性，并可用电刺激进行刺激观察膈肌活动情况。

2）操作方法：①分离膈神经：在锁骨上切口内于前斜角肌表面分离出膈神经，在胸廓口附近直视下切断膈神经，切断前先用普鲁卡因做神经内封闭。②寻找肌皮神经：在锁骨下切口内分离出肌皮神经的残端以便与膈神经吻合。有时在锁骨上切口内找到上干前股，其外前方最粗一束即为肌皮神经运动束。对肌皮神经残端有如下要求：一是残端待缝接处应有正常的神经束断面，避免在瘢痕断面进行神经吻合；二是残端段有足够的长度，以便能直接与膈神经进行缝合，否则应进行神经移植。为了达到以上两点要求，应在锁骨上切口内细致解剖，寻找上干的前支，一般到上干前支的神经束为肌皮神经的主要神经束。若锁骨上切口神经瘤巨大或位置较深，使解剖有困难，可做锁骨下切口，自肌皮神经发出处逆行向上，从外侧束内进行束间分离，游离出肌皮神经，直达神经瘤处。③缝接神经：将膈神经与肌皮神经断端移位于锁骨上软组织内，进行束膜缝合（图 3－5－3、图 3－5－4），缝合要无张力，否则应做神经移植。在手术放大镜下应用 8－0 或 9－0 尼龙单丝进行吻合。

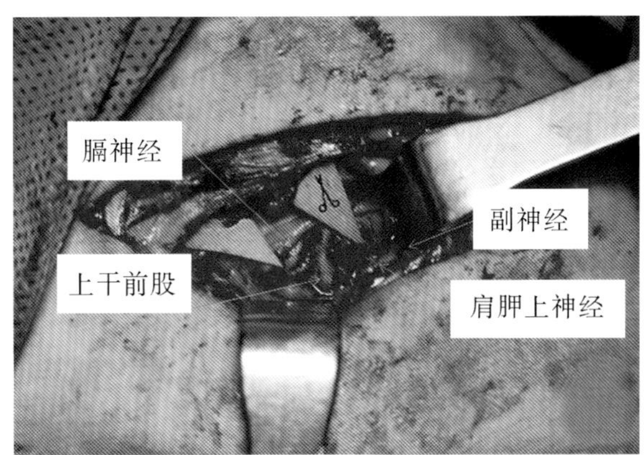

图 3－5－3　臂丛神经损伤移位术

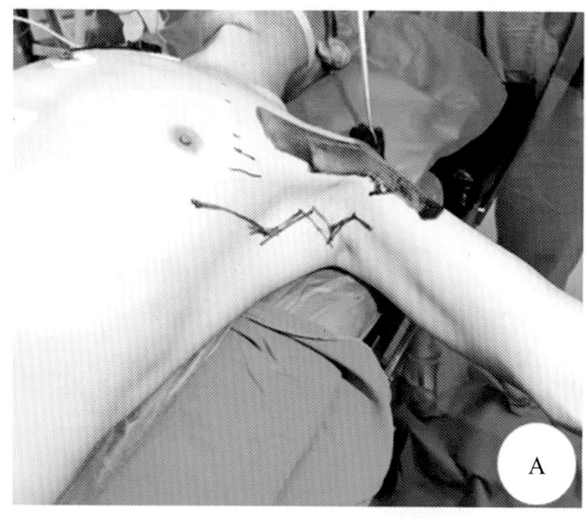

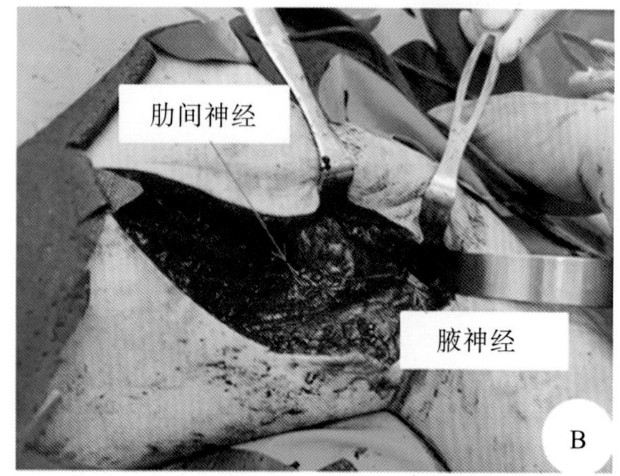

图 3-5-4　臂丛神经损伤肋间神经移位术

A. 手术切口设计；B. 神经移位

3）术后固定：神经缝合时无明显张力者，术后做肩内收及屈肘贴胸固定，尚应将头部做前屈及应用斜向患侧的带头支架固定，固定时间为6周。

第六节　断肢再植

1963年，上海市第六人民医院陈中伟、钱允庆等为工人王存柏接活完全离断的右前臂，且功能恢复良好，这被公认为世界上断肢再植成功的首次报道。此后数年，断肢再植迅速发展，实验研究和临床应用经验的文章不断涌现。如对患有肿瘤的上肢进行段截与再植；对断离的肢体不能进行原位再植时，施行移位再植于另一个残端上，以达到较好的功能恢复；甚至有的学者将一段废弃的小腿再植于前臂之间，以代替缺损的前臂。

1965年7月，Komatsu 和 Tamai 对一例完全离断拇指进行再植，手术获得成功。1965年11月1日，上海中山医院为青年工人进行了拇指完全离断再植，手术获得成功。1966年，上海第六人民医院和上海第九人民医院的医务工作者合作，在8倍手术放大镜下进行断指再植，手术获得成功。之后北京积水潭医院、中山医科大学附属第一医院等相继发表了断指再植的经验，使再植外科有了新的进展。

20世纪60年代，断指再植是在肉眼下进行的，成活率在50.2%～75.0%。随后数年，显微外科技术突飞猛进，使直径0.5～1.0mm的小血管吻合通畅率大幅度提高。同时研究者对于再植后病理生理规律的认识不断深化，促使断指再植的成活率不断提高，国内、外分别达到73.5%～97.0%、46.0%～94.5%。

一、再植手术的适应证和禁忌证

（一）适应证

①拇指离断伤；②多指离断伤；③断掌；④几乎所有的儿童肢体离断伤；⑤断腕或前臂离断伤；⑥肘关节或肘关节以上的离断伤；⑦锐性离断或中度撕脱离断伤；⑧指浅屈肌腱止点以远的单指离断伤。

（二）禁忌证

①严重的挤压或毁损性离断伤；②多水平离断伤；③伴有其他严重损伤或疾病的离断伤；④有严重血管硬化的离断伤；⑤热缺血时间过长的离断伤；⑥精神疾患处于发作期的离断伤；⑦成人指浅屈肌腱止点以近的单指离断伤，尤其是示指和小指离断伤。

手指离断水平是决定是否进行再植的重要因素。拇指指间关节、示指远侧指间关节以远的离断，如果能够找到指背静脉，再植容易成活。一般而言，离断水平至少在甲板以近4mm，才能找到理想的指背静脉进行吻合。如果离断水平更靠远端，可以尝试寻找合适的指掌侧静脉进行吻合。

对于儿童肢体离断伤，只要身体健康状况允许，都应努力进行再植，再植后骨骺会继续生长，而且儿童断肢再植后恢复一般较好，虽然关节活动度会有所下降，但是常常能恢复有用的功能。

二、再植手术对术者的要求

上肢离断再植顺利存活并恢复良好的功能是一项艰巨的任务。虽然初期再植肢体的成活依赖于吻合血管的通畅和后续的术后治疗，但是最终再植肢体的功能恢复和满意度与肌腱、神经、骨关节的修复质量密切相关。因此，再植手术的术者首先要是一名训练有素、经验丰富的手外科医生；其次要熟练掌握显微外科技术；最后要有丰富的经验，能准确判断再植肢体的功能恢复结果。

完成血管吻合的医生要经过动物血管吻合训练，吻合直径 1mm 的血管，通畅率应稳定在 90%以上。手术室不应该成为练习血管吻合技术的场所。要稳定保持较高的成活率和良好的功能恢复，需要一个配合熟练的团队。再植手术团队应该全天候处于备战状态。一个技术熟练的手显微外科医生或团队完成一例伤情不复杂的单指离断再植，一般需要 3～4 小时。而完成一例多指离断再植可能需要 15 小时，甚至更长时间。这种急诊手术与医生常规的临床工作和手术完全不同，非常具有挑战性，所以需要足够多的手显微外科医生参与，以提高手术的效率。

三、断肢的运送

保存断肢的方法有两种：①将断肢包在浸有乳酸林格液或生理盐水的湿纱布中，放在标本盒中或塑料容器内，再放入冰水中；②将断肢放入盛有乳酸林格液或生理盐水的标本盒或塑料袋内，再放入冰水中。断肢不能直接放在冰水里，不能冷冻保存。不管选择哪种方法，必须给医生提供清楚详细的断肢处理指导说明。我们倾向于采用浸泡的方法，原因是：①断肢不容易冻伤；②断肢不容易被纱布绞压；③急救医生更容易理解方法的应用；④浸泡方法引起的断肢软皱不会产生不良影响。曾有研究证实，用这两种方法保存动物断肢 24 小时，再植成功率是相同的。

如果没有冷藏，断肢必须在 6 小时以内再植，才可能成活。如果冷藏，时间可以延长到 12 小时。因为断指没有肌肉组织，冷藏可以使保存的时间更长。断肢的运送要及时、迅速。但是如果冷藏方法合理，即使缺血 24～30 小时，断指仍有可能再植成活。

四、再植手术要点

（一）术前评估

①离断水平和离断手指数量；②损伤类型（锐器伤、挤压伤或撕脱伤）；③患者全身状况、病情稳定情况；④断肢和残端的放射线检查；⑤患者的职业、非职业因素，对治疗结果的预期。

（二）再植手术的精要

①在患者到达手术室前，先及时将断肢送到手术室，进行神经、血管的定位和断肢的清创；②在远端预先放置内固定；③将断肢放在无菌的冰床上冷藏保存；④如果对血管损伤有怀疑，提早做好静脉移植的准备；⑤闭合伤口要避免张力；⑥确定吻合的血管质量良好，没有挤压或牵拉损伤（如果有任何血管损伤的怀疑，宁可选择静脉移植）；⑦骨骼短缩要充分，尽量使血管直接吻合；⑧闭合伤口不要有张力，包扎不要过紧。

（三）再植手术的顺序

①定位标记神经、血管（用 6－0 普理灵线或止血夹）；②定位神经、血管后进行软组织清创；③骨骼的短缩、固定；④修复伸肌腱；⑤修复屈肌腱；⑥吻合动脉；⑦修复神经；⑧吻合静脉（静脉和动脉数量比例是 2∶1）；⑨闭合伤口。

（四）术后治疗

①注意患者的保暖；②观察患者血容量指标，血压稳定、尿量要充足；③对于有挤压或撕脱性离断伤，或者术中出现过血管危象的患者，术后要进行肝素化；④观察手指皮温、毛细血管充盈程度、皮肤颜色，判断是否存在动脉供血不足或静脉回流障碍（图 3－6－1～图 3－6－4）。

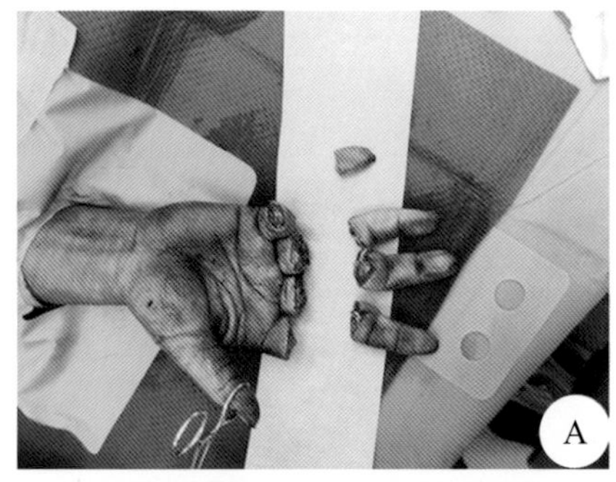

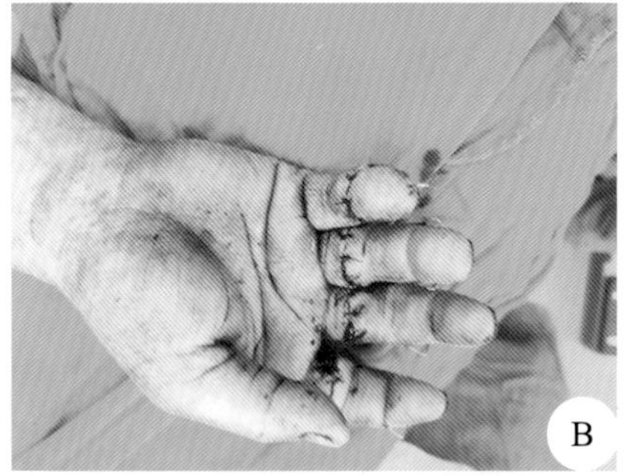

图 3-6-1　男性，2～5 指完全离断

A. 术前 2～5 指离断指体；B. 2～5 指再植存活

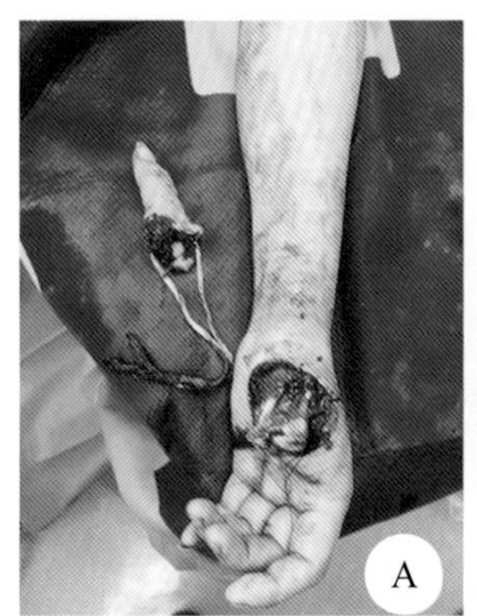

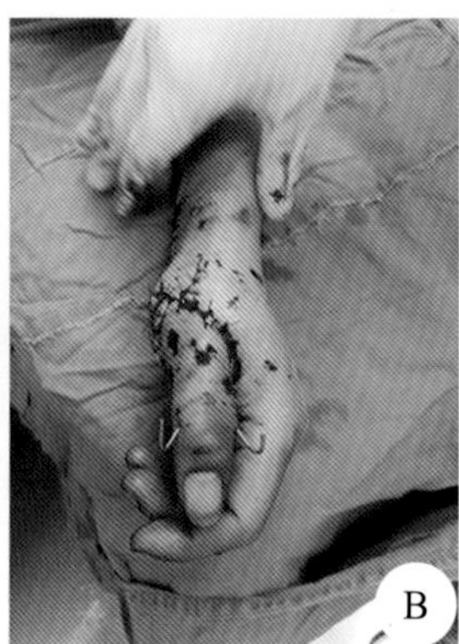

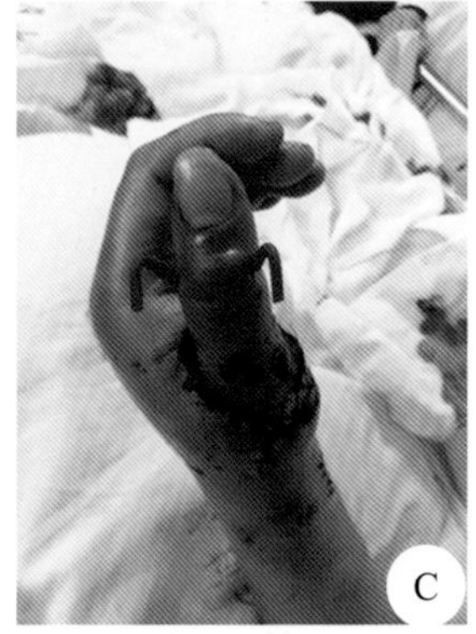

图 3-6-2　男性，右拇指旋转撕脱伤

A. 术前拇指旋转撕脱；B. 术中再植成功；C. 术后拇指存活

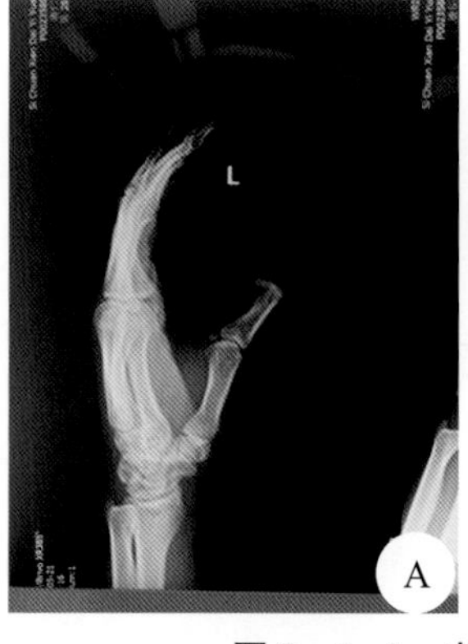

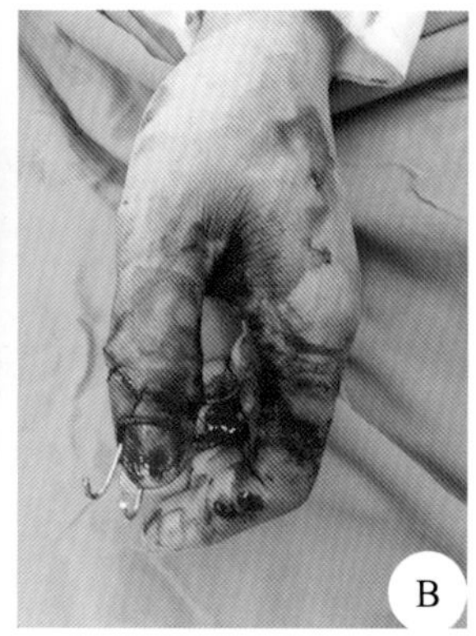

图 3-6-3　左拇指末节离断

A. 术前 X 线片；B. 术中再植成功

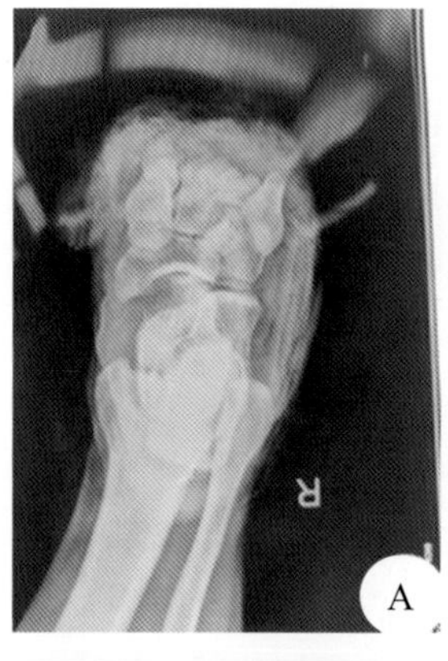

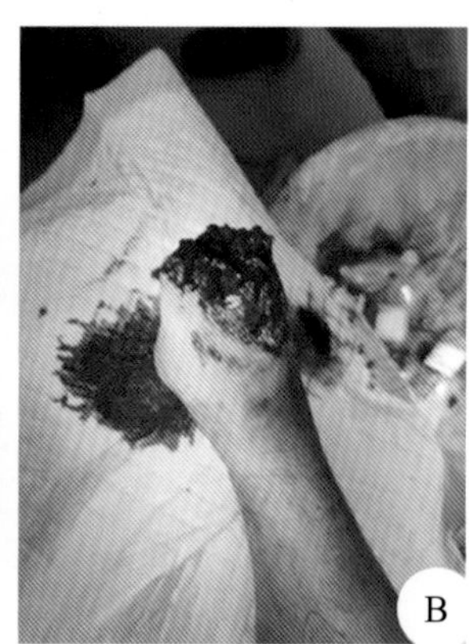

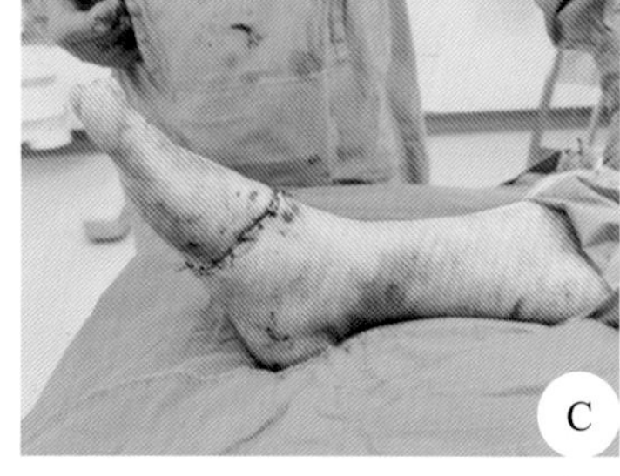

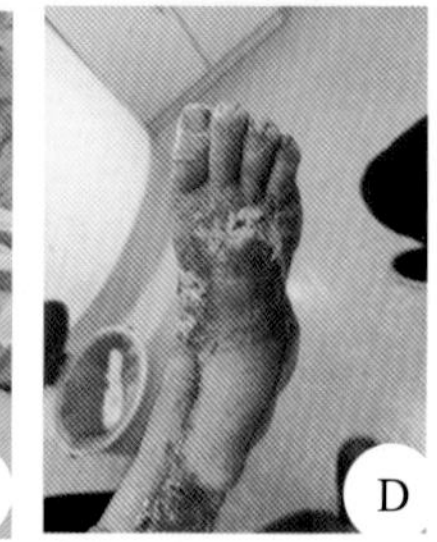

图 3-6-4　右足完全离断

A. 术前 X 线片；B. 术前断足创面；C. 术中再植成功；D. 术后小指坏死皮瓣修复

五、挽救可能失败的再植

如果再植肢体发生血管危象（通过皮温测量、皮色观察、指腹饱满度检测、毛细血管充盈试验检查发现），必须立刻采取措施纠正。检查包扎敷料是否有绞窄压迫，缝合过紧的伤口缝线要拆除。解除压迫或抬高患肢后可能改善血流，这取决于是动脉危象还是静脉危象。静脉弹丸式注射肝素（3000～5000U）经常能缓解危象。如果没有应用抗凝药物，可以考虑进行星状神经节或臂丛神经阻滞麻醉（没有放置局部阻滞麻醉导管者)，以缓解血管痉挛。如果患者主诉疼痛，可以静脉应用麻醉止痛药，会有所帮助，实际上在检查纱布敷料之前就应该使用。可以使用氯丙嗪减轻焦虑，缓解血管痉挛。要确定患者补液是否充分，血细胞比容是否合适。虽然没有确切结论证实微细血管的通畅受到血细胞比容的影响，但是我们建议血细胞比容要接近正常。

患者的病房环境应该有所调整，例如室温升高，去除吸烟和其他刺激因素。努力使患者保持平静，尤其是儿童，因为疼痛、恐惧、焦虑等因素可能引起血管痉挛。

如果再植手术后通血良好，术后治疗认真、正确，很少需要再次手术探查血管。如果需要血管探查，一定要在发现血液灌注不足后 4～6 小时内进行。探查是为了纠正存在的问题，如重新吻合血管、去除血栓、对新发现的血管损伤采用静脉移植等，这些在发现动脉灌注不足时立即进行最为有效。

六、大肢体的离断再植手术

因为上肢的离断伤多数发生于手指和手部，所以上述离断再植的主要内容针对断指和断手。腕关节及以近水平离断再植的原则与上述相似。因为涉及的肌肉组织更多，所以对断肢缺血时间的要求更加严格。

虽然断指可以在离断后 24 小时内再植成活，但是肘关节如果缺血时间超过 12 小时，就不必再植，即使很好的冷藏保存也效果不佳。与断指再植不同，大肢体离断再植需要对断肢的远近端进行大范围的肌肉清创，这样才能避免术后的肌肉坏死及由此引起的感染。骨骼短缩不仅利于软组织的连接，也有利于更彻底的清创。

手掌以近的断肢需要尽快恢复动脉血供，这样可以避免或减少肌肉坏死的发生。因此，在完成初期的清创和骨折固定后，至少要先吻合一根动脉，其他手术顺序与断指再植基本相同（图 3－6－5）。

可以使用 Sundt 分流导管或脑室腹膜分流导管连接远近端动脉以尽快恢复断肢的血供。如果断肢时间超过 4 小时，在进行骨折固定之前用导管建立血管连接，以尽早恢复血供。再植手术必需稳定地固定骨折，而且固定的方法一定要快捷。要根据离断损伤类型和组织损伤程度进行充分的骨骼短缩。这种做法的目的是将离断肢体再植转化为有周围神经损伤的骨折。肘关节以上的离断，即使预期手部的神经功能恢复很差，如果能保留肘关节的功能就可以佩戴前臂假肢，这时也要考虑进行再植。

应该在静脉修复前修复动脉，因为乳酸和其他毒性代谢产物的迅速回流对患者非常有害。我们发现在吻合静脉前输入碳酸氢钠对患者有好处。如果开始用导管重建动脉血供或者先吻合修复动脉，在静脉断端会大量出血，这时可能需要输血。

大肢体的离断再植都需要大范围切开筋膜减张。大肢体离断再植失败的两个常见原因是肌肉坏死，以及其引起的感染、减压不充分造成的血管受压。外露的血管可以用网状断层皮片移植覆盖。其他区域可以在数天后再行覆盖。如果需要在有软组织缺损的区域进行静脉移植，最好将移植血管放在有良好组织覆盖的区域（一般在正常血管走行区以外）。

大肢体再植手术后一般不用抗凝药物。但是要重点保证患者血容量正常和血压稳定，因为术前和术中的失血量往往被低估。术后采用温度监测的方法比较可靠（图 3－6－5）。

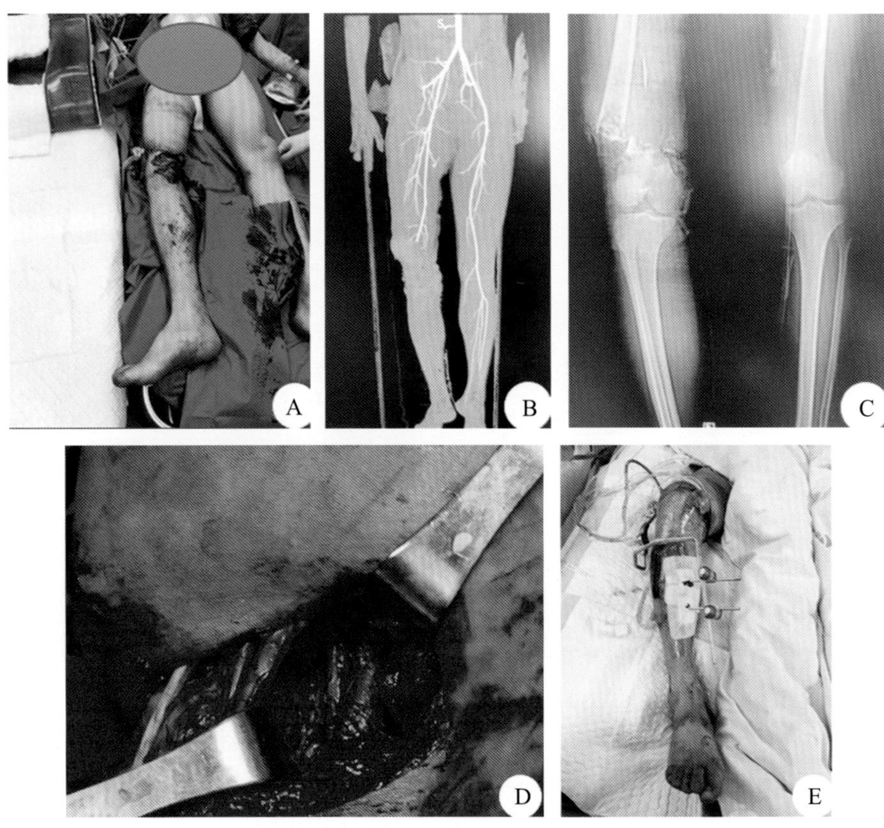

图 3-6-5　男性，右股骨下段不全离断

A. 术前肢体不全离断；B. 术前 CTA 显示腘血管损伤；C. 术前 DR 显示股骨下段离断；D. 术中修复腘动静脉；E. 术后肢体存活

第七节　股前外侧皮瓣

一、应用解剖

旋股外侧动脉大部分起自股深动脉（约占 84%），部分起自股动脉（约占 16%）。其口径为 3.0～3.4mm，于股直肌深面走向外侧。在进入阔筋膜之前分为升支、横支和降支。升支分出肌皮支至阔筋膜张肌，是阔筋膜张肌肌皮瓣的血管蒂。横支和降支是股前外侧皮瓣的血管蒂，一般以降支为血管蒂。降支直径为 2.5mm 左右，有 1～2 条伴行静脉，直径粗于动脉，为皮瓣的回流静脉。根据走行情况，降支大致可分为 4 种类型。

（1）Ⅰ型：降支从旋股外侧动脉分出后，沿股直肌与股外侧肌之间下行，途中不发出肌皮支。距起始部 8～10cm 处分出 1～2 条肌皮穿支，经过股外侧肌表面，直接穿过阔筋膜进入皮下及股前外侧皮肤。此型血管分支表浅，游离容易，术中不易损伤血管。

（2）Ⅱ型：降支在股直肌与股外侧肌间隙下行，沿途发出 1～8 个分支进入股直肌（肌支）及股外侧肌（肌皮支）。肌皮支进入股外侧肌后，除部分供应肌组织血供外，大部分发出皮肤穿支穿过阔筋膜，进入皮下及皮肤。其中第一穿支最粗大，直径为（0.8±0.2）mm。根据穿支穿过股外侧肌部位的深浅，又可分为浅型和深型。浅型穿支只穿过股外侧浅面不超过 5mm 厚的肌组织；深型穿支经过股外侧肌部位较深，超过 5mm 以上，可达 20mm。分离时要切开较多肌组织。

（3）Ⅲ型：降支在距起始部 1～2cm 处向外下方发出皮支直接穿过阔筋膜进入皮下及皮肤。此支长 5～6cm，行于股外侧肌表面或浅肌层内。血管根部外径为 1.2～1.6mm，可供养股外侧皮瓣。

（4）Ⅳ型：降支在下行中无肌皮穿支或直接皮支，或仅能发现极细肌皮支及皮支，不能承担皮瓣供血，或在较低、较深部位发出肌支，无法利用此血管来完成股前外侧皮瓣的解剖（图 3－7－1）。

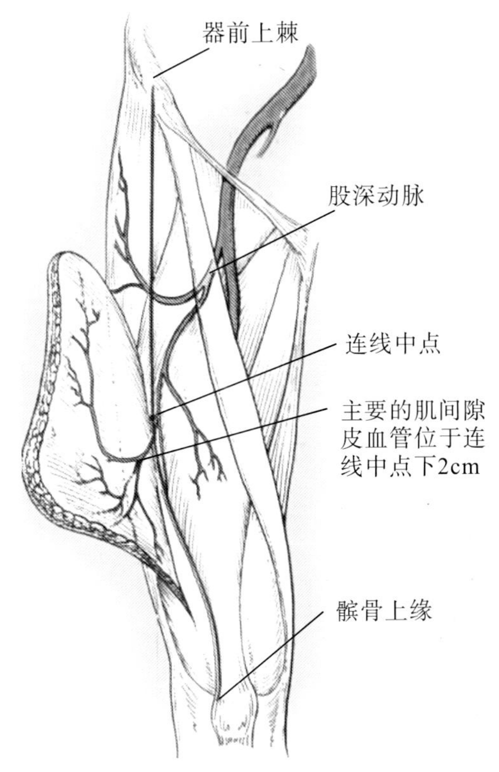

图 3－7－1 股前外侧皮瓣解剖示意图

二、适应证

股前外侧皮瓣适用于修复四肢创伤的皮肤缺损，特别适合于有美容要求的年轻患者。由于皮肤质地好，也适合颈、头、面部和躯干部皮肤损伤修复。

（1）顺行岛状皮瓣或肌皮瓣，修复大粗隆部、髓部、股上部创面。

（2）逆行岛状皮瓣，修复膝关节及腘窝处创面。

（3）游离皮瓣或肌皮瓣可修复瘢痕或肿瘤切除造成的软组织缺损。带股外侧皮神经的肌皮瓣与受区感觉神经缝接，有利于受区感觉恢复，适合修复手、臂、小腿和足部皮肤缺损。

（4）带股外侧肌的肌皮瓣可桥接肌肉，填塞空腔治疗慢性骨髓炎等。

（5）股前外侧双叶皮瓣，应用于手、足部洞穿性缺损。

（6）膝上动脉联合制成双蒂皮瓣，应用于长条大面积皮肤缺损。

（7）对肥胖患者，特别是女性，由于皮瓣较厚，外形显臃肿，在修复手、足背创面或凹陷性缺损时，可用股前外侧筋膜瓣加全厚或断层皮片修复。

三、手术技术

患者取仰卧位，皮瓣的轴心线位于髂前上棘与髌骨外侧缘中点连线。主要的皮支穿出点可以用 Doppler 超声探头笔确定，一般位于轴心线中点 3～5cm 半径的同心圆内。旋股外侧动脉降支在股直肌和股外侧肌之间的筋膜内向下走行。术中可以将旋股外侧动脉降支或旋股外侧动脉主干作为血管蒂，可以切取 8～12cm 血管蒂，皮瓣内侧缘切至股直肌肌膜，显露股直肌和股外侧肌间隔。如果找到旋股外侧动脉的间隔皮支，切取的皮瓣为间隔皮支皮瓣。如果旋股外侧动脉的间隔皮支缺如，可以切取股外侧肌肌袖成为肌皮皮瓣，或者可以在肌肉内解剖，切取以肌皮穿支为蒂的穿支皮瓣。

如果是覆盖上肢的缺损，股前外侧皮瓣可以修薄到 2～4mm。可以切取更多的筋膜，以利于覆盖裸露的肌腱。对于上肢的缺损覆盖，与其他的游离皮瓣相比，股前外侧皮瓣有着很多的优点，包括：皮瓣的面积大，20cm×15cm，而且可以修薄；血管蒂很长；切取股外侧皮神经来修复受区感觉；可以复合股外侧肌来消灭死腔；可以在仰卧位切取皮瓣；如果皮瓣的宽度不超过 8cm，皮瓣可以直接闭合（否则可以用中厚皮肤移植覆盖）；供区的并发症少。股前外侧皮瓣潜在的缺点是：股外侧的瘢痕，特别是需要皮肤移植的患者（应该避免对女性患者用皮肤移植）；皮瓣有毛发生长，尤其是男性患者；股外侧的皮肤感觉减退；血管变异度大。但是在将来，股外侧皮瓣有可能成为修复上肢广泛皮肤缺损的主要可选皮瓣之一（图 3－7－2）。

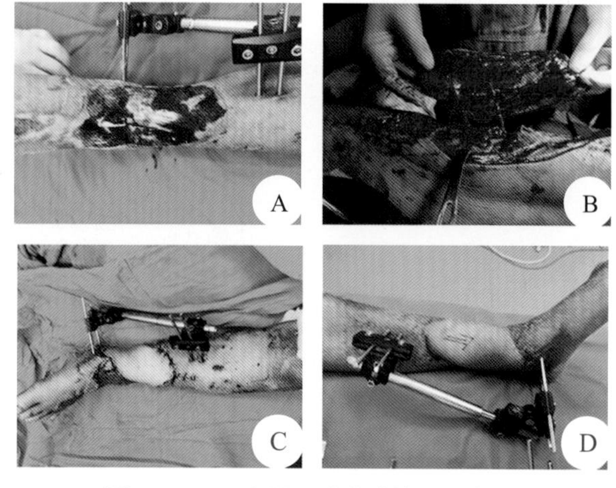

图 3-7-2 小腿远端皮肤软组织缺损，游离股前外侧皮瓣

A. 术前缺损区域；B. 游离股前外侧皮瓣；C. 术后皮瓣形态；D. 术后半年皮瓣存活

第八节 手部先天畸形

一、分叉拇指

分叉拇指按 Wassel 分型分为以下几类：Ⅰ型，远节指骨部分重复，共有一个骨骺；Ⅱ型，远节指骨完全重复，各有独立的骨骺；Ⅲ型，远节指骨完全重复，近节指骨分叉；Ⅳ型，远、近节指骨完全重复；Ⅴ型，远、近节指骨完全重复伴有掌骨分叉；ⅤⅠ型，掌骨和指骨完全重复；ⅤⅡ型，不同程度的重复伴有三节拇指。Ⅳ型最常见（47%），其次是ⅤⅡ型（20%）和Ⅱ型（15%）。

（一）治疗

分叉拇指几乎都可以手术矫正，不仅可以明显地改善外形，还可改善功能。偶尔，拇指稍增宽，X 线片显示拇指重复，这时手术不一定能改善情况。一般在 18 个月时手术重建，但尽可能不晚于 5 岁。以后可能需二次手术，8～10 岁时对晚期成角畸形和不稳定可能需要做关节融合。单纯切除发育不良严重的指，其结果大多不满意，因为可出现进行性的成角畸形和不稳定。对于近端重复指要求切除发育最差的拇指，缩窄增宽的近端关节面，韧带重建，手内肌腱转移，必要时外在的伸屈肌腱中移。一般保留尺侧的拇指。Iwasawa 等推荐的术前夹板固定可能有一定好处，但我们没有试用过。

晚期成角畸形和不稳定是较常见的并发症，需要韧带重建、楔形截骨甚至关节融合。Miura 已经成功地治疗拇指间关节“Z”形塌陷，方法是在畸形凹侧做旋转皮瓣、指伸肌腱桡侧半切除、屈肌腱转移到远节指骨的尺侧。报道的并发症有感染、畸形、瘢痕挛缩、关节僵硬、肌腱滑动受限、原重指处残留突出和虎口狭窄，如果手术操作仔细，很少出现感觉丧失或坏死（图 3-8-1）。

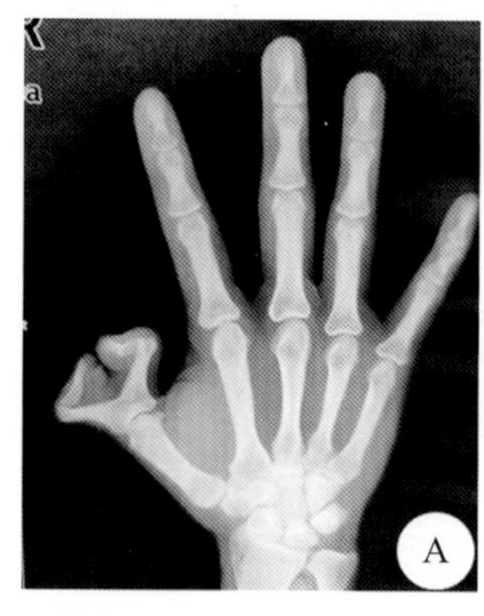

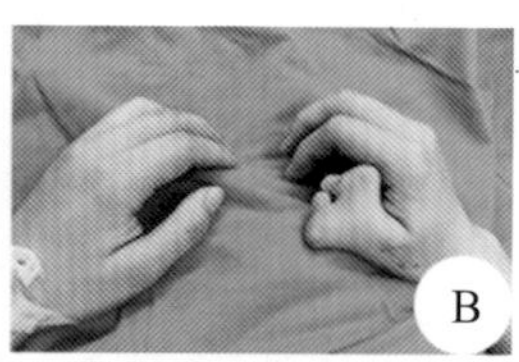

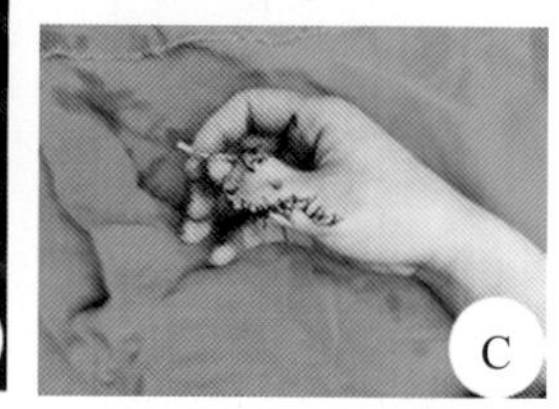

图 3-8-1 拇指ⅣD 型畸形

A. 术前 X 线片；B. 术前拇指外形；C. 术后拇指外形

1. Ⅰ型和Ⅱ型分叉拇指 手术技术（Bilhaut-Cloquet）如下：

（1）上止血带，在患指指端从背侧至掌侧做楔形切口，向近端延伸至拇指分叉处。背侧切口通过指甲和甲床。

（2）沿皮肤切口切开重复结构的肌腱和骨的中间部分。

（3）仔细对接远端指骨剩余部分的关节面和骨髓。用横形克氏针固定。由于侧副韧带紧张，操作可能遇到困难。

（4）用 6-0 可吸收线缝合甲床，间断缝合，关闭切口。

（5）根据患者年龄，用短或长臂拇指人字形石膏固定，幼儿用长臂石膏。

（6）术后4～6周去除石膏，6 周拔除克氏针。在去除石膏和克氏针后逐步开始恢复功能锻炼。

2. Ⅲ～Ⅶ型分叉拇指 手术技术（Lamb,

Marks 和 Bayne）如下：

（1）上止血带，在发育最差的拇指（多为桡侧指）上做“球拍”形切口。如果尺侧拇指受累更严重，则应将其切除。

（2）通过切口暴露拇短展肌腱在最桡侧拇指近节指骨的附着点，小心保护肌腱。

（3）如果切除尺侧拇指，则应暴露并保护拇内收肌。

（4）从待切除指骨上切断侧副韧带远端。

（5）将侧副韧带近端从掌骨或指骨上剥离，并随之剥离 1 条骨膜，使关节暴露清楚。

（6）将多余指连同与其形成关节的部分掌骨或指骨一并切除。

（7）将剩余指置于关节面中央，将侧副韧带和内在肌腱牢固地缝合到指骨上。

（8）克氏针纵行穿过关节并保持对线。

（9）检查指伸、屈肌腱的对线，保证位于手指的中央，可能需要部分切除或转移肌腱以使其位于中央。

（10）间断缝合，关闭切口。如果皮肤不够，也可沿尺侧做“Z”形切口整形，使缝合无张力。术后处理拇指制动 4 周。4 周时除克氏针。手开始活动后用保护性夹板再固定 3～4 周。

二、并指

（一）概述

并指又称“蹼状指”，是常见的手部先天性畸形，发病率为 1/2000，具体病因不清楚，一般认为并指起源于妊娠第 7～8 周时指芽的生长发育异常减慢。

并指分为完全或不完全并指，简单或复杂并指。完全并指自指蹼到指尖都连在一起；不完全并指为两指自指蹼到指尖近端某一点连在一起。简单并指指仅有皮肤或其他软组织桥接在一起；复杂并指指两指共用骨性结构。并指伴发的畸形有多指、细指、短指、足部裂、血管瘤、肌肉缺如、脊柱畸形、漏斗胸等。

50%以上患者有中指与环指间的并指畸形，第 4 指蹼间、第 2 指蹼间、第 1 指蹼间并指的发生率依次降低。大约半数患者为双侧并指，男孩比女孩多见。在手术时必须考虑到一个重要的事实，即与正常手相比虽然皮肤不足，但并指间皮肤一般正常。两个指甲可完全分开，也可两指共有一个指甲。如两指的长度比较接近，一般屈伸活动正常。指蹼内常有异常紧张的筋膜束，限制患指侧方活动。简单并指的指骨通常正常，然而复杂并指间常有不同形式的骨性连接，可重复，或分支，或共有，关节分化也可能不完全。除三角指骨外，出生时罕见手指成角畸形。如果是中间并指，如中、环指或中、示指并指，可慢慢出现成角畸形。而对于环、小指或示、拇指并指，在 1 岁内较长的指通常发生进行性屈曲挛缩、侧偏和旋转畸形。

（二）治疗

Kettlekamp 和 Flatt 发现对 18 个月后儿童行手术矫正较好，特别是连接处的最终外形会较好。过早手术有发生指蹼向远端移位和收缩的倾向。如果仅有第 2 或 3 指蹼间的并指畸形，而无其他的畸形，手术至少应推迟到 18 个月。如果不同大小的手指完全受累，不管是简单还是复杂并指，最好在 6～12 个月早期分离，因为可能会发生成角、旋转和屈曲畸形，这些畸形很难矫正。当多指受累时，应首先松解边缘指，6 个月后再松解其他并指。禁忌同时松解一指的桡侧和尺侧，这样可导致指坏死。

手术包括 3 步：①手指分离；②连接部重建；③指相对缘皮肤重建。Pieri 在 1949 年指出不应该应用直形切口，应采用“锯齿”形切口，预防指长轴方向上的挛缩，目前公认的方法都遵守这个原则。小心纵行分离共有的指神经，以保留两指的神经支配。指总动脉可能进入指蹼，需要结扎一个分支，切勿破坏指的血供。当有公用指甲时，通常切除一纵条指甲和其下的甲床，以适应正常的指甲宽度。年龄较小的患者进行手术时，一般用手术刀将骨性结构沿纵轴切开。

应特别注意指蹼连接部的重建。正常的连接自背侧近端向掌侧远端有一坡度，它从背侧掌横韧带水平开始，向远端掌侧延伸到近端指屈曲纹附近，通常约为近节指骨中点。在小、环、中及示指之间，指间连接在远端形成长方形，有些手在中、环指连接部形成“V”形或“U”形。远端指蹼应比近端宽，以便指沿掌指关节轴外展。在重建正常外观及功能的连接部时，一般用设计恰当的局部皮瓣来减少连接部的挛缩，而不用皮片。设计这种皮瓣有许多种方法。常用的有Bauer、Tondra和Trusler设计的背侧“马裤”形皮瓣，Zeller设计并由Cronin和Skoog推广应用的、与掌背侧相配合的近侧基底“V”形皮瓣，Shaw等设计的蝶形皮瓣。Woolf和Broadbent认为蝶形皮瓣对未达到近端指间关节的部分简单并指有用。

不管皮瓣如何设计，修复指间相对面时，用原有皮肤一期闭合创面总是不够的。“锯齿”形切口的掌面和背面皮瓣只可修复一指的皮肤，另一指要用全厚或中厚植皮，多选用全厚植皮（图3-8-2）。

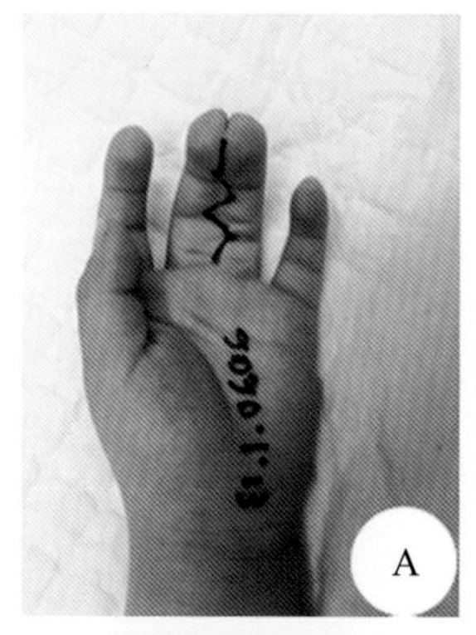

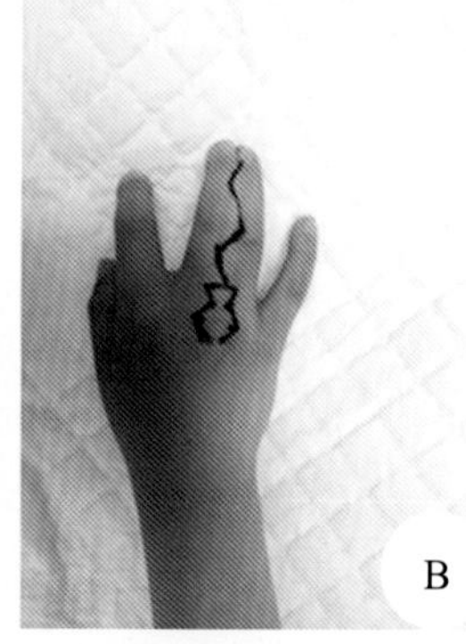

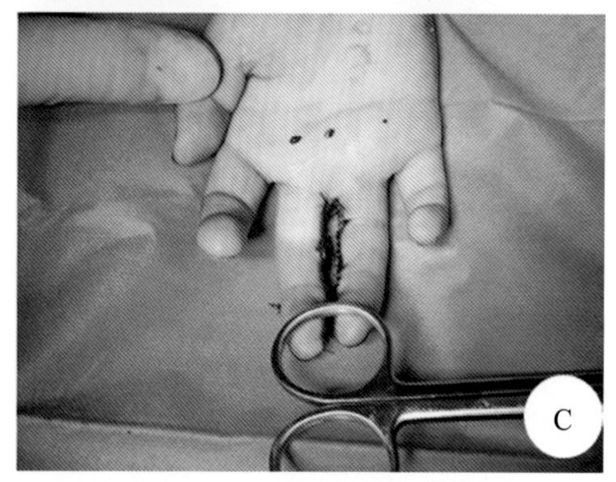

图3-8-2　并指手术分指

A、B. 手术切口设计；C. 术中分指效果

三、生长过度（巨指）

（一）概述

巨指是一种少见的手指变粗的先天性畸形。Flatt在1476例先天性手部畸形中仅发现19例巨指，占0.9%，示指受累最为常见。巨指的发病原因虽然不能肯定，但可能与以下3种因素密切相关：神经支配异常、血供异常、体液系统异常。一些人认为巨指是神经纤维瘤病的一种退化类型，但是，在这类患者中没有见到神经纤维瘤病的其他病变。Barsky将真正的巨指分为2种类型：静止型，不再随儿童的发育而进展；进展型，与发育相关，异常增大。后者在婴儿期可能没有增粗，但在幼年开始迅速发展，此型常伴有成角畸形。巨指大多单独存在，但有10%巨指伴有并指。

新生儿存在静止型巨指畸形时通常指弥漫性增大，然而，指远端和掌侧组织通常比背侧和近端组织更粗大，巨指生长但与正常指不成比例。进展型巨指在幼儿时出现并迅速增大，常出现成角畸形，使指呈“香蕉形”。皮肤增厚，指甲肥大，指骨经常受累，掌骨也可增粗。随着巨指增粗，逐渐丧失活动功能，以后可出现腕管综合征，伴感觉异常和感觉减退。巨指也可出现营养性溃疡。

如拇指受累，可出现典型的外展和过伸畸形。有一种少见的巨指类型，骨、软骨围绕关节沉积，Kelikian将其称为“骨肥厚型”巨指，Schuind等认为这种类型的病因可能是创伤。

（二）治疗

目前没有控制巨指生长的有效的非手术方法。弹力包裹或压迫指均无效。手术指征包括：增粗、成角、腕管综合征和灼性神经痛。对进展型巨指，通常需行剥脱术，手术时尽可能多地切除指一侧的过剩组织，3个月后再行另一侧剥脱术，在生长发育过程中需多次做这种手术。

单纯截除远端指骨和将远节指骨切成条状，将指甲及甲床转移至中节指骨末端，连带或不连带其下的远节指骨。对成角畸形，可通过中节或远节指骨楔形截骨矫正。截指只能是治疗成人严重的难治性畸形的最后选择。

皮瓣坏死是手术主要的并发症，有人建议将增厚皮肤全部切除。注意皮瓣设计可有助于防止皮瓣坏死，每次手术只做手指一侧可降低循环障碍的发生风险（图3-8-3）。

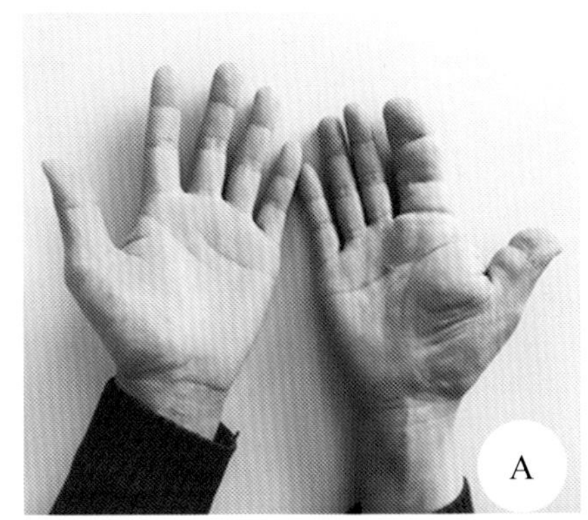

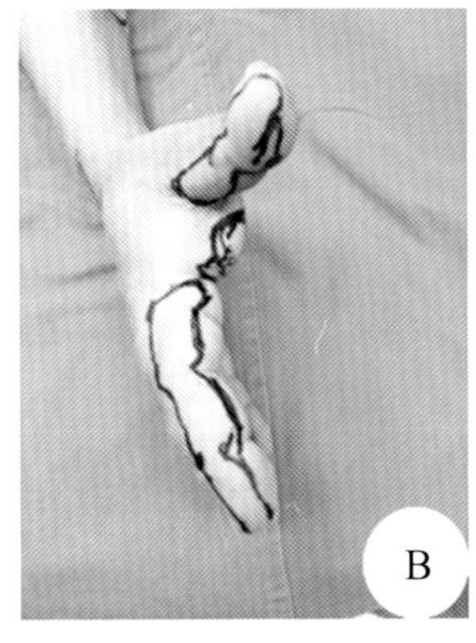

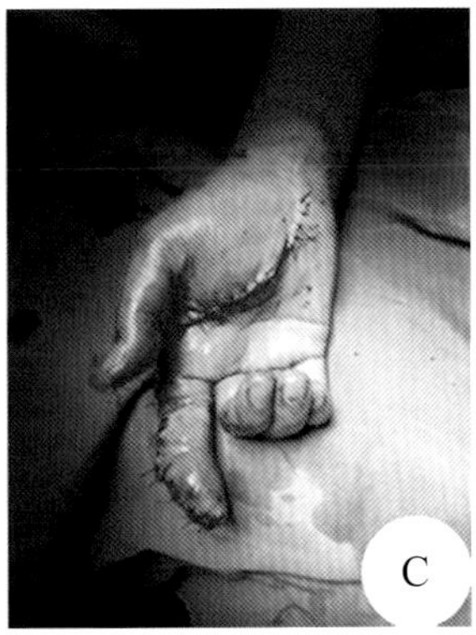

图 3-8-3　右手巨指手术

A. 术前外观；B. 术中皮瓣切除设计；C. 术后即刻外观照

1. 剥脱术　手术技术如下：

（1）上止血带，取患指等长的侧正中切口。

（2）分离指神经。切除所有多余的脂肪组织。

（3）如果指神经明显增粗，可按 Tsuge 推荐的方法将指神经剥去一半。如果指神经弯曲过多，可按 Kelikian 推荐的方法节段切除后端端吻合。切除远节指骨的掌侧半和中节指骨的背侧半，然后将剩余骨片重叠对位。

（4）切除过剩皮肤，关闭切口。大量敷料包扎。

（5）术后不需特殊保护。

（6）可在 3 个月后施行患指另一侧剥脱术。

2. 骺板融合　手术技术如下：

（1）上止血带，取患指等长的侧正中切口。

（2）暴露近节、中节和远节指骨骺板，用高速钻或刮匙，采用电烧将骺板融合。关闭切口，指夹板固定 3 周。

3. 指缩短　手术技术如下：

（1）上止血带，取患指等长的侧正中切口。

（2）分离指神经。

（3）上止血带，取侧正中“L”形切口，自近端指间关节向远端延伸至甲根近端。

（4）切口横行通过指背侧。

（5）切除中节指骨的远端和远节指骨的近端部分。

（6）用咬骨钳保留中节指骨远端，修尖至可以插入远节指骨髓腔为止。

（7）将远节指骨放到中节指骨，然后用克氏针固定，使指回缩。

（8）掌侧过剩的软组织待以后切除。

（9）关闭伤口，用指夹板固定 3 周。

4. 拇指缩短　手术技术如下：

（1）上止血带，切除指甲和甲床远端及其下的远节指骨粗隆。

（2）通过近节和远节指骨背侧的纵向切口，切除远节指骨中 1/3 及其表面指甲和甲床的中 1/3，然后通过平行的斜行截骨切除近节指骨的中 1/3。

（3）远节指骨剩余的两纵行部分用克氏针横穿固定。

（4）近端指骨的远端和近端缩短对位，克氏针斜向固定。

（5）仔细对合皮缘和甲床，将克氏针留在皮外。

（6）拇指夹板固定 3 周，通常 4～6 周骨愈合后拔除克氏针。

第九节　带血管带的腓骨移植

随着显微血管吻合技术的出现，1960 年，Jacobson 与 Suarez 开创了游离骨移植的先河。此后借助优良的显微外科设备和精确的显微外科技术，吻合血管的游离骨移植发展迅速。1970 年，McKee 开展了第一例吻合血管的游离复合骨瓣移植。随后，肋骨骨瓣、腓骨骨瓣、髂骨骨瓣等吻合血管的骨瓣移植报道相继出现。1974 年，Ueba 与 Fujikawa 开展了第一例吻合血管的腓骨移植。直至今天，腓骨骨瓣和髂骨骨瓣移植仍然是肢体重建的主要手段。为了满足同一部位骨与软组织复合缺损的特殊需求，学者设计出多种成型的复合组织移植模式。

一、带血管蒂的骨移植的手术指征

大多数情况下带血管蒂的自体骨移植是理想的修复手段，但当其作为游离组织移植时，对手术技术要求较高。且带蒂转移的骨瓣的大小、血管蒂长度都很受限制，适应证也有限。带血管蒂的骨移植手术时间长，剥离广泛，增加了并发症的发生风险，供区的影响也可能比较明显。因此，对于骨缺损长度<8cm，而软组织条件正常者，传统的骨移植仍不失为好的选择。

（一）节段性骨缺损

肿瘤切除、创伤性骨缺损、骨髓炎及感染性骨不愈合等情况导致>8cm的节段性骨缺损适合采用带血管蒂的骨移植。某些小范围的骨缺损也适合进行带血管蒂的骨移植，例如传统骨移植治疗后仍然存在骨不连、骨缺损处瘢痕、感染或放射导致的骨缺血和软组织基床缺血、先天性假关节等。

（二）其他适应证

其他适应证包括缺血性骨坏死、复合组织缺损、特殊情况下的关节融合及需要恢复纵向生长能力的骨移植等。

1. 缺血性骨坏死 带血管蒂的骨移植已被应用于治疗缺血性骨坏死，如股骨头、腕舟骨、距骨、月骨等。缺血性骨坏死的实验模型表明，带血管蒂的移植骨周围可以出现新生骨，并向缺血的区域长入，从而修复坏死骨。临床上，股骨头、距骨、月骨和腕舟骨等部位的缺血性骨坏死接受带血管蒂的骨移植治疗后，症状可以改善，并且有再血管化的影像学直接证据。放射性骨坏死导致的长骨骨不连也可以通过带血管蒂的骨移植得到满意的治疗。

2. 复合组织缺损 大多数带血供的骨移植都可以作为复合组织移植的一部分，可以同时携带皮肤、肌肉和其他组织，例如腓骨骨肌瓣或骨皮瓣、皮肤或肌肉的腹股沟复合组织瓣、肱骨外侧骨块的臂外侧筋膜皮瓣等。在腓骨瓣远端可以串联第2个游离皮瓣，这样可以在重建骨支架的同时，一次性修复大面积软组织缺损，只做一次游离组织移植就可以非常满意地修复多种组织缺损，与其他术式相比，具无可比拟的优势。

3. 骨骺早闭 带血管蒂的骨髓移植可使肢体恢复生长能力。目前的经验仅限于包含腓骨近端骨骺的腓骨移植、手指移植及带血管蒂的关节移植。

二、腓骨移植

（一）腓骨解剖

腓骨最常用于带血管蒂的骨移植，因为腓骨的结构和形态适用于骨干部位。常常可以切取26～30cm长而直的骨段，移植于受区后可行内固定。与其他长骨一样，腓骨的血供一般源于滋养动脉，该血管呈放射状穿行入骨皮质并与骨膜血管形成吻合。腓骨滋养动脉是腓动脉的分支，一般在骨干中1/3入骨，血流方向从髓质向皮质呈离心性流动。腓骨血供方式多为从腓动脉发出单一营养血管，在骨干中1/3进入腓骨。此外，从腓动脉和胫前动脉发出的骨膜支也为骨干提供血供。

腓动脉蒂长6～8cm，管径粗1.5～3.0mm，两侧各有一条伴行静脉。小腿部的血管变异并不常见。

（二）手术技术

1. 游离骨瓣 腓骨瓣的切取有两种方法。Taylor及同事设计的后侧入路和Gilbert采取的外侧入路，我们在此所描述的入路有所改良。显露腓骨时需注意保护穿支血管，这些穿支血管位于胫后肌与跗长屈肌之间。

患者取仰卧位，患侧臀部垫一小的沙袋，另一个沙袋放在足旁边的桌台上，以便患者膝关节屈曲时，足部有所阻挡。铺单需显露小腿全长，患肢予气囊止血带。测量腓骨，标记腓骨中1/3。沿腓骨外缘做纵形直切口，逐层切开皮肤、皮下筋膜组织，将皮瓣向前侧掀起。显露腓骨长肌宽阔的腱性部分。肌腱后缘的脂肪带为腓骨长肌和比目鱼肌的间隙。从腓骨中1/3开始，钝性分离此间隙。此时可看见营养皮肤的穿支血管从外侧肌间隔穿出，更常见的情况是皮穿支血管从邻近的比目鱼肌前缘穿出。将比目鱼肌牵向后侧，术者可看到跗长屈肌肌腹覆盖于腓骨的后表面，并遮挡住了腓动脉。

长屈肌起于腓骨颈远端。在踇长屈肌的近侧，将腓动脉从其进入踇长屈肌深层的部位分离出来。自腓骨后方仔细游离腓动脉，以避免切断腓骨时损伤到血管。

继续向近端分离，比目鱼肌位于腓骨的附着部。显露腓动脉进入比目鱼肌的穿支，如果不需要肌骨复合组织瓣，则需结扎这些肌支将比目鱼肌从腓骨近端完全分离下来。

然后将外侧筋膜室的肌肉从腓骨上掀起。在腓骨的近端应该做骨膜下分离，以免损伤腓总神经。腓总神经在腓骨颈和腓骨干近端时位于骨表面，在此水平做分离时，需游离出腓总神经并直视下保护。当向远端游离肌肉时，腓浅神经远离腓骨，此时骨膜外分离更利于保护血管穿支。在骨表面只保留一薄层肌袖，肌袖不能过多，否则一旦血管吻合失败，这些缺血坏死的肌肉会形成一个屏障，阻碍再血管化。

用同样的方法掀起前筋膜间室的肌肉。注意在腓骨近端分离时，需保护腓深神经。最后可显露胫前动脉和骨间膜。切开骨间膜，或将所需腓骨段的远、近端截断。使用 Gigli 锯截骨，穿过和拉动线锯时，注意血管蒂。为保证移植的腓骨血供可靠，必须携带腓骨的中 1/3 段。切取超过近 1/3 的腓骨时，在掀起腓骨后，腓动脉血管蒂的显露更清楚。如果需要关节软骨或骨髓移植，可切取整个腓骨近端，但腓骨远端的 7～8cm 应该保留，以免出现踝关节的外翻不稳定。儿童患者切取腓骨后需融合下胫腓关节，并取髂骨植骨、螺钉固定，以避免踝关节不稳定，而成人则不必融合下胫腓关节。

切断骨间膜和腓骨后，在远端截骨处分离并结扎腓动脉近断端留置长标记线有助于分离近端血管。然后从远端向近端分离。切断骨间膜后可显露胫后肌。必须切断胫后肌和后侧筋膜，以显露腓动脉。仔细分离肌肉并结扎肌肉血管支。在被结扎的腓血管前方可看到一层组织界面，是胫后肌的后侧筋膜，切断此筋膜层可显露腓动脉。在分离过程中必须小心翼翼地显露并结扎多个肌穿支，并保护血管。

此时仅有血管蒂和踇长屈肌肌腹与腓骨相连。如果需切取踇长屈肌做成肌骨瓣，则可切断踇长屈肌腱。多数情况下只需要骨瓣，则将踇长屈肌从腓骨附着处切断。多余的血管穿支需要结扎。

最后，尽可能将腓血管游离至其胫后动脉的发出点。并仔细将动脉与伴行静脉分离，分别在动脉和静脉上套圈标记。此时仅保留腓血管蒂与腓骨相连，松开止血带，使腓骨恢复血供，并仔细止血。用小血管夹阻断动静脉，结扎血管的近端，取下骨瓣。我们使用弧形血管夹夹闭动脉，而用直血管夹夹闭静脉，以免混淆。放置两个负压引流，一个放在踇长屈肌与比目鱼肌之间，另一个放在皮下。用可吸收线将踇长屈肌松散地缝合在腓骨肌上，逐层缝合皮肤。

2. 游离骨皮瓣 骨皮瓣由多个腓动脉发出的筋膜皮穿支提供营养，这些穿支多位于腓骨中 1/3 部位。如果要切取骨皮瓣，则需在上止血带前用多普勒确定筋膜皮穿支的位置，因为这些穿支的位置和数量因人而异。通过多普勒探头探到的声音脉冲，可明确在外侧中线，即比目鱼肌－腓骨肌连接处（外侧肌间隔）的穿支血管，或者在切开皮瓣前缘后，直视下辨认穿支血管，确定骨皮瓣的位置。骨皮瓣的切取步骤与骨瓣的相同，除了需要保留腓骨肌－比目鱼肌间隙的中 1/3 及远 1/3 不被分离，还需要从前缘显露腓血管（截断腓骨，分离胫后肌之后）。切开皮瓣后缘，沿穿支血管分离至腓血管。为了避免供区皮肤张力大及骨筋膜室综合征，一般应在供区植皮。

3. 游离带骨骺的腓骨 当没有其他选择时，取腓骨近端骨髓重建骨生长能力是合理的。在具有正常血管解剖的小腿，当前的观点倾向于采用胫前血管为蒂，因为它提供腓骨的骨骺和干骺端的血供。Innocenti 与合作者们对此切取技术已做详细的描述。在胫骨前肌与趾长伸肌之间做纵形切口，近端延伸至股二头肌。在胫骨前肌与趾长伸肌间隙内，从远侧开始分离，显露胫前血管束，保护好与其吻合的营养骨干与纤细的血管网，这些血管来自腓动脉。在分离近端时，有多个腓总神经运动支跨越术野，应注意保护。

在腓骨颈处显露并保护腓总神经。切开趾长伸肌和腓骨肌的起点，向外侧和下方牵开，下方分离至距腓骨尖远侧 2cm 处，在腓骨骨骺处保留部分肌袖。一旦血管游离完成，就可切断股二头肌和髂胫束附丽，松解外侧副韧带和胫腓关节的关节囊，将腓骨剥离出来。在胫前动脉起点处结扎，完全游离骨瓣。

4. 游离腓骨－肌肉复合组织瓣 尽管腓骨可与腓骨肌一起形成复合组织瓣，但供区问题较多，一般不这样切取。可以切取比目鱼肌外侧部或踇长屈肌，形成复合组织瓣。踇长屈肌能覆盖腓骨的远端。如果需要一块较大的肌肉填充死腔或覆盖创面，可以选择比目鱼肌的外侧部。如前所述，在游离腓血管蒂时，可以显露进入比目鱼肌的血管，很容易切取带血供的肌肉。肌骨瓣的切取步骤大多与骨瓣相同，只是在最后，需要将比目鱼肌从肌腹中间纵向劈开。注意保护胫后血管与胫神经。

5. 游离两节式骨瓣 两节式带血供的腓骨移植可以用于股骨的重建，增加强度，或者用于同时重建前臂的桡、尺骨缺损。切取腓骨后，在其中点处截断，而不分离其血管蒂，这样就形成了两段带有血供的骨瓣，而仅需吻合一套血管。在用于重建单根骨缺损时，折叠的两节式腓骨移植比单根腓骨移植的横截面积增加了一倍。这种技术已经成功地用于上肢和下肢长骨的骨缺损。骨瓣近侧节段的供血源于骨膜和骨内膜，而远侧节段只通过骨膜供血（图3－9－1、图 3－9－2）。

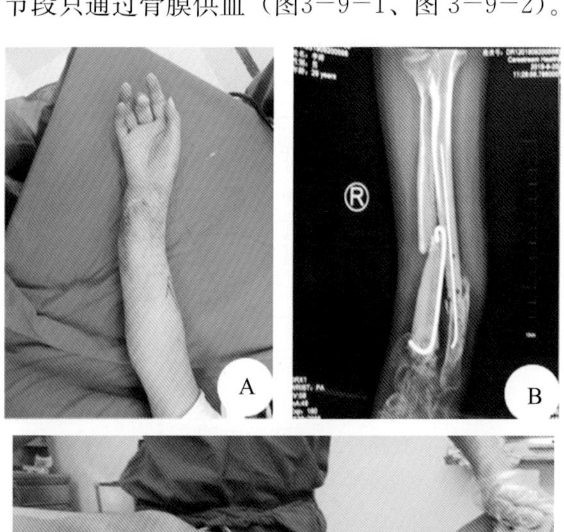

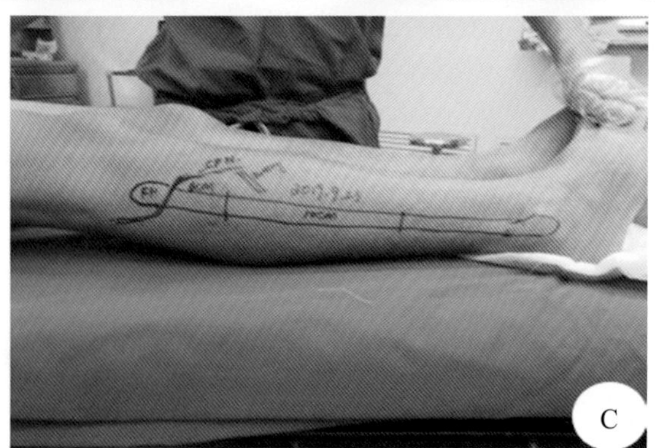

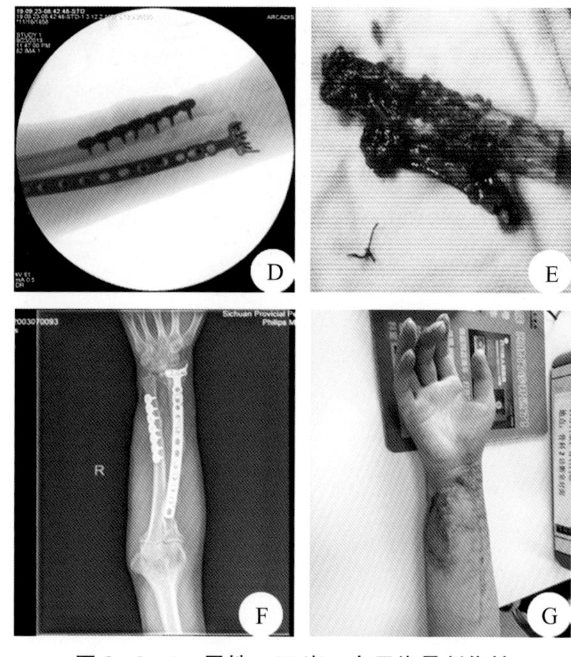

图 3－9－1 男性，30 岁，右尺桡骨创伤性骨髓炎伴骨缺损

A、B. 术前外观照以及尺桡骨正位片；C. 术前腓骨切取设计；D. 术中腓骨移植透视；E. 带血管蒂腓骨切取；F. 术后半年骨折愈合；G. 术后半年前臂外观

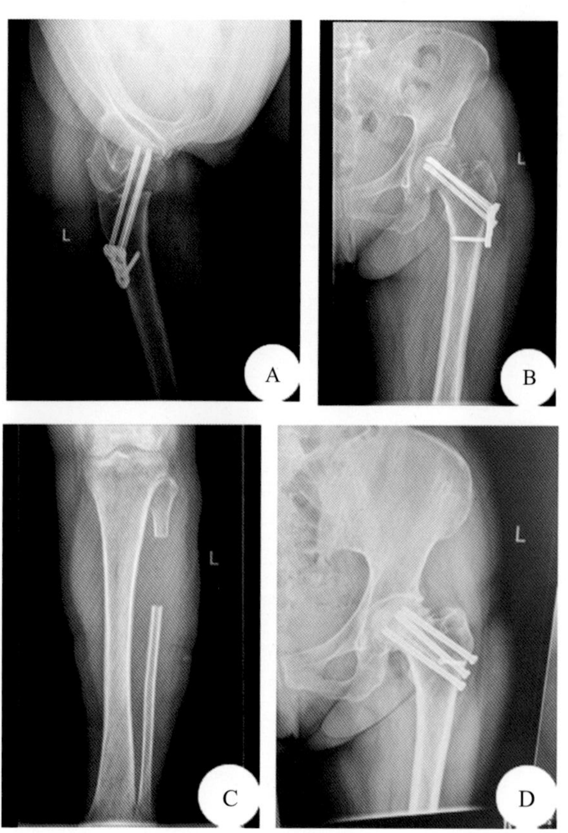

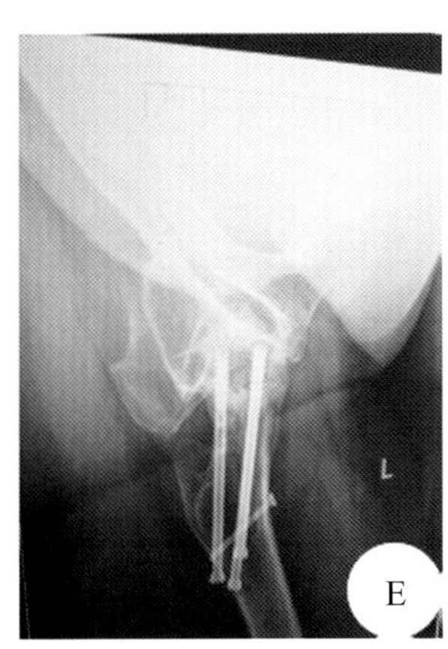

图 3－9－2　女性，40 岁，股骨颈骨折不愈合

A、B. 股骨颈正、侧位片；C. 腓骨切取后胫腓骨正位片；D、E. 腓骨移植术后半年股骨颈正、侧位片

第十节　腕关节置换与腕关节融合

一、术前评估

术前评估包括独立的四个部分。

（1）明确功能受损或丢失情况，评估功能受损的参数包括活动范围、握力、畸形程度及稳定性。

（2）评估疼痛症状，没有客观的量化指标。可使用视觉模拟量表（visual analog scale）获得疼痛情况，包括患者静息状态和活动时的疼痛情况。

（3）失能定义为关节活动的丢失及疼痛对个体的影响。需要明确患者的哪些日常活动受到影响，以及患者希望解决哪些受到显著影响的日常活动。

（4）通过影像学检查了解残留的骨质和退行性改变的模式以明确可能的手术范围。

二、常见的影像学模式

（一）骨关节炎

常用的骨关节炎分期系统包括 Watson 和 Ballet 提出的 SLAC 分期，以及 Cooney 描述的 SNAC 分期。

（二）类风湿性关节炎

诸如类风湿性关节炎等炎性关节病的影像学无法用上述分期方法，因此，临床学者建立了一种基于外科手术的分期指南。类风湿腕关节病的 Wrightington 影像学分类法基于关节破坏方式和剩余骨质情况，可用于指导外科手术。

（三）保守期的腕

大体上说，类风湿疾病早期，X 线片上可显示微小的侵蚀，但没有明显的骨质丢失或韧带损伤，关节间隙正常。此时，只需要单纯切除滑膜，同时使用相应药物、支具或其他方法即可，这时的腕可称为保守期的腕。

（四）可恢复的腕

随着疾病反复，桡腕关节可出现明显的局部关节间隙丢失，可出现包括腕移位和脱位在内的继发改变。由于腕中关节保持良好，患者适宜行桡月或桡舟关节融合。

（五）可重建的腕

疾病进展可致包括腕中关节在内的关节面被广泛破坏，若骨质保存良好，可行全腕关节置换术或全腕关节融合术。

（六）需要补救的腕

当疾病进展导致骨质明显丢失时，关节融合术是唯一可行且有效的手术方式。尤其要注意腕关节侧位片，观察是否存在严重的月骨掌侧半脱位，它可以给腕关节复位带来一些麻烦，并且腕关节重新复位和对线后可造成腕管综合征。

三、腕关节部分融合

（一）腕关节融合的历史

（1）Peterson 和 Lipscomb 在 1967 年提出了腕关节内融合。

（2）Chamay 等在 1983 年提出了桡月关节融合手术矫正。

（3）Pisano 等在 1991 年提出了头舟关节融合。

(4) Minamikawa 等在 1992 年提出了舟大小多角骨关节（STT）融合时理想的舟骨矢状角。

(5) Calandruccio 等在 2000 年提出了头月关节融合合并舟骨和三角骨切除术。

（二）桡月关节融合

继发于类风湿性关节炎的局灶性关节退变是出现单一桡月关节炎最常见的原因。行桡月关节融合术的适应证包括月骨向掌侧移位、腕关节移位和局灶性桡月关节炎。桡月关节炎常见于类风湿性关节炎患者，但也可见于月骨窝垂直压缩的粉碎性骨折患者。此损伤可造成正常力学的改变，导致舟月分离、舟骨屈曲，最终出现关节退变。由于月骨在月骨窝发生下沉，并可能合并下尺桡关节的损伤，常常会伴有尺腕撞击综合征。对于这种复杂损伤可行桡月关节融合术重建腕关节的高度。

（三）头舟关节融合

1. 适应证 头舟关节融合术被认为是稳定舟骨的一种选择，适应证包括舟骨动力性或旋转半脱位，持续的、有症状的动力性不稳定，舟骨不愈合，Kienbock 病和腕中关节不稳定。对于慢性舟骨不愈合的患者，在处理不稳定的同时，扩大从舟骨远近端到头状骨之间的骨愈合区域很有益处。Watson 认为 STT 融合较头舟关节融合（SC 融合）可获得更好的活动范围。在 STT 或 SC 融合后，桡月关节及头月关节处的关节相互作用力减弱。关节活动的受限量很大程度取决于舟骨是否恰当复位至桡骨屈曲 30°～57°。

2. 禁忌证 任何桡舟关节异常，由于 SC 融合后作用于桡舟关节的载荷会发生改变，使得异常的桡舟关节退变和症状容易加重。

3. 固定 可使用克氏针、“U”形钉、螺钉或接骨板螺钉完成固定。为能进行安全的固定物置入，应确认并保护好桡动脉和桡神经背侧感觉支。假如只剥去背侧 75%的关节面并在间隙间填塞移植骨块以保持正常的头舟骨间间隙，则可能要使用加压螺钉作用于舟骨和头状骨，以保证桡舟角在 40°～50°。

（四）桡舟月关节融合

1. 适应证

(1) 近排腕骨破坏，多见于创伤后的患者，其在受伤时就有广泛的关节内损伤，也见于软骨溶解、感染或炎性关节炎患者。

(2) 治疗腕关节活动痛时保留腕中关节的活动。

2. 禁忌证

(1) 存在活动性感染。

(2) 桡骨远端破坏伴严重畸形。

(3) 腕中关节退行性改变：做经背侧正中纵形切口，掀开全厚皮瓣确认伸肌支持带。确认 Lister 结节后，在第三和第四伸肌鞘管间切开伸肌支持带。从腕骨背侧分离第四伸肌鞘管和背侧关节囊，将第四伸肌鞘管拉起。将拇长伸肌腱（EPL）从其腱沟移出，用骨凿去除 Lister 结节。将桡侧腕长短伸肌拉向桡侧，并从 Lister 结节到茎突处将关节囊掀起。首要任务是观察腕中关节，确认关节软骨完好。必须通过复位月骨至中立位及复位舟骨至屈曲 45°位来纠正近排腕骨的对线不良，术中拍片确认。然后切除关节面，露出骨松质。在切除 Lister 结节处切取部分桡骨远端骨块作为移植骨填充于骨间间隙，移植骨块放置满意后，经桡骨至舟骨和月骨分别穿入克氏针。记忆金属“U”形钉可用于固定植骨块且有助于获得加压，应注意钉的位置很关键。当获得复位和固定后，应检查腕关节的活动。由于舟骨固定在 45°屈曲位，腕关节的屈伸活动可能受限，桡偏受限明显。

（五）舟大小多角骨融合（STT 融合）

1. 适应证 局限于舟大小多角骨关节的退行性关节病常常与焦磷酸钙的沉积有关。此关节原发性骨关节炎不常见。STT 关节炎患者常见的主诉包括腕关节桡偏时疼痛、抓握时疼痛、剧烈活动时疼痛。非手术治疗及激素注射无效为手术干预的适应证。STT 融合（Watson 称之为 triscaphe 融合）也适于有选择的动态性或静态性舟骨旋转性半脱位，持续有症状的、合并不稳定的前动态性舟骨旋转性半脱位，舟骨不愈合，Kienbock 病，舟月分离，腕中关节不稳定和先天性 STT 关节软骨结合。

2. 禁忌证　桡舟关节影像学上的狭窄或退行性改变。行 STT 融合后，随着载荷传导的增加，桡舟关节的退行性改变和症状都将加重。

3. 术前评估　应包括完全尺偏和桡偏时的 STT 关节 X 线片，以确认舟骨是否存在移动。若舟骨高度活动，典型表现为桡偏时存在相当大的屈曲和旋前，STT 融合后，这些患者桡偏时会出现桡舟关节半脱位，造成疼痛，故不适于行 STT 融合。此时应考虑行垫入式关节成型或切除式关节成型，而不是融合。类似的，若完全尺偏时 STT 关节处形成潜在的间隙，而在桡偏时消失，则舟骨远极可能存在慢性骨丢失。这些患者融合的效果比那些尺偏时不存在间隙的患者差。

（六）舟骨进行性塌陷的腕关节重建（舟骨切除，头骨－月骨－钩骨－三角骨融合）四角融合

SLAC 和 SNAC 分期下的关节炎中桡月关节不受累，此时头骨－月骨－钩骨－三角骨融合成为可选择的术式，尤其腕中关节存在关节炎时。切除舟骨的同时必须稳定剩下的腕骨以防止出现明显的不稳定，这可以通过头骨－月骨－钩骨－三角骨融合或单纯头月融合来获得。头月融合减少了骨松质的显露，但可能没有四角融合可靠。

1. 适应证　桡舟关节和腕中关节退行性改变，分期为 SLAC DⅠ期，如果保留头月关节，近排腕骨切除是一种可选择的术式，且与四角融合相比有相同或更好的疗效。舟骨不愈合或舟骨缺血性坏死造成的 SNAC 分期中的关节炎，可产生明显的症状，此时可选择四角融合。

2. 禁忌证　月骨窝必须完整，且不存在结晶性或炎性关节病，否则不能选择四角融合。

3. 术后处理　患肢短臂支具用克氏针固定于伸腕 20°。辅料包扎，佩戴短臂支具。3～5 天时去除松软的外敷料，并行短臂管型石膏固定，不固定手指以进行锻炼。术后 5 周时行临床和放射性检查，并使用轻质可拆卸的支具固定，开始治疗性的功能锻炼。对于小于 55 岁的患者，应更谨慎，包括头 5 周行长臂管型石膏固定。当使用空心加压螺钉时，管型石膏固定的时间可缩短至 1 周或 2 周，并进行轻柔的功能锻炼。

四、全腕关节融合

当腕关节因疾病进展以至于大量骨丢失时，唯一可靠的手术方式是融合，在实践中这常是唯一的治疗方法。应特别重视腕关节侧位片，它可显示明显的月骨掌侧半脱位，而月骨掌侧半脱位会造成复位困难，并且当腕关节复位并重新对线后会引起腕管综合征。

腕关节融合技术（AO 手部研究组技术）的发展：1974 年，AO 指南推荐使用背侧加压接骨板固定桡腕关节，并取髂骨植骨来获得腕关节融合。1982 年，Heim 和 Pfeiffer 对此做了改进后，1983 年，Wright 和 McMurtry 推荐此技术。之后此技术得到进一步改进，AO 手部研究组发展出了全套植入物系统。

在掌骨中部区域、第二和第三掌骨中间行标准的纵形切口。切口经过 Lister 结节，止于桡骨远端，即拇长伸肌肌腹的近端。将切口桡侧部分作为皮瓣掀起，此皮瓣正好位于支持带背面的上方，包含有桡神经浅支。切开第三伸肌鞘管打开支持带背侧。游离拇长伸肌腱远近端并移向桡侧。骨膜下显露桡骨远端，做骨膜纵形切口向远端延长，经过关节囊至第三掌骨的桡侧基底。在桡骨关节面近端切除 1～2cm 的骨间后神经。用刀游离桡侧腕短伸肌（ECRB）至止点，将其从骨膜下掀起并牵向桡侧。在第三掌骨的桡侧骨间筋膜行切口。在不干扰两侧伸肌的情况下显露第三掌骨的背面。用刀片从桡骨骨膜下将第二伸肌鞘管连同其下的关节囊掀起并牵向桡侧，将第四伸肌鞘管连同其下的关节囊掀起并牵向远端尺桡关节（DRUJ）的尺侧。不进入第二和第四伸肌鞘管。除非存在退行性关节炎需要行尺骨远端切除，其他情况不会影响 DRUJ。为允许接骨板平放于桡骨，需用骨刀去除 Lister 结节。去除第三掌骨基底横位腕骨的背侧皮质以获得良好的视野，进入所有需要融合的关节。在大多数情况下，可通过近排腕骨切除、桡骨头状骨－掌骨融合来获得全腕关节融合。这简化了融合步骤，减少了移植骨的使用，并避免了潜在的尺腕撞击。切除并咬碎近排腕骨用作移植骨。切除桡骨远端、头状骨、近端钩骨和第三腕掌关节的关节软骨和软骨下骨至骨松质。纯骨松质作为移植骨时

融合更快且植骨部位并发症的发生率较低。在接骨板放置位置的桡侧，腕关节近端1.5～2.0cm的桡骨远端处，行皮质骨骨窗，从此处获得额外的骨松质。在接骨板固定前，所有需要融合的关节周围均填塞骨松质。当局部移植骨不足时，可在不剥除肌肉的情况下，从鹰嘴或髂崎的上部分获取骨松质。低接触动力加压钛板（LCDCP）可加速融合。接骨板的大小以及弯度的长短，取决于近排腕骨是否保留。当存在大节段的创伤性，或肿瘤性腕部骨缺损需要插入皮质骨移植骨时，用LCDCP。接骨板不需要弯，腕关节置于屈伸中立位。如果预弯的接骨板不可用，3.5mm的LCDCP可依照桡骨背侧、腕骨钩和第三掌骨背侧形状预弯。未成年人适于使用九孔3.5mm重建板。对于手特别小的成人，需要使用2.7mm的重建板或半管形板。用2.7mm的螺钉将接骨板贴附于第三掌骨，同时在狭窄的峡部小心钻孔，确保位于正中位置。首先钻掌骨远端的孔，可以进行微调位置。必须精确地将接骨板置于掌骨的背侧中线处，以避免发生旋转以及获得最大限度的握力。钻掌骨剩下的孔中拧入螺钉。接着，头状骨处拧入一枚2.7mm的骨松质螺钉。如果接骨板和头状骨之间存在间隙，可将头状骨拉至接骨板，需要使用比测量值更短的螺钉。避免螺钉穿至掌侧进入腕管。然后将手与前臂对线，并将头状骨手法压至去除皮质的桡骨远端处。接骨板位置摆放好后，钻位于桡骨第二远端2.5mm的加压孔（因此钉位于皮质），并拧入3.5mm的骨皮质螺钉。剩下的桡骨钉孔都拧入不加压螺钉。切口关闭，常规使用小引流管并向近端穿出。使用先前切开第三伸肌鞘管时保留的桡侧和尺侧瓣来尽可能关闭接骨板上方的关节囊。除了近端部分，拇长伸肌仍然置于Lister结节的桡侧以免接触接骨板。术后使用大量敷料及掌侧石膏托固定，2周时更换为轻的加压敷料或套管，腕关节使用腕制动支具固定，它无法保护接骨板，仅用于提醒患者及其他人该处曾行手术。允许完全使用手和手指，但阻力或提物重量限制为1kg。6周时去除支具。10周时允许完全使用受力。8～10周时可出现影像学愈合（图3－10－1）。

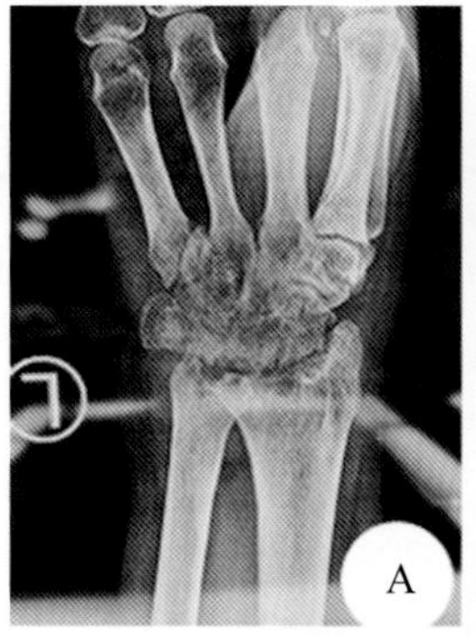

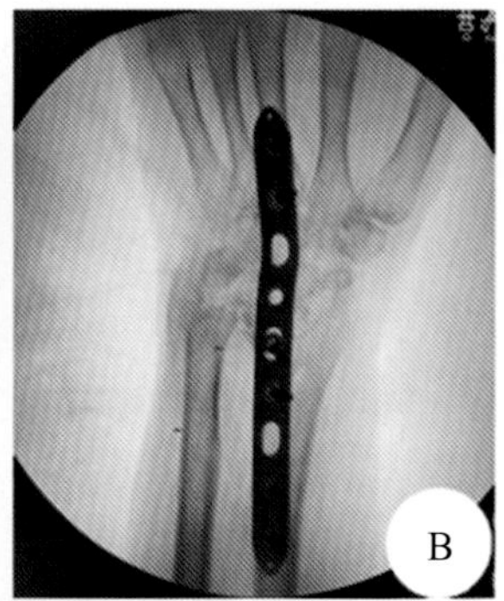

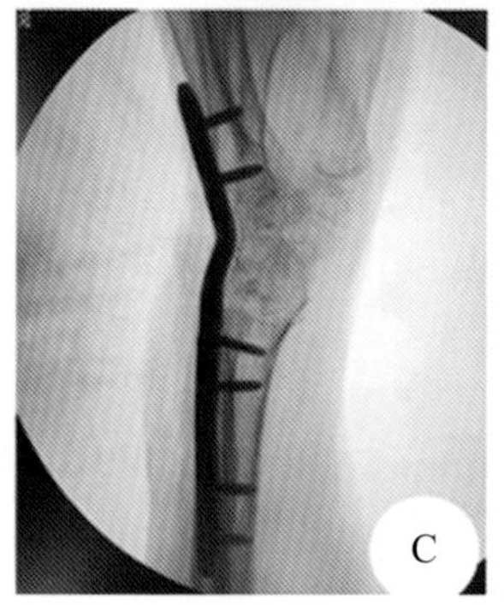

图3－10－1　左侧腕关节类风湿性关节炎，腕关节融合术

A. 术前正位片；B、C. 术中融合正、侧位片

五、全腕关节置换

（一）术前评估

临床检查必须包括精确的主被动活动范围，用于确定是否存在半脱位或脱位，以及DRUJ是否稳定。必须评估屈肌和伸肌腱的状态。应对患者进行功能评估，并了解患者详细的活动情况，包括家庭环境、爱好和娱乐。一些患者独自生活，没有人可以帮忙完成重要的日常活动。一些患者需要久坐，他们需要高要求的空闲活动水平以平衡他们的生活。对于那些无法忍受三期支具制动的患者，应该考虑行保留关节的术式。

（二）手术技术（Universal Ⅱ代假体）

经腕背侧正中纵向切口切开，将伸肌支持带和第四伸肌鞘管内的肌腱牵向尺侧，第二和第三伸肌鞘管牵向桡侧。术者在桡腕关节的近端切除骨间后神经的一个节段，确认桡骨远端和桡腕关节的背侧关节囊并将关节囊掀起。可以使用两种方法：反“T”形切口切开形成两个基底在远端的筋膜瓣，或者从桡骨边缘掀开背侧桡月三角韧带形成基底在尺侧的筋膜瓣。沿着背侧腕骨间韧带纤维的远端边缘切开，并将其从桡侧分离，保留其尺侧在钩骨和三角骨上的止点。保留关节囊的目的是覆盖假体，并在假体和伸肌腱之间提供一层组织。切除舟骨近端1/2、月骨和三角骨。在切除舟骨近端以及测量腕侧假体大小时，用针将舟骨远端与远排腕骨临时固定会有帮助。桡骨远端用于检查是否存在骨缺损，尤其是月骨窝。经桡骨的桡背侧在Lister结节下方5mm，沿着Lister结节走形打入一枚中央导针。而后透视确认在矢状面和冠状面导针的放置位置均与皮质平行。沿中央导针插入截骨导向器，临时用克氏针固定桡骨侧导向器，然后切除桡骨远端。再次插入髓内导针以允许插入空心挫扩髓。然后插入合适大小的桡骨侧假体试模。做完桡骨准备后，可行远端假体准备。

使用导向器经头状骨头打入克氏针至第三掌骨。再次透视确认克氏针位于第三掌骨和头状骨内，并且矢状面和冠状面上对线良好，经导针插入空心钻，钻到合适的深度后移除导针和钻。远端对线导向器插入钻孔处。放置截骨导向器，克氏针临时固定。透视确认截骨导向器的位置后，去除恰当量的头状骨头部和剩下的舟骨，如果需要，去除部分钩骨。移除导向器后插入远端假体试模。掌骨对线导向器置于第二掌骨，来引导螺钉经接骨板拧入第二掌骨。类似地可将对线导向器置于第四掌骨来引导钩骨螺钉的置入。螺钉必须位于钩骨内但不能穿过第四腕掌关节（可活动）。放入聚乙烯中央部件，评估活动范围和关节稳定性。评估轴向分离尤为重要，以确认关节不会过度松弛导致脱位。远端假体有标准的尺寸，这样可以获得合适的张力。如果假体太大影响伸直，应采用小点的假体。如果无法做到，必须去除2mm的桡骨远端。

当假体大小满意后，移除试模，置入最终的假体。可以使用或不使用骨水泥安置假体。融合远排腕骨来支持腕骨侧假体接骨板。确认活动范围尤其是背伸范围足够后，关闭切口。关闭关节囊，检查各伸肌腱。假如伸肌总腱中置并对线核实后，关闭浅筋膜和皮肤。如果肌腱有偏向假体长轴尺侧的倾向，应该恰当地中置肌腱以平衡假体。

石膏固定2周后拆线，并开始进行控制下的早期活动，包括屈伸以及桡尺偏活动。3个月时，腕关节的活动范围恢复并处于平台期。进行伸肌腱中置，半横断近端桡侧腕长伸肌，掀起一条带直到其在第二掌骨基底的止点处，并穿线固定至桡侧腕短伸肌和伸肌总腱，以获得伸肌腱的中置。此处不包括小指伸肌腱。桡侧腕长伸肌条带牵向浅层至指伸肌，并与桡侧腕短伸肌编织。所形成的环形结构可中置伸肌腱。当类风湿患者的第四伸肌鞘管无法保留，需要行伸肌鞘管切除时，常常需要用这种方法中置伸肌腱（图3－10－2）。

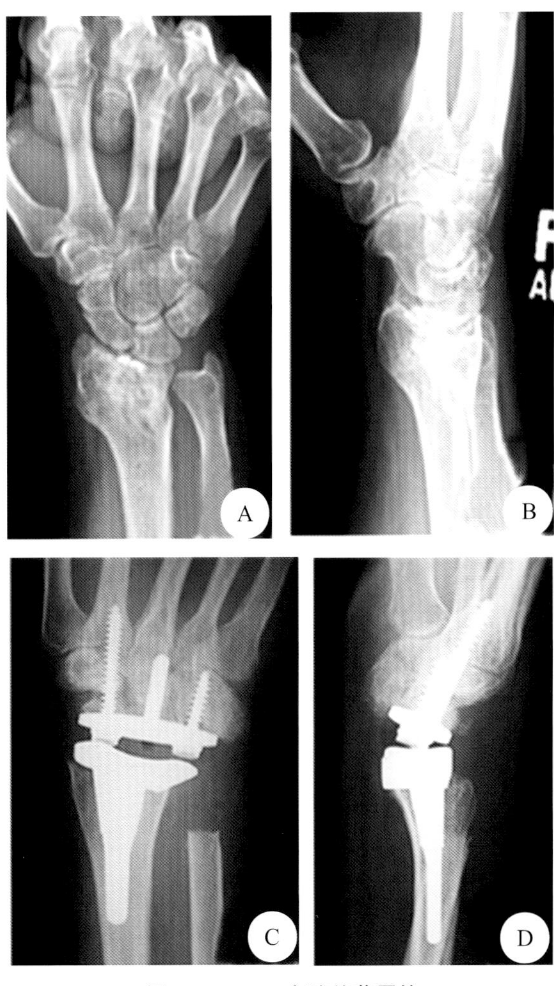

图3－10－2　全腕关节置换

A、B. 术前严重的创伤性腕关节炎；C、D. 腕关节置换术后

（肖成伟　魏丹　朱宗东　袁心伟　谭波　李佳兵　梁伟民　胡骅　李宁涛）

参考文献

[1] 杨明礼，胡豇. 创伤骨科学［M］. 成都：四川大学

出版社，2020.

[2] Srnec J J，Wagner E R，Rizzo M. Total wrist arthroplasty [J]. JBJS Rev，2018，6 (6)：e9.

[3] Berber O，Garagnani L，Gidwani S. Systematic review of total wrist arthroplasty and arthrodesis in wrist arthritis [J]. J Wrist Surg，2018，7 (5)：424—440.

[4] Rich J A，Newell A，Williams T. Traumatic brachial plexus injury rehabilitation using neuromuscular electrical muscle stimulation in a polytrauma patient [J]. BMJ Case Rep，2019，12 (12)：e232107.

[5] Damert H G. Total wrist arthroplasty — a review [J]. Orthopade，2019，48 (5)：402—412.

[6] Gutkowska O，Martynkiewicz J，Urban M，et al. Brachial plexus injury after shoulder dislocation：a literature review [J]. Neurosurg Rev，2020，43 (2)：407—423.

[7] Damert H G，Kober M，Mehling I. Revision surgery after total wrist arthroplasty [J]. Orthopade，2020，49 (9)：797—807.

[8] Li Q，Xiao H，Cen Y. Application of selectively thinning of free anterolateral thigh flap in repair of heel skin and soft tissue defect [J]. Zhongguo Xiu Fu Chong Jian Wai Ke Za Zhi，2018，32 (3)：350—353.

[9] Yang Z，Xu C，Zhu Y，et al. Flow—through free anterolateral thigh flap in reconstruction of severe limb injury [J]. Ann Plast Surg，2020，84 (5S Suppl 3)：S165—S170.

[10] Xing P P，Guo H N，Di H P，et al. Clinical effect of free anterolateral thigh flap combined with arterial vascular reconstruction on repairing high—voltage electrical burn wound on the wrist [J]. Zhonghua Shao Shang Za Zhi，2020，36 (6)：419—425.

第四章　肩肘外科

第一节　肩部骨折

一、肩胛骨骨折

（一）概述

肩胛骨为一扁宽、不规则的三角形扇骨，位于胸廓上方两侧偏后，在肩关节活动中起重要作用。肩胛骨平面与冠状面成30°～40°角，经肩锁关节、锁骨和胸锁关节与躯干相连。肩胛骨不仅为上肢活动提供肌肉止点，同时也协助完成肩关节外展上举、前屈上举运动。

（二）骨折分型

（1）以骨折部位分类，可分为：ⅠA型，肩峰骨折；ⅠB型，肩峰基底、肩胛冈骨折；ⅠC型，喙突骨折；ⅡA型，肩峰基底外侧的肩胛颈骨折；ⅡB型，肩胛颈骨折；Ⅲ型，关节盂骨折；Ⅳ型，肩胛体骨折。

（2）Goss提出肩关节上方悬吊复合体（SSSC）的概念，即由锁骨远端、肩锁关节及韧带、肩峰、关节盂、肩胛颈喙突及喙锁韧带组成的环形结构，因环形结构具有一定稳定性，当SSSC中一处骨折或韧带损伤时，不会发生明显位移或脱位；当2处及以上骨折或韧带损伤时，易发生位移，此为手术指征。如肩胛颈骨折伴锁骨骨折或肩锁关节脱位，即为“浮肩”。

（三）临床表现

肩胛骨骨折后主要表现为上肢处于内收位，肩关节因疼痛活动受限，上肢不能外展。肩峰或肩胛盂移位骨折致使肩部外观扁平。骨折局部压痛明显，可触及骨擦感。喙突或肩胛体骨折后，因胸小肌或前锯肌牵拉，疼痛可随呼吸加重。由于肩袖肌肉受血肿刺激，肌肉痉挛，导致肩关节主动外展明显受限，称为假性肩袖损伤体征。与真正肩袖损伤不同，当血肿吸收、痉挛缓解后，肩关节可主动外展。临床查体过程中需仔细检查上肢血管神经及其他严重的伴随损伤。

肩胛骨骨折常由高能量损伤导致，文献报道其合并损伤的发生率至少75%。当肩胛骨受到严重暴力并出现肩胛骨骨折时，同侧躯干上部也常常受到损伤，甚至危及生命。有时临床只注意到合并损伤的抢救治疗，导致肩胛骨骨折被遗漏。肩胛骨骨折合并同侧肋骨骨折的发生率约40%，常伴有血气胸的发生。肩胛骨骨折后应随时复查X线片、血气及肺部检查，注意迟发的血气胸。

锁骨骨折常合并肩胛骨骨折，以肩胛颈和肩胛盂常见。肩胛骨骨折也可合并臂丛神经损伤。全臂丛神经损伤除由受伤暴力引起，也可由肩部受到向下暴力、颈部同时向对侧屈曲导致。单一神经损伤常见于肩胛上神经的损伤，早期诊断有一定困难，损伤不能恢复将导致肩袖功能障碍。肩胛骨骨折合并臂丛神经损伤的同时，也可合并臂丛血管损伤，应仔细检查上肢末端血管搏动。

（四）辅助检查

（1）X线检查大多可获得确诊，肺部影像的重叠可使检查有一定困难，肩胛骨正位、侧位、腋位可清楚显示骨折。头侧倾斜位及Stryker切迹位X线片可清晰显示喙突骨折。

（2）CT扫描和CT三维重建可清晰显示肩胛骨骨折，更有利于判断骨折位置及移位大小。在影像学检查中还应注意有无胸部伴发伤。

（五）治疗

1. 治疗原则　对于简单骨折、无移位、稳定的骨折，可采取颈腕吊带制动，早期功能锻炼，一般可恢复正常功能；对于不稳定的骨折，或合并锁骨骨折，常需手术治疗。

2. 手术入路 改良 Judet 入路：切口自肩峰起，沿肩胛冈下缘向内到肩胛骨内侧缘，沿肩胛骨内缘向下。沿止点切断三角肌后部纤维，于冈下肌与小圆肌之间钝性分离，显露骨折。

肩胛骨大部分骨折非常薄，可用于固定的骨质较少，包括肩胛颈、喙突、肩胛冈的基底部和肩胛骨的外侧缘。固定装置包括克氏针、空心钉及易于塑形的重建接骨板。这些器械可以单独或联合使用，最后的选择取决于能用于固定的骨块情况及医生的习惯，但最终目的都是稳定固定。

如图 4－1－1，患者中年男性，肩胛骨粉碎性骨折，采用重建接骨板塑形后，分别固定肩胛冈、肩胛颈及肩胛骨体部，恢复了肩胛骨三角形结构，重建了肩胛骨稳定性。

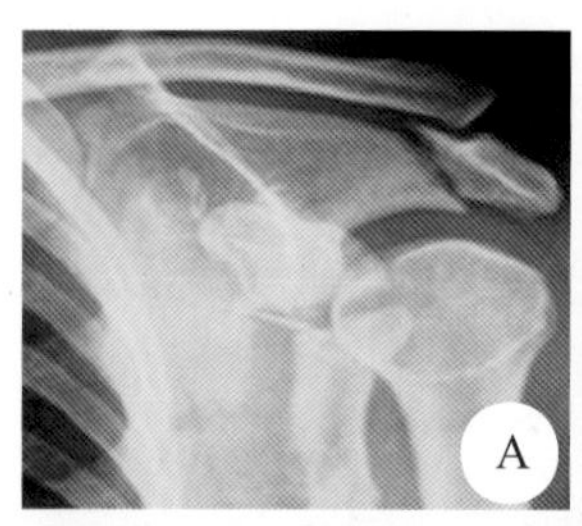

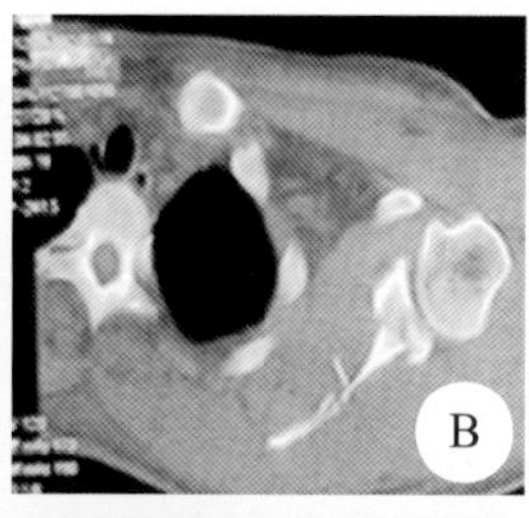

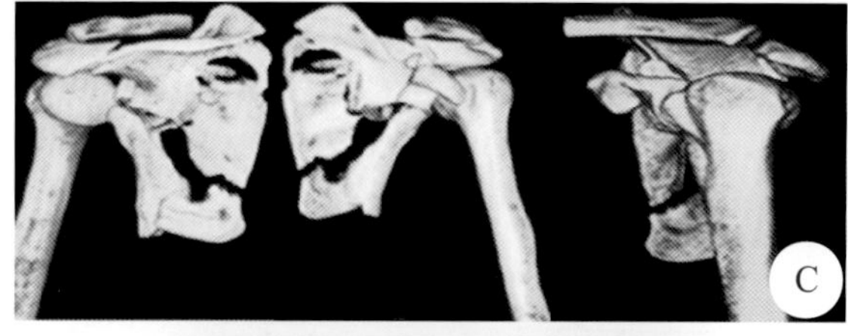

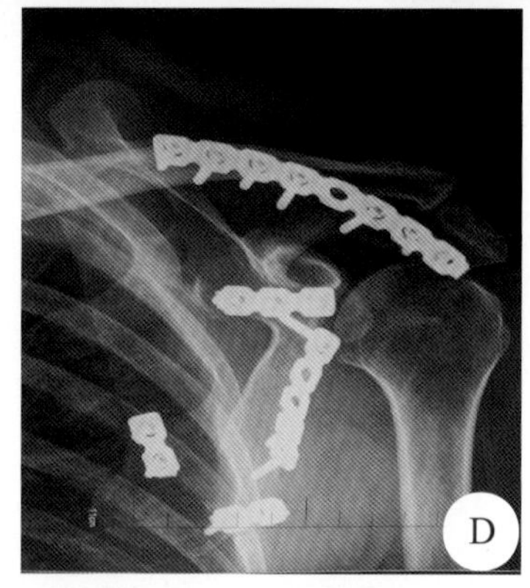

图 4－1－1 男性，35 岁，肩胛骨骨折，切开复位内固定

A. 术前 X 线片；B、C. 术前 CT 及三维重建；D. 术后 X 线片

二、喙突骨折

（一）概述

肩胛骨上缘短而薄，外侧有肩胛切迹，更外侧有向前的指状突起，即喙突。喙突的主要作用是为肌肉韧带提供止点，同时也是构成 SSSC 的重要组成部分。

（二）损伤机制

1. 直接暴力 肩部直接暴力可造成喙突骨折（图 4－1－2）。

2. 间接暴力 肩锁关节脱位，喙锁韧带保持完整，造成喙突撕脱性骨折；喙肱肌和肱二头肌短头强烈收缩可导致喙突撕脱性骨折；肩关节前脱位，肱骨头撞击也可导致喙突骨折。

（三）骨折分型

1. Ogawa 分型 Ⅰ型：喙突骨折的位置在喙锁韧带的后面。Ⅱ型：喙突骨折的位置在喙锁韧带的前面。

2. Eyres 分型 Ⅰ型：喙突尖部的骨折。Ⅱ型：喙突中断的骨折。Ⅲ型：喙突基底部的骨折。Ⅳ型：波及肩胛骨上部的骨折。Ⅴ型：延伸到肩胛盂窝的骨折。

（四）辅助检查

肩胛骨正 Y 位摄片，喙突骨折诊断阳性率较高。CT 扫描可以对喙突骨折做出明确诊断，同时显示是否合并肩锁关节脱位或其他部位骨折。

（五）治疗

1. 非手术治疗 没有明显移位的喙突骨折，或不影响 SSSC 稳定的喙突骨折可以采用非手术治疗，颈腕吊带制动即可。

2. 手术治疗 手术适应证：①非手术治疗不愈合者；②影像学提示移位大于 1cm 者；③合并肩锁关节脱位；④移位的喙突基底部骨折（EyresⅢ型）合并其他肩部骨折者。

手术入路包括前方入路和上方入路。前方入路以喙突尖为中心，做指向腋窝的直形切口，于胸大肌和三角肌之间分离，显露喙突、联合腱、联合腱下方肩胛下肌上缘即可显露骨折。上方入路为锁骨后缘和肩胛冈前缘之间，分别按走行方向牵拉开斜方肌及冈上肌即可显露喙突基底部。手术入路根据喙突骨折部位、骨折走行方向及固定方式确定，常用 3.5mm 拉力螺钉固定喙突骨折。

如图 4－1－2，患者喙突基底部骨折累及关节盂，合并锁骨肩峰端及肩胛冈骨折。我们采用了上方入路显露骨折后，使用空心钉，垂直于骨折线方向自上向下打入空心钉，固定喙突骨折。

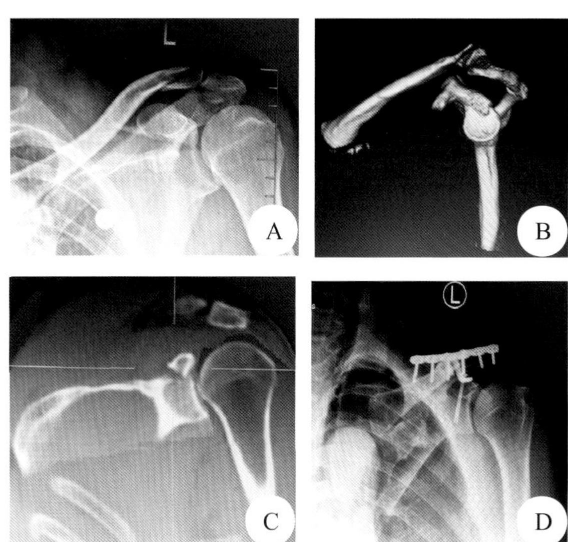

图 4－1－2　男性，46 岁，喙突骨折

A. 术前 X 线片；B、C. 术前三维重建及 CT；D. 术后 X 线片

三、肩胛盂骨折

（一）概述

肩胛骨呈三角形，其外侧角有一卵圆形、较浅的关节盂，称肩盂，肩盂周围有盂唇以增深增大肩盂。肩胛骨通过盂肱关节与臂部连接。关节内肩胛盂骨折常为盂的部分骨折或粉碎性骨折。

（二）损伤机制

肩胛盂骨折比较少见，约只占肩胛骨骨折的 1%，属于关节内骨折，此种骨折多由间接暴力引起，如肱骨头脱位、肱骨头直接撞击等，常合并 Hill－Sachs 损伤。

（三）骨折分型

（1）Ideberg 分型。Ⅰ型：关节盂缘骨折；ⅠA 型：前方关节盂缘骨折；ⅠB 型：后方关节盂缘骨折；Ⅱ型：关节盂横形骨折，关节盂骨块常为三角形游离骨块，向下方移位；Ⅲ型：关节盂上方骨折，骨折线向内上达喙突基底，常伴有肩峰骨折、锁骨骨折或肩锁关节脱位；Ⅳ型：关节盂横形骨折，骨折线达到肩胛骨内缘；Ⅴ型：在Ⅳ型基础上伴Ⅱ型或Ⅲ型，或同时伴有Ⅱ型和Ⅲ型。

（2）Goss 对 Ideberg 分型进行补充，增加Ⅵ型，即关节盂粉碎性骨折，此型骨折粉碎严重，切开复位可进一步损伤软组织合页的支撑作用。此型骨折可采用非手术治疗，早期功能锻炼。但创伤后骨关节炎及肩关节不稳发生率较高。

（四）辅助检查

X 线片可部分显示骨折，CT 扫描可以显示肩盂骨折粉碎程度、关节面塌陷情况以及骨折线走行，为诊断治疗提供依据。

（五）治疗

1. 非手术治疗　无明显位移或位移不大者，可三角巾悬吊患肢 2～3 周，早期功能锻炼。小的关节盂缘骨折伴有脱位者，也可采用非手术治疗。

2. 手术治疗

（1）手术指征：

1）关节盂缘骨折伴有肱骨头脱位，经手法复位后仍有肩关节不稳者。

2）盂窝骨折累及盂窝前部至少 1/4 或后部至少 1/3 者，盂窝骨折关节面错位大于 3mm 者，或伴有肩关节上方悬吊复合体损伤者。

（2）手术入路：

1）前方入路，患者采用沙滩椅体位。采用胸大肌三角肌间沟入路，于胸大肌和三角肌之间进入，显露肩胛下肌腱，沿着肩胛下肌腱上下界切开即可显露关节盂前方。但手术的过程中必须注意避免损伤附近的腋神经。

2）后方入路，同改良 Judet 入路。手术入路根据骨折的方位选择，前方骨折选择前方入路，后方骨折选择后方入路。

如图4－1－3，患者肩盂骨折合并肩胛骨体部骨折，采用后方入路，复位肩盂骨折后使用空心钉自后方打入固定，使用重建接骨板塑形后固定肩胛骨体部骨折。

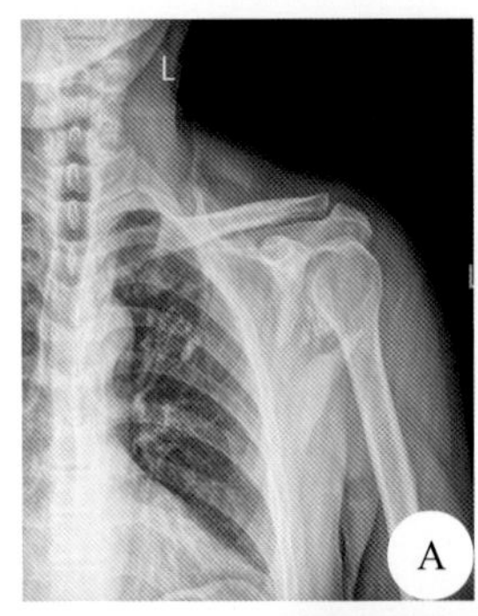

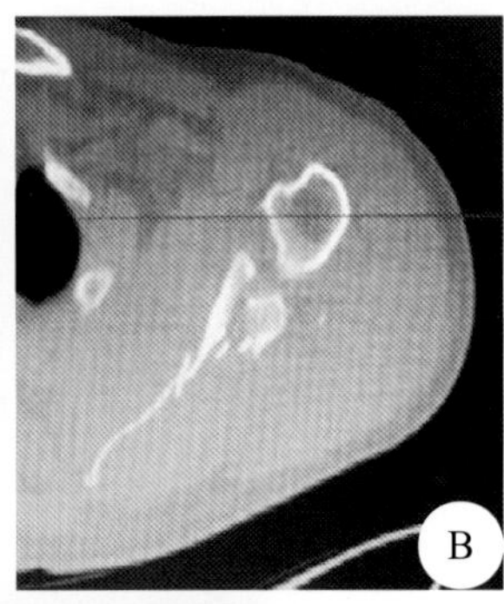

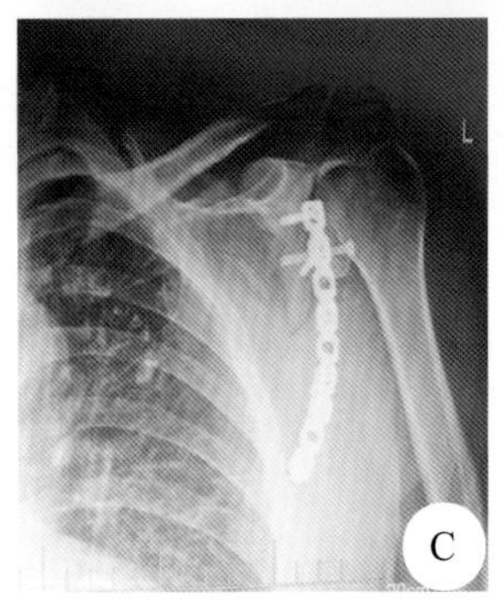

图4－1－3　男性，51岁，肩盂骨折

A. 术前X线片；B. 术前CT；C. 术后X线片

四、锁骨骨折

（一）概述

锁骨是上肢带的组成部分，是联结肩胛骨与胸骨的“S”形细长骨。它横架于胸廓前上方，位于皮下，是胎儿体内首先发生骨化的骨，是膜内成骨的骨。

（二）损伤机制

锁骨是体内常发生骨折的骨。锁骨中1/3与外1/3交界处是最薄弱的部位，人跌倒后肩或手着地时，向躯干传递的暴力大于该薄弱部位骨强度时即发生骨折。最常见的致伤机制为直接外力导致骨折。

（三）骨折分型

（1）Allman将锁骨骨折分为3型：Ⅰ型为中1/3骨折，Ⅱ型为外1/3骨折，Ⅲ型为内1/3骨折。Neer将锁骨远端骨折定义为位于斜方韧带内侧边缘以外的骨折，进一步可分为喙锁韧带完整、韧带损伤和骨折明显移位的不同亚型。

（2）Craig在Neer分型的基础上进行了更详细的分类，这是目前被应用最为广泛的分型方法。Ⅰ型为中1/3骨折，Ⅱ型为外1/3骨折，Ⅲ型为内1/3骨折。

（3）Robinson分型基于1000例锁骨骨折患者的临床观察结果，与预后密切相关。Ⅰ型为内1/3骨折，Ⅱ型为中1/3骨折，Ⅲ型为外1/3骨折。

（四）辅助检查

X线片可部分显示骨折，CT扫描可以显示肩盂骨折粉碎程度、关节面塌陷情况及骨折线走行，为诊断治疗提供依据。

（五）治疗

（1）锁骨近端1/3的骨折通常采用非手术治疗。当骨折块向后移位，对颈根部血管和神经有压迫风险，以及有多发伤或浮肩发生时，需进行切开复位内固定。

（2）锁骨中段骨折较为常见，非手术治疗仍是治疗锁骨中段无移位骨折的主要治疗方式。手术治疗的指征有：开放性骨折；伴有锁骨下神经血管损伤的骨折；移位明显，皮肤隆起明显，有发展为开放性骨折的可能；同侧锁骨和肩胛骨骨折；移位超过锁骨直径或短缩超过2cm。

（3）锁骨近端1/3骨折大多数无移位或有微小移位，处于关节外。如果骨折移位不大，说明喙锁韧带没有损伤，骨折较为稳定，可以选择非手术治疗。如果骨折端移位程度较大，说明喙锁韧带断裂，为不稳定性骨折，可以选择手术治疗。

切开复位内固定的技术有接骨板内固定和髓内针固定等。①接骨板内固定技术可实现骨折端早期刚性固定（图4－1－4），有助于患者的早期活动。锁骨上接骨板有损伤锁骨下神经血管结构的风险，而锁骨前接骨板和髓内针等内固定无此方面风险。②弹性髓内针适用于治疗青少年锁骨骨折（图4－1－5），其疗效良好、创伤小、固定可靠，为青少年锁骨骨折治疗提供了一种可靠的选择。

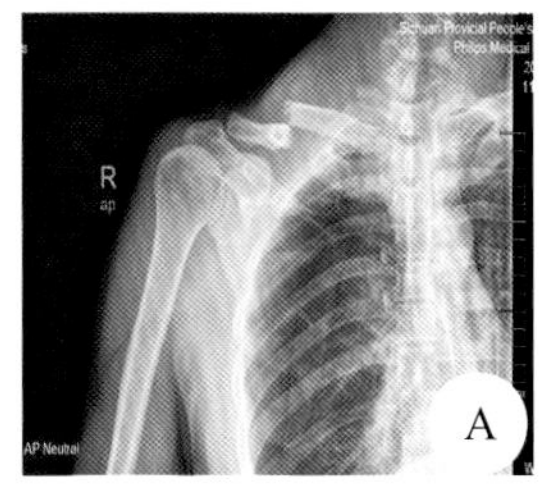
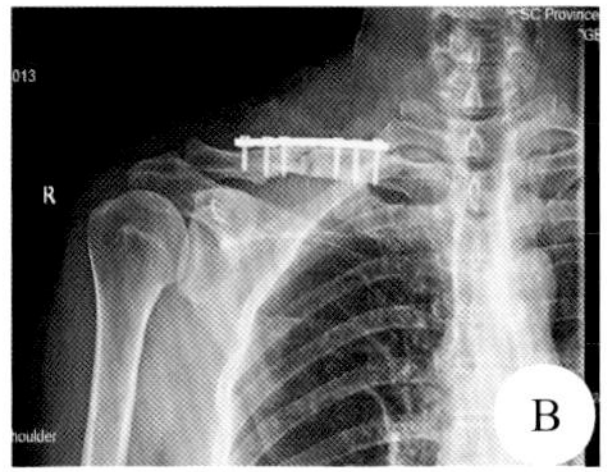

图 4－1－4　男性，49 岁，锁骨中段骨折，接骨板内固定
A. 术前 X 线片；B. 术后 X 线片

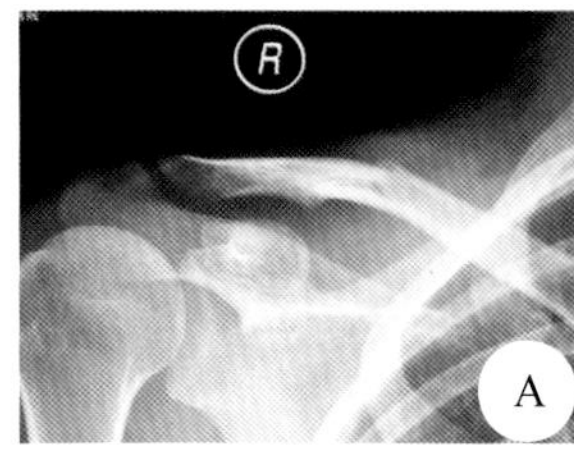
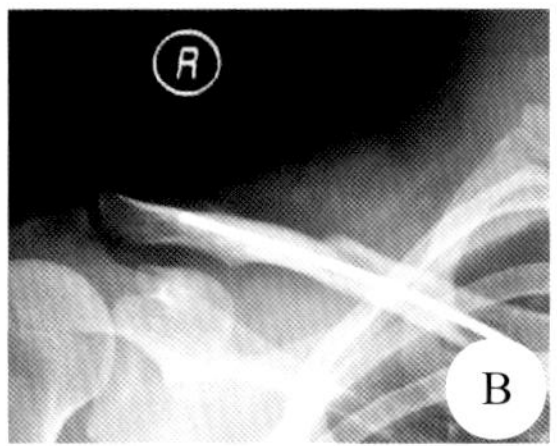

图 4－1－5　女性，16 岁，右锁骨中段骨折，髓内针固定
A. 术前 X 线片；B. 术后 X 线片

五、肱骨近端骨折

（一）概述

肱骨近端骨折包括肱骨头、大结节、小结节、肱骨解剖颈和外科颈骨折，是常见的上肢创伤，约占各种骨折的 2%。肱骨近端骨折可发生于任何年龄，但最常见于老年骨质疏松患者，尤其是女性，常由低能量损伤导致。发生于青壮年时，多由高能量损伤导致，并伴有明显的移位、粉碎骨折块或其他损伤。青少年患者大多为无移位或轻微移位的大结节骨折，由骺板相对薄弱导致。

（二）临床表现

1. 症状　跌倒致肩部撞地或手撑地后，患侧肩关节疼痛，活动受限。

2. 体征　患者常用另一手托扶患臂。肩部肿胀，局部明显压痛及轴向叩击痛，或可闻及骨擦音，有时可扪及骨擦感，移位或成角严重的患者可见畸形。在肩部及上臂可见瘀斑。

肱骨近端骨折时必须检查患肢的血管神经，如骨折远端向内侧移位，可能伤及腋动脉。腋神经损伤也可能发生。

（三）辅助检查

1. X 线检查　常规需拍摄肩关节 3 个平面的 X 线片，包括肩关节正位片、肩胛骨侧位片及腋位片，一般都能明确骨折块之间的关系。

（1）肩关节正位：盂肱关节前倾，摄片时患者直立背靠暗盒，身体健侧约向前转 30°，能清晰显示关节盂与肱骨头间的间隙（图 4－1－6）。

（2）肩胛骨侧位：摄片时患侧外侧紧靠暗盒，健侧约向前转 35°，肩胛骨为“Y”形结构，能鉴别前后脱位、肱骨近端骨折成角及大结节移位情况。

（3）腋位：摄片时患者仰卧，患肩外展 70°～90°，暗盒置于肩上，由腋下向上投照，能鉴别前后脱位、肱骨近端骨折成角及大结节移位情况。

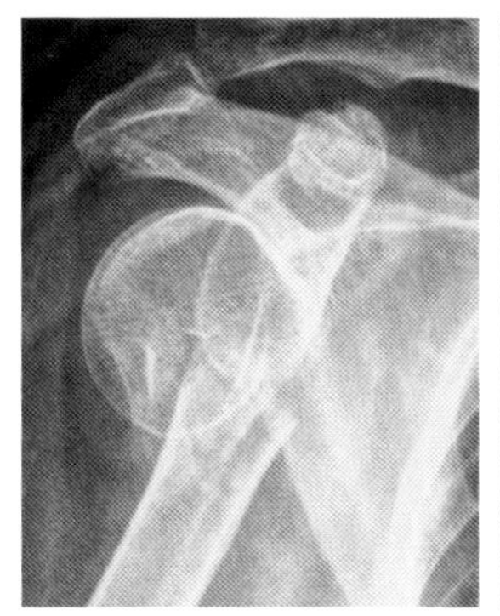
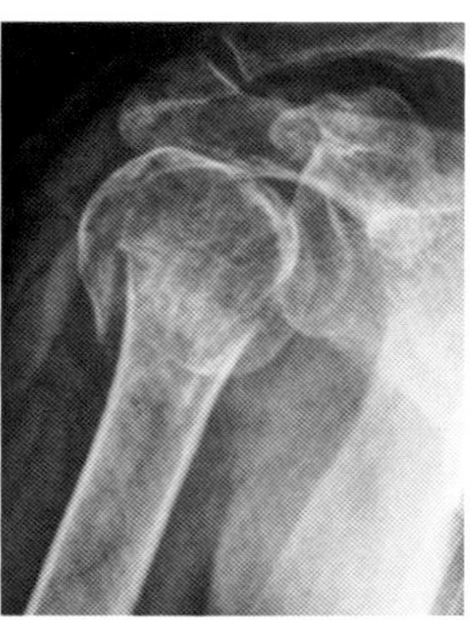

图 4－1－6　肱骨近端骨折典型 X 线片表现

2. CT 检查及三维重建　对于复杂肱骨近端骨折可以提供更为准确的信息，在判断大小结节移位、肱骨头劈裂骨折、压缩骨折、盂缘骨折及骨折脱位方面有很大帮助（图 4－1－7）。

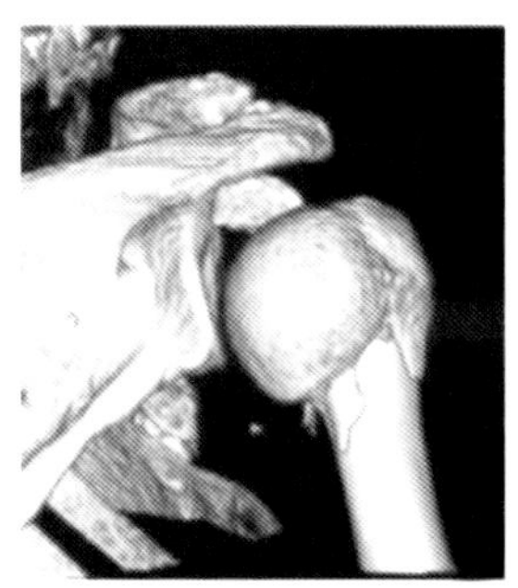
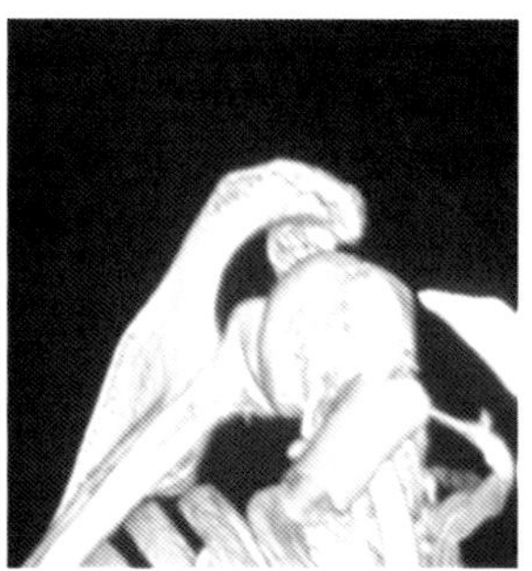

图 4－1－7　肱骨骨折三维重建

3. MRI 检查　对于软组织损伤的诊断具有较大意义，尤其是对于肩袖、肱二头肌腱、盂唇损伤的诊断有重要的诊断价值。

（四）骨折分型

肱骨近端骨折既可单独发生，也可同时发生。Neer 分型以 Codman 分类为基础，并根据骨折移位与成角标准：移位≥1cm、成角≥45°，将肱骨近端骨折分为以下类型。

1. 一部分骨折 无论骨折部位多少处，但无移位，或未达到上述标准。

2. 二部分骨折 一处骨折发生移位或多处骨折只有一处移位，达到上述标准。

3. 三部分骨折 两处骨折达到上述标准，如肱骨外科颈合并大结节骨折，达到上述标准。

4. 四部分骨折 三处骨折达到上述标准或三处骨折伴肱骨脱位。

（五）治疗

大多数肱骨近端骨折属于无移位或轻微移位骨折，稳定性好，非手术治疗可以取得很好的治疗效果。但对于不稳定性骨折或骨折脱位，由于其延迟愈合、骨不连及肱骨头缺血坏死的发生率较高，通常需要手术治疗。

1. 一部分骨折 这一类骨折由肩袖、骨膜和肱二头肌长头腱共同维持骨折的位置，多数为嵌插型或稳定性骨折，可采用吊带悬吊固定，3～6 周后开始被动钟摆样活动。早期可进行三角肌等长收缩练习，定期进行影像学检查以评价骨折愈合情况及是否存在骨折再移位。

2. 二部分骨折

（1）肱骨解剖颈骨折：老年患者应行人工半肩关节置换术，以避免肱骨头坏死及骨折畸形愈合，年轻患者应考虑切开复位内固定。

（2）外科颈骨折：可在麻醉下闭合复位。如果复位后骨折不能维持，则需切开复位。部分患者骨折端粉碎或有软组织，如肱二头肌长头腱、肩胛下肌或三角肌嵌入，复位困难，此时应采用切开复位。

（3）肱骨大结节骨折：年轻患者通常是冈上肌、冈下肌和小圆肌牵拉整个大结节向后移位，而老年患者更常见的是一个小骨片被牵拉至肩峰下间隙，且合并冈上肌撕裂。尽管 Neer 分型中的移位标准为≥1cm，但近年来普遍认为移位超过 5mm 或超过肱骨头关节面最高点，就需要手术治疗。

（4）肱骨小结节骨折：单纯肱骨小结节骨折较为少见，治疗主要包括早期悬吊及后期功能锻炼，防止关节粘连。对移位超过 1cm，或阻碍肩关节内旋者，应采用切开复位内固定术。

3. 三部分骨折 非手术治疗效果较差，通常需行切开复位，保证肱骨头与肱骨干解剖关系的准确复位。新型的锁定接骨板能够提供坚强的内固定，并允许关节术后早期活动（图 4－1－8）。髓内针也可以用于该类骨折（图 4－1－9），但对手术技巧要求较高，适合有一定临床经验的医生采用。如老年患者骨质疏松严重，也可一期行肩关节置换术。

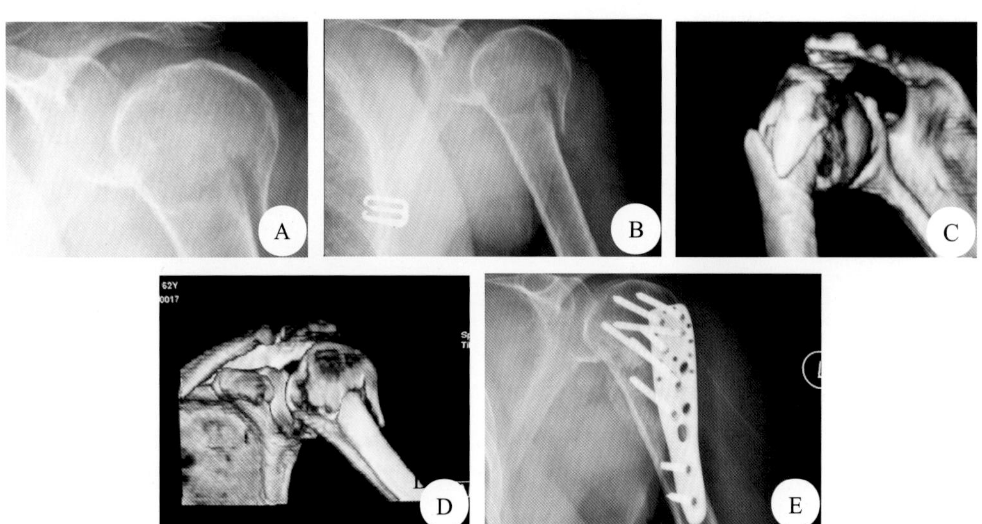

图 4－1－8 男性，62 岁，肱骨骨折，接骨板固定

A、B. 术前 X 线片；C、D. 术前三维重建；E. 术后 X 线片

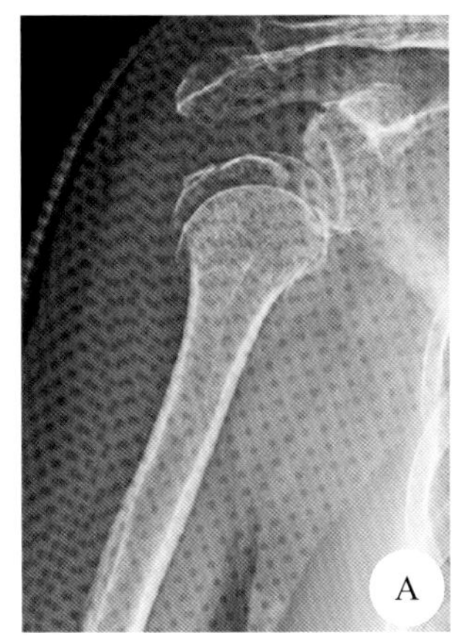

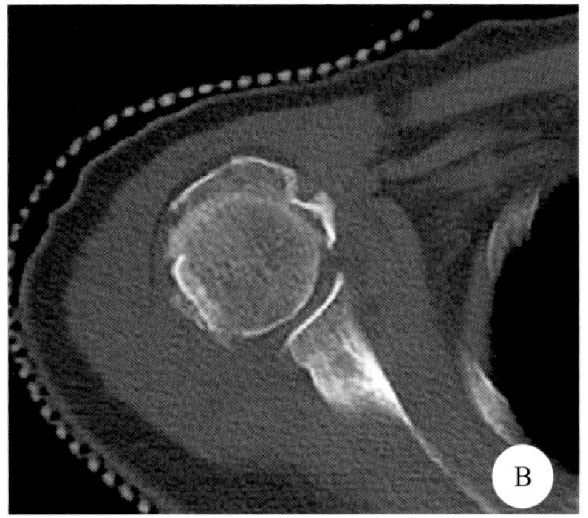

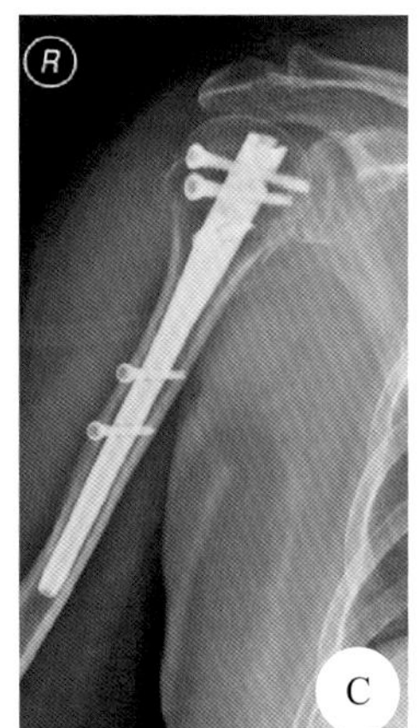

图 4－1－9　女性，74 岁，肱骨近端骨折，髓内针固定

A. 术前 X 线片；B. 术前 CT；C. 术后 X 线片

4. 四部分骨折　外展嵌插型骨折通常需要行切开复位内固定，老年患者四部分骨折可以考虑行肩关节置换术。

骨折脱位患者，首先按照一般脱位处理，复位后行内固定手术。如果复位困难，需行切开复位内固定手术。该类患者软组织往往损伤严重，在处理骨折脱位同时，要注意软组织修复。另外，该类患者肱骨头血供损伤评估较为重要，如果合并肩袖肌腱严重损伤，需行反肩关节置换术。骨折脱位后更容易发生三角肌无力，持续性肩关节向下半脱位提示神经损伤、肩袖撕裂或肱骨短缩，这类患者通常需要更长的康复周期。

第二节　肘部骨折

一、肱骨髁间骨折

（一）病因病机

肱骨髁间骨折多见于青壮年，系关节内骨折，此类骨折占全身骨折的 0.47%。肱骨髁间部前有冠状窝，后有鹰嘴窝，下端内侧的肱骨滑车内、外两端较粗，中段较细，肱骨小头与肱骨滑车之间有一纵沟。该处为肱骨下端的薄弱环节，遭受暴力时可发生纵形劈裂。肱动脉和正中神经从肱二头肌腱膜下通过，桡神经和尺神经分别接近肱骨外髁和肱骨内髁，骨折移位时有可能被损伤。由于肱骨髁部为松质骨，血液循环丰富，骨折易形成血肿，加上局部软组织损伤，局部易产生张力性水泡。骨折块粉碎、骨折线侵犯关节面时，不仅整复困难，且复位要求高，固定也难以稳定，若治疗不当，易引起肘关节功能障碍。肱骨髁间骨折多为间接暴力所致，直接暴力（如打击、挤压等）作用于肘部亦可造成，但较少见。

（二）骨折分型

根据 AO 骨折分型分为以下三型：

1. 13－C1 型　关节内简单骨折、干骺端简单骨折。

2. 13－C2 型　关节内简单骨折、干骺端粉碎性骨折。

3. 13－C3 型　关节内粉碎性骨折、干骺端粉碎性骨折。

（三）临床表现与诊断

（1）有明显外伤史。

（2）局部肿胀严重，疼痛剧烈，并有肘部大面积瘀斑，肘部明显畸形，关节功能活动障碍。

（3）骨折部压痛明显，移位严重时，肘后三角关系改变，并可扪及明显骨擦音。

（四）辅助检查

常规肘关节正、侧位 X 线片可明确诊断，但对于关节内骨折的广泛程度无法有效反映。肘关节 CT 在该类损伤中意义更大，通过 CT 扫描，医生可以了解关节面骨折情况及粉碎程度，指导分型及治疗。

（五）治疗

1. 针与石膏的结合　第一枚克氏针穿过鹰嘴，然后对肱骨髁进行复位，并且经皮横穿第二枚克氏针，第三枚克氏针也经皮穿入近折端。牵引下维持骨折位置，以长臂管型石膏固定并且将三枚克氏针也包裹在石膏中。尽管这种技术有助于维持对线，但它却阻碍了关节活动，而且针道也有可能发生感染，现在已很少使用。

2. 有限切开复位内固定　只对肱骨髁关节面进行重建，将髁间骨折转变为髁上骨折，术后再采取牵引或闭合复位石膏固定，特别要恢复关节面的平整。一旦髁间骨折块获得稳定，最好采取鹰嘴骨牵引。

3. 切开复位内固定　对于大多数Ⅱ型或Ⅲ型不稳定性骨折，切开复位内固定是最好的选择。

（1）手术显露：一般采用后方正中切口。将皮瓣向两侧牵开，并在肘内侧尺神经沟内将尺神经进行显露并保护，然后有 4 种方法对肱骨远端进行显露：①肱三头肌两侧入路，适用于髁间骨折无移位或轻度移位者，其适用范围很小。②肱三头肌舌形筋膜瓣入路，在切口远端将舌形筋膜瓣翻转至鹰嘴水平，但此切口对前方和远端显露较差，且对软组织损伤大，而且由于切断了肱三头肌伸肘装置，术后早期进行主动活动时有担心其断裂之虞，并且肌肉的瘢痕愈合也限制了术后的早期功能锻炼，可严重影响肘关节的功能恢复。③尺骨鹰嘴截骨入路，改变截骨的方向以便不进入关节。现在最为流行的截骨方法是 AO 组织推荐的“锯齿花”形或“V”形截骨，它能直接显露关节后方，对整个肱骨远端的显露也较好，并且最终获得的不是肌腱与肌腱的愈合，而是骨性愈合。同时，“V”形截骨比横形截骨更能增加骨折接触面积，提高旋转稳定性，即截骨端更容易获得愈合，对截骨端的稳定固定也允许术后进行早期主动活动。其缺点是“制造”了另一处“骨折”，局部可出现疼痛，也有发生截骨端内固定物失效或不愈合的风险。④保护肱三头肌的后方入路，最初此入路主要用来进行全肘关节置换，它将肱三头肌内侧缘和前臂筋膜内侧缘作为一个整体，自内侧向外侧进行骨膜下剥离，保持其连续性，不进行鹰嘴截骨或横断肱三头肌伸肘装置也能获得良好的关节内显露，此入路在治疗髁间骨折时可获得成功。

手术入路的选择主要根据骨折类型和术者对入路的掌握程度而定。据文献报道，不同的手术入路并没有对手术疗效造成明显差异，但多数学者认为尺骨鹰嘴截骨入路更好，可以获得精确的复位固定，也可减少手术后的并发症。术中游离和保护尺神经非常重要，若骨折线较长，靠近近端，还需显露和保护桡神经。术前应告诉患者和家人，术中对这类神经的单纯牵拉会造成暂时性麻痹。

（2）内固定方法：有两种骨折需要固定，一是髁间骨折，二是髁上骨折。以前，手术重点放在髁间骨折，但随着手术技术的进展和患者对肘部功能要求的提高，现在对髁上部位的固定也越来越重视。髁上骨折不稳定，术后外固定时间延长，将导致关节僵硬。术中将髁间骨折复位后，应根据骨折块大小及对应关系选择适宜的螺钉固定，可用多枚克氏针临时固定，但不能将其作为永久的固定物，因为没有螺纹的加压，内固定物容易失效，也容易移位，继而造成骨折端的错位。应使内固定物位于滑车的中心，不能穿出关节面或进入鹰嘴窝，否则可影响关节活动。小范围的关节软骨缺损可以接受，但一定要恢复肱尺关节的正常对合关系。髁间有缺损或属严重粉碎性骨折时，不能使用拉力螺钉固定，以防滑车关节面变窄。每个螺钉都要有良好的把持力，并且注意螺钉之间不要发生冲突。固定髁间骨折块时，AO 中空拉力螺钉系统特别有用。X 线片显示的Ⅲ型无粉碎性骨折在术中有可能转化为Ⅳ型粉碎性骨折，需要进行植骨，故应常规将髂骨部位消毒备用。

4. 肱骨远端置换与全肘关节置换　对年轻患者，即使是粉碎性骨折，还是应尽可能恢复肱骨远端的正常解剖关系，并根据骨折形态选用合适的内固定物，有明显骨缺损者可给予一期植骨。此时关节的稳定是第一位的，对重体力劳动者更是如此。若后期发生关节僵硬，患者对肘关节功能要求又较高，可行关节松解术以改善关节功能。但对老年患者，特别是既往就存在严重骨关节炎，又发生肱骨髁间严重粉碎性骨折时，若年龄大于 60 岁，可以考虑一期进行肱骨远端置换或全肘关节置换。目前临床上大多采取半限制性全肘假体进行置换，而单纯采取肱骨远端置换，由于其对手术技术要求较高以及假体与自体尺骨近端匹配困难，临床使用受限。

5. 牵开式关节成形术　进行牵开式关节成形术需要专门的器械和经验。若不考虑技术方面的原因，最主要的适应证是年轻患者存在可导致残疾的疼痛，故很少用于治疗新鲜髁间骨折。

采用肱骨远端双接骨板固定，可以采用平行接骨板或者垂直接骨板固定（图 4–2–1），两者力学性能无明显差异。

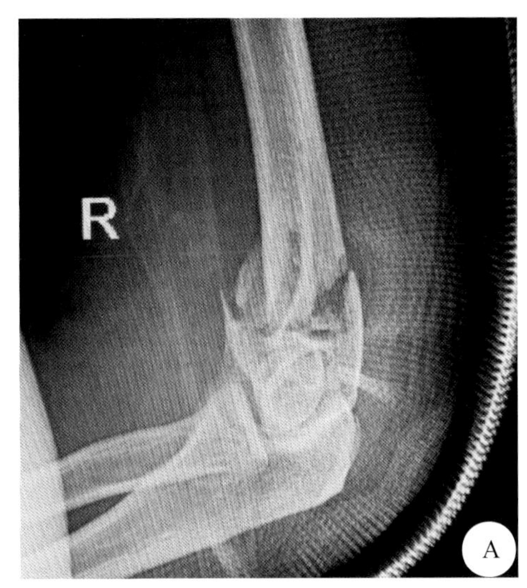

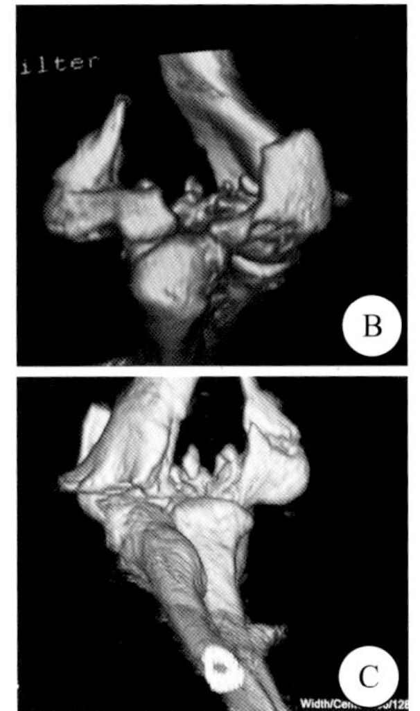

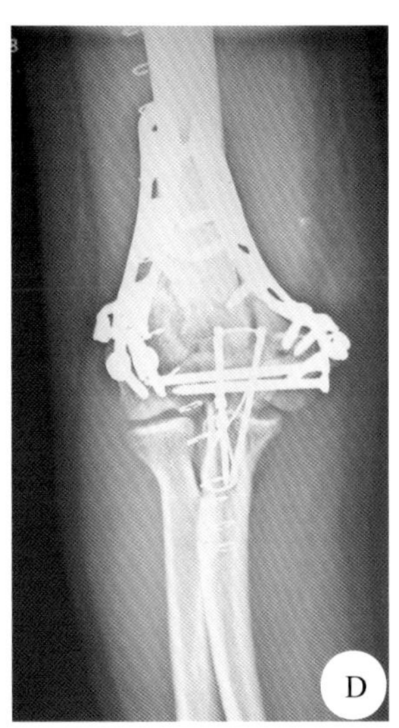

图 4–2–1　男性，31 岁，肱骨髁间骨折

A. 术前 X 线片；B、C. 术前三维重建；D. 术后 X 线片

二、肱骨髁骨折

（一）病因病机

肱骨髁骨折是肱骨下端内外髁两端连线上方 2cm 松质骨与皮质骨交界处的骨折。多发生于儿童，约占肘部骨折的 60%。

病因病理：多为间接性暴力，根据暴力方向和受伤机制的不同可分为伸直型和屈曲型骨折，临床以伸直型骨折较为常见。

（二）分型

伸直型：本型肱骨髁骨折在儿童的骨折中约占 90%。骨折线自后上斜向前下，骨折端向前突出成角，此型骨折易合并血管神经损伤。根据骨折侧方移位方向分为尺偏型和桡偏型。

屈曲型：跌倒时多为肘关节屈曲位，骨折线自后下斜向前上。骨折远端也可同时发生尺偏、桡偏及旋转移位。本型骨折较少发生血管神经损伤。

根据 AO 骨折分型可分为以下几种：

1. 13–A1 型　关节外简单骨折。

2. 13–A2 型　关节外干骺端楔形骨折。

3. 13–A3 型　关节外干骺端复杂骨折。

（三）临床表现与诊断

（1）患者多为儿童，有明显肘部外伤史。

（2）伤后肘部疼痛，肿胀，活动受限。

（3）肱骨髁处按压痛明显，骨折块分离严重者可扪及骨擦音及异常活动，可出现靴状畸形，但是肘后三角关系正常。

（4）部分患者可能伴随正中神经、桡神经或尺神经症状，或合并血管损伤。

（四）辅助检查

部分患者骨折移位不明显，X 线片对骨折断端不能充分显影，可行 CT 明确诊断，避免漏诊。

（五）治疗

如无神经血管损伤，骨折移位不明显，可考虑非手术治疗，外固定支具固定 4～6 周，其间适当活动相邻关节，防止相邻关节功能受影响。

伸直型肱骨髁骨折容易导致肱血管损伤，入院时要注意对肢体远端的感觉和循环进行检查，如果发现有血管神经损伤征象，需急诊手术。

肱骨髁骨折块移位较大，优先考虑切开复位，复位后可以行交叉克氏针固定（图 4－2－2），术后 3～6 周拔出克氏针。

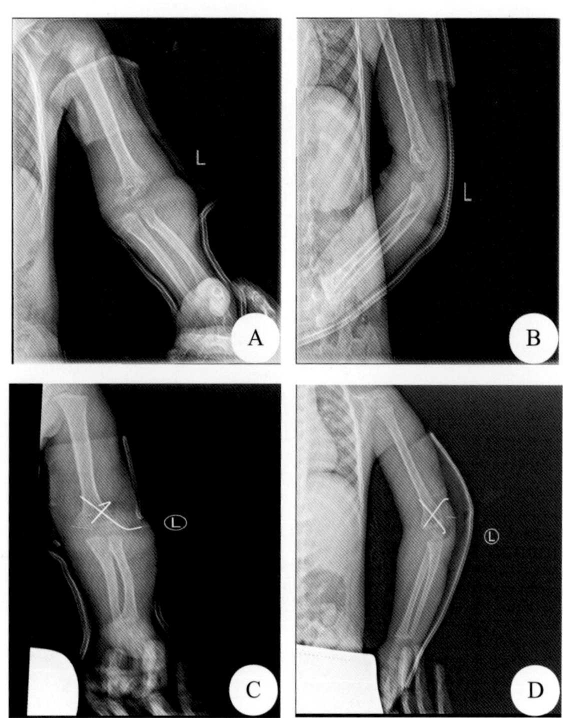

图 4－2－2　男性，3 岁，肱骨髁上骨折

A、B. 术前 X 线片；C、D. 术后 X 线片

三、肱骨内髁骨折

（一）病因病机

肱骨内髁位于肱骨下端内侧，尺神经经内髁后方尺神经沟进入前臂。肱骨内髁骨折比肱骨外髁骨折少，骨折块包括内上髁及滑车的大部分。肱骨内髁骨折系关节内骨折，故对本部位骨折应力求达到解剖对位。

（二）骨折分型

临床根据骨折移位的程度可分为 3 度。

1. Ⅰ度　骨折块无移位。

2. Ⅱ度　骨折块有轻度移位，但无翻转或旋转。

3. Ⅲ度　骨折块有明显的翻转，可因骨折块的尺侧位移而出现肱桡关节脱位。

根据 AO 骨折分型可分为以下几种：

1. 13－B1 型　外侧矢状面的部分关节内骨折。

2. 13－B2 型　内侧矢状面的部分关节内骨折。

3. 13－B3 型　冠状面的部分关节内骨折。

（三）临床表现与诊断

（1）有明显外伤史。

（2）伤后肘关节呈半屈曲位，肘内侧肿胀，有时可扩散至前臂上段尺侧。

（3）内髁压痛明显，可扪及骨折块及骨擦音。骨折块如有明显移位，肘后三角关系异常。

（四）辅助检查

普通 X 线检查可确诊，如 X 线检查不明显，体征与症状明显，可行 CT 和三维重建明确诊断。

（五）治疗

如移位不明显或轻度移位（如Ⅰ度），可行外固定支具固定，肘关节呈屈曲 90°，前臂中立位固定 4～6 周，但需注意内髁骨折好发于儿童，注意避免儿童日后肘内翻畸形。

手术治疗：如移位明显（Ⅱ度或Ⅲ度），或伴有神经症状，应早期选择手术治疗，可行肘关节内侧切口入路，对于Ⅲ度骨折，需使用接骨板固定，阻挡骨折块移位（图 4－2－3）。Ⅱ度骨折仅有旋转移位，可用空心钉固定（图 4－2－4），必要时可游离尺神经。

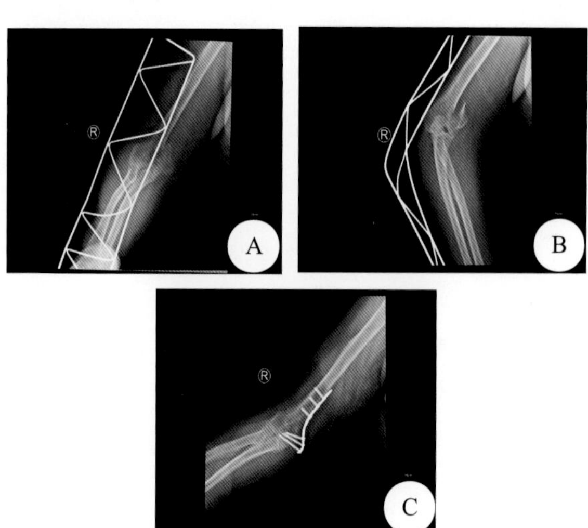

图 4－2－3　女性，74 岁，肱骨内髁骨折，接骨板固定

A、B. 术前 X 线片；C. 术后 X 线片

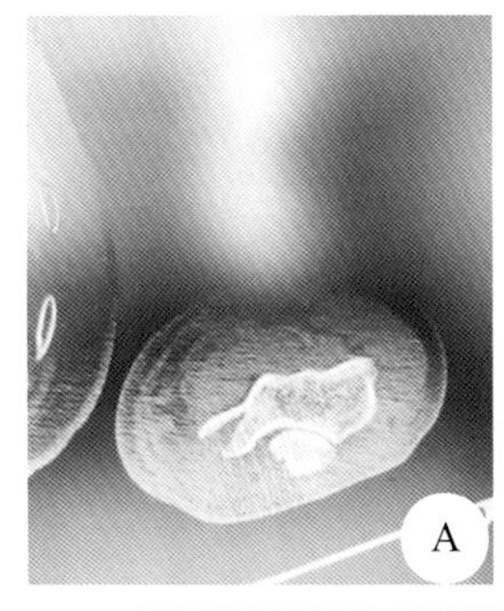

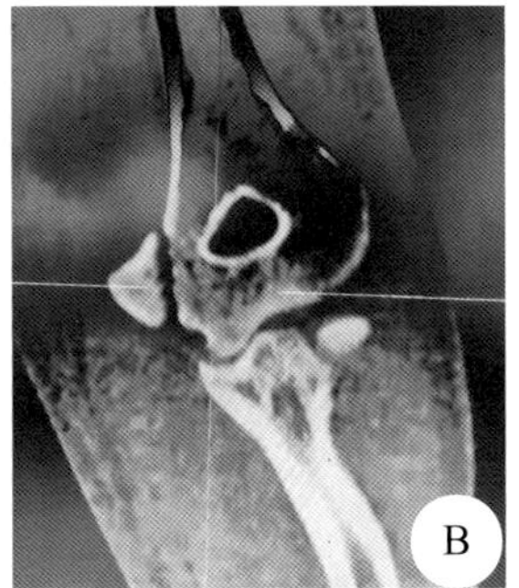

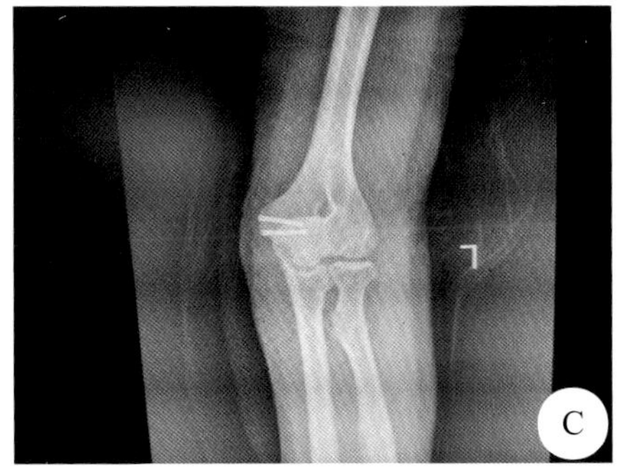

图 4-2-4　女性，38 岁，肱骨内髁骨折，空心钉固定
A、B. 术前 CT；C. 术后 X 线片

四、肱骨外髁骨折

（一）病因病机

肱骨外髁骨折是儿童常见的肘关节骨折之一。好发年龄为5～10岁。

本种骨折多由间接复合外力造成，当儿童摔倒时手掌着地，前臂多处于旋前位、肘关节多处于稍屈曲位，大部分暴力沿桡骨传至桡骨头，撞击肱骨外髁骨骺而发生骨折，多合并肘外翻应力或肘内翻应力以及前臂伸肌群的牵拉力，从而造成不同类型的肱骨外髁骨折。

（二）骨折分型

肱骨外髁骨折依据病理变化分为四型：

（1）Ⅰ型：一般骨折无移位，骨折处呈裂纹状。

（2）Ⅱ型：骨折块向侧方、前方或后方移位，骨折端间隙增大，轻度移位者伸筋膜、骨膜部分撕裂；重度移位者可完全撕裂，复位后骨折块不稳定，固定后可发生再次移位。

（3）Ⅲ型：骨折块向侧方、前方或后方移位，并有旋转移位，因局部伸肌筋膜、骨膜完全撕裂，以及前臂伸肌的牵拉，骨折块发生纵轴的向外旋转，可达 90°～180°，在横轴上也可发生向前或向后的不同程度旋转，肱尺关节无变化。

（4）Ⅳ型：骨折块可侧方、旋转移位，同时肘关节可向桡侧、尺侧及后方脱位，关节囊及侧副韧带撕裂，肘部软组织损伤严重。

（三）临床表现

本病与肱骨内髁骨折相似，可以以肱骨内髁骨折作为参考。

（四）辅助检查

肘关节正、侧位 X 线片多可明确诊断，如 X 线片检查不明显，体征与症状明显，可行 CT 和三维重建明确诊断。

（五）治疗

本部位系关节内骨折，要求精确复位，如为Ⅰ型骨折，无神经血管等症状，可暂考虑外固定支具固定 4～6 周，如骨折块分离明显，则需手术治疗，可选肘外侧切口入路，根据骨折块大小及移位方向，可以选用克氏针、接骨板、螺钉等固定骨折块（图 4-2-5）。

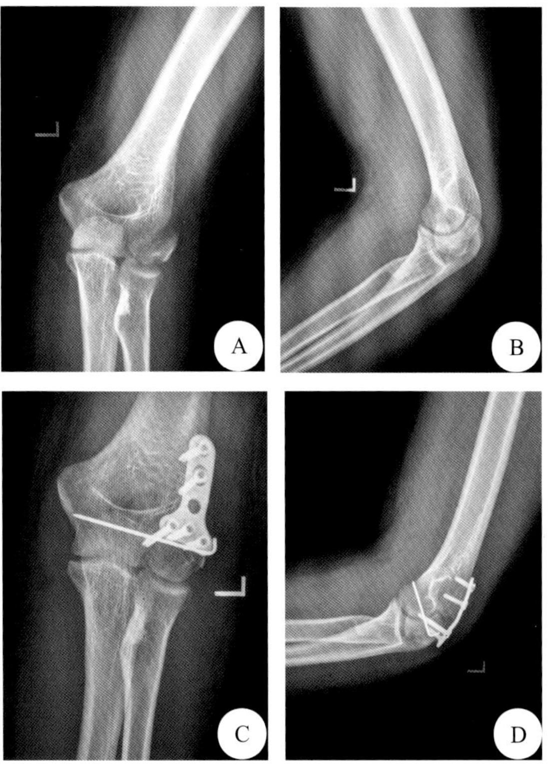

图 4-2-5　男性，28 岁，肱骨外髁骨折
A、B. 术前 X 线片；C、D. 术后 X 线片

五、肱骨小头骨折

（一）病因病机

单纯性肱骨小头骨折多见于成年人，合并部分外髁的肱骨小头骨折常见于儿童。该骨折系关节内骨折，骨折块较小较隐蔽，容易漏诊。当肘关节轻度屈曲时，传导暴力自下而上经桡骨传至肘部，桡骨小头成锐角撞击肱骨小头，在肱骨小头与肱骨干骺端造成剪切外力，将肱骨小头自其附着部剪切下来，并可向掌侧上方移位，造成骨折。

（二）骨折分型

（1）Ⅰ型：完全骨折，骨折块包括肱骨小头及部分滑车。骨折块可沿肱骨下端冠状面向上方移位，并有旋转移位。

（2）Ⅱ型：单纯肱骨小头完全骨折，或肱骨小头边缘有小骨折块，有时X线片上很难发现。

（三）临床表现及诊断

肘外侧和肘窝部肿胀、疼痛。疼痛和压痛局限在肘外侧和肘前侧。肘关节伸屈活动受限，尤其屈曲 90°～100°时，常发生肘疼痛加重并有阻力感。

（四）辅助检查

X线片对肱骨小头骨折有 66％的敏感度和 63％～67％的阴性预测率。肱骨小头骨折多为间接暴力所致，临床症状轻，关节肿胀不突出，X线片不能准确地反映骨折大小及部位，肘部其他结构骨质与骨折块重叠致X线片显示效果不佳，从而导致漏诊。侧位X线片中单一的肱骨小头骨折表现为半月形的游离状态，但是并不是所有患者中都存在这种类型的特征。CT能三维地呈现肘关节损伤部位的形态结构、涉及范围和与关节内其他组织的关系，准确判断骨折块的数量、部位及范围、移位情况，更有利于制订手术方案。该类骨折常伴有内、外侧副韧带复合体损伤及桡骨头骨折等。对损伤部位上下关节的骨损伤和软组织损伤应通过临床评价和MRI来判断。

（五）治疗

1. 非手术治疗 仅针对不能耐受和不接受外科手术的患者，因为闭合复位和长期外固定制动，常常会出现不良的结果和并发症，如慢性疼痛、僵硬、关节不稳定、创伤性关节炎等。非手术治疗预后较差，建议采用手术内固定治疗。

2. 手术治疗 手术方式包括切开复位内固定术、骨折块切除术、关节镜手术、切开复位内固定结合外固定架和肘关节置换术等。根据骨折块的大小、位置、数量以及是否累及肱骨滑车，可以选择延长肘关节外侧入路、肘后正中入路、鹰嘴截骨入路和肘关节前外侧入路。当肱骨小头或滑车骨折块粉碎，无法固定时，骨块切除术是另一种可选择的治疗方案，其手术实施简单、风险小，早期即可行功能锻炼。当损伤涉及韧带或滑车时可增加肘关节不稳的并发症。

直视下复位后，可以采用可吸收螺钉、空心钉、接骨板等固定方式固定（图 4－2－6）。术中注意探查外侧副韧带或外侧副韧带止点是否损伤，如果有损伤必须修复。

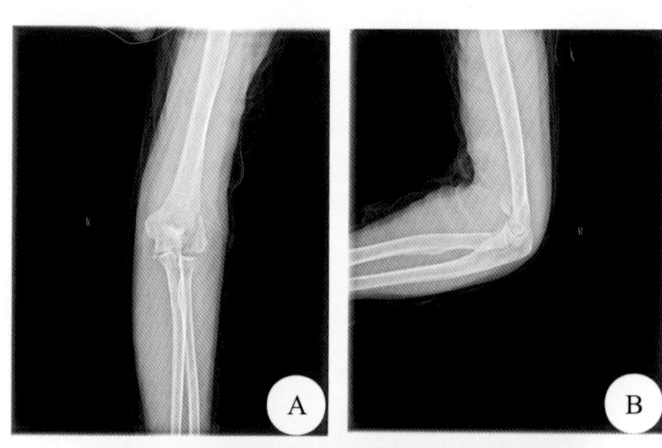

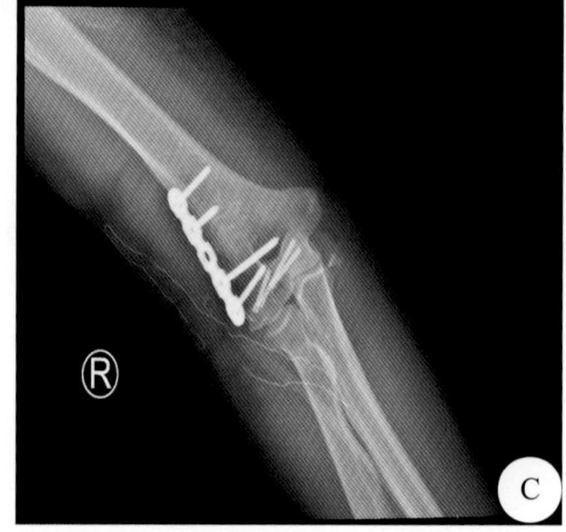

图 4－2－6　女性，68 岁，肱骨小头骨折

A、B. 术前X线片；C. 术后X线片

六、肱骨滑车骨折

肱骨滑车骨折属关节内骨折，单纯肱骨滑车骨折比较少见，文献鲜有报道，而冠状面骨折更是少见。

（一）病因病机

肱骨滑车骨折是肘关节在半屈曲状态下受前臂垂直暴力所致。滑车后部关节面未受损伤，所以肘关节活动受限不大，肘后三角关系正常，如果移位不明显，X线检查的检出率低，临床上容易漏诊或误诊。

（二）骨折分型

目前国际上普遍使用的骨折分类方法是AO分型：肱骨远端冠状面骨折的AO分型中，长管状骨为13－B3型骨折，其中B3.1型为单纯外髁骨折，B3.2型为单纯滑车骨折，B3.3型为外髁加滑车骨折。

Bryan－Morrey分型：1985年Bryan和Morrey根据骨折块的厚度及所累及的范围将其分为3型，1996年McKee对该分型进行了补充，增加了1型。4种具体分型为：肱骨小头冠状面及小部分滑车（或不包括滑车）骨折为Ⅰ型；肱骨小头关节软骨剥离为Ⅱ型；肱骨小头的粉碎性骨折为Ⅲ型；若伴大部分滑车骨折则为Ⅳ型。临床以Ⅰ型和Ⅳ型较常见。

Dubberley分型：Dubberley等根据骨折范围及肱骨小头和滑车是否分开将其分为3型：Ⅰ型包括肱骨小头，可累及滑车外侧缘；Ⅱ型累及肱骨小头和滑车，两者呈完整骨块；Ⅲ型中两者呈成单独骨块。Dubberley分型考虑到了肱骨远端后方骨折累及滑车的程度及范围，对治疗方案的选择，如手术入路方式及内固定物的置入有重要的指导作用。

（三）辅助检查

针对肱骨滑车骨折，临床可采取肘关节充气造影辅助诊断，但容易合并副损伤。摄X线片的患者取前臂内旋45°、外旋45°有助于确诊，但往往由于患肢活动受限影响摄片效果，且对于局部的隐匿性骨折，摄X线片易出现重影、伪影等，导致误诊、漏诊。3D－CT可通过三维立体成像清楚地检测出肱骨滑车骨折的范围、程度，以及骨折块的移位等情况，明确诊断及评估骨折分型，且可协助评估关节面损伤程度，发现关节内游离体等，为下一步的诊疗提供重要依据。

（四）治疗

1. 非手术治疗 文献指出不稳定的肱骨滑车影响肘关节的整体稳定性，建议采取夹板或石膏后托对肱骨滑车无移位骨折制动3周。对简单骨折采取闭合复位亦可取得不错的疗效。当滑车部骨折伴肘关节面、骨折端移位明显，或伴骨折碎块掉入关节腔时则选择手术治疗。

2. 手术治疗 此类骨折为完全关节内骨折，手术治疗为首选，包括切开复位内固定和全肘关节置换术等术式。临床治疗肱骨滑车骨折的主要方法是切开复位内固定，对于滑车伴小头骨折患者可采用空心钉，实现骨折端的解剖复位与坚强固定（图4－2－7），而对于何种手术入路更优学界尚无明确定论。术中要注意保护血供，避免过度剥离软组织导致骨不愈合或骨的缺血坏死。当常规手术方法的预后极差，且不可能改善肘部疼痛及功能时可采取全肘关节置换术。

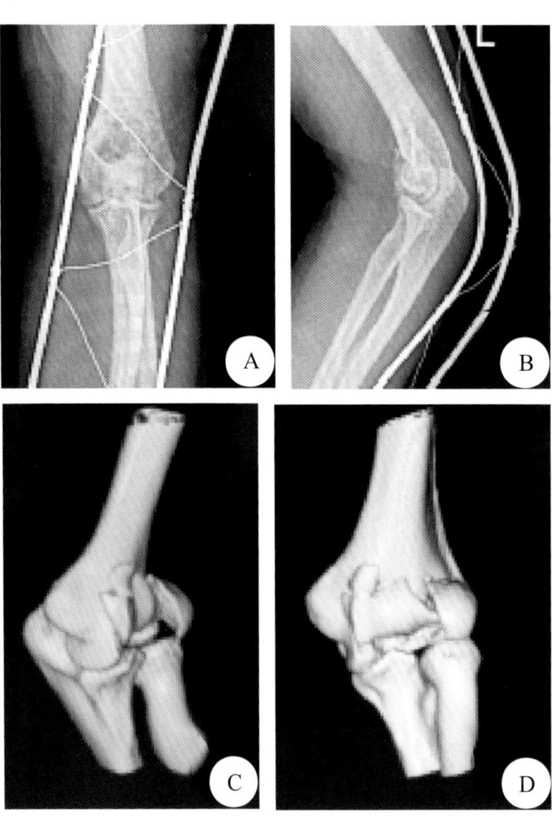

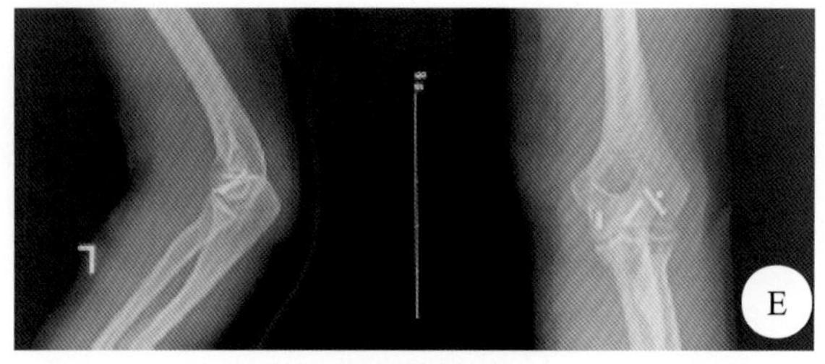

图 4-2-7 男性，45 岁，肱骨滑车骨折，空心钉固定

A. 肘关节正位 X 线片提示肱骨远端关节面骨折；B. 肘关节侧位 X 线片提示肱骨远端关节面骨折；C、D. 肘关节三维 CT 提示肱骨滑车及肱骨小头骨折，骨折移位明显；E. 切开复位空心钉内固定术后肘关节正、侧位 X 线片，可见肱骨小头及滑车位置关节恢复、肱骨远端关节面光滑平整

七、尺骨冠状突骨折

尺骨冠状突是尺骨上端前下方骨性突起，是防止肘关节后脱位、后外侧半脱位的阻挡结构。冠状突骨折会影响肘关节的稳定性，严重时导致关节半脱位或后脱位。冠状突骨折类型因骨折部位、大小和损伤机制的不同而异，通常还伴有肘部韧带断裂和肘部其他骨性结构损伤，是肘关节“恐怖三联征”的组成部分，多需手术干预。

（一）病因病机

前臂遭受瞬间外翻和旋后的应力，导致桡骨头骨折，外力进一步作用，形成外翻力，使冠状突受到肱骨滑车的剪切力而发生骨折。

（二）骨折分型：O'Driscoll 分型

（1）Ⅰ型骨折：累及冠状突尖，但不向内侧延伸到高耸结节，也不进入冠状突体部。

（2）Ⅱ型骨折：累及冠状突前内侧部。

（3）Ⅲ型骨折：累及冠状突基底，至少超过冠状突高度的 50%。

（三）辅助检查

肘关节正、侧位 X 线片可显示骨折，如肘关节肿胀明显，或骨折块较小，但体征明显，可行肘关节 CT 扫描，即可明确诊断。

（四）治疗

1. 非手术治疗 冠状突骨折通常伴随肘关节后脱位，首先要处理的往往是肘关节复位。大多数情况下可完成闭合复位，如果复位后肘关节稳定，冠状突骨折块较小，可以采用石膏固定。

2. 手术治疗 根据骨折分型指导手术治疗方法的选择，临床上往往以 O'Driscoll 分型为依据。肘关节“恐怖三联征”患者冠状突几乎总有个带有前关节囊附着的小的横形骨折，也可有很大的冠状突骨折块或骨折累及冠状突前内侧面。尺骨骨折脱位时冠状突骨折可以是单一的大骨折块，也可以是带或不带冠状突尖的 2～3 个大骨折块（前内侧面、中央处小的“乙状”切迹），还可以是粉碎性骨折。了解这些情况有助于指导治疗。

3. 入路选择 对于 O'Driscoll Ⅰ型冠状突尖骨折，可选择前方入路，并根据骨折块大小以缝线和锚钉进行固定。若伴有桡骨头骨折，可以经外侧入路进行冠状突骨折复位和固定。治疗肘关节“恐怖三联征”时，即使骨折的冠状突较小，也建议固定。O'Driscoll Ⅱ型冠状突前内侧骨折，常造成肱尺关节后内侧半脱位和关节对合异常。如果骨折块较小，缝线固定仍然是首选方案，如为ⅡC 型骨折，骨折块较大，接骨板螺钉是最佳选择。O'Driscoll Ⅲ型冠状突基底骨折，冠状突基底骨折的骨折块比较大，涉及关节面，治疗原则是解剖复位坚强内固定。固定方法包括骨缝合，螺钉和接骨板固定（图 4-2-8）。标准治疗方案包括桡骨头骨折复位内固定或桡骨头置换、冠状突骨折复位固定、修复关节囊和外侧副韧带。对一些特定患者需修复内侧副韧带，辅助应用带铰链的外固定支架进行康复锻炼。

冠状突骨折手术后应根据骨折固定情况尽量不做外固定，术后 2～3 天即行肘关节主动功能训练。对骨折粉碎、内固定效果不确定的患者，术后可适当结合外固定，术后 1～2 周即应进行肘关节功能锻炼，外固定时间最好不要超过 3 周。

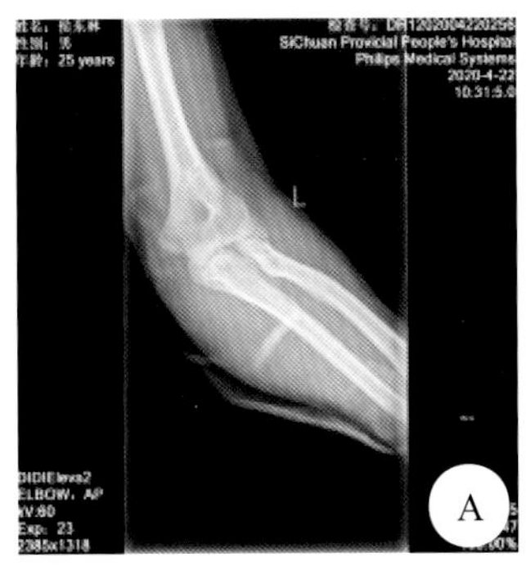

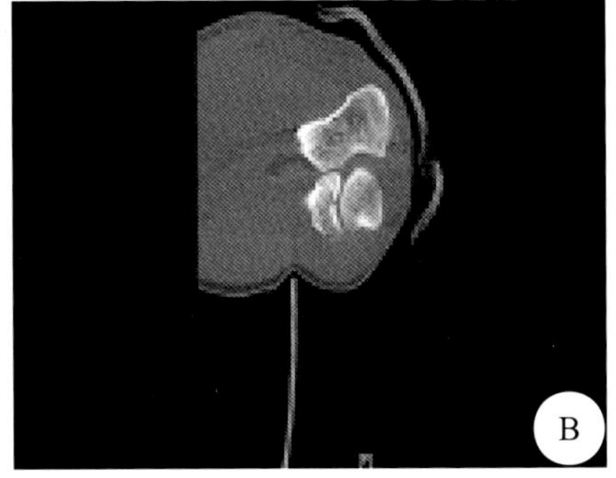

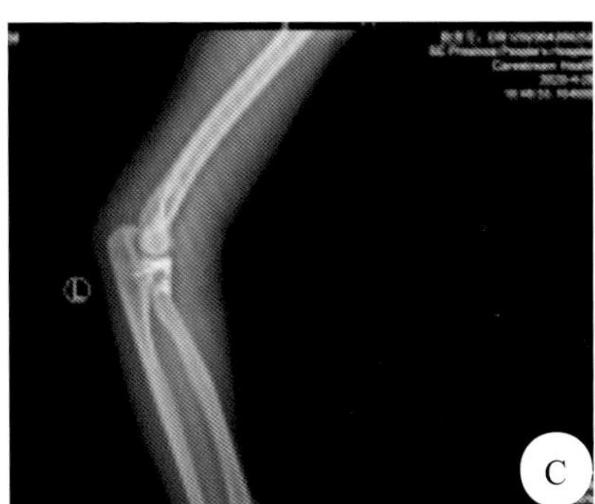

图 4-2-8　男性，25 岁，尺骨冠状突骨折

A. 术前 X 线片；B. 术前 CT；C. 术后 X 线片

八、尺骨鹰嘴骨折

尺骨鹰嘴骨折多见于成人。尺骨鹰嘴与尺骨冠状突共同构成半月切迹。除少数尺骨鹰嘴尖端撕脱骨折外，多数骨折为涉及关节面的关节内骨折。准确的解剖复位可防止关节不稳及骨关节炎。

（一）病因病机

损伤可为直接暴力或间接暴力。直接暴力多导致粉碎性骨折，间接暴力可导致肱三头肌猛力收缩，致鹰嘴骨折。

（二）分型

1. 无移位骨折　从 X 线片上判断，骨折端分离在 2mm 以下，伸肘机制尚可。

2. 有移位骨折　骨折端分离在 3mm 以上。

（三）临床表现及体征

尺骨鹰嘴骨折后由于肘关节内积血，局部肿胀较明显，压痛比较局限，肘关节屈伸功能障碍。骨折端分离明显者可触及陷沟。

（四）辅助检查

从 X 线片上可判定骨折类型。

（五）治疗

移位不明显，不影响关节面平整的行手法复位外固定；移位明显，关节面不平整的行切开复位内固定。

1. 手法复位　无移位骨折均可行手法复位。侧位 X 线片上骨折间隙小于 5mm，均可不做整复或稍加整复，仅用肘后石膏托或小夹板固定肘关节于伸直 130°位 1～2 周，再屈肘悬吊前臂 1～2 周，逐渐开始肘关节的功能练习。另外，年龄较大的老年人因工作强度较轻，对肘关节功能需求不高，而儿童对创伤的修复能力强，并且二者肌力较弱，故对老年人及儿童的粉碎性骨折均应首先采用手法复位，然后做石膏或小夹板固定。对伴有肘关节前脱位的患者，特别是老年人及儿童，可采用颈腕带悬吊的方法，利用身体的重力作用牵引而自行复位。具体的整复手法是：肘关节置于屈曲 130°～140°位，使肱三头肌放松，术者握紧伤肢的上臂，一手用鱼际抵于鹰嘴尖部，用力推按，使骨折对合复位。

2. 切开复位　内固定尺骨鹰嘴骨折，鹰嘴正常的解剖关系遭到破坏，骨折近端及远端分别受到伸、屈肘肌的牵拉作用，失去生物力学平衡。具体地说，肱肌止于冠状突，肱三头肌止于鹰嘴，二者分别是屈、伸肘的动力，尺骨鹰嘴的关节面为压力侧，鹰嘴背面为张力侧，二者之间是中性轴，既无压力亦无张力。骨折后通常以肱骨滑车为支点，致骨折背侧张开或分离。

手术切开复位的适应证是：骨折移位明显，经手法复位失败或不宜手法复位者均应行手术切开复位内固定术。复位必须准确，否则不规则的关节面将导致活动受限、骨折延迟愈合或创伤性关节炎，因此固定必须牢固。在骨折未完全愈合前即可做轻柔的功能练习，真正做到骨折在功能练习中愈合，功能在骨折愈合中恢复。手术治疗常用的方法有：①钢丝交叉固定；②克氏针钢丝张力带固定；③髓腔内固定；④接骨板内固定；⑤近侧骨折片切除术。

（1）钢丝交叉固定：此法适用于冠状突近端的鹰嘴非粉碎性骨折，如撕脱骨折和横形骨折。实践证明，单纯环形结扎不如“8”字形结扎效果好。尺骨鹰嘴的张力面在浅面，在浅面做“8”字形钢丝结扎，能在鹰嘴骨折线上产生压应力，而在鹰嘴轴心前面做单纯钢丝结扎，肱三头肌的牵拉可使骨折块向后分离。

（2）克氏针钢丝张力带固定：该方法近年在临床上广泛应用，被证明有固定牢靠、不用外固定、可早期功能练习等优点。缺点是拆除钢丝有时较繁杂。

具体的固定方法：复位后自鹰嘴近侧端插入两枚克氏针，越过骨折线5～6cm，于骨折线下的尺骨背横行钻一骨孔，并穿过20号不锈钢丝，交叉经过鹰嘴后，再使钢丝穿过克氏针突出处，拉紧后扭转结扎。在克氏针近端做180°转弯，叩击使之进入骨折近端。术后不需石膏固定，屈肘90°悬吊2～3周后开始功能练习。若鹰嘴中部粉碎性骨折，骨折块不能集中在一起，可切除碎骨折块，再用克氏针钢丝张力带固定（图4－2－9）。

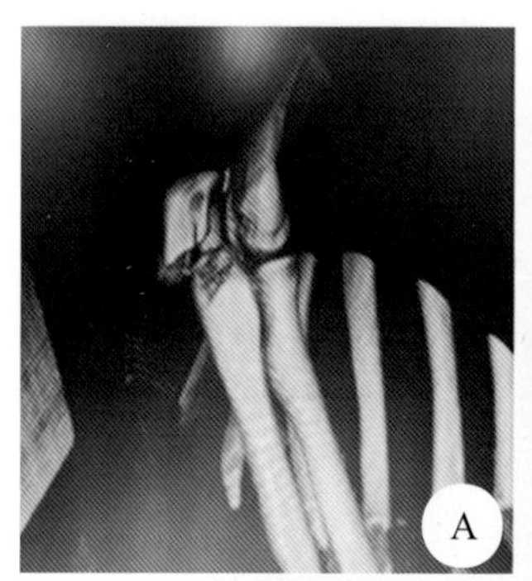

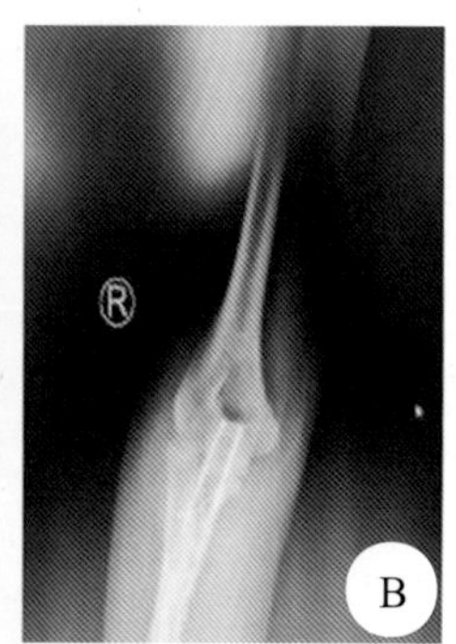

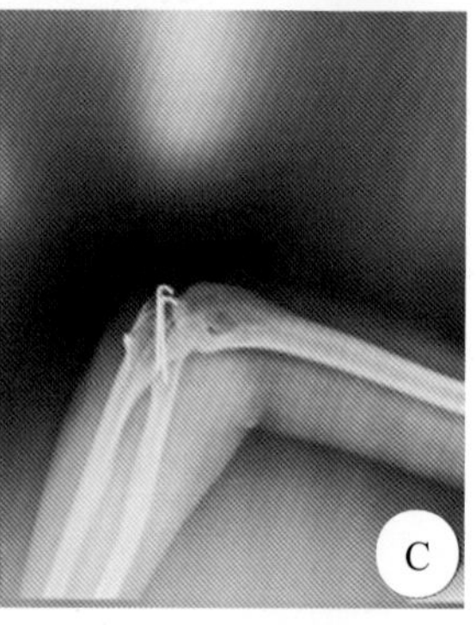

图4－2－9　男性，25岁，尺骨鹰嘴骨折，张力钢丝带固定

A. 术前三维重建；B、C. 术后X线片

（3）髓腔内固定：在尺骨鹰嘴粉碎性骨折和桡骨头向前脱位时，这个方法有特殊的作用。坚强的内固定可防止脱位复发，若有尺骨干骨折附加鹰嘴骨折，可用同一髓内针固定。若单纯髓内针固定仍不牢固，可配合使用“8”字形钢丝结扎。

（4）接骨板内固定：1/3管状接骨板对治疗粉碎性骨折或纵向斜形骨折非常适宜。由于粉碎性骨折常常合并骨缺损，采用张力带固定可导致鹰嘴压缩和变短。在鹰嘴的后方或尺骨后外侧缘用接骨板固定，可以获得比较牢固的稳定以及良好的解剖恢复效果，还可同时对骨缺损处进行一期植骨。3.5mm系列重建接骨板比1/3管状接骨板具有更好的稳定性和灵活性，根据骨折的形态，3.5mm系列重建接骨板可直接放置在尺骨后方或可以直接沿尺骨外侧缘进行固定（图4－2－10）。

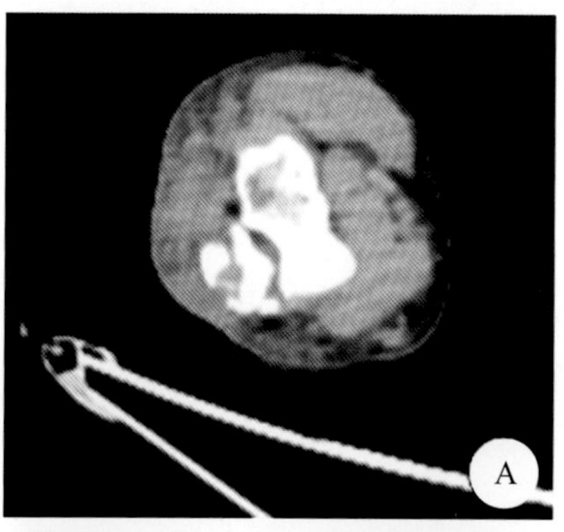

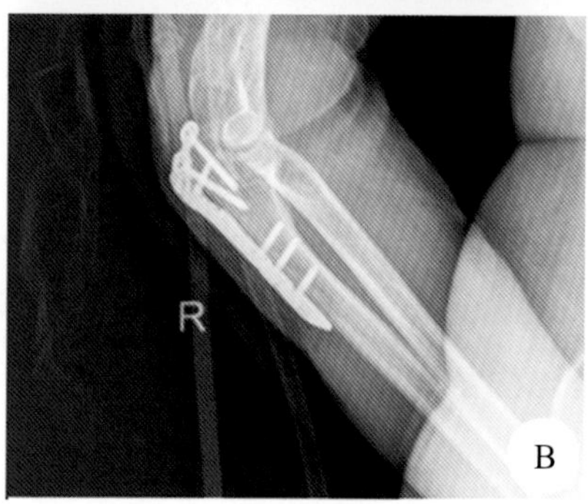

图4－2－10　女性，52岁，尺骨鹰嘴骨折，接骨板固定

A. 术前CT；B. 术后X线片

（5）近侧骨折片切除术：该方法可以将肱三头肌腱固定于远侧骨折块上，没有骨不愈合的问题，可以减少由于关节面不规整引起创伤性关节炎的可能。另外，本手术没有内固定失效的问题，允许早期活动，而且不会损伤关节的稳定性和伸直力量。但本方法仅适用于鹰嘴的遗留部分足以形成稳定滑车基底部的情况，若粉碎性骨折影响冠状突的功能或肘关节前面有骨折，或软组织损伤严重，则禁忌行骨折片切除术，否则肘关节不能稳定。本手术的不足是肘关节的作用减少以及容易并发尺神经损伤。有人主张从以下情况做选择：①严重的粉碎性骨折，切开复位内固定不能成功；②非关节内骨折；③先前的切开复位内固定已失败；④骨不连接；⑤治疗时距损伤已有10～14天；⑥影响到远侧1/3的开放性骨折；

⑦局部软组织条件差，不允许内固定物存留。手术应注意首先游离尺神经，做“V”形肱三头肌肌瓣、骨片钝性切除，远侧骨片重新整形，肌腱及筋膜修复时将肘关节完全伸直，通常屈肘70°时无很大张力。术后石膏固定于肘屈70°位。7～10天开始活动，3周后可以去石膏。在3个月内应避免用力伸肘。

尺骨鹰嘴骨折的晚期并发症是骨不连，伸肘障碍以及尺神经麻痹等。骨不连常由内固定失败引起。陈旧性骨折可行骨折片切除、肌腱缝合。伸肘障碍大都由粉碎性骨折骨性连接引起，在某种意义上讲是骨折必然残留的改变。

九、桡骨头骨折

（一）病因病机

桡骨头骨折包括桡骨头部骨折和桡骨颈骨折。桡骨头部骨折多见于青壮年，桡骨颈骨折多见于儿童。如治疗不当，会造成前臂旋转功能障碍。多为间接暴力致伤，跌倒时肘关节伸直，前臂旋前，桡偏，手掌撑地，屈体的重力作用于地面，向上传达的暴力沿桡骨向上传导至桡骨头，与肱骨小头发生冲撞，加之前臂旋前产生的剪切力，致桡骨头部或桡骨颈发生骨折。

（二）分型

根据mason分型，分为以下四型：

（1）Ⅰ型：桡骨头骨折无移位或移位小于2mm，骨折线可通过桡骨头边缘或呈劈裂状。

（2）Ⅱ型：桡骨头骨折有分离，移位大于2mm。

（3）Ⅲ型：桡骨头粉碎性骨折。

（4）Ⅳ型：桡骨头骨折伴肘关节脱位。

（三）临床诊断与表现

（1）有明显外伤史。

（2）肘外侧明显肿胀、疼痛。前臂旋转及屈伸功能明显受限。

（3）桡骨头部压痛明显，伴肘关节脱位者可触及肘后三角关系异常。

（4）检查时应明确是否伴有尺桡近端关节、远端关节和桡神经的损伤。

（四）辅助检查

由于肘关节形态复杂，且桡骨头关节面受损严重，CT辅以三维重建对病情判断更加直观。

（五）治疗

1. 非手术治疗 桡骨头骨折无明显移位（mason分型Ⅰ型）可行非手术治疗（移位不超过2mm）。肘关节屈曲90°，前臂中立位采用外固定支具固定4～6周，去外固定支具后，先行肘关节屈伸锻炼，再行前臂旋转功能锻炼。

2. 手术治疗 mason分型Ⅱ型、Ⅲ型、Ⅳ型应早期行手术切开复位治疗，重在恢复关节面平整，以及肱桡关节、尺桡关节对合度。可采用肘关节外侧手术入路，术中将前臂尽量悬前，避免桡神经深支损伤。使用空心钉修复骨折块，合并关节脱位者需同时使用带线锚钉修复肘关节侧副韧带，空心钉应保留在桡骨头皮质内（图4－2－11）。桡骨头粉碎性骨折，非手术及切开复位均不能达到治疗效果者，可行桡骨头置换或桡骨头切除术。

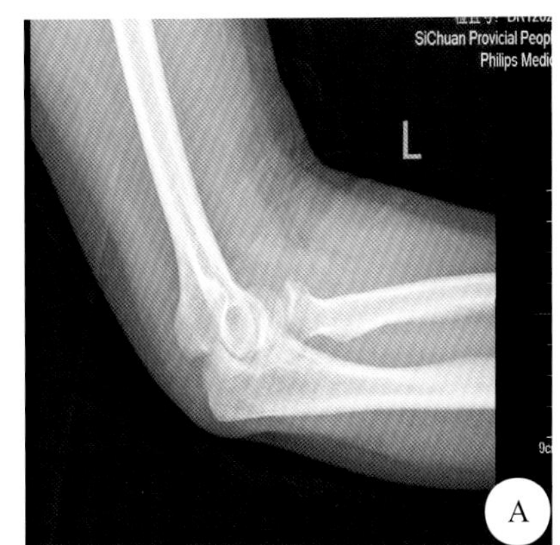

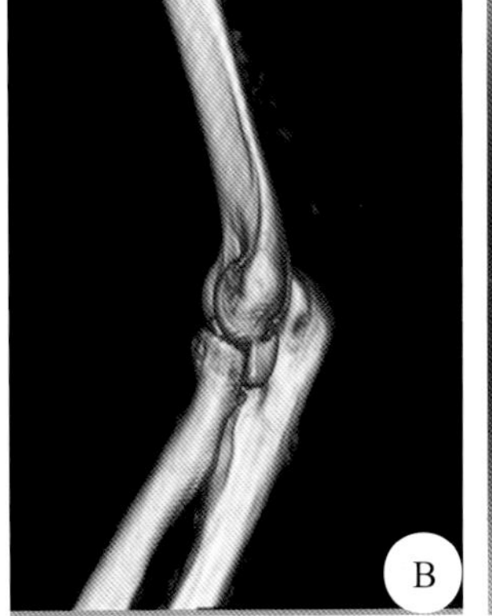

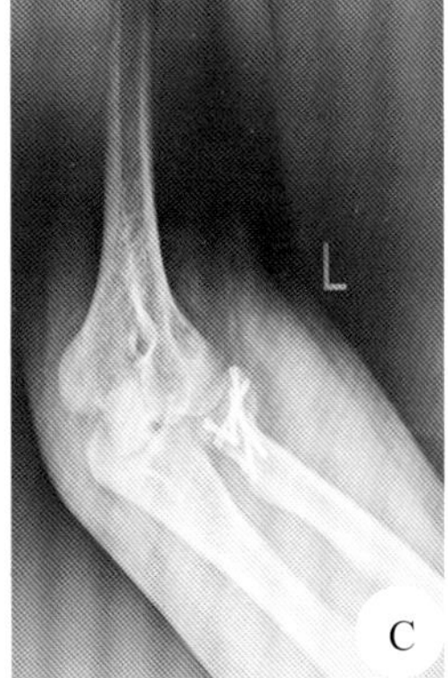

图4－2－11 男性，35岁，桡骨头骨折

A. 术前X线片；B. 术前三维重建；C. 术后X线片

第三节　肩部关节脱位

一、肩关节脱位

肩关节脱位占全身关节脱位的40%以上，且多发生在青壮年，男性多于女性。肩关节脱位分前脱位、后脱位、上脱位和下脱位，前两种类型较多见，后两种类型较为少见。

（一）肩关节前脱位

1. 致伤机制　肩关节前脱位者很多见，常因间接暴力导致，如跌倒时上肢外展外旋，手掌或肘部着地，外力沿肱骨纵轴向上冲击，肱骨头自肩胛下肌和大圆肌之间薄弱部撕脱关节囊，向前下脱出，形成前脱位。肱骨头被推至肩胛骨喙突下，形成喙突下脱位，如暴力较大，肱骨头再向前移至锁骨下，形成锁骨下脱位。

2. 临床表现及诊断

（1）肩关节前脱位者均有明显的外伤史，以及肩部疼痛、肿胀、功能障碍等一般损伤症状。

（2）因肱骨头向前脱位，肩峰特别突出，形成典型的方肩。上臂有明显的外展内旋畸形。同时可触及肩峰下有空虚感，在腋窝处可摸到前脱位的肱骨头，杜格（Dugas）征阳性。自肩峰至肱骨外髁的长度较健侧者长，直尺检查时可以令伤侧放平，注意还要检查有无血管神经损伤的情况。

（3）X线检查可以确诊肩关节前脱位，并能检查有无合并骨折及肩关节前脱位整复后的情况。

3. 治疗

（1）手法复位：新鲜肩关节前脱位后，应及早行手法复位外固定治疗。整复操作要在麻醉无痛下进行，操作手法要轻柔。手牵脚蹬复位法（Hippocrates法）较为常用，且安全，患者取仰卧位，麻醉后，术者立于伤侧面对患者，两手握住伤肢腕部，同时将脚跟沿胸壁伸至伤侧腋下，向上蹬住附近胸壁（右肩用右脚，左肩用左脚）。具体操作方法即用两手握住伤肢腕部，上臂外展一些，沿上臂纵轴方向牵引，并向外旋转足跟蹬腋部和胸壁，即可使肱骨头复位。此手法简单易行，节省人力，效果较好。但对伴有肱骨大结节骨折者，或伴有明显骨质疏松者，此手法不适用。

陈旧性肩关节前脱位也有采用手法复位成功的。一般认为肩关节前脱位3周以上未复位为陈旧性脱位。

（2）手术治疗：主要用于新鲜的肩关节前脱位，特别是严重肩关节脱位合并肩部骨折，因失去了完整可操纵肱骨头的杠杆，使闭合复位极为困难。对于肩关节前脱位伴肱骨外科颈骨折手法复位失败者；肩关节前脱位伴肩胛盂前下缘骨折或盂唇被撕脱的范围较广泛，脱位整复后不能维持复位者；肩关节前脱位伴肱骨大结节骨折，肱二头肌长头腱向外后移位，且被挤夹于盂头之间影响复位者；肌肉、骨膜及其他软组织嵌入关节阻挡复位，伴肌腱断裂需修复者，可采用开放复位或盂唇修复治疗（图4-3-1）。陈旧性肩关节前脱位伴有骨折，或手法复位失败，或脱位后已2个月以上者，亦可采用开放复位治疗。

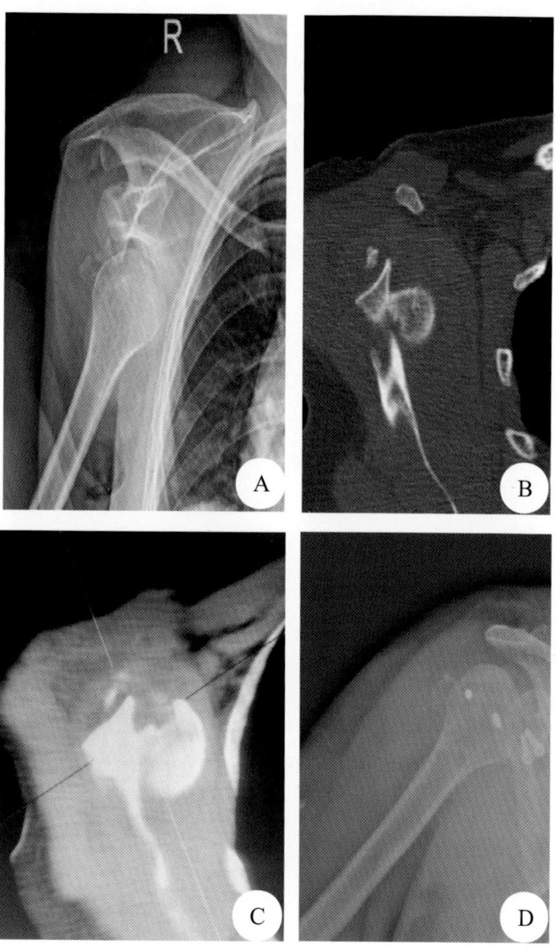

图4-3-1　女性，69岁，肩关节前脱位，Latarjet手术

A. 术前X线片；B、C. 术前CT；D. 术后X线片

（二）肩关节后脱位

1. 致伤机制　外伤性肩关节后脱位极为罕见，直接或间接暴力均可引起。直接暴力常从前侧向后直接打击肱骨头，使肱骨头冲破关节囊后壁和盂唇软骨而滑入肩胛盂后冈下，常伴有肱骨头前侧凹陷骨折或肩胛冈骨折。间接暴力常为电击伤，或癫痫发作时上臂强力内旋传导暴力使肱骨头向后脱位，后脱位时由于肩胛下肌牵拉，小结节骨折较常见。

2. 临床表现及诊断　临床症状不明显，极易漏诊，最明显的临床表现为肩峰异常突出，从伤侧侧面观察，伤肩后侧隆起，前部平坦，上臂呈内收内旋位，外展活动明显受限制，在肩关节后侧冈下可摸到肱骨头，肩部前侧空虚。正位X线片盂肱关系大致正常，但仔细研究可发现，肱骨头呈内旋位，大结节消失，肱骨头与肩胛盂的半月形阴影消失，肱骨头与肩胛盂的关系显示移位，轴位X线片可显示肱骨头向后移位，肱骨头的前内侧变平或凹陷。再结合肩部外伤史，即可确诊。目前认为肩关节超声对肩关节后脱位诊断敏感性最高，同时肩关节CT及MRI也有助于诊断。

3. 治疗

（1）手法复位：新鲜的肩关节后脱位的手法复位比较容易。

在麻醉无痛情况下，患者采用靠坐位或仰卧位，助手用一手向后压住肩胛骨作为固定，另一手用拇指向前下推压肱骨头。术者两手握住伤肢腕部，沿肱骨纵轴轻度前屈牵引，并外旋上臂即可复位。

（2）手术治疗：陈旧性肩关节后脱位一般多采用开放复位。手术切口采用胸大肌三角肌间沟入路，自前方显露关节囊，切开肩袖间隙，松解后即可复位（图4－3－2），复位后根据稳定性决定是否修复肱骨头缺损。

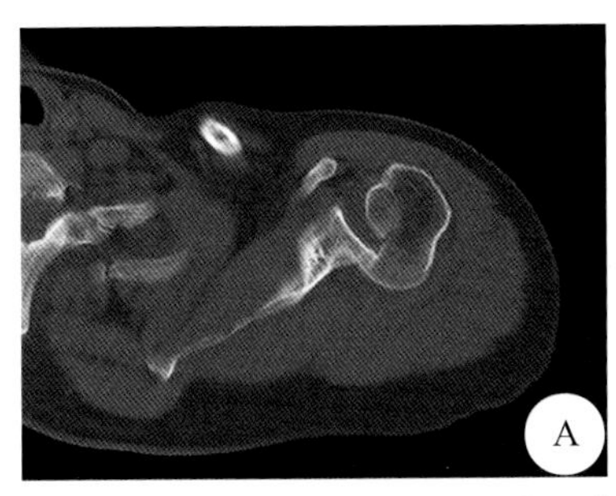

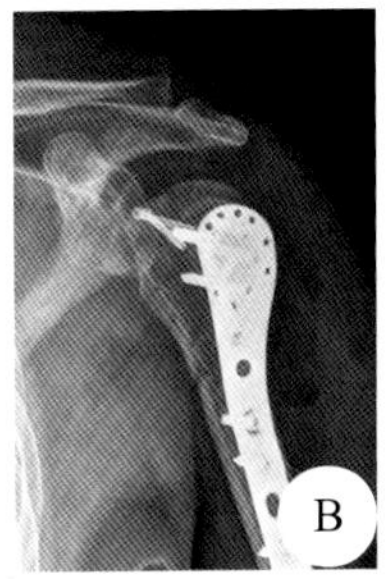

图4－3－2　男性，49岁，肩关节后脱位

A. 术前CT；B. 术后X线片

（三）肩关节上脱位

1. 致伤机制　肩关节上方有喙肩弓阻挡，有盂唇、关节囊包绕，以及有肱二头肌长头的下压作用，故上脱位罕见。肩关节处于内收位时遭受直接冲撞或沿肱骨自下而上传导的直接暴力冲击，导致肱骨头向上冲出肩胛盂，形成脱位。同时脱位的肱骨头暴力撞击肩峰、锁骨、喙突，可造成肱骨头上部、肱骨大结节、肩峰、锁骨、喙突骨折，亦可造成肩袖、喙肩韧带、喙锁韧带的损伤断裂。引起肩关节上脱位的暴力常剧烈。

2. 临床表现及诊断　由于暴力剧烈，常常有肩关节肿胀、肩周压痛、肩关节活动受限、患肩高耸。X线检查可见肱骨位于肩胛上方，可见撕脱的大结节骨块。肱盂关节失去正常对合关系，常伴有肩峰、锁骨及喙突骨折。CT可进一步明确诊断（图4－3－3），MRI可排除肩袖损伤。

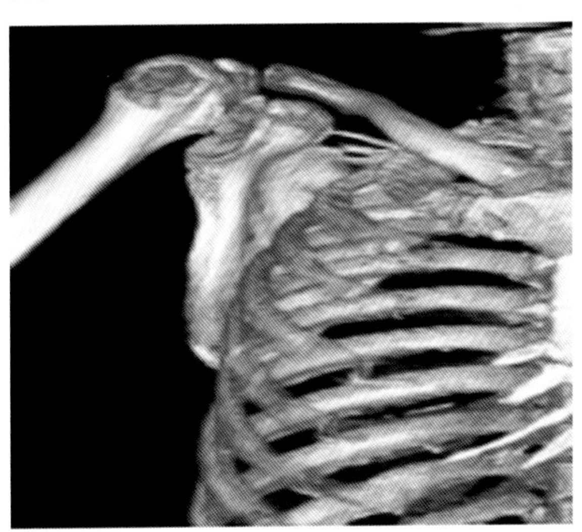

图4－3－3　肩关节上脱位

3. 治疗

（1）手法复位：顺右上肢轴线轻柔牵引，助手由上往下按压脱位的肱骨头，但常常由于撕脱的肱骨大结节骨折块及肱二头肌长头腱的阻挡，闭合复位较难成功。

（2）手术治疗：手术入路常选择胸大肌三角肌间沟入路，于胸大肌三角肌间隙进入肩关节前方，完全暴露肱骨头，松解肱骨头周围粘连，清理关节腔，将嵌顿骨折块连同冈上肌腱松解后，使用缝线标记止点并牵拉，做内外旋转松解肱骨头后牵拉患肢，将肱骨头复位至关节盂内。肱骨头复位后活动肩关节，注意外展时盂肱关节上方不稳。若合并肩袖损伤，则需在肱骨头软骨面及骨的交界区，拧入带线锚钉，缝线穿过冈上肌止点后，复位冈上肌腱（图 4-3-4）。

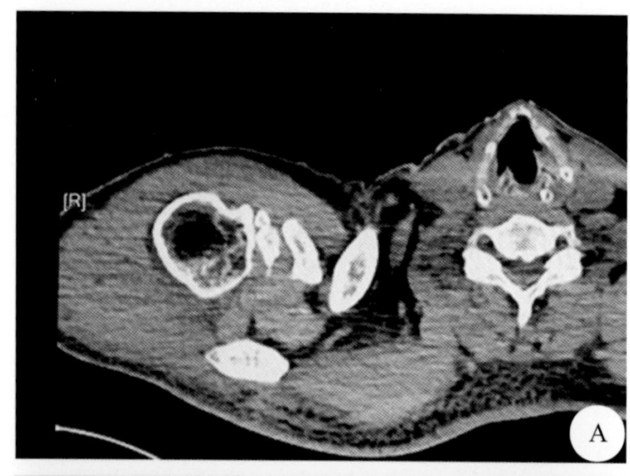

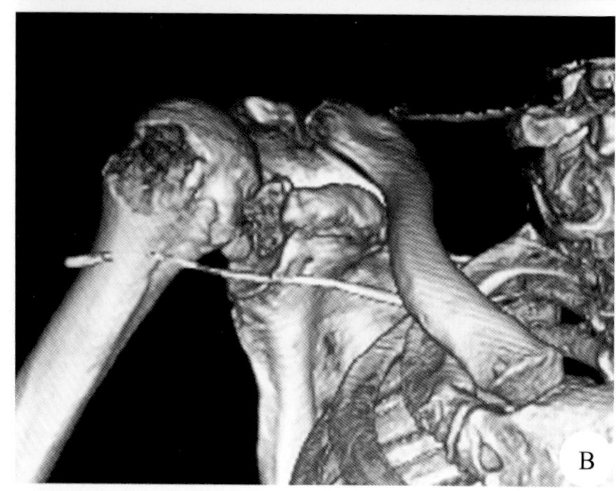

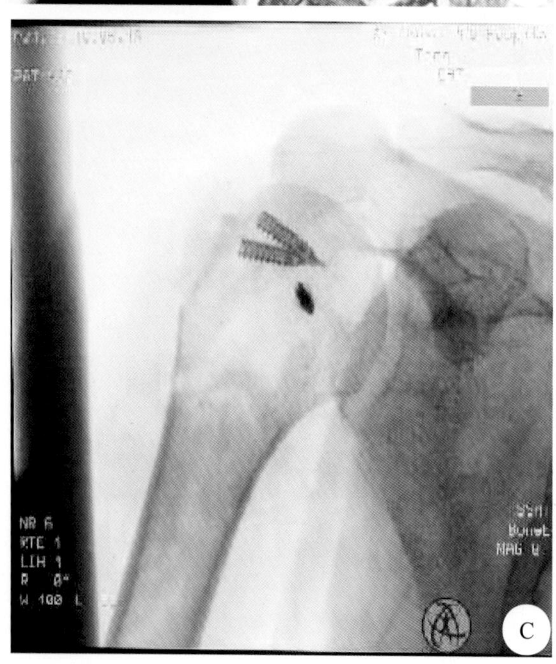

图 4-3-4　男性，59 岁，肩关节上脱位

A、B. 术前 CT 及三维重建；C. 术后 X 线片

（四）肩关节下脱位

1. 致伤机制　肩关节下脱位又名竖直型脱位，发生率约占所有肩关节脱位的 0.5%。其受伤机制为跌倒时上肢过度外展、上举时遭受暴力，肱骨颈与肩峰相撞，并促使后者成为支点，致肱骨头自关节囊下方脱出，或被锁于盂窝下，此时上臂固定于外展、上举位置。

2. 临床表现及诊断　患肢外展、上举，可达 110°～160°的外展角度，在胸壁外侧皮下摸到脱位肱骨头的同时可发现有腋下伤口的特征性体征，这都有助于诊断，前后位的肩关节 X 线片可明确诊断。

3. 治疗　闭合牵引复位是主要治疗方法，成功率高。操作时先沿患肢畸形方向（外展、上举）持续牵引，助手反方向对抗牵引，待肱骨头复位后，缓慢旋转并内收患肢，脱位复位时可感觉到明显弹跳感。

二、肩锁关节脱位

1. 致伤机制　肩锁关节脱位多因直接暴力导致，当肩关节处于外展内旋位时，暴力直接作用于肩的顶部，或跌倒时肩部着地，均可引起肩锁关节脱位。

2. 分型　Tossy 分型有三型。

（1）Ⅰ型：关节囊及肩韧带不完全断裂，喙锁韧带完整，锁骨轻度移位。

（2）Ⅱ型：关节囊及肩锁韧带完全断裂，喙锁韧带牵拉伤，锁骨外端一半以上翘出肩峰。

（3）Ⅲ型：关节囊、肩锁韧带及喙锁韧带完全断裂，锁骨远端完全移位。

Ⅰ、Ⅱ型为半脱位，Ⅲ型为完全脱位。

3. 临床表现及诊断　Ⅲ型损伤均有外伤史，锁骨位于皮下，易被看出局部高起，双侧对比比较明显，可有局部疼痛、肿胀及压痛。X 线检查可明显显示锁骨外端向上移位。肩锁关节半脱位时肿胀不明显，诊断较困难，有时需同时向下牵引两上肢，摄两侧肩锁关节 X 线片，或使患者站立，两手提重物拍摄两肩锁关节正位 X 线片，对比检查，方可明确诊断。

4. 治疗

（1）肩锁关节半脱位：即无喙锁韧带断裂。此种类型的脱位一般可采用手法复位胶布固定或石膏固定，方法同锁骨外端骨折。术后4周除去固定，开始功能锻炼。

（2）肩锁关节全脱位：即伴有喙锁韧带断裂的肩锁关节脱位。手术治疗是首选方法。肩锁关节完全脱位，除关节囊和韧带损伤外，常因暴力造成关节软骨盘破裂，以及肩峰与锁骨之间关节软骨骨折，如处理不当，术后常发生疼痛无力、活动受限及肩锁关节骨关节炎。常用方法如下：

1）肩锁关节穿针内固定法：以克氏针交叉固定肩锁关节，维持位置，同时缝合、修复喙锁韧带和肩锁骨韧带，并修复斜方肌和三角肌止点的损伤。此法应用较少。

2）锁骨钩接骨板螺钉内固定法：锁骨钩接骨板适用于肩锁关节脱位和锁骨远端骨折，是目前临床常用的治疗方法（图4－3－5）。

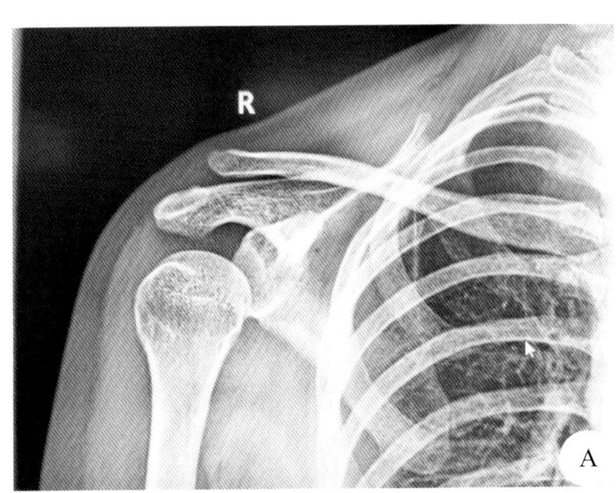

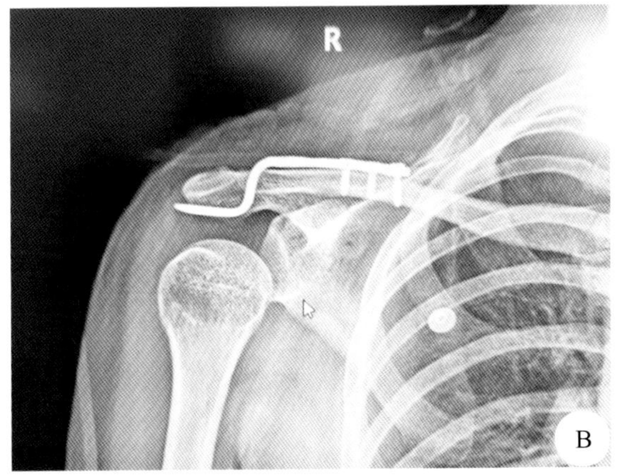

图4－3－5　女性，46岁，肩锁关节脱位

A. 术前X线片；B. 术后X线片

3）Bosworth法：即喙锁间加压螺钉内固定和喙锁韧带缝合术。采用加压螺钉自锁骨向喙突体部垂直加压固定，使肩锁关节复位并得到固定，同时必须做喙锁韧带缝合修复。

4）Neviaser法和Weaver法：利用韧带移位修复方法重建肩锁间结构，恢复喙锁间稳定性。

5）镜下肩锁关节脱位的微创修复：在锁骨和喙突上建立通道后，通过通道穿过接骨板，收紧后修复肩锁脱位，该方法既恢复了肩锁关节稳定性，又保留了肩锁关节的微动关节特性（图4－3－6）。

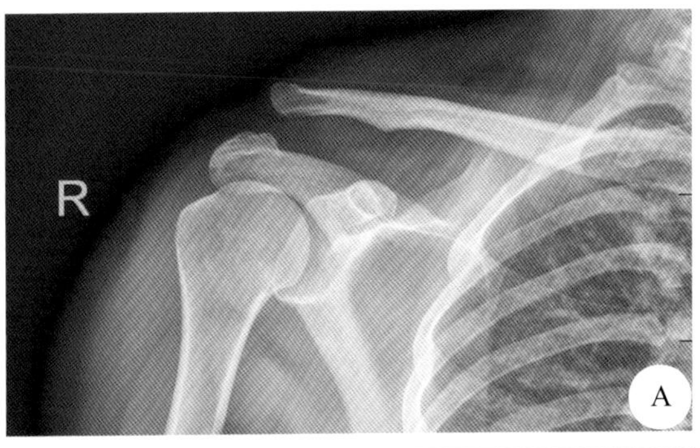

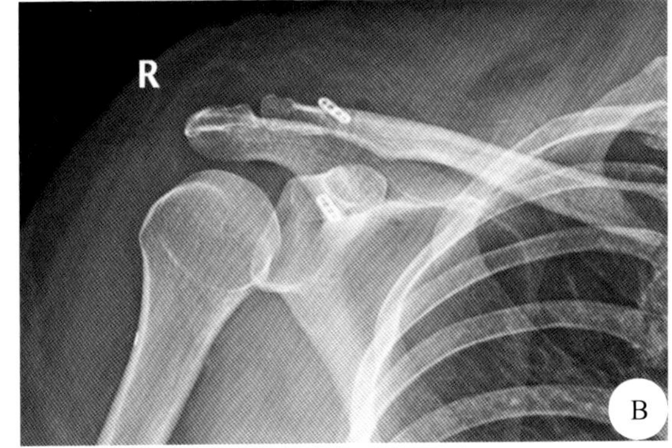

图4－3－6　女性，49岁，右肩锁关节脱位

A. 术前X线片；B. 术后X线片

三、胸锁关节脱位

1. 致伤机制　多为间接暴力所致。依据锁骨脱位后的位置不同，可分前脱位、后脱位，偶尔亦可发生上脱位。胸锁关节为滑膜关节，是类似于球－窝关节的双平面关节，由球状的锁骨内侧端和胸骨柄上外侧面构成其关节面。几乎一半以上胸骨的上方关节腔内有纤维软骨盘。关节囊周围有前后胸锁韧带支持，后胸锁韧带较前胸锁韧带更为强韧。因此胸锁关节前脱位较后脱位常见。

2. 临床表现

（1）轻度扭伤：关节周围韧带完整，患者有轻到中度的疼痛，尤其在上肢活动时出现疼痛。查体发现关节轻度肿胀，有轻压痛，关节没有稳定性。

（2）中度扭伤（半脱位）：韧带不完全断裂、肿胀和疼痛明显。查体时，很容易发现向前或向后的半脱位。

（3）重度扭伤（脱位）：关节囊韧带和关节内软骨盘韧带撕裂，有典型的脱位表现。

胸锁关节前或后脱位的共同表现：疼痛剧烈，上肢在任何方向的活动均可加重疼痛，患者常用健肢托住患肢肘部，头偏向患侧。前脱位的表现是锁骨内侧端明显向前。后脱位患者疼痛比前脱位更剧烈，锁骨内侧凹陷，胸骨角更突出，可以发现颈部或上肢淤血，有时有呼吸困难、吞咽困难，患者可伴有休克或气胸。

锁骨内侧端及胸骨位置表浅，一旦损伤局部表现明显。如肿胀和压痛，多可触及移位的骨突，骨擦音罕见。应特别注意有无纵隔损伤的表现，如静脉怒张、动脉搏动减弱、呼吸困难、吞咽困难等，一旦发现应立即采取措施。

3. 影像学检查 锁骨内侧端靠近中线，由于脊柱胸骨、肋骨重叠显影，容易掩盖锁骨端的改变。普通正位 X 线片有时可发现双侧锁骨位置不对称。有一种称作“意外发现位”（serendipity view）的特殊投照体位有助于显示锁骨内侧向前、后移位的情况。方法是患者仰卧，球管向头侧倾斜 40°，拍摄正位，使锁骨不与肋骨重叠，其成像效果类似切线位。CT 扫描、CT 三维重建或断层摄影可较好地显示骨折线及向后移位的骨折端与纵隔的关系。

4. 诊断 其诊断主要依靠临床表现及影像学检查。由于胸锁关节位于皮下，因此当胸锁关节脱位后，局部疼痛肿胀及压痛特别明显。胸锁关节前脱位时，显得锁骨端突出、向前移位，有时可看到异常活动，两侧胸锁关节对比检查，畸形更明显。通过触诊和侧、斜位 X 线片常可确诊，诊断比较容易。正位 X 线片常漏诊，如遇此种情况应常规行 CT 平扫（图 4－3－7）。

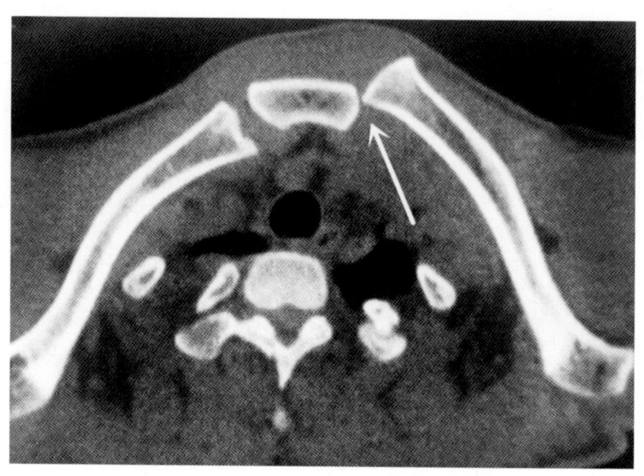

图 4－3－7 男性，42 岁，左胸锁关节脱位，锁骨向前方移位

5. 治疗

（1）手法复位：

1）前脱位者，患者采用靠坐位，上肢叉腰，术者一手推顶伤侧胸壁，一手握住伤侧上臂上端外展牵引，即可复位。

2）后脱位者，患者采用靠坐位，上肢叉腰，术者一手推顶伤侧胸壁，一手握住伤侧上臂上端外展牵引，即可复位。

（2）切开复位内固定：

1）前脱位者，如不易复位或有小骨折块，虽复位容易，但不易维持关节的对合关系，且有疼痛者，可考虑行切开复位，克氏针、张力带钢丝内固定。

2）后脱位者，切开复位内固定用于不能用手法复位，或已有气管或纵隔血管压迫症状者。

四、肩关节脱位伴骨折

（一）肩关节脱位伴肱骨近端骨折

1. 致伤机制 致伤机制一般是肩过度外展位摔倒，手掌或肘部着地，传导暴力使肱骨头穿破关节。

2. 临床表现及诊断 其诊断主要依据 X 线检查及查体，伤肢局部可出现明显的肿胀、疼痛、畸形及压痛，X 线检查可同时诊断脱位与骨折、肱骨近端骨折、肱盂关节对合不良。CT 及 MRI 亦具有较高的诊断价值。

3. 治疗

（1）手法复位：类似于单纯肩关节脱位，在臂丛麻醉下，肩关节前脱位合并肱骨外髁颈嵌顿性骨折也可尝试手法复位，但一般不进行常规牵引，对抗牵引可能会造成肱骨头颈的分离。对于这种损伤类型，常采用维持牵引复位法，采用较轻柔的牵引力维持前臂旋后外展，然后拇指用力推松肱骨头，复位肱骨头，再整复骨折。

（2）手术治疗：一般采用肱骨近端锁定接骨板和肱骨近端内锁定系统接骨板。这两种接骨板的特点：①具有角稳定性，对于粉碎性骨折亦能起到良好的固定；②锁定螺钉多维固定肱骨头，提高了肱骨头的拔出强度和固定稳定性；③缝合孔设计便于固定结节碎片和肩袖的重建。同时肱骨近端锁定接骨板和肱骨近端内锁定系统接骨板相对于传统接骨板（三叶草、“T”形接骨板），降低了对于软组织和肱骨头血运的影响，减少了螺钉松动的并发症。

（二）肩关节脱位伴大结节骨折

1. 致伤机制　肩关节脱位时，由于肩袖肌腱的牵拉，或暴力的直接作用，易合并大结节骨折。前脱位中，大结节骨折发生率约为14%，在青壮年劳动者中多见。后脱位极为少见，多因大结节与肩峰直接撞击导致。Bahrs等提出三大损伤机制：撕脱、肩峰撞击、关节盂撞击。

2. 临床表现及诊断　X线检查、CT即可明确诊断，必要时行MRI排除肩袖损伤。

3. 治疗　骨折移位＜10mm和＜45°，可以保守治疗；骨折移位＞5mm和＞30°，需要手术治疗；少数需要经常做肩上举的劳动者和运动员骨折移位＞3mm即需要手术治疗。

目前针对大结节骨折，有锚钉、螺钉及张力带钢丝等三种固定方法，其中开放或关节镜下锚钉固定被认为是最有效的方法。相较于开放手术，关节镜手术可明显减少并发症，改善患者预后。

手术方法：采用全身麻醉，取侧卧位，采用肩关节常规后入路进入关节腔，对患者的肩袖组织、肱二头肌长头腱、关节囊、盂唇、盂肱关节面软骨等进行探查。在骨折块直径超过3cm且较为完整的情况下，可以给予患者空心钉固定。当骨折块直径小于3cm或骨折块不完整，或者同时合并肩袖撕裂，难以用螺钉进行固定时，可以为患者采用双排缝线桥技术进行固定，将2枚缝线锚钉分别置入患者肱骨近端骨软骨交界处，于骨折远端收紧缝线，使用远排锚钉压线固定（图4－3－8）。如掌握关节镜技术，也可在镜下对患者骨折块进行复位固定。

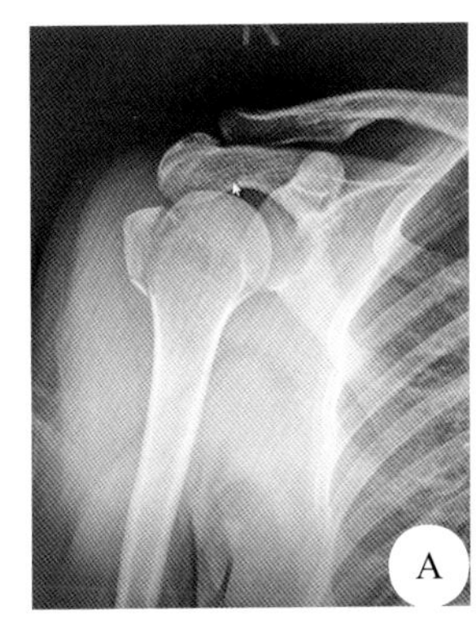

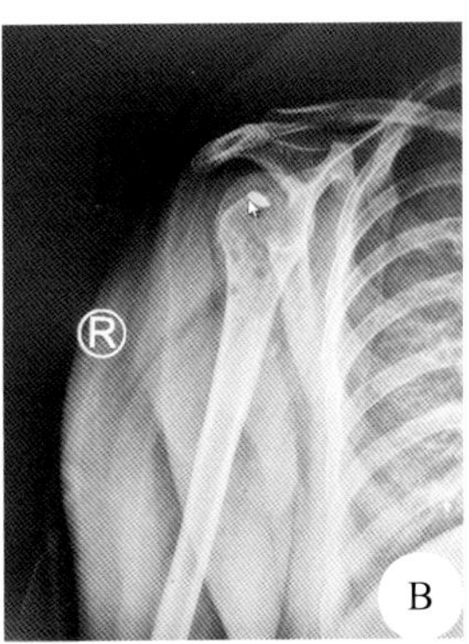

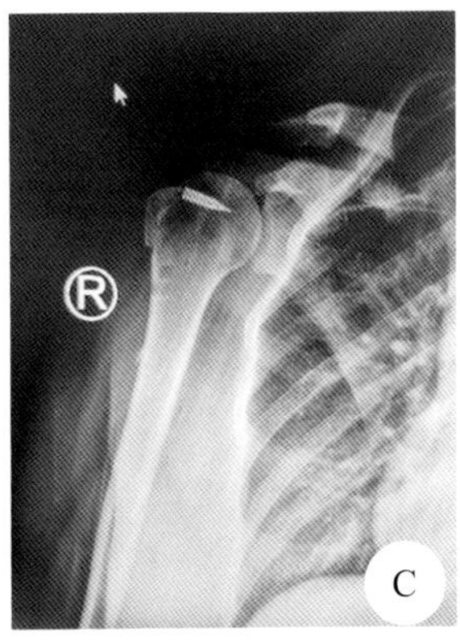

图4－3－8　女性，43岁，肩关节脱位致大结节骨折，缝线锚钉固定

A. 术前X线片；B、C. 术后X线片

（三）肩关节脱位伴肩胛盂骨折

1. 致伤机制　肩关节脱位时，肱骨大结节的撞击可造成肩胛盂的压缩性骨折、片状撕脱性骨折，也可造成大块的肩胛盂骨折。压缩性骨折可能影响盂肱关节的稳定性，引起复发性脱位。肩胛盂骨折发生率较低，只占肩胛骨骨折的10%。

2. 临床表现及诊断　X线片可见肩胛盂边缘下方骨折线或骨折块，若为中央部位压缩性骨折，需行CT检查，同时MRI检查也是必不可少的（图4－3－9）。

3. 治疗　根据Ideberg分型，肩胛盂骨折可分为六型。这种分型方法对指导选择手术方式和判断预后具有一定的指导意义。对于骨折块较大、移位明显，并且累及肩胛骨体部的肩胛盂骨折，保守治疗不能取得满意的疗效，严重影响预后功能。开放复位内固定手术是首选的治疗方法。目前，除了开放手术，关节镜下治疗肩胛盂骨折也显现出了巨大的优势。肩关节镜兼具诊断价值，内部结构能够被直接观察到。

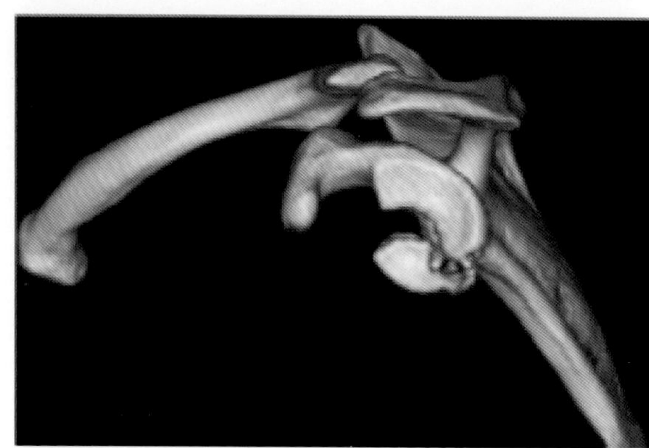

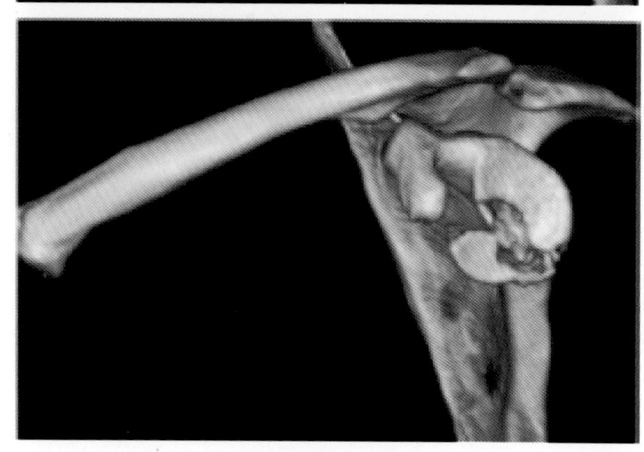

图 4-3-9　肩胛盂边缘下方骨折块

手术方法：首先，采用全身麻醉，取侧卧位，取标准后入路逐层进入肩关节，观察肩关节内的整体情况。观察肩胛盂骨折，随后关节镜切换到标准前上入路，在那里可以观察关节盂的整体情况。用探针评估骨折具体情况，清理骨折断面，选择双排锚钉固定骨折块。然后，在紧靠骨折线外侧的关节盂边缘处分别置入外排的 3 枚带线缝合锚钉。再分别将来自内排远端和外排远端锚钉尾端的缝线拉紧打结固定，用同样的方法将近端内排和近端外排锚钉尾端的缝线拉紧打结固定。接着，将内排远端和内排近端 2 枚锚钉尾端的缝线分别与外排中间锚钉尾部的缝线拉紧打结固定，这样就构建了水平缝合环路将骨折块固定在肩胛盂缘的骨折断面上。最后，将内排远端和内排近端锚钉尾部的缝线拉紧打结固定，这样就又在骨折线内侧构建了 1 条垂直缝合环路。冲洗，缝合切口，无菌敷料覆盖，支具固定保护。

第四节　肘关节脱位

肘关节是人体内比较稳定的关节之一，但创伤性脱位仍不少见，其发生率约占全身四大关节（髋、膝、肩、肘）脱位总数的一半。10～20 岁的发生率最高，常因运动伤或跌落伤引起。

新鲜肘关节脱位经早期正确诊断和及时处理后，一般不遗留明显功能障碍。但若早期未得到及时正确的处理，则可导致晚期出现严重功能障碍，此时无论何种类型的治疗都难以恢复正常功能。所以对肘关节脱位强调早期诊断、及时处理。

一、肘关节后脱位

（一）闭合复位

诊断明确并对神经血管系统进行仔细评价之后，应及时行闭合复位。在局麻或臂丛麻醉下，两助手分别托住前臂和上臂进行对抗牵引，有侧移位者应先矫正侧移位，然后术者一手握上臂的下端，另一手握前臂，双手用力，在牵引下屈曲肘关节，一般屈曲达 60°～70°时，关节即能自动复位。

（二）切开复位

肘关节很少需要切开复位。但对于超过 3 周的陈旧性脱位及合并鹰嘴骨折、内上髁骨折块嵌入关节腔，或合并血管、神经损伤的新鲜脱位者需行切开复位术。陈旧性脱位切开复位的疗效取决于手术时间，手术愈早，疗效愈好。

手术多采取肘关节后入路，如为新鲜脱位，只需清除血肿、肉芽及少量瘢痕，再将移位的骨折块复位即可（图 4-4-1）。而陈旧性脱位在肱骨下端后面有大量骨痂形成，须用骨刀切除。用同样方法清除尺骨半月状切迹、肱骨冠状窝的瘢痕组织，如骨痂及瘢痕组织清除彻底，复位较易。

（三）损伤韧带的修复

术中探查发现尺侧副韧带断裂者，需使用缝线将断裂的前束直接缝合或重建于起止点上。

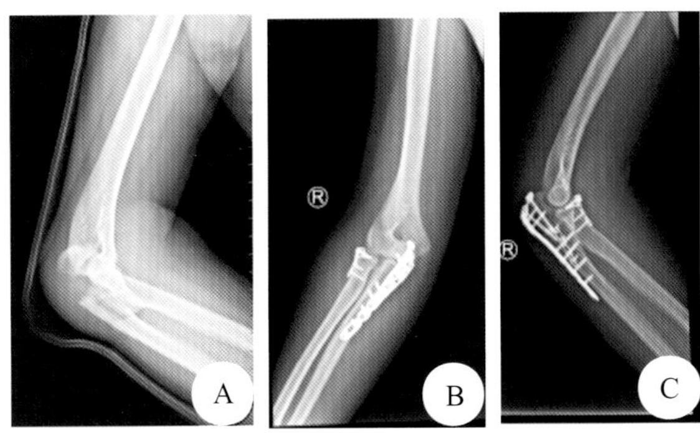

图 4-4-1　男性，38 岁，肘关节后脱位，切开复位内固定

A. 术前 X 线片；B、C. 术后 X 线片

（四）复位后的处理

复位后，将肘关节做全程伸屈活动数次，测试复位后的稳定性。肱三头肌挛缩者，应将肱三头肌腱膜延长缝合。术后用石膏托将肘关节固定在屈曲 90°的位置。3～4 周后去除外固定，逐渐练习关节自动活动。

二、肘关节前脱位

单纯肘关节前脱位在临床上非常少见。常因跌伤后处于屈肘位，暴力直接作用于前臂后方导致，或跌倒后手掌撑地，前臂固定，身体沿上肢纵轴旋转，首先产生肘侧方脱位，外力继续作用则可导致尺桡骨完全移位至肘前方。由于引起脱位的外力较剧烈，故软组织损伤较重，关节囊及侧副韧带多完全损伤，合并神经血管损伤的机会也增多，肘部后方受到打击，常合并鹰嘴骨折。

1. 临床表现　患者有明确外伤史，前臂处于屈曲位，健手托患侧肢体，肘关节处可见皮下瘀斑，肿胀明显，肘关节主被动活动消失，若伴有鹰嘴骨折，在肘关节后方可以触及明确骨折线。脱位可合并肱动脉损伤。复位前，肢体短缩，前臂固定在旋后位，肱二头肌腱将皮肤向前顶起绷紧。

2. 诊断　肘关节 X 线片可以明确显示肘关节脱位情况，如果伴有尺骨鹰嘴或近端的骨折，则需行 CT 检查，以进一步明确骨折粉碎程度，以及上尺桡关节是否损伤等。

3. 治疗　若没有伴有神经血管损伤，可以尝试手法复位，对前臂轻柔牵引以放松肌肉挛缩，然后对前臂施加向后、向下的压力，并同时轻柔地向前挤压肱骨远端，即可完成复位。复位后亦应仔细检查神经血管功能。肱三头肌止点可发生撕脱或剥离，应注意检查主动伸肘功能。复位后应屈肘，稍小于 90°固定。若合并鹰嘴骨折或尺骨近端骨折，手法复位不能稳定，则需要切开复位内固定。切口选用肘后正中切口，清理肘关节内碎骨折块，精确重建尺骨长度，使用接骨板固定，必要时要修复外侧副韧带（图 4-4-2）。

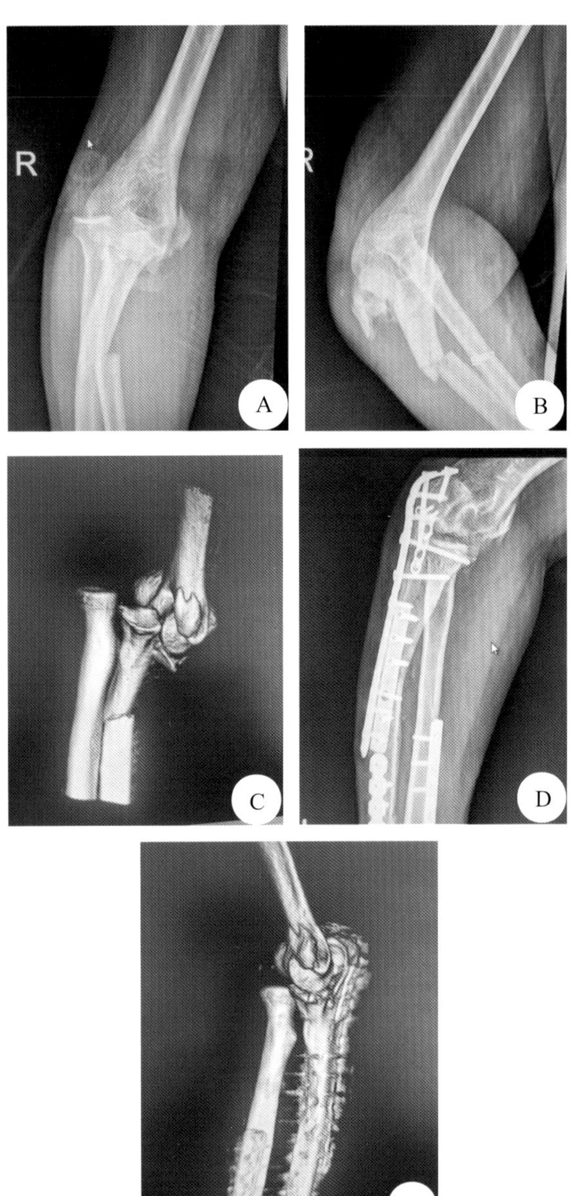

图 4-4-2　男性，52 岁，经尺骨鹰嘴骨折前脱位，切开复位内固定

A、B、C. 术前 X 线片及三维重建；D、E. 术后 X 线片及三维重建

三、肘关节侧方脱位

肘关节侧方脱位分为内侧和外侧脱位两种。外侧脱位因肘外翻应力所致，内侧脱位则因肘内翻应力所致。此时，与脱位方向相对的侧副韧带及关节囊损伤严重，而脱位侧的损伤反而较轻。肘关节增宽，上臂和前臂的长度相对正常。在正、侧位X线片上，单纯肘外侧脱位可表现为尺骨的半月切迹与小头-滑车沟相“关节”，允许有一定范围的肘屈活动，非常容易造成误诊（图4-4-3），特别是在肘部肿胀明显时。复位方法：在上臂采取对抗牵引，轻度伸肘位牵引前臂远端，然后对肘内侧或外侧直接施压，注意不要使侧方脱位转化为后脱位，否则会进一步加重软组织损伤。肘内侧方脱位常常为半脱位，而不是一个完全脱位，合并的软组织损伤不如肘外侧脱位那样广泛、严重。Exarchou（1977）认为在肘外侧脱位中，肘肌可嵌入脱位的关节间隙，并阻挡关节复位，故外侧脱位有时需要手术切开复位。

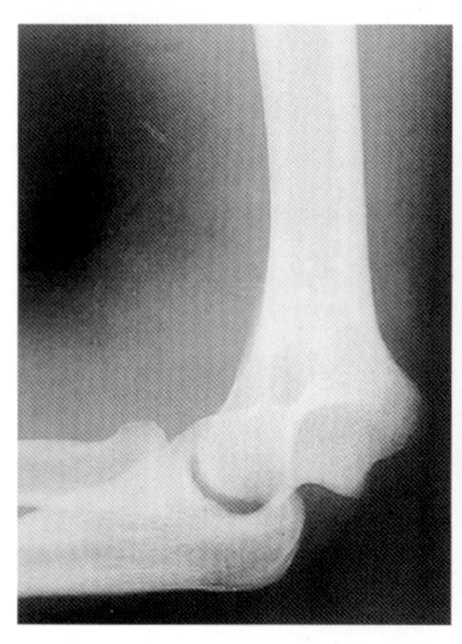
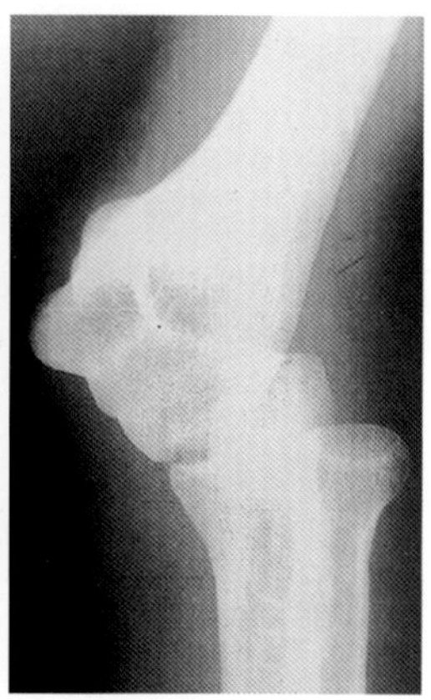

图4-4-3　女性，52岁，肘关节侧方脱位

四、肘关节爆裂性脱位

临床上非常罕见。其特点是尺桡骨呈纵向分开，肱骨下端位于尺桡骨之间，并有广泛的软组织损伤。除有关节囊及侧副韧带撕裂外，前臂骨间膜及环状韧带也完全撕裂。分为前后型和内外型两种类型。

（一）前后型

尺骨及冠状突向后脱位并停留在鹰嘴窝中，桡骨头向前脱位进入冠状突窝内。尸体研究表明，此脱位是在内侧副韧带发生撕裂之后，前臂强力旋前造成的，即前臂在外力作用下被动旋前和伸直，再加上施加于肱骨远端向下的应力，将尺桡骨分开，环状韧带、侧副韧带及骨间膜都发生了撕裂。临床上此种脱位类似于肘后脱位，不同之处是可在肘前窝触及桡骨头。手法复位和肘后脱位复位类似，应首先对尺骨进行复位，然后对桡骨头直接挤压以完成复位。

（二）内外型

属罕见病例。肱骨远端像楔子一样插入外侧的桡骨和内侧的尺骨之间。多为沿前臂传导的外力致伤，环状韧带及骨间膜破裂后，尺桡骨分别移向内侧及外侧，而肱骨下端则处在二者之间。容易诊断，肘部明显变宽，很容易在肘后方触及滑车关节面。复位手法应以伸肘位牵引为主，同时对尺桡骨施加合拢的力量，即可获得复位。

第五节　肘关节损伤“三联征”

肱尺关节后脱位伴尺骨冠状突骨折和桡骨头骨折，即所谓的肘关节损伤“三联征”。这种损伤以创伤模式复杂、诊治困难、并发症多、临床预后差而闻名。

（一）相关解剖

肘关节包括肱桡、肱尺和上尺桡3个关节。冠状突是肘关节重要的前方和内翻支撑结构，包括尖部、体部和前内侧面。桡骨头为肘关节提供了重要的前方和外翻支撑，其为轻度椭圆形结构，由透明软骨覆盖，而前臂处于旋转中立位时，外侧边缘部分并没有透明软骨覆盖，为安全区。

（二）主要分型

肘关节损伤“三联征”的分型通常按桡骨头骨折分型和冠状突骨折分型进行描述。具体分型详见桡骨头分型及尺骨冠状突分型。

（三）辅助检查

X线片可以观察到肘关节位置不正常，桡骨头或桡骨颈骨折，但对于较小的冠突骨折往往显示不清，常规应行肘关节 CT 检查，通过 CT 扫描可以明确诊断，必要时可以行肘关节 MRI，了解侧副韧带损伤情况。

（四）治疗

手术治疗为首选，极少有肘关节损伤“三联征”可以通过保守治疗取得满意疗效。

McKee 等人提出了治疗肘关节损伤“三联征”的标准手术技术，已被广泛接受。通常采用单纯外侧入路即可，从外向内依次显露外侧副韧带和指总伸肌、桡骨头骨折块、冠状突骨折块，再由深至浅依次修复：①冠状突骨折和前关节囊；②桡骨头骨折；③外侧副韧带和指总伸肌起点。然后检查肘关节稳定性，要特别注意在前臂旋转中立位及肘屈伸 20°～130°时观察肘部有无后脱位或后外侧半脱位（图 4－5－1）。大多在肘伸直和前臂旋后位时容易出现不稳定。如果此时发现有不稳定，则再做内侧切口修复肘内侧副韧带，或使用可活动的铰链式外固定架，而不能单纯采取石膏制动维持肘部复位。大多认为无须常规切开修复内侧副韧带。

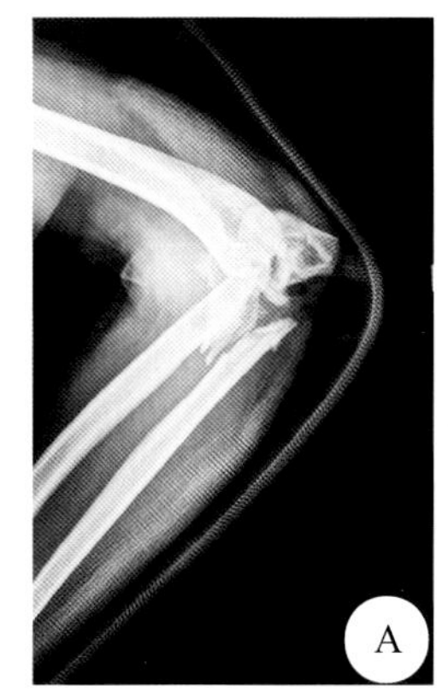

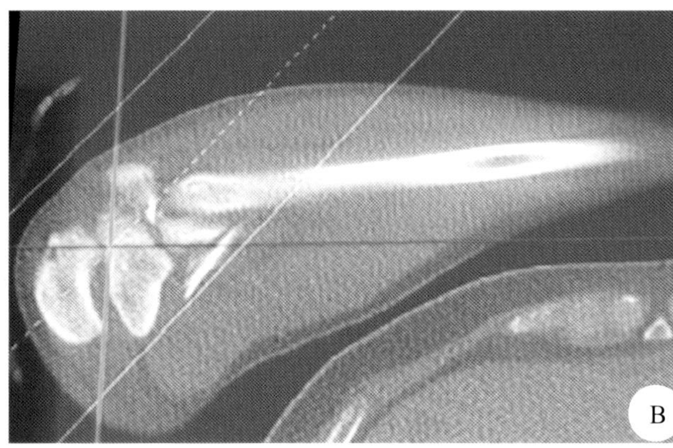

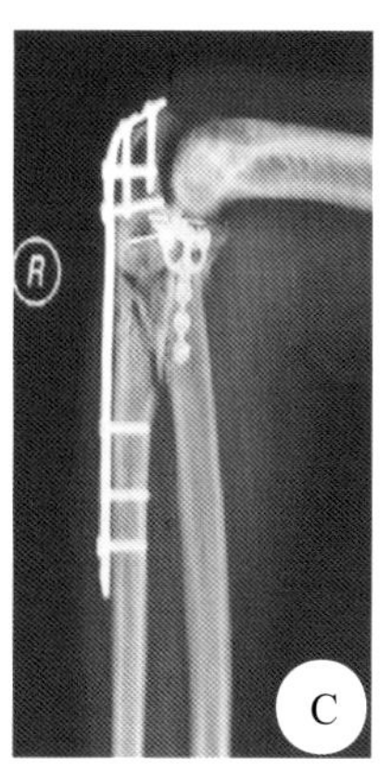

图 4－5－1　男性，41 岁，肘关节损伤“三联征”

A. 术前 X 线片；B. 术前 CT；C. 术后 X 线片

第六节　肩肘部慢性损伤

一、肩关节慢性损伤

（一）不可修复的巨大肩袖损伤

肩袖又称肩胛旋转袖，由外层的三角肌，以及内层的冈上肌、冈下肌、小圆肌和肩胛下肌组成。肩袖多随年龄的增长及职业因素而发生退变，多见于 40 岁以上的中年人。

Goutallier 将脂肪浸润程度定义为 5 期。0 期：完全正常的肌肉，没有脂肪束；1 期：肌肉里面有一些脂肪束；2 期：脂肪浸润比较明显，脂肪比例少于 50%；3 期：肌肉和脂肪各占一半；4 期：超过 50%的脂肪浸润。不可修复的巨大肩袖损伤指多根（2 根以上）肩袖断裂，或单根肩袖撕裂、断端回缩 3cm 以上，或断裂肩袖的退变程度达到 Goutallier 分期 3 期或 4 期。此时尝试修补断裂肩袖是无效的，故手术治疗方案可分为对症治疗和功能重建两大类。

1. 病因及类型　多由间接暴力引起。如跌倒时，上肢外展手掌因撑地骤然内收，造成肩袖破裂，也可因肩袖退变导致肩袖破裂，由于对肩袖损伤认识不清，容易被当作肩周炎延误诊断，造成撕裂较大或者肩袖肌肉严重萎缩。

2. 临床表现　患者往往疼痛严重，肩关节功能由于肩袖的撕裂受限严重，且疼痛逐渐加重。

3. 辅助检查　X 线片显示肱骨头与肩峰距离变小，肩关节造影可显示关节腔与三角肌下滑囊阴影相通，即可确诊为肩袖完全破裂。MRI 斜冠状位图像显示冈上肌腱全层断裂，末端明显回缩（大于 3cm），表现为 T2 高信号。斜矢状位 T1 像可见冈上窝内冈上肌明显萎缩，周围存在明显脂肪浸润，脂肪量与肌肉量相当或多于肌肉量（图 4－6－1）。

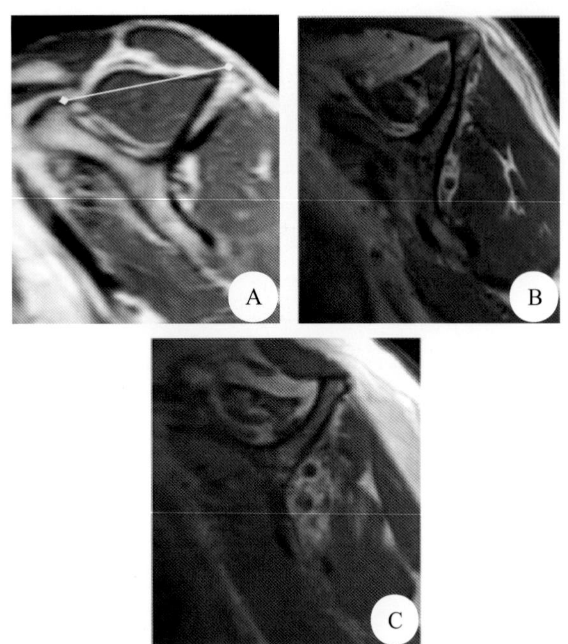

图 4-6-1　MRI 斜矢状位 T1 像

A. 冈上肌未见明显萎缩；B. 冈上肌萎缩，脂肪量等于肌肉量，Goutallier 3 期；C. 冈上肌萎缩，脂肪量大于肌肉量，Goutallier 4 期

4. 治疗　该疾病非手术治疗无效，手术治疗的方式有上关节囊重建、反肩关节置换等。反肩关节置换由于可以迅速取得较好的术后功能，在该类疾病的治疗中更为推荐（图 4-6-2）。手术采用沙滩椅位，采用胸大肌三角肌间沟入路，显露肩关节后行肱骨近端截骨，显露肩盂，清理肩胛盂周围粘连及骨赘，打磨肩胛盂软骨面后安装肩盂球头，之后再行肱骨托的安装，术中需测试复位后的反肩关节张力，确保术后三角肌能有效工作。

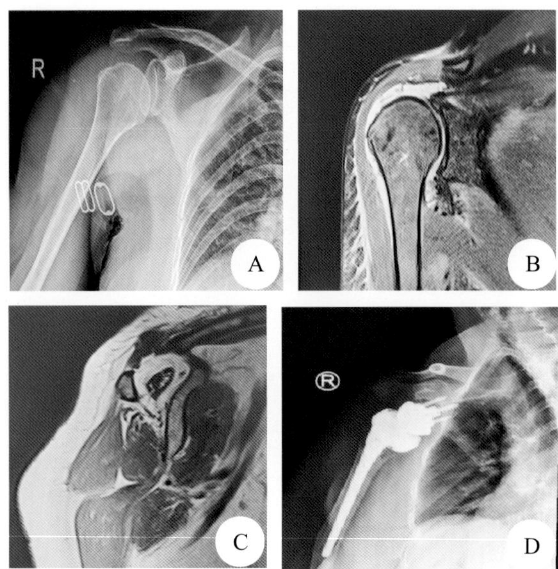

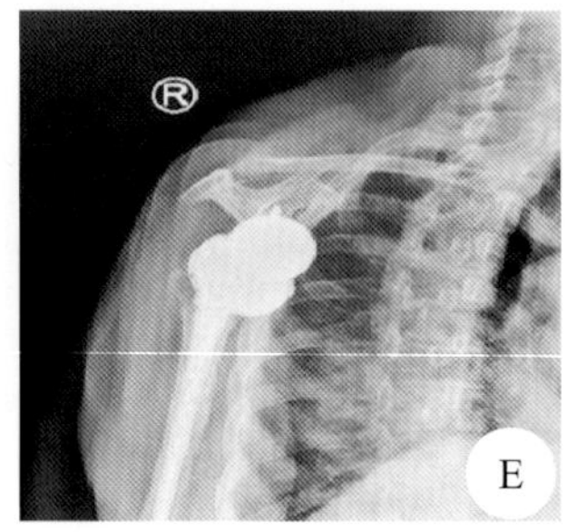

图 4-6-2　女性，65 岁，肩袖型肩关节病，反肩关节置换

A. 术前 X 线片；B、C. 术前 MRI；D、E. 术后 X 线片

（二）盂肱关节复发脱位

盂肱关节的过度活动可呈病理性，从而影响肩关节的功能并导致患者出现不适。不稳定是盂肱关节最常见的问题，而且发生不稳定的情况差异很大，可以出现如肩关节脱位等明显的不稳定表现，亦可出现不稳定表现不甚明显的半脱位。

复发性肩关节脱位患者中 90%伴有骨缺损，尤其是伴有肩胛盂或肱骨头的骨缺损，肩胛盂的骨质缺损对稳定性影响更明显。

1. 发病机制

（1）肩关节前方不稳。

（2）软组织病理-盂唇分离；关节囊松弛。

（3）骨缺损或畸形。

（4）肱骨（如 Hill-Sachs 损伤）和关节盂（如骨性 Bankart 或关节盂磨损）的骨性损伤会增加盂肱关节的移位，导致反复发作的不稳定。

（5）软组织损伤，包括盂肱韧带肱骨部分的撕脱或关节囊撕裂，损伤的盂肱组织会沿肩胛颈内移并与之粘连愈合（前盂唇韧带骨膜撕脱，即盂唇袖套样撕脱损伤），导致盂肱下韧带和盂唇复合体功能不全。

2. 特殊体格检查　特殊体格检查对肩关节不稳定针对性更强，有助于明确诊断。有时必须结合多个特殊体格检查、其他检查方法和影像学资料，才能获得准确诊断。

（1）凹陷征（Sulcus 试验）：凹陷征被用于评估肱骨头与肩峰之间的距离，了解肩关节的松弛程度。患者取坐位，肩关节处于中立位，充分放松，检查者一手触摸其肩峰，另一手抓住其上臂向下拉，在肩峰和肱骨头之间出现凹陷。

（2）前后抽屉试验：患者取仰卧位，上臂外展 60°，检查者将患者上臂保持在中立位，充分放松，一手固定肩峰，另一手将肱骨头轴向向前推，判断肱骨头是否脱出关节盂边缘。

（3）恐惧试验：患者取仰卧位，将其上肢外展 90°，肘关节屈曲 90°，缓慢外旋肩关节至 90°，然后询问患者是否有脱位的感觉，许多患者会出现肩关节不适感，一部分患者仅仅出现不舒服的痛苦表情，或者肩关节肌肉的不自主收缩。在检查过程中，只要出现恐惧表现，均为阳性。

3. 辅助检查　CT：骨缺损是导致不稳定修复手术失败的重要原因。三维重建技术对定量评估骨缺损程度非常有用。MRI：对比增强技术可以提高发现盂唇损伤、肩袖撕裂和关节软骨损伤的能力。

4. 治疗

（1）非手术治疗：非手术治疗效果欠佳，优良率仅为 9%，5 年内再脱位率达 78%。一般先固定一段时间，然后进行加强的物理治疗来改善肩带区的本体感觉和肌肉平衡。上臂的外旋位固定可减少复发。

（2）手术治疗：非解剖型手术，以 Latarjet 手术为代表，将喙突骨块放置于肩关节盂前下方，增加关节盂面积，同时将联合腱移位于肩盂前下方，当肩关节外旋外展时，联合腱位于肱骨头前下方，增加了软组织稳定性（图 4－6－3）。该手术短期稳定效果明显，无明确长期并发症。解剖型手术包括 Bankart 重建术、关节囊成形术等。

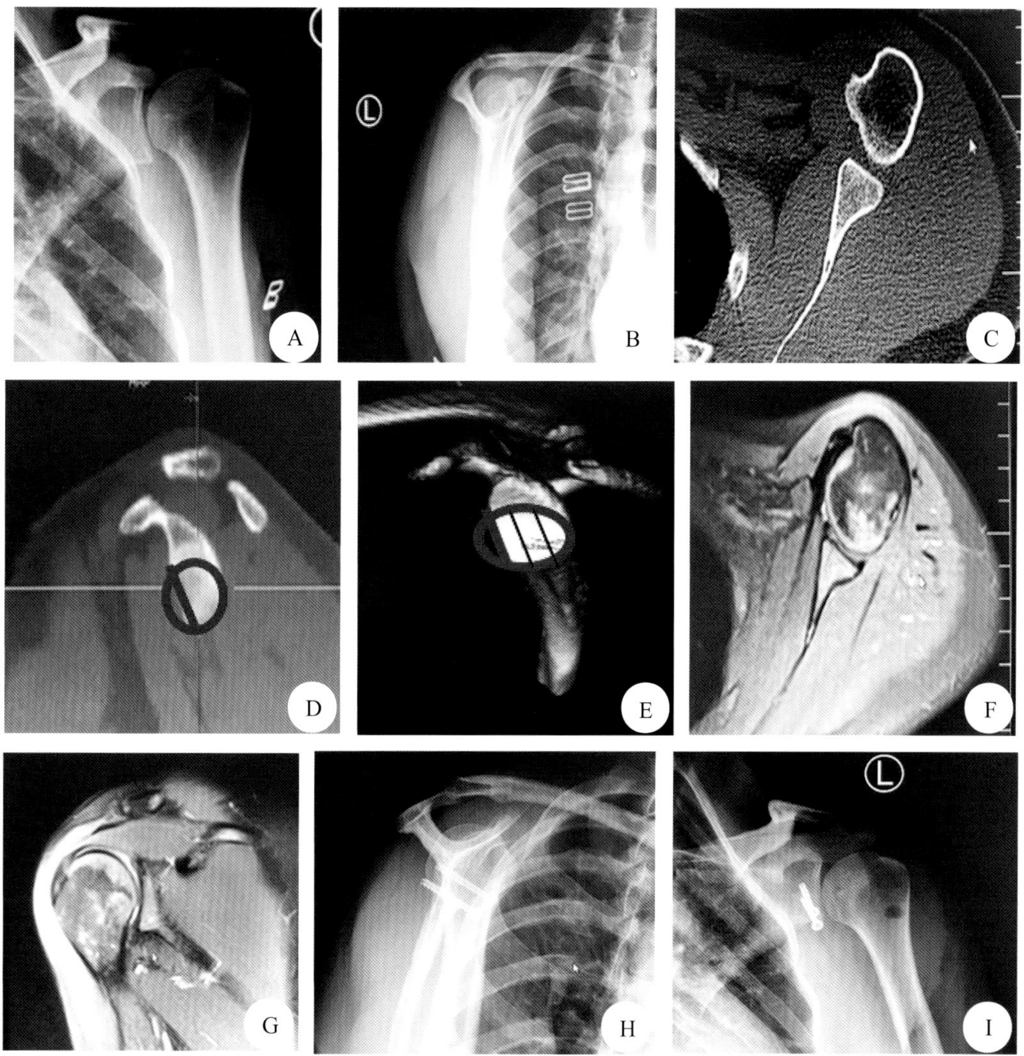

图 4－6－3　女性，43 岁，盂肱关节复发脱位，Latarjet 手术

A、B. 术前 X 线片；C、D、E. 术前 CT 及三维重建；F、G. 术前 MRI；H、I. 术后 X 线片

（三）肱二头肌长头腱损伤

1. 病因与病理 大多数损伤因肱二头肌长头腱在结节间沟内反复磨损导致。尤其在日常活动中，上臂常处于前屈和内旋位，使肱二头肌长头腱被迫挤压于结节间沟的内侧壁，来回滑动摩擦导致炎性病变。结节间沟有狭窄时更易造成本病，如先天性结构异常、肱骨外科颈骨折或大结节骨折后畸形愈合。由于肩关节腔与长头肌腱腱鞘相通，故肩关节内的炎症也可引起肌腱腱鞘的充血、水肿、炎性细胞浸润，从而导致本病。少数患者可因肱二头肌突然收缩、牵拉致伤。

2. 症状与体征 主要症状为肩部疼痛和肩关节活动障碍。疼痛主要位于肩前方相当于肱骨结节间沟处，向远侧肱二头肌肌腹或三角肌放射。当提物或使肱二头肌收缩并克服阻力时，疼痛明显加重。急性发作者疼痛较剧烈，患者常用健手托住患侧前臂使肘关节处于屈曲位，以减轻肱二头肌的张力。查体时在结节间沟沿肱二头肌长头腱有压痛。肩关节外展后伸时肩前方疼痛加剧。Yergason 征阳性，即前臂旋后抗阻力屈肘时，肱二头肌长头腱处剧烈疼痛，此征为诊断肱二头肌长头腱损伤的重要依据。

3. 辅助检查 部分患者肱骨结节间沟切线位片可发现结节间沟的骨性结构异常，如沟变窄、变浅，边缘有骨赘形成等。CT 扫描也有助于发现结节间沟的解剖异常，MRI 可以观察到长头腱 T2 高信号。

4. 治疗

（1）去除诱因，适当制动：避免反复、过度地使用肩关节，尤其避免某一重复性的特殊动作。对症状严重者可用三角巾悬吊固定肩关节以减轻疼痛。但时间不宜过长，3～4 天疼痛缓解即停止使用，以防引起冻结肩。

（2）局部封闭治疗：起效快，效果好。1%利多卡因加糖皮质激素，结节间沟肱二头肌腱鞘内注射，可 1 周后重复使用。

（3）局部热敷或理疗：可促进血液循环，有助于炎症消退。亦可服用非甾体抗炎药缓解症状。

（4）手术治疗：对长期非手术治疗无效者或反复发作者可行手术治疗。将肿大、肥厚的肱二头肌长头腱切除或切断，断端调整张力后，固定于结节间沟或肱骨近端，固定方式有直接缝合法、锚钉固定法及隧道挤压螺钉重建法，以隧道挤压螺钉重建法力学性能最佳、修复效果好。

二、肘关节慢性损伤

（一）肘管综合征

1. 定义 肘管综合征又称肘部尺神经卡压症、肘部创伤性尺神经受压症，分为肱骨外上髁炎、内上髁炎。

（1）肱骨外上髁炎是肱骨外上髁伸肌总腱起点处的慢性损伤性炎症。因网球运动员常发生此种损伤，故俗称网球肘，是骨科门诊常见的疾病。

1）病因：当被动牵拉前臂伸肌（如握拳屈腕）或主动收缩伸肌（如伸腕）时，在肱骨外上髁的伸肌总腱起点处产生较大的张力，反复的收缩会造成慢性累积性损伤。基本病理变化是慢性损伤性炎症，慢性劳损造成组织撕裂、出血后有粘连形成，粘连被牵扯时可导致局部疼痛。

2）诊断：①有长期反复被动牵拉或主动收缩伸肌总腱的病史。②肘关节外侧疼痛，可向前臂放射，用力握拳、伸腕时加重。③体检时肱骨外上髁及其附近区域有局限性的压痛。伸肌腱牵拉试验（Mill 征）阳性，操作方法：伸肘、前臂旋前、握拳屈腕，肘外侧出现疼痛为阳性，有时疼痛可放射至前臂的中上部。局部皮肤无红肿，肘关节活动正常。④X 线检查无骨质异常，MRI 可以在外侧髁观察到 T2 高信号。

3）治疗：①避免引起本病的慢性外伤因素，主要是限制用力握拳伸腕，适当休息。②适当制动，对运动员可应用护肘，以减少伸肌总腱处的牵张应力。对症状特别重者，还可用石膏托或其他支具短期固定肘关节，以减少局部应力、充分休息、缓解无菌性炎症。③封闭疗法，将醋酸泼尼松和 2%利多卡因的混合液注射到压痛最明显的部位，直达骨膜注射。④物理疗法，如采用热敷、超短波等进行治疗。⑤消炎镇痛药物，可酌情选用非甾体抗炎药，短期应用。⑥手术治疗，对非手术治疗无效、症状特别严重、病程长、症状顽固者，可考虑手术治疗。

（2）肱骨内上髁炎又称高尔夫肘，它是前臂屈肌在肱骨内上髁附着部的慢性损伤性炎症，其发病机制与肱骨外上髁炎极其相似，但在临床上远较肱骨外上髁炎少见。临床表现主要为肘内侧肱骨内上髁处疼痛和压痛，在前臂旋前腕背伸位使肘关节伸直时肘内侧疼痛加剧。

2. 病因与病理　Rayan 认为肘部尺神经的压迫性病变可以是自发性的，但临床上大多数患者都有其内源性或外源性的原因。

（1）外源性神经卡压可由以下一些原因引起：手术后麻痹、麻醉后麻痹、止血带麻痹、职业性尺神经卡压、创伤。

（2）内源性神经卡压则是指各种解剖结构异常导致的神经卡压，如 Struthers 弓，滑车上肘肌、上臂内侧肌间隔、前臂深屈肌腱膜、肘管支持带、肱三头肌内侧头、肘部畸形（先天性或创伤后），局部占位性病变（如脂肪瘤、骨软骨瘤等）和肘关节骨关节炎等，均可成为卡压尺神经的直接原因。

3. 临床表现

（1）症状：

1）尺神经支配区的感觉障碍。手尺侧及尺侧一个半手指感觉异常、感觉减退或感觉消失。感觉异常最常见，患者常诉环、小指麻木不适，有麻刺感或蚁走感。

2）手部精细动作不灵活、肌肉萎缩、无力。

（2）体征：

1）尺神经支配区的感觉障碍。包括刺痛、过敏或感觉缺失。除尺侧一个半手指出现感觉障碍外，手背尺侧也出现感觉障碍。

2）肌肉萎缩、肌力减退。病程不同，手内肌肉萎缩程度也不同。早期可出现手部肌无力现象，晚期可出现爪形手畸形。肌力减退最突出的表现是小指处于外展位，内收不能。握力、捏力减弱。重症者肌肉完全麻痹。有时因尺侧腕屈肌和指深屈肌受累而表现出肌力减弱。

3）肘部尺神经滑脱、增粗。尺神经随着肘关节屈伸，在肱骨内上髁上方有异常活动，有时可摸到肘部一端尺神经增粗或有梭形肿大，并可有压痛。

4）肘外翻畸形。肘部有骨折史时可出现肘外翻畸形。

5）屈肘试验阳性。屈肘时可加剧尺侧一个半手指的麻木或异常感。

6）肘部 Tinel 征阳性。

4. 诊断　根据病史和临床表现、特殊检查及肌电检查，对典型患者不难做出诊断。

5. 治疗

（1）非手术治疗：对于早期症状轻微的患者可考虑应用非手术治疗。肘关节制动，口服消炎止痛药，有时可做局部类固醇激素注射。应加强对患者的教育，使其改变工作和睡眠习惯，避免在工作中长期反复屈伸肘活动和长时间的肘部受压，避免夜间屈肘睡眠，并注意避免肘部的外伤。

（2）手术治疗：对非手术治疗无效、症状进行性加重或存在肌肉萎缩者，应及早手术治疗。具体的手术方法有单纯肘管切开减压术、肱骨内上髁切除术、尺神经前置术和显微神经松解术等，其中尺神经前置术疗效更好，更多为临床采用。

尺神经前置术有三种术式：皮下前置术，其方法是将尺神经移到屈肌群的浅面；肌内前置术，其方法是将屈肌群部分切开，将尺神经置于肌内形成的管道中，然后将表面肌膜予以缝合；肌下前置术，其方法是将屈肌群从内上髁止点处完全剥离、掀起，把尺神经置于屈肌群肌腹的深面。

（二）肘关节僵硬

1. 病理　肘关节在屈肘 30°～130°及旋后 50°至旋前 50°内可以完成大多数日常运动。但是，轻度的挛缩即可造成明显的功能障碍。肘关节外伤后会有僵直倾向，而先天畸形、退变、炎症性疾病、神经肌肉疾病会加剧运动受限。

2. 分型

（1）Morrey 分型：依据致病因素为关节外因素、关节内因素或两者兼有的 Morrey 分型使用最为广泛。这一简单且以解剖为基础的分型方法适用范围广泛，有助于最佳方案制订。

1）关节外因素。皮肤、肌肉、关节囊、韧带、关节外骨连接不正、骨不连以及异位骨化（HO）都是肘关节僵直的外因。就骨不连来说，骨折端可以产生活动，邻近关节的关节囊和韧带会发生挛缩。

2）关节内因素。关节内因素特指关节内改变，如关节内骨折移位、骨不连和关节面损伤。

有时有关节软骨缺失和游离体形成。

（2）Kay 分型：依据肘关节僵直程度分型，1 型指单纯软组织挛缩，比如烧伤患者肘窝皮肤挛缩；2 型包括软组织挛缩和骨化，但没有明显肘关节骨性损伤，比如颅脑损伤患者发生 HO；3 型肘关节僵直见于小的关节损伤伴随软组织挛缩，多见于单纯桡骨头骨折；4 型则有关节内骨折移位伴软组织挛缩和 HO；5 型存在外伤后骨痂，是典型的关节僵硬。

3. 手术治疗

（1）开放性关节松解术：指征为静止性挛缩，通常发生在外伤后 6～9 个月；明显僵直，屈肘 30°～130°；明显影响功能；撞击疼痛，屈、伸或旋转时均会产生。

（2）关节镜下关节松解术：对于严重挛缩或有既往手术史的患者，关节镜技术则有一定困难，特别是该部位存在内固定的患者。尺神经可能受影响而需要减压或移位。另外明显屈肘受限的患者需要进行内侧韧带后束松解，而关节镜无法完成。所以对于大多数肘关节僵直患者，开放性关节松解术是最简单、安全、有效的方法。

（3）间置式关节成形术和机械牵引：对于年轻的关节炎患者，多提倡间置式关节成形术，特别是关节面缺损超过 50％者。植入组织（如自体阔筋膜或同种异体跟腱）可以重构关节面覆盖，而可活动的外固定装置可为修复重建的韧带提供保护。

（4）全肘置换术（TER）：支持肘关节僵直患者适用 TER 的证据非常有限。TER 应作为老年患者或低活动能力患者的抢救式治疗方法。患者必须明确手术风险和术后所受限制。对于骨结构脆弱、严重畸形或不稳定者，推荐使用连接假体。

第七节　肩肘部疾病

一、肩部疾病

（一）肩关节结核

肩关节结核（tuberculosis of the shoulder joint）在上肢三大关节中发病率最低。绝大多数发生于 20～30 岁的青壮年，左右两侧相近。

肩关节结核以全关节结核最多见。肩关节周围肌肉丰富，局部血运良好，脓液易被吸收，但在住院的患者中多有脓肿或瘘管。脓肿常位于上臂内侧、腋前或腋后方、腋窝内。

由于三角肌和冈上、下肌的萎缩，且上肢长期下垂，肱骨头可向下半脱位。如果在儿童期肱骨上端骨髓被结核病变破坏，将影响肱骨的生长，患肢将明显缩短。

1. 临床表现　早期局部隐痛，休息时减轻，劳累时加重，一般无放射性疼痛。从单纯骨结核转变成全关节结核时，疼痛加重。全关节结核早期，由于炎性渗出液增加，关节腔内压力升高，疼痛比较严重。随后，脓液穿破关节囊，并向周围软组织间隙内流窜，关节内压力下降，疼痛又减轻。若发生混合感染，则局部肿胀，疼痛随之再加重。至晚期，关节呈纤维性强直，疼痛反而消失。

单纯骨结核很少会造成骨关节运动障碍或只有轻度受限，而全关节结核则会造成运动障碍明显，患臂不能上举，旋转受限尤甚，外展、前屈及后伸均受限。穿脱衣均感困难。

患侧三角肌和冈上、下肌明显萎缩，甚至出现“方肩”畸形，又称作“干性结核”。

2. 影像学检查（图 4－7－1）

（1）X 线检查：单纯的肩关节滑膜结核 X 线片仅见局部骨质疏松和软组织肿胀，有时可见关节间隙增宽。单纯骨结核在肩峰、肩胛盂和肱骨头常为中心型破坏，有死骨形成。肱骨大结节病变可为中心型或边缘型破坏，前者多呈多囊性破坏。早期全关节结核可见关节边缘有局限性骨质破坏或关节缘局部模糊。晚期全关节结核则关节严重破坏，关节间隙狭窄或消失、肱骨头部分消失，有时可见半脱位。

（2）CT 检查：多发骨破坏，边缘环绕骨硬化，冷脓肿形成，部分脓肿边缘可见钙化，增强后见边缘环行强化（称之为“边缘”征），软组织内形成钙化及死骨。有关节腔内积液，在晚期患者中则显示明显的骨破坏与死骨，还可显示关节外软组织间隙内寒性脓肿大小与流动的方向。

（3）MRI 检查：可以更早期发现关节内积液与骨内炎性浸润的异常信号。

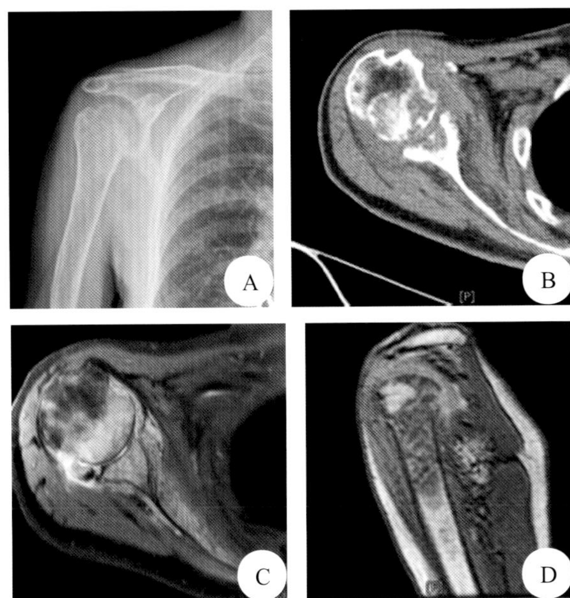

图 4-7-1　男性，62 岁，右侧晚期全肩关节结核

A. X 线片表现；B. 晚期全肩关节结核 CT 表现；C、D. 晚期全肩关节结核 MRI 表现

3. 诊断和鉴别　一般患者就诊较晚，多已发展至全关节结核，关节破坏严重。有的患者有脓肿和窦道形成，故诊断没有困难。儿童应与产伤瘫痪、小儿麻痹后遗症、慢性化脓性关节炎等相鉴别。成人应与风湿性关节炎、Charcot 关节病、肩周炎等相鉴别。

4. 治疗　由于肩部肌肉丰富、血运良好，多数患者经过较长时间的非手术治疗可获得痊愈。对一些身体衰弱、不适宜手术治疗的患者，除休息、增加营养、抗结核药物的应用外，青壮年患者需用肩人字石膏或外展支架，将患肩固定于外展 40°、前屈 30°、外旋 25°的功能位。

采用非手术治疗虽可使结核治愈，但除单纯滑膜结核和单纯骨结核外，因肩关节功能多不能恢复，肩关节多不能自发融合，而是在下垂非功能位强直。

（1）单纯滑膜结核：早期可用关节内注射抗结核药物，从关节前侧，由喙突外下方进针。行滑膜切除术可从前方入路进入关节。手术中仅切除滑膜组织，注意保留纤维层关节囊。在完成手术以前，应将切下的肩胛下肌和冈上肌腱、三角肌缝好，以免出现习惯性脱位。术后用 Valpeau 绷带固定患肢 3 周，以后逐渐加强功能锻炼。

肩峰下滑囊结核的治疗方法与滑膜结核基本相同，对非手术治疗无效者，可将整个滑囊切除，手术切口采用肩关节前方入路。

（2）单纯骨结核：按病变的部位采取不同的手术途径。

1）肩峰结核：部位表浅、显露较易，可根据病灶和脓肿的范围做纵形切口、横形切口或绕肩峰远端走向弧形切口。若肩锁关节也波及，可一并切除。术后用三角巾将患肢悬吊 3 周。

2）肱骨大结节结核：于肩峰下，围绕肱骨大结节做一切口，如有脓肿，根据其位置切口可适当偏前或偏后。沿切口方向，在离三角肌起点 1cm 处切断三角肌，并连同皮肤向下牵开，显露脓肿，切开脓肿，吸净后做病灶清除。术后用外展支架固定患肢或用三角巾悬吊 3～4 周。

3）肱骨头或肩胛盂结核：根据脓肿位置，采用前切口或后切口进入病灶，在病灶清除时注意勿将关节囊切开。术后固定同上述。

（3）早期全关节结核：早期全关节结核是病灶清除术的最佳适应证。手术治疗不仅能很快治愈病变，而且能保留大部分关节功能。如患者年老体弱，不具备手术条件，只能采用非手术治疗，那么关节将最终丧失功能。

手术显露可选择肩关节的前方入路和后方入路。病灶清除时应注意：①将肥厚水肿的滑膜组织切除干净。②关节边缘的病灶应刮净，结节间沟内也常有表浅的骨质破坏。③仔细检查肱骨头和肩胛盂的软骨面是否完整，将破损的软骨面切除，直至露出健康的骨质，勿遗漏隐藏的骨病灶。

对年老体弱的患者，在病灶切除后，可单纯切除肱骨头。其优点是手术简单，术后不需长时间的固定；缺点是患肢力量减弱，主动活动范围减小。术后应进行功能锻炼。陈旧性肩关节结核的病灶虽已吸收，但对于肩关节固定于内收位者，可做肱骨头下外展截骨术，以改进肩关节的外展功能。

术后将患肢用 Valpeau 绷带固定，2 周拆线后改用三角巾悬吊，术后 3 周时开始进行肩关节活动。

（4）晚期全关节结核：目的是清除病灶及在功能位融合肩关节，使患肢稳定有力。肩关节在功能位融合后，由于肩锁、胸锁和肩胸关节的代偿，患者可将上肢外展、前屈 90°，仍可胜任一般的工作。

手术可通过前方入路，先清除病灶，后做融合术。为了促进关节骨性融合，常在肱骨头与肩胛盂之间，肱骨大结节与肩峰之间，或喙突肩峰与大结节之间进行植骨（取自体髂骨做移植）。为了维持理想的融合角度和关节骨端的紧密接触，可将肩关节用2～3枚斯氏针做固定，或用螺钉做肩峰肱骨头固定。固定的位置为外展60°、前屈30°、外旋25°，即手的虎口对着患者的嘴。3周后拆线，拔除斯氏针，用肩人字形石膏固定，直至关节骨性融合，一般需3～4个月。

（二）肩关节骨关节炎

1. 概述 骨关节炎是关节的进行性退变，当允许关节平稳移动的保护表面（软骨）受损时，会导致这种情况。随着时间的推移，关节软骨会磨损得越来越严重，仿佛生锈一般，从而导致疼痛和僵硬。与髋、膝关节相比，肩关节骨关节炎较少见，但它仍然是一个令人痛苦的疾病，可对患者的生活产生严重的干扰。

2. 病因 骨关节炎分为原发性和继发性两种，肩关节过度磨损的原因尚是未知的，但是有几个明显的高危因素，如既往肩部手术、创伤史、炎症状况（主要是类风湿性关节炎）和肩部过度使用。

3. 病理 早期特征为病灶的肿胀和软骨基质软化、细胞外蛋白多糖丧失、软骨胶原纤维网因疲劳而断裂、软骨张力降低、软骨细胞受损。晚期时蛋白多糖进行性缺失，表面纤维的裂隙加深，软骨细胞复制，基底部部分钙化。软骨下骨及关节软骨的边缘可见新骨形成，硬化骨下可见囊性变区。

4. 临床表现 患者最初表现为肩关节僵硬和疼痛，运动范围有限。强行活动肩关节时会有疼痛加重的表现，而且一部分患者会在活动肩关节时听到摩擦音。由于滑膜或关节囊的肥厚而出现肿胀，患肩可有畸形、肌肉萎缩，甚至发生肩关节不稳。

5. 治疗

（1）非手术治疗：

1）物理治疗。防止进一步的僵硬并恢复运动范围。

2）止痛药。可采取轻/中度止痛药和抗炎药物来缓解症状。然而，这些药物绝不是治愈性的，不会改变疾病的进程。

3）关节注射。①类固醇注射：通常用于为患者提供短期缓解，重复注射不应作为长期治疗方式，因为它们会对关节造成进一步的损害。②透明质酸钠溶液注射：虽然还有很多医生会采用透明质酸钠溶液进行关节腔注射，但是越来越多的医生认为透明质酸钠对关节炎的治疗并无帮助。

（2）手术治疗：

1）关节镜手术。关节镜手术是肩关节骨关节炎的一种临时治疗方式，主要用来清理关节腔中的碎屑，减少关节的磨损，因为肩关节是一种不负重的关节，所以关节镜清理可以对一些不严重的肩关节骨关节炎有比较好的短期效果。但从长远来看，仍然不能替代肩关节置换术。

2）肩关节置换术。对于非手术治疗无效的肩关节骨关节炎需要进行人工关节置换。传统的肩关节置换术有两种：半肩置换术和全肩关节置换术。半肩置换术将肱骨头用人工的金属假体替换，其形成肩关节的一侧。在全肩关节置换术中，关节的两侧都被替换。

（三）肩关节创伤性关节炎

肩关节创伤性关节炎是临床上的常见病，因创伤后肩关节出现功能障碍，而严重影响患者的日常生活。

1. 病因 明确的肩关节外伤史。

2. 临床表现 ①肩关节功能活动障碍，患侧上肢上举、外展、内收、外旋、内旋、后伸活动受限。②肩关节周围疼痛。③肩关节周围可触及多处痛点。

3. 辅助检查 X线检查无改变，骨质未见病理性改变。MRI提示高信号区。

4. 治疗 详见肩关节骨关节炎治疗部分。

（四）肩关节周围炎

肩关节周围炎简称肩周炎，俗称凝肩、五十肩。患者表现为肩部逐渐产生疼痛，夜间为甚，逐渐加重，肩关节活动功能受限而且日益加重，达到某种程度后逐渐缓解，直至最后完全复原。本病的好发年龄在50岁左右，女性发病率略高于男性，多见于体力劳动者。如得不到有效的治疗，有可能严重影响肩关节的功能活动。肩关节可有广泛压痛，并向颈部及肘部放射，还可出现不同程度的三角肌萎缩。

随着解剖、病理、生化、免疫学及病因学知识的积累，肩关节周围炎已逐渐被“肱二头肌长头腱鞘炎”“喙突炎”“冈上肌腱炎”“冈上肌腱钙化”“肩峰下滑囊炎或三角肌下滑囊炎”“冻结肩”“肩撞击综合征”等具体定位定性名词细分替代。

1. 肩关节解剖特点 肩关节由肱骨、肩胛骨和锁骨及其附属结构组成，是人体内具有最大活动范围的关节，但其稳定性较差，关节韧带装置薄弱，关节囊松弛，其稳固性远不如髋关节。

2. 分类诊断 由于目前对肩关节周围炎的概念尚模糊不清，故对肩关节周围炎的诊断和分类仍较混乱。

（1）肱二头肌长头腱鞘炎：肱二头肌长头腱起于盂上粗隆，经结节间沟、结节间韧带的深面穿出肩关节囊。此肌腱的滑液鞘位于结节间沟段。任何肩关节的慢性炎症，或日常生活活动中反复的机械性刺激，都可引起此肌腱腱鞘充血、水肿、细胞浸润，甚至纤维化、腱鞘增厚、粘连形成，使肱二头肌腱滑动功能发生障碍，有时不能滑动。

本病多发于中年人，是肩痛的常见原因之一，往往无明显诱因，肩痛有时向上臂及前臂放射，夜间或运动后疼痛加重。检查时发现在结节间沟或肌腱上压痛，将肌腱向两侧推挤，亦出现疼痛。扩胸试验（肘伸直、肩外展后伸）可引起疼痛。肩外旋试验（上肢自然下垂，被动屈肘后外旋肱骨）不受限、无疼痛，肩部不冻结。

X线检查阴性者较多，结节间沟切线位摄片，可确定结节间沟有无不平整或骨质增生性改变。

（2）喙突炎：喙突是肩部肌腱和韧带的主要附着点。喙锁韧带、喙肩韧带、喙肱韧带、肱二头肌短头腱、喙肱肌、胸小肌均附着于喙突，喙突和肌腱之间存在滑膜囊组织。当肌腱、韧带、滑膜囊发生损伤、退变和炎症时，均可累及其喙突，引起喙突部疼痛和压痛。

本病好发于青壮年，是青壮年肩前痛的一种常见原因，除疼痛症状外，被动外旋功能受限，但上举和外展功能一般正常。本病常易被误诊为肱二头肌长头腱鞘炎，喙突部痛点封闭有明显止痛效果，据此可鉴别。

（3）冈上肌腱炎和冈上肌腱钙化：冈上肌始于肩胛骨冈上窝，通过肩峰下经肩盂上方及肱骨头上面，附着于肱骨大结节近侧。冈上肌是肩袖的重要组成部分，在支持上臂外展、上举及稳定盂肱关节方面均起重要作用。因此，冈上肌是肩袖肌群中退变发生最早、肌纤维断裂发生率最高的肌肉，冈上肌腱在大结节止点近侧 1cm 的范围是肌腱的血管缺乏区，血液供应最差，受到应力作用的影响最大，冈上肌断裂通常发生于该区域。

冈上肌腱炎是劳损和轻微外伤逐渐引起的肌腱退变，冈上肌腱钙化则是在冈上肌腱退变的基础上，发生钙盐沉着，形成钙化性冈上肌腱炎。在X线片上，肱骨大结节附近相当于冈上肌腱部，有不规则、大小不等的块状钙化阴影。

本病好发于中年以上体力劳动者，如家庭妇女。初起感觉肩前上方疼痛、疲劳，疼痛可向斜方肌方向或上臂和前臂放射。急性期疼痛较重，剧痛可影响睡眠和饮食，止痛片或镇静剂均不能达到止痛作用，臂上举症状加重，患肩不能受压，过度内收、外旋及内旋时均可出现疼痛。一般疼痛在数周后减轻或消失，但由于肩部肌肉痉挛，运动受限仍很明显，有时在肩峰下间隙及大结节近侧有局限性压痛，肩关节连续伸屈运动时可扪及关节内砾轧音。

临床检查除发现肩前方痛、肩峰下间隙及大结节近侧压痛外，肩关节活动明显受限，疼痛弧综合征阳性（即患臂上举 60°～120°时出现疼痛）。冈上肌腱钙化时肩关节正位X线片可见大结节上方的冈上肌腱内有小的、密度不一致的、不规则的钙化影，部分患者肱骨大结节部位有不同程度的骨质疏松，但须与肩关节内游离体相鉴别。

（4）肩峰下滑囊炎或三角肌下滑囊炎：肩峰下滑囊又称三角肌下滑囊，儿童时两者分开，成人时常互相交通，可视为一整体。此滑囊位于肩峰和喙肩韧带的下方，肩袖和肱骨大结节的上方。滑囊顶部附着于肩峰和喙肩韧带的下面，三角肌发自肩峰的深面纤维上，其底部附着于肱骨大结节上面内外方各 2cm 处和肩袖上。肩关节外展、内旋时，此滑囊随肱骨大结节滑入肩峰的下方而不能被触到。此滑囊炎多不是原发性的，而是继发于邻近组织的病变，尤以冈上肌的损伤、退变、钙盐沉积和肌腱袖破裂的影响较大。当然，也可由直接或间接的外伤引起。

疼痛、运动受限和局限性压痛是肩峰下滑囊炎的主要症状，疼痛逐渐增剧，夜间为甚，常痛醒，肩外展外旋时疼痛加重，一般位于肩部深处并涉及三角肌的止点，亦可向肩胛部、颈、手等处放射。压痛点多在肩关节、肩峰下、大结节等处，常可随肱骨的旋转而移位，当滑囊肿胀或积液时，在肩关节区域或三角肌范围内都有压痛。为减轻疼痛，患者常使肩处于内收、内旋位，随着滑囊壁的增厚和粘连，肩关节活动范围逐渐缩小至完全消失。晚期可见肩胛带肌肉萎缩。X线检查偶可见冈上肌的钙盐沉着。急性外伤所致的肩峰下滑囊炎，往往在伤后数日才出现症状。可做肩峰下滑囊穿刺，依据积液量及性状诊断病变性质和程度。

（5）冻结肩：冻结肩又称疼痛性肩关节挛缩症，是中年以后突发性的肩关节疼痛及关节挛缩症，好发于50岁左右，故又称五十肩，本病为具有自愈倾向的自限性疾病，经过数月乃至数年时间，炎症逐渐消退，症状得到缓解。过去统称为肩周炎，1934年Codman首先使用“冻结肩”这一名词，以便把它和其他肩关节周围炎的疾病区分开来。

本病确切病因尚不清楚，病理变化为一种多滑囊、多部位的病变，病变范围累及肩峰下或三角肌下滑囊、肩胛下肌下滑囊、肱二头肌长头腱鞘及盂肱关节滑膜腔，同时可累及冈上肌、肩胛下肌及肱二头肌长头腱、喙肩、喙肱韧带。早期滑膜水肿、充血、绒毛肥大，后期滑膜腔粘连闭锁，纤维素样物质沉积。

冻结肩的临床发病过程可分为三个阶段。①急性期，又称冻结进行期：起病急骤，疼痛剧烈，肌肉痉挛，关节活动受限。夜间痛剧，压痛范围广泛，喙突、喙肱韧带、肩峰下、冈上肌、肱二头肌长头腱、四边孔等部位均可出现压痛。X线检查一般为阴性。急性期可持续2～3周。②慢性期，又称冻结期：此时疼痛程度相对较轻，但压痛范围仍较广泛，关节功能受限，关节挛缩障碍，此时关节僵硬，梳头、穿衣、举臂托物、向后腰结带等动作均感困难。肩关节周围软组织呈“冻结”状态。关节造影显示腔内压力增高，容量减少至5～15ml（正常人20～30ml），肩胛下肌下滑囊闭锁，不显影，肩盂下滑膜皱襞间隙消失，肱二头肌长头腱鞘充盈不全或闭锁。关节镜检查显示盂肱关节囊纤维化，囊壁增厚，关节腔内粘连，肩盂下滑膜皱襞间隙闭锁，关节容积缩小，腔内可见纤维条索及漂浮碎屑。本期可以持续数月乃至一年以上。③功能恢复期：盂肱关节腔、肩周滑囊、腱鞘的炎症逐渐吸收，血供恢复正常，粘连吸收，关节容积逐渐恢复正常，在运动功能逐步恢复的过程中，肌肉的血供及神经营养功能得到改善，大多数患者肩关节功能可恢复到正常或接近正常。

（6）肩撞击综合征：肩峰下关节由于结构的原因或动力的原因在肩的上举、外展运动中发生肩峰下组织的撞击而产生疼痛，称为肩撞击综合征，可发生于任何年龄，也是肩袖破裂和肱二头肌长头腱变性、损伤的原因之一，多发生在肩峰前1/3及肩锁关节的下面。临床症状除肩部疼痛外，可有肩上举受限、疼痛弧征阳性、撞击试验阳性，X线片可发现肩峰形态异常，肩峰、肱骨头间距缩小，肩峰过长、过低，大结节骨赘形成等。

3. 分类治疗

（1）肱二头肌长头腱鞘炎：急性期患肢宜制动休息，口服非甾体抗炎药，也可做肱骨结节间沟封闭治疗。用可的松类药物的混悬液12.5～25.0ml加0.5%～1.0%普鲁卡因或利多卡因溶液3～5ml，做鞘内注射，每周1次，共2～3次，效果良好。要强调封闭部位必须准确，且不要遗忘附近病变区，并注意严格无菌操作，以免发生感染。物理治疗及手法按摩也能促进炎症消退，缓解症状。急性期疼痛消退后，开始做功能练习，应避免提举重物及外伤，需要手术治疗者较少。

对有长时间持续性顽固性疼痛、非手术治疗无效者，或肱二头肌长头腱已在结节间沟内粘连、阻碍肌腱的滑动机能者，可用手术治疗，手术方法为：①切断喙肱韧带，以利肱骨外旋活动。②切开肱二头肌，将长头腱起点切断，移植至短头喙突上，并缝合，以保留功能。③如因肩峰下骨赘形成，或由肩峰下撞击综合征引起肱二头肌长头腱损伤，则应将肩峰部分切除，行肩峰成形术。④做轻柔的关节粘连松解手法，以松解肩周一些疏松的粘连。⑤术后用颈腕吊带固定，将患肩置于外旋外展位，早期进行功能锻炼，防止再次粘连。

（2）喙突炎：局部封闭治疗有明显效果，方法同前，一般在一个疗程后疼痛均能缓解。在治疗期间应减少患臂的活动，理疗和按摩也有一定效果。本病预后良好，治疗后一般不遗留功能障碍。

（3）冈上肌腱炎和冈上肌腱钙化：冈上肌腱炎急性期患臂制动、休息，用三角巾悬吊，早期做热敷和物理治疗，使肌腱炎症反应、水肿消退，疼痛减轻。口服非甾体抗炎药，也可做痛点封闭治疗，有明显止痛消炎作用。经积极治疗两个月而症状不见好转，可能肩袖有较严重的撕裂伤者，需考虑手术治疗。手术包括两个方面：①肩袖修复术。②肩峰成形术（肩峰前外侧部分切除术）。

冈上肌腱钙化诊断明确后，除制动及局部冷敷、口服消炎镇痛药物外，可在严格无菌操作下，以一粗针头刺入压痛区下部，以另一同样大小的针头刺入压痛区上部，上部针头注入1%利多卡因溶液，可见乳白色液体自第一针孔流出，继续用生理盐水或林格氏液做局部冲洗，直至流出液透明为止。有时冲洗后立即注入可的松类混悬液25mg加1%利多卡因溶液3～5ml，每周1次，一般冲洗2～3次，可获得良好结果。或在局麻下用针头捣碎较硬化的钙块，亦可使疼痛消失。

有下列情况的患者，可考虑手术刮除钙盐：①急性期钙质沉着范围较大或钙质较硬，冲洗或捣碎治疗不满意者。②反复发作，非手术治疗（包括冲洗、锻炼、药物、理疗等）无效者。③钙质块影响关节运动并有疼痛者。极个别患者经切开刮除术后仍残留疼痛，可做肩峰成形术。

（4）肩峰下滑囊炎或三角肌下滑囊炎：急性期患臂制动，休息，用三角巾悬吊，早期物理治疗使肌腱炎症反应、水肿消退，疼痛减轻。口服消炎镇痛药物，肩峰下注入药物局部封闭，能得到即时的优良效果。肩峰下滑囊如有积液，可以抽除，并注入激素类混悬液。钙化性滑囊炎用穿刺冲洗处理能及时解除患者的痛苦，针刺捣碎钙块也能得到相应的效果。急性期后或慢性期时，除上述疗法外，要强调不增加疼痛的逐步运动，使肩关节在三个轴上的运动逐步得到恢复。

非手术治疗长期无效者，可行手术治疗，手术包括滑囊切除术和清除冈上肌腱中的钙化部分，亦有人主张肩关节外展功能受限时，可行肩峰切除术。此外，目前主张采取关节镜手术治疗肩关节滑囊炎。关节镜手术具有创伤小、恢复快，可使患者早期进行功能锻炼等优势。手术指征明确后，可行关节镜下全关节囊清理修补术。

（5）冻结肩：

1）急性期：症状以剧烈疼痛为主，治疗原则是止痛、解除肌肉痉挛，应用三角巾悬吊制动，用镇痛及肌肉松弛性药物内服。也可用激素类混悬液加利多卡因局部封闭。注射部位包括各压痛点及盂肱关节腔。疼痛十分剧烈时还可做肩胛上神经封闭或星状神经节的阻滞，有一定效果。

2）慢性期：剧烈疼痛已减轻，关节挛缩功能障碍加重。治疗原则是止痛条件下做适当的功能锻炼，防止关节挛缩加重。在药物止痛、物理治疗及针灸配合下做一些温和的被动运动和功能练习，以及肩周肌肉的推拿按摩治疗。常用的方法是：弯腰使垂下的上肢做顺时针、逆时针的旋肩运动。让患者用患侧手指练习爬墙活动。双手扶颈，使双肘后伸，每日练习2～3次，每次15分钟。随着活动范围增大，疼痛逐渐减轻，侧卧时病肩受压不再疼痛，而肩关节的内旋及后伸内旋（摸背）功能可最后恢复。未经治疗的肩关节已僵硬者，也可试用上述方法治疗。

对疼痛已基本缓解的患者，采用0.5%～1.0%的普鲁卡因或利多卡因溶液，行肩关节腔内加压注射，称液压扩张术，能膨胀关节囊，剥离关节内的粘连，改善关节功能。但因冻结肩的关节囊壁增厚、部分腔隙闭锁，液压往往难以达到完全松解粘连和扩张关节囊的目的。也可在麻醉下行手法松解术，渐渐使患侧肩关节内旋、外旋后外展，达到正常的活动范围。用手法时，术者必须握肱骨上部，助手以拳顶住肱骨头以预防骨折和脱位。松解完毕，可考虑进行肩关节腔穿刺，抽出关节内积血（系剥离创面出血，一般5～10ml），再注入皮质激素或透明质酸钠，以防止粘连。

3）功能恢复期：如肩关节前举>90°、外展>70°，一般无须行手法松解术，可采用物理疗法及功能练习，能使关节功能进一步改善和恢复。对高龄或有重度骨质疏松的患者，手法松解术应列为禁忌。

对伴有严重关节挛缩功能障碍、经非手术治疗无改善者，也可考虑用手术方法剥离粘连，松解挛缩的关节囊，术后3天开始做物理治疗，在三角巾悬吊下行钟摆式摆动运动，之后按肩关节康复治疗计划进行增大活动范围及增强肌力的训练，一般在术后三个月内，肩关节活动范围可恢复到正常或接近正常。

(6) 肩撞击综合征：根据不同的病因及病理表现，采用针对性治疗措施，对肩峰过长、过低、大结节骨赘形成等骨结构异常造成的撞击综合征，可采取肩峰成形术、肩锁关节部分切除术或大结节骨疣切除术等方法治疗。对于动力失衡引起的撞击综合征，应采取动力平衡重建的方法。对肩袖、滑囊病变引起的撞击综合征，可依据各自的适应证，采取非手术治疗或手术治疗。

二、肘部疾病

(一) 肘关节结核

肘关节结核（tuberculosis of the elbow joint）在上肢关节中比较多见。患者多为青壮年。不同性别及左、右侧差异不大。

1. 临床表现 早期症状轻微，发展缓慢。局部症状主要是疼痛和功能受限。这在单纯骨结核中不明显，常被忽视。单纯滑膜结核在初期症状也不严重，休息则轻，劳累则重。病变转为全关节结核时，症状才明显表现，因此多数患者就医较晚，且大多数患者都已发展至全关节结核。

本病的主要体征是局部肿胀、压痛、功能受限、脓肿或窦道形成。单纯骨结核的肿胀和压痛只限于病变部位；尺骨鹰嘴结核的肿胀和压痛只限于鹰嘴部位；肱骨外髁结核的肿胀和压痛只限于外髁部位。局部脓肿有波动感，鹰嘴结核的脓肿常位于鹰嘴附近，肱骨外髁结核的脓肿可沿伸肌间隙向前臂流注。

单纯滑膜结核可在关节周围出现肿胀和压痛，脓肿和窦道较为少见，但肘关节功能的受限比单纯骨结核多。

全关节结核时，肘关节肿胀和压痛都十分明显，关节功能受限也大。因肘关节肿胀和其上下方的肌肉萎缩，使肘关节呈梭形外观，脓肿及窦道形成。少数患者的肘上滑车淋巴结和腋窝淋巴结肿大、化脓，甚至溃破。

2. 辅助检查

(1) X线检查：单纯滑膜结核X线片表现为局部骨质疏松和软组织肿胀。鹰嘴和肱骨外髁结核多为中心型，可见破坏性灶内死骨形成。与其他关节结核相比，肘关节结核易显示骨膜反应并较广泛（但当有大量骨膜性骨沉着时仍需考虑为继发感染）。早期全关节结核除上述表现外，在关节边缘可见局限性骨质破坏或部分关节软骨下骨板模糊。晚期全关节结核则有大部分或全部破坏。混合感染时则骨质明显硬化。

(2) CT检查：病情发展到一定阶段，CT较X线片能明确显示骨质破坏及脓肿大小及位置，也能提示关节软骨下骨是否钙化、塌陷及破坏。单纯性滑膜结核可见肘关节周围软组织肿胀，关节间隙增宽，周围骨反应性增生，呈“象牙样”改变。骨质破坏，呈虫蚀样改变，死骨形成，缺乏血供，从而引起钙性物质沉积、关节腔积液、关节囊肿胀，严重者可形成窦道，发生周围肿胀及骨性空洞（图4-7-2）。

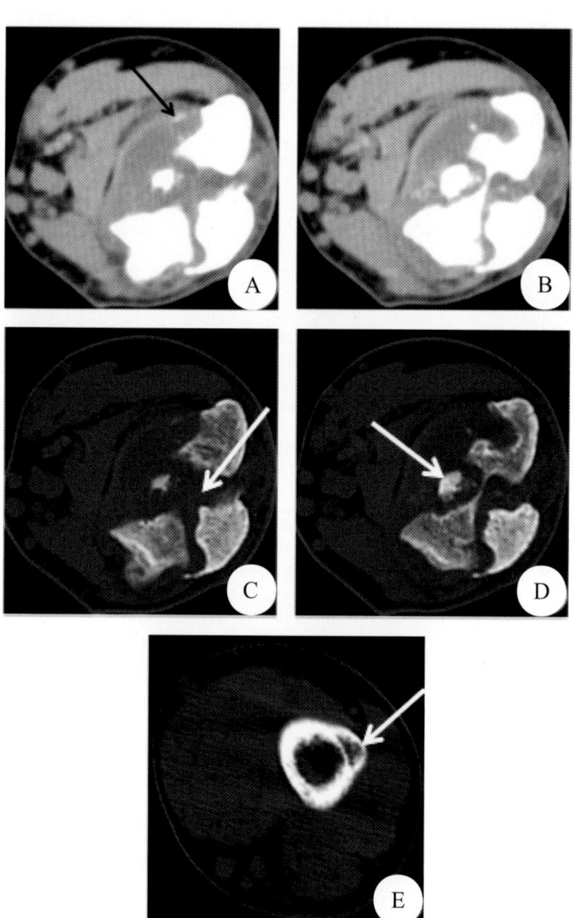

图4-7-2 男性，43岁，右肘关节结核CT

A、C. 肱骨下端鹰嘴窝和冠突窝因为骨质破坏而“贯穿”；B、D. 肱骨小头和冠突窝、鹰嘴窝、尺骨鹰嘴的关节面下的骨质破坏，冠突窝处较大的不规则高密度死骨片以及散在分布的沙粒状死骨片；E. 肱骨下端外侧的慢性层状骨膜反应

(3) MRI检查：早期可见局部软组织肿胀，

早期未形成大量积液，点状 T1 低信号影，T2 压脂呈高信号，关节面不光整。T2 加权像可见局部软组织呈高信号，寒性脓肿形成，关节软骨剥离，软骨下骨质破坏，局部骨缺损，病灶周围骨组织 T2WI 加权像信号降低。进展期滑膜形成结核性肉芽肿时，可见增厚的滑膜呈条状、团块状混杂在一起，信号不均匀。随后骨质内可见片状 T1 低信号影，部分可呈长 T2 信号囊变、关节腔脓性积液、关节腔肿胀、累及相邻的肌层组织结构等征象（图 4-7-3）。

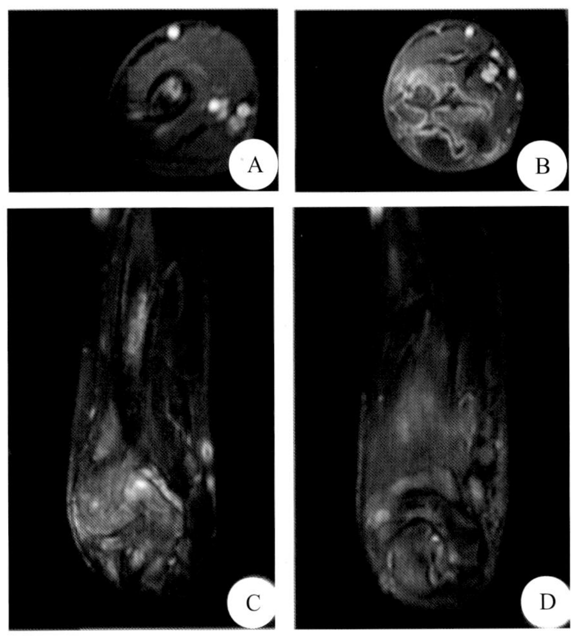

图 4-7-3　男性，43 岁，右肘关节结核 MRI

A～D. MRI 横断位，CET1WI、T1WI、FSET2WI 和冠状位 FSET2WI 显示骨干的浸润明显优于 CT，尤其是 T2WI-FS 序列和增强后扫描的序列，由于骨髓含脂肪量较多，病变导致的骨质 T1 信号减低在不压脂序列中也十分明显。增强扫描后的序列对于特征性的寒性脓肿"隧道征"显示较好

3. 诊断和鉴别　根据病史、症状、体征和 X 线片，可做出诊断。须与化脓性关节炎、骨髓炎、类风湿性关节炎、骨关节炎、Charcot 关节病、血友病性关节病相鉴别。

4. 治疗　由于肘关节位置表浅，容易显露，在抗结核药物的配合下，手术治疗可取得较好的效果，多数患者都可保留接近正常的关节功能。

（1）单纯滑膜结核：关节内可注射抗结核药物。局部可用三角巾固定患肘于屈肘 90°旋转中立位。肿胀和疼痛明显者，用石膏托做间断固定。每日取下石膏托 1～2 次，将患肢进行适当活动后再用石膏托固定。经过治疗如病变逐渐吸收而痊愈，可能保留接近正常的关节功能。如不见好转，或反而加重，应及时行滑膜切除术。

肘关节滑膜切除术可采用后方途径或外侧入路。前者较常用，除切除滑膜外，也用于病灶清除和肘关节切除。该入路的优点是显露较充分，缺点是必须游离尺神经，切断肱三头肌腱，对关节的稳定性破坏较大。外侧入路的优点是不须游离尺神经，不须切断肱三头肌腱，对关节稳定性破坏较小，缺点是显露不够充分。

（2）单纯骨结核：对于没有明显死骨的中心型和边缘型结核，尚无侵入关节趋势的可先采用非手术治疗。如治疗不见好转或病情加重，应及时采用手术治疗。对于有明显死骨或病变有侵入关节趋势的都应及时进行病灶清除，手术治疗根据病灶的部位采用不同的切口。鹰嘴结核可用鹰嘴后方直切口，切开骨膜后，用圆凿开窗，就能充分显示骨病灶。病灶靠近肱三头肌腱抵止部者，可将该腱纵行劈开，但应避免将该腱完全游离或切断。将死骨和其他病变组织切除干净。软骨面破坏者，将鹰嘴切除。

（3）早期全关节结核：病变如仍在进展，只要没有手术禁忌证，都应及时行病灶切除术。采用后方入路，也可用外侧入路。切除肥厚水肿的滑膜组织，再将骨病灶刮除干净，对破坏的软骨应切除到正常骨质。对肱骨外髁小头及尺骨鹰嘴关节面破坏者，可以切除破坏的关节面，只留滑车关节面。术后处理同滑膜切除术。

（4）晚期全关节结核：只要没有手术禁忌证都应采用手术治疗。

1）病灶清除和叉状切除术：对多数成年人是一种比较合适的治疗方法。对于 12 岁以下的儿童，因担心伤及骨髓板而引起发育障碍，一般不行切除术。叉状切除是陈景云改进的，与一般肘关节切除术的不同之处是保留肱骨内、外髁和部分鹰嘴，术后肘关节的稳定性较好。一般采用后方切口，进入肘关节后方，清除病灶，然后将桡骨头切除，保留桡骨粗隆，影响肱二头肌的附着。切除尺骨上端应注意保留喙突和部分鹰嘴，以免影响肱前肌和肱三头肌的附着。最后将肱骨小头和滑车切除，保留肱骨内、外上髁，使切除后的肱骨下端呈叉状。冲洗、放置抗结核药物，用两枚克氏针经鹰嘴向肱骨下端插入，针尾留在皮外，使骨端间保留 1.0～1.5cm 的间隙。术后用石膏托固定 3 周，然后拆线，拔针，练习肘关节功能。开始主动屈肘活动，不练习时三角巾悬吊。

2）肘关节成形术：对结核病已痊愈、肘关节已强直在 90°～100°功能位置者，一般不须再做手术。但具有下列条件的可考虑行肘关节成形术：青壮年患者肘强直不在功能位，术后能坚持功能练习；肱二头肌和肱三头肌的肌力较好，局部皮肤条件具备者。

对于肘关节切除、成形术，滑膜切除术，尺骨鹰嘴和肱骨内、外髁骨结核的局部病灶切除术等，只要术后能坚持肘关节功能练习，都能使肘关节恢复较好的功能，根据观察，随着术后时间的延长，功能会越来越好。

3）病灶清除和关节融合术：对于某些必须参加重体力劳动的成年患者，为了恢复肘关节的稳定性和力量，肘关节病灶清除和关节融合术是一个比较理想的手术。

手术一般采用后切口。病灶清除后，切除桡骨头，切除残留的软骨面，将肱骨与尺骨鹰嘴的粗糙面对合，肘关节置于 90°位。为了促进关节骨性融合，可加植骨。为了保持对位，可使用螺钉或交叉克氏针做内固定。异物的使用应慎重，以免因病变复发导致窦道形成。

（二）肘关节骨关节炎

骨关节炎（OA）是一种慢性、退行性关节疾病，临床以关节疼痛、活动受限，甚至关节畸形为主要表现。OA 好发于中老年人，主要累及手的小关节及负重关节，膝、髋、脊柱的 OA 临床上较为常见，而肘关节 OA 相对少见。

1. 临床表现 肘关节 OA 是肘关节软骨退化磨损导致的，主要表现为肘关节疼痛和活动受限，其改变主要表现在关节软骨退化，软骨下骨质增生、硬化，最后关节面大部分消失，关节间隙狭窄。

肘关节 OA 因负重相对较少，早期不易被重视，就诊时往往已经出现关节伸屈受限。引起肘关节 OA 的常见原因有类风湿性关节炎、创伤性关节炎及晶体性关节炎，原发性肘关节 OA 发生率仅仅在 2%左右，男女之比约为 4∶1，好发于重体力、上肢肘部活动量大的人群中，特别是猎人，其肘关节 OA 发生率高于务农人员。肘关节 OA 以肘关节痛为主要表现，多表现为活动痛，特别是屈曲时疼痛更明显，而关节肿胀较少。除疼痛外，晨僵也是患者的主要症状之一。与类风湿性关节炎不同的是，OA 晨僵时间较短。除疼痛、活动受限外，当尺骨鹰嘴骨赘压迫尺神经时，肘关节 OA 往往还合并肘管综合征，表现为无名指、小指麻木，甚至出现尺侧腕屈肌及环、小指指深屈肌力减弱，手内在肌萎缩，出现轻度爪形指畸形。

2. 辅助检查 常规摄肘关节正、侧位 X 线片可显示关节退变程度、骨赘及游离体的大小与位置（图 4－7－4）。

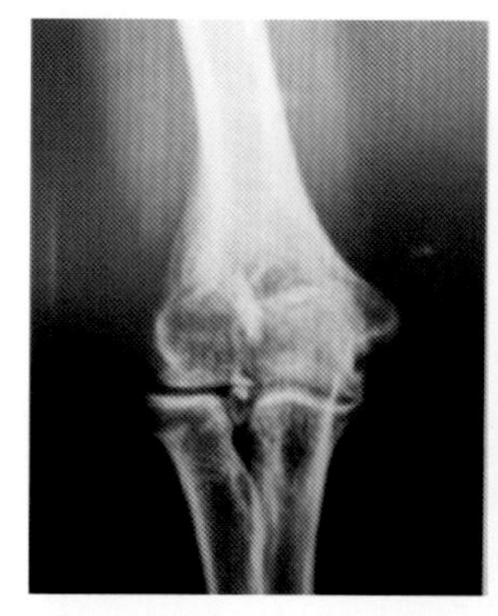
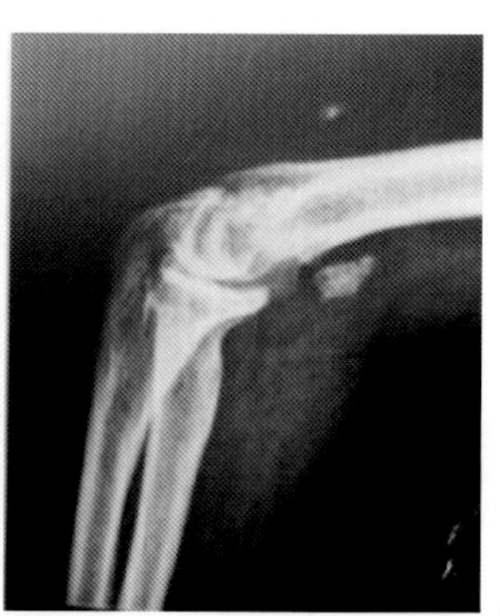

图 4－7－4 肘关节 OA 的 X 线片表现

除常规行 X 线检查外，三维 CT 能更好地判断关节面破坏情况及游离体的大小位置（图 4－7－5）。

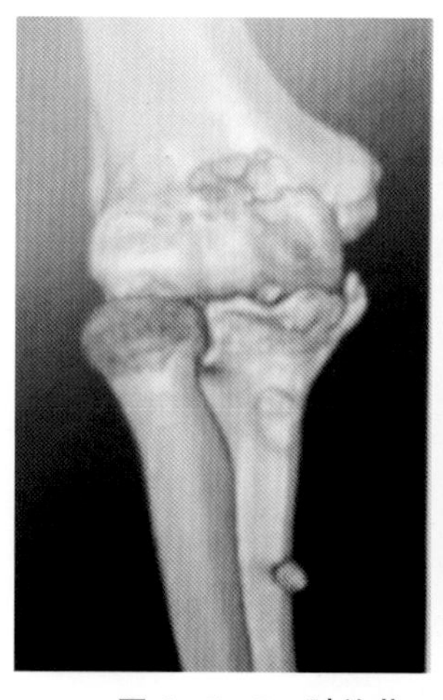
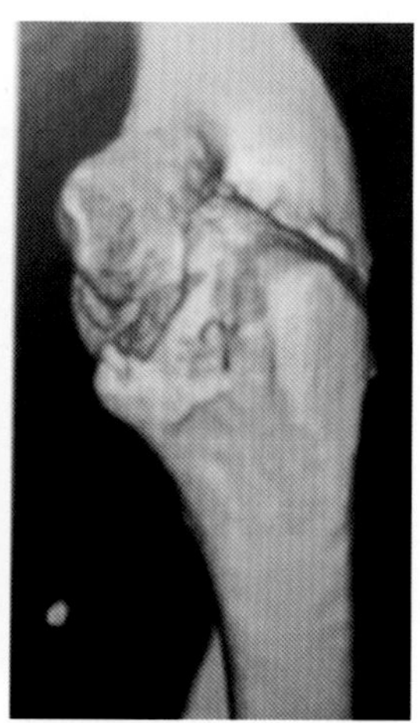

图 4－7－5 肘关节 OA 的三维 CT 示意图

3. 治疗 肘关节 OA 的治疗以恢复肘关节功能活动度为主要目的。同时还要求达到肘关节稳定及活动时减少疼痛等目的。

（1）非手术治疗：包括药物治疗、中医治疗、康复治疗等。非甾体抗炎药（NSAIDs）能抑制体内前列腺素合成，抑制间充质干细胞（MSC）向成骨细胞转化，从而达到预防异位骨化的目的。COX－2 抑制剂塞来昔布能减轻疼痛，有利于肘关节功能的恢复。

（2）手术治疗：手术治疗一般应用于经非手术治疗无效的肘关节 OA 患者，同时还应考虑患者肘关节功能、患者自身意愿及术者偏好。我们的临床经验是，肘关节屈曲<130°或伸直>30°可作为手术治疗指征，当患者职业或生活受到影响时，手术指征可适当放宽，还应强调术中锐性操作、彻底止血（以免术后血肿），以及术后早期功能练习。

1）传统的开放性肘关节松解术是目前开展较多、技术较成熟的治疗肘关节僵硬的方式，通过切开松解软组织及关节囊、去除挛缩组织及影响关节活动的骨赘，达到恢复肘关节活动度的目的。

2）关节镜下肘关节松解术（图 4－7－6）具有创伤小、恢复快等优点，术后并发症发生率也明显较低，逐渐成为治疗肘关节 OA 的有效手段之一。

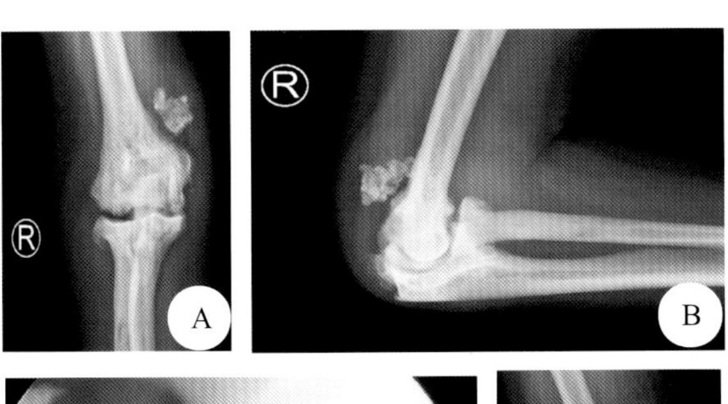

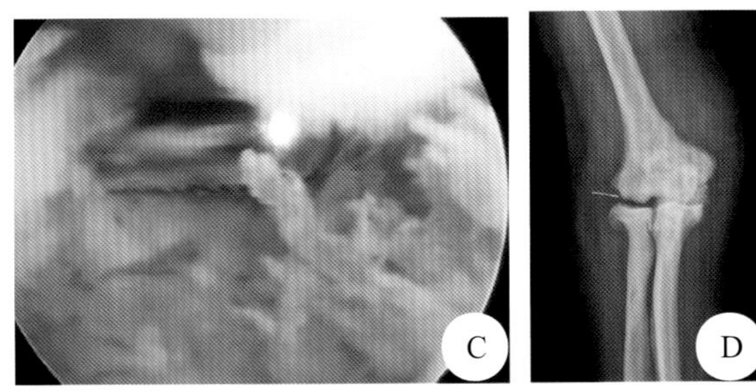

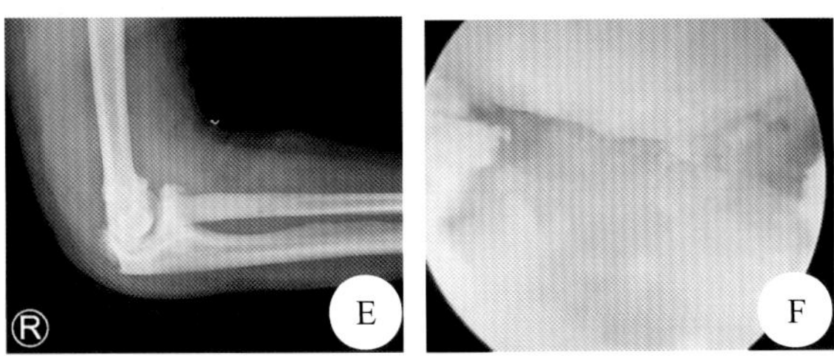

图 4－7－6　女性，59 岁，肘关节 OA

A. 术前正位片；B. 术前侧位片；C. 镜下关节腔内大量充血滑膜及游离体；D. 镜下清理术后正位片；E. 镜下清理术后侧位片；F. 镜下清理术后

3）全肘关节置换术一般用于重度肘关节 OA 或肘关节完全强直的患者，尤其是那些无法接受其他外科治疗的老年或无活动度患者。

（三）肘关节创伤性关节炎

肘关节创伤性关节炎是肘关节创伤后的继发性病变，主要表现为肘关节疼痛和活动受限，其改变主要表现在关节软骨软化、脱落，软骨下骨质增生、硬化，关节面大部分消失，关节间隙狭窄，常发生在肘关节骨折、脱位，特别是关节面的损伤后。关节软骨损伤后复位不佳、粗暴手术、骨折畸形愈合、关节负重不均，都可导致肘关节创伤性关节炎的发生。

1. 临床表现　常表现为肘关节非对称性关节痛、关节酸痛、关节液渗出、炎性损害、肘部外翻角增大、肘关节不能屈曲。

2. 病因

（1）外伤导致的骨结构畸形愈合：鹰嘴、冠状突、桡骨头、肱骨内外髁、肱滑车的骨折、骨缺损、骨畸形愈合，致使关节对合不匹配。

（2）韧带损伤：撕裂、撕脱、病理变性、变细，致使关节抗击应力减弱。

（3）医源性：手术入路，如后外侧手术入路可破坏桡侧副韧带复合体。手术的特殊类型骨折、肘关节松解，在暴露时可能剥离韧带复合体等。

3. 治疗　对于轻度肘关节创伤性关节炎的患者，可行康复功能锻炼缓解症状。而重度患者，应行手术治疗，手术治疗方式包括肘关节松解术、肘关节成形术或肘关节融合术。

（四）肘关节骨化性肌炎

骨化性肌炎是良性病变，病理学上，它不能区别于骨折愈合过程，其临床上、影像学和组织学上的表现有时可能会类似于恶性肿瘤。

1. 临床表现　患者可有局部疼痛、肌肉里有硬的可触及的包块和肘部的弯曲挛缩。原因不明的疼痛增加，肌肉痉挛状态明显。然而，这种疾病可以是无症状的，可能被偶然地诊断出来。

2. 病因　最常见的相关因素是创伤。这种类型通常局限于一块肌肉或肌群。在肘部受伤后倾向于引发肘关节骨化性肌炎的因素包括先前病史、男性、年龄大于 60 岁、Paget 病、强直性脊柱炎、弥漫性特发性骨肥厚（Forestier 病）和肥厚性骨关节病。

3. 病发常见位置 肘部周围最易产生异位骨的位置是骨骼邻近或围绕桡侧副韧带的外侧和内侧。前侧的异位骨经常在肱肌的下方形成，后侧通常深入到肱三头肌。当异位骨围绕着尺神经，可能发生神经嵌压症。

4. 辅助检查

（1）实验室检查：血清碱性磷酸酶（AP）在损伤3周后出现水平的升高，在损伤后的4周AP水平可能达到标准值的3.5倍，浓度最大值大约在第12周出现。

（2）三相骨闪烁显像：在肘关节骨化性肌炎（EBF）的2～4周，三相骨闪烁显像通常是阳性的。重复骨扫描可用来确定手术切除的最佳时机和监控术后复发。

（3）超声波检查法：用超声波检查法发现EBF比传统放射学早。Thomas 和 Amstutz 描述的带状现象在超声波扫描上很明显，且是 EBF 特有的。超声波扫描被一些学者认为是最好的检查法，不仅用于早期检测，也用来对 EBF 随访，同样也应用于区分骨外肉瘤。

（4）影像学检查：DR 和 CT 在骨化性肌炎的早期阶段有着低特异性，但在晚期有着很高的诊断价值。

5. 治疗

（1）NSAIDs：尽管有证据表明，用于肘部周围 EBF 的预防是有效的，但没有研究表明，它会引发更好的效果。

（2）双膦酸盐：双膦酸盐阻碍类骨质的矿化，但不阻碍类骨质本身的形成。只要持续使用，双膦酸盐的治疗似乎是有效的。

（3）膦酸盐：抑制 EBF 时，依替膦酸二钠已经用于脊髓损伤的患者，但许多研究仍着眼于它在预防手术切除后 EBF 复发的功用上。

（4）手术治疗：

1）适应证。肘关节异位骨的存在，本身并不是手术切除的指征。然而，当异位骨引起疼痛，或者改变了关节或邻近软组织结构的功能时，就需要进行手术。

2）手术入路。肘部的三个标准的手术入路被广泛使用。前外侧的入路更适用于前侧骨桥。后外侧的入路切口可以向远侧延长，经过肘肌和尺骨外侧的尺侧腕伸肌之间的间隔，可以进入骨间膜的近端部位，去除任何阻碍旋前和旋后的异位骨。内侧的入路主要用于内侧和后内侧骨桥以及尺神经前移术，这个入路必须和单一的后外侧入路相结合。通过一个标准的内侧切口，内侧肱三头肌腱膜被切到鹰嘴突的肱三头肌腱的止点，这时就显露了可以切除的后内侧的异位骨。

第八节　肩关节置换术

肩关节可准确地称为盂肱关节，是一个滑膜关节，是人体所有关节中运动范围最大的关节。肩关节缺乏内在的骨性稳定因素，关节稳定性主要取决于关节周围的肌肉。肩袖不仅起到稳定盂肱关节的作用，而且还能作为上肢活动的支点，使三角肌依靠这一支点外展、上举肱骨。临床上有许多手术方法治疗盂肱关节损伤导致的疾病。其中肩关节置换术被证明是一种有效的方法。

肩关节置换术包括人工肱骨头置换术（PSA）和人工全肩关节置换术（TSA）。如果肩关节的两部分均用人工部件替换，称为人工全肩关节置换术；只替换肱骨头部分，则称为人工半肩关节置换术或人工肱骨头置换术。

一、人工肱骨头置换术

（1）手术适应证：四部分骨折和骨折脱位；肱骨头劈裂骨折；移位的解剖颈骨折；关节面压缩骨折超过40%；合并严重骨质疏松的三部分骨折脱位；肱骨头缺血坏死；肱骨近端肿瘤；肱骨骨折畸形愈合和陈旧性骨不连。

（2）手术禁忌证：严重心、肺等重要脏器功能不全者；不能耐受全麻手术者；肩部疼痛不明显，对关节功能要求不高者。需要强调的是，肩关节置换术后需要长时间的临床康复治疗（6个月至1年），患者需要进行艰苦的功能锻炼，对于那些心理或生理上不能耐受，特别是嗜酒或者合并有精神疾病的患者，应考虑非手术治疗。

（3）术前病史采集及查体要注意：患肩活动范围（确定患肩属于挛缩型还是不稳定型，以决定软组织平衡重建的方式及预后）；肩袖功能检查（决定行肩袖修补及全肩关节置换术还是因肩袖无法修补行肱骨头置换术）；三角肌功能检查（三角肌缺失神经支配是置换术的禁忌证）；腋神经、肌皮神经和臂丛功能检查（作为对照，以确定手术中神经是否受损）。应在外旋位（30°～40°）X线片上行模板测量，选择肱骨假体型号。摄内旋、外旋及出口位X线片了解肱骨头各方向上的骨赘，有无撞击征和肩锁关节炎；摄腋位X线片了解肩盂的前后倾方向有无骨量缺损及骨赘。必要时行CT或MRI检查。

（4）术后康复：

1）术后次日可靠起，在患者能够承受的范围内进行术肩被动活动。

2）术后第2日拔除引流。可离床坐在椅子上，在指导下用健肢帮助患肩进行康复锻炼，也可以采用床架上的滑轮吊绳装置进行训练。进行关节屈曲、外展、后伸、旋转，每个动作持续5秒钟，每天锻炼4～6次。

3）患者能够站立后即应弯腰进行术肢钟摆式锻炼，4～6次/天。

4）锻炼间隙应用肩关节吊带保护。

5）手术4日后开始主动活动锻炼。

6）鼓励患者在术后尽早恢复生活自理，如自己进食、刷牙、喝水等。

7）如果活动度改善缓慢，可在2周后增加爬墙、过顶滑轮训练等。

8）术后3周渐进性加强三角肌和肩袖力量的训练，同时加强锻炼斜方肌，进行推墙运动锻炼前锯肌和菱形肌等。

二、人工全肩关节置换术

非制约式人工全肩关节置换术适用于肱骨头有严重病损，同时合并肩盂软骨病损但肩袖功能正常者。只有在肩袖失去功能或缺乏骨性止点，无法重建时才考虑应用制约式人工全肩关节置换术。

新近感染及三角肌或肩袖功能完全丧失者为手术禁忌。

（1）基本步骤：手术操作基本同半肩关节置换一致，在切除肱骨头后，增加肩盂侧处理、打磨平整肩盂关节面后安装肩盂假体的步骤（图4－8－1）。

（2）术后治疗：术后外展架固定患肩3周。术后1周可定时去除上臂与前臂的固定带，开始在架上做被动活动。术后2周增加主动活动。术后3周去除外固定，仰卧或休息时，可用枕头支托患肢，并开始肩关节外旋和屈曲练习。术后6周，逐渐恢复日常活动，继续增加活动度，主动锻炼三角肌和肩胛下肌。肌肉有足够强度后，增加抗阻力练习，且应坚持1年以上，以获得最大的功能恢复。

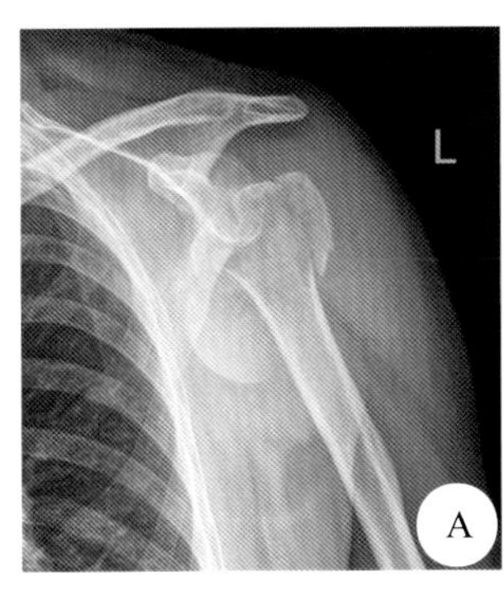

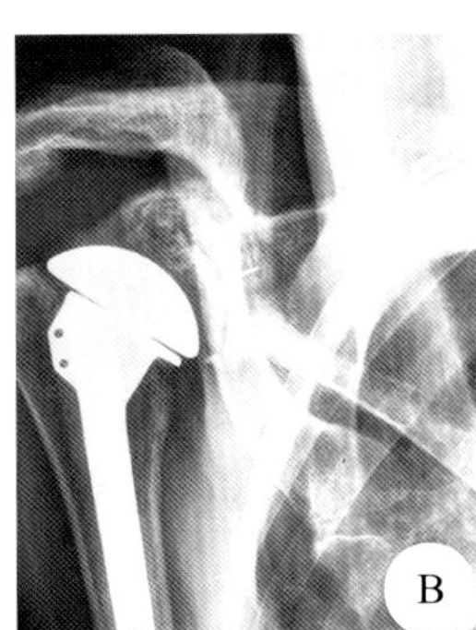

图4－8－1　男性，52岁，肩关节置换
A. 术前X线片；B. 术后X线片

三、常见术后并发症

1. 肩关节不稳定　手术中不但要将假体安放在合适位置，更重要的是要维持肩周软组织的平衡，否则将会发生症状性肩关节半脱位或全脱位，以及肩峰下撞击综合征。

2. 肩袖损伤　肩袖损伤的发生率为1%～14%，占全肩关节置换术常见并发症发生率的第2位。术后肱骨头假体不断上移，提示冈上肌变薄、肩袖断裂，或强大的三角肌和力弱的肩袖之间力偶失衡。对于大多数术后有慢性肩袖损伤症状的患者，可进行严密观察。

3. 肩盂假体松动　全肩关节置换术后10年，翻修率约11%，其中肩盂假体松动是主要原因，沿肩盂解剖轴线，使用带中置芯的球面锉能减少刮除软骨后手动锉磨造成的反复调试和骨床歪斜，并改善肩盂的倾斜度。

4. 术中假体周围骨折　类风湿性关节炎的患者由于骨质疏松，发生率要高一些。仔细显露和精确的假体置入是减少术中骨折的关键。

5. 术后活动范围受限　肩关节置换术后应达到以下活动范围：上举140°～160°，上臂中立位外旋40°～60°、外展90°位、内旋70°，并可极度后伸。术后活动范围受限往往是由于软组织松解不够或关节过度充填。

6. 异位骨化和感染 异位骨化和感染的发生率分别为24.0%和0.8%，其预防措施与其他关节置换术相同。

第九节 肘关节置换术

一、概述

肘关节置换术从简单的单轴铰链关节，发展到现在复杂的无限制再造关节面关节置换术，这种改变是基于对肘关节的解剖和生物力学的不断了解而产生的。

Coonrad 把肘关节置换术发展分四期。第一期为 1885—1947 年，关节切除、截肢或解创型关节置换术阶段；第二期为 1948—1970 年，全限制或部分限制金属对金属的铰链型关节置换术阶段；第三期为 1971—1975 年，聚甲基丙烯酸甲酯合成技术出现阶段；第四期为 1976 年至今，半限制的金属对聚乙烯的铰链式或咬合式假体和无限制金属对聚乙烯再造关节面阶段。

目前临床上常用的肘关节假体大致有三类：①表面置换假体，以 Ewald 小头髁假体为代表，其旋转中心仍在生理位置。但要求保留正常的干骺端和侧副韧带。②半制约式假体，由两部分或三部分组成，通过固定栓或咬合匹配连接在一起，具有适度的内、外翻松弛度，有利于力的缓冲。③全制约式假体，为铰链式，仅能进行屈伸运动，无侧向松弛度。假体的制约越小，越接近关节的生理运动，则假体的长期稳定性越易保持。除关节周围软组织病损严重，必须依靠假体自身保持稳定的患者外，应避免选用全制约式假体。

二、适应证与禁忌证

（一）适应证

（1）肘关节严重疼痛是肘关节置换术的主要指征。

（2）双侧肘关节非功能位强直。

（3）因肿瘤、创伤、感染引起的肘关节部分骨缺损。感染患者至少完全稳定一年以上方能考虑手术。

（4）关节成形术失败。

（5）肘关节不稳引起的无力、不适，是手术的相对适应证。

（二）禁忌证

（1）感染。

（2）神经性关节病变。

（3）各种原因引起的肘部骨组织大块缺损或严重骨质疏松，估计术后假体难以保持稳定。

（4）肘部主要运动肌瘫痪且未重建。

三、手术步骤

（1）做肘后正中直切口。

（2）切除桡骨小头，应注意保护桡神经深支和环状韧带的完整性。

（3）仔细计划后进行尺骨近端截骨，扩大髓腔，直至与假体柄满意匹配为止。

（4）根据肱骨侧假体形状，进行肱骨远端截骨，并扩大肱骨髓腔，注意防止肱骨内外髁骨折。

（5）多数人工肘关节不设桡骨小头假体。如需安装桡骨小头假体，则应适当扩锉桡骨髓腔。

（6）置入假体试样，肘关节复位，观察假体的活动范围与稳定性。如术前肘关节不能完全伸直，则假体置入后不宜强求完全伸直。肘关节屈曲位时，如鹰嘴尖端突于皮下，可再进行截除，以免术后皮肤张力过高。做关节表面置换时，如运动轨迹不满意，或旋转时发生脱位，可再修整肱骨截骨端，或选用外翻角更大的假体。屈肘90°，观察肘部软组织张力，如假体关节面分离不超过数毫米，表明张力适中。

如需同时置换桡骨小头，先将不同厚度的桡骨头假体试样插入桡骨髓腔，做全幅屈肘活动，如肱桡假体关节面能持续接触，说明桡骨小头假体的厚度适中。如肱桡关节不能保持良好的关系，则不必强求置入桡骨小头假体。

（7）假体试样位置满意后，取出试样，冲洗髓腔，去除血块及碎骨片等，拭干髓腔，用骨水泥枪将骨水泥注入髓腔内。根据假体的设计要求，有两种假体插入方法：一是屈曲肘关节，将假体同时插入肱骨和尺骨髓腔；二是将假体拆开，先安装尺骨侧假体，再安装肱骨侧假体，然后将两者连接。在骨水泥固化过程中，肘关节应完全伸直，以保持压力。此外应注意保护尺神经免受聚合热灼伤。

（8）清除假体周围多余骨水泥，放松止血带，严密止血，冲洗创口，所有肌腱、韧带、关节囊均应仔细修复。肱三头肌腱和侧副韧带尤为重要。肱三头肌可原位缝合，亦可在尺骨鹰嘴尖端钻孔，将肱三头肌腱缝合固定于尺骨鹰嘴小孔。侧副韧带应用不吸收缝线修复，并注意保持内、外侧张力平衡。尺神经前置于肘前皮下，假体附近和皮下放置引流管，逐层缝合切口，加压棉垫包扎（图 4－9－1）。

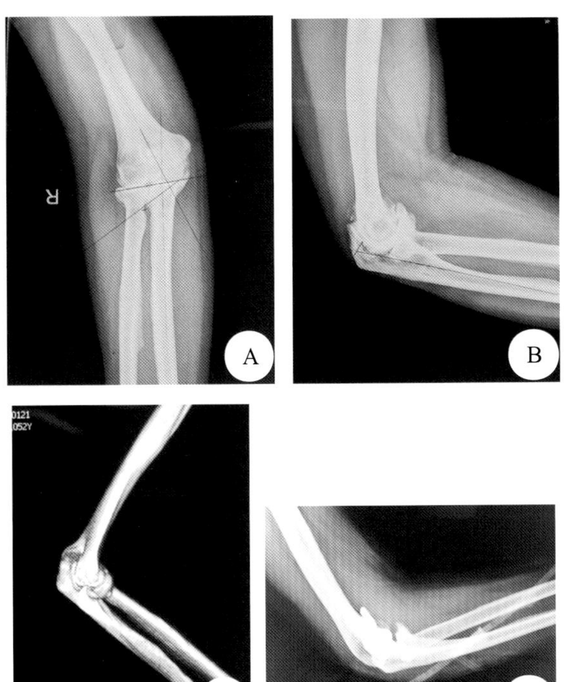

图 4－9－1　女性，52 岁，肘关节置换

A、B. 术前 X 线片；C. 术前三维重建；D. 术后 X 线片

四、术后处理

（1）术后肘关节用肘后石膏托固定于 45°半屈位，持续固定肘关节于屈曲位可能引起尺骨鹰嘴对局部皮肤的压迫。

（2）术后 1～2 天拔除引流管。

（3）术后 3～7 天去除石膏，三角巾悬吊约 4 周，可间歇取下进行柔和被动活动。

（4）术后 3 周开始主动活动，但避免强力活动，3 个月内不宜持重、投掷。

五、常见术后并发症

（1）感染：人工肘关节术后深部感染一经确诊，即应取出所有异物，包括假体和骨水泥，彻底清创，充分引流，抗生素治疗不少于 6 周。感染控制、创口痊愈后，如骨组织留有足够长度，软组织无明显缺损，可考虑再次手术置入假体。如局部条件不允许，可行关节切除成形术。

（2）脱位与失稳：在置换术中不常见，与软组织缺损及肌力不平衡有关。如软组织严重破坏，可选用制约度较大的假体或争取重建侧副韧带。但软组织重建手术效果欠肯定，有时会造成关节僵硬。术后石膏托固定 3～6 周。

半制约式假体的脱位主要由术后关节对线不良以及假体设计不合理导致。判断脱位的原因十分重要，由于聚乙烯部件磨损破坏而造成的脱位，更换部件后即可获得满意疗效。对于假体位置不良、旋转中心偏离正常范围、关节对线不佳所造成的聚乙烯部件破坏和脱位，则应在正确位置上重新安放假体，使旋转中心位置恢复正常。

（3）松动：主要由假体位置不佳及骨水泥使用不当导致。制约式假体发生率最高。患者感觉肘部疼痛，运动范围减小，运动轨迹也有异常，临床诊断应结合 X 线检查。确诊后如疼痛严重、假体周围骨质吸收破坏严重且局部条件差，不宜再行假体置入，可行关节成形术。

六、注意事项

（1）肘关节置换的最终目的是能让患者最大限度地发挥手的功能，因此术前应全面了解患者腕、掌指以及指间关节的功能。如手部功能严重障碍，则应先处理手部问题。

（2）如手部功能良好而肩、肘关节均有伤病，一般应先处理肘关节。但当肩关节严重或完全丧失旋转功能时，则应先处理肩部问题，因为僵硬的肩关节将增加肘部假体的内、外翻应力，可导致假体过早松动或损坏。

（3）术中应仔细处理肱三头肌腱。肱三头肌腱止点与浅筋膜、尺骨骨膜形成的内侧结合部是肱三头肌肌瓣的最薄弱处，应注意保持该部及整个肱三头肌伸肘装置的完整性。

（4）术中注意保护尺神经，术毕时将尺神经前置。

（卢冰　刘攀　朱宗东　谭波　廖锋　林书　李亭　刘从迪）

参考文献

［1］曾本强，卢冰，刘攀，等. 急性肩关节脱位伴肱骨大结节骨折并肩袖损伤1例报告［J］. 中国矫形外科杂志，2020，28（22）：2110－2112.

［2］Levy J C，Berglund D，Vakharia R，et al. Midterm results of anatomic total shoulder arthroplasty with a third－generation implant［J］. J Shoulder Elbow Surg，2019，28（4）：698－705.

［3］Vajapey S P，Cvetanovich G L，Bishop J Y，et al. Psychosocial factors affecting outcomes after shoulder arthroplasty：a systematic review［J］. J Shoulder Elbow Surg，2020，29（5）：e175－e184.

［4］Craig R S，Goodier H，Singh J A，et al. Shoulder replacement surgery for osteoarthritis and rotator cuff tear arthropathy［J］. Cochrane Database Syst Rev，2020，4（4）：CD012879.

［5］刘振宇，王宝军. 肩胛骨骨折的手术治疗进展［J/OL］. 中华肩肘外科电子杂志，2021，9（1）：1－5.

［6］Xie Z，Song M，Zhou J，et al. Precontoured locking compression plate with titanium alloy cable system：in treatment of neer type Ⅱb distal clavicle fracture［J］. Orthop Surg，2021，13（2）：451－457.

［7］Beks R B，Ochen Y，Frima H，et al. Operative versus nonoperative treatment of proximal humeral fractures：a systematic review，meta－analysis，and comparison of observational studies and randomized controlled trials［J］. J Shoulder Elbow Surg，2018，27（8）：1526－1534.

［8］Fujihara Y，Ota H，Watanabe K. Factors affecting the range of motion of the elbow after open reduction of olecranon fractures［J］. J Hand Surg Asian Pac Vol，2021，26（1）：60－64.

［9］Huang P，Pei X. Evaluation of the association between olecranon fracture and radial head subluxation or annular ligament displacement in children［J］. J Pediatr Orthop B，2021，30（2）：196－202.

［10］Rantalaiho I K，Miikkulainen A E，Laaksonen I E，et al. Treatment of displaced olecranon fractures：a systematic review［J］. Scand J Surg，2021，110（1）：13－21.

［11］陈玉成，黄志伟，林作华，等. 尺骨鹰嘴骨折克氏针张力带和解剖钢板内固定效果对比观察［J］. 中国医学创新，2021，18（4）：10－14.

［12］Midtgaard K S，Ruzbarsky J J，Hackett T R，et al. Elbow fractures［J］. Clin Sports Med，2020，39（3）：623－636.

［13］秦大平，张晓刚，宋敏，等. 肘部骨折术后关节功能障碍的诊治预防策略研究进展［J/OL］. 中华肩肘外科电子杂志，2019，7（4）：376－382.

［14］曾林如，罗淦，朱芳兵，等. 异位骨化预防与治疗的研究进展［J］. 中国骨伤，2020，33（3）：283－287.

［15］吴晓明，蔡明，王蕾. 对创伤性肩关节后脱位的再认识［J］. 中国骨与关节杂志，2019，8（8）：561－566.

［16］Antoni M，Eichler D，Kempf J F，et al. Anterior capsule re－attachment in terrible triad elbow injury with coronoid tip fracture［J］. Orthop Traumatol Surg Res，2019，105（8）：1575－1583.

［17］胡攀勇，杨绍安，蔡保塔，等. 可调外固定支具和铰链外固定架治疗肘关节恐怖三联征的比较［J］. 中国组织工程研究，2018，22（35）：5607－5613.

［18］Hou F，Liang X，Fan W，et al. Analysis of twenty－five cases of terrible triad injury of the elbow surgically treated with a single lateral approach［J］. Int Orthop，2021，45（1）：241－246.

第五章 脊柱外科

第一节 颈椎骨折脱位

一、上颈椎骨折脱位

上颈椎由枕骨髁、寰椎和枢椎组成，它们与周围韧带被合称为颅颈交界区。上颈椎损伤常发生在儿童和60岁以上的人群，在儿童中，交通事故是主要的损伤机制，而在老年人中，跌倒是最常见的机制，中青年人往往更多的是下颈椎损伤。

（一）枕骨髁骨折

大多数枕骨髁的损伤都是由头部和颈部的高能量创伤造成的。最严重的神经功能障碍常见于并发的头部损伤。约31%的患者可能表现出急性下颅神经缺损。CT重建是诊断和分类这些骨折的首选影像学方法。

1. 临床表现 枕骨髁骨折患者绝大多数有严重的颅神经损害。脑干损伤和血管性损伤临床上很罕见，因为这种损伤是致命性的。低位颅神经麻痹是最常见和严重的神经功能损伤表现，因其损伤范围不同可存在单一颅神经麻痹，也可存在Ⅸ至Ⅻ对颅神经麻痹。

2. 影像学检查 有以下表现者应考虑枕骨髁骨折的可能：①Ⅸ至Ⅻ对颅神经创伤后出现麻痹。②咽后壁软组织肿胀。③枕骨基底骨折。④寰枢椎骨折或脱位。⑤创伤后痉挛性斜颈。⑥不可解释的持续性创伤后上颈部疼痛，但X线检查正常。

3. 治疗 治疗方法的选择取决于损伤程度及其合并伤。非手术治疗一般效果满意。

对于单侧稳定的枕骨髁嵌顿骨折、枕骨髁骨折合并颅底骨折可以采取硬的颈围或支具制动6～8周，对于枕骨髁与枕骨分离的骨折用halo背心固定8～12周。对于枕骨髁撕脱骨折不伴有寰枕不稳者采取硬的颈围或支具制动6～8周，伴有微小脱位者用halo背心固定，伴有明显寰枕关节不稳、慢性疼痛、神经损伤的患者采取后路颈椎融合。

（二）寰枕关节脱位

12岁以下的儿童特别容易发生，因为儿童枕骨髁尚未发育完善且较平坦，寰枕关节较平，而且头部重量与体重的比值明显大于成人。

1. 临床表现与诊断 创伤性寰枕关节脱位患者临床上非常罕见，很少合并神经症状。创伤性寰枕关节脱位的患者临床表现差异非常大，从完全脊髓损伤的临床表现到简单的没有任何神经损伤的症状和体征，仅表现为简单的颈部疼痛和活动受限。

寰枕关节脱位的诊断指标较多，应用较多的是枕骨大孔前缘中点到枢椎体后侧皮质平行线的垂直距离（basion－axialinterval，BAI），正常值为向前<12mm或向后<4mm；枕骨大孔前缘中点到齿突尖的距离（basion－densinterval，BDI），正常值为成人<10mm，儿童<12mm；枕骨髁和寰椎上关节面之间的距离（occipitalcondyle－clinterval，CCI），正常值为成人<2mm，儿童<5mm。然而这些测量指标均有一定的漏诊率和误诊率。

2. 治疗 对于尚没有确诊但疑似寰枕关节脱位的患者，必须用颈托和沙袋给予颈部稳定，一经确诊，就必须给予颈部制动且不能牵引，因为盲目牵引可能会进一步加重神经和血管损伤。

在MRI显示寰枕部韧带或寰枕关节囊有异

常信号，其余CT指标均正常时，可以通过外固定支架固定，无须行手术内固定治疗；在MRI显示寰枕部韧带和寰枕关节囊有异常信号，且其余CT评价指标有严重异常时，则须行手术内固定治疗。

没有明显不稳定，BAI减（－）BDI≤2mm，且诱发性牵引距离≤2mm，可以行外固定支架等非手术治疗；有明显不稳定，且诱发性牵引距离＞2mm和损伤严重，BAI减（－）BDI＞2mm，必须行手术内固定治疗（图5－1－1）。

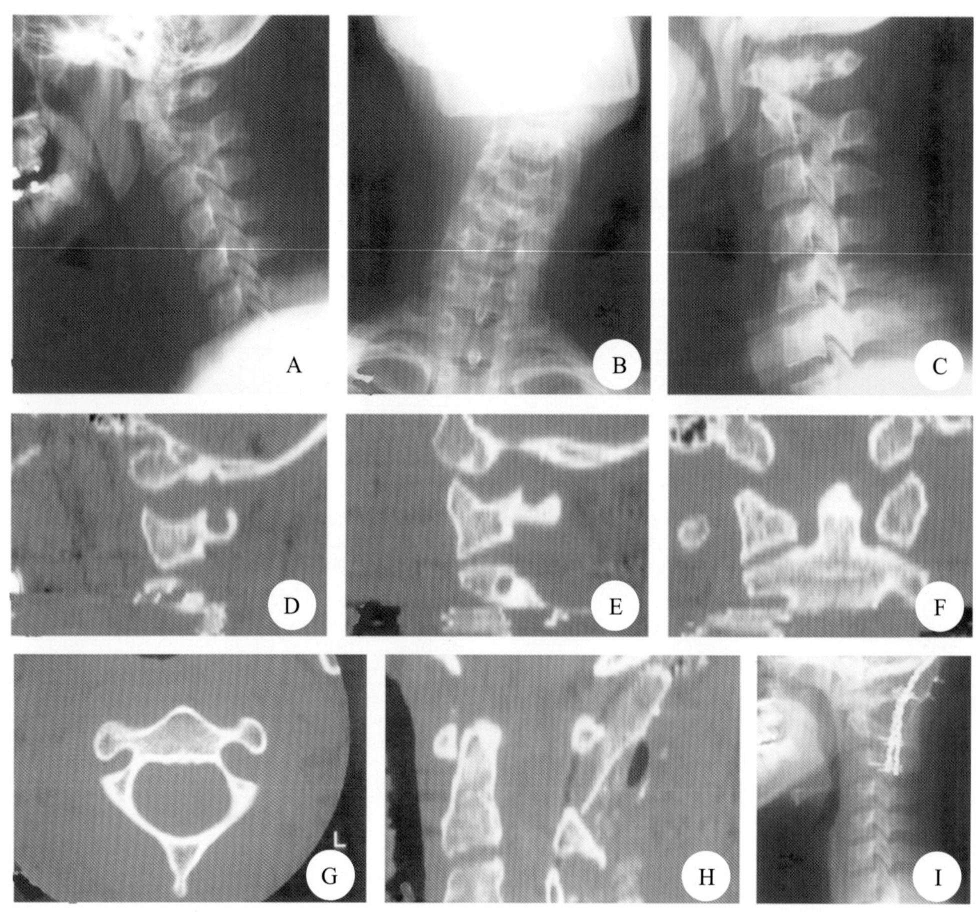

图5－1－1　男性，54岁，寰枕关节脱位

A. 急诊侧位DR，但漏诊；B. 10天后复查正位DR；C. 2kg的牵引下复查侧位DR，枕骨和C_1之间有分离；D. 复查CT右侧关节突层面矢状位；E. 对侧CT右侧关节突层面矢状位；F. 冠状位重建CT；G. C_2椎体横断面CT扫描；H. 颈枕术后复查CT矢状位；I. 术后2年复查侧位DR

（三）寰椎骨折

寰椎骨折通常发生在前弓和后弓，前后弓各有2个薄弱点，四个薄弱点均骨折被称为Jefferson骨折，但临床实践中典型病例很少。寰椎骨折常发生于年轻患者中（平均年龄30岁），通常由于交通事故或头部着地导致。

1. 临床表现　神经症状轻重不一，有的当场死亡，有的病情严重且伴有不同程度的脑干与脊髓高位损伤，表现为脑神经瘫痪、四肢瘫或不全瘫、呼吸障碍，常需立即辅助呼吸，有的仅为颈枕部疼痛和活动障碍，神经症状轻微，如第二颈神经（枕大神经）受累，患者感觉枕部疼痛、颈肌痉挛、颈部活动受限。

2. 治疗　无论哪种骨折，首选非手术治疗。对于侧块没有分离的稳定性寰椎骨折用颈部支具即可，寰椎骨折侧块分离＜6.9mm者用头颈胸支具固定3个月，侧块分离＞6.9mm者用halo背心固定颅骨牵引可以使分离的侧块复位，但halo背心难以防止侧块再度移位，因此要想最终获得良好的对位，建议颅骨牵引3周以上。如果骨折愈合后有寰枢椎不稳定，则应该做寰枢椎融合术（图 5−1−2）。

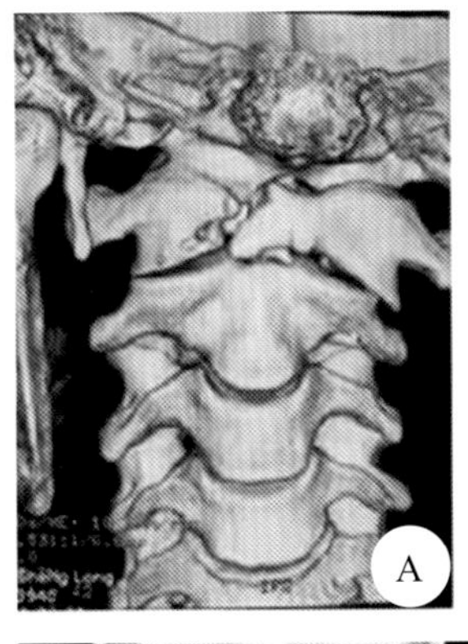
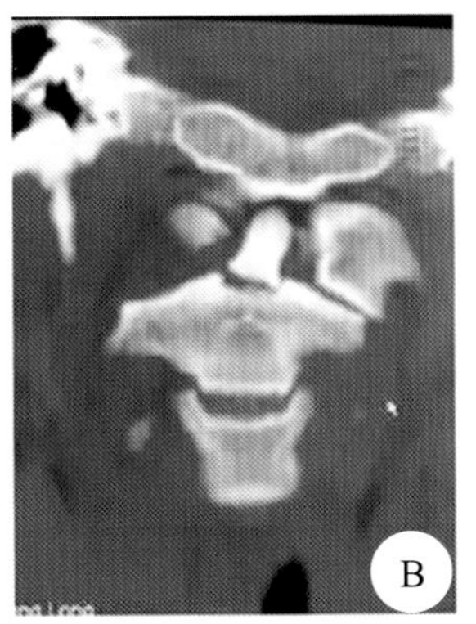
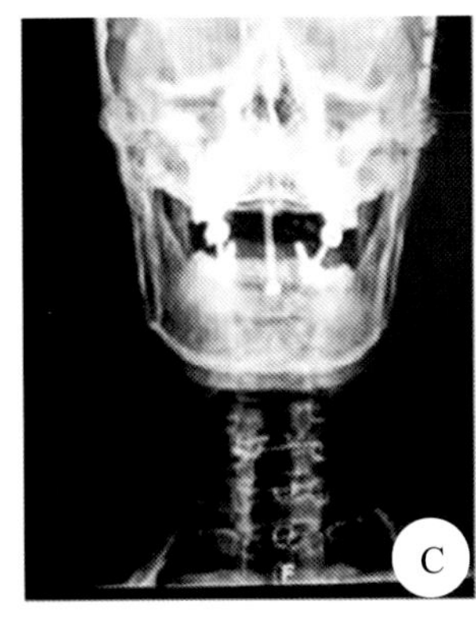
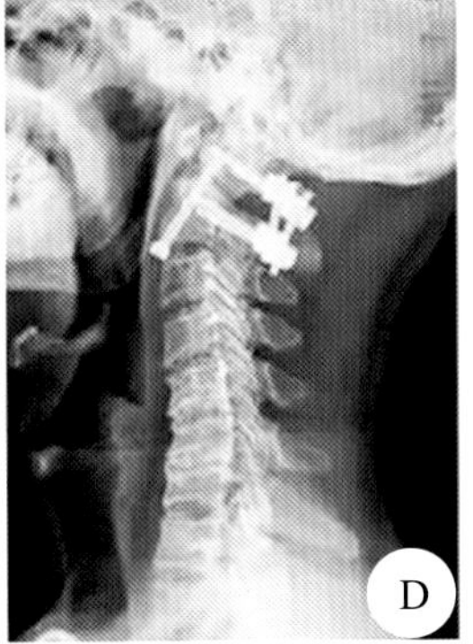
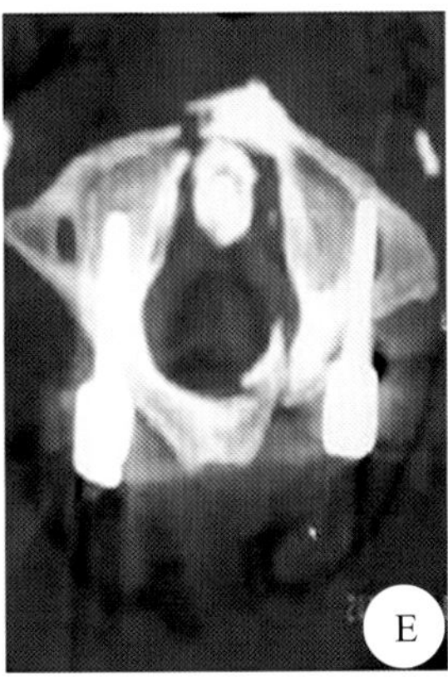

图 5−1−2　男性，56 岁，寰椎骨折合并齿状突骨折

A. 术前颈椎三维 CT；B. 术前冠状位 CT；C. 寰枢椎融合＋齿状突空心钉内固定术后复查正位 DR；D. 术后复查侧位 DR；E. 术后复查 CT

（四）寰枢椎脱位

寰枢关节承担了头部 50% 的旋转功能。当头颅部遭受屈曲与向前暴力时可造成横韧带损伤或断裂。垂直暴力作用使寰椎侧块与椎弓骨折段分离移位，也可造成横韧带损伤或断裂。当横韧带损伤或断裂时机体即可出现寰枢椎脱位。关于寰枢椎脱位的确切定义，学术界一直存在较大争议。一般认为寰枢椎脱位是指在某种因素作用下寰椎和枢椎的解剖关系出现异常，临床上分为创伤性寰枢椎脱位和自发性寰枢椎脱位两种，前者多因某种暴力造成，后者则系儿童咽部炎性浸润所致。

1. 临床表现　主要取决于移位程度及致伤机制，临床症状悬殊甚大，轻者毫无异常主诉，重者可造成完全性瘫痪，甚至死亡。

2. 影像学检查　除摄以 $C_{1\sim2}$ 为中心的正、侧位片外，还应摄张口位片，在正常情况下，寰齿关节间隙为成人 3mm，儿童 4mm。如成人寰齿间距为 3～5mm，常提示有横韧带损伤，5～10mm 则疑为寰椎横韧带断裂，超过 10mm 者可能伴有翼状韧带、齿尖韧带及副韧带断裂，必要时可加摄左、右各 15°的斜位及开口位片，并加以对比观察。

3. 治疗　治疗方法取决于寰椎横韧带是部分撕裂还是完全撕裂。对于部分断裂，常颅骨牵引或枕颌带牵引 3 周后用头颈胸支具固定。对于诊断明确的完全断裂，主张早期手术治疗。寰枢椎半脱位治疗比较容易，包括牵引复位、固定，有些患者未采取任何治疗，但几天后有可能自然复位。中立位枕颌带牵引，牵引重量根据年龄而定，成人一般为 2.5～3.0kg，儿童为 1.5～2.0kg。一般 2~3 天可复位，维持牵引 2 周，并用颈部支具固定。顽固性或陈旧性脱位者，可用颅骨牵引，复位后考虑行寰枢椎融合术。

（五）寰椎横韧带损伤

寰椎横韧带位于枢椎齿状突后侧，两侧止于寰椎侧块内侧的骨突上。寰椎前弓、侧块、横韧带和枢椎齿突一起，构成了寰齿关节。在生理范围内，寰椎可向前移位 3mm，当移位达 3~5mm 时，横韧带可被撕裂，若超过 5mm，则可发生断裂。

1. 临床表现与诊断　寰椎横韧带断裂后寰椎前脱位，在齿突与寰椎后弓的钳夹下可能出现脊髓损伤，由于呼吸肌麻痹，患者可以当场死亡。临床所见的因外伤导致寰椎横韧带断裂的患者中多无神经损伤。

X 线检查不能直接观察到横韧带的损伤情况，但能够发现骨性结构的损伤或寰枢椎动态不稳定，对判断横韧带损伤具有一定的价值。CT 扫描可以帮助我们增加对骨性损伤判断的准确性。如果CT扫描后对横韧带的完整性有所怀疑，或患者不适合摄动态位X线片，则可以通过MRI对寰椎横韧带的结构进行评估。

2. 治疗 寰椎横韧带断裂通常不能自行修复，必须采用早期手术治疗。对于寰椎横韧带止点与寰椎侧块分离损伤的患者，做牢固的颈椎外固定后，约3/4的患者可以获得长期的稳定，若3～4周后止点处仍未愈合，则需手术融合。合并齿状突骨折时手术治疗是必要的，此时前路齿状突螺钉不能恢复寰枢椎的稳定性，须通过内固定稳定寰枢椎。

目前常用的是后路寰枢椎融合内固定术（图5-1-3），缺点是会使患者失去较多的旋转活动度。

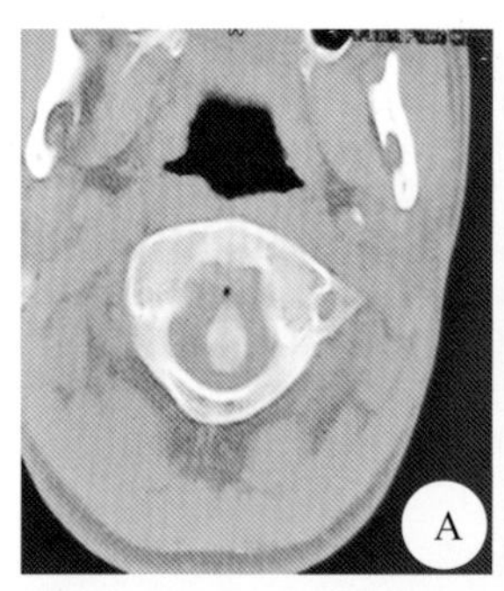

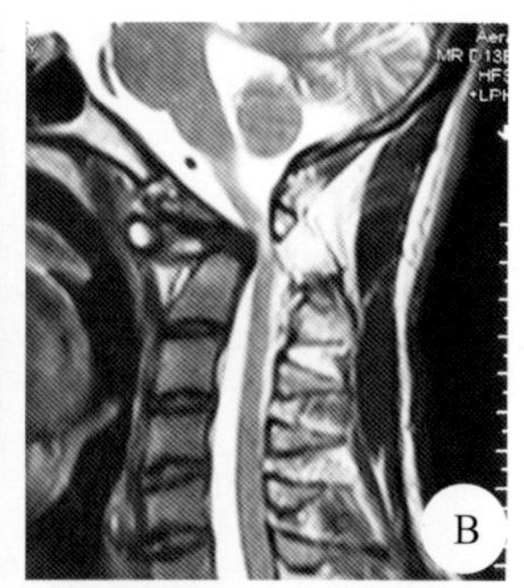

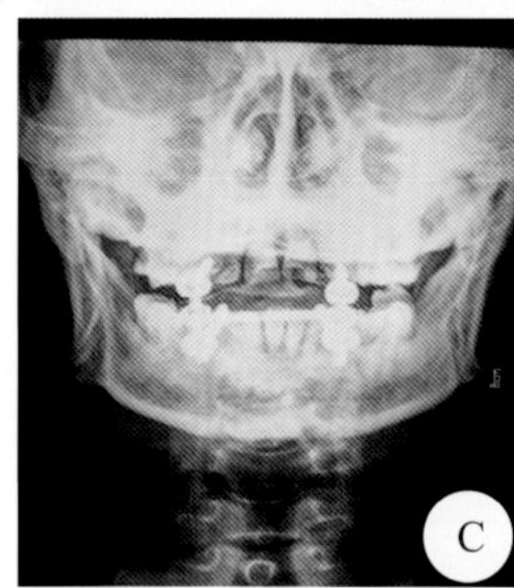

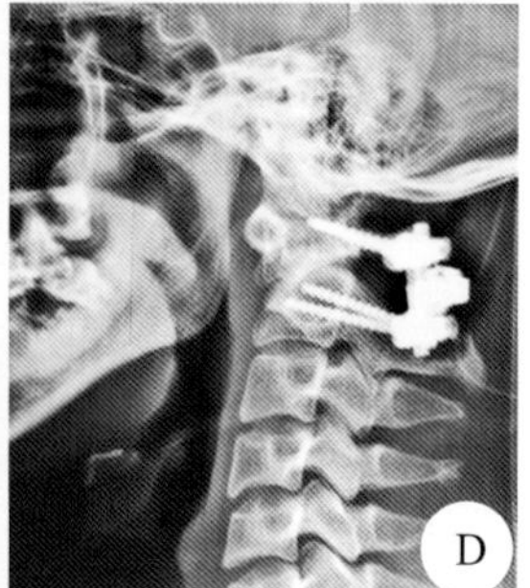

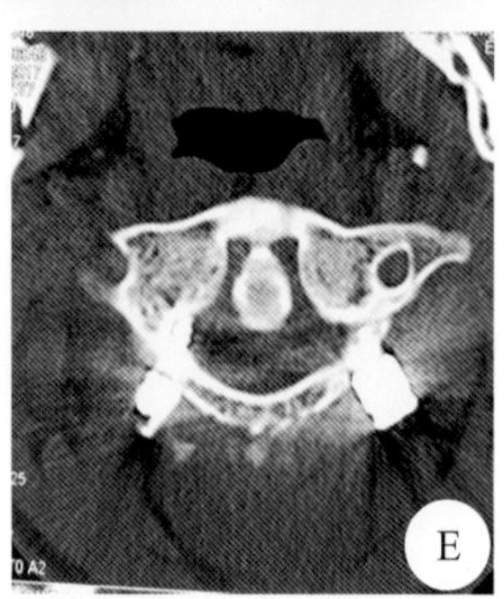

图5-1-3 男性，42岁，寰齿关节脱位，横韧带损伤，行寰枢椎融合内固定术

A. 术前CT横断面；B. 术前颈椎MRI矢状位；C. 寰枢椎融合内固定术后复查正位DR；D. 术后复查侧位DR；E. 术后复查CT

（六）齿状突骨折

齿状突骨折除了颈部疼痛，临床症状很少，因此经常被忽略。齿状突是上颈椎关节重要的骨性联结结构，其借助于寰横韧带将齿状突束缚在一定的解剖范围内，以保持寰枢关节的稳定。某些类型齿状突骨折可引起寰枢椎不稳，导致严重的脊髓损伤。

1. 临床表现与诊断 齿状突骨折患者可能存在的临床表现有：颈部疼痛、颈枕区活动不适、喝水及进食有哽咽感、四肢麻木及肌力减退、手指的精细动作障碍、持物不稳、下肢行走不稳、四肢感觉减退、四肢腱反射异常、病理反射出现、呼吸功能下降、大小便功能异常等。

临床上诊断齿状突骨折的常规检查项目包括颈椎的正、侧位及张口位X线检查，对可疑患者进行CT、颈椎MRI检查可进一步明确是否存在神经、血管的损伤。

2. 治疗 齿状突骨折少见且稳定，治疗方法有非手术治疗和手术治疗。

（1）非手术治疗的方法主要有：颅骨牵引、枕颌带牵引、头颈胸支具外固定、halo背心固定等。

（2）手术治疗的方法主要有：

1）前路齿状突螺钉内固定术：主要适用于齿状突骨折（Ⅱ型）和经枢椎椎体的齿状突骨折（Ⅲ型）。禁忌证主要有：①病程>3个月的陈旧性齿状突骨折未愈合，特别是已形成假关节者；②横韧带断裂者，螺钉固定后也无法有效恢复寰枢椎的稳定性；③Anderson ⅡC型骨折（指骨折线自前下方向后上方延伸的斜形骨折或骨折端粉碎的Ⅱ型骨折）或粉碎性骨折患者，螺钉会加大骨折断端的移位；④严重的骨质疏松患者；⑤合并不稳定的Jefferson骨折患者；⑥桶状胸、短颈、脊柱侧凸畸形、颈椎强直患者，术中操作困难；⑦年龄较小及齿状突较小患者（图5-1-4）。

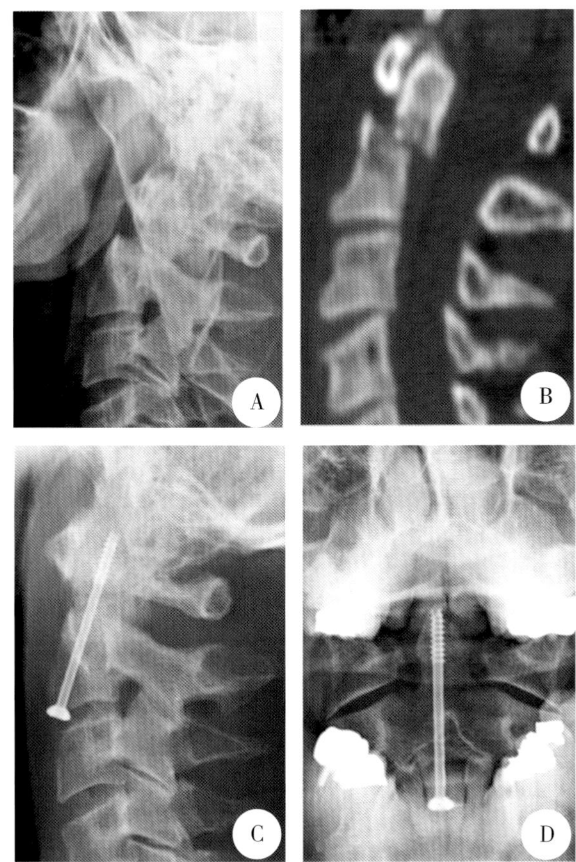

图 5－1－4　女性，53 岁，Anderson Ⅱ 型齿状突骨折，前路齿状突空心钉内固定术

A. 术前 DR；B. 术前矢状位 CT；C、D. 术后 DR

（2）后路寰枢椎经关节螺钉内固定术（Magerl 技术）：螺钉经枢椎椎弓峡部进入寰椎侧块，用经寰枢侧块关节螺钉固定，其固定效果确切，可明显对抗寰枢椎不稳定引起的平移和旋转（图 5－1－5）。Magerl 技术不适用于枢椎侧块被破坏或因关节炎所致的寰椎脱位患者。

（3）经口咽寰枢松解侧块螺钉接骨板内固定术：对于齿状突骨折患者，寰枢椎存在不稳定，若寰枢椎经牵引治疗后能够复位或通过前路手术松解后可复位，可使用该技术。在应用前路接骨板技术时主要存在的难题是口腔污染，术中预防污染十分重要。

（4）后路寰枢椎椎弓根螺钉内固定术：术中可通过钉棒系统的提拉作用复位寰枢椎，对于齿状突骨折合并寰枢椎脱位、陈旧性齿状突骨折合并寰枢椎脱位、难复性齿状突骨折合并寰枢椎脱位的患者治疗效果确切。后路寰枢椎椎弓根螺钉固定将寰枢椎融合，丧失了寰枢椎的旋转功能，对术后患者颈椎的旋转功能有明显影响（图 5－1－6）。

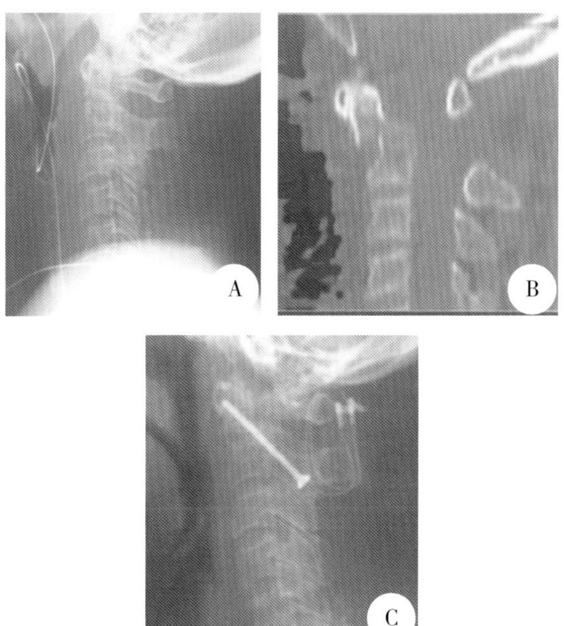

图 5－1－5　女性，72 岁，Anderson Ⅱ 型齿状突骨折，后路寰枢椎经关节螺钉内固定，寰枢椎后方植骨线缆固定术

A. 术前 DR；B. 术前矢状位 CT；C. 术后 DR

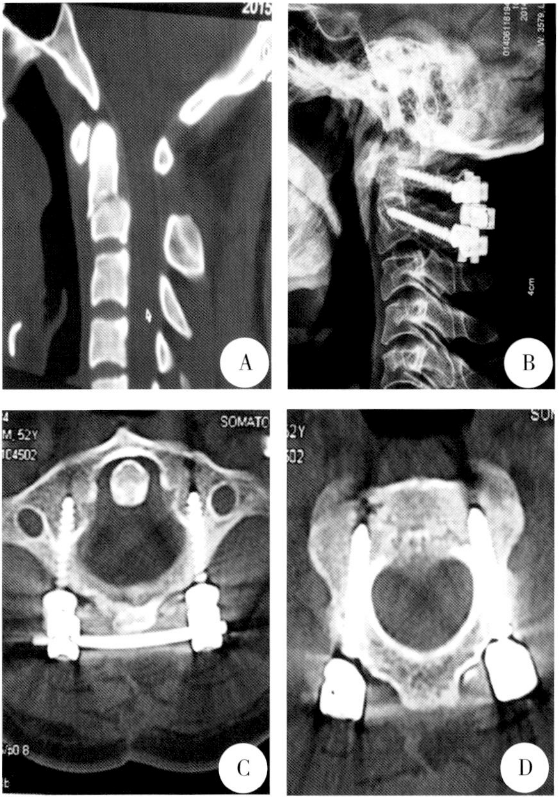

图 5－1－6　男性，52 岁，Anderson Ⅱ 型齿状突骨折，后路寰枢椎椎弓根螺钉内固定术

A. 术前矢状位 CT；B. 术后 DR；C、D. 术后横断面 CT

（5）后路寰枢椎椎板钩内固定术：椎板钩固定技术降低了从寰枢椎穿钢丝时损伤脊髓的风险（图 5－1－7）。

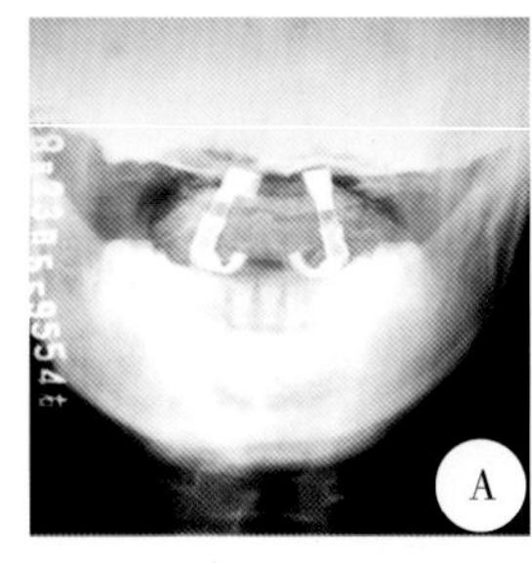
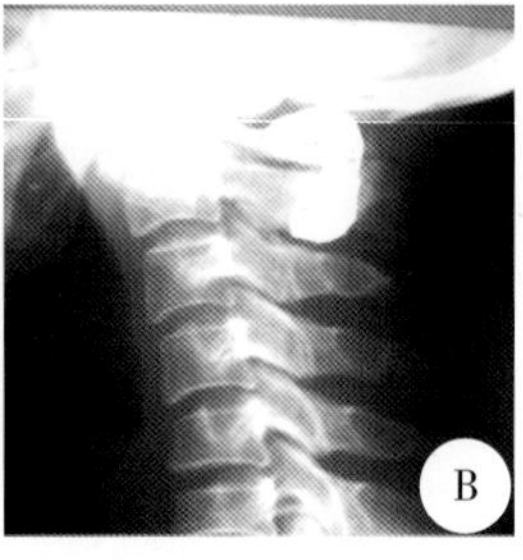

图 5－1－7　男性，45 岁，Anderson Ⅱ 型齿状突骨折，后路寰枢椎椎板钩内固定术

A、B. 术后 DR

（6）后路寰枢椎椎板螺钉内固定术：后路枢椎椎板螺钉内固定术可以不经过枢椎椎弓根或侧块，避免了椎动脉损伤，特别是椎动脉高跨的解剖变异，相对于寰枢椎椎弓根螺钉内固定更加安全、更易操作（图 5－1－8）。

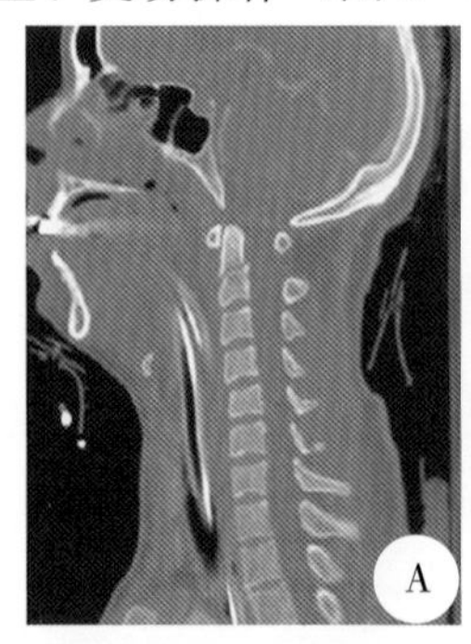
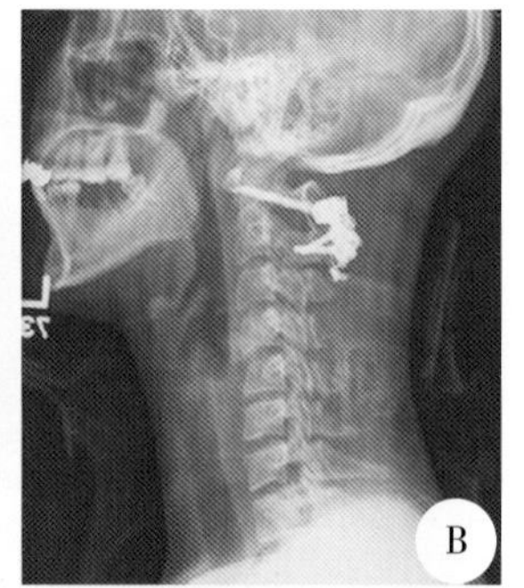
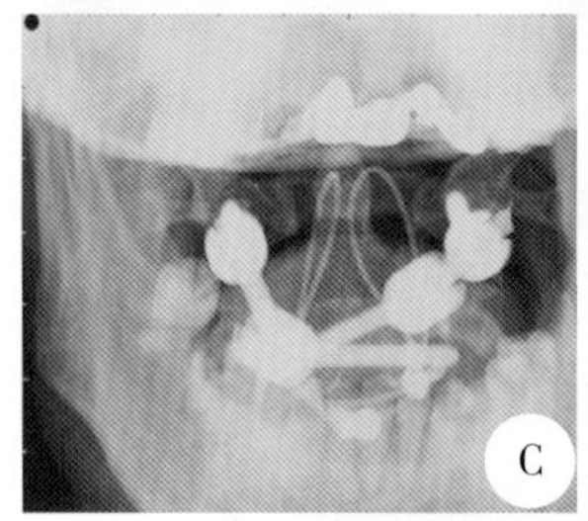
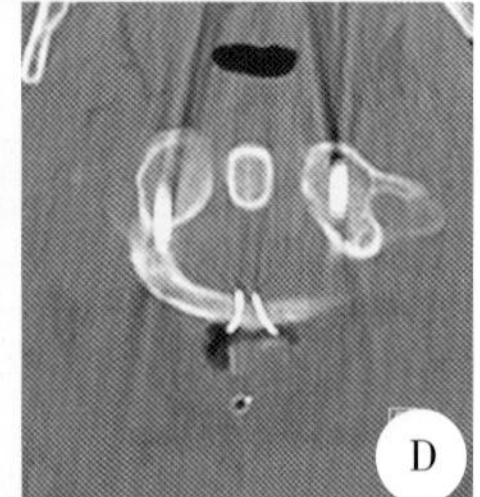
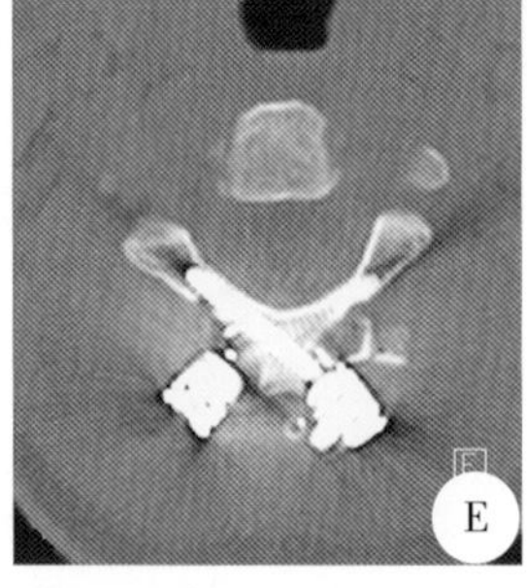

图 5－1－8　女性，43 岁，Anderson Ⅱ B 型齿状突骨折，后路寰枢椎椎板螺钉内固定术

A. 术前矢状位 CT；B、C. 术后 DR；D、E. 术后横断面 CT

（七）Hangman 骨折

Hangman 骨折是指枢椎上下关节突间峡部在暴力作用下发生的骨折，常伴椎间盘损伤和 C_2 椎体相对 C_3 椎体移位，继而出现枢椎椎体不稳或脱位，严重的枢椎脱位可导致上颈髓受压，出现神经症状，甚至死亡。

1. 治疗原则　对于 C_2 椎弓根双侧骨折，无成角、移位不超过 3mm、不合并脱位、$C_{2\sim3}$ 椎间隙完整、关节稳定者，可保守治疗；对于有显著的成角和显著的移位、椎体前脱位、$C_{2\sim3}$ 椎间隙破坏不稳定及合并 $C_{2\sim3}$ 小关节脱位者，须手术治疗。保守治疗远期较容易出现迟发性鹅颈畸形、骨折愈合缓慢甚至不愈合、颈椎退变明显、假关节形成等并发症，严重者致脊髓变性，危及生命。

2. 保守治疗　牵引复位后用头颈胸石膏或支具固定 3 个月。

3. 手术治疗　用前路接骨板螺钉融合固定术（图5－1－9）；用后路钉棒系统复位骨折固定（图 5－1－10）。

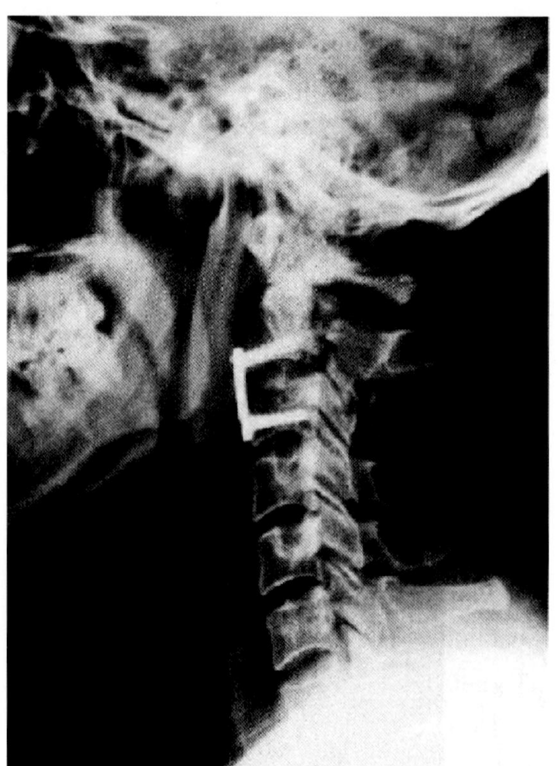

图 5－1－9　前路 $C_{2\sim3}$ 前路接骨板螺钉融合固定术

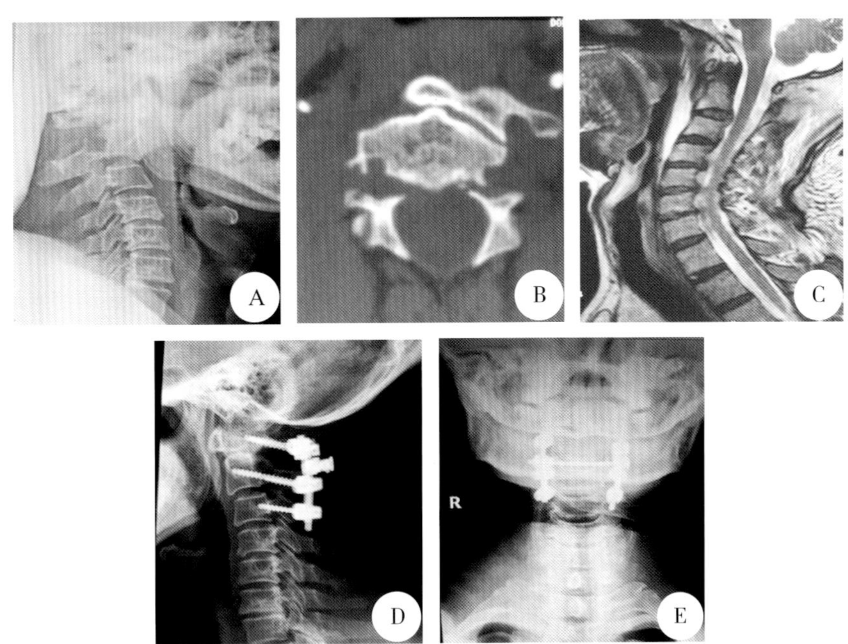

图 5-1-10　女性，40 岁，显著的成角和移位，椎体前脱位，$C_{2\sim3}$椎间隙破坏不稳定，合并 $C_{2\sim3}$小关节脱位，行后路 $C_{1\sim3}$植骨融合固定术

A. 术前 DR；B. 术前横断面 CT；C. 术前矢状位 MRI；D、E. 术后 DR

二、下颈椎骨折脱位

下颈椎是颈椎损伤最多的部位。颈椎损伤在所有创伤患者中发生率为 3%～4%，颈椎外伤占整个脊柱外伤的 50%以上，大部分与高能量损伤有关，其中交通事故伤约占 45%、坠落伤约占 20%。颈椎外伤，尤其是骨折脱位后，经保守治疗后死亡率及致残率均较高，50%～84%的患者有完全性脊髓损伤及四肢瘫痪。

（一）临床表现与影像学检查

1. 临床表现　颈椎损伤后头颈枕部疼痛、活动受限、损伤部位压痛。合并神经压迫者表现出相应的神经系统症状和体征。脊髓休克表现：损伤平面以下感觉消失、胸式呼吸消失、四肢迟缓性瘫痪、生理反射消失、肢体感觉运动障碍。

2. 影像学检查　X 线片不仅可显示骨折，并能判断骨折类型及移位情况；CT、MRI 可明确骨折、椎间盘及脊髓损伤情况。

（二）治疗

1. 保守治疗　稳定性颈椎骨折脱位、压缩或移位较轻者可行保守治疗。保守治疗仅适用于稳定性骨折及无脊髓损伤患者。常用方法包括：卧床休息、枕颌带牵引、颅骨牵引、halo 背心牵引等，去牵引后改用头颈胸支具固定。

2. 手术治疗　目的是通过脊髓和神经根减压、骨折脱位的复位以及早期的内固定，使颈椎的正常生理序列和稳定性得到恢复。手术方式较多，应根据外伤的类型及脊髓神经受压情况加以选择。下颈椎骨折脱位的手术适应证为：①继发脊髓损伤；②椎体滑移≥3.5mm；③后突成角≥11°；④椎体高度丢失≥25%；⑤椎间盘损伤；⑥双侧关节突、椎板、椎弓骨折；⑦后方韧带结构损伤伴前方或后方骨性结构损伤。

病例 1，$C_{6\sim7}$骨折脱位，行颈前路切开复位，椎间盘摘除，钛网支撑，植骨融合钉板系统内固定术。再行后路 $C_{4\sim7}$板切除减压，植骨融合钉棒系统内固定术（图 5-1-11）。

病例 2，$C_{5\sim6}$骨折脱位，行颈前路切开复位，椎间盘摘除，椎间融合器置入，植骨融合钉板系统内固定术。再行后路 $C_{5\sim7}$板切除减压，植骨融合钉棒系统内固定术（图 5-1-12）。

病例 3，强直性脊柱炎合并 $C_{5\sim6}$骨折脱位（Anderson 损伤），行颈前路切开复位，椎间盘摘除，椎间融合器置入，植骨融合钉板系统内固定术。再行后路 $C_{5\sim7}$板切除减压，植骨融合钉棒系统内固定术（图 5-1-13）。

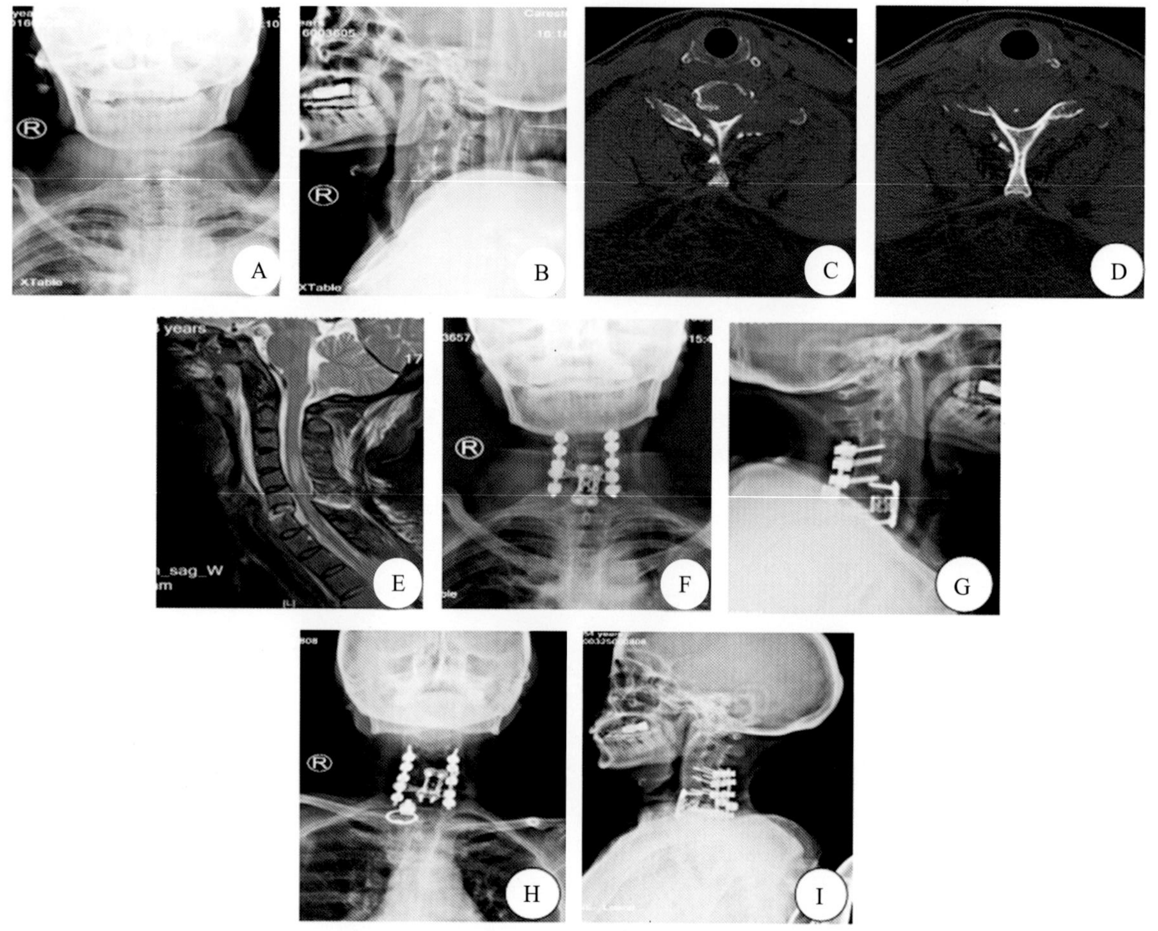

图 5-1-11　女性，54 岁，$C_{6\sim7}$骨折脱位伴不全截瘫

A、B. 术前正、侧位 DR；C、D. 术前 CT；E. 术前 MRI；F、G. 术后正、侧位 DR；H、I. 术后 3 月复查颈椎正、侧位 DR，内固定良好

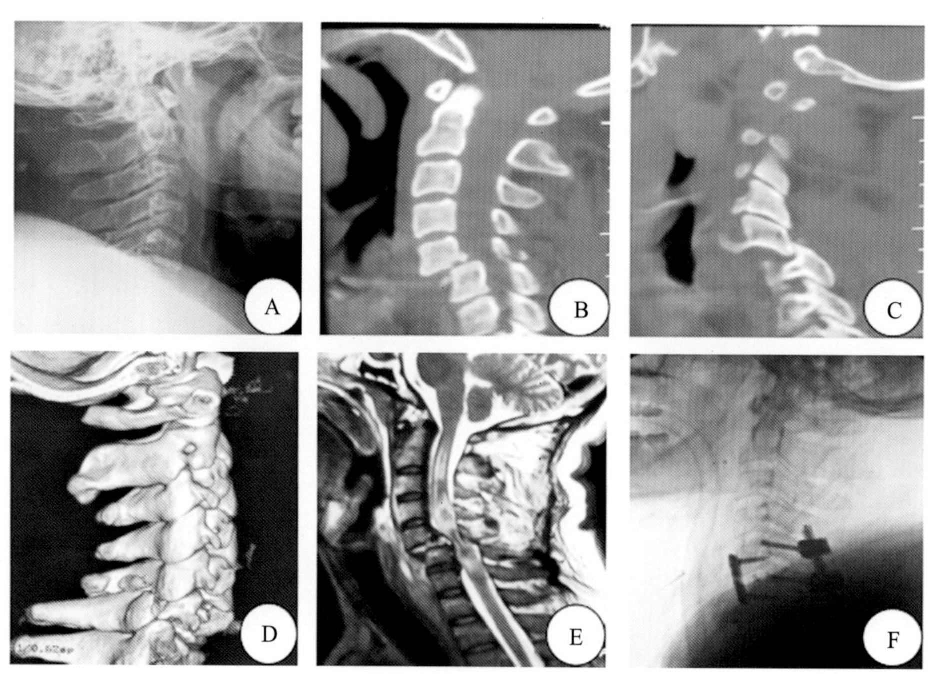

图 5-1-12　男性，40 岁，$C_{5\sim6}$骨折脱位伴截瘫

A. 术前侧位 DR；B、C. 术前 CT；D. 术前三维 CT 成像；E. 术前 MRI；F. 术后侧位 DR

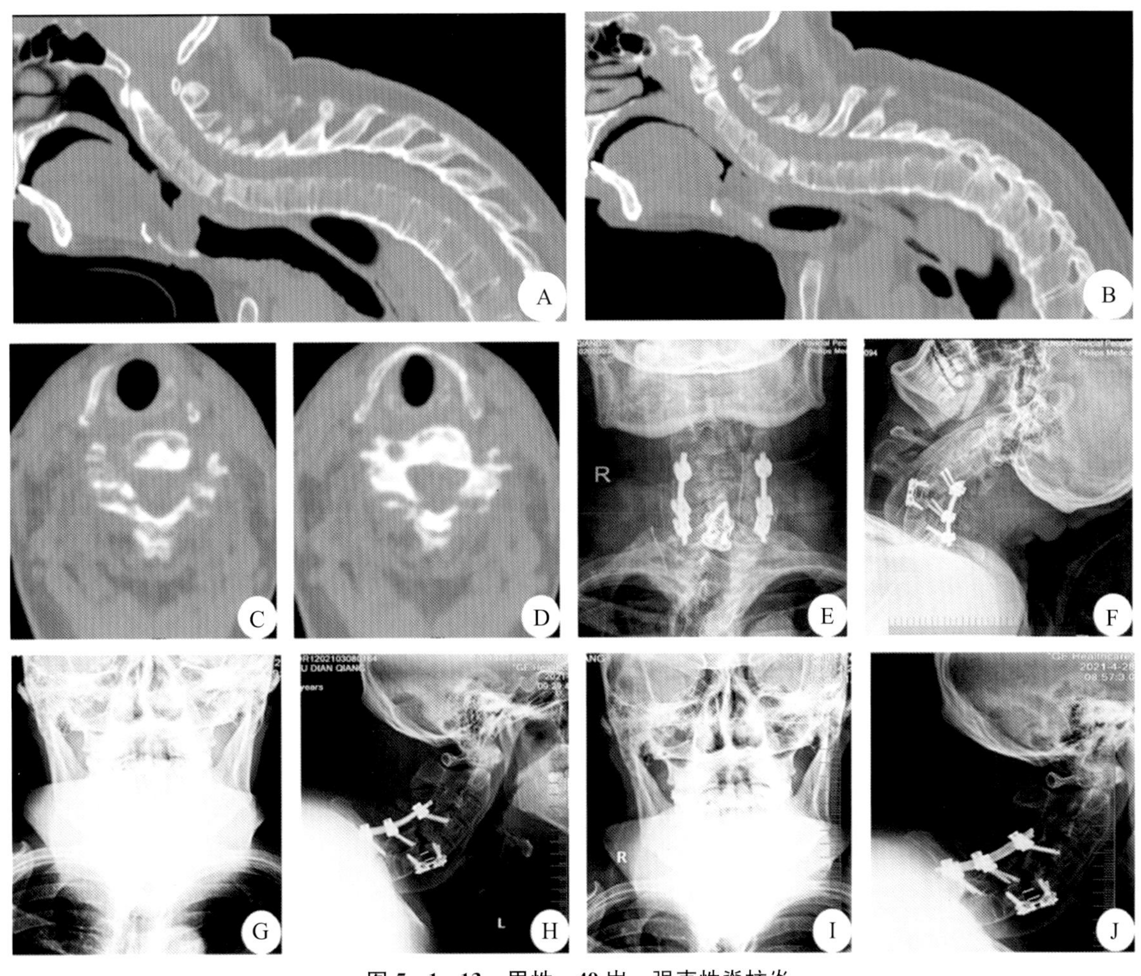

图 5－1－13　男性，49 岁，强直性脊柱炎合并 $C_{5\sim6}$ 骨折脱位（Andersson 损伤）

A、B、C、D. 术前 CT；E、F. 术后复查 DR；G、H. 术后 1 个月复查 DR；I、J. 术后 3 个月复查 DR

第二节　无骨折脱位型颈脊髓损伤

无骨折脱位型脊髓损伤亦称无放射学影像异常的脊髓损伤，指损伤暴力造成了脊髓损伤而 X 线及 CT 等放射学检查时没有脊柱骨折、脱位等异常发现，也属于脊髓的间接暴力损伤，是脊髓损伤的一种特殊类型。

一、临床表现

无骨折脱位型颈脊髓损伤多数为不完全性脊髓损伤，而大多为中度或轻度损伤。伤后早期可能存在短暂的脊髓休克期，此后可以发现不同程度的肢体活动及感觉功能障碍。多数患者在早期经过卧床、脱水与肾上腺皮质激素治疗，神经功能都会有不同程度的恢复。但是常常在恢复至一定程度时便停滞不前，而且多数患者在数月至数年内病情反复，以致脊髓功能障碍不断加重。

二、诊断

大多数患者 X 线片显示椎间关节退变，有不同程度的骨质增生或退变性节段不稳定，CT 与 MRI 显示存在颈脊髓受压。

全面系统的体格检查是必要的，神经系统检查应包括颅神经、四肢肌力、肌张力、生理反射及病理反射、深浅感觉、肛门括约肌反射及球海绵体反射等。神经系统检查有助于排除颅内病损，确定颈脊髓损伤的程度与定位。急性期可能存在脊髓休克。因此，急性期对脊髓损伤的判断常常是不准确的。

三、治疗

若颈椎 MRI 显示有脊髓受压或有明显的颈椎节段性不稳定，并与脊髓损伤平面相关，应早期手术治疗。高龄患者体质较弱，手术风险较大，为相对禁忌证。极少数患者可能有脊髓损伤的临床表现，但没有脊髓受压，也未发现与脊髓损伤相关的椎间关节异常活动，则没有手术指征，应保守治疗。手术目的是防止或减少颈脊髓继发性损害，通过对神经组织减压和脊柱稳定性重建，减轻脊髓水肿，降低脊髓内部压力，改善脊髓血供，为脊髓神经功能恢复创造条件。

病例 1，$C_{4\sim5}$骨赘形成、椎管狭窄伴外伤性脊髓损伤，行前路 C_5椎体次全切除，钛网植骨，接骨板螺钉内固定术（图 5－2－1）。

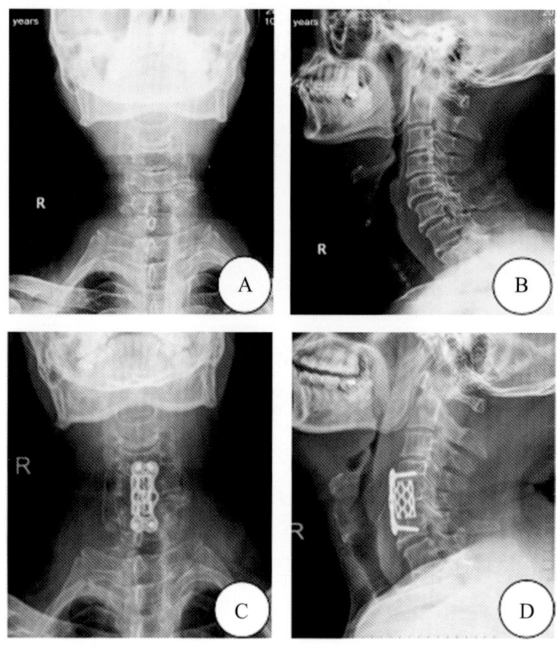

图 5－2－1　男性，71 岁，$C_{4\sim5}$骨赘形成，椎管狭窄伴外伤性脊髓损伤

A、B. 术前正、侧位 DR；C、D. 术后复查 DR

病例 2，$C_{5\sim6}$椎管狭窄伴外伤性脊髓损伤，行后路 $C_{3\sim7}$单开门椎管扩大成形术（图 5－2－2）。

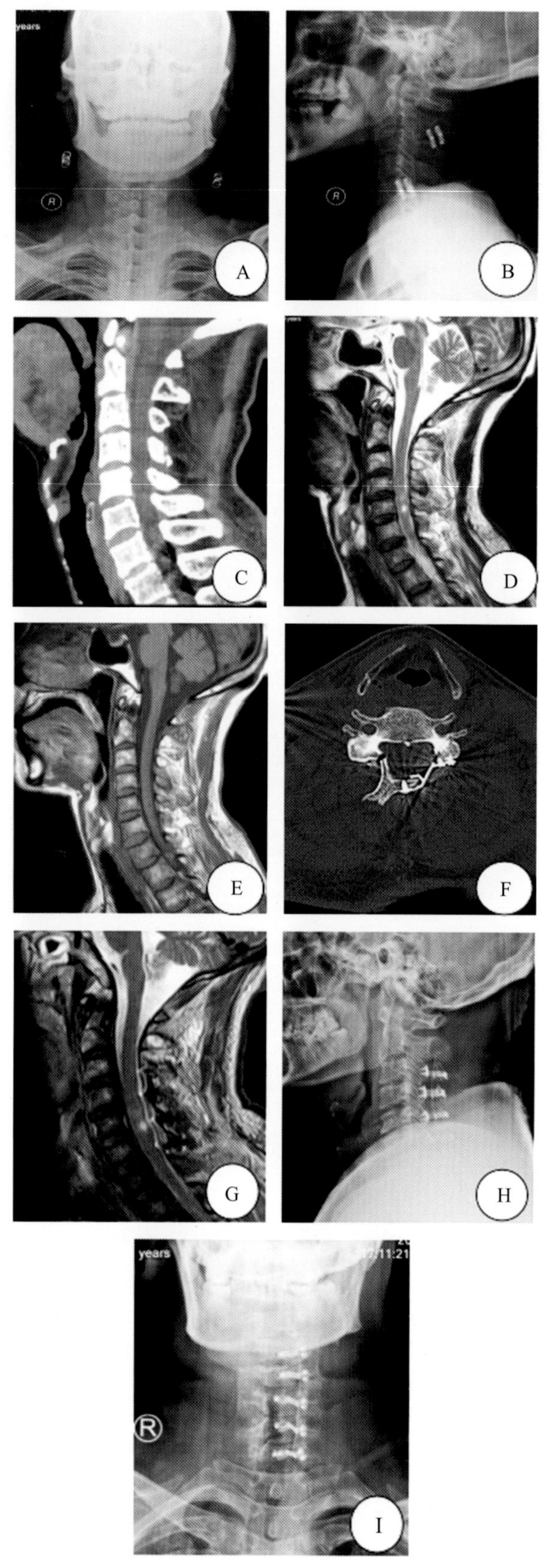

图 5－2－2　男性，59 岁，$C_{5\sim6}$椎管狭窄伴外伤性脊髓损伤

A、B. 术前正、侧位 DR；C. 术前 CT；D、E. 术前 MRI；F. 术后 CT；G. 术后 MRI；H、I. 术后复查 DR

病例 3，$C_{3\sim7}$ 椎管狭窄伴外伤性脊髓损伤，行后路 $C_{3\sim7}$ 椎板全切减压侧块螺钉内固定术（图 5−2−3）。

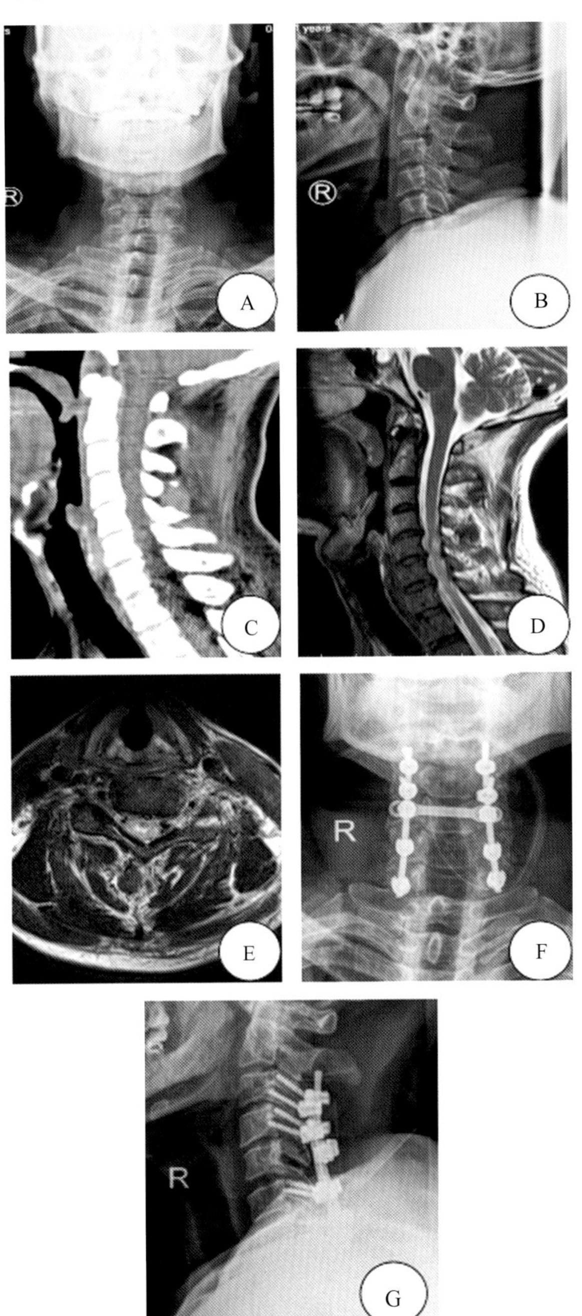

图 5−2−3　男性，51 岁，$C_{3\sim7}$ 椎管狭窄伴外伤性脊髓损伤

A、B. 术前正、侧位 DR；C. 术前 CT；D、E. 术前 MRI；F、G. 术后复查 DR

病例 4，$C_{3\sim4}$ 椎体分节不全、椎管狭窄伴外伤性脊髓损伤，行后路 $C_{4\sim6}$ 椎板全切减压椎弓根螺钉内固定术（图 5−2−4）。

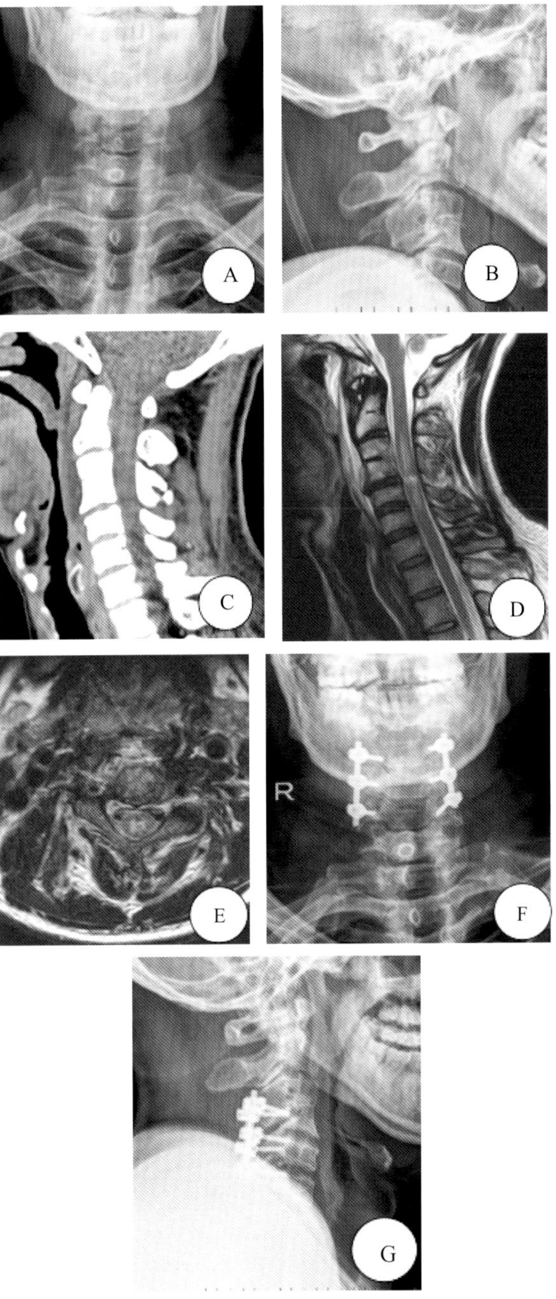

图 5−2−4　男性，48 岁，$C_{3\sim4}$ 椎体分节不全、椎管狭窄伴外伤性脊髓损伤

A、B. 术前正、侧位 DR；C. 术前 CT；D、E. 术前 MRI；F、G. 术后复查 DR

第三节　胸腰骶椎骨折

一、胸椎骨折

胸椎椎体切面呈心形，椎孔呈圆形，椎弓根短而细，关节突近似额状位，棘突细长，伸向后下方，彼此重叠，呈叠瓦状，横突呈圆柱状，伸向后外方，前面有一内凹，与肋结节相关节。由于存在生理性后凸，屈曲或垂直暴力易造成屈曲型损伤，表现为椎体前部压缩，胸椎在骨折处后凸增大，成角畸形，严重时椎体后壁碎裂，骨折块可向后移动，从前方损伤或压迫脊髓。由于胸椎管较细，当骨折脱位损伤脊髓时，脊髓的避让空间很小，易出现完全性的脊髓损伤。

（一）临床表现

创伤后可出现胸椎局部的疼痛，检查时可见局部的肿胀及皮下淤血，胸椎脊柱畸形，严重的骨折脱位局部可出现棘突序列不连续及局部的空虚感。局部有压痛和叩痛。但在骨折程度较轻时，体检不易发现骨折部位。胸椎的严重损伤可伴有相应节段的脊髓损伤，表现为感觉运动功能的障碍及大小便功能障碍。

（二）影像学检查

胸椎骨折在正位 X 线片上可见骨折椎体的高度降低，横径增宽，可以发现横向的脱位以及侧弯。侧位 X 线片可见椎体楔形改变、骨折局部的后凸畸形，有时可以发现爆裂的椎体骨折块向后方椎管移位。CT 检查可以在横断面上观察损伤组织的情况，可以观察骨折的碎裂情况、骨折的类型和损伤的范围，显示后缘有无骨折块向椎管内移位，以及骨折块对椎管的占据情况和脊髓的受压情况。MRI 检查可以清晰地显示骨骼及软组织的损伤情况，特别可以显示后方韧带的损伤情况，判断有无后柱损伤。另外 MRI 检查还可以帮助我们判断骨折是否为陈旧性骨折。

（三）治疗

胸椎骨折的治疗关键是有效地恢复脊柱的稳定性，解除脊髓的压迫，减轻或避免脊髓的继发性损伤。

1. 非手术治疗 屈曲型损伤前柱压缩少于 50%且不伴有后柱受累时，提示为稳定性骨折。稳定性骨折且不伴有神经症状的，适于非手术治疗。非手术治疗包括卧床、悬吊牵引和姿势复位等，伤后 4~8 周可戴支具下地活动，定期复查。

2. 手术治疗 当原始 X 线片显示前柱压缩大于 50%或伴有后柱受累时，提示为不稳定性骨折。如果神经系统检查正常，适于后路脊柱内固定融合术。骨折与骨折脱位需给予复位和内固定，以恢复脊柱的稳定性，便于早期下床活动。建议应用节段性内固定。

（1）胸椎后路手术：大量的试验已经表明，基于后路椎弓根螺钉的固定器械在治疗脊柱骨折和其他退行性疾病方面是有效的。根据临床经验，采用椎弓根螺钉固定治疗下腰椎骨折非常有效，融合率高且植入物的断裂概率很低。近年来加上脊柱导航和机器人辅助技术应用逐渐成熟，胸椎，特别是中上胸椎的置钉技术已为很多脊柱外科医生所掌握。椎弓根螺钉固定系统具有牢固的节段性固定作用，在固定更少节段的同时，具有更强的矫形复位作用（图 5-3-1）。

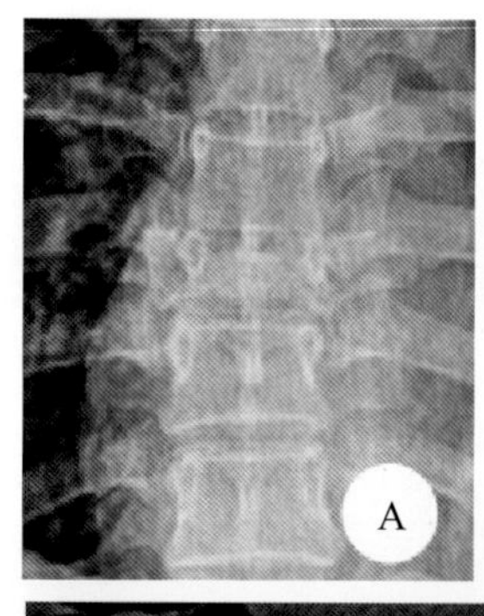

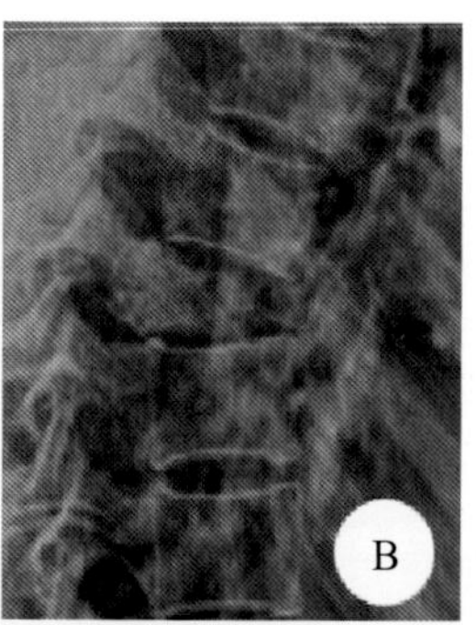

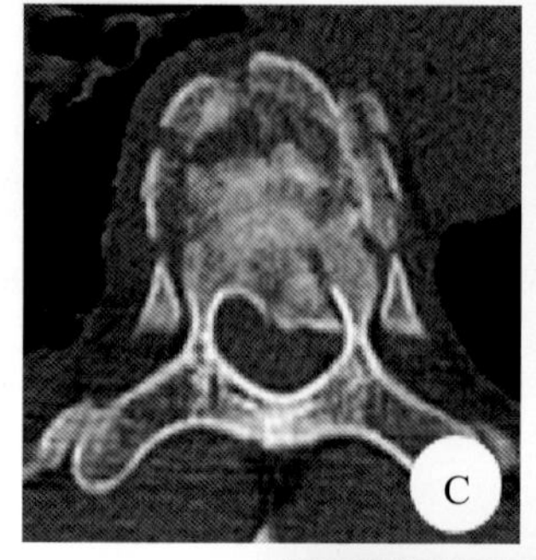

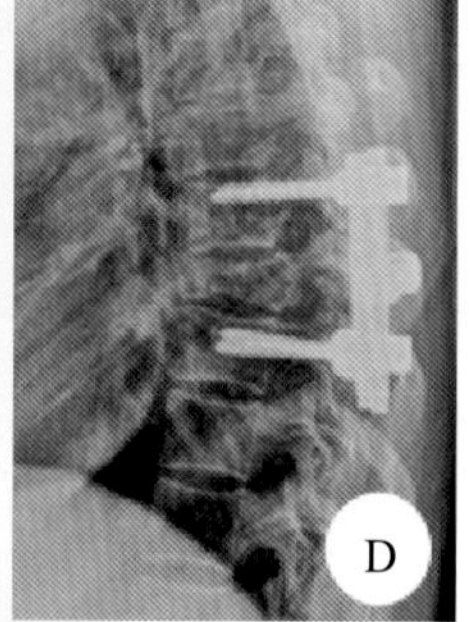

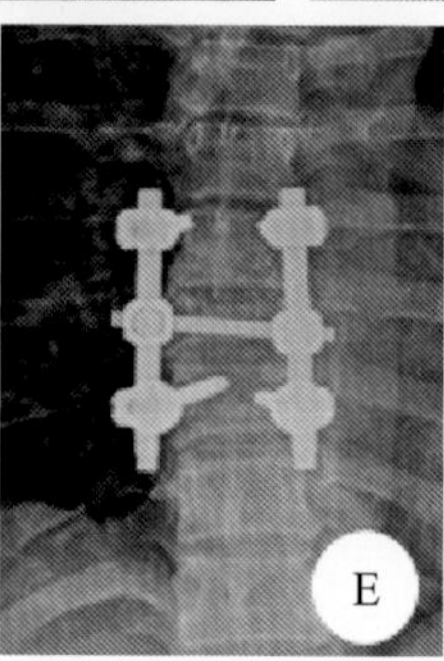

图 5-3-1 男性，56 岁，T_7 爆裂骨折，后路复位椎弓根螺钉内固定植骨融合术

A、B. 术前 X 线片；C. 术前 CT；D、E. 术后 X 线片，复位良好

（2）胸椎前路手术：通过前路可以安全、直接地进行脊髓或马尾的减压。如果后路韧带或骨结构功能不全，髂骨支撑植骨就不能提供直接的稳定性。生物力学研究显示，使用前路

内固定器械可以促进移植骨的愈合。前路减压和内固定的优点包括：可以更充分地清理椎管、进行神经组织减压、避免损伤对脊柱的动力稳定非常重要的后侧肌肉组织、避免后路脊柱内固定经常伴有的软组织刺激，还可以避免脊髓、神经根或硬膜囊的损伤。同时不像后路手术那样，在复位操作或对硬膜囊进行减压时可能造成医源性损伤。

二、胸腰段骨折

占全身各类骨折的5%～6%。胸腰段是胸腰椎生物力学转换交界区，约50%的骨折发生在T_{11}～L_2，尤其以T_{12}、L_1骨折多见。暴力是导致胸腰椎骨折的主要原因，发生在胸腰椎的暴力有压缩、牵张和剪切旋转等，常见于高处坠落伤、车祸伤、击打伤和减速伤等，一般导致胸腰椎骨折的暴力多为复合暴力，单一暴力少见。

（一）治疗

1. 胸腰椎的稳定性　一般脊柱后柱完整的轻、中度压缩骨折，单纯的横突、棘突、椎板的骨折属于稳定性骨折。不稳定的胸腰椎骨折包括累及三柱的韧带损伤，三柱骨折，骨折脱位。

2. 手术治疗目的　神经减压，恢复脊柱序列，重建脊柱稳定性。

（二）手术方式

1. 胸腰段前路手术　通过前路可以安全、直接地进行脊髓或马尾的减压。如果后路韧带或骨结构功能不全，髂骨支撑植骨就不能提供直接的稳定性。前路固定器械的缺点包括手术显露过程中并发症的增加及较大内固定物可能造成的血管损伤。如果发生了并发症，从脊柱的前侧取出内固定物的手术比取出后路内固定物的手术困难得多。并且，如果后路支持结构功能不全，则不可能单独通过前路固定器械矫正脊柱的生理前凸。同时，对于脱位的矫正效果较差。此外，还需要用大量的骨移植材料桥接前路减压后留下的骨缺损，所以必须从髂骨取大量的移植骨或使用骨库的异体骨植骨。（图5－3－2、图5－3－3）。

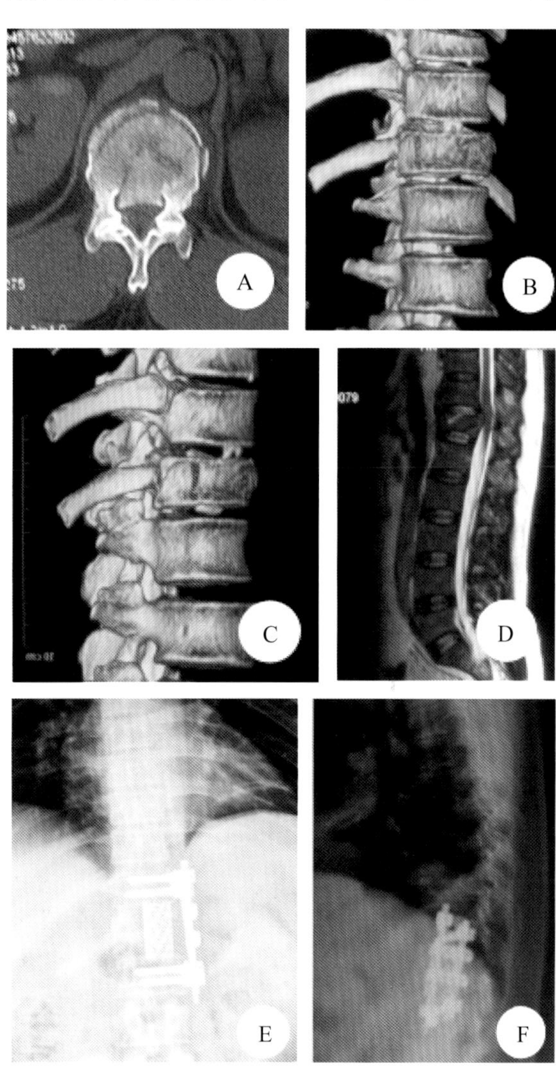

图5－3－2　男性，54岁，T_{12}爆裂骨折伴不全截瘫，前路减压支撑固定融合术

A、B、C. 术前CT及三线重建；D. 术前MRI；E、F. 术后X线片，复位良好

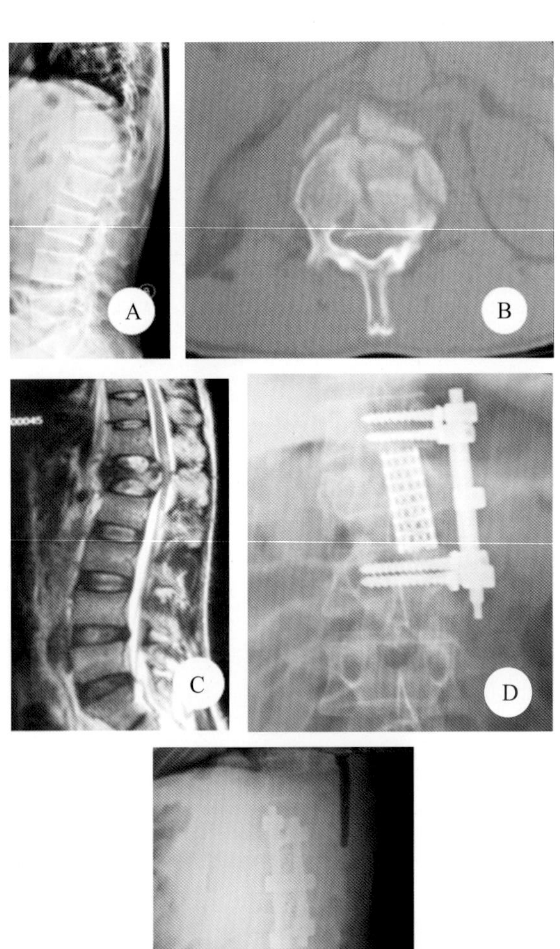

图 5-3-3　男性，45 岁，L_1 爆裂骨折伴截瘫，前路减压支撑固定融合术

A. 术前 X 线片；B. 术前 CT；C. 术前 MRI；D、E. 术后 X 线片，复位良好

2. 胸腰段后路手术　多数胸腰段骨折可用后路短节段固定，对于骨折脱位患者，推荐进行长节段固定。对椎弓根结构完整的伤椎，可以选择附加伤椎固定。随着计算机技术及工业技术的发展，各种机器人系统已在脊柱手术中得到广泛使用，机器人辅助置钉治疗胸腰段骨折可提高置钉准确率、减少透视次数、减少透视时间、降低透视剂量、提高手术安全性，在胸腰段骨折手术中具有良好的应用前景（图 5-3-4、图 5-3-5）。

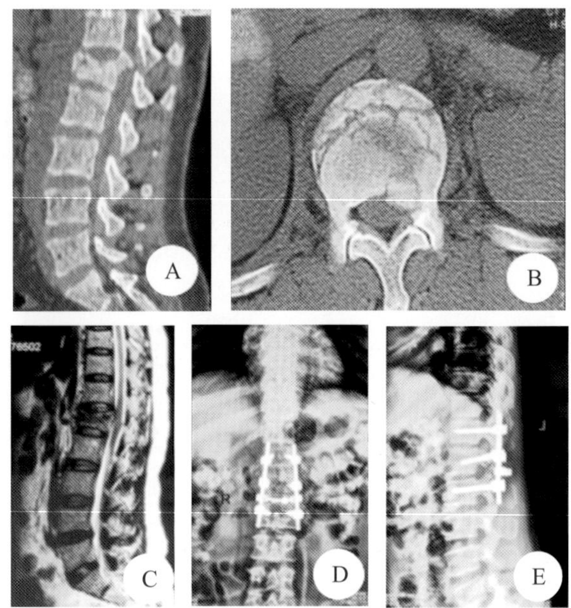

图 5-3-4　女性，45 岁，L_1 爆裂骨折，后路复位椎弓根螺钉植骨内固定术

A、B. 术前 CT；C. 术前 MRI；D、E. 术后 X 线片，复位良好

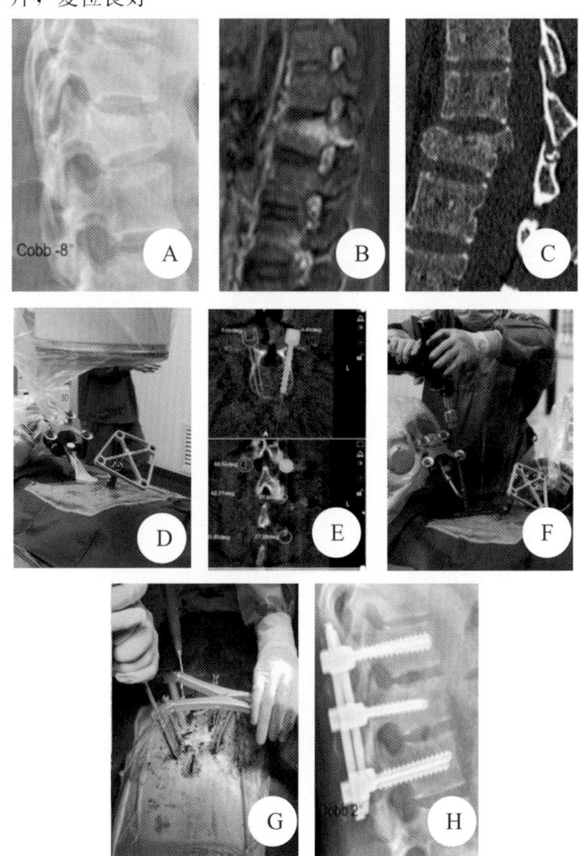

图 5-3-5　女性，56 岁，T_{12} 爆裂骨折，机器人辅助下经皮椎弓根螺钉内固定术

A. 术前侧位 X 线片；B. 术前 MRI；C. 术前 CT；D. 在 T_{11} 棘突上安装示踪器及定位标尺；E. 置钉规划；F. 机器人辅助下置入导针；G. 骨折复位；H. 术后 X 线片显示椎间高度及 Cobb 角复位良好

三、腰椎骨折

腰椎位于脊柱的下部，上接胸椎，下接骶椎，容易受到旋转负荷的破坏，造成腰椎损伤。腰椎椎体与脊髓的有效间隙相对狭窄，所以腰椎损伤后容易形成神经压迫。

（一）致伤原因

（1）坠落伤：高处坠落导致的损伤。患者从高处坠落，足臀部着地或背部着地，使躯干猛烈前屈，产生屈曲型暴力，作用于腰椎，造成腰椎损伤。

（2）重物打击伤：重物落下，或重物撞击腰部导致的伤害，例如弯腰工作时，重物打击腰部，使腰椎突然屈曲，造成腰椎损伤。

（3）直接暴力伤：直接暴力作用于腰部所致的腰椎损伤，如车祸、工伤事故等，致伤因素直接撞伤腰部造成腰椎损伤。枪弹伤也属于直接暴力伤。

（4）其他原因所致的腰椎损伤，例如骨病，使腰椎骨坚固性减弱，在轻微外力作用下即可造成骨折。

（二）临床表现

患者有明确的外伤史，对外伤史要详细询问。患者神志清晰，常主诉伤区疼痛，肢体麻木，活动无力，损伤平面以下感觉迟钝或消失。括约肌功能障碍导致患者排便无力、尿潴留，或大小便失禁。男性患者阴茎不能有意识地勃起，如有脊髓圆锥部受损，勃起功能完全丧失。局部检查可见伤区皮下淤血，脊柱后凸畸形，伤处有触痛，常可触及棘突有漂浮感。由于损伤的部位和损伤的程度不同，神经功能也有不同的反应，有的患者可双下肢活动正常，有的患者出现双下肢完全性瘫痪。

（三）手术治疗

1. 手术适应证

（1）非手术方法不能治愈，或非手术方法的治疗疗程太长，或非手术方法治疗不能促使患者恢复工作。

（2）椎体结构破坏，必须重建脊柱的稳定性，以消除疼痛，并重建脊柱的承重功能。

（3）腰椎损伤已导致脊髓神经受压迫，或推断随病情发展难免导致脊髓神经受压迫或受损。

（4）腰椎损伤造成畸形，或为防止畸形进行非手术治疗和手术治疗。腰椎稳定性骨折不伴神经损伤者，一般采用非手术治疗，通过逐步复位功能锻炼，为脊柱的稳定性提供支持条件，借以预防伤后发生腰背部疼痛。

2. 手术方式

（1）腰椎后路手术：后路手术的步骤大同小异，主要包括显露、减压与复位、内固定、植骨融合及术后处理（图 5－3－6～图 5－3－8）。

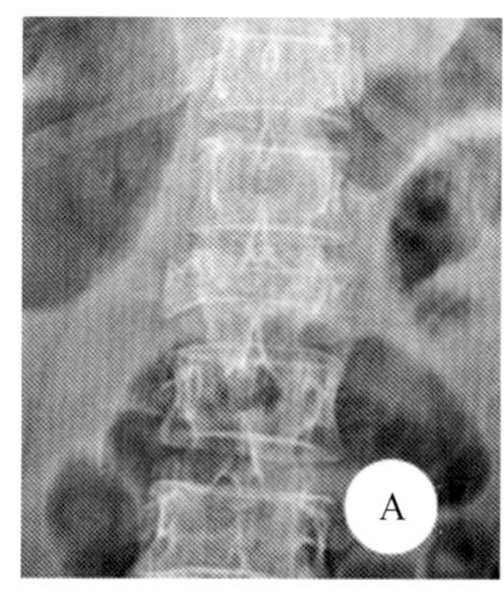

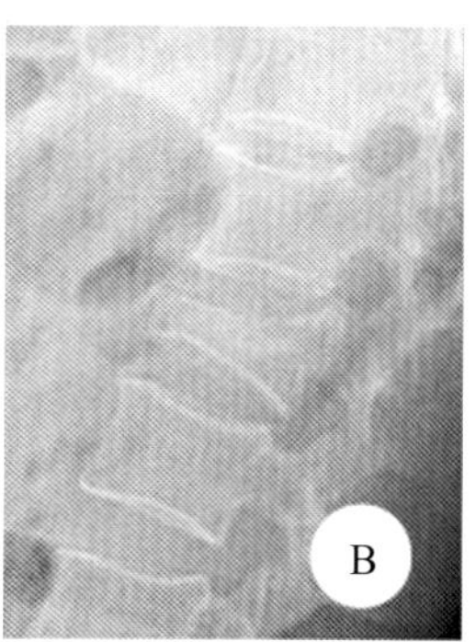

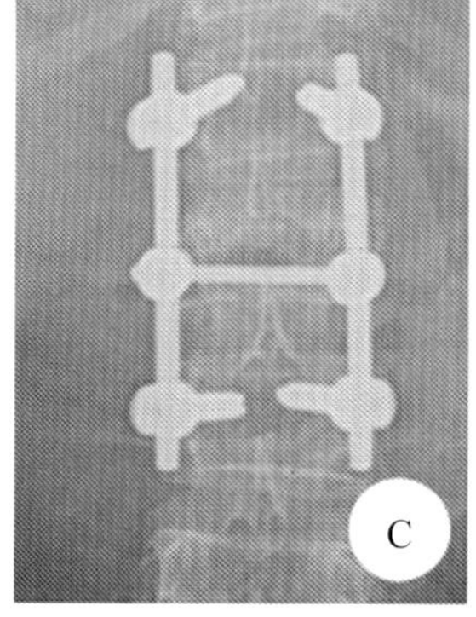

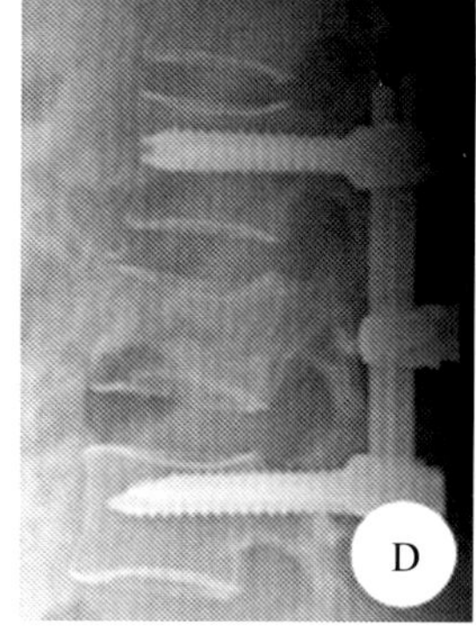

图 5－3－6　女性，32 岁，L_2爆裂骨折，后路复位减压椎弓根螺钉植骨融合内固定术

A、B. 术前 X 线片；C、D. 术后 X 线片，复位良好

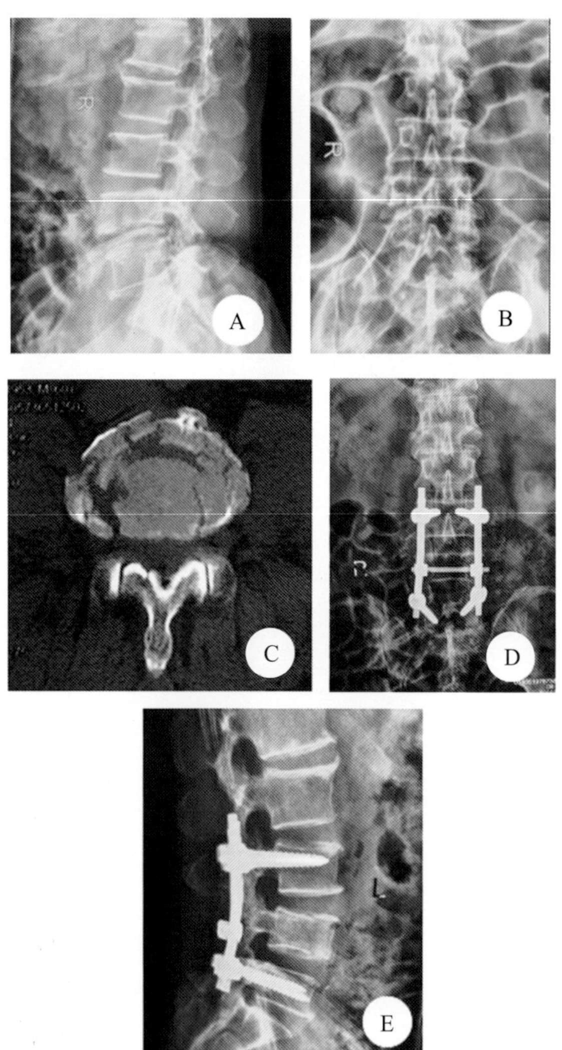

图 5-3-7 女性，49 岁，L_4 爆裂骨折，后路复位减压椎弓根螺钉植骨融合内固定术

A、B. 术前 X 线片；C. 术前 CT；D、E. 术后 X 线片，复位良好

（2）腰椎前路手术：影像学检查的进步，特别是 CT 和 MRI 的应用，使骨科临床医生认识到，后路椎板切除减压术常不适合对腰椎骨折合并截瘫的患者，而施行前路减压术常可获得好的效果。故近年来，腰椎前路减压的合理性逐渐获得了公认（图 5-3-9、图 5-3-10）。

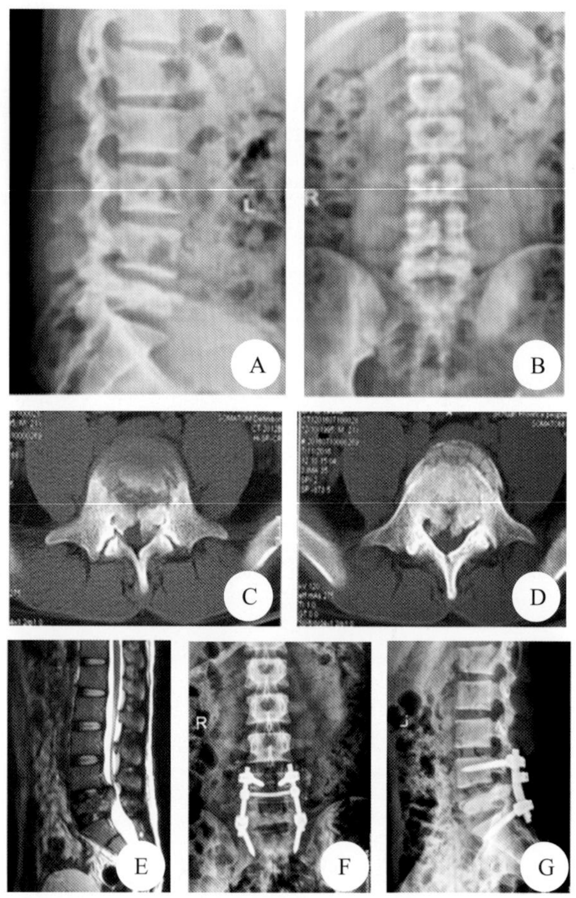

图 5-3-8 男性，51 岁，L_5 爆裂骨折伴不全截瘫，后路复位减压椎弓根螺钉植骨融合内固定术

A、B. 术前 X 线片；C、D. 术前 CT；E. 术前 MRI；F、G. 术后 X 线片

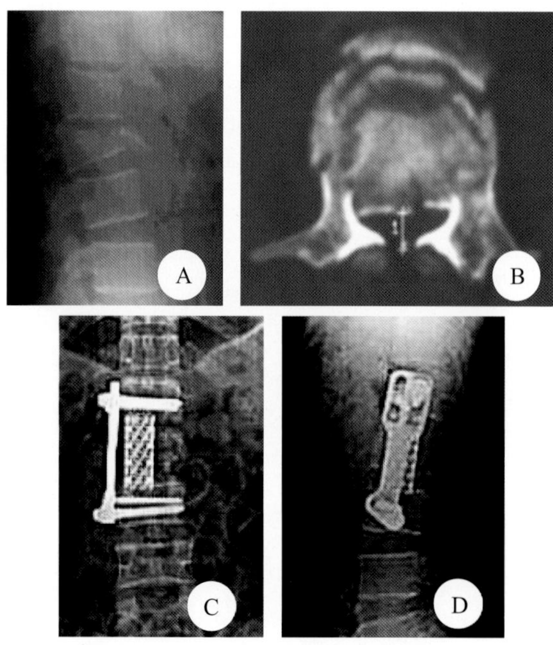

图 5-3-9 女性，43 岁，L_2 爆裂骨折，前路减压植骨内固定术

A. 术前 X 线片；B. 术前 CT；C、D. 术后 X 线片，复位良好

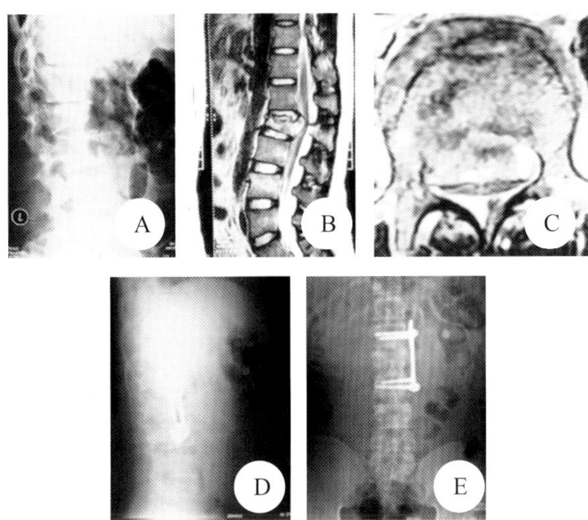

图 5-3-10　男性，25 岁，L_2椎体爆裂骨折伴马尾损伤，前路减压植骨内固定术

A. 术前 X 线片；B、C. 术前 MRI；D、E. 术后 X 线片，复位良好

四、腰骶椎骨折

腰骶椎骨折一般由高能量创伤造成，常常伴有骨盆骨折或全身严重创伤，因而腰骶椎骨折的治疗要遵循创伤患者诊治的总体原则。当骨折伴有大出血或脏器损伤，危及患者生命时，首先应积极抗休克治疗，同时对于脏器损伤尽快诊断治疗，以抢救患者生命为主，待病情稳定后根据患者的具体情况行进一步治疗。

稳定性腰骶椎骨折，且没有神经损伤时，可以非手术治疗，包括卧床、石膏或支具固定支持和牵引等。伴神经损伤时，尽管对于是否使用神经探查减压手术有一些争议，但积极减压有助于神经功能恢复。腰骶椎骨折合并神经血管损伤及明显骨折移位时需要手术治疗（图5-3-11、图5-3-12）。

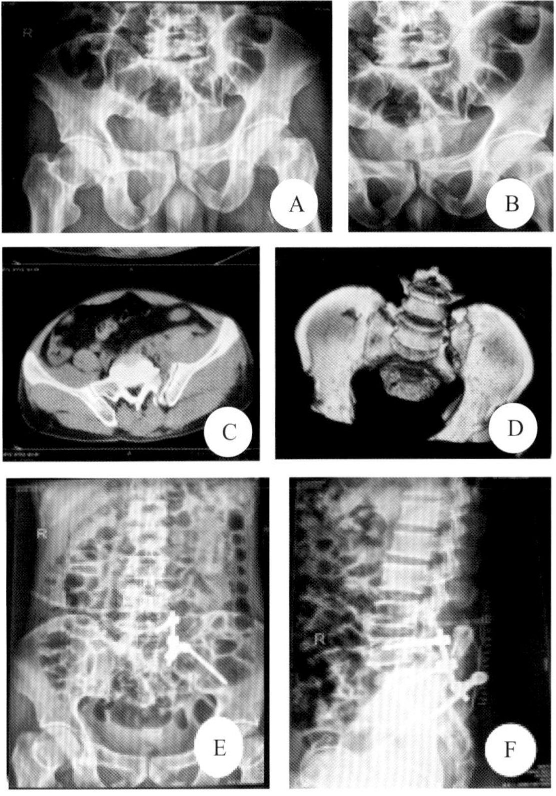

图 5-3-11　男性，42 岁，骶骨骨折，腰盆骨固定术

A、B. 术前 X 线片；C、D. 术前 CT 及三维重建；E、F. 术后 X 线片

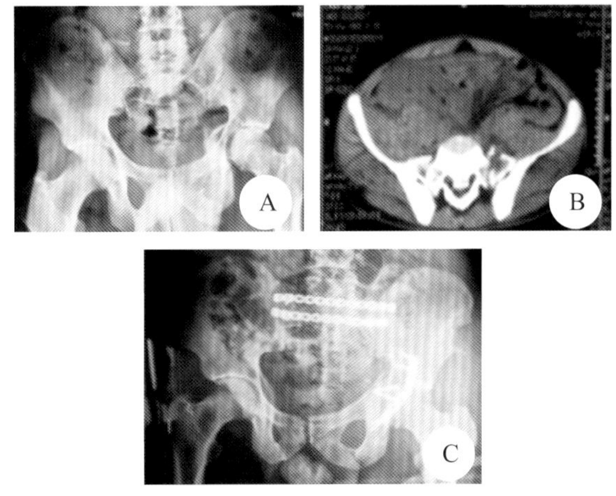

图 5-3-12　男性，52 岁，骶骨骨折，后方张力带接骨板固定术

A. 术前 X 线片；B. 术前 CT；C. 术后 X 线片

第四节　颈椎间盘突出症

颈椎间盘突出是椎间盘退变的一种病理过程，椎间盘退变是出现脊髓或神经根受压的病理基础。椎间盘突出是指突出的髓核和相应破裂的

纤维环突向椎管内，不伴有或轻度伴有该节段椎体软骨下骨增生，骨赘形成，只有致压物是单纯的椎间盘组织，才能称之为颈椎间盘突出症。

颈椎间盘突出症指因颈椎间盘突出压迫脊髓、神经根等组织导致的相应的临床症状和体征，可由衰老、磨损和撕裂、退变、创伤导致。主要的临床症状是颈部疼痛、上肢放射性疼痛或麻木、四肢麻木伴持物不稳、伴或不伴行走不稳。

一、临床表现

其首发症状可有以下几种：①单侧上肢及手部剧烈疼痛或麻木，或肌力减退。②下肢无力、步态不稳。③颈部不适、疼痛伴肩部酸痛。④双手麻木无力，持物不稳。其临床表现主要取决于压迫的组织。根据颈椎间盘向椎管内突出位置的不同，颈椎间盘突出症可分为 3 种类型。①侧方型：突出部位在后纵韧带的外侧，钩椎关节的内侧。该处是颈脊神经根通过处，突出的椎间盘压迫颈神经根而产生根性症状。②中央型：突出部位在椎管中央，脊髓的正前方可产生脊髓症状。③旁中央型：突出部位偏于一侧而介于颈神经根与脊髓之间，可压迫两者而产生单侧脊髓及神经根的压迫症状。

二、影像学检查

（一）X 线检查

由于颈椎间盘突出的病理基础是颈椎间盘的退变，因此常常可以观察到颈椎退变的 X 线片特征性表现：正位片可见钩椎关节变尖或横向增生、椎间隙狭窄；侧位片可见颈椎序列不佳、反曲、椎间隙狭窄、椎体前后缘骨赘形成、椎体上下缘（终板）骨质硬化、发育性颈椎管狭窄等，有时还可见到在椎体后缘有高密度的条状阴影，为颈椎后纵韧带骨化；过屈、过伸侧位片可有节段性不稳定。多数学者认为，如果某一个节段在过伸位或者过屈位上出现椎体间成角≥11°，或者在过伸位和过屈位 X 线片上椎体向前、后移位之和≥3.5mm，就可以诊断为节段性不稳定。

（二）CT 检查

MRT 检查之前，CT 检查是常用的，而且对于一些外科医生来说仍然是首选，因为它可以详细地显示骨性结构与脊髓神经根、脊髓的关系。在椎间孔层面的 CT 有助于制订颈神经根减压的术前规划。CT 检查在有 MRI 检查禁忌证（如起搏器）或植入物存在的情况下仍然有其适应证。

（三）MRI 检查

MRI 检查可以清楚地观察到颈椎间盘突出程度、椎管及椎间孔有无狭窄、神经根及脊髓有无明显受压，因其具有无创性、良好的组织对比度和多平面成像能力而成为首选的成像方式。

三、治疗

（一）非手术治疗

非手术治疗适用于绝大多数的神经根性症状、少数早期症状、轻微的脊髓病症状。即使需要手术治疗的患者，在手术前的准备时期以及手术后的康复时期，采取诸如卧床休息、颈椎牵引、中西药物治疗、颈围领颈部制动、理疗等非手术的治疗方法也是有必要的。这些非手术治疗可以延缓病情的进一步发展，对于术后康复的患者，有利于功能的恢复以及缓解手术部位的疼痛、麻木、僵硬等。

（二）手术治疗

1. 手术适应证

（1）由于脊髓病致残率高，病程延长明显影响手术疗效，发生外伤后容易造成急性脊髓损伤，因此一旦确诊，就应行手术治疗。但对于有明显手术禁忌证的患者，也只能采用非手术治疗。

（2）经过规范的非手术治疗后无效，症状仍然较重，影响日常生活和工作。

（3）神经根性症状严重，严重影响工作和生活，如严重的神经根性痛或肌力减退，就不需经过较长时间的非手术治疗，应尽早选择手术治疗。

2. 手术方式　手术方式主要包括前路椎间盘切除椎体间植骨融合术（图 5−4−1）、颈前路椎体次全切椎体间植骨融合术（图 5−4−2）、颈椎人工椎间盘置换术（图 5−4−3）。

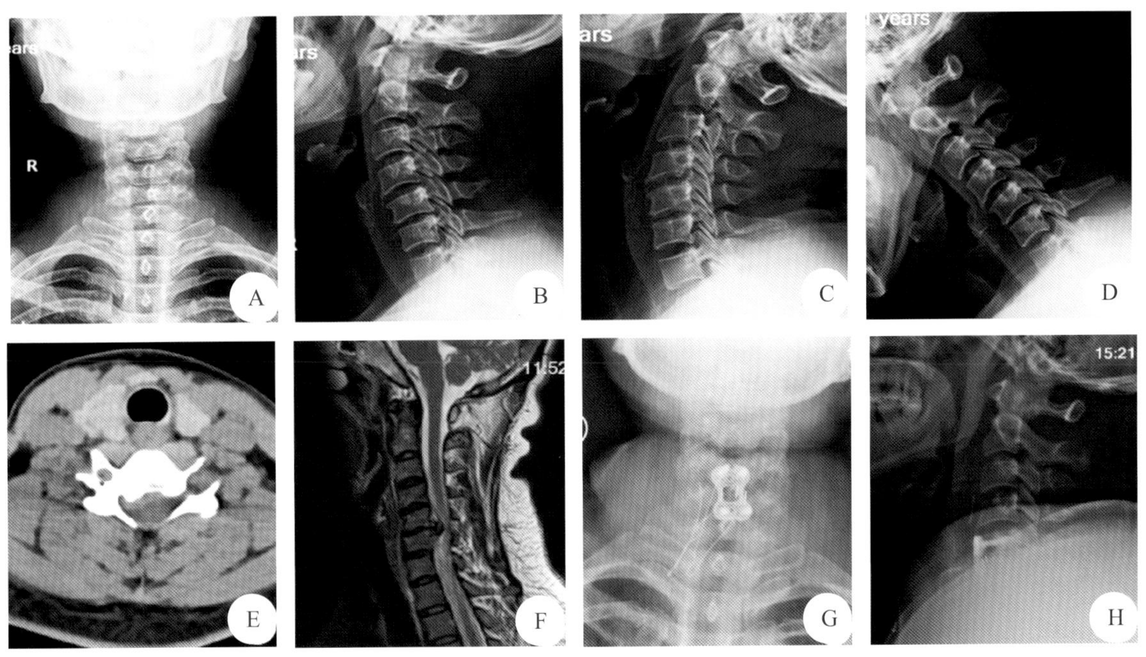

图 5−4−1　女性，37 岁，$C_{5\sim6}$ 椎间盘突出症

A、B. 术前正、侧位 DR；C、D. 术前过伸、过屈位 DR；E. C_5 CT 横断面；F. 术前矢状位 MRI T2WI 像；G、H. 颈前路术后复查 DR

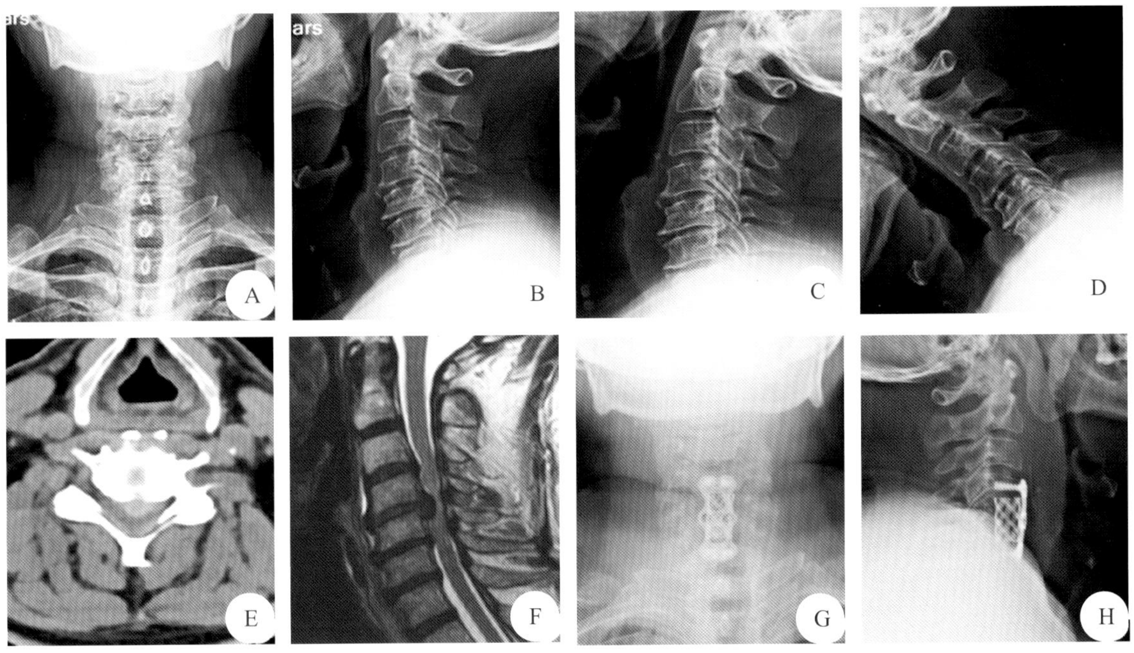

图 5−4−2　男性，56 岁，$C_{4\sim5}$ 椎间盘突出症，颈椎管狭窄

A、B. 术前正、侧位 DR；C、D. 术前过伸、过屈位 DR；E. $C_{4\sim5}$ CT 横断面；F. 术前矢状位 MRI T2WI 像；G、H. 颈前路术后复查 DR

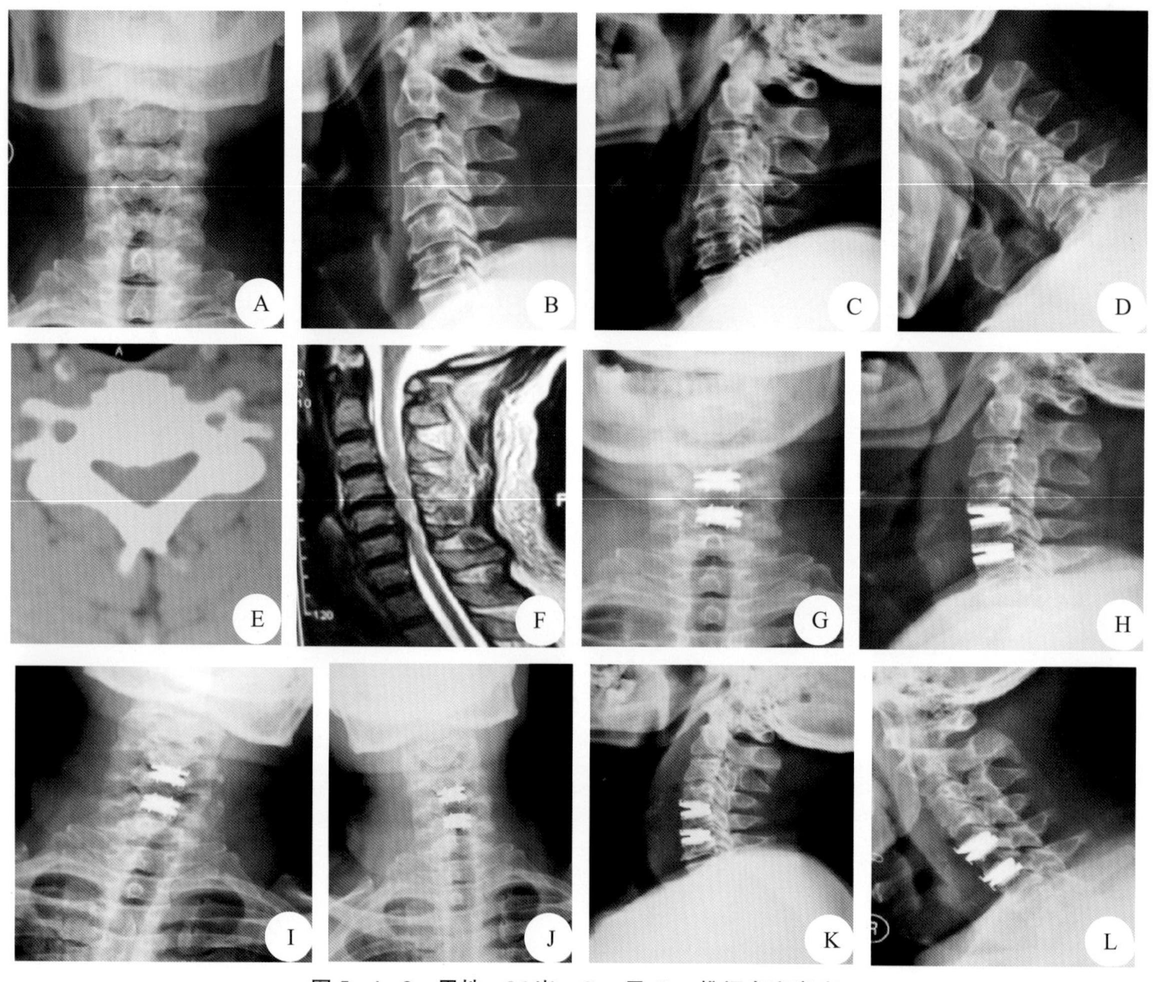

图 5-4-3　男性，36 岁，$C_{4\sim5}$ 及 $C_{5\sim6}$ 椎间盘突出症

A、B. 术前正、侧位 DR；C、D. 术前过伸、过屈位 DR；E. C_5 CT 横断面；F. 术前矢状位 MRI T2WI 像；G、H. 颈前路术后复查 DR；I、J. 术后颈椎正位左屈、右屈位 DR；K、L. 术后颈椎过伸、过屈位 DR

第五节　颈椎管狭窄症

一、分类

根据病因将颈椎管狭窄症分为：①发育性颈椎管狭窄症；②退行性颈椎管狭窄症；③医源性颈椎管狭窄症；④其他病变和创伤所致的继发性颈椎管狭窄症，如颈椎间盘突出症、后纵韧带骨化症、颈椎结核、肿瘤和创伤等所致的颈椎管狭窄症。

二、发育性颈椎管狭窄症与退行性颈椎管狭窄症的区别

（一）发育性颈椎管狭窄症

颈椎在发育过程中，因某些因素致椎弓发育过短、椎管矢径较正常狭窄，导致脊髓及脊神经根受到刺激或压迫，并出现一系列临床症状。颈椎管狭窄症是以颈椎发育性椎管狭窄为解剖特点，以颈脊髓压迫症为临床表现的颈椎疾患。在早期或在未受到外来致伤因素的情况下，可不出现症状，但脊柱的退变（如骨赘、突出的椎间盘、节段不稳等）、头颈部受到外伤均可使椎管进一步狭窄，导致脊髓出现受压的一系列临床表现。椎管狭窄时，其储备间隙减少或消失，脊髓在椎管内更加贴近椎管周壁，即使在正常的颈椎

伸屈活动中，亦可能有刺激、挤压脊髓。发育性椎管狭窄储备间隙极少，脊髓或神经根不能耐受这种微小的内径而出现损伤。20 世纪 70 年代以来，发育性椎管狭窄症被认为是颈椎病的重要发病基础因素。临床资料表明，脊髓型颈椎病中发育性颈椎管狭窄者占 60%~70%。

（二）退行性颈椎管狭窄症

该病是颈椎管狭窄中常见的类型。退变发生的时间和程度与个体差异、职业、劳动强度、创伤等有密切关系。颈椎位于相对固定的胸椎与头颅之间，活动较多。首先是颈椎间盘的退变，其次是韧带、关节囊及骨退变增生。椎间盘退变引起椎间隙不稳、椎体后缘骨质增生、椎板增厚、小关节增生肥大、黄韧带肥厚，造成突出混合物压迫脊髓，进而导致椎管内的有效容积减少，使椎管内储备间隙大大减少甚至消失，引起相应节段颈脊髓受压。此时如遭遇外伤，则破坏椎管内骨性或纤维结构，迅速出现颈脊髓受压的表现。

三、影像学检查

拍标准侧位 X 线片行椎管矢径测量是准确而又简便的方法。椎管矢径为椎体后缘至棘突基底线的最短距离。前后矢状径绝对值小于 13mm 者为相对狭窄，小于 10mm 者属于绝对狭窄。用比率法表示更为准确，因椎管与椎体的正中矢状面在同一解剖平面，其放大率相同，可排除放大率的影响。正常椎管与椎体的比值（pavlov index）为 1，当比值小于 0.75 时，提示椎管狭窄，此时可出现下关节突背侧皮质缘接近棘突基底线的情况。CT 可显示椎体后缘有无骨赘突入，椎管、黄韧带有无肥厚、内褶或钙化。MRI 可准确显示椎管狭窄部位及程度，以及脊髓受压情况。

四、临床表现

（一）感觉障碍

主要表现为四肢麻木、过敏或疼痛。大多数患者具有上述症状，且为首发症状。主要由脊髓丘脑束及其他感觉神经纤维束受累导致。四肢可同时发病，也可以一侧肢体先出现症状，但大多数患者感觉障碍先从上肢开始，躯干部症状有束带感。

（二）运动障碍

多在感觉障碍之后出现，表现为锥体束征，即四肢无力、僵硬不灵活。大多数从下肢无力、沉重、踩棉感开始，重者站立时步态不稳，随后逐渐出现持物不稳，无法拿筷子、写字或系纽扣等上肢瘫表现。

（三）大小便障碍

一般出现较晚。早期为大小便无力，以尿频、尿急及便秘多见，晚期可出现尿潴留、大小便失禁。

（四）体征

颈部症状不多，颈椎活动受限不明显，颈棘突或其旁肌肉可有轻压痛。躯干及四肢常有感觉障碍。浅反射（如腹壁反射、提睾反射）多减弱或消失。深感觉（如位置觉、振动觉）仍存在，肛门反射常存在，腱反射多明显活跃或亢进，霍夫曼征阳性，这是 C_6 以上脊髓受压的重要体征。下肢肌肉痉挛，可出现巴宾斯基征阳性，髌、踝阵挛阳性。四肢肌肉萎缩，肌力减退，肌张力增高。

五、治疗

对于病情较轻的患者可采用制动、理疗及对症治疗，可获得缓解，而对于多数，非手术治疗效果较差，特别是脊髓损害患者病情一般发展较快，症状重，预后差，应及时手术治疗。

（一）颈前路手术

主要包括颈椎前路椎间盘切除椎体间植骨融合术（图 5-5-1）、颈前路椎体次全切椎体间植骨融合术（图 5-5-2）。

（二）颈后路手术

主要包括椎管扩大成形术（图 5-5-3）、全椎板切除术（图 5-5-4）。

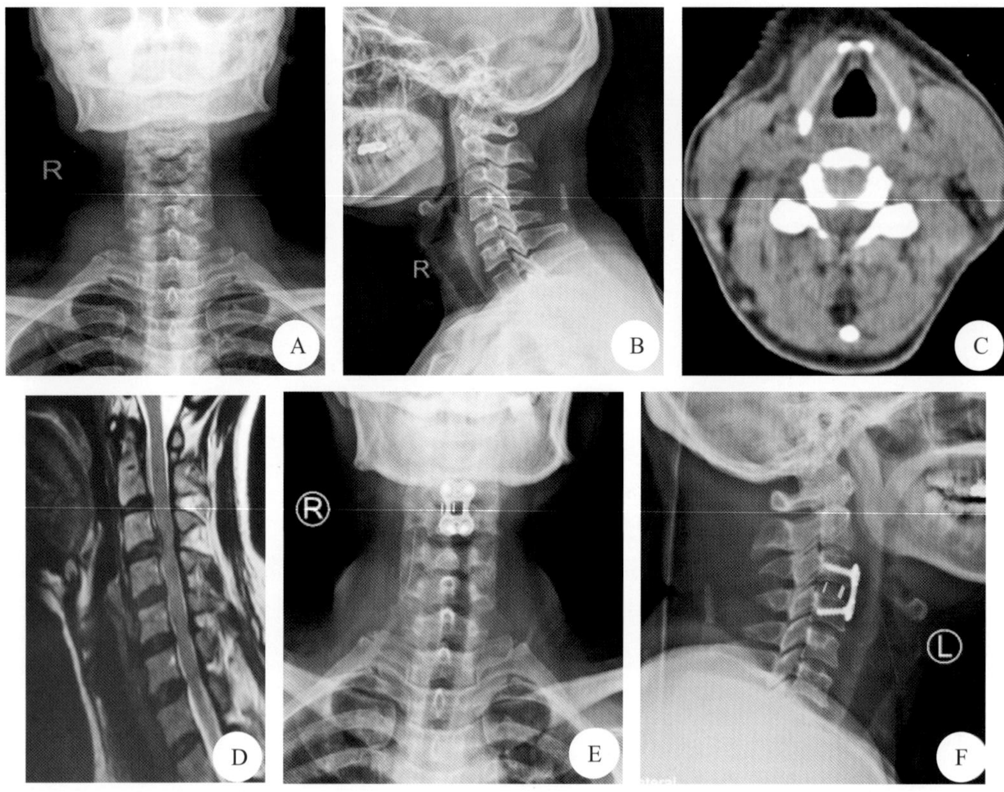

图 5-5-1　女性，47 岁，颈椎管狭窄，颈椎间盘突出

A、B. 术前正、侧位 DR；C. $C_{3\sim4}$ CT 横断面；D. 术前矢状位 MRI T2WI 像；E、F. 术后复查 DR

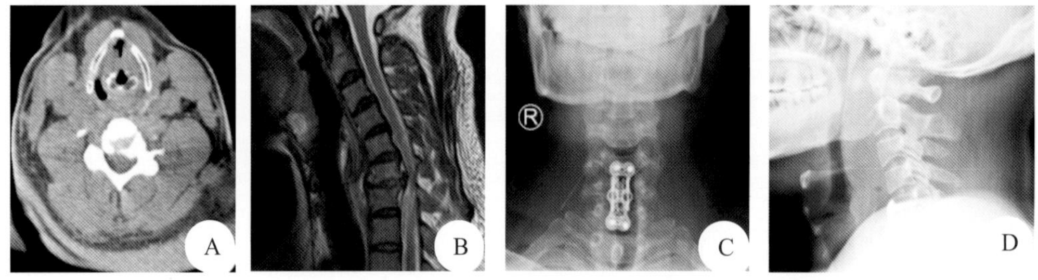

图 5-5-2　男性，41 岁，颈椎管狭窄，颈椎间盘突出，颈椎后凸畸形

A. $C_{5\sim6}$ CT 横断面；B. 术前矢状位 MRI T2WI 像；C、D. 术后复查 DR

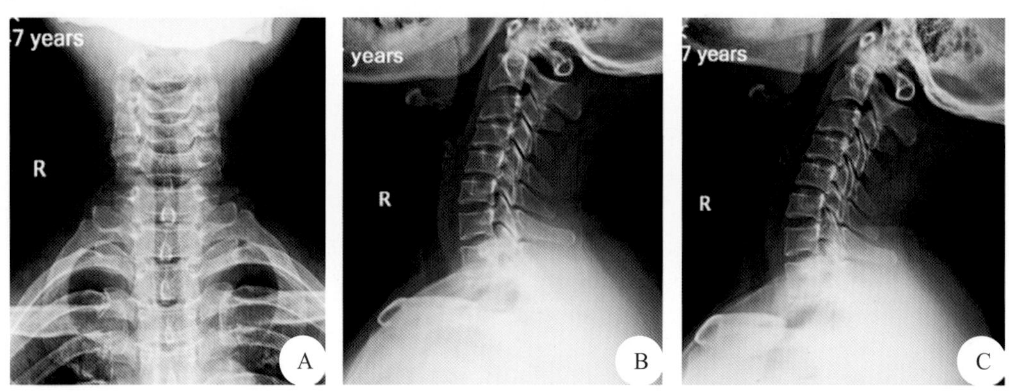

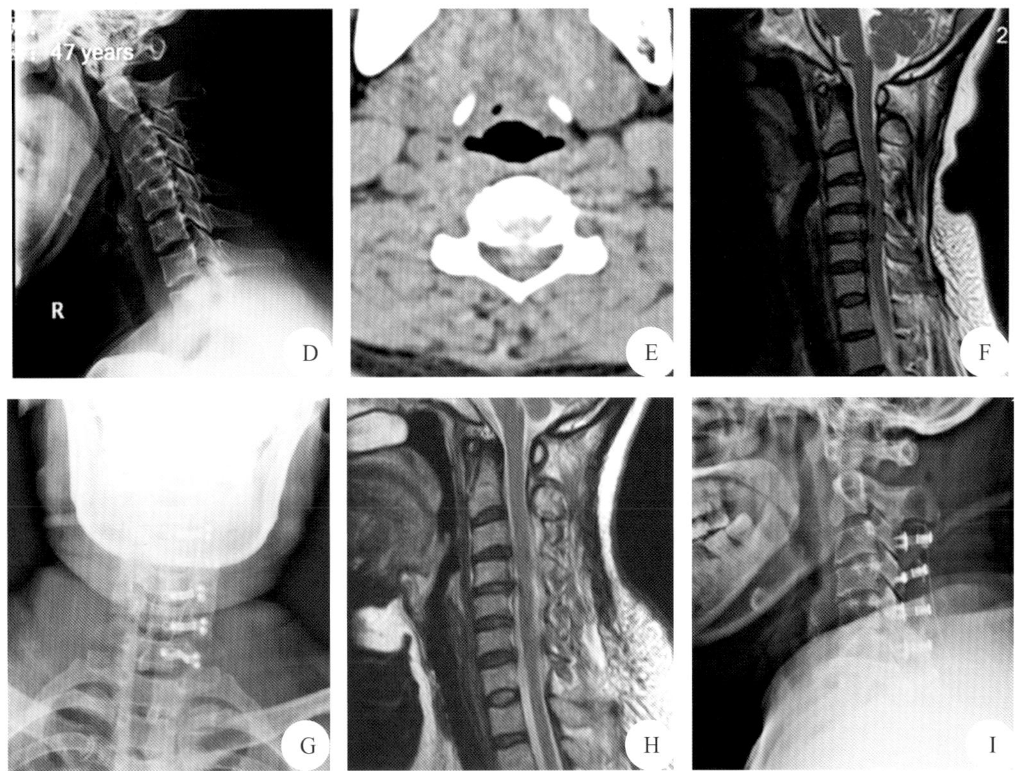

图 5－5－3　女性，47 岁，颈椎管狭窄症，颈椎间盘突出

A、B. 术前正、侧位 DR；C、D. 术前过伸、过屈位 DR；E. $C_{4\sim5}$ CT 横断面；F. 术前矢状位 MRI T2WI 像；G、I. 术后复查 DR；H. 术后复查 MRI

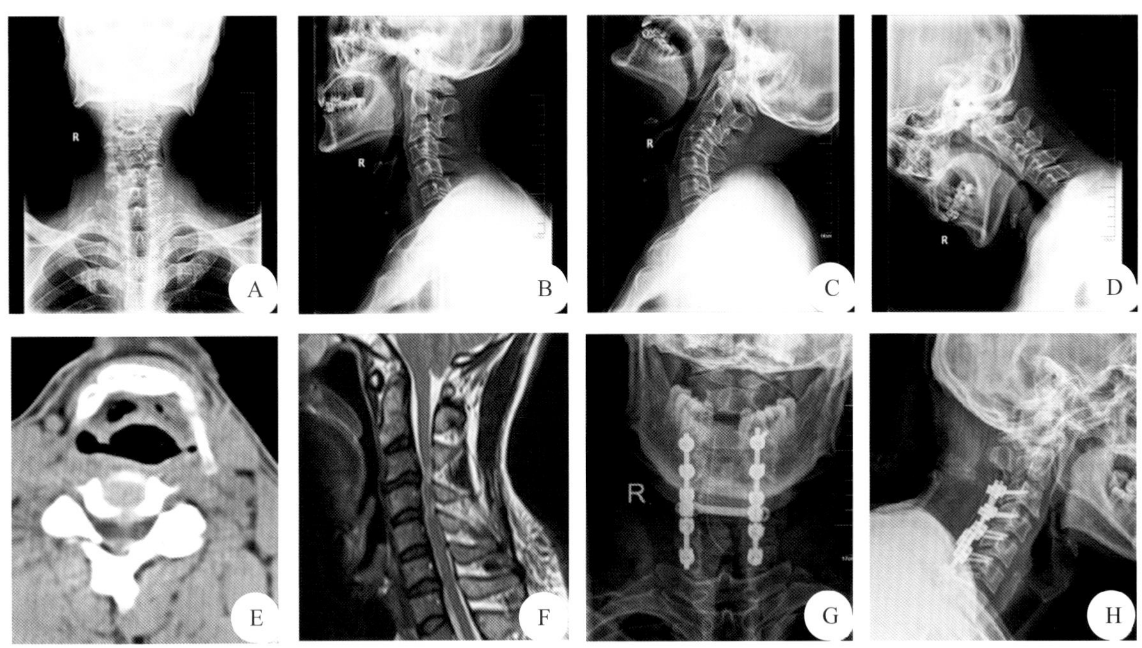

图 5－5－4　男性，43 岁，颈椎管狭窄症，颈椎间盘突出

A、B. 术前正、侧位 DR；C、D. 术前过伸、过屈位 DR；E. $C_{3\sim4}$ CT 横断面；F. 术前矢状位 MRI T2WI 像；G、H. 术后复查 DR

第六节　颈椎后纵韧带骨化症

一、概述

颈椎后纵韧带紧贴椎体的后面，起自第 2 颈椎椎体，延伸至骶骨。在椎间盘平面及椎体的上下缘，韧带同骨紧密相贴，在椎体的中间部分，韧带同骨之间有基底椎体静脉，后纵韧带比前纵韧带更致密、更坚固。后纵韧带可分深、浅两层，浅层占据 3～4 个椎体之间的间隙，深层则仅处于相邻两椎体之间。后纵韧带骨化症（ossification of posterior longitudinal ligament，OPLL）可以引起颈椎椎管的明显狭窄，并导致进行性四肢瘫痪等严重后果，因此，近年来日益为学术界所重视。

OPLL 骨化块中大部分为板层骨，可见纤维软骨及钙化的软骨。在颈椎的不同区域，骨化情况不尽相同，有的部位可能已经完全骨化，而有的部位尚未骨化或刚刚出现软骨细胞。因此，OPLL 在组织病理学上至少应分为成熟型和未成熟型两种类型。骨化的后纵韧带较正常后纵韧带明显增厚，且横径增宽。

OPLL 造成脊髓或神经根损伤可能是通过下述 3 种机制，①挤压：异常增厚的后纵韧带骨化块无疑会对脊髓或神经根构成威胁，但在 OPLL 患者中，椎管被侵占而未出现症状者临床上并不少见，可见脊髓对于缓慢发展的压迫具有相当好的耐受性。不过，对于严重 OPLL 的患者，骨化块的挤压已使脊髓的耐受性接近极限，同时也使脊髓处于缺血状态，在此情况下，任何微小的颈部外伤即可造成显著的脊髓损伤。②邻接区失稳：在两骨化区邻接处的椎间关节处于显著不稳定状态。当颈椎前屈运动时，两骨化带尖端向后方成角，可能撞击向前移动的脊髓，使其受伤。③挫磨：骨化的后纵韧带的表面粗糙。随着颈椎屈伸活动，硬膜及脊髓不断碰撞挫磨，势必会产生组织结构的损伤。

二、诊断

临床表现的差异很大，其症状分为三类，①颈脊髓病：四肢及躯干感觉、运动功能障碍，痉挛性瘫痪，括约肌功能障碍。②颈神经根病：上肢疼痛或其他感觉异常。③轴性症状：颈痛、颈僵。

这些表现通常是混合的，其中最主要的问题是颈脊髓病，因其可导致严重的功能障碍，影响日常生活。起病一般呈隐袭性，可以在较轻微的颈部外伤后出现急性脊髓损伤，是无骨折脱位型颈脊髓损伤的主要原因之一。当患者逐渐出现上述症状后才能诊断为 OPLL。摄颈椎 X 线片是首选方法，当在侧位片上看到椎体后方不透射线影时，可以做出 OPLL 的诊断。CT 最敏感，也被认为是诊断 OPLL 的“金标准”。MRI 在认识颈脊髓病及脊髓压迫的情况中具有不可替代的优越性，不同进展时期的 OPLL 有不同的 MRI 信号强度，因此可以据此推测其进展。另外，MRI 较 CT 对肥厚的后纵韧带及椎间盘突出更加敏感。

三、治疗

（一）非手术治疗

非手术治疗适合症状轻微或症状明显但经休息后能明显缓解者，以及年龄较大有器质性疾病者，主要通过药物、局部制动等治疗。

（二）手术治疗

目的是解除静态压迫因素，通过融合手术消除颈椎椎间不稳定。手术适用于中、重度颈脊髓病。在行手术治疗前必须考虑年龄因素。

1. 前路减压和融合　适用于：节段型，OPLL 涉及少于 2 个椎体；局限型；合并间盘突出。

我们常选择颈前路椎体次全切椎体间植骨融合术（图 5−6−1、图 5−6−2）。

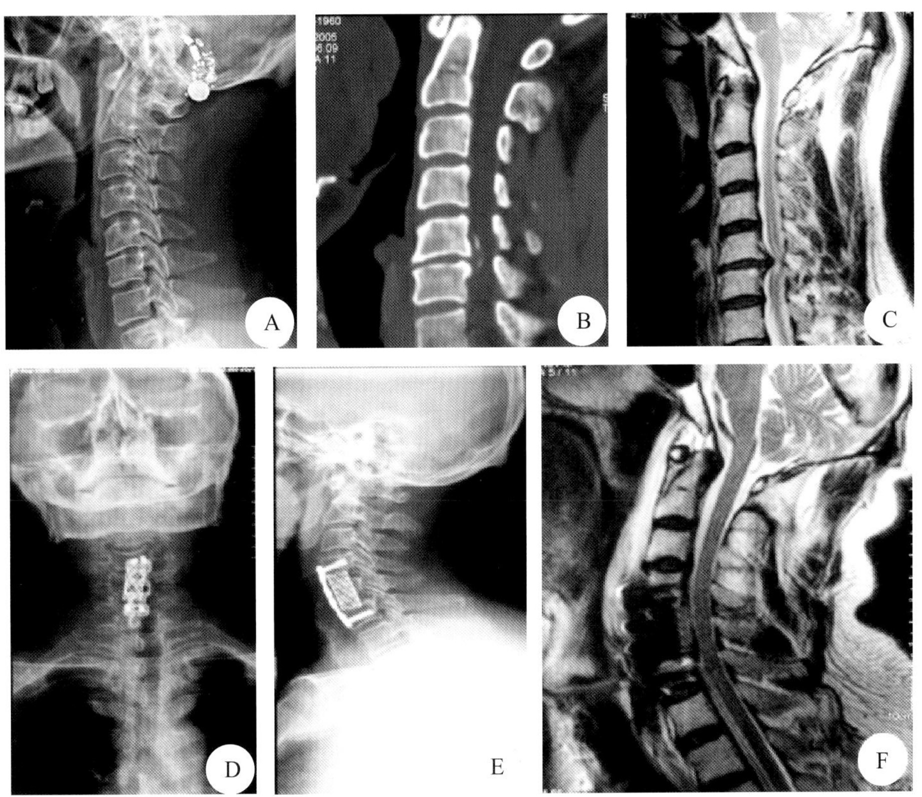

图 5-6-1　男性，64 岁，颈椎后纵韧带骨化症

A. 术前侧位 DR；B. 术前 CT 矢状位；C. 术前 MRI 矢状位；D. 术后复查 DR 正位；E. 术后复查 DR 侧位；F. 术后复查 MRI 矢状位

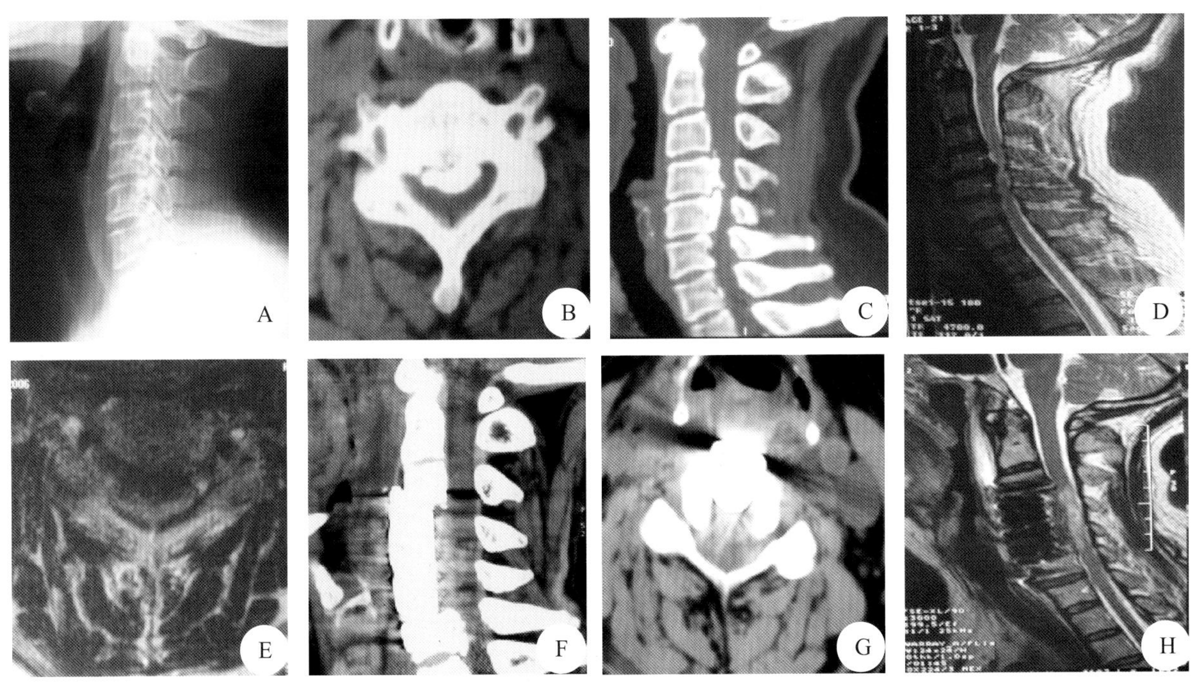

图 5-6-2　女性，54 岁，颈椎后纵韧带骨化症，颈椎管狭窄

A. 术前侧位 DR；B. 术前 CT 横断面；C. 术前 CT 矢状位；D. 术前 MRI 矢状位；E. 术前 MRI 横断面；F. 术后复查 CT 矢状位；G. 术后复查 CT 横断面；H. 术后复查 MRI 矢状位

2. 后路减压 适用于：OPLL 涉及大于 3 个椎体；连续型和混合型；合并发育性颈椎管狭窄。

我们常选择颈后路全椎板切除减压侧块螺钉内固定术（图 5－6－3、图 5－6－4）和颈后路单开门椎管扩大成形椎板夹内固定术（图 5－6－5）。

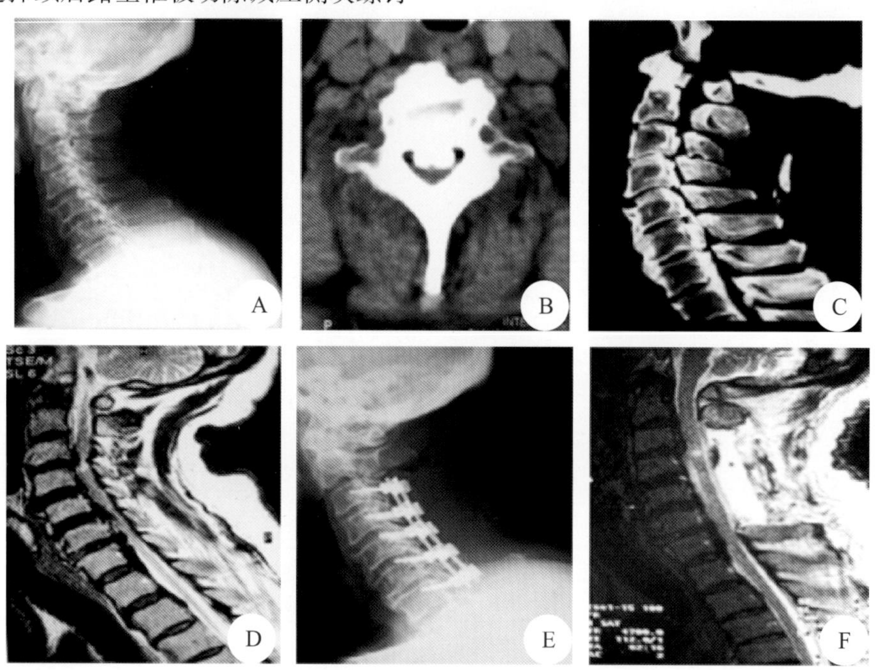

图 5－6－3 男性，66 岁，颈椎后纵韧带骨化症，颈椎管狭窄

A. 术前侧位 DR；B. 术前 C_5 CT 椎体横断面；C. 术前 CT 矢状位；D. 术前 MRI 矢状位；E. 术后复查 DR 侧位；F. 术后复查 MRI 矢状位

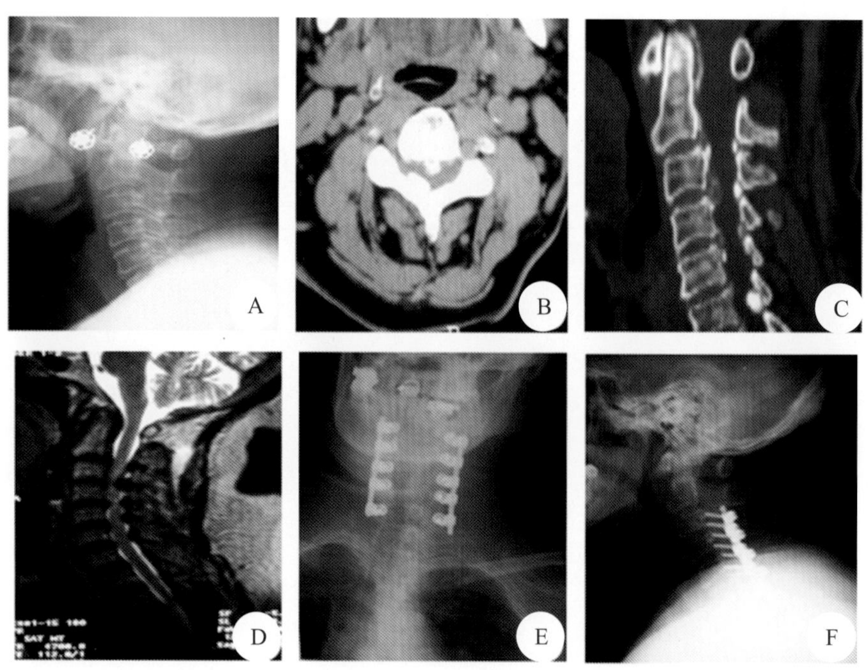

图 5－6－4 女性，70 岁，颈椎后纵韧带骨化症合并黄韧带钙化，颈椎管狭窄

A. 术前侧位 DR；B. 术前 C_6 CT 横断面；C. 术前 CT 矢状位；D. 术前 MRI 矢状位；E. 术后复查 DR 正位；F. 术后复查 DR 侧位

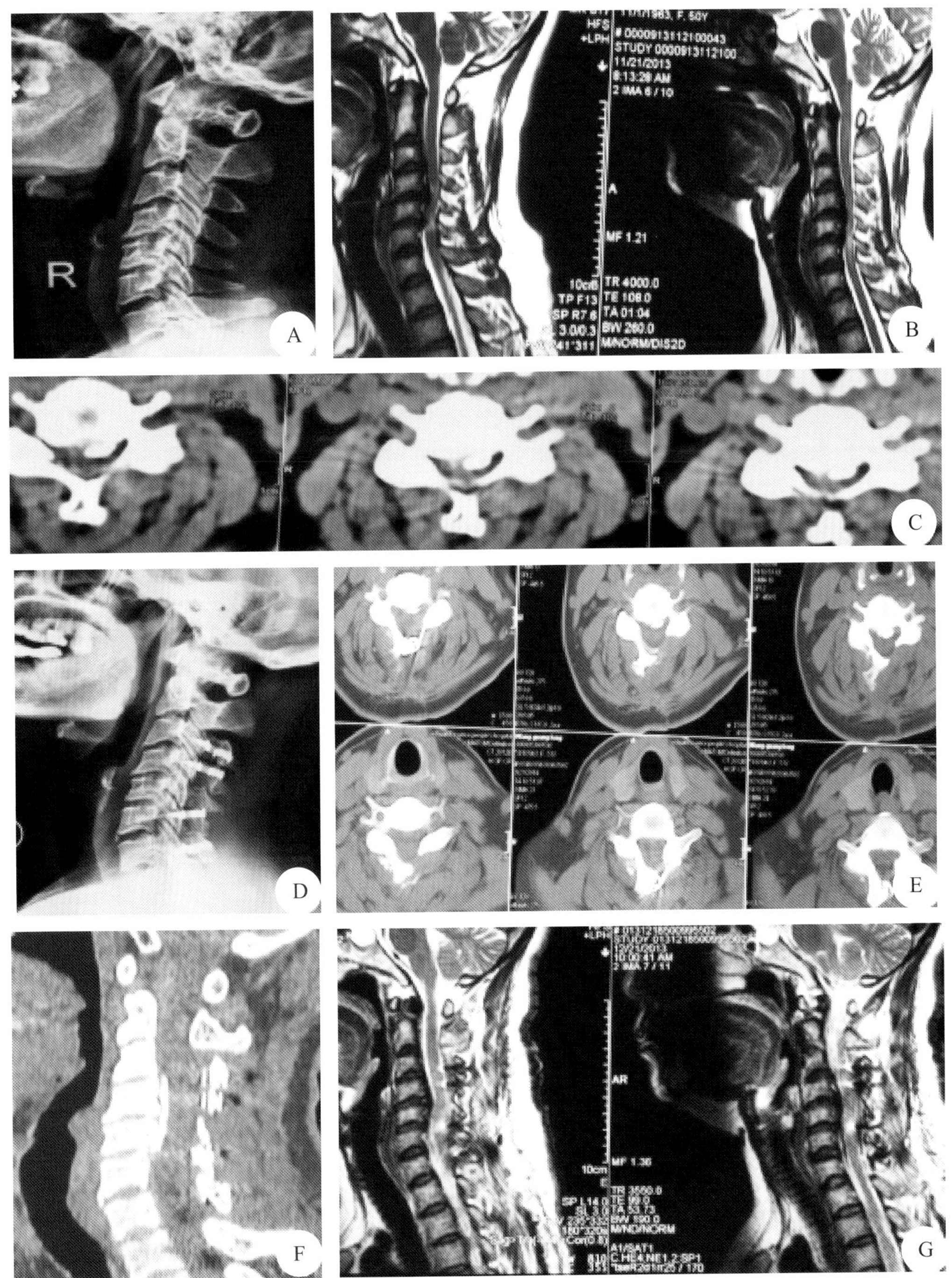

图 5-6-5　女性，50 岁，颈椎后纵韧带骨化症，颈椎管狭窄

A. 术前侧位 DR；B. 术前 MRI 矢状位；C. 术前 CT 横断面；D. 术后复查 DR；E、F. 术后复查 CT；G. 术后复查 MRI

3. 前后路联合减压　适用于：椎管狭窄合并较大的局限型 OPLL 或椎间盘突出；广泛 OPLL 节段不稳或较大椎间盘突出；有后路减压指征，合并明显后凸畸形，估计脊髓后移明显受限，有可能经前路矫形者。

我们常选择的前后路联合手术如图 5-6-6～图 5-6-8。

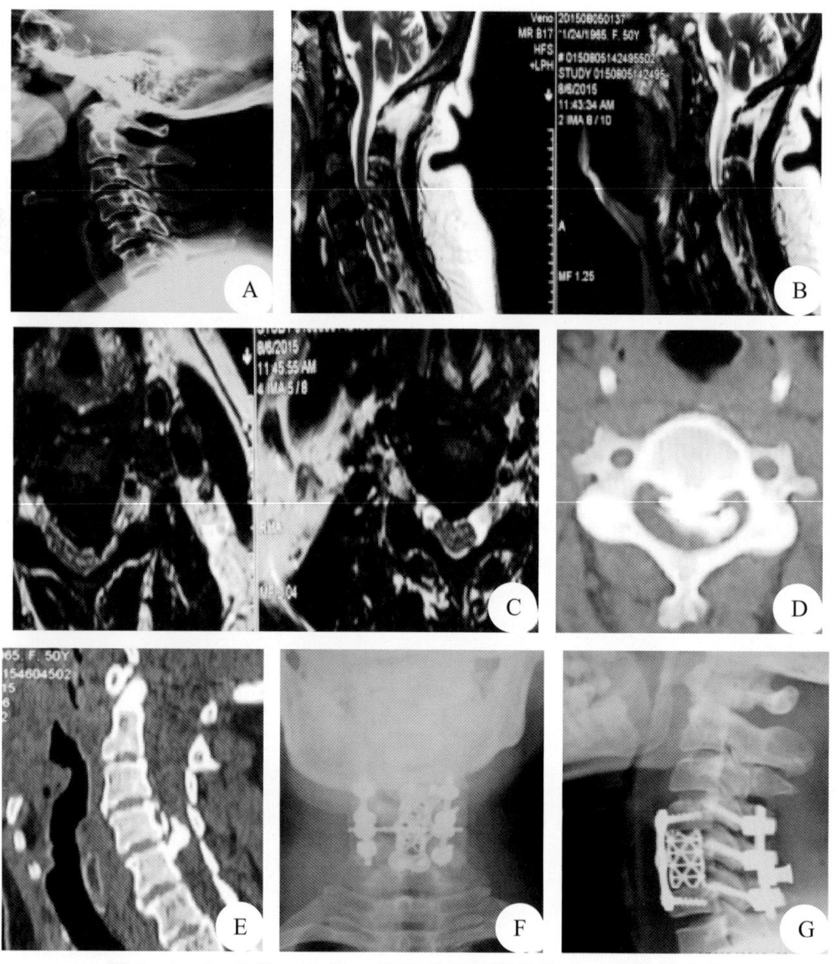

图 5-6-6　女性，50 岁，颈椎后纵韧带骨化症，颈椎管狭窄

A. 术前侧位 DR；B. 术前 MRI 矢状位；C. 术前 MRI 横断面；D. 术前 CT 横断面；E. 术前 CT 矢状位；F. 术后复查正位 DR；G. 术后复查侧位 DR

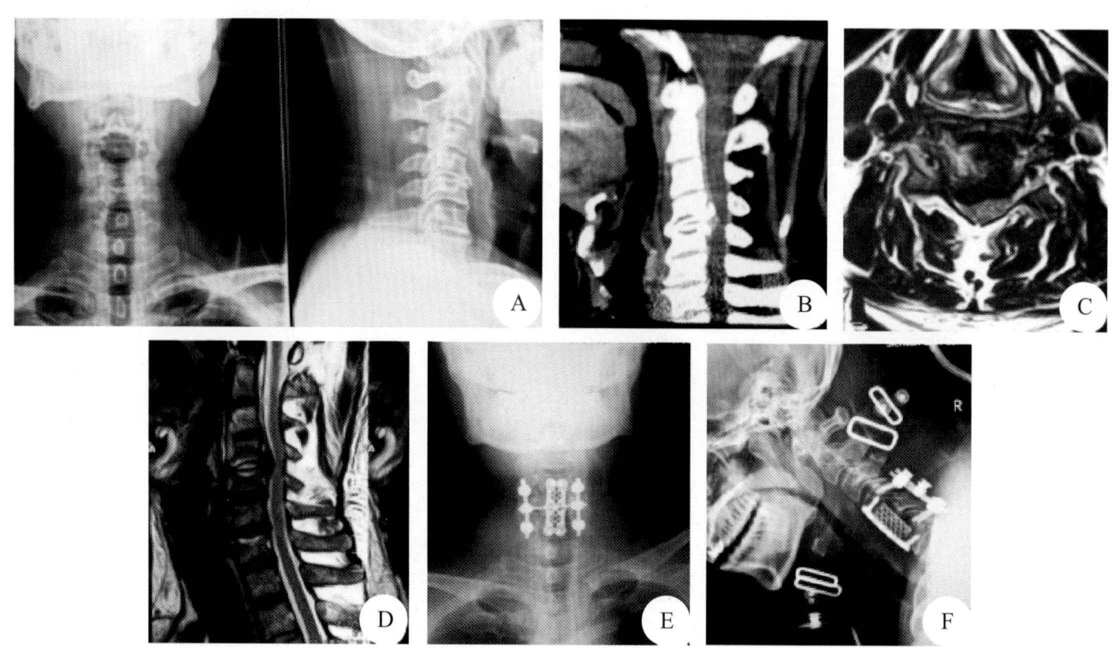

图 5-6-7　男性，60 岁，颈椎后纵韧带骨化症，颈椎管狭窄

A. 术前正、侧位 DR；B. 术前 CT 矢状位；C. 术前 MRI 横断面；D. 术前 MRI 矢状位；E. 术后复查正位 DR；F. 术后复查侧位 DR

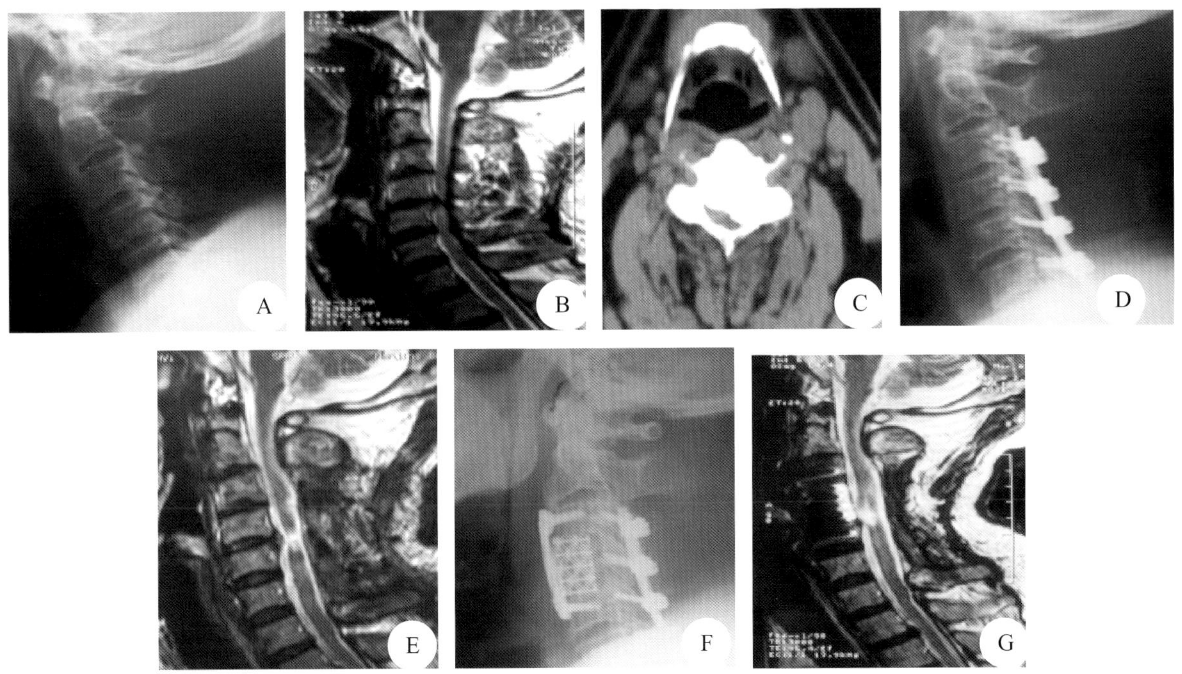

图 5-6-8　男性，53 岁，颈椎后纵韧带骨化症，颈椎管狭窄

A. 术前侧位 DR；B. 术前 MRI 矢状位；C. 术前 CT 横断面；D. 第一次颈后路术后复查侧位 DR；E. 第一次颈后路术后复查 MRI 矢状位；F. 第二次颈前路术后复查侧位 DR；G. 第二次颈前路术后复查 MRI 矢状位

第七节　胸椎黄韧带骨化症

一、概述

黄韧带骨化症（ossification of the ligamentum flavum，OLF）为老年性疾病，50～70岁的老年人发病率高，并有随年龄增长发病率增高的趋势，可能与以下几种因素有关：

（1）慢性退行性改变：该病老年人多发，且以下胸段居多，常伴其他病理变化，如后纵韧带骨化、小关节肥大、椎体增生等。

（2）积累性劳损：由于下胸段活动度较大，黄韧带在附着点处受到较大的反复应力而出现慢性积累性损伤，反复的损伤、修复导致 OLF。OLF 往往开始于黄韧带的头侧、尾侧附着部，长期受力致弹力纤维断裂、胶原纤维增生，甚至可以在受力明显的部位发生黏液样变性。病变黄韧带显示反复替代及软骨化过程，继而通过软骨内成骨导致 OLF。

（3）代谢异常：氟可激活腺苷酸环化酶，从而使细胞内环磷酸腺苷含量升高，引起细胞浆内钙离子浓度显著升高，最终导致软骨细胞钙化、骨化。低磷血症也被认为与 OLF 有关。

二、诊断

首先依靠详细的病史及全面的神经系统检查。本病相对较少，基层医院常延误诊治，强调早期诊断尤为重要。依据症状和体征，特别是神经学、X 线、CT、MRI 及电生理检查，医生可以做出诊断。在临床上，OLF 多表现为胸椎管狭窄引起的一系列脊髓、神经根压迫的症状和体征，病程长短不一。其初始症状一般为双下肢麻木、僵硬、无力以及感觉异常，常伴有胸部束带感、胸部扩张受限及背部僵硬，间歇性跛行也是临床常见症状。病变在中、上胸段可引起明显的上运动神经元瘫痪的体征，但在下胸段常引起上、下运动神经元同时瘫痪的体征，少数患者甚至表现为膝以上硬瘫或膝以下软瘫。感觉障碍可为横断性或神经根性的。若双上肢检查正常，可排除颈段病变。

三、治疗

通常认为，非手术治疗胸椎黄韧带骨化均无效，手术治疗是目前唯一有效的方法，病情进行性加重，一经确诊应立即手术治疗。造成胸椎黄韧带骨化的后方因素主要为肥厚的黄韧带、椎板以及肥大的关节突，而前方因素主要为胸椎间盘突出和后纵韧带骨化。因此手术治疗的方法主要为后路椎板切除减压手术（图 5－7－1）。

手术彻底切除增厚、骨化的黄韧带及小关节突内侧部，上下须超过病变区域各一个椎板范围，宽度应到两侧硬膜囊的外缘，达到完全减压。必要时再潜行将上关节突前方切除一部分，使硬膜囊及神经根充分减压。对确切的减压范围，MRI 可提供明确的参考，以硬脊膜受压的上界与下界作为减压的长度，以病变节段为中心上下各延长 3～4cm 进入，显露胸椎棘突。钝性分离竖脊肌至两侧横突，显露椎板关节突至横突根部，上下均多显露一节椎板，为了便于操作，咬除棘突后，用尖嘴咬骨钳垂直于椎板一点一点地仔细咬除椎板。对于椎板过于坚硬甚至直接打磨困难时，可以采用漂浮法，即从坚硬椎板的周围比较容易打磨的部位入手，小心打磨，使坚硬的骨块孤立、飘浮，然后再予以切除。经过上述操作后，可以去除大部分椎板，对残余的脊髓硬膜紧密粘连的椎板或骨化的黄韧带，可用止血钳轻轻提起残余边缘，用尖刀自残余椎板周围向中心小心分离，显露硬膜。对小关节突增生严重，压迫侧方脊髓者，可在直视下凿除上位椎体的下关节突，采用上述微创法削薄上关节突，然后用尖嘴咬骨钳蚕食咬除整个上关节突，注意不要损伤神经根和脊髓，使整个椎管充分减压，此时多数患者可恢复硬脊膜搏动。术中常见棘上韧带、棘间韧带肥厚，大多硬化失去正常松质骨结构，呈象牙样改变，氟骨症患者尤为显著。黄韧带可有不同程度的肥厚及钙化，达 1.0～1.2cm，骨化处多位于肥厚黄韧带的腹侧，呈大理石样改变，重者骨化的黄韧带与上下椎板融为一体，致使多节段椎板间隙消失，椎管后壁几乎呈一较完整的不规则骨化块。后关节突增生肥大，骨化往往以关节囊处最为严重，关节囊增厚，部分有骨化，有时硬化的关节囊与黄韧带一起突向根管，脊髓硬膜囊受压呈搓板状，严重者硬膜也粘连、骨化，与骨化黄韧带融合，切除后造成硬膜缺如，须采用局部筋膜修补，术后效果良好。

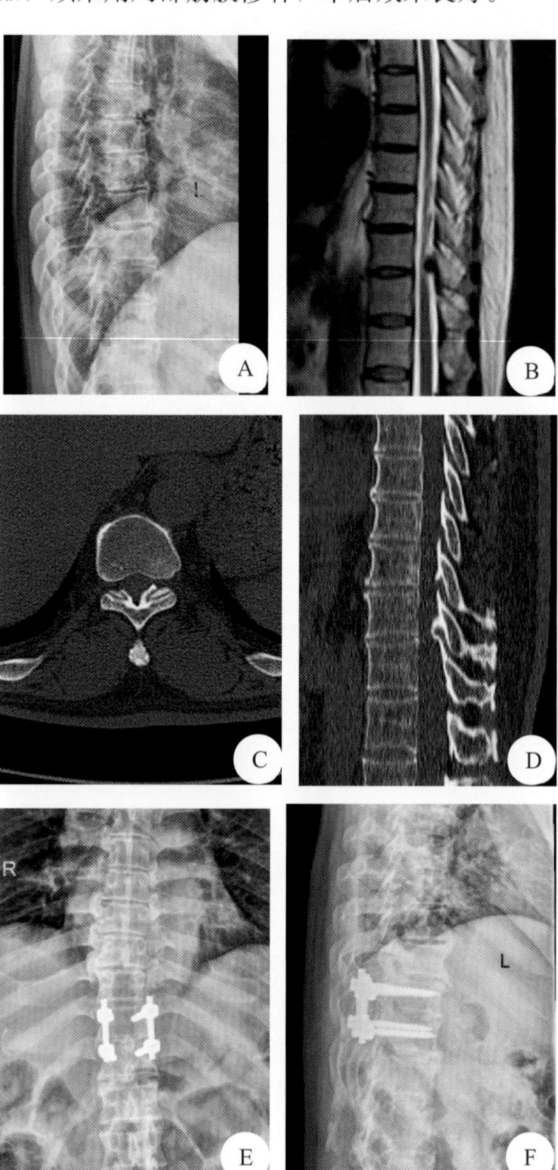

图 5－7－1　男性，54 岁，$T_{10\sim11}$ 黄韧带骨化症，后路椎板减压植骨融合钉棒系统内固定术

A. 术前 X 线片；B. 术前 MRI；C、D. 术前 CT；E、F. 术后 X 线片显示内固定位置良好

第八节　胸椎间盘突出症

一、概述

胸椎间盘突出症（thoracic disc herniation，TDH）与腰椎间盘突出症相比其发病率较低，但是该病发生后致残率比较高，手术的风险比较大。胸椎独特的解剖学特点和其承受上方体重的特殊性，决定了胸椎椎间的活动性与颈椎及腰椎有所不同。产生神经损害的病理机制主要是直接的机械性压迫和脊髓缺血性损害。TDH 根据突出的位置可以分为中央型、旁中央型和侧方型，根据症状可以分为症状性 TDH 和无症状性 TDH。

二、诊断

根据病变的大小、压迫的持续时间、血管的损害程度、骨性椎管的大小等，患者症状表现为动态性和进展性。如果为单侧发病，则病程缓慢，有稳定期，有间歇性缓解。而一开始就表现为双侧症状的患者，病情往往是呈进展性的，且不可逆。胸背痛可以在中央、单侧或双侧，这取决于突出的部位。还有一些患者虽然平时没有胸痛表现，但咳嗽和打喷嚏可以引起疼痛。如果突出位置在 T_1 平面，可能累及颈部和上肢，引起上肢麻木、内源性肌无力及 Horner 综合征等。当突出位于中段胸椎时，疼痛可以放射至胸腹部，类似于胸腹部疾病，使症状变得更加隐匿。

对存在后凸畸形合并椎体楔变或终板不规则改变的腰痛或神经功能障碍患者，应仔细检查以排除 TDH 的可能性，椎间隙狭窄、增生等改变都是非特异性的改变，对诊断有一定的协助作用。

由于胸椎后凸畸形和纵隔结构的重影，胸椎脊髓造影结果常难以判断。脊髓造影过程是把水溶性的造影剂注入椎管中，拔针之后通过体位调整造影剂的流动，最后进行前后位和侧位的拍片，突出的椎间盘表现为突出节段的充盈缺损，中央型突出产生卵圆形的充盈缺损，严重的突出可以表现为完全性的阻塞。侧方型的突出可表现为三角形或半圆形的充盈缺损，脊髓被推向对侧。CT 诊断 TDH 的标准是椎体后方的局灶突出并伴有脊髓受压或移位。MRI 是诊断 TDH 最好的方法，造影剂增强 MRI 检查对于鉴别 TDH 和小的脑膜瘤很有价值，TDH 患者中突出物质往往不增强，但脊髓脑膜瘤患者中则出现增强现象。

随着影像学技术的发展，现在几乎所有的患者均可获得确诊。TDH 症的鉴别诊断包括脊柱肿瘤、感染、强直性脊柱炎、骨折、肋间神经痛、带状疱疹、颈椎或腰椎间盘突出等，另外还要注意排除胸腹脏器及神经官能症的可能。同时也需要与中枢神经系统的脱髓鞘和变性类疾病，如多发性硬化和肌萎缩侧索硬化症、椎管内肿瘤、脑肿瘤、脑血管意外等进行鉴别。

三、治疗

（一）非手术治疗

包括卧床休息、非甾体抗炎药、理疗等，根性痛的患者，大部分经过理疗后可获得改善。

（二）手术治疗

1. 适应证　①进行性的脊髓病变。②下肢无力或麻痹。③根性痛经非手术治疗无效。如果突出位于极外侧，主要表现为根性痛，需要根据疼痛严重程度决定是否进行手术治疗。如果出现脊髓病变和下肢功能障碍，主张进行早期手术减压。

2. 方法选择　①后路椎板切除椎间盘摘除术是早期的方法，但神经损伤的风险很高，不建议单纯采用后路手术来治疗。②肋横突切除入路摘除突出椎间盘术是比较安全和有效的方法。患者采用旁中央切口，将椎旁肌向内侧牵开或横行切断，将突出椎间盘侧的肋骨部分切除，切除横突及肋骨颈和头，咬除部分椎弓根暴露硬膜囊，轻轻地将椎间盘片段取出（图 5－8－1）。③经胸入路脊髓减压术是另外一种方法，能更为直接地看到病变，缺点是开胸手术可能引起很多潜在的并发症。

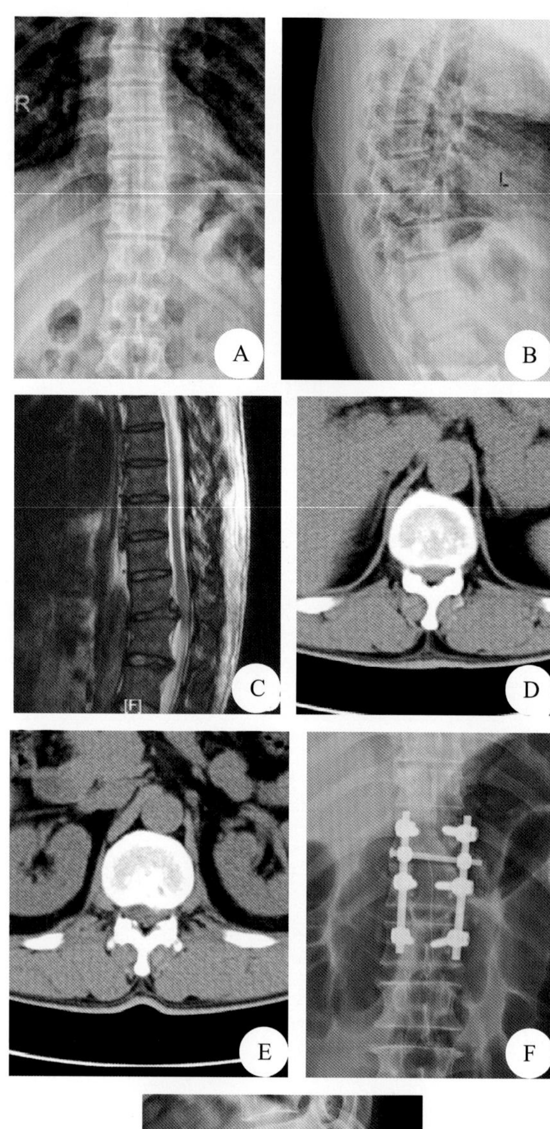

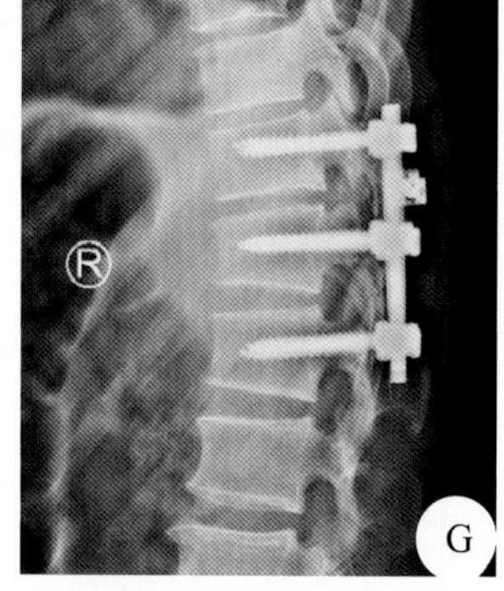

图 5-8-1　男性，58 岁，$T_{10\sim11}$ 和 $T_{12}\sim L_1$ 椎间盘突出症，肋横突切除入路 $T_{11\sim12}$ 和 $T_{12}\sim L_1$ 椎间盘切除植骨融合内固定术

A、B. 术前 X 线片；C. 术前 MRI；D、E. 术前 CT；F、G. 术后 X 线片显示内固定位置良好

第九节　腰椎管狭窄症

一、概述

腰椎管狭窄症（lumbar spinal stenosis，LSS）指由各种原因引起的骨质增生或纤维组织增生肥厚，导致椎管或神经根管的矢状径较正常者狭窄，刺激或压迫由此通过的脊神经根或马尾神经，从而引起一系列临床症状。虽然椎管狭窄可能是先天存在的，但更加常见的原因是腰椎的退行性改变，因此在老年人中发病率较高。LSS 的分型有解剖学分型和病因学分型，其中解剖学分型包括中央型狭窄和侧方型狭窄。病因学分型包括原发型狭窄和继发型狭窄。原发型狭窄主要为先天因素所致，继发型狭窄常见的病因有 4 种：①退行性改变的脊椎骨质增生、黄韧带肥厚、后纵韧带钙化、侧隐窝狭窄、椎间盘病变等。②创伤因素致脊椎骨折所遗留的畸形。③椎弓峡部裂致椎体滑脱。④脊柱侧弯及其他一些骨病，如 Paget 病、氟骨症等。

二、解剖学分型

1. 中央椎管狭窄　通常发生在椎间盘水平，即椎管前后矢状径减小，并可能由此导致神经性间歇性跛行，以及臀部、大腿或小腿疼痛。狭窄的原因通常是黄韧带肥厚、上位椎小关节增生内聚、椎体边缘骨质增生及椎间盘突出。

2. 侧方通道狭窄　包括侧隐窝狭窄、根管狭窄及椎间孔的狭窄等，这些部位的狭窄都可以挤压神经根并引起放射痛。侧方通道狭窄可以再分为 4 个区，即入口区、中间区、出口区和极外侧区。

（1）入口区：位于椎弓根和上关节突的内侧。上关节突的增生可以引起该区的狭窄，另外一些原因还包括发育性椎弓根短小、小关节形态异常、椎体边缘骨质增生和椎间盘突出。通常受压的神经根和受累腰椎位于同一平面，即 L_5 上关节突压迫的是 L_5 神经根。

（2）中间区：即从椎弓根的内侧缘到外侧

缘。通常由一对小关节增生引起狭窄，同时也可能由滑囊增生或脊柱滑移后纤维软骨的增生引起。

（3）出口区：即椎间孔周围的区域，通常由小关节的增生或半脱位和临近椎间盘的边缘骨质增生引起，这种区域的狭窄通常影响出口根。

（4）极外侧区：在出口区的外侧，由于神经根受压位置偏外，通常可能由椎体终板的骨质增生引起，对于 L_5 神经根，也可能由髂骨翼压迫引起。

三、诊断

（一）症状

LSS起初疼痛不是很重，开始时有肌肉疲劳感，稍休息或更换体位可以好转，随后逐渐发展为间歇性跛行。疼痛的位置可逐渐下移到小腿的前外侧，常伴有感觉异常或局部麻木感。有的患者有持续性坐骨神经痛。少数患者有性功能与膀胱、直肠功能障碍，下肢皮肤和肛门区皮肤感觉减退，下肢无力。

多数患者能自述症状与某种活动或某种体位有关。腰椎管狭窄压迫马尾神经可发生马尾性间歇性跛行，间歇性跛行症状可分为姿势型跛行和缺血型跛行。

（1）姿势型跛行发生于长时间站立不动和伸腰时。发病后只要改变体位，将身前屈、蹲下或弯腰行走，疼痛即可消失，故患者常保持着弯腰的姿势。症状的出现与腰椎的伸直活动有关，因腰伸直时黄韧带的突入增加，加重了压迫程度。患者俯卧及仰卧均可增加疼痛，只有侧卧屈膝才能使疼痛消除。

（2）缺血型跛行发生于行走或下肢活动时，疼痛呈肌肉痉挛性，较多发生于两小腿前外侧的肌群。停止行走或停止下肢活动，疼痛即消失。这种发病与腰椎伸直无关，改变体位其不受影响，但与血氧分压有明显的关系，这类跛行占少数。

（二）体征

LSS患者的症状与体征多不一致，一般症状较重而体征较轻，临床主诉重、体征轻为本病特点，因此常被误诊或漏诊。LSS患者常有脊柱侧弯，病变处有压痛，椎旁肌肉可有痉挛，腰后伸受限，腰部过伸试验阳性是本病的重要体征。腰髓过伸位时，狭窄所在平面有明显压痛，患侧踇趾背伸力减弱，膝反射、跟腱反射减弱或消失，也有的患者表现为亢进，受压神经支配的区域皮肤感觉减弱或消失。有的患者下肢肌肉萎缩、无力，鞍区麻木，肛门括约肌松弛，直腿抬高试验无明显的放射性疼痛。若脊髓锥体束受压，巴宾斯基征及奥本海姆征呈阳性，踝震颤也呈阳性。

（三）影像学检查

引起LSS的病因很多，包括黄韧带和小关节增生、腰椎滑脱及椎体压缩性骨折，通常多种病因同时存在。在进行影像学检查时，常用的检查是CT、MRI，尽管每项检查都足以诊断LSS，但它们都是有各自的优缺点。

（四）主要依据

诊断主要依据临床表现，慢性腰痛及一侧或双侧根性疼痛，直立或行走时加重，腰部过伸试验阳性，弯腰蹲下、屈膝侧卧时可以缓解，骑自行车时不痛，间歇性跛行但足背动脉、胫后动脉搏动良好。如果上述症状较重而体征较少，即可以初步诊断为LSS。中央椎管狭窄患者有上述的典型症状，而侧方通道狭窄患者多表现为单侧严重的根性痛或感觉障碍。

四、治疗

（一）非手术治疗

适用于轻度腰椎管狭窄、症状较轻，以及病情对生活、工作影响不严重者。普遍认为，LSS的自然病程是不良的，应尽早手术治疗。然而有些学者认为非手术治疗也可减轻症状，使病情停止发展。LSS的症状经非手术治疗可改善的机制还不清楚，可能与退变髓核的脱水减轻了神经根的压迫有关，也可能由于身体活动减少，使神经根与狭窄神经根管之间的摩擦减少，从而炎性症状减轻。

1. 药物治疗

（1）非甾体抗炎药：小剂量使用，能够减轻骨骼肌肉的疼痛；大剂量使用，能够对神经根和关节的激惹起到抗炎作用。但许多老年患者不能够耐受药物的胃肠道反应和肾毒性，使用这些药物的患者都应该检测肝肾功能。

（2）激素：对于具有严重的放射性疼痛的患者，氢化可的松的抗炎作用能够有效减轻神经根激惹。然而，也应该考虑它具有的不良反应，如股骨头坏死、高血糖症和胃肠炎。另外，醛固酮还会影响老年患者的精神状态。

2. 物理疗法 是对有症状的 LSS 患者行非手术干预的另外一种方法。改良的下腰锻炼操可能有用，需氧的运动能够改善全身肌肉和躯干的平衡，有利于减轻体重，这对于治疗超重 LSS 患者是很重要的。

3. 弹性支具制动 对治疗 LSS 患者的下腰痛有用。弹性支具产生的对抗后背肌肉收缩的力量可以减轻疼痛。但长时间佩戴支具会导致腰背肌肉的力量下降，从而丧失治疗作用。

4. 硬膜外封闭 硬膜外类固醇激素注射封闭是一种非侵袭性的、用于治疗 LSS 的方法。它通过将事先配好的类固醇激素（如甲泼尼龙）注射到狭窄的马尾神经和神经根的周围，以减轻下肢的疼痛和改善跛行。

（二）手术治疗

1. 手术原则 当患者生活质量降低和因疼痛不可耐受，且经非手术治疗无效时，应考虑手术治疗。应注意，症状和体征应与影像学检查结果一致，单纯影像学改变绝不能作为手术适应证。必须强调：手术治疗目的是减轻下肢症状，而不是减轻腰痛。术后远期随访中，仍有增生再长入减压区的可能，使神经受压症状复发。手术不可能使已经发生退行性改变的椎间盘和小关节恢复正常，也不能中止脊柱退行性改变的自然发展。

2. 彻底减压是治疗成功的关键 减压必须充分，但要适度。对于如何正确选择减压范围和手术方式，国内外学者是有争议的。有的学者主张在术中，当检查上、下硬膜无明显受压时，可仅做半椎板切除，手术仅在有症状一侧减压，以防止术后发生椎体不稳定。有的学者提出施行椎管前方减压及脊柱融合术治疗因脊柱不稳定导致的退行性 LSS，认为此方法的优点是能够直接充分暴露手术部位，在直视下彻底刮除椎间盘及椎体后缘骨赘，手术减压范围广，手术方法简便安全。有的学者主张采用全椎板切除减压术，并要求手术中应切除构成压迫的一切因素，包括突出的椎间盘、增厚的黄韧带、硬膜外脂肪，并对硬膜外和神经根周围有粘连的组织做彻底的分离清除。必要时，应切除上关节突内侧部分，扩大椎管，使马尾神经得到充分的减压。中央椎管狭窄的减压应以受累硬膜和神经根能自如移动、硬膜腔膨开良好并有明显搏动为目的。若有神经根在侧隐窝部位受压，应进行扩大减压术，切除足够的上下部分关节面、侧隐窝顶部及神经出口处，以扩大神经根管，使侧隐窝得到彻底减压。如 X 线片显示有较大的骨唇突向椎间孔并引起压迫，还需进行骨唇切除椎间孔扩大术。手术时应尽可能保留椎间小关节及关节囊，这对稳定脊柱非常有利，因为它对脊柱旋转有特别的制动作用。

3. 常用的手术方法

（1）传统开放式椎板切除：减压是治疗 LSS 的基本原则和有效方法。传统开放式椎板切除是对 LSS 进行减压的经典手术方式，包括全椎板切除术、有限椎板切除减压术（椎板开窗减压）。卢渊铭等的研究表明有限椎板切除减压术与全椎板切除减压术用于治疗 LSS 均可获得明显的手术效果，有限椎板切除减压术创伤更小、手术时间更短、术中出血也较少。

脊柱微创手术已逐渐成为脊柱外科的主流观念，椎板开窗减压虽是一项比较传统的技术，但因其具有疗效确切、手术创伤较小、并发症风险较低等诸多优势，在未来仍然可以作为治疗 LSS 的一种简单有效的手段，尤其适合一些条件有限的医院来开展。

（2）微创入路减压：主要包括以下几种术式，微创椎板间减压术（minimally invasive interlaminar decompression，MILD）、单侧椎板切除双侧减压术（unilateral laminectomy for bilateral decompression，ULBD）。

1）MILD：取棘突水平的正中切口，沿着中线纵行切开棘上韧带，并与椎旁肌一起向旁侧拉开。使用高速钻切除头侧和尾侧裸露的棘突，保持骨膜完整，分别与黄韧带相连，然后以标准方式减压。

2）ULBD：在中线外侧取单侧切口，然后放置一个微创牵开器系统以创建手术通道，并暴露椎板或棘突间隙。然后进行单侧椎板切除术，通过修剪椎板和内侧面解决小关节肥大，并通过此入路对对侧进行减压。对于单节段减压，MILD与ULBD两种手术方式的效果并无显著差异；而对于多节段减压，ULBD更具有优势。ULBD与传统的全椎板切除减压术相比手术时间明显缩短，并且可以使脊柱的完整性和肌肉得到更好的保护，而在术后的疼痛和功能恢复，以及并发症的发生率方面，两者并无显著的差异。可以看到，ULBD是一项具有良好、明确效果的微创术式，它可以避免后方结构的破坏，从而减少术后产生肌萎缩、脊柱不稳及硬膜周围无效腔血肿形成等并发症的风险，作为一种可能的开放椎板减压的替代方案，具有非常大的吸引力。

（3）内镜下减压：内镜下减压是采用脊柱内镜及相关的器械对狭窄的椎管进行减压的一项微创减压技术，是一项研究热点，治疗LSS常用的是椎间孔入路和椎板间入路。

其中最具代表性、使用和报道最多的是经皮椎间孔镜下减压术（percutaneous transforaminal endoscopic decompression，PTED），目前多应用于侧隐窝狭窄或者椎间孔狭窄，但近年来也有应用于中央型狭窄的报道，并取得了不错的疗效。行PTED时，在基础镇静和局部麻醉下，患者采取俯卧位。根据患者体型，进针点选在中线侧面8~13cm处。最初的进针目标点是下位椎体上关节突的中部，进针满意后给予0.5%利多卡因溶液行局部麻醉，拔出内芯，置入导丝至椎间盘内，取出穿刺针，在进针点处用尖刀切开皮肤约8mm。沿导丝插入1级扩张导杆，保持其稳定后，再依次逐级插入扩张导杆对软组织进行扩张。采用直径由小到大的环锯使逐级关节突成形，磨除增生的上关节突前外侧部分。置入工作套筒，确定C臂机位置良好后，置入椎间孔镜。在镜下清理增生肥厚或钙化的黄韧带，摘除突出的椎间盘组织，去除增生的小关节及其他骨性结构，以达到减压的目的。事实上，在脊柱外科使用椎间孔镜下治疗椎间盘突出已经是一种非常普遍的技术，然而使用PTED治疗LSS的技术尚不够普及，PTED具有诸多优势，对于有适当适应证的患者，经过脊柱外科医生的合理判断，可以尝试开展。

（4）腰椎融合术：对于病情复杂的LSS患者，如合并腰椎失稳、侧弯、滑脱及椎间盘突出等，减压后进行融合是不错的选择。目前存在的融合手术方式主要有以下几种：后外侧椎间融合术（posterolateral fusion，PLF）、后路椎间融合术（posterior lumbar interbody fusion，PLIF）、经椎间孔椎间融合术（transforaminal lumbar interbody fusion，TLIF）、微创经椎间孔椎间融合术（minimally invasive transforaminal lumbar interbody fusion，MIS-TLIF）、斜外侧椎间融合术（oblique lumbar interbody fusion，OLIF）、外侧腰椎椎间融合术（lateral lumbar interbody fusion，LLIF）等。

PLIF是一种经典的、临床上也采用较多的术式，被公认为是治疗LSS的“金标准”。PLIF通过在后路将椎板碎骨块植于椎体间，从而融合责任节段并有效维持一定椎间高度。缺点是由于其剥离暴露范围较广，对椎旁肌、硬膜囊及神经根刺激比较大，故其术后残余腰部症状较为明显。

TLIF可以进行开放手术，也可以使用显微镜进行微创手术，微创手术切口更小，即为MIS-TLIF（图5-9-1）。现在TLIF正一步步被MIS-TLIF取代，因为MIS-TLIF在组织损失更小的同时具有相当的融合效果。荟萃分析表明，MIS-TLIF与TLIF相比，术中出血更少、术后恢复更快、术后患者能更快下床活动，从而降低了并发症的发生率、缩短了住院的时间。

OLIF的优势在于手术创伤小，患者下床活动时间早，较高的融合率及对椎间盘较全面的清除。因为该术式的入路在腰大肌的前方，因此很少造成腰丛和腰大肌的损伤。然而，OLIF潜在的缺点是交感神经及血管的损伤。而且，OLIF属于间接减压手术，其减压效果比较有限，适应证比较局限。

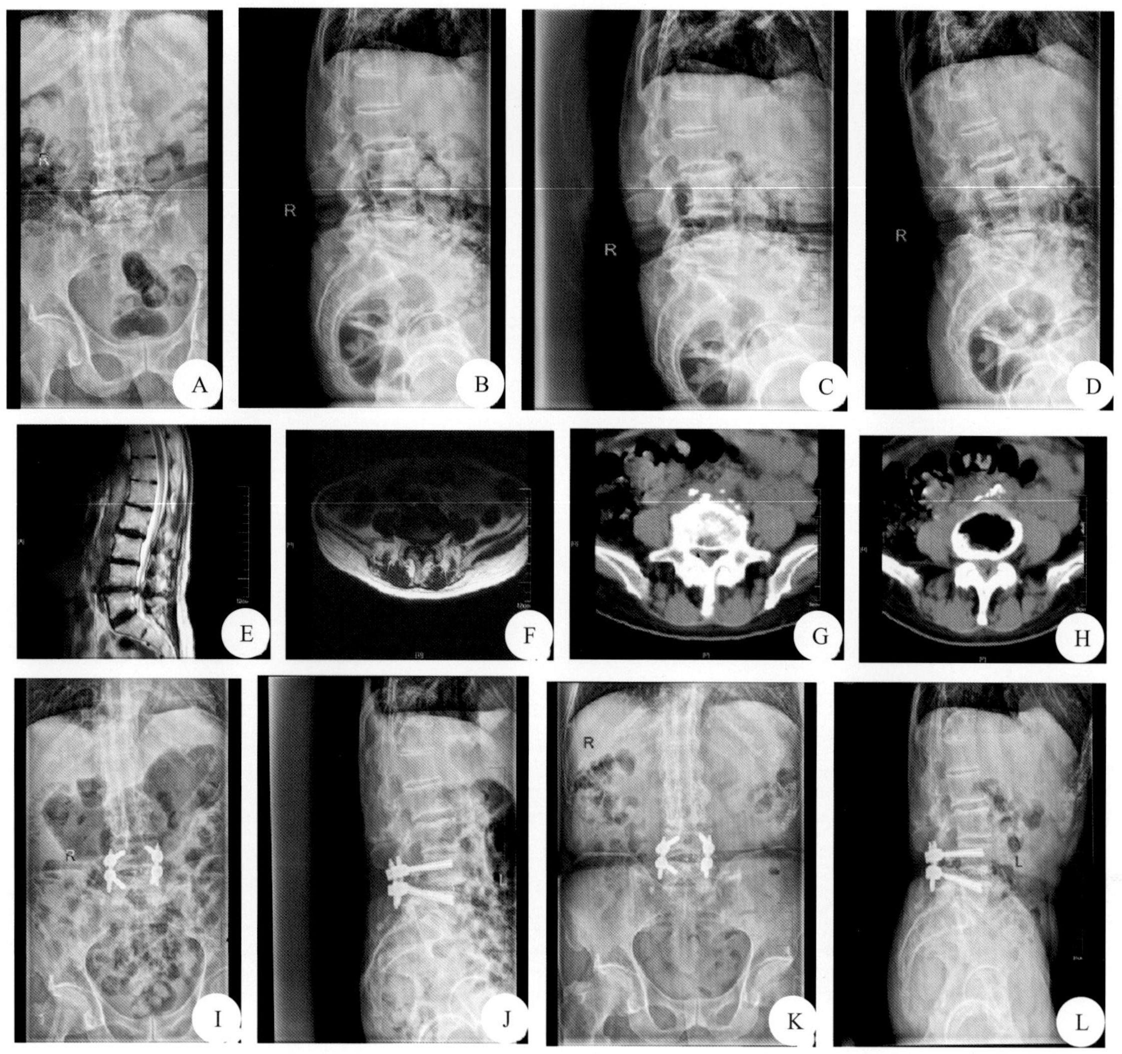

图 5-9-1　男性，68 岁，$L_{4\sim5}$椎管狭窄症，后路腰微创经椎间孔椎间盘切除植骨融合内固定术

A、B. 术前正、侧位 X 线片；C、D. 术前动力位 X 线片；E、F. 术前 MRI；G、H. 术前 CT；I、J. 术后正、侧位 X 线片；K、L. 术后 6 个月正、侧位 X 线片

LLIF 也被称作极外侧椎间融合术，适合对 $T_{12}\sim L_1$ 和 $L_{4\sim5}$的椎间隙进行手术，不适合 $L_5\sim S_1$ 节段，因为髂嵴阻挡了侧面的入路。此外，手术节段越靠近尾部，腰丛的位置会越靠前，而髂血管会越靠近侧面，这会增加外侧入路的风险。LLIF 适用于几乎所有退行性疾病，但不适用于严重的中央椎管狭窄、骨性侧隐窝狭窄和高级别的腰椎滑脱。LLIF 的优势在于术后恢复快、较高的融合率，以及能够彻底地清理椎间隙。缺点在于存在损伤腰丛、腰大肌和肠组织的风险，尤其是 $L_{4\sim5}$ 节段，而且一旦发生血管损伤就难以控制。

对于 LSS 的患者，充分减压之后是否需要融合，在临床上应个体化处理。

第十节　腰椎滑脱症

一、概述

腰椎滑脱指关节突间连续断裂或延长，引起椎体同其椎弓根、横突和上关节突一同向前滑移。峡部裂是脊柱滑脱的重要发病原因，而峡部裂的形成机制较为复杂，一般认为在遗传性发育不良的基础上，由关节突峡部受到反复的应力造成。有学者认为脊柱滑脱由先天性椎弓峡部裂引起，椎弓中央及两侧各有骨化中心，在发育中未能连接而形成峡部裂。创伤腰椎峡部因外伤，特别是后伸损伤，常可出现骨折，导致继发性腰椎滑脱症。目前，腰椎滑脱症有如下分类：

（1）发育不良型：骶骨上部或 L_5 椎弓先天性发育异常。

（2）峡部裂型：峡部发生损伤，可进一步分为三种类型：①峡部发生溶解、疲劳骨折；②峡部完整但发育时间延长；③峡部发生急性骨折。

（3）退行型：这种损伤由长期的脊柱节段性不稳定所致。

（4）创伤型：这种类型由骨折引起，骨折发生在小关节，而不是发生在关节突峡部。

（5）病理型：发生在全身或局部有骨疾病时。

二、诊断

腰椎滑脱症患者的主要症状是慢性下腰痛。椎弓不连或轻度滑脱者表现为下腰部轻度酸痛，偶尔放射到臀部或大腿，症状的产生与过度活动或劳动有关，限制活动后疼痛减轻。腰痛伴有根性放射痛，常见于滑脱程度重的患者。根性痛是峡部裂处形成的纤维软骨痂造成的，L_5 向前滑移时，神经根在骶骨顶上受压、黄韧带增生、椎间盘突出、侧隐窝狭窄也是引起疼痛的常见原因。严重的滑脱（Ⅲ度或Ⅳ度）也可引起马尾损伤症状。

体征主要表现为站立时腰椎生理前凸增加，严重时骶骨因骨盆向后旋而突出，背伸肌紧张，常常通过屈膝、使脊柱胸腰椎过伸来维持站立位。行走时 Thalen-Dixon 征阳性，即骨盆性摇摆式鸭步。棘突及上下韧带常有压痛。重度滑脱棘突间可看到或扪到“阶梯”。腰部伸屈活动稍受限，直腿抬高多不受限，下肢的运动感觉及反射多正常。

X 线检查是诊断脊柱滑脱或脊椎分离的最好方法，摄腰椎斜位片是发现峡部缺损的最好方法，阳性率可达 84%。在上下关节突与椎弓之间，出现骨缺损性裂隙，为确诊此病的直接 X 线片征象。正常椎弓附件投影呈一“小狗”状，“狗头”为同侧横突，“狗耳”为上关节突，“狗眼”为椎弓根纵切面影，“狗颈”为关节间部（即峡部），“前后腿”为同侧和对侧的下关节突，“狗体”为椎板，“狗尾”为对侧的横突。当峡部裂时，“狗颈部”出现裂隙，出现“狗头低垂”或“狗戴项链”。

侧位片在椎弓根的后下方、上下关节突之间，可见一透亮裂隙，移位越明显则显示越清楚。正位片多不易发现，阳性率为 6%～11%，表现为椎弓环形阴影下方出现斜形或水平的裂隙。患者背痛的程度与脊柱的不稳定程度有关，与静止状态下脊柱滑脱程度无关。

CT 在鉴别脊柱滑脱方面不如 X 线检查有效，但 CT 扫描可提供多层面的信息，对诊断是有帮助的。CT 的主要表现有：椎弓峡部的骨缺损，边缘不规则呈锯齿状，也可能为局部膨大，密度增高，有骨痂生成。合并滑脱时，滑脱层面椎管前后径增大，呈双管状，硬膜呈纺锤形，滑脱层面上下侧椎管及侧隐窝狭窄，神经根孔畸形，有时可合并椎间盘突出。矢状位和冠状位 CT 扫描可判断神经根受压是源于软组织，还是源于骨组织；是在椎管内受压，还是在椎管外受压。

MRI 同多层面 CT 扫描结果相似，对椎间盘退变有诊断意义，有助于确定脊柱融合的上限。

三、脊柱滑脱分度及测量

在滑脱严重程度的测量方面，国内目前多采用 Meyerding 分级系统，依据上位椎体相对下位椎体滑移的严重程度分类：Ⅰ度滑脱表示椎体向前移位为下位椎体前后径的 25%以下；Ⅱ度为 25%～50%；Ⅲ度为 50%～75%；Ⅳ度为>75%；Ⅴ度（脊柱前移）为上位椎体与下位椎体完全分离。这种分类法只能表明滑脱椎体的水平移位程度，但很多滑脱是伴有椎体旋转的，这一点对治疗和预后非常重要，而该分级系统不能对此做出反应。

四、治疗

（一）非手术治疗

包括活动限制、非甾体抗炎药及物理疗法，其仍然是退行型腰椎滑脱症的一线治疗方法。但依据北美脊柱外科学会（NASS）循证临床指南，对于非手术治疗无效的低度退行型腰椎滑脱症，以及合并有症状的 LSS 时，可考虑手术治疗。

（二）手术治疗

脊柱微创融合手术不断发展，目前在退行型腰椎滑脱症中逐步得到尝试。

1. 微创前路腰椎椎间融合术（MIS－ALIF） MIS－ALIF采用腹腔镜辅助或经腹部小切口进入腰椎椎体前方，可直接彻底地处理椎间盘，同时又能减少后路手术对椎旁关键肌肉的破坏，从而得到了一定的发展。MIS－ALIF主要适用于Ⅰ度和Ⅱ度腰椎滑脱症，而Ⅲ度和Ⅳ度腰椎滑脱症是该术式的禁忌证，另外，有血管结构变异及腹部手术史者也不适宜采用MIS－ALIF。

2. 微创经椎间孔椎间融合术（MIS－TLIF） MIS－TLIF主要通过在通道下或显微镜下经半椎板拉钩进行，随着微创技术的迅速发展，其发展速度远超于其他入路，且其对治疗退行型腰椎滑脱症的疗效已经得到广泛的认同，在某些方面，MIS－TLIF还体现出其特有的优势（图5－10－1）。

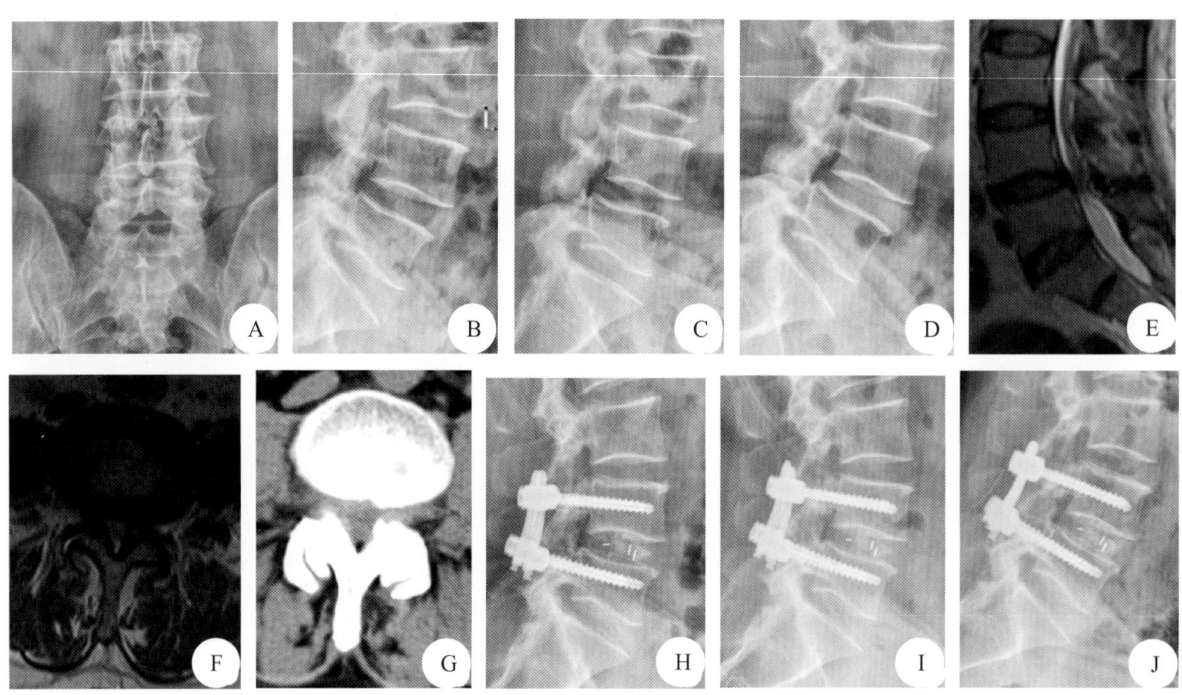

图5－10－1　男性，53岁，L_4 滑脱症，后路 $L_{4\sim5}$ 微创经椎间孔椎间盘切除，滑脱复位椎间融合术

A、B. 正、侧位X线片；C、D. 动力位X线片；E、F. 术前MRI；G. 术前CT；H. 术后7天X线片；I. 术后3个月X线片；J. 术后6个月X线片

3. 极外侧路腰椎椎间融合术（XLIF） XLIF是一种经腰大肌入路、经通道系统实现间接减压的手术方式，可用于脊柱的各种退变、畸形、滑脱、肿瘤及翻修术，具有入路简单、可以非直视下手术的优点。对于退行型腰椎滑脱症来说，XLIF一般仅适用于低度腰椎滑脱症。

4. 经骶前入路轴向椎间融合术（AxiaLIF） AxiaLIF通过在尾骨旁开一小切口，钝性分离进入骶前间隙，在透视引导下用导针到达腰骶部，建立工作通道，不损伤脊柱后方肌肉和韧带，也不需要进入腹腔或牵拉血管及内脏器官，是一种相对安全有效的手术方法。在退行型腰椎滑脱症的治疗中，该术式尤其适用于 $L_5 \sim S_1$ 节段的Ⅱ度以内腰椎滑脱症。由于该术式不能直接彻底减压，对一些滑脱严重、病情进展快、神经严重受压者，单独利用该术式并不能取得好的临床效果。因此，对于伴有明显神经受压症状者可联合后路椎间孔镜、椎间盘镜或开放手术以达到治疗的目的。

5. 侧方入路腰椎椎间融合术（DLIF） DLIF是经外侧入路穿过腹膜后间隙及腰大肌到达腰椎的微创腰椎椎间融合技术，术中需在肌电图监测下保护腰骶神经丛，对腰椎后路结构破坏小，有利于维持脊柱的稳定性。DLIF的主要并发症有：腰大肌分离后可引起屈髋无力；腰丛神经可导致术后一过性大腿麻木或疼痛；部分患者术后下肢肌力下降，可能掩盖术后退行型腰椎滑脱症及神经根受压症状改善情况。

6. 斜外侧椎间融合术（OLIF）　OLIF 采用一种介于前路腰椎椎间融合术入路和侧方入路腰椎椎间融合术入路的入路斜行进入椎间，可避开大部分重要的血管和神经，其在退行型腰椎滑脱症的治疗方面也有很重要的应用。

7. 后路椎间融合术（PLIF）　PLIF 充分考虑了脊柱的力学稳定性，行椎体间植骨融合，骨性融合率高，再手术率极低。但 PLIF 也存在术后椎间高度丢失，植骨块承重能力差、塌陷、易吸收，假关节形成及椎间融合器滑脱等缺点。

8. 经椎间孔椎间融合术（TLIF）　目前推荐 TLIF 作为治疗腰椎滑脱症的术式，其能维持脊柱的稳定性、矫正脊柱畸形，且手术创伤小，对椎管内硬膜及神经根干扰小，术后并发症少。

第十一节　腰椎间盘突出症

一、分型

（一）病理分型

退变型、膨出型、突出型、脱出后纵韧带下型、脱出后纵韧带后型、游离型。

（二）以椎体后缘为界分型

（1）中央型（medial）。

（2）后外侧型（posterolateral），约占 90%，临床上又将此型分为：根肩型、根腋型、根前型。

（3）外侧型（foraminal），也称椎间孔型。

（4）极外侧型（extra foraminal），也称椎间孔外型。

（三）以突出程度分型

膨出型、突出型、脱出型、游离型。

二、症状

（1）放射性神经根性痛。

（2）受累神经根支配的肌肉无力和神经支配区域感觉异常。

（3）可伴有急性或慢性腰背部疼痛，腰部活动受限或代偿性侧弯。

（4）马尾综合征：鞍区感觉减退，括约肌功能障碍。

三、体征

（1）受累神经支配的肌肉肌力减弱、感觉减退、生理反射减弱。

（2）神经牵拉试验阳性，如股神经牵拉试验、直腿抬高试验、Lasègue 征阳性。

（3）腰椎局部压痛，腰部活动受限，椎旁肌痉挛。

（4）会阴部感觉障碍，肛门括约肌松弛。

四、影像学检查

（一）X 线检查

在判断脊柱骨结构及序列变化上有诸多优势，能提示椎间盘突出症的间接征象有：局部不稳、椎间隙变窄、代偿性侧凸、牵张性骨赘等，但不能直接显示腰椎间盘突出，无直接诊断意义。

（二）CT 检查

CT 及三维重建方法可提高腰椎间盘突出症的检出率。CT 较 X 线片可以更好地观察骨性结构，但对神经根、椎间盘等的分辨能力较差，较难分辨椎间盘与神经根的关系（图 5－11－1）。

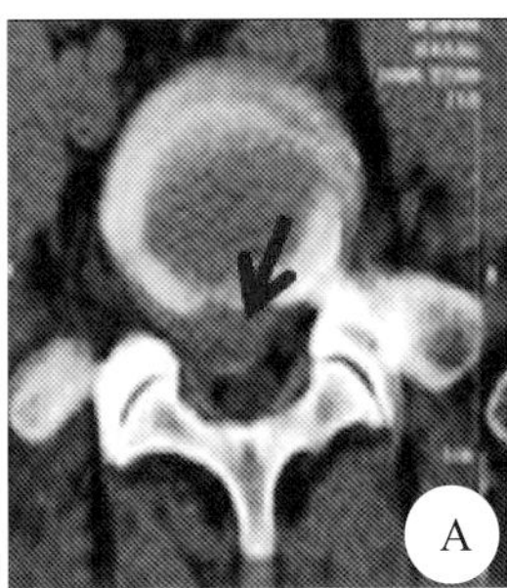

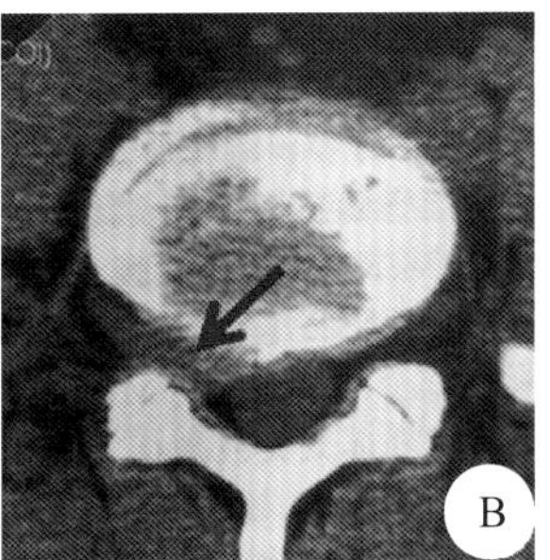

图 5－11－1　外侧型突出

A. 后外侧型突出；B. 外侧型（椎间孔型）突出

（三）MRI 检查

为腰椎间盘突出症首选的影像学检查手段。

与 CT 相比具有以下优势：无放射性损害、可评估椎间盘退变情况、更好地观察椎间盘与神经根的关系，但对骨性结构压迫的分辨能力较差（图 5－11－2、图 5－11－3）。

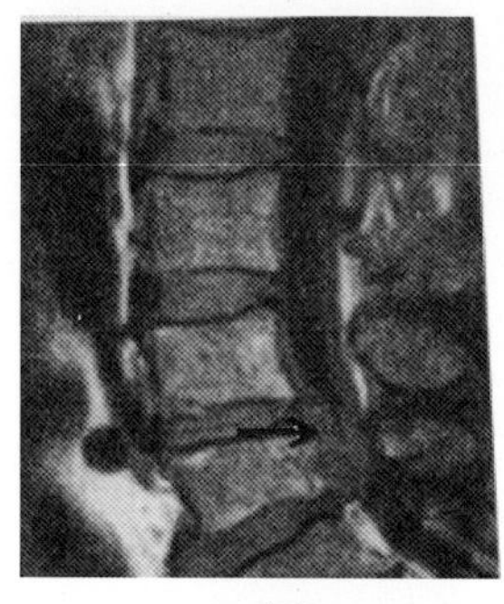
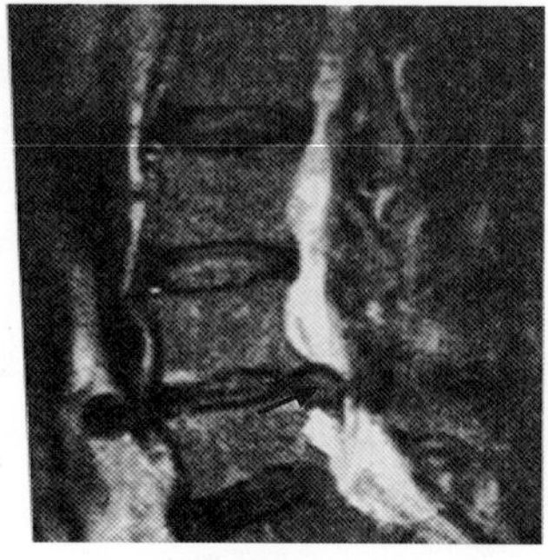
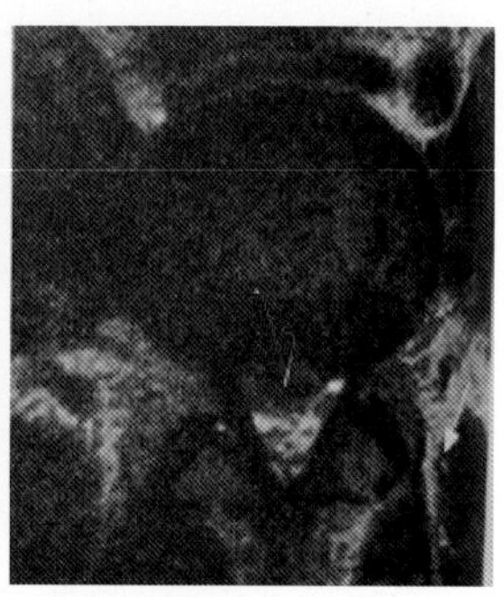

图 5－11－2　$L_{4\sim5}$、$L_5\sim S_1$ 椎间盘突出，$L_{4\sim5}$ 髓核向下移位

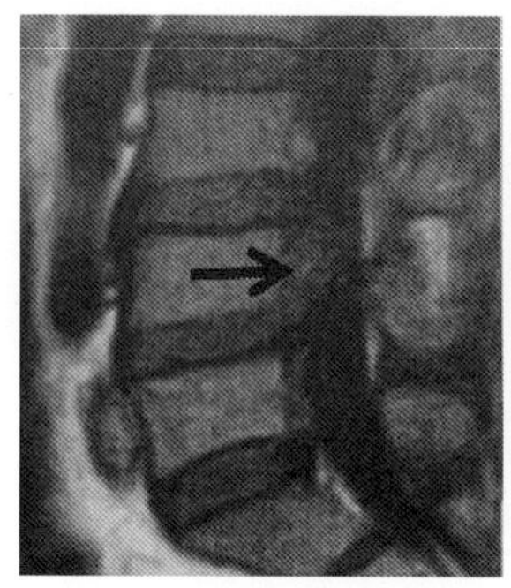
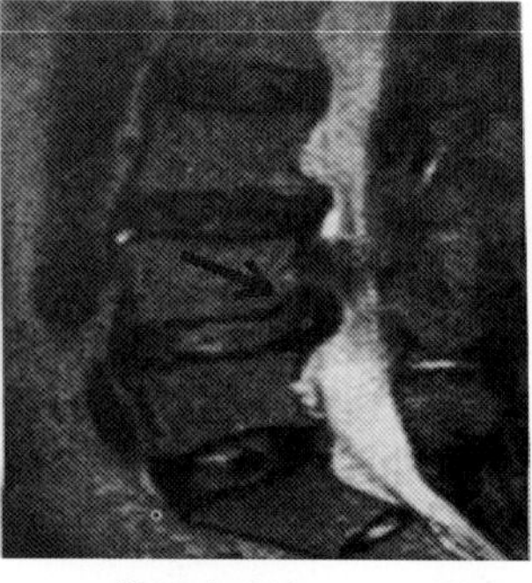
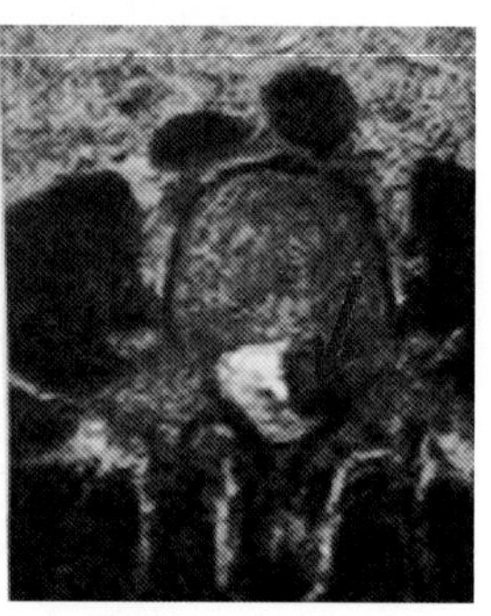

图 5－11－3　$L_{3\sim5}$ 椎间盘突出，$L_{4\sim5}$ 椎间盘向上移位

五、诊断标准

临床上必须明确腰椎间盘突出与腰椎间盘突出症的区别。

（一）腰椎间盘突出

为形态学或影像学定义。指髓核、纤维环或终板组织超越了相邻椎体边缘，形成椎间局部外形异常。仅凭 MRI 或 CT 即可诊断，不作为临床疾病诊断的标准。

（二）腰椎间盘突出症

为临床诊断名词。指在腰椎间盘退变、损伤的基础上，发生椎间盘局限性突出，因刺激或压迫神经根、马尾而出现腰痛、神经根性痛、下肢麻木无力、大小便功能障碍等，患者具有相应的病史、症状、体征及影像学表现，且影像学与神经定位相符，即可诊断为腰椎间盘突出症。

六、定位诊断

根据突出的部位不同，受压神经根引起的症状、体征各异，发生于 $L_{4\sim5}$ 与 $L_5\sim S_1$ 的椎间盘突出症占 90％～95％。

$L_{4\sim5}$ 椎间盘突出，致 L_5 神经根受累，临床上出现小腿前外侧及脚背区感觉减退，背伸与趾背伸肌力减弱。

$L_5\sim S_1$ 椎间盘突出，致 S_1 神经根受累，临床上出现脚背外侧及小腿后侧感觉减退，足趾屈肌力减弱，跟腱反射减弱或消失。应坚持临床症状、体征和影像学一致的定位诊断原则。

七、治疗

（一）非手术治疗

腰椎间盘突出症有良性的自然病程，大部分腰椎间盘突出症的患者经非手术治疗症状能得到改善。非手术治疗应作为不伴有显著神经损害的腰椎间盘突出症患者的首选治疗方法。突出的椎间盘随时间推移通常会出现不同程度的萎缩，临床功能得到改善。非手术治疗的成功率为80%～90%，但临床症状复发率达25%。

非手术治疗可分为：

1. 卧床休息　一直被认为是腰椎间盘突出症治疗的重要方式之一。

2. 药物治疗　非甾体抗炎药、阿片类止痛药、糖皮质激素、肌肉松弛剂、抗抑郁药、中成药。

3. 硬膜外封闭　对神经根性症状明显者，短期内可改善症状。

4. 腰椎牵引　是治疗腰椎间盘突出症的传统手段。

5. 手法治疗　可改善腰背部疼痛和功能状态。

6. 其他　热敷、针灸、按摩、中药等对改善症状有一定的效果。

（二）手术治疗

1. 手术适应证

（1）腰椎间盘突出症病史超过12周，经系统非手术治疗无效，或非手术治疗过程中症状加重或反复发作者。

（2）腰椎间盘突出症疼痛剧烈，或患者处于强迫体位，影响工作或生活者。

（3）出现单根神经麻痹或马尾神经麻痹，表现为肌肉瘫痪，或出现直肠、膀胱症状者。

2. 开放性手术　主要有腰椎后路小切口椎板开窗突出椎间盘组织摘除术，应遵循椎板有限切除的原则，尽量减少对脊柱稳定性的破坏。该手术中短期疗效的优良率为90%左右，长期随访（>10年）的优良率为60%～80%。

3. 经皮穿刺介入手术　主要包括：①经皮椎间盘切吸术；②经皮椎间盘激光消融术；③经皮椎间盘臭氧消融术；④射频消融髓核成形术。其工作原理是减少椎间盘内压，间接减轻神经根压迫。对椎间盘内压增高型的腰椎间盘突出症有一定的疗效，但不适用于游离或明显移位的腰椎间盘突出症。

4. 显微腰椎间盘切除术　安全、有效，可作为腰椎间盘突出症手术治疗的有效方式。

5. 显微内窥镜腰椎间盘切除术　是开放性手术向微创手术的过渡。尽管其手术操作有较陡峭的学习曲线，但在住院天数、出血量、早期恢复工作等方面均优于开放性手术，可作为开放性手术的替代方案。

6. 经皮内镜腰椎间盘切除术　是治疗腰椎间盘突出症安全、有效的微创术式，与开放性手术、显微或显微内窥镜腰椎间盘切除术的效果相同，但经皮内镜腰椎间盘切除术创伤更小、恢复更快。

7. 腰椎融合术　不作为腰椎间盘突出症首选的手术方案，但以下情况可选择腰椎融合术：①腰椎间盘突出伴明显的慢性轴性腰背痛；②巨大椎间盘突出、腰椎不稳；③复发性腰椎间盘突出，尤其是合并畸形、腰椎不稳或慢性腰背痛的情况。

8. 腰椎人工椎间盘置换术　主要用于腰椎椎间盘源性腰痛。临床上对于该方法是否适用于非包容型椎间盘突出和有严重神经压迫症状的腰椎间盘突出症仍无定论。大量超过10年的长期随访研究证实，该技术具有不低于腰椎融合术的手术有效性和安全性。但是目前针对腰椎人工椎间盘置换术治疗腰椎间盘突出症的高证据质量等级的研究较少。

第十二节　脊柱肿瘤手术治疗

一、L_3脊柱血管瘤切除钛网植骨内固定

由于脊柱血管瘤生长过程中可出现静止或退化，因此，对无症状的脊柱血管瘤可不急于治疗，仅予以动态观察，只有可能发生病理骨折的脊柱侵袭性血管瘤或症状性脊柱血管瘤才需要治疗。手术治疗指征：①病灶局限，临床症状仅表现为单纯疼痛的患者可选择椎体成形、放疗和病椎内无水乙醇注射；②神经损害轻微或进展缓慢的患者，可选择放疗、病椎内无水乙醇注射或者手术切除；③神经损害严重（重要肌群肌力<Ⅳ级、生理反射减弱或消失、病理反射阳性）、进展迅速、非手术治疗无效或病理诊断不明确者。

若血管瘤是错构性血管畸形或局部静脉曲张，即便临床上表现为侵袭性，也属于良性病变，可选择广泛切除，也可选择姑息手术。脊椎

血管瘤出现急性神经损害，尤其是椎骨破坏严重并出现压缩骨折、神经损害迅速加重、非手术治疗无效或病理诊断不明确者，应手术切除血管瘤以减除脊髓压迫，重建脊柱稳定性（图 5－12－1）。对手术切除不完全者，术后再考虑做辅助放疗。由于术前穿刺难以明确病理诊断，可结合术中冰冻结果，排除血管肉瘤后，应以姑息性手术为主，在行椎弓切除术、刮除术或椎骨切除术后，应视椎骨缺损情况行内固定术，以保持脊柱的稳定性，要根据患者的具体情况做全面的评估，权衡利弊，一般情况下不轻易做全脊椎切除、脊髓侧前方减压和椎间植骨融合，特别是血管瘤侵犯椎管内外和椎旁软组织时，术中可能会遇到难以控制的出血，即使在术前先做病椎供血的选择性血管栓塞或术中应用液氮冷冻以减少术中出血，术中操作仍十分困难，出血可能难以控制。对此，术者必须有充分的准备，如采取部分切除或单纯减压术，术中可在病椎内注射无水乙醇或骨水泥，或术后做辅助放疗，也可选择动脉栓塞后椎板切除、脊髓减压、椎体成形、椎弓根螺钉固定，效果均良好。因为脊椎血管瘤为丰富血供组织，椎体切除时术中出血较多，而且治疗合并脊髓功能损害的症状性脊椎血管瘤的主要目的并不是切除病变，而是进行脊髓减压以挽救其功能。

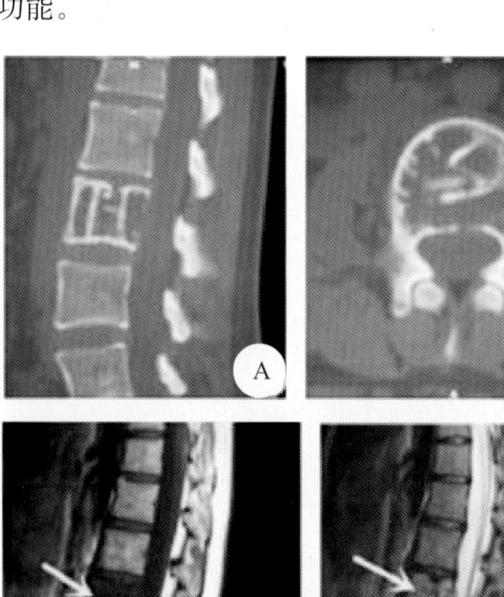

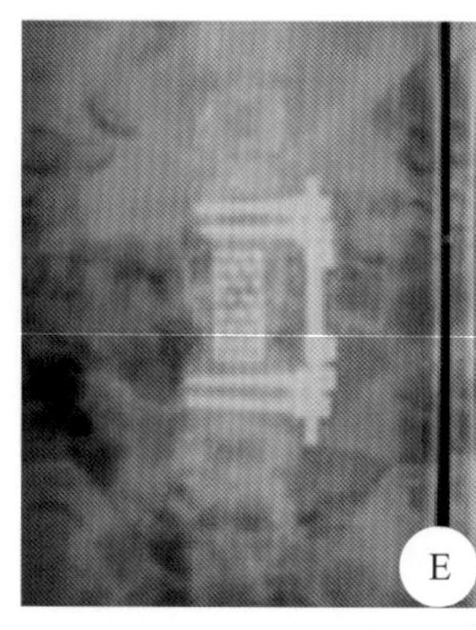

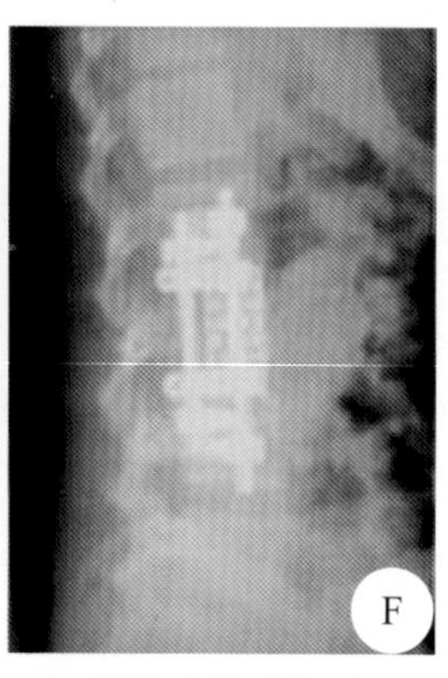

图 5－12－1　女性，32 岁，L_3 椎体血管瘤切除椎间钛网植骨钉棒系统内固定

A、B. 术前 CT 显示椎体破坏；C、D. 术前 MRI 显示椎体骨质破坏，相应节段硬膜受压；E、F. 术后 X 线片显示内固定器在位

二、L_4 动脉瘤样骨囊肿后路切除植骨内固定

对有症状的脊柱原发性动脉瘤样骨囊肿的大多数患者以手术治疗为主。根据病变的不同分期采用刮除、边缘切除或广泛切除。术前要充分估计大量出血的可能，并做好止血准备。其常规治疗方法是术前根据病情首先采取选择性动脉栓塞，再行手术切除病灶组织，常用下述两种手术方式。

（一）病灶包膜内切除术

此手术方式相对比较安全，对大多数患者均能做到有效切除，故为脊柱外科医生普遍采用，但这种手术很难将囊壁及周围软组织切除干净，其术后复发率为 25％～60％。

（二）病灶包膜外切除术

其切除范围包括肿瘤囊壁、内膜，以及周围疏松、质脆的软组织和静脉膜样组织等，使用高速磨钻清理囊壁组织到正常骨结构为止，可完全切除囊壁及周围软组织，能有效地控制复发率。适用于侵及范围较广、前后柱均有破坏、压迫脊髓、有严重神经症状的患者，以及一些术后复发的患者（图 5－12－2）。

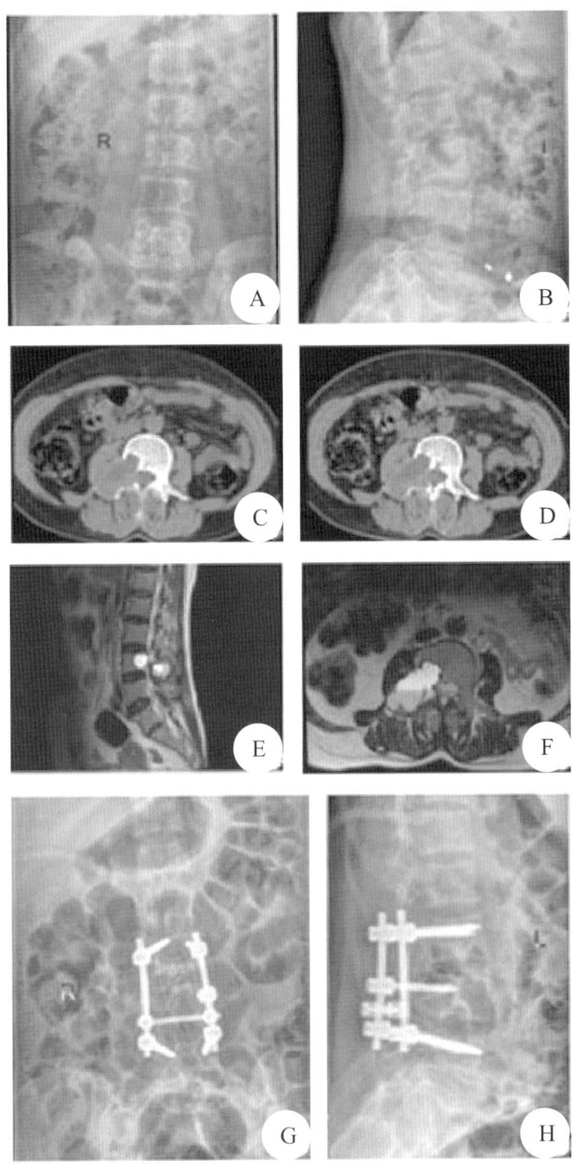

图 5－12－2　女性，49 岁，L_4 动脉瘤样骨囊肿后路切除植骨内固定

A、B. 术前 X 线片；C、D. 术前 CT；E、F. 术前 MRI；G、H. 术后 X 线片

三、L_4骨巨细胞瘤全脊椎切除钛网植骨内固定

全脊椎切除：当肿瘤同时累及椎体和椎弓时，行前后联合入路，切除椎体及椎弓，或行后路全脊椎整块切除，随后均应行前后方稳定性重建。

全脊椎切除旨在隔着正常的组织将肿瘤整块切除。根据切除组织边缘的病理分析，又可将全脊椎切除分为以下三类：

（一）瘤内切除

若术中为保护重要的神经结构，穿透肿瘤的包膜，肿瘤组织污染了手术区域，则为瘤内切除。

（二）边缘切除

隔着一层菲薄的组织将肿瘤切除。病理检查显示切除边界未见肿瘤细胞。

（三）广泛切除

隔着一层较厚的组织将肿瘤切除，或有一层致密的纤维组织（如筋膜）覆盖肿瘤，或有一层解剖上的屏障（如胸膜）覆盖肿瘤。

单纯瘤内切除的复发率在 30％～50％，瘤内切除后辅助放疗能降低局部复发风险。随着脊柱外科技术的进步，全脊椎切除更多地用于胸腰椎骨巨细胞瘤的治疗。多项研究表明，全脊椎切除术能有效地控制胸腰椎骨巨细胞瘤，减少复发。对于术中未能达到整块切除或可能造成局部污染的患者可行术后放疗，以最大限度地减少术后复发。

全脊椎切除的目的是完整切除肿瘤，包括完全间室内切除主要的肿瘤和卫星病灶，以减少复发。全脊椎切除将受累脊椎分为后部附件和前部椎体两部分做完整切除，在保护脊髓的同时，最大限度地减少术野的污染。其根据病变累及范围和具体病理类型可以分为如下三种手术入路：①单纯后正中入路；②后路联合前入路；③后路联合侧入路。

全脊椎切除前需准确评估肿瘤范围及肿瘤与前方血管的关系，确定合适的手术入路、椎体和附件的截骨平面。需注意如下风险：①后方向前方分离的过程中，椎体肿瘤破裂导致的污染和外科边界的破坏；②截骨平面可能存在的肿瘤污染；③瘤体与前方重要血管之间粘连，致分离过程中不可控制的出血；④多节段椎体血管结扎导致的脊髓功能受损（图 5－12－3）。

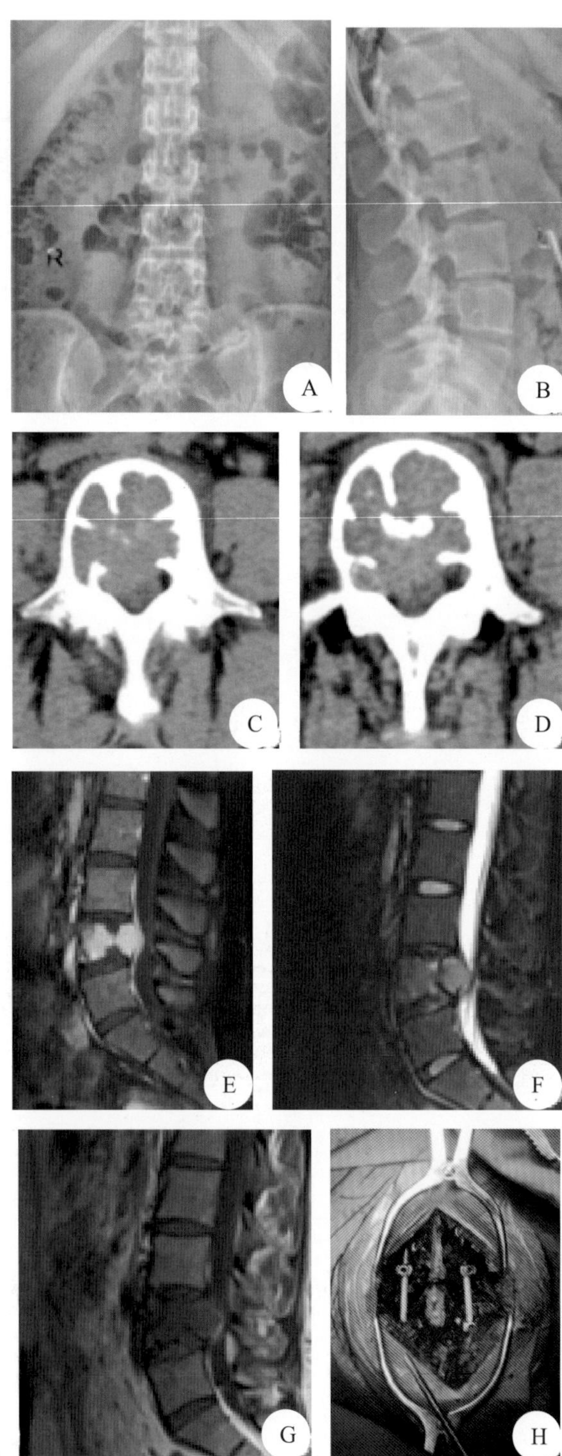

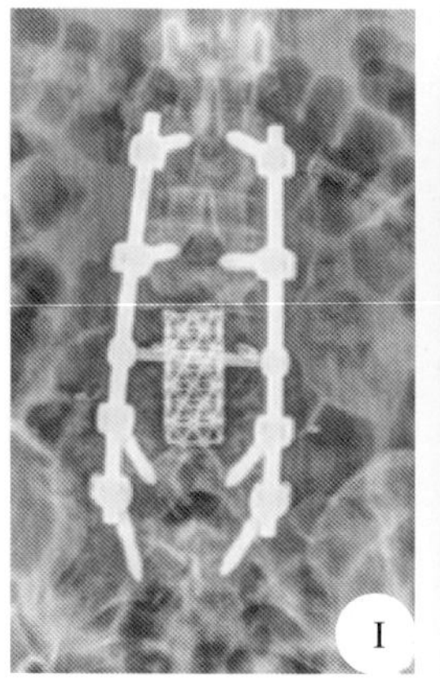

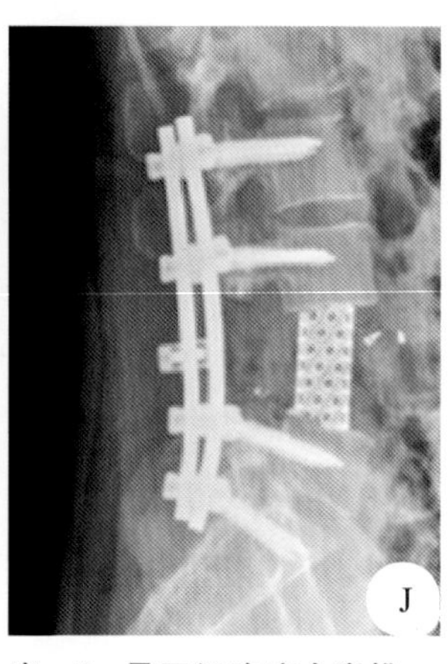

图 5-12-3　女性，29 岁，L_4 骨巨细胞瘤全脊椎切除钛网植骨内固定

A、B. 术前 X 线片显示骨破坏；C、D. 术前 CT 显示溶骨性破坏；E、F、G. 术前 MRI 显示溶骨性破坏，相应节段硬膜受压；H. 术中图片可见暴露脊髓；I、J. 术后 X 线片

四、$S_{1\sim2}$恶性神经鞘瘤切除髂腰稳定性重建

手术切除是目前脊柱恶性神经鞘瘤的主要治疗方法。由于肿瘤侵袭性生长，就诊时往往已侵犯整个椎体及附件，造成肿瘤的完整切除十分困难，多行肿瘤包膜外分离、分块切除、脊髓减压、脊柱稳定性重建。对于骶骨恶性神经鞘瘤，单纯后路肿瘤切除适于肿瘤生长只限于骶管内，仅累及椎管或后方骶骨，或者 S_3 及以下伴有前方肿块者；单纯前路肿瘤切除适于肿瘤生长只限于骶前，骶管内没有肿瘤者；前后路联合肿瘤切除适于 S_1、S_2 伴有骶前后肿块者。前路手术中，肿瘤创面及骶前出血往往难以控制，术前可栓塞双侧髂内动脉或暂时阻断腹主动脉球囊，或者术中结扎双侧髂内动脉以减少出血，利于广泛性切除肿瘤边界的判断，保证足够的切除范围，降低复发及转移概率，权衡保留 $S_{1\sim3}$ 神经根的利弊，决定是否解剖 $S_{1\sim3}$ 神经根。$S_{1\sim2}$ 肿瘤切除后影响骶髂关节的 50％以上的，术后需要进行早期功能锻炼，预计生存期长的年轻患者需做髂腰稳定性重建（图 5－12－4）。对年龄较大和术后软组织条件较差、术后感染风险大者，可不行髂腰稳定性重建，术后卧床 8 周后佩戴支具下床，依靠术后瘢痕可限制腰椎的下沉。肿瘤切除不完全往往导致较高的局部复发率、肿瘤转移率和死亡

率。一般认为化疗对改善脊柱恶性神经鞘瘤的预后无效，但部分学者使用阿霉素联合环磷酰胺等对个别患者的治疗效果良好。放疗对该肿瘤的治疗效果存在争议，部分学者认为放疗对改善预后没有明显作用，也有学者认为近距离放疗及术中放射粒子置入对于控制局部复发和改善预后有显著效果。

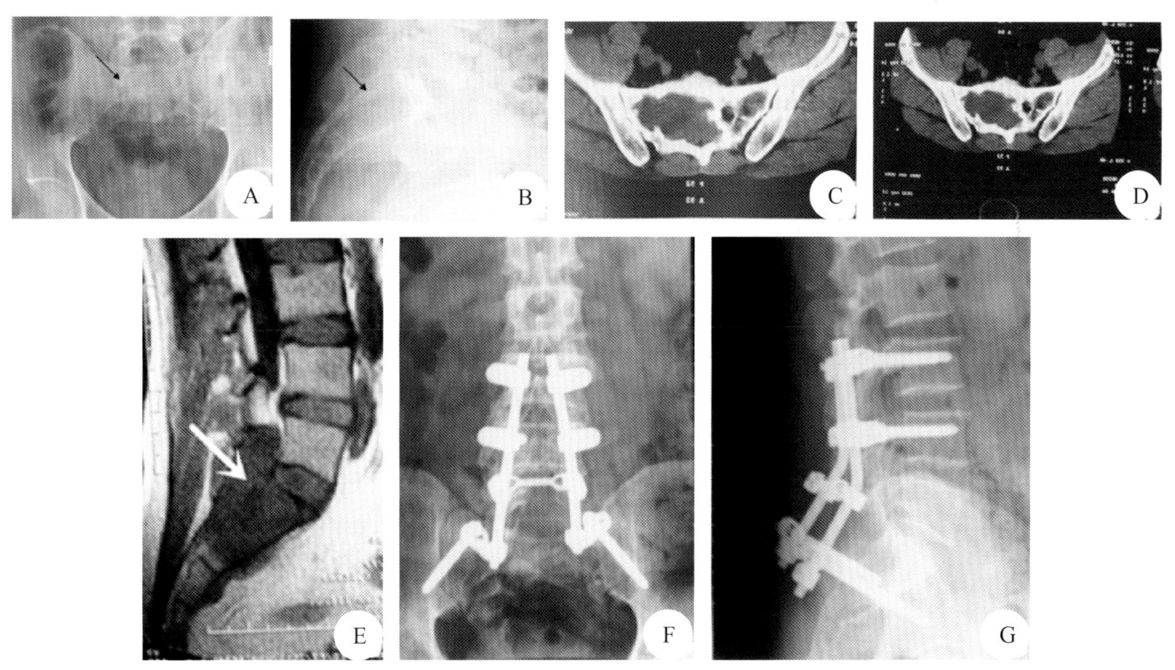

图 5－12－4　男性，42 岁，$S_{1\sim2}$恶性神经鞘瘤切除髂腰稳定性重建

A、B. 术前 X 线片显示骨质破坏；C、D. 术前 CT 显示溶骨性破坏；E. 术前 MRI 显示溶骨性破坏，并侵犯相应硬膜；F、G. 术后 X 线片显示钉棒系统固定在位

五、C_4软骨肉瘤全脊椎切除前路钛网植骨钛板固定后路椎弓根螺钉内固定

彻底和广泛的外科切除是脊柱软骨肉瘤的基本治疗原则，也是唯一可能治愈脊柱软骨肉瘤的方法。Enbloc 切除指切除肿瘤及肿瘤所在的整个间室。基于这种理论的肿瘤切除范围包括一定范围内相对正常的组织。只有这样才能最大限度地确保彻底切除肿瘤及周围微卫星病灶，最大限度地避免局部复发（图 5－12－5）。对复发肿瘤，仍应争取再次手术并尽可能彻底切除，可获得一定的生存时间及功能保留。普通型软骨肉瘤复发风险与一些组织学参数有关，包括分级、肿瘤坏死、核分裂计数及黏液样肿瘤基质等。间叶性软骨肉瘤是高度恶性的肿瘤，极易局部复发和远处转移。

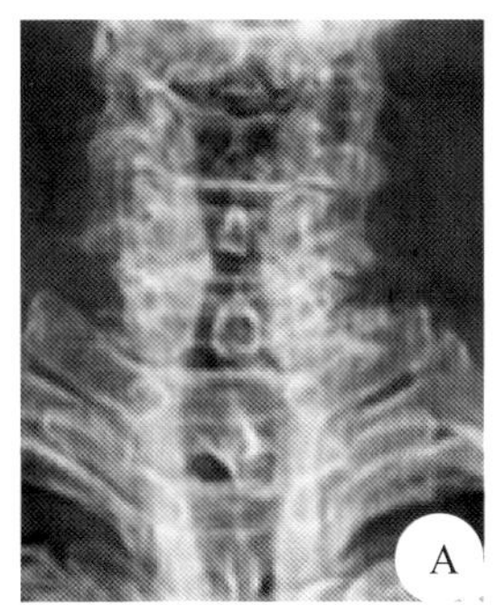

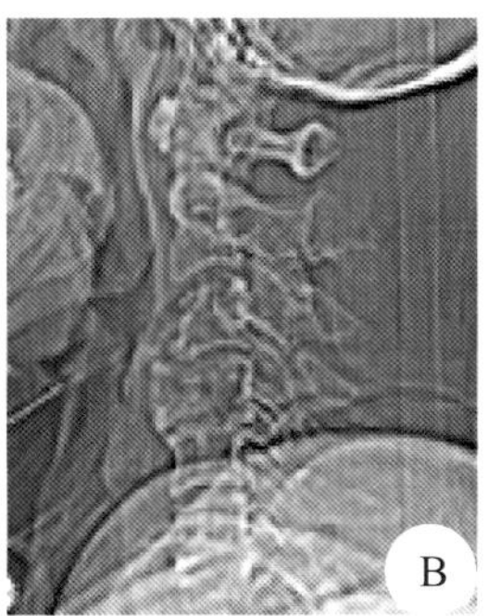

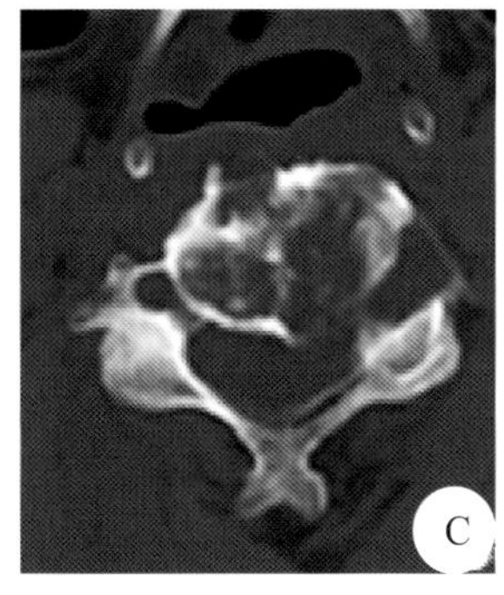

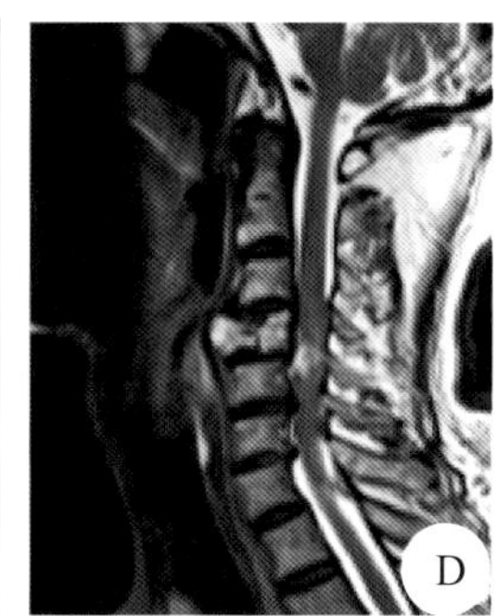

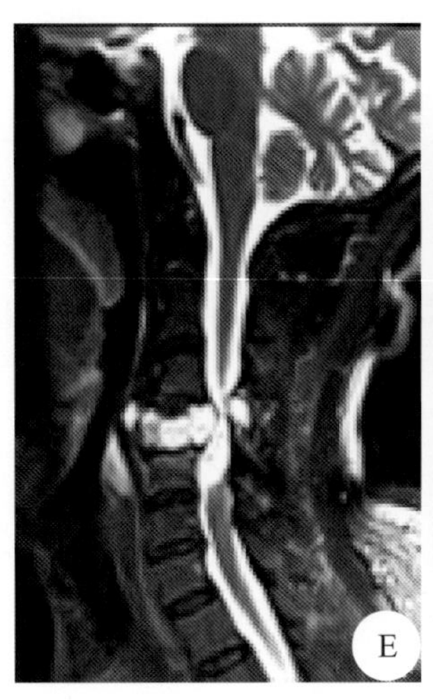

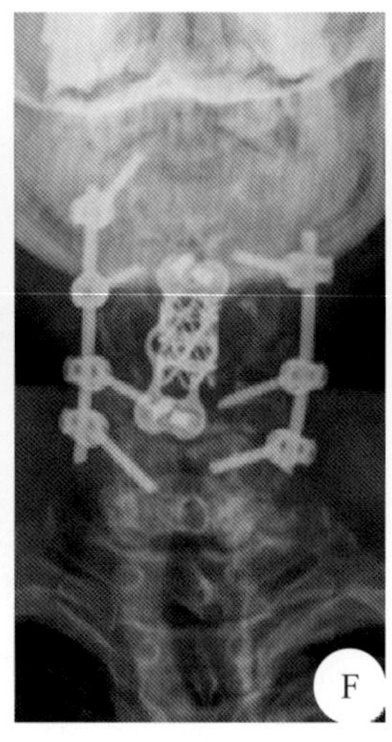

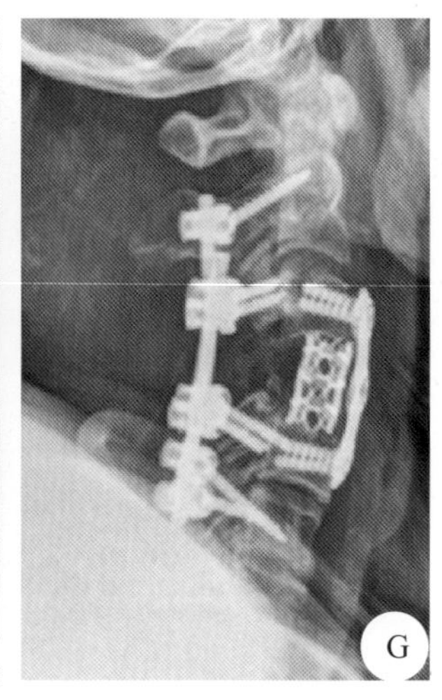

图 5-12-5　男性，71 岁，C_4 软骨肉瘤全脊椎切除前路钛网植骨钛板固定后路椎弓根螺钉内固定

A. 术前 X 线片显示骨质破坏；B、C. 术前 CT 显示溶骨性破坏；D、E. 术前 MRI 显示溶骨性破坏，并出现相应硬脊膜受压、椎管狭窄；F、G. 术后 X 线片显示内固定在位

六、L_2 椎体乳腺癌转移全脊椎切除

（一）以手术治疗为主要措施的手术适应证

一般认为全身情况和重要脏器功能良好者能耐受手术，预计生存期大于 3 个月，具有下列适应证之一的患者可考虑手术治疗：

（1）发生病理性骨折脱位伴有骨折块压入椎管致脊髓神经受压，神经功能进行性减退者。

（2）转移瘤进展导致脊柱不稳定或即将发生脊柱不稳定而严重疼痛者。

（3）转移瘤对放化疗不敏感或放化疗后复发，有难以忍受的顽固性疼痛者。

（4）单纯应用放化疗等辅助治疗不能取得长期疼痛缓解者。

（5）原发瘤不明，需切取肿瘤组织进行病理学确诊，以便进一步治疗者。

（二）以手术治疗为辅助措施的手术适应证（接受了以放化疗为主的治疗之后）

（1）放化疗等治疗后神经症状进行性发展者。

（2）放化疗后病理骨折或脊柱不稳定者。

（3）放化疗后出现脊髓或神经根受压，神经功能障碍者。

（三）手术方法的选择

脊柱转移瘤最易累及椎体，当肿瘤自椎体向背侧发展，破坏椎体后缘突入椎管时，就会压迫硬膜囊。由于肿瘤破坏造成的脊髓压迫主要来自前方，单纯椎板切除术无法充分暴露椎体病变。广泛切除椎弓会加重脊柱不稳，甚至导致结构的改变，可能加重神经症状。特别是胸椎，前路更能充分暴露病变椎体节段，最大限度切除肿瘤，进行椎管减压，缩短固定节段，有效重建负重的前柱。

对于单发转移、椎骨破坏塌陷较重致病理性骨折，造成脊柱不稳定、脊髓或神经根受压者，或肿瘤仅累及 1～2 个相邻椎体者，可行前路肿瘤椎体切除椎管减压，人工椎体、钛网或接骨板螺钉内固定，骨水泥填塞。对于肿瘤累及 2 个以上的节段、拟行姑息性手术者，或肿瘤只破坏后侧椎弓者，行后路肿瘤椎弓切除、椎管减压、椎弓根螺钉内固定。对于肿瘤仅同时破坏 1～2 个节段的大部分椎体和椎弓者，可先行后路手术，而后根据患者的全身情况，一期或二期行前路手术。乳腺癌单发转移时，手术治疗应力争行边缘性整块切除。有脊髓神经压迫者，应行肿瘤脊椎切除减压与稳定性重建。若有全脊椎切除的手术适应证，应争取行全脊椎整块切除术（图 5-12-6）。乳腺癌多发转移时，对于引起脊髓神经受压和脊柱不稳的主要瘤灶可行姑息性手术切除，脊髓减压，稳定性重建。术中对次要瘤灶可同时行骨水泥椎体成形术。

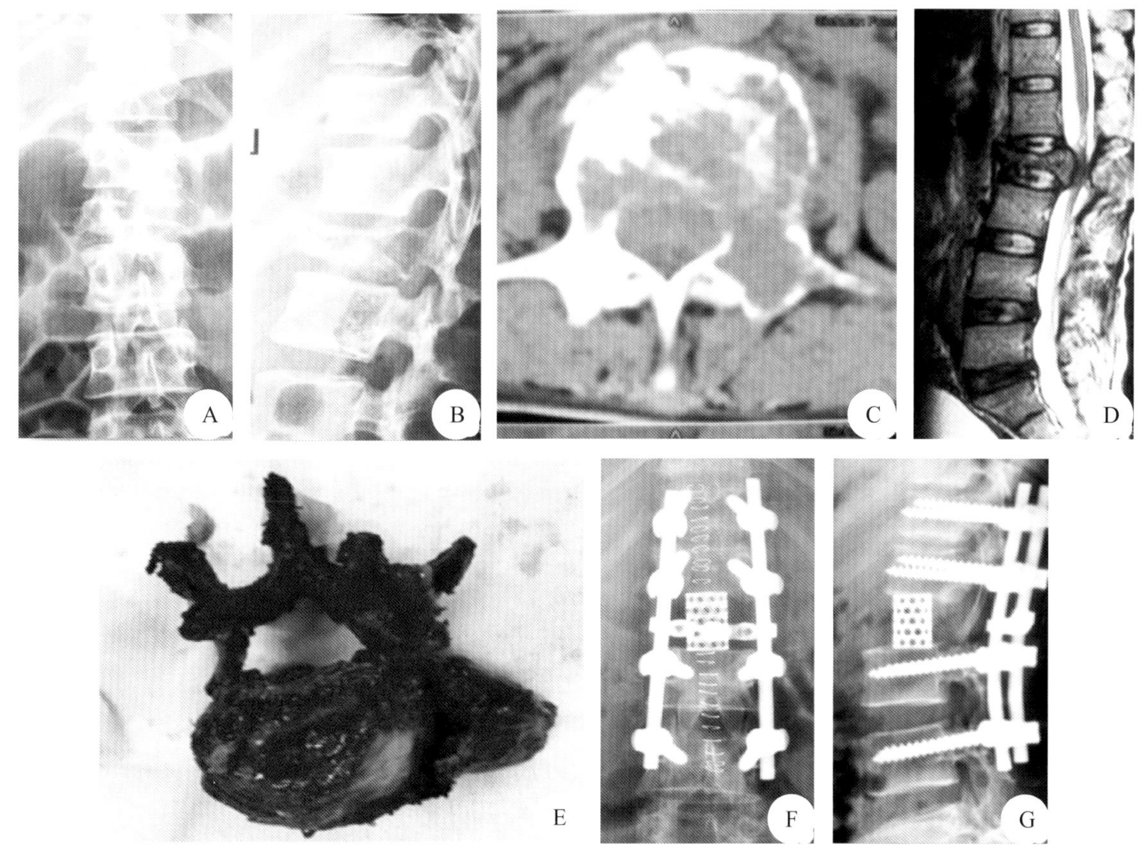

图 5-12-6　女性，39 岁，L_2 椎体乳腺癌转移全脊椎切除

A、B. 术前 X 线片显示椎体压缩，骨质破坏；C. 术前 CT 显示溶骨性改变；D. 术前 MRI 显示溶骨性改变，相应硬脊膜受压；E. 术中图片，可见切除的椎体及椎弓根；F、G. 术后 X 线片

七、L_5 椎体肺癌转移全脊椎切除

对于全脊椎切除治疗脊柱转移瘤仍存在不同的学术观点与方式，多数学者认为它适用于：①单发腰椎孤立性转移瘤；②原发灶已得到有效控制；③转移瘤未扩散或侵袭邻近脏器，没有与腔静脉或主动脉粘连；④全身情况尚好，不伴有手术禁忌证（累及 3 个以上椎体应被视为禁忌证）。Murakami 运用全脊椎切除术治疗了 6 例无内脏器官转移且无其他部位骨转移的肺癌孤立性脊柱转移瘤患者。该手术适应证为无内脏器官转移和其他骨转移的单发脊柱转移（Tomita 评分 5 分）、单发病灶累及连续 2～3 个脊椎（Tomita 评分 6 分）。其平均生存期达 46.3 个月，且随访期内局部无肿瘤复发（图 5-12-7）。

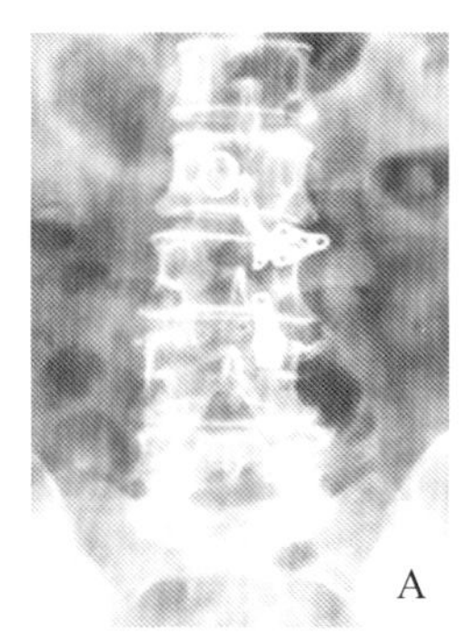
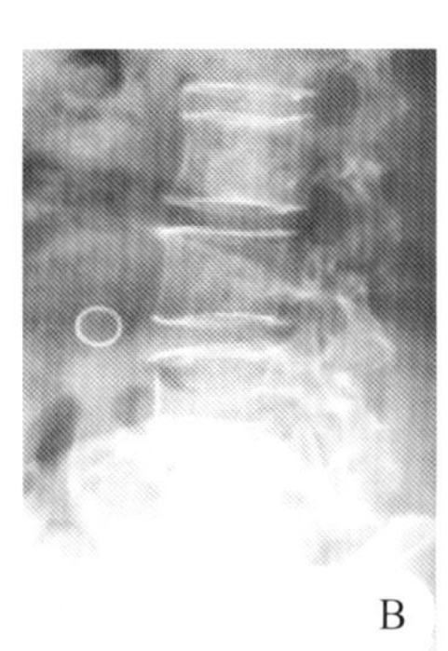
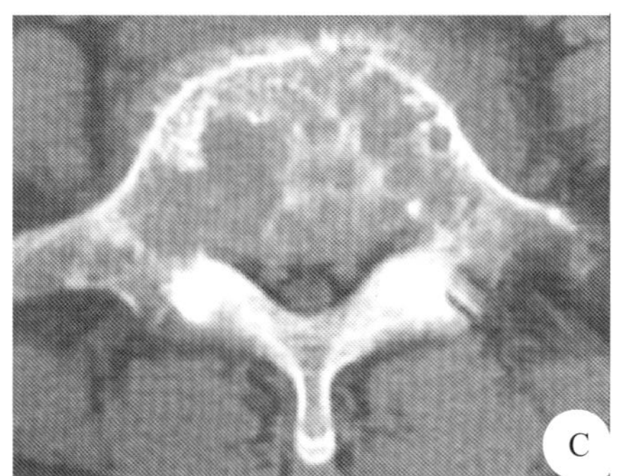
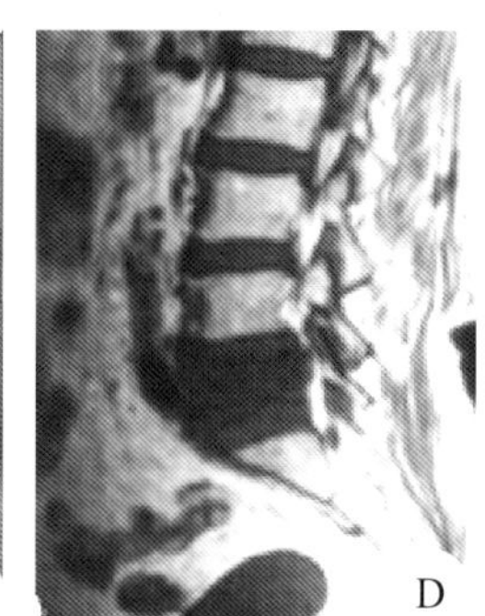

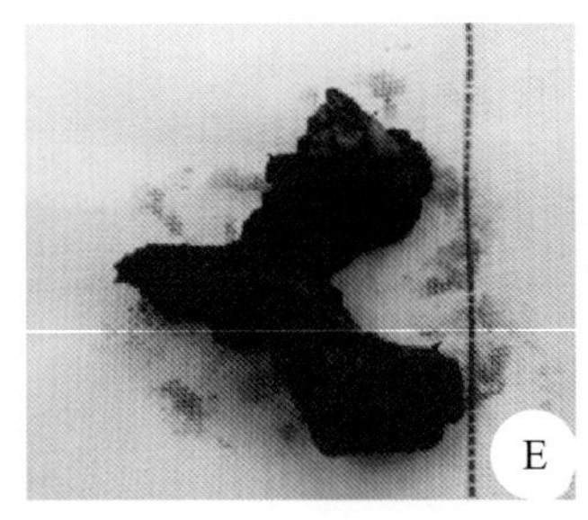
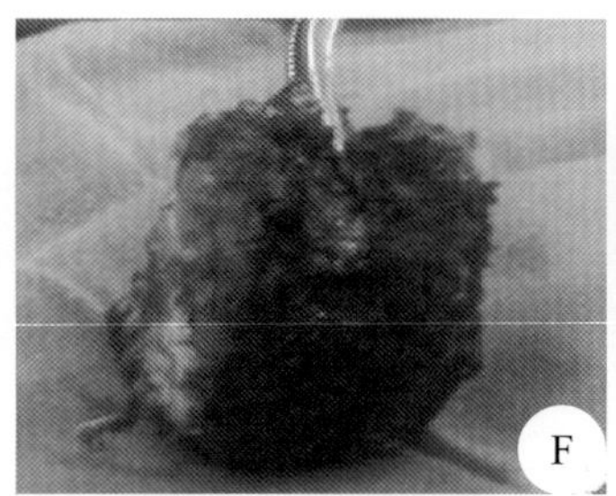
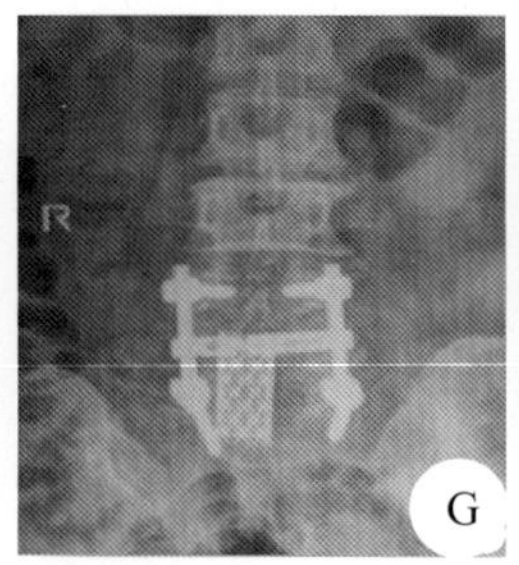
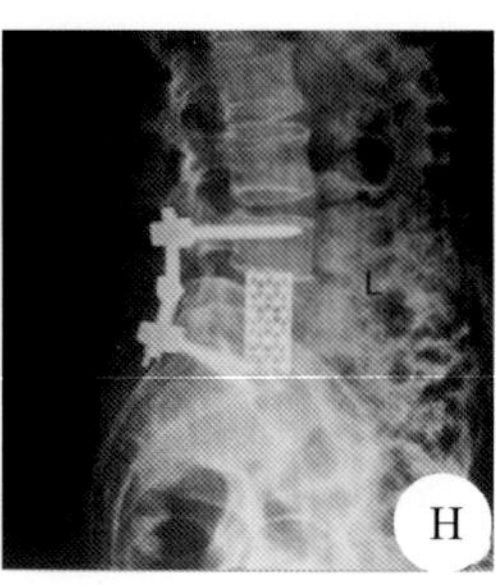

图 5-12-7　女性，63 岁，L_5 椎体肺癌转移全脊椎切除

A、B. 术前 X 线片显示椎体压缩，骨质破坏；C. 术前 CT 显示溶骨性改变；D. 术前 MRI 显示 L_5 椎体溶骨性改变，相应硬脊膜受压；E、F. 术中图片可见切除的椎体及椎弓根；G、H. 术后 X 线片

第十三节　脊柱结核手术治疗

一、手术适应证和目的

手术适应证如下：

（1）有较大的、不易吸收的冷脓肿。

（2）有明显的死骨或骨空洞。

（3）有经久不愈的窦道。

（4）有脊髓受压症状和/或体征。

（5）脊柱稳定性破坏。

（6）脊柱严重或进行性后凸畸形。

（7）非手术治疗无效。

手术治疗的目的如下：

（1）彻底清除病灶，植骨融合以重建脊柱稳定性。

（2）脊神经减压。

（3）防止后凸畸形加重，在一些患者中可以矫正畸形。

二、颈椎结核手术治疗

（一）上颈椎结核病灶清除减压植骨固定

上颈椎（$C_{1\sim2}$）结核是指发生在枕骨、寰椎、枢椎及周围韧带、软组织的结核。上颈椎毗邻延髓和脊髓，该处结核可引起寰枢椎脱位，而脊髓受压既可来自脓肿、肉芽组织和死骨，也可来自寰枢椎脱位。因此，上颈椎结核可造成广泛骨和韧带破坏，进而导致的压迫和不稳定性将严重威胁延髓，造成四肢瘫、延髓性麻痹和呼吸功能障碍。

凡有神经功能障碍者，应分清压迫的来源。对压迫来自脓肿、肉芽组织或死骨者，立即行手术减压。由于寰枢椎结构复杂、位置深在，周围邻近重要的脊髓神经和血管组织，手术难度大、风险高，寰枢椎病灶清除手术应力求简单。手术可采用经口入路、上颈椎前内侧入路（高位咽后入路）或枕颈区后方入路。手术的目的是引流脓液，刮除死骨及干酪样组织，解除脓肿或肉芽组织对脊髓的压迫，并反复用异烟肼或链霉素冲洗病灶。对压迫来自寰枢椎脱位者，则行颅骨牵引，脱位复位即可达到脊髓减压的目的。复位后可进行手术内固定或 halo 架外固定。对于寰枢椎脱位而无神经损害表现的患者，先行颅骨牵引闭合复位，而后既可以进行手术内固定，也可以进行单纯 halo 架外固定，这样可以保留节段间的活动功能。

巨大的椎前脓肿影响患者呼吸或吞咽是手术的适应证，可采取经口抽吸或切开病灶清除的方法解除对呼吸道的压迫，然后行 halo 架外固定。而对于脓肿不大的患者，经抗结核药物治疗后，脓肿都可以吸收而无须手术。halo 架是公认的坚强颈椎外固定器，能够消除颈椎 96％的屈伸、侧屈及 99％的旋转活动。在 halo 架的稳定保护下，结核病灶可以得到有效控制。但 halo 架长期固定可能会出现头钉松动、钉道感染、颅内硬膜穿透、神经损害、吞咽困难、吸入性肺炎等并发症。如果出现钉道感染合并螺钉松动现象，可以另选入钉点更换螺钉。

上颈椎结核前路病灶清除减压植骨融合后是否需要同期进行固定，需结合具体情况个体化分析，骨骼尚未发育成熟的儿童和青少年不宜采用内固定。从维持稳定性的角度来说，采用 halo 架能够维持稳定直至骨质愈合。对于那些对 halo 架不适应的成年人或老年人，可以考虑行内固定以缩短外固定时间。根据情况行前路固定，也可以同期行后路枕颈或寰枢椎间的固定植骨融合术，一般多行后路枕颈融合术。但枕颈融合术会严重限制头颈部的旋转及屈伸活动功能，因此应严格掌握手术适应证，它仅适用于寰椎侧块或寰枕关节严重破坏、非手术治疗无效的患者。对于病变主要位于枢椎椎体及 C_2 或 C_3 的患者可行 $C_{1\sim4}$ 融合术，重建局部稳定性。

后路植骨融合内固定术：维持颅骨牵引，患者取俯卧位，枕后正中切口，长 8～10cm，切开皮肤、皮下组织与双侧椎旁肌，充分显露枕骨、寰椎后弓及枢椎侧块。枕颈融合者固定枕骨到枢椎，枕骨放置枕骨板，枢椎置入椎弓根螺钉或椎板螺钉，枕颈间自体髂骨植骨。寰枢椎及寰椎至 C_3 固定融合者在寰椎置入椎弓根螺钉，$C_{2\sim3}$ 置入椎弓根螺钉或椎板螺钉，并在固定区域行自体髂骨植骨（图 5－13－1）。

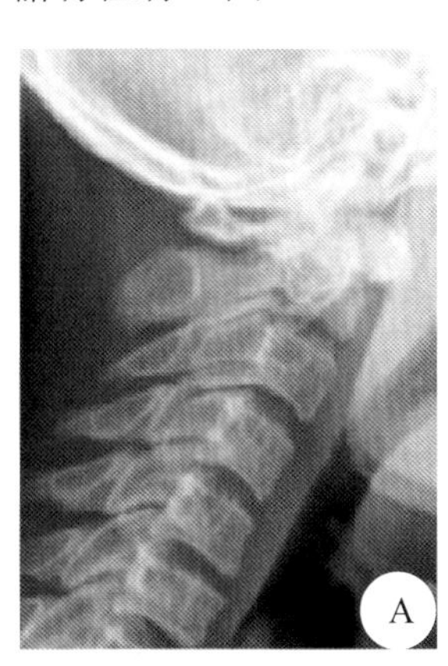

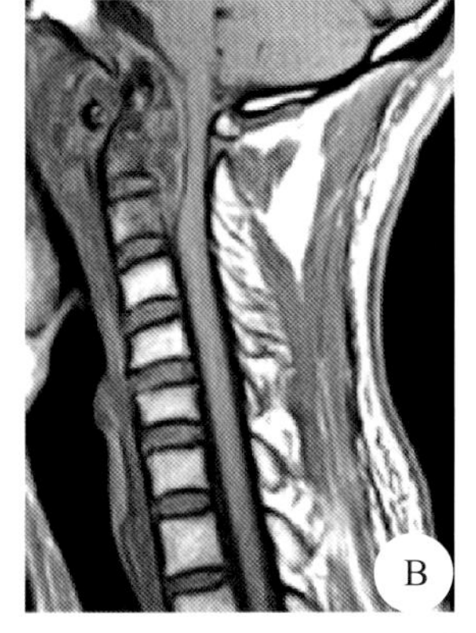

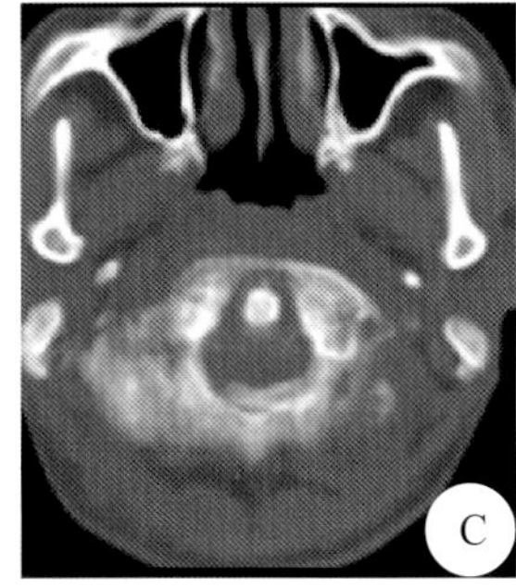

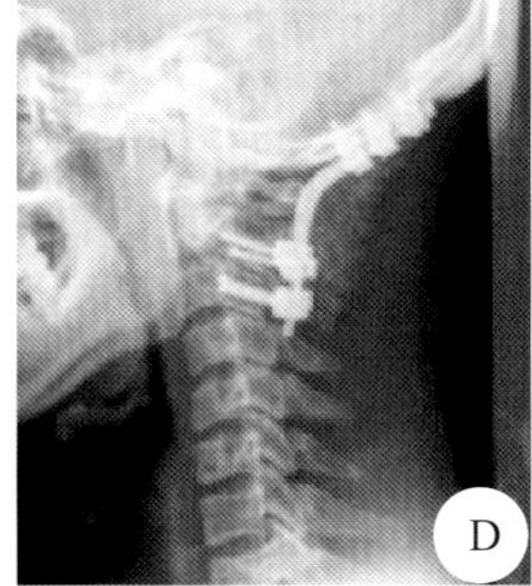

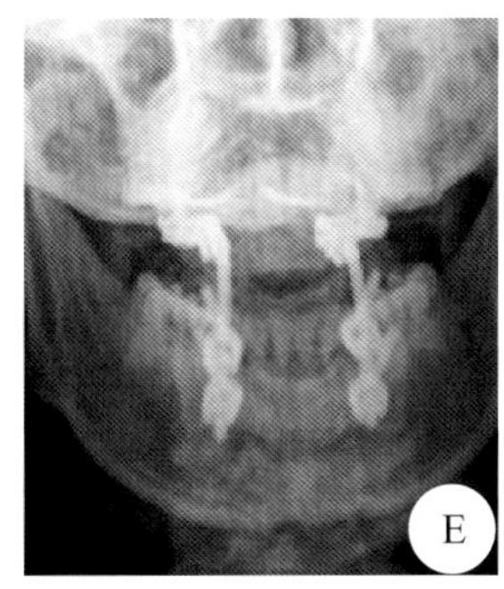

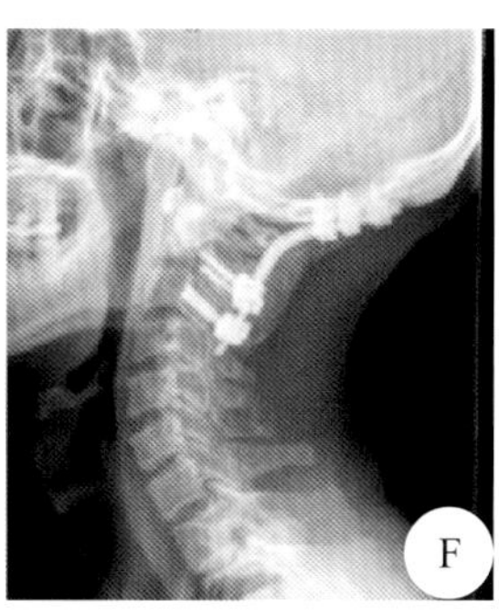

图 5－13－1　男性，20 岁，寰枢椎结核前路病灶清除减压同期行后路枕颈固定植骨融合

A. 术前 X 线片显示寰枢椎破坏；B. 术前 MRI 显示寰枢椎破坏、脓肿形成、脊髓受压；C. 术前 CT 显示寰枢椎破坏；D、E. 术后复查 DR 显示枕颈内固定植骨融合；F. 术后 6 个月植骨愈合，内固定器位置良好

（二）下颈椎结核前路病灶清除减压内固定

下颈椎结核是指在 $C_{3\sim7}$ 椎体、附件及其邻近椎间盘发生的脊柱结核。其中，单纯位于颈椎者仅占脊柱结核的 3％左右。颈椎结核发病以儿童、青少年及青壮年多见，年龄越高，发病越少，这可能与儿童和青少年机体免疫功能尚未发育好、青壮年期男子劳动强度较大等有关。下颈椎结核神经压迫症状出现较早，位于椎体后方的脓肿可致脊髓受压，造成截瘫。

采用气管插管全麻，患者取仰卧位，肩胛部垫薄枕，颈中立位略后伸。头两侧各放置一个小沙袋固定，有神经症状或截瘫者术前行枕颌带或颅骨牵引，上半身抬高约 15°，以减轻头颈部静脉充血。

1. 切口

（1）颈前斜形切口：为了便于手术操作、不易误伤喉返神经，多取右侧胸锁乳突肌内缘斜形切口，以胸骨柄切迹为基线，沿右侧胸锁乳突肌前缘下行，以骨病灶为中心，切口可上下移动。病灶或寒性脓肿偏左者，则选择左侧斜形切口。

（2）横形切口：切口水平高度根据 X 线片显示病灶的部位而定。起于手术侧胸锁乳突肌后缘中点，越过颈中线达到对侧 2cm，全长 5～7cm。颈部短粗者应适当延长。

2. 暴露　切开皮肤、皮下组织、颈阔肌后，沿颈血管鞘与气管食管内脏鞘间隙钝性分离进入颈椎前方。取横形切口时，切口纵向松解的范围一定要大于横向，否则影响椎体前方的显露，显露颈中部筋膜时，游离甲状腺前侧肌群和胸锁乳突肌之间的肌间隙，将胸锁乳突肌向外牵拉，即可见由内上斜行至外下方的肩胛舌骨肌。在胸锁乳突肌的深面有搏动感处即为颈动脉鞘，内包含颈动、静脉及迷走神经等。因脓肿及炎症反应可造成颈前组织粘连，显露过程中应仔细分离。显露病变节段及上下各 1 个正常椎体，充分显露 $C_{3\sim6}$病灶，将甲状腺、咽缩肌和喉头等向中线牵拉，将颈动脉鞘、胸锁乳突肌牵向外侧，注意勿损伤穿入该肌上 1/3 的副神经。随即可显露前斜角肌、颈长肌和隆起的椎前脓肿。$C_7\sim T_1$ 病灶显露后，C_7 横突无前结节、C_6 横突前结节较明显，是深部主要标志之一。特别是小儿患者，勿将横突前结节误认为椎体，无脓肿或病灶过小时可用 C 臂机确定病变位置。

3. 病灶清除减压 椎前有脓肿者，局部隆起，其表面多见水肿和出血点，可试行穿刺抽脓，以确定病灶的位置。于椎前筋膜脓肿最明显处用尖刀切一个小口，有脓液溢出，吸尽脓液，将椎前筋膜向近远端分离，显露病灶后，在直视下将死骨、结核性肉芽及坏死椎间盘用刮匙和髓核钳彻底清除，并将脊髓前方致压物彻底清除，充分减压椎管。将 Caspar 撑开器和螺钉平行置入病变椎体相邻的上下正常椎体中，并适度撑开，矫正颈椎后凸畸形，恢复生理曲度，再用刮匙沿椎体前方向上、向下清除椎前间隙脓液、肉芽组织及炎性病变组织，并将一导尿管置入脓肿累及的椎前间隙，用异烟肼、生理盐水通过导尿管反复冲洗，直至液体清亮。

4. 植骨与内固定 凿出减压节段上下椎间植骨槽，测量椎体骨缺损的长度，取合适长宽的自体髂骨块嵌入植骨槽内，植入骨块的前方应低于椎体前缘 1～2mm，注意骨块后方不压迫脊髓。取出 Caspar 撑开器，取合适长度的颈前路锁定钛板，确定其位置良好后用螺钉固定于上下椎体间，或保留融合节段上下相对椎体骨性终板，凿出植骨床，取适合长度的髂骨块嵌入椎间，后取大块植骨或钛网充填异体骨粒或自体髂骨粒，嵌入减压节段的椎体缺损处，再用合适长度与曲度的颈椎前路锁定钛板螺钉固定于上下椎体（图 5－13－2、图 5－13－3），用生理盐水冲洗伤口，病灶处放置 2g 链霉素，留置引流管，接引流袋，逐层缝合伤口。

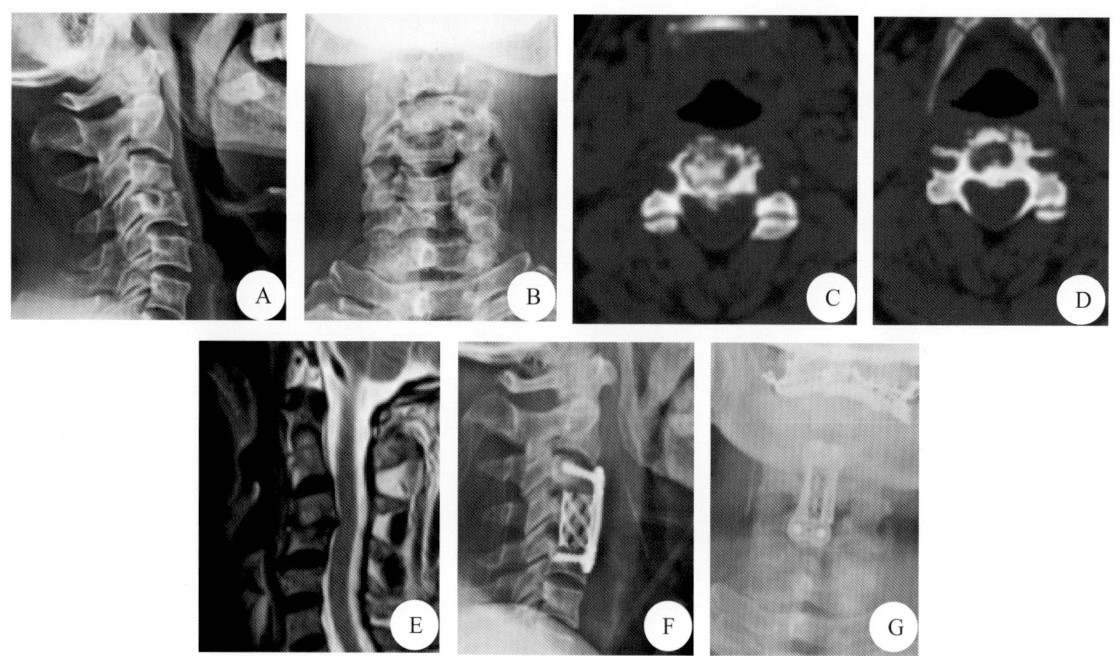

图 5－13－2 男性，62 岁，$C_{3\sim4}$结核前路病灶清除减压钛网植骨内固定

A、B. 术前 X 线片；C、D. 术前 CT；E. 术前 MRI；F、G. 术后 X 线片显示内固定位置良好

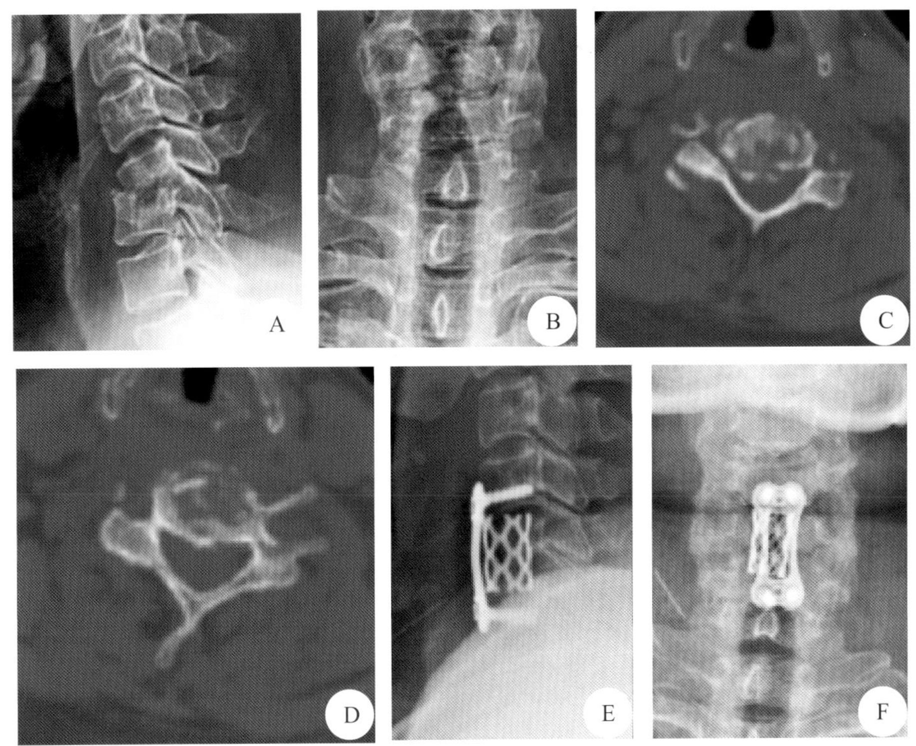

图 5-13-3　男性，53 岁，$C_{5\sim6}$结核前路病灶清除减压钛网植骨内固定

A、B. 术前 X 线片；C、D. 术前 CT；E、F. 术后 X 线片显示内固定位置良好

三、颈胸段结核手术治疗

颈胸段后正中入路适用于病灶主要位于椎体侧后方、侵犯椎管或体质差的患者，以及多节段椎体病变、后凸畸形严重的患者。后方的钉棒系统固定能够起到稳定脊柱的作用，同时还可以较好地矫正后凸畸形，避免了对纵隔或胸腔的干扰，但是椎体前方病灶的直视困难，清除与减压不彻底，而且后路固定需要跨越正常椎体节段，易造成较多运动单位的丢失。

患者取俯卧位，以病椎棘突为中心做后正中切口，暴露病椎及相邻正常椎的棘突、椎板、关节突、横突，于受累脊椎邻近上、下节段脊椎进钉。其中，$C_{3\sim6}$进钉点为上关节突下 2mm 与侧块外缘内 5～6mm 的交点，在 C_7 为横突中线下 1mm 与侧块表面成 53°～94°。$T_{1\sim2}$ 节段进钉点应位于椎弓根峡部外侧缘垂线和中份横突水平线的交点。脊柱节段越靠下，进钉点越靠近中间。根据椎体病灶破坏程度、位置，可以采用切除半侧椎板或全椎板的方法，或采用切除部分椎板及关节突关节的方法，也可采用经椎弓根进入的方法。首先，显露并在直视下保护硬膜囊，继续向前方显露椎管侧前方，用尖刀切开后纵韧带显露病变椎体及椎间盘的后方。适当向中线牵开硬膜囊，可以增加病灶显露，但切记过度牵拉，以防造成脊髓损伤。椎前组织采用钝性分离，用特殊拉钩保护椎前血管及其他软组织。其次，处理椎体病灶，用不同角度的刮勺从侧前方彻底清除干酪样组织、肉芽组织、死骨及坏死的椎间盘，然后用锐利骨刀在直视下将椎体病灶硬化骨质切除至无死骨、空洞的骨面，修整好病椎上下对应骨面，为前路植骨准备好植骨床。最后，待病灶清除干净、椎管减压彻底，确保椎管通畅、无硬膜囊受压，上棒撑开矫形固定，完成后凸畸形的矫正后，用生理盐水反复冲洗术野至液体清亮。椎体间植入修整好的髂骨骨块。后路锁紧钉棒（图 5-13-4），必要时行椎板间、横突间植骨。恢复颈胸段的生理曲度。取髂骨做椎间植骨后，留置引流管，关闭切口。

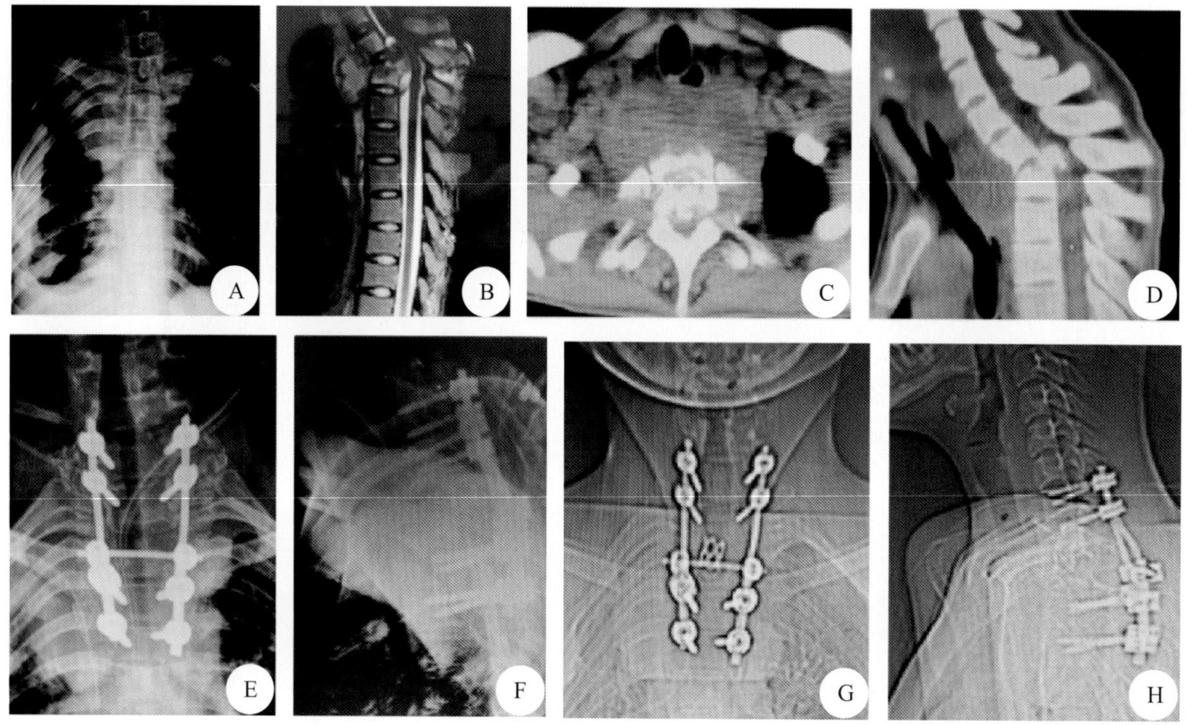

图 5－13－4　男性，17 岁，T_2 结核后凸畸形并截瘫，一期后路病灶清除减压矫形植骨内固定

A、B. 术前 X 线片与 MRI；C、D. 术前 CT；E、F. 术后 X 线片；G、H. 术后半年 X 线片显示骨愈合良好

四、胸椎结核手术治疗

（一）前路手术

（1）通常采用气管内插管麻醉，患者取侧卧位，术侧向上。根据病变部位可切除第 5～9 肋骨中的任意 1 根。一般最好切除病变上方的 1 根肋骨。

（2）皮肤切口沿预定切除的肋骨走行，前起于腋前线，后止于棘肌外缘。沿皮肤切口切开浅、深筋膜和背肌，高位者可同时切开斜方肌和菱形肌。然后切开前锯肌和腹外斜肌起点，以及骶棘肌外缘。低位者切开部分下后锯肌，剥开肋骨的骨膜后，将肋骨剪下。

（3）切开肋骨床及壁层胸膜，上开胸器开大胸腔切口，轻轻剥开与胸膜粘连的肺组织，用大块生理盐水布覆盖肺表面，并以深钩将其拉向中线，以充分显露椎旁脓肿。

（4）在椎旁脓肿的前外侧，纵行切开壁层胸膜，将肋间血管分离出来，并结扎、切断，然后再切开脓肿，吸出脓液，彻底清除病灶。如有截瘫，须用长弯小刮匙搔刮病灶的间隙，再伸入椎体的后方，将硬膜前面的肉芽组织和死骨等清除。

（5）采用钉棒系统内固定相邻的 1 个正常椎体。根据骨缺损程度，采用自体骨椎间融合器或钛网进行椎间植骨结构支撑（图 5－13－5），骨移植材料应与异烟肼、利福平混合。

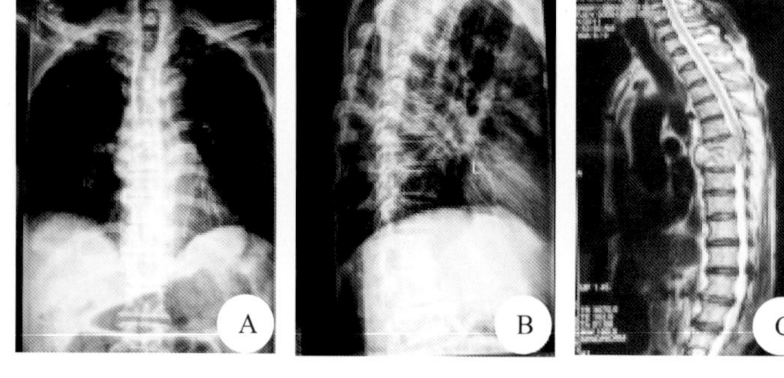

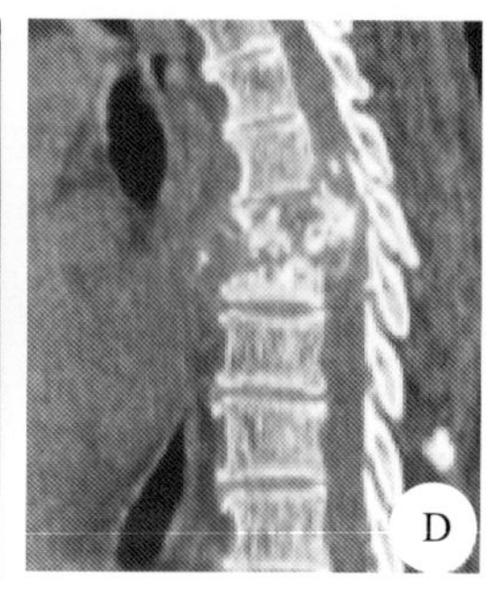

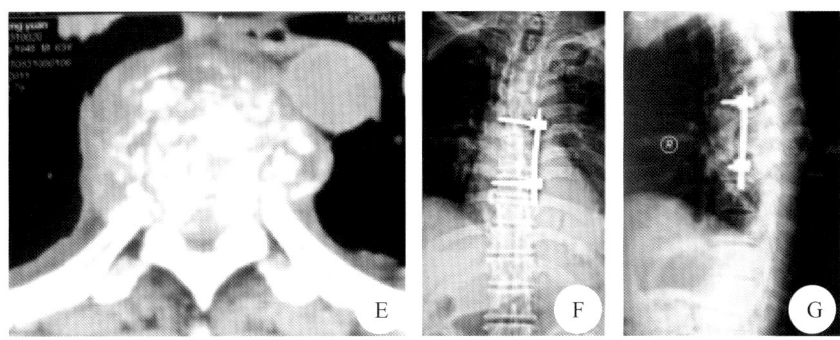

图 5-13-5　男性，63 岁，$T_{7\sim8}$ 结核，前路病灶清除减压自体髂骨植骨内固定

A、B. 术前 X 线片；C、D、E. 术前 MRI 和 CT；F、G. 术后 X 线片显示内固定位置良好

（6）在关闭胸腔前，在腋后线第 8 肋间放一粗胶皮管，连接水封瓶，进行闭式引流术后拍胸片，如肺膨胀良好，又无胸腔积液，一般手术后 24～48 小时拔出引流管。

（二）后路手术

（1）患者全麻下取俯卧位，在未融合和融合节段均通过中线切口进行骨膜外剥离。显露脊柱后部结构、病椎及邻近 1～2 个椎体，包括棘突、椎板、小关节突和横突，减压水平的显露范围包括肋横关节和双侧 3～5cm 的内侧肋骨。在 C 臂机透视定位下，将椎弓根螺钉放置于减压水平上下1～2节段。

（2）为避免减压和局灶性清创时造成脊髓损伤，暂时固定一侧棒。行病灶清创，引流椎前脓肿，暴露病变椎体，从骨质破坏较多、脓肿较大的一侧进行。单侧切除小关节突关节，如果在胸节段，则切除下肋横关节伴一小块相邻肋骨，保留对侧结构的完整性，同时保护脊髓和神经根。使用不同大小和角度的刮刀从后侧入路切除所有病变，包括椎间盘、脓肿、肉芽组织和死骨，尽可能彻底地抽吸和刮除脓肿。

（3）将椎间隙撑开后，将特制的钛网笼或自体髂骨骨块植入椎间。钛网笼填充同种异体骨或自体骨，然后将两侧棒固定，两侧压紧钛网笼或自体骨块。内固定完成后，将条状自体骨或异体骨植入右侧横突间，融合减压和局部清创的节段（图 5-13-6）。局部放置链霉素（1g）和异烟肼（0.3g）。将清除物进行细菌培养和组织病理学检查。

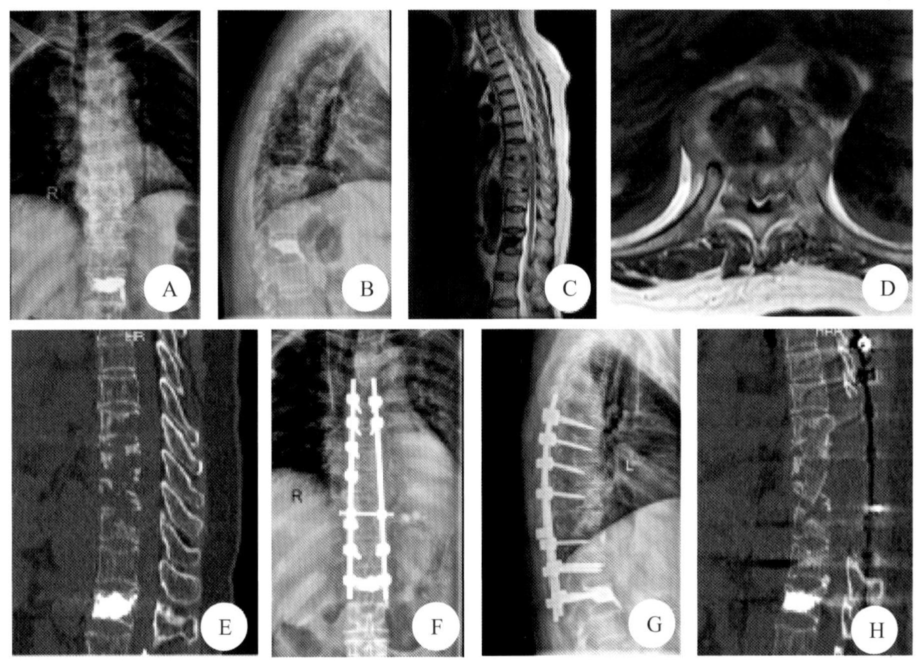

图 5-13-6　女性，61 岁，$T_{8\sim11}$ 结核，后路病灶清除减压自体髂骨植骨内固定

A、B. 术前 X 线片；C、D、E. 术前 MRI 和 CT；F、G. 术后 X 线片显示内固定位置良好；H. 术后 CT 显示病灶清除彻底，自体髂骨植骨位置良好

五、胸腰段结核手术治疗

（一）前路手术

（1）患者侧卧于有腰桥的手术台上，病变严重侧在上。如两侧病变程度区别不大时，多选右侧卧位、左侧入路，以避开右侧的腔静脉。起于第10肋骨后方距骶棘肌外缘1cm处，沿第10肋骨斜行向前下腹壁延伸，止于脐上。切口起止点可根据病变部位、大小及性质确定。

（2）沿切口方向切开皮肤、皮下组织、深筋膜。依次用电刀切开或缝扎切断背阔肌、下后锯肌、腰背筋膜后层，内牵骶棘肌外侧缘，向后拉开腰方肌。用电刀切开第10肋骨骨膜后行骨膜下剥离游离肋骨，保护肋间神经血管束，在肋骨的近肋横突关节与远端肋软骨交界处剪断肋骨并移除。

（3）于第10肋骨床切开胸膜进入胸腔或钝性分离胸膜达胸膜外，显露胸段脊柱。胸膜反褶部与膈肌粘连很紧不易推移，应耐心分离，或沿内、外侧弓形韧带将膈肌起点剪断，将膈肌和胸膜反褶部一并向上推移，至露出椎旁脓肿为止。

（4）在切口的下段做腰段显露。沿切口方向在上部分开腹外斜肌纤维，在下方剪开腹外斜肌腱膜。在切口中部用刀切开腹内斜肌。以血管钳分开腹横肌及其筋膜后，腹膜外脂肪即可膨出。

（5）用生理盐水纱布包裹手指或用小纱布球伸入此小切口，将腹膜与腹横筋膜分离，再用较大纱布球于腹膜外，边分离边将切口两端的腹横肌与筋膜剪断。随后将睾丸血管或卵巢血管、输尿管等随同腹膜及其内容物推向中线，至露出腰大肌边缘、腹主动脉或下腔静脉为止。在显露过程中，如腹膜被撕破，可立即用丝线做连续或荷包缝合。

（6）显露腰大肌脓肿后，穿刺如无血液，也无股四头肌收缩，仅抽脓液时，可用生理盐水纱布保护四周创面，然后截一长约1cm的小切口，插入吸引器吸取脓液。充分引流出脓液，特别要注意间隔脓肿、相邻脓肿的引流。

（7）病灶清除：腰大肌脓肿位于腰肌深部或后侧，神经干被推向前侧，故需伸入手指沿切口上下触摸脓肿壁，证实无血管和神经后，可用刮匙、止血钳等器械清除窦道内的死骨或坏死组织等，直至创面点状出血。加压冲洗创面，用3%过氧化氢溶液、0.5%氯己定溶液和含抗生素的生理盐水反复加压冲洗创面，以降低局部的细菌量。

（8）经前路病灶清除后，必然在椎体的前方形成一骨缺损区，需前路植骨以支撑脊柱，否则会导致椎体塌陷和脊柱后凸畸形的复发。随后予以钉棒系统内固定（图5-13-7）。

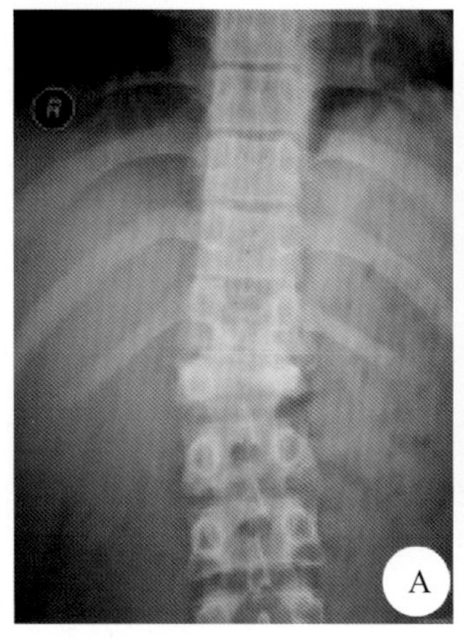

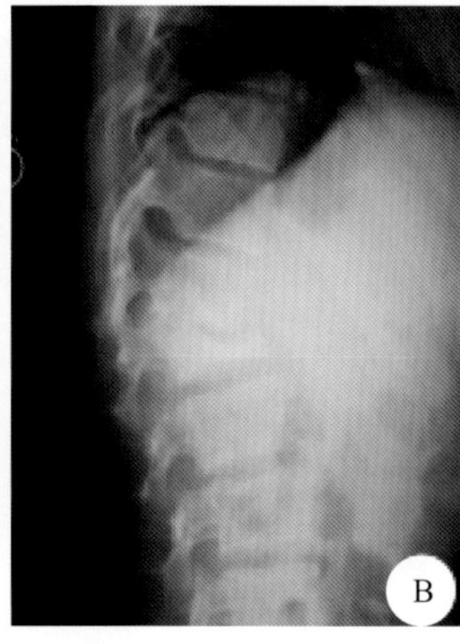

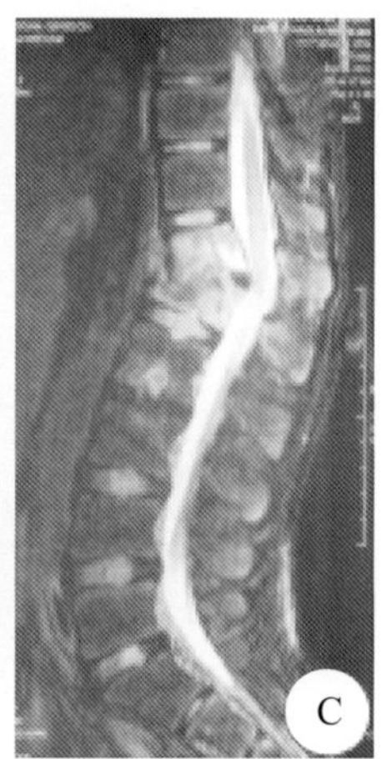

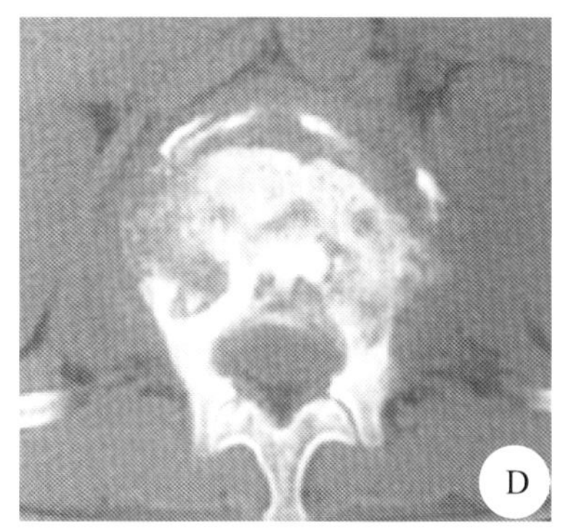
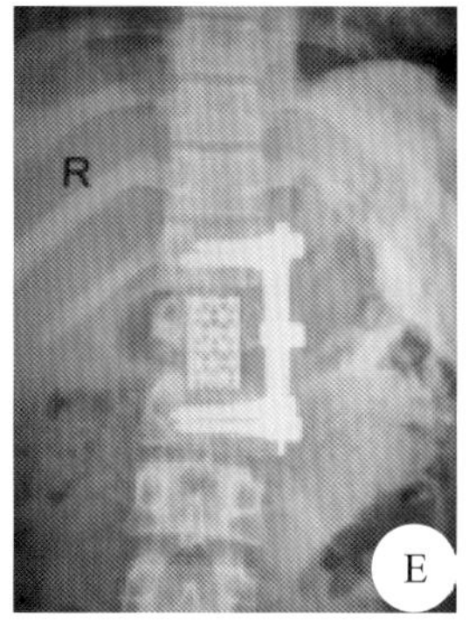
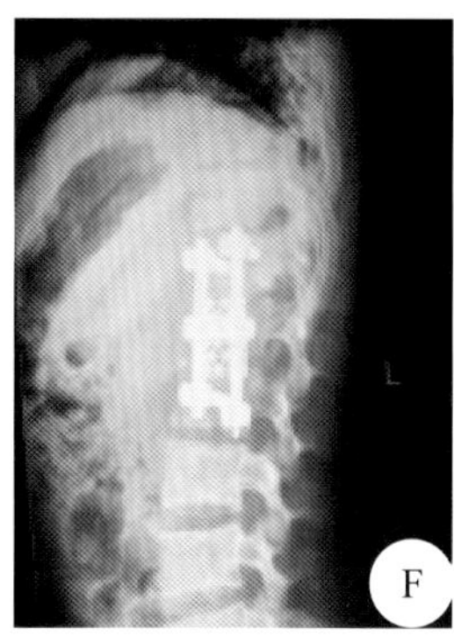

图 5-13-7　男性，17 岁，T_{12}～L_1 结核，前路病灶清除减压自体髂骨植骨内固定

A、B. 术前 X 线片；C、D. 术前 MRI 和 CT；E、F. 术后 X 线片显示内固定位置良好

（二）后路手术

（1）患者俯卧于或跪于加垫的脊柱手术台上，腹部悬空以降低腹压，降低硬膜外静脉丛的压力，减少术中的出血。骨突处应放衬垫。于病变椎体节段的棘突上做后路正中切口，切开皮肤、皮下组织后。

（2）切开深筋膜，显露双侧椎板及关节突，通过全椎板切除，可以很好地显露椎管和硬脊膜。

（3）在病灶清除的同时，进行椎管减压操作，确保椎管通畅，无硬膜囊受压，并完成后凸畸形矫正。后路内固定应根据不同情况选择以下不同方法：

1）病灶清除前单侧置钉，病灶清除后安放连接棒。适用于在进入病灶的过程中仅切除一侧椎板、关节突、椎弓根，脊柱稳定性较好者。

2）病灶清除前双侧置钉，对侧先上连接棒并锁紧，行临时固定。病灶清除侧暂时不上连接棒，待病灶清除完毕后再与对侧互相交替进行，以防病灶清除中脊柱移位。其适用于后路广泛切除、脊椎不稳定者（图 5-13-8）。

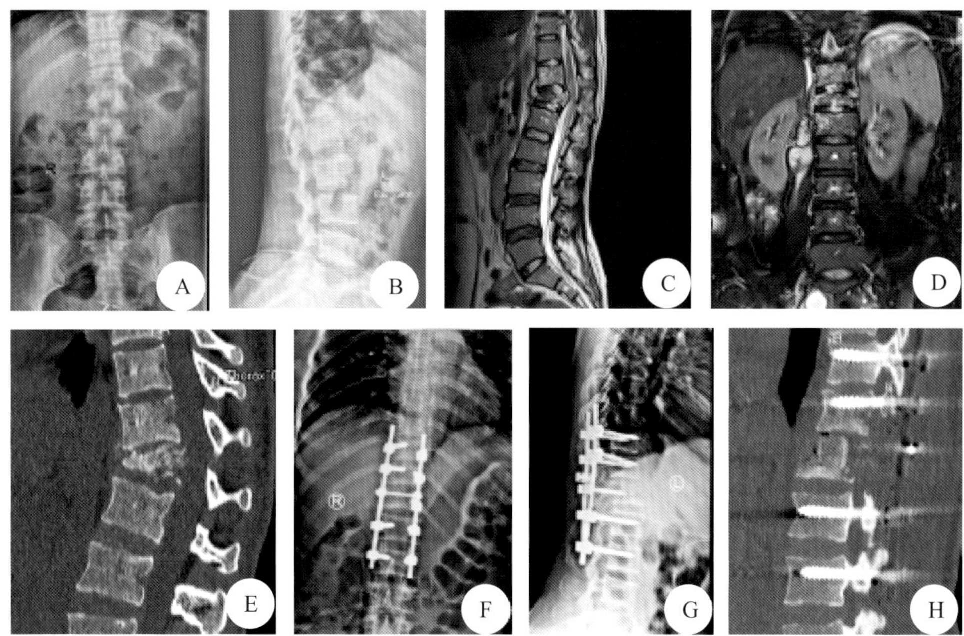

图 5-13-8　女性，43 岁，$T_{11\sim12}$ 结核，后路病灶清除减压自体髂骨植骨内固定

A、B. 术前 X 线片；C、D、E. 术前 MRI 和 CT；F、G. 术后 X 线片显示内固定位置良好；H. 术后 CT 显示病灶彻底清除，胸腰椎后凸畸形矫正，自体髂骨植骨位置良好

六、腰椎结核手术治疗

（一）前路手术

（1）患者全麻下取侧卧位并稍后仰，这样术中便于将腹腔内容物推向对侧。腰下垫枕，使季肋部与髂之间距离增宽，利于手术操作。

（2）自腰横突开始向下至髂肋间，转向前向下到前上棘内侧做“S”形切口，或自第12末端与耻骨结节联线上做长15～20cm斜形切口。一般选择椎体破坏较重和腰大肌脓肿较大一侧进行病灶清除。如另一侧亦有脓肿，则此侧进行病灶清除时应将椎体及椎间盘的病灶一并清除，进行植骨，关闭切口，立即改换体位为平卧，用倒八字切口清除对侧脓肿。

（3）将三层腹肌分别切开后，用手指或生理盐水纱布将腹膜及其内容物向中线推开，直至露出腰大肌内缘、椎体外缘及大血管。如显露左侧，可见到腹主动脉，右侧可见到下腔静脉。输尿管位于脊柱旁，贴紧腹膜走行，可与腹膜一起向中线牵开。在剥离过程中，腹膜如被撕裂，应立即用细丝线缝合。

（4）在脓肿壁上沿腰大肌走行方向切一小口，吸出脓液后，以手指做钝性分离，扩大脓肿壁的切口，在右侧需特别注意下腔静脉与总静脉，切勿误伤，可疑时先用针穿刺后再切开。用刮匙刮脓腔内的干酪样物和肉芽组织，并仔细找到与椎体病灶相通的窦道。一般窦道多位于椎间孔附近，窦道口较小，需以大小不同的刮匙逐渐地将其扩大，用骨膜剥离器紧贴椎体剥开腰大肌的附着点，以充分显露椎体病变。此时，应注意结扎腰动、静脉。

（5）在直视下以凿子扩大病灶开口并清除死骨、肉芽组织、病骨及坏死的椎间盘。病灶清除后，将其远近端修整成半圆或方形骨槽以接纳植骨。取自体髂骨植入病灶骨槽中，植入时将腰椎向前推，使椎间隙张开，以使植骨撑住腰椎体，恢复生理前突。植骨槽内置链霉素1g，缝合切口。

（6）腰椎结核的前路内固定范围应在三个运动单元之内。多选择病椎间单节段固定或短节段固定，后者跨越上、下各一个相邻正常椎间隙。内固定器械多采用前路钉板与钉棒系统（图5－13－9）。

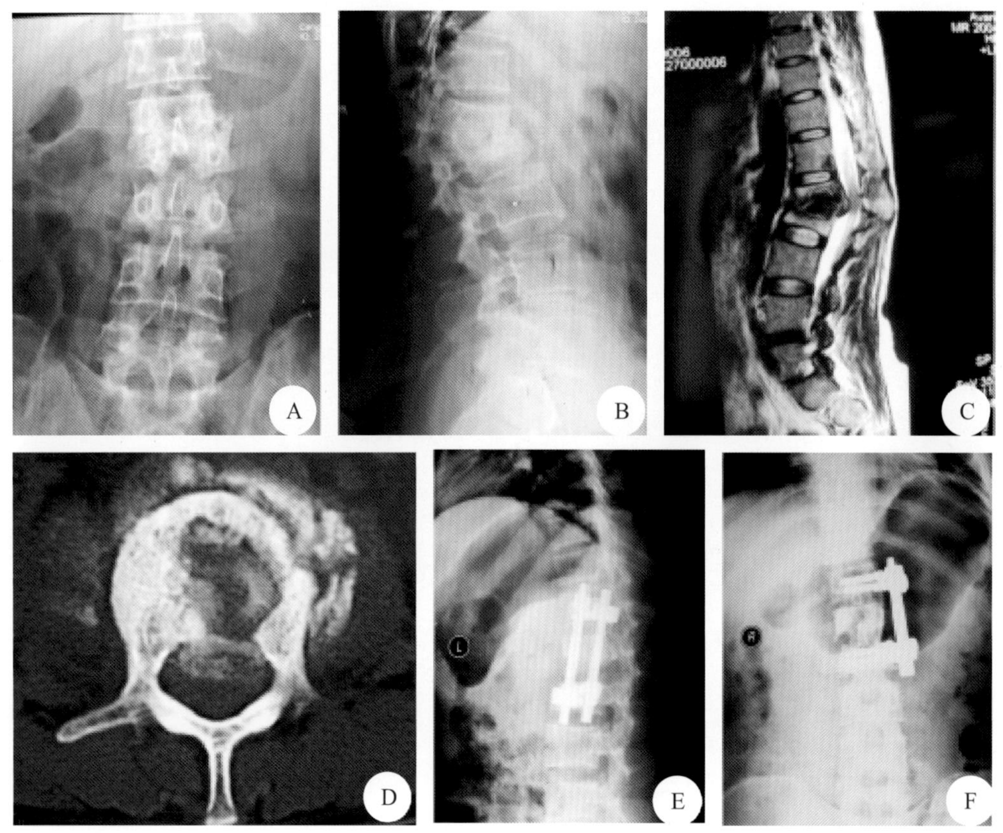

图5－13－9　女性，40岁，$L_{2\sim3}$结核，前路病灶清除减压自体髂骨植骨内固定

A、B. 术前X线片；C、D. 术前MRI和CT；E、F. 术后X线片显示内固定位置良好

（二）后路手术

（1）采用后正中入路，通过常规剥离骶棘肌途径显露。根据术前依据 X 线片、增强 MRI、CT 重建制订的整体手术计划，确定内固定范围和椎弓根钉置钉位置。椎弓根钉置入的先决条件是椎弓根未被结核病变侵及或轻微侵及。如果椎弓根由于结核病变侵及破坏无法置钉，可选择向相邻上下延伸的方法固定。

（2）单节段病椎间固定：病椎间固定不涉及正常椎间隙，仅对相邻两个病变椎体及一个被破坏的椎间盘进行固定，因而这种固定方法的椎弓根钉应置于病椎椎弓根。临床上要求此种固定必须做到前路病椎间支撑植骨，连接棒上必须加横连以增加内固定的稳定性。

（3）短节段内固定：若施行的是经椎弓根入路病灶清除，病椎椎弓根无法置钉，即无法施行上述的病椎间内固定，则需跨越正常椎间隙行短节段固定。再上、下各跨越一个相邻正常椎间隙增加一组固定，即短节段内固定。

（4）两侧交替固定与病灶清除：可于椎弓根钉间安装临时连接棒，再行病灶清除，若对侧亦需行病灶清除，则再对先行病灶清除一侧进行连接固定，再行对侧病灶清除。最后，安装全部连接装置，通过椎弓根撑开矫形后，将内固定系统连接锁紧，并安装 1~2 个横连。

（5）后路病灶清除减压植骨融合：根据病灶破坏大小、位置，可以采用切除半侧椎板或全椎板的方法，或采用切除部分板及关节突关节的方法，或采用经椎弓根进入的方法。首先显露并在直视下保护硬膜囊，然后，继续向前方显露椎管侧前方，用尖刀切开后纵带显露病变椎体及椎间盘的后方。适当向中线牵开硬膜囊，以增加病灶显露，但切忌过度牵拉，以防造成损伤。椎前组织采用钝性分离，用特殊拉钩保护椎前血管及其他软组织。然后处理椎体病灶，使用不同角度的刮匙从侧前方彻底清除干酪样组织、肉芽组织、死骨及坏死的椎间盘，然后用锐利骨刀在直视下将椎体病灶硬化骨质切除至无死骨、无空洞的骨面，修整好病椎上下对应骨面，为前路植骨做好植骨床。待病灶清除干净、椎管减压彻底，用生理盐水反复冲洗术野至液体清亮，植入修整好的髂骨骨块，后路锁紧钉棒（图 5－13－10），必要时行椎板间、横突间植骨。

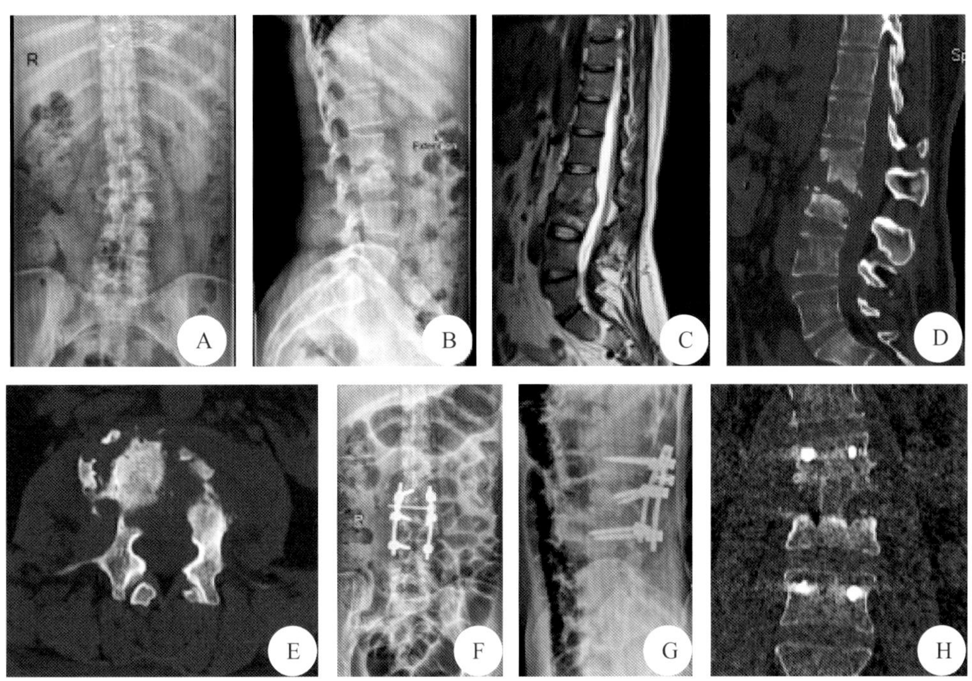

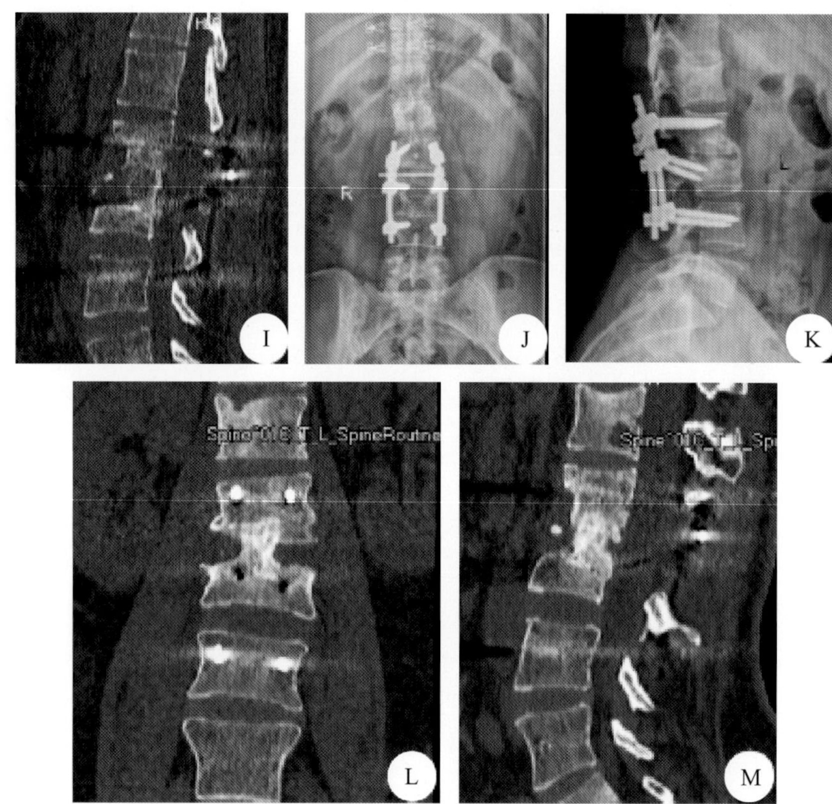

图 5－13－10　女性，26 岁，$L_{2\sim3}$结核，后路病灶清除减压自体髂骨植骨内固定

A、B. 术前 X 线片；C、D、E. 术前 MRI 和 CT；F、G、H、I. 术后 X 线片和 CT 显示自体髂骨和内固定位置良好；J、K、L、M. 术后 1 年 X 线片和 CT 显示内固定器无移位，自体髂骨已融合

七、腰骶椎结核手术治疗

（一）前路手术

（1）采用倒八字切口经腹膜外入路的患者取平卧位，屈 30°，切口位置较前述腰椎结核更低些，最好从右侧入路，下腔静脉在腰椎体上缘的右侧分叉，因此腰体右侧被大血管覆盖较少、暴露较多。

（2）三层腹肌的切开方法同腰椎结核。但因切口较低，须避免损伤腹壁下动、静脉和精索（男性）。将腹膜及其内容物，睾丸或卵巢动、静脉，输尿管，膀胱及其直肠向中线推开，即可显出术侧腰大肌脓肿和大血管分叉部下方的三角地区。

（3）腰骶椎结核常同时具有腰大肌脓肿和骶前脓肿，腰大肌脓肿的清除方法如前所述。要从三角地区到达腰椎的前方，必须先确定骨岬和大血管的位置。骶骨岬比较突出，用手指触摸即可确定。右髂总动脉因有明显搏动，位置也可触知。由于炎症粘连，左髂总静脉的位置不易确定时，可用细而长的注射针头，沿右总动脉的内侧，自上而下地进行穿刺。如无回血，再用骨膜起子在穿刺的范围内逐层地进行剥离。低正中动、静脉较细，在剥离过程中如有出血，可用电灼止血或结扎。

（4）将三角地区的脂肪组织完全剥开后，就可达骶骨岬。在其上方即为腰椎体和腰骶间隙，在其下方即为骶前脓肿。脓肿和骨病灶清除法同前。如左侧也有脓肿，可在左侧另做一小切口，清除左侧腰大肌脓肿。

（5）髂骨植骨内固定（图 5－13－11）。

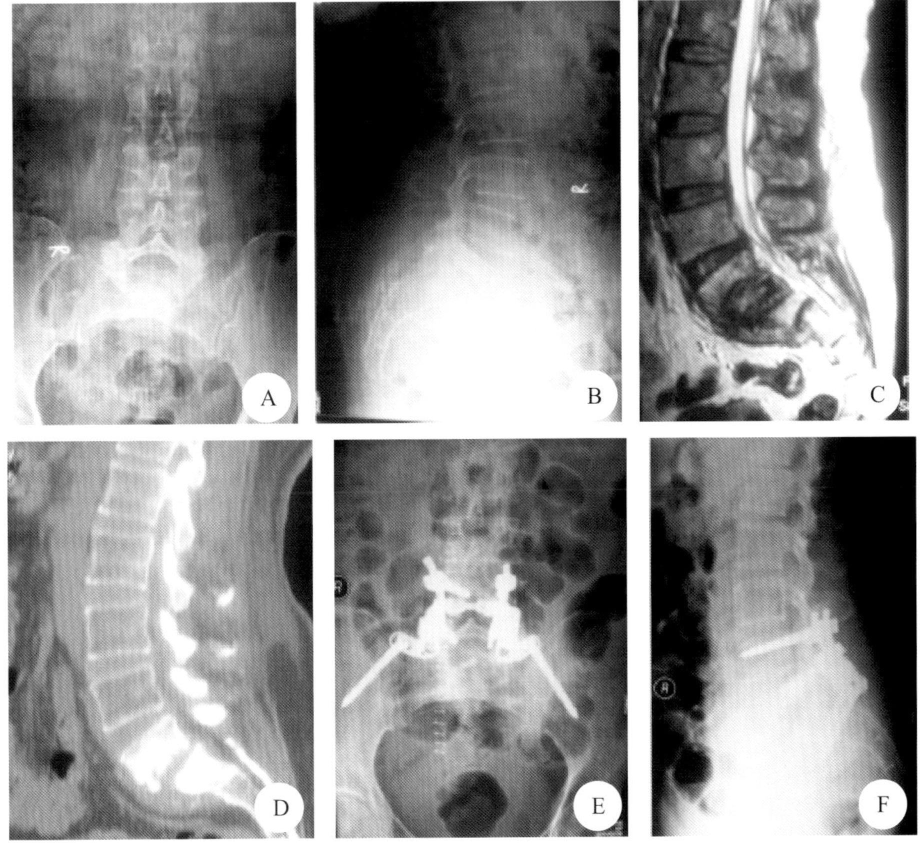

图 5-13-11　女性，40 岁，L_5～L_1 结核，前后联合入路病灶清除减压自体髂骨植骨内固定

A、B. 术前 X 线片；C、D. 术前 MRI 和 CT；E、F. 术后 X 线片显示内固定位置良好

（二）后路手术

（1）患者取俯卧位，全身麻醉后，经后路入路显露受累节段上下椎体。

（2）椎弓根螺钉至少插入病变上节段和病变下节段，如果椎体上部未破坏，也可插入受累节段。当 S_1 上端受累时，采用 S_2 椎弓根螺钉前外侧置入技术。

（3）螺钉置入后，切除受累节段棘突，然后行椎板切除术。在一侧放置临时预弯曲棒，以避免在清创和减压过程中受累节段不稳定，造成脊髓或神经根损伤。然后行关节面切除术，显露同侧椎间隙。

（4）完全切除一侧塌陷的椎体、感染的椎间盘和软组织，并引流脓肿。另一侧进行同样的操作。被切除的标本送去组织病理检查。为彻底清创，病灶腔内注射左氧氟沙星、异烟肼及大量生理盐水冲洗。

（5）采用悬臂梁技术，安装轮廓杆，然后进行器械压缩来矫正脊柱后凸畸形，并在两根杆之间使用交叉连接。用健康的棘突和椎板填充钛网笼，或者结合结构性髂骨移植进行椎间融合，剩余的自体骨用于后路融合。最后在创面冲洗后，局部放置链霉素 1g，放置引流管，缝合切口（图 5-13-12）。

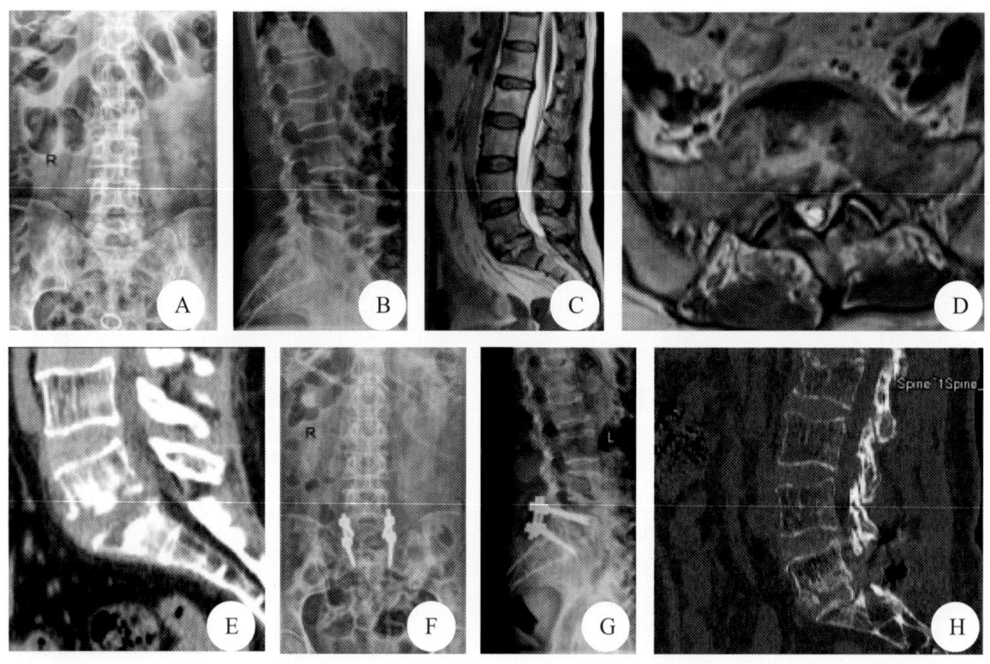

图 5－13－12　女性，55 岁，L_5～S_1 结核，后路病灶清除减压自体髂骨植骨内固定

A、B. 术前 X 线片；C、D、E. 术前 MRI 和 CT；F、G、H. 术后 X 线片和 CT 显示病灶彻底清除，自体髂骨和内固定器位置良好

八、脊柱结核截瘫手术治疗

（1）清楚显露脊柱后凸顶点残存椎体与其上下各 1～2 个正常椎体侧方、肋骨、椎体侧前方与椎弓根。

（2）认清上、下正常椎间孔与神经根位置所在，自此用尖嘴和椎板咬骨钳切除上下各 1 个正常椎板、患侧 3～4cm 的肋骨、病变间隙的下位椎弓根，即可打开椎管，可直视硬脊膜及其受压情况，从而确定需切除骨嵴与减压的范围。

（3）用电动磨钻或其他特制器械于需病灶清除减压的范围内，尽可能清除病变组织，清除范围为术侧椎体外缘至对侧椎弓根内缘（通过正位 X 线片测得）。

（4）自此骨槽逐渐向后将骨嵴下骨质挖空，仅留一薄层椎管前壁骨片，用尖嘴咬骨钳小心将骨片上下端咬断，用两把神经剥离器交替地自术侧逐渐伸入，剥离硬脊膜与骨的粘连。将薄骨片向前方沟槽内压下使之塌陷，取出骨片，并用尖嘴咬骨钳咬除残留的骨片。若椎管前壁骨片太厚，不易折断塌陷，可用特制薄嘴椎板咬骨钳细心地逐渐咬除。

（5）骨嵴塌陷或被咬除后，可见硬脊膜前方得以彻底减压，恢复正常粗细，并出现搏动。有时则需切除正常的上椎体后下角与下椎体后上角，骨质才能得以减压。

（6）在硬脊膜囊前方彻底减压后，若切除骨的前方残存的椎体骨质较多，足以维持柱的稳定性，则勿需进一步处理。

（7）若局部前方残存的椎体骨质很少或完全没有，即切除骨减压后明显影响脊柱的稳定性，则应考虑一期在上下椎体间做纵向的柱状植骨，同时行后路植骨融合与内固定，重建脊柱稳定性（图 5－13－13）。

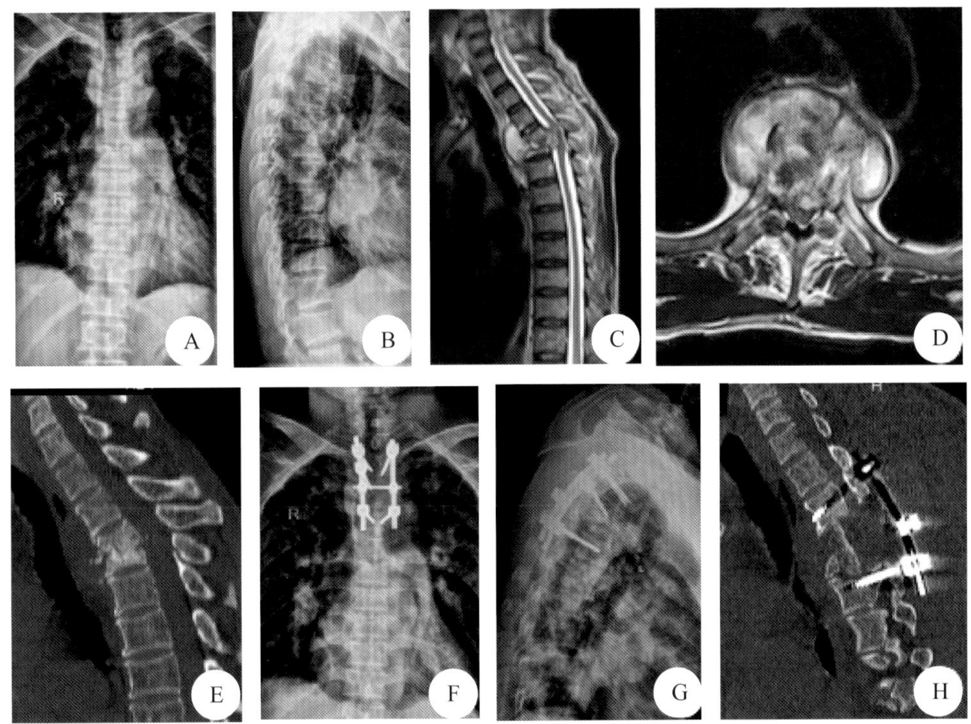

图 5-13-13　男性，66 岁，$C_{3\sim4}$ 结核伴截瘫，后路病灶清除减压自体髂骨植骨内固定

A、B. 术前 X 线片；C、D、E. 术前 MRI 和 CT；F、G、H. 术后 X 线片和 CT 显示病灶彻底清除，椎管减压，自体髂骨和内固定器位置良好

第十四节　胸腰椎后凸畸形矫正

一、强直性脊柱炎后凸畸形的矫正

强直性脊柱炎（ankylosing spondylitis，AS）是一种慢性进行性疾病，主要侵犯骶髂关节、脊柱骨突、脊柱旁软组织及外周关节，并可伴发关节外表现。临床主要表现为腰、背、颈、臀、髋部疼痛以及关节肿痛，严重者可发生脊柱畸形和关节强直。现已有研究证明，强直性脊柱炎与 HLA-B27 阳性密切相关，且男性发病率约为女性的 3 倍。

（一）临床表现

强直性脊柱炎早期多仅有一些非特异性表现。首发临床症状多为晨僵，其他早期症状主要包括中下段脊柱的慢性疼痛和僵硬以及骶髂关节来源的臀部疼痛。随着病情进展，骶髂关节和脊柱会出现强直，强直一般从尾侧向头侧进展。强直出现后疼痛会有所缓解。肺可因纤维化改变出现损伤，并有大动脉和心脏传导的改变。淀粉样变可造成肾功能损伤，还可能引起眼葡萄膜炎。当肋软骨和肋椎关节融合时，患者可能出现呼吸受限及肋骨下缘挤压内脏。脊柱强直可导致腰前凸消失及进展性的颈段和胸段的后凸，这种改变与髋关节的屈曲畸形共同导致矢状面平衡的丢失和致残的活动功能缺损，脊柱融合节段会进一步导致机体易于发生骨折、假关节或椎间盘炎症。

（二）影像学检查

1. X 线检查　骶髂关节的 X 线片最初表现为骶髂面边缘不规则，然后逐步出现关节面破坏、关节间隙变宽、关节面软骨下骨硬化，后期发展为关节间隙变窄、消失甚至完全融合。由于骶髂关节形状不规则，“S”形关节结构从侧面到中间的倾斜，可引起髂骨和骶骨在仰卧位时的标准前后位影像有大量重叠，使得关节间隙模糊。

2. CT 检查　CT 有相对高的敏感性，提高了病变的检出率，能把骶髂关节分层显示，基本上避免了结构的重叠。其优势主要表现在对关节病变的细微征象（如轻度骨硬化、模糊、侵蚀，以及关节间隙的轻度变窄、不对称）显示得更加准确，从而有利于临床早期确诊。

3. MRI 检查 MRI 比 X 线片能更早期发现骶髂关节的变化。MRI 能观察到骨髓水肿、软骨的异常改变及骨髓内脂肪沉积。

（三）手术治疗

1. 手术适应证 明确的强直性脊柱炎诊断，畸形后凸 Cobb 角＞40°通常认为是手术的适应证。

2. 手术方法 后路多节段椎板“V”形截骨加节段椎弓根螺钉系统固定术。

（1）采用俯卧位，腹部垫实。术中用 C 臂机确定顶椎位置。

（2）做沿棘突的正中切口，双侧暴露脊柱。以顶椎为中心上下各暴露 3～5 个椎体。并在每个节段置入椎弓根钉并进行术中透视，确定置钉位置满意。

（3）“V”形切除多节段的椎板及棘突。截骨范围：截骨不应超过顶椎椎间孔的上下缘。切除上一个相应节段的大部分棘突和每个节段上位脊椎下关节突及椎板下部，以及下一个脊椎的部分上关节突及椎板上部、棘突间钙化的黄韧带。截骨时一定要注意切除的对称性，避免出现冠状面的畸形。

（4）截骨完成后安装预弯的连接棒维持截骨平面的稳定，用加压钳逐渐交替缩短两侧椎弓根螺钉间距，使顶椎椎体截骨间隙逐渐完全合拢，各节段椎板关节突“V”形截骨间隙部分合拢，后凸畸形得到矫正。

（5）在 2 根连接棒之间的近端和远端各固定一组横连。

（6）在固定节段的椎板关节突及横突之间植入截除的椎体松质骨块（图 5－14－1）。

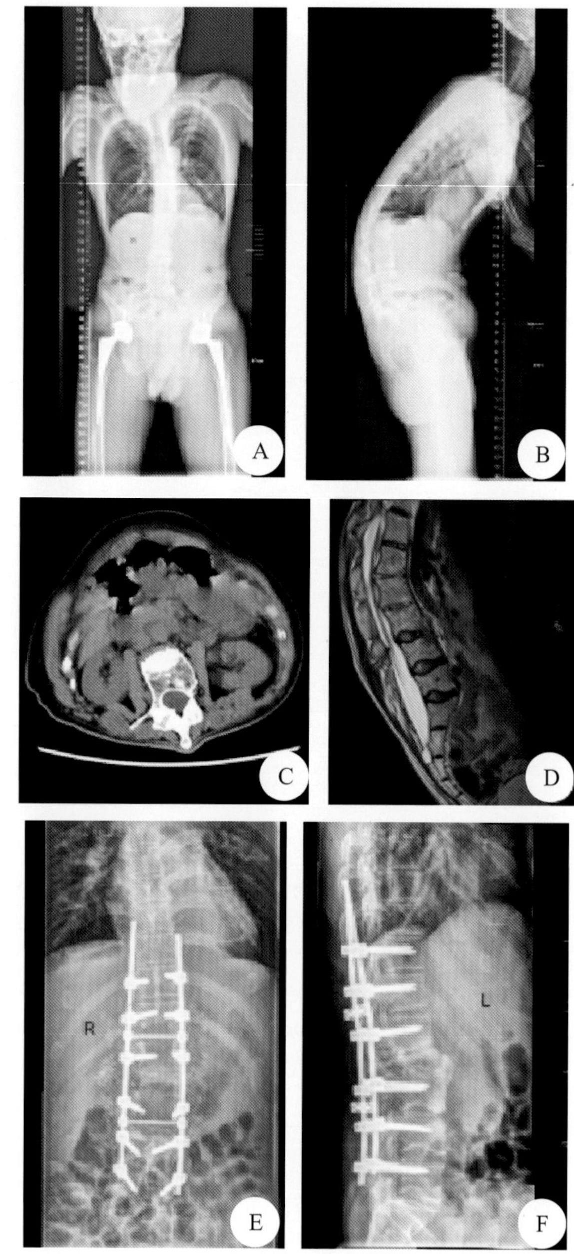

图 5－14－1 男性，52 岁，强直性脊柱炎后凸畸形

A、B. 术前脊柱全长 X 线片；C. 术前 CT；D. 术前 MRI；E、F. 术后 X 线片

二、脊柱结核后凸畸形的矫正

脊柱结核是导致严重脊柱后凸畸形的常见原因之一。脊柱结核后凸畸形的形成是受多因素影响的，主要包括感染时年龄、累计节段数、治疗前椎体丢失高度等。后期可出现外观、心理、肋骨－骨盆撞击、心肺功能障碍及神经脊髓压迫等一系列问题。

（一）活动型胸腰椎结核后凸畸形

1. $T_{4\sim7}$后路截骨矫形病灶清除椎管减压内固定术 适用于活动型胸腰椎结核中度后凸畸形（后凸 Cobb 角为 40°～59°）并截瘫的患者。

气管插管全麻，俯卧位，后侧正中切口，暴露双侧椎板至小关节外侧。如病变在胸段，显露肋骨近端 3～4cm，并于头尾侧正常脊椎处分别安置椎弓根螺钉，通常为 8～12 枚。根据病变部位和计划截骨的角度，确定截骨方式。

在胸段可切除病椎两侧相应肋骨近端 3～4cm，于硬膜囊外 1～2cm 处结扎并切断两侧血管、神经束。保持截骨时的局部稳定后，进行楔形截骨，切除所谓的顶椎，必要时切除顶椎上位椎体后下角及下位椎体后上角以充分减压。行楔形截骨及病灶清除至椎体前方。待矫形基本满意后，进一步加压固定。然后另一侧采用同样方法。矫形过程中采用诱发电位检测或固定完毕后行唤醒试验，如无异常，则将固定范围内的椎板、关节突去皮质打磨植骨（图 5－14－2）。

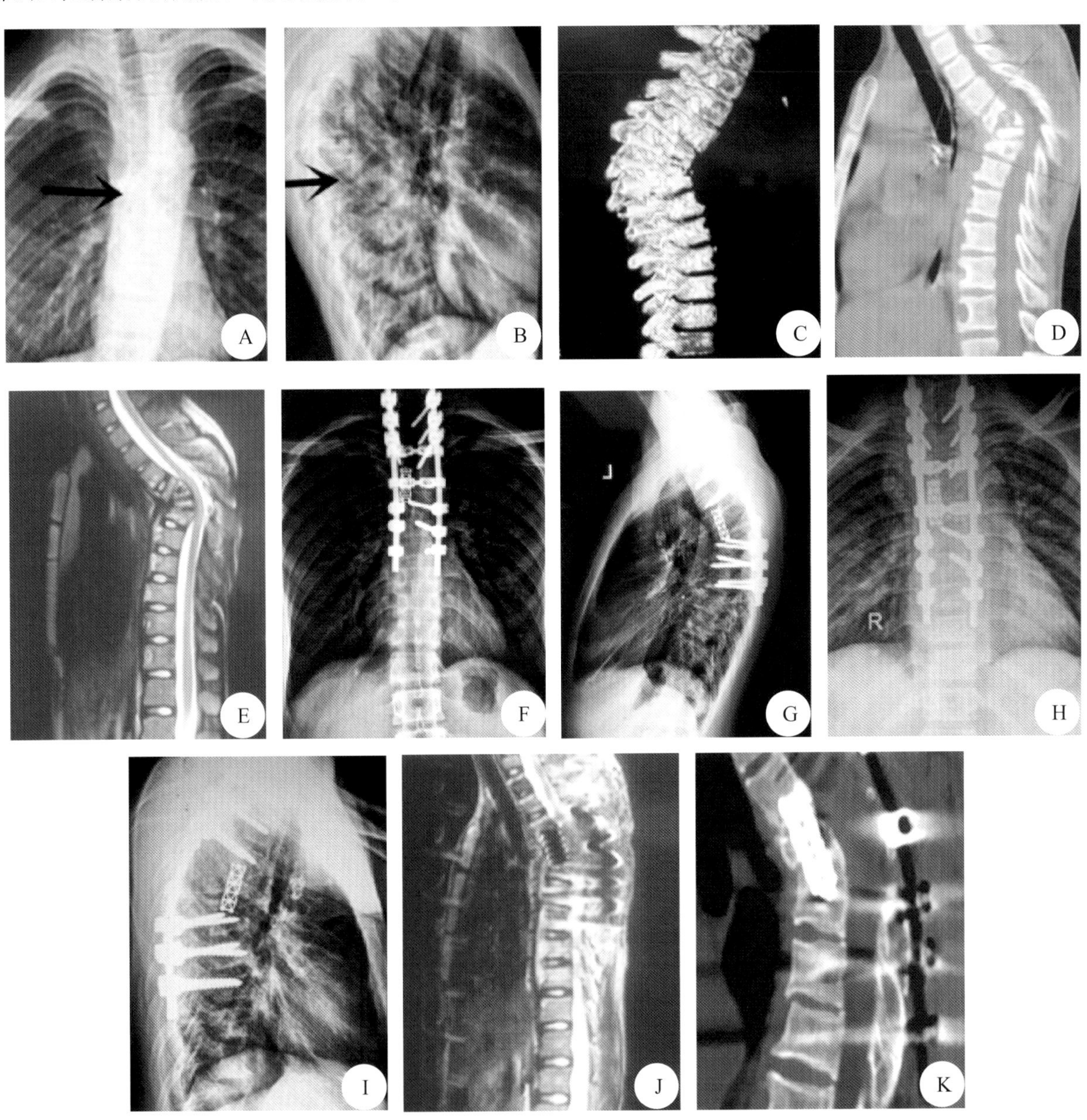

图 5－14－2　男性，14 岁，$T_{4\sim7}$结核重度后凸畸形合并截瘫

A、B. 术前 X 线片显示 $T_{4\sim7}$椎体重度后凸畸形（箭头）；C、D. 术前 CT 显示 $T_{4\sim7}$结核并后凸畸形，后凸 Cobb 角 62°；E. 术前 MRI；F、G. 术后 X 线片显示 $T_{1\sim10}$后方椎弓根螺钉和前方钛网位置良好，后凸 Cobb 角矫正至 25°，矫正率为 59.7%；H、I. 术后 4 年随访的 X 线片；J、K. CT 显示骨融合良好，后凸 Cobb 角为 32°，矫正度无丢失，钛网未见移位

2. T_{12}～L_1 后路截骨矫形病灶清除减压椎弓根螺钉与钛钢内固定术 随着后路内固定器械能有效进行后凸矫形，一期后路手术成为治疗脊柱结核可选择的方法。国内外很多学者采用一期后路病灶清除内固定术或经后路椎弓根病灶清除内固定术，治疗伴有神经症状的脊柱结核成人患者，并获得良好的临床效果。采用一期后路病灶清除、植骨融合内固定术治疗伴有后凸畸形的儿童、青少年患者，在脊柱结核方面获得了满意的疗效，避免了进行多节段前路融合后，由于后柱结构的过度生长而并发进展性后凸畸形。对于青少年胸腰椎结核严重后凸畸形（Cobb>60°）合并截瘫，常用一期后路经椎弓根椎体截骨或全脊椎切除病灶清除，矫正后凸畸形，前方支撑植骨，后方椎弓根螺钉固定，可以重建矢状面状态和脊柱稳定性，随访效果良好（图 5－14－3）。

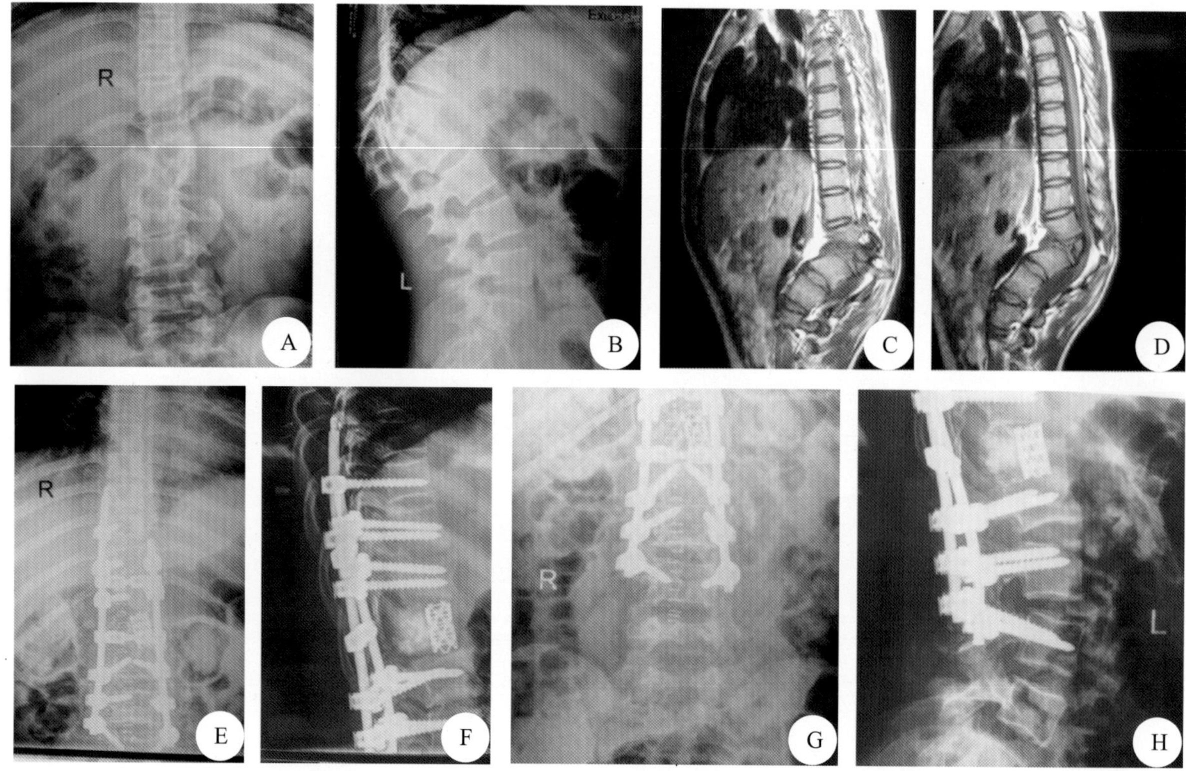

图 5－14－3 女性，15 岁，T_{12}～L_1 椎体结核重度后凸畸形合并截瘫

A、B. 术前 X 线片；C、D. 术前 MRI 显示后凸 Cobb 角 69°，椎体破坏，脊髓受压；E、F. 术后 X 线片显示 T_9～L_4 椎弓根螺钉与钛网固定良好，后凸 Cobb 角矫正至 14°；G、H. 术后 15 个月 X 线片显示固定物无松动移位，后凸 Cobb 角保持 14°

3. $L_{1\sim2}$ 后路截骨矫形病灶清除减压椎弓根螺钉内固定术 矫正大约 30°，适用于角状后凸畸形、矢状面轴向距离（SVA）>8cm、医源性平背畸形、椎体前柱柔韧性较差的患者，畸形矫形程度与截骨角度相关，而与截骨平面无关（图 5－14－4）。

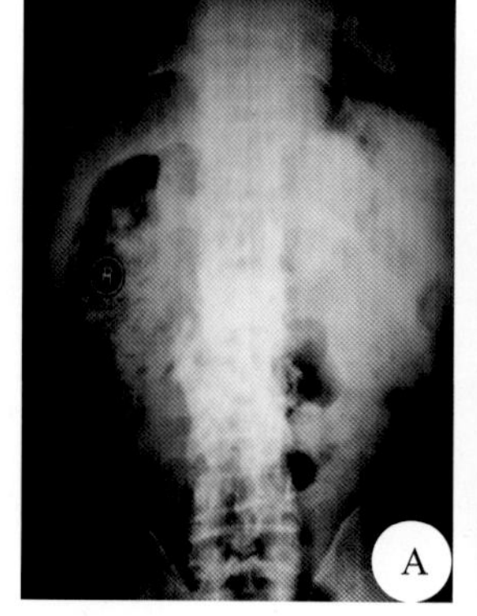

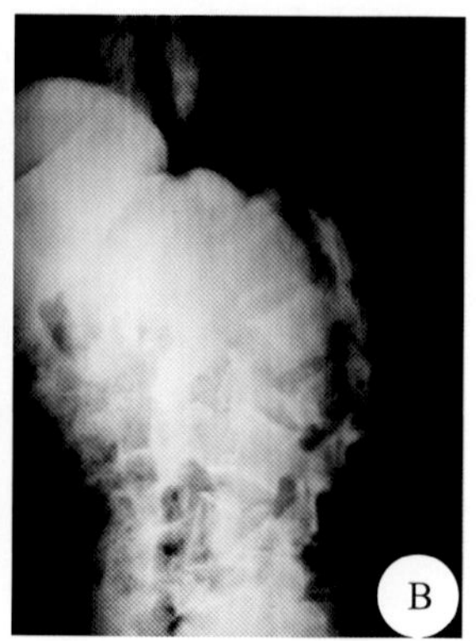

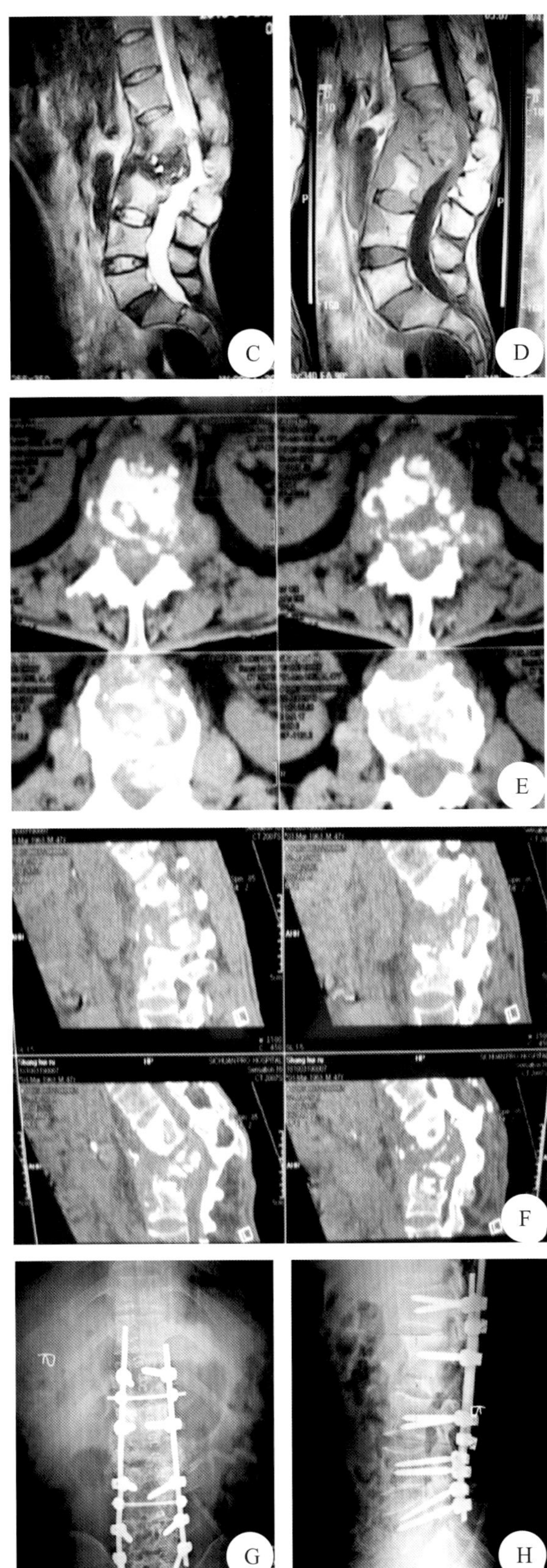

图 5-14-4　男性，19 岁，$L_{1\sim2}$ 结核脓肿后凸畸形

A、B. 术前 X 线片；C、D. 术前 MRI；E、F. 术前 CT；G、H. 矫正术后 X 线片

（二）静止型胸腰椎结核后凸畸形

1. $T_{12}\sim L_1$ 后凸全脊椎切除矫形椎管减压内固定术　具体为矫正后凸畸形，脊髓减压，椎间钛网植骨，椎弓根螺钉内固定术。胡豇等人于 2009 年 1 月至 2013 年 1 月，采用一期后路全脊椎切除（PVCR）矫正后凸畸形、前方钛网支撑植骨、后方椎弓根螺钉固定治疗重度后凸畸形合并不全截瘫的胸、腰椎结核患者 13 例。随访 12～48个月，平均 17 个月，结果表明，患者截瘫有不同程度的恢复，截骨矫正处达骨性愈合，随访期间内固定物无松动、移位和断裂，该术式的优点是：①矫形不受前纵韧带和椎间盘的影响；②不增加前柱高度，不牵张脊髓；③显露充分，脊髓减压彻底；④矫形能力强，单节段可矫正 40°～50°，加上相邻节段，一般矫正超过 60°；⑤环形骨融合率高，融合质量好。

术中显露棘突、椎板、关节突，确定置钉椎体及截骨椎体，在拟切除的病变椎体上下方相对正常及正常的椎体内置入椎弓根螺钉，上下各置入 4～6 枚螺钉（共 8～12 枚）。切除确认的椎体后，切除其椎板、关节突及横突，咬除椎弓根至基底部，显露脊髓硬膜和神经根，仔细保护。截断横突，结扎病变椎体的节段血管，切除病变椎体，松解切断后挛缩的前纵韧带和纤维环，显露出前方硬膜囊，彻底清除硬膜腹侧的瘢痕组织和骨嵴，解除脊髓神经的受压。切除椎体上下方的椎间盘及相邻椎体的终板。然后测量前柱缺损长度，剪裁合适长度的钛网，填充碎骨粒后置入，根据截骨间隙是否闭合、脊髓皱缩程度，逐渐加压关闭截骨间隙，于截骨部位上下螺钉之间再次加压完成矫形，从而实现后凸畸形矫正（图 5-14-5）。

2. $T_{11\sim12}$ 后凸全脊椎截除矫形椎管减压内固定术　以 $T_8\sim L_3$ 棘突为中心，取胸腰椎后正中切口依次切开皮肤、皮下组织及筋膜，剥离双侧竖脊肌，显露 $T_8\sim L_3$ 棘突、双侧椎板、关节突及横突，分别于 $T_{8\sim10}$、$L_{1\sim3}$ 双侧椎弓根置入定位针，C 臂机透视见位置良好后，于 $T_{8\sim10}$、$L_{1\sim3}$ 双侧椎弓根置入椎弓根螺钉，用C 臂机再次透视见内固定位置良好后，用磨钻及椎板咬骨钳磨除 $T_{10}\sim L_1$ 椎板，使椎管充分减压，安置一侧椎弓根螺钉连接棒，切除对侧 T_{12} 椎弓根及 $T_{11\sim12}$ 部分椎体，同法处理对侧椎弓根及椎体。

将一侧连接棒预弯至合适弧度，依次安装螺帽，安置对侧连接棒，后凸基本纠正后再次旋紧螺帽，用C臂机透视见矫形效果良好。用生理盐水冲洗切口，打磨椎板外及横突间植骨床，并植入自体及异体混合骨（图5－14－6）。

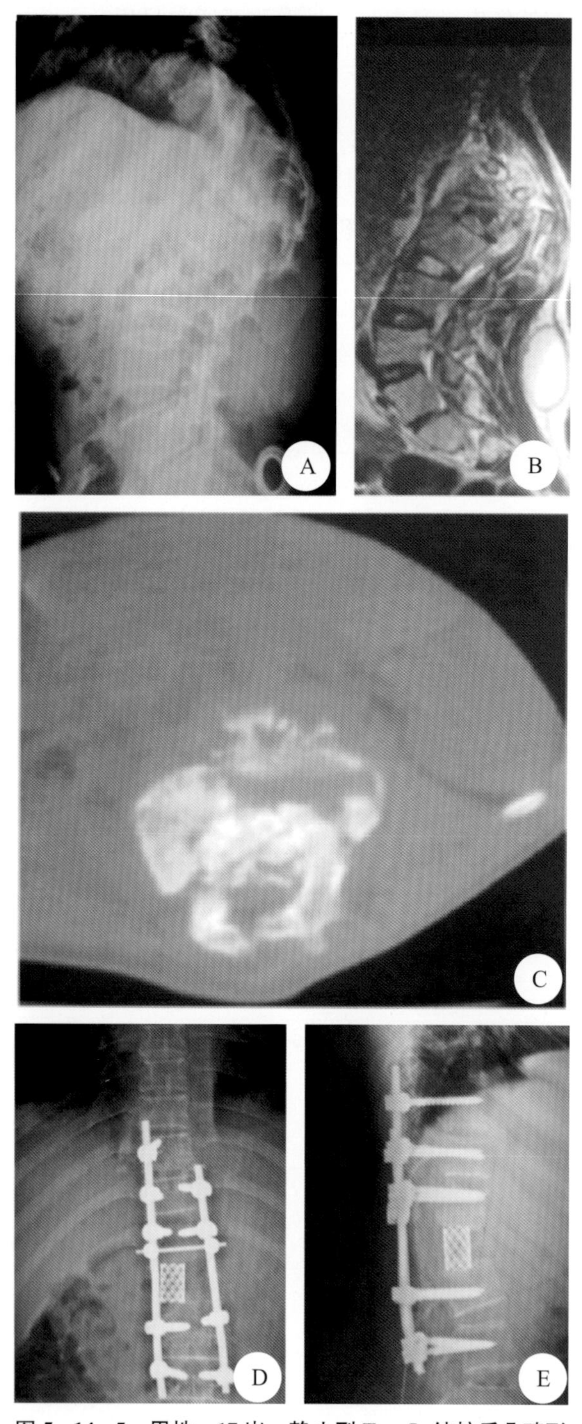

图5－14－5　男性，17岁，静止型T_{12}～L_1结核后凸畸形

A. 术前X线片；B. 术前MRI；C. 术前CT；D、E. 术后X线片，术前后凸角75°，术后矫正至15°，矫正率达80％

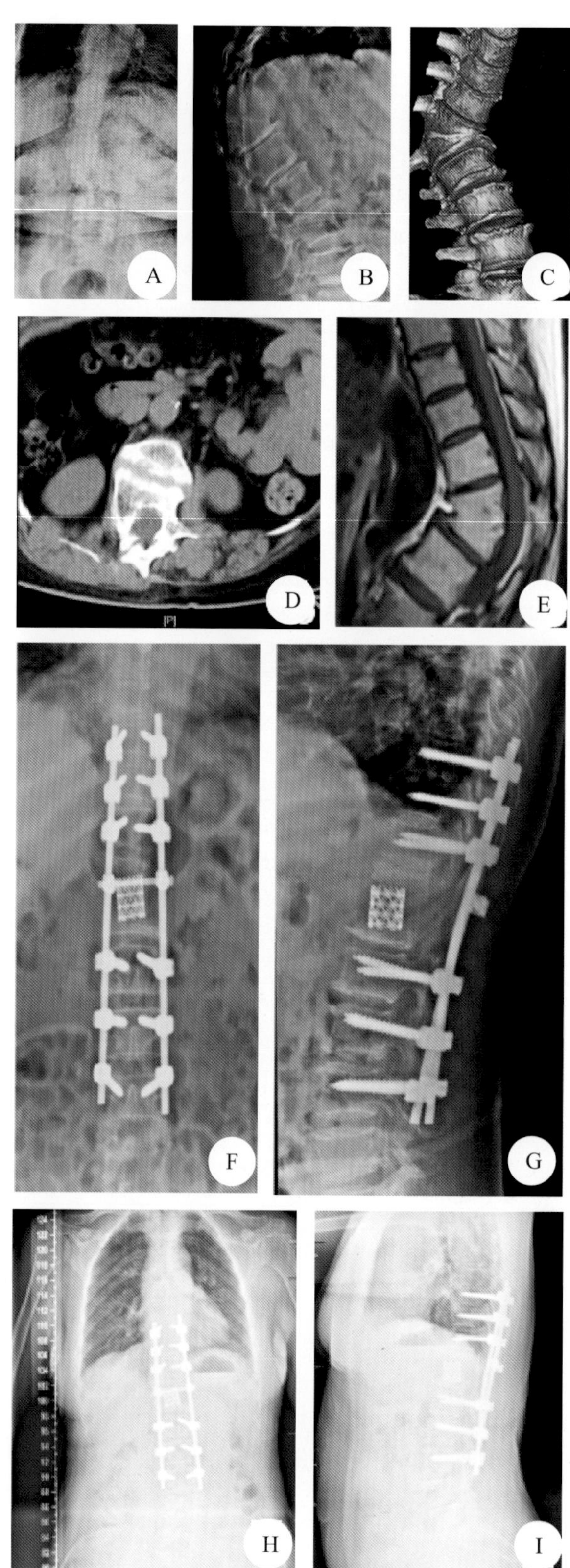

图5－14－6　女性，69岁，静止型$T_{11\sim12}$结核后凸畸形全脊椎截除矫正内固定

A、B. 术前X线片；C. 术前三维重建；D、E. 术前MRI；F、G. 随访术后X线片显示椎弓根螺钉与钛网固定良好，矫正前后凸角70°，术后后凸角矫正至0°；H、I. 术后4个月复查X线片

三、休门氏病（Sheuermann）后凸畸形的矫正

休门氏病是一种常见于青少年的胸腰椎僵硬型脊柱后凸畸形，属于良性发展性疾病，真正有严重畸形和临床症状者极少。在青少年生长期，不经治疗可发展为进行性结构性后凸畸形，尤其是在成长过程中有外伤及过劳者。常见的背痛和疲劳感在骨骼成熟后常会自然消失。如果最终后凸畸形不超过75°，除了背痛，患者一般不会有长期的不适，且背痛常为轻度，少有致残者。

（一）临床表现

表现为下腰痛及某些特定姿势的不适感。疼痛多发生于畸形部位，也可发生于下腰部。若疼痛位于腰部，而畸形在胸部，则应该考虑椎弓崩裂的可能性。疼痛在活动时加重，随年龄增长可减轻甚至消失。查体时可见胸椎或胸腰椎后凸成角，腰椎代偿性前凸加大。后凸畸形角度较大时俯身伸展试验不能矫正后凸。约1/3的患者会出现轻到中度的脊柱侧凸，但是侧凸角度较小（10°～20°）。

（二）影像学特征

1. 楔形椎体 椎体呈楔形外观，且病段椎节后凸顶椎至少3个，相邻的楔形椎体形成的角度一般应超过5°。

2. Schmorl 结节 是本病的另一影像学特征，脊椎终板呈不规则或扁平状，椎间隙狭窄，髓核可突入上下椎体软骨板内，且顶椎前后径增长。

3. 颈、腰段前凸 除了站立侧位片显示胸椎过度后凸畸形，尚可同时发现腰椎的过度前凸和颈椎前凸加剧等异常。实际上，颈、腰椎的畸形改变并非结构性，而是对胸椎后凸的代偿性改变，与维持椎体在矢状面上的平衡相关。

（三）鉴别诊断

1. 姿势性圆背畸形 这是最常见的需要与休门氏病相鉴别的疾病。通常姿势性圆背畸形较休门氏病的胸椎后凸程度轻，胸腰椎的活动度也相对良好，且多数能在俯卧伸展试验后得到矫正。X线片显示椎体轮廓正常，无椎体楔形变，后凸与休门氏病常见的成角后凸相比更平缓，X线片正常并不能排除休门氏病，因为X线片的改变要待患儿10～12岁时才表现出来。

2. 椎体压缩性骨折 压缩性骨折多有明显的外伤史，且引起的楔形改变通常只累及1个椎体。而休门氏病脊柱后凸累及3个或3个以上椎体。

3. 强直性脊柱炎 多通过HLA－B27检查进行鉴别。

4. 先天性后凸畸形 可因若干椎体分节不良导致脊柱前方骨桥连接，或因椎体发育畸形而形成位置偏后的半椎体，该类疾病与休门氏病相比，主要表现为角状后凸畸形，且后凸角度较大。

5. 骨软骨营养不良症 因软骨成骨受阻所致，有家族史，腰背部显著成角，有后凸畸形，椎体前部呈阶梯样变细或呈舌状，而休门氏病后凸程度较该病轻，并有Schmorl结节等特征性病理学改变。

（四）治疗

对在骨骼成熟以前诊断的患儿，大多可选用支具进行矫正。当畸形严重，特别是非手术治疗不能缓解疼痛时，则需要手术治疗。

手术治疗的适应证包括进行性脊柱后凸且后凸角度＞75°，神经功能损害，心肺功能损害，持续疼痛，或骨骼发育后的显著畸形。

手术治疗：

（1）俯卧位，后路显露脊柱。暴露脊柱至T_8～L_2。

（2）在术中用C臂机透视脊柱后凸的顶椎。

（3）在顶椎的上方至少应用两组胸椎弓根螺钉。在顶椎以远应使用椎弓根螺钉，并建议至少应使用3组螺钉。

（4）截骨："V"形切除椎板和棘突，处理各节段关节突关节，使后柱压缩，为融合提供骨性表面。确定顶椎后，切除顶椎全椎板及相邻上下椎体的各1/2椎板，并对远、近端椎板进行减压，防止截骨后脊髓皱缩时形成压迫。自一侧切除顶椎椎弓根，保护相应神经根，后宽前窄楔形切除顶椎椎体，前方尽量保留椎体前缘皮质。

（5）在后凸上方弯曲两根固定棒使其接近正常脊柱边缘，固定棒远端不做预弯。

（6）将棒置入上方锚点内，将两根棒放置到近端的固定点后在近端两棒之间安装一个横连。然后将未预弯的固定棒远端置入复位椎弓根钉的凹槽内。

（7）开始用复位椎弓根钉将脊柱拉向固定棒来矫形复位，将棒的远端切断以达到合适的长度。

（8）当中间固定点接触到棒时，立即将其锁定在固定棒上，并加压使其接近近端固定点。逐渐、反复地加压锁紧固定点，可在安全可控的状态下使脊柱后凸得以矫正。脊柱可以从任何方向贴紧矫形棒，从而使脊柱在冠状面和矢状面上同时得到矫形。

（9）完成脊柱后凸矫形后，充分加压，并锁紧螺帽。以近端相同方式，在远端安装一个横连。

（10）矫形完成后，在固定节段的椎板关节突及横突之间植入截除的椎体松质骨块（图5－14－7）。

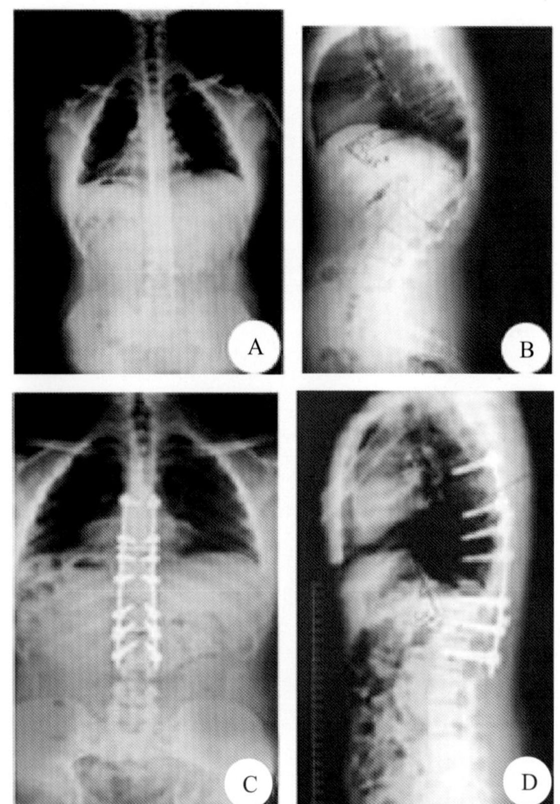

图5－14－7　男性，13岁，休门氏病胸腰段后凸畸形

A、B. 术前X线片；C、D. 术后X线片，随访2年矫正度无丢失

第十五节　青少年特发性脊柱侧凸畸形

脊柱侧凸指脊柱向侧方弯曲的角度在X线片中的测量值大于10°，其发生通常与躯干旋转有关。脊柱侧凸的三种主要类型是先天性、特发性和神经肌肉源性。根据发病年龄，特发性脊柱侧凸可分为三类：婴儿型（脊柱侧凸出现在小于3岁的患者中）、少儿型（特发性脊柱侧凸出现在3～10岁的儿童中），以及本节重点介绍的青少年特发性脊柱侧凸（AIS）。青少年特发性脊柱侧凸畸形发生在骨骼不成熟的、年龄在10～18岁的患者中。总体上，在10～18岁的青少年人群中，有2%～4%的青少年存在不同程度的脊柱侧凸畸形，其中，约有0.2%的青少年侧弯角度大于30°，约有0.1%的侧弯角度大于40°。青少年特发性脊柱侧凸畸形是一种三维的脊柱畸形，可累及一个或多个节段胸腰椎，累及10岁至骨骼成熟的患者。青少年特发性脊柱侧凸畸形的发病率特点之一是随着年龄的增长而增加，另一特点是存在性别差异，随着侧弯角度增大，女性的发病率明显上升，总体上女性与男性的比例为（1.5～3.0）：1。目前的文献认为，青少年特发性脊柱侧凸畸形病因机制可能包括：遗传性、生物力学生长调整、背侧剪切力和轴向旋转不稳定、脊柱神经骨结构生长不匹配、姿势异常和后脑功能障碍，以及一些信号通路的调控障碍等，但上述可能机制的证据均不确切。

一、临床表现

青少年特发性脊柱侧凸畸形最常见的临床表现是青少年（女性为主）的背部畸形，其他的典型表现包括衣物不合身，身体偏向一侧，或者手臂与同侧骨盆摩擦。体格检查中，需要特别注意患者的感觉运动功能及皮肤病变。因双下肢长度差异导致的侧凸畸形也应当注意排除。背部的体格检查应注意肩膀倾斜，腰围不对称，可触及的肿块及皮肤病变等情况。Adams bending 试验可用于判断肋骨凸度，以及矢状面和冠状面的侧凸情况。一般认为，青少年特发性脊柱侧凸畸形患者往往并不不会伴随疼痛或神经功能障碍的症状和体征。因此，当伴随有下肢疼痛、麻木等神经根症状，以及出现肠或膀胱失禁和感觉异常等情况时，应考虑排除其他诊断。但是，最近的研究发现，约有23%的青少年特发性脊柱侧凸畸形患者在发病时可伴随腰背部疼痛症状，9%的青少年特发性脊柱侧凸畸形患者在诊断之后的随访期间存在腰背疼痛的主诉。当青少年特发性脊柱侧凸畸形患者出现疼痛、不典型的侧凸曲线时，需要考虑脊柱存在潜在病变的可能。有学者认为青少年特发性脊柱侧凸畸形患者最常见的疼痛原因是骨样骨瘤，可在完善检查后使用非甾体抗炎药以缓解疼痛。

二、影像学检查

站立脊柱全长正、侧位X线片和左右Bending位X线片是评估脊柱侧凸的经典标准。其中，摄片时需保证患者处于站立位，因为当患者仰卧时，侧凸的曲线也会相应地发生变化。站立位X线片应当清晰地包括整个脊柱和骨盆，并包含双侧的股骨头（有条件时需包含股骨等下肢力线情况），以确定患者的骨骼年龄，并评估脊柱的整体平衡情况。在站立脊柱全长正位片上，可首先确定脊柱侧凸畸形的部位和范围，以Cobb法来测量侧弯角度的大小，为了降低青少年人群的辐射暴露，有学者认为并非所有患者都需进行CT检查。但是，当存在“左胸弯”“脊柱后凸畸形”“腰背疼痛”“神经功能障碍”“严重脊柱后凸畸形”“年龄小于11岁”等时，则必须通过CT和MRI检查来进一步评估病情。

三、评估与分型

（一）评估方法

Cobb法是评估侧凸畸形最常用的方法，其中需要特别注意应在站立位和左右Bending位上进行角度测量。首先，确定侧弯的上下端椎（End Vertebrae，EV）和顶椎（Apical Vertebrae，AV）。EV指的是向侧弯头尾两侧倾斜度最大的椎体。AV指的是侧凸顶点的椎体，或椎间隙。上端椎上终板与下端椎下终板垂线的夹角即为Cobb角。脊柱侧弯凸侧的椎间隙较宽，凹侧椎间隙较窄。由顶椎向头尾两侧寻找时，在凹侧椎间隙开始变宽的第一个椎间隙，其相邻椎体往往为端椎。评估脊柱侧凸患者的整体脊柱平衡是非常重要的。例如，如果患者为孤立性胸椎结构性侧弯，在其结构弯的上下可能有非结构代偿曲线（非旋转曲线），以使头部维持在骨盆上方。因此，当代偿曲线的角度之和等于结构曲线的角度之和时，即刻达到脊柱平衡。

Risser征（0～5级）可较客观地反映骨骼年龄情况，常用以评估青少年特发性脊柱侧凸畸形的进展风险。例如，对于侧弯角度为20°～29°、Risser征为0或1的未成熟儿童，侧凸进展发生率为68%。患者的青春期侧凸畸形进展的影响是评估时需要考虑的另一重要因素。青春期持续2年，女孩从骨龄11岁开始，男孩从骨龄13岁开始。在此阶段，必须跟踪患者的骨骼成熟情况，以评估青少年特发性脊柱侧凸畸形进展的风险。发生侧弯的年龄越小，青少年脊柱侧凸畸形发展的风险越高。一般来说，在青春期，每个月增加1°的脊柱侧凸可能是进行性的，而增加0.5°的脊柱侧凸时则可以对其密切随访检测。

（二）分型

King分型是20世纪80年代指导当时脊柱外科医生应用Harrington棒进行胸椎后路固定融合手术治疗青少年特发性脊柱侧凸畸形的主要分型方法。但是，King分型仅考虑了冠状面的畸形情况，没有涵盖胸腰段侧弯型、腰椎侧弯型，以及双/三弯型等侧弯的情况，因此在指导治疗上存在一定缺陷。2001年后，以冠状面和矢状面X线片为基础提出的Lenke分型，是目前公认可以有效指导手术中脊柱节段融合范围选择的经典分型系统。考虑到多平面畸形的情况，Lenke分型包含三个主要方面，分别是冠状面侧凸分型（1～6型）、腰椎修正亚型（A、B、C）、矢状面亚型（－，N，＋）。脊柱冠状面侧凸的分型是以AV的位置为基础的：上胸椎（PT）弯的AV介于T_3和T_5之间；主胸椎（MT）弯的AV介于T_6和$T_{11\sim12}$椎间隙之间；胸腰椎（TL/L）弯的AV介于T_{12}与L_1之间；腰（L）弯的AV介于$L_{1\sim2}$间隙与L_4之间。其中，当左右

Bending 位上侧弯角度≥25°时认为该侧弯为结构弯（structural curve，SC）；当 PT 弯的后凸畸形≥20°时则认为其为结构弯；当 MT 或 TL/L 部位的后凸畸形≥20°时也认为其为结构弯。主弯（major curve，MC）指站立正位全长片中，MT 或 TL/L 中 Cobb 角度更大的侧弯。

Lenke 分型具体如下：

1. 侧凸分型（冠状面）

（1）1 型：主胸弯型（MT 型）最为常见，约占所有青少年特发性脊柱侧凸畸形的 40%，MT 弯是唯一的结构弯和主弯。

（2）2 型：双胸弯型（double thoracic，DT 型），MT 弯为主弯，PT 弯为结构弯。

（3）3 型：双主弯型（double major，DM 型），MT 为主弯，TL/L 弯为结构弯（MT+TL/L）。

（4）4 型：三主弯型（triple major，TM 型），PT、MT 和 TL/L 弯均为结构弯。其主弯可以是 MT 弯或 TL/L 弯。

（5）5 型：胸腰段/腰椎弯型（TL/L 型），TL/L 弯是唯一的结构弯和主弯。

（6）6 型：胸腰段/腰椎弯和主胸弯（thoracolumbar/lumbar－main thoracic，TL/L－MT 型），TL/L 弯是主弯，MT 和 TL/L 弯均为结构弯。

2. 腰椎修正亚型（A、B、C） 腰椎修正亚型的分型是由 TL/L 部位侧弯顶椎相对于骶正中垂直线（CSVL）的位置决定的。A 型：CSVL 通过 TL/L 侧弯顶椎的双椎弓根之间；B 型：CSVL 以接触的形式通过 TL/L 侧弯顶椎凹侧椎弓根的内侧与顶椎凹侧椎体边缘之间；C 型：CSVL 完全位于 TL/L 顶椎的凹侧（无接触）。

3. 矢状面亚型（－，N，+） 胸椎矢状面亚型可以通过测量 T_5～T_{12} 的胸椎后凸来确定。正常的胸椎后凸在+10°～+40°，平均值为+30°左右。负值型（－）：即后凸减少型，指后凸角度小于+10°；正常型（N）：即后凸角度正常，+10°～+40°；正值型（+）：即过度后凸型，指后凸角度大于 40°。

（三）治疗

1. 非手术治疗 青少年特发性脊柱侧凸畸形的主要非手术治疗是支具固定，其目标是通过限制侧凸畸形进展，尽可能避免手术。许多侧凸 20°左右的青少年特发性脊柱侧凸畸形可以通过连续的临床或影像学检查进行随访观察，每 6 个月进行 1 次，直到骨骼成熟。如果骨骼不成熟、Risser 等级为 0～1 级，且患者的侧凸角度在 25°～40°时，大多数患者和家属会考虑优先使用支具治疗。需要特别注意的是，佩戴支具的目的是阻止曲线的进一步发展，矫形支具一般很难将结构性侧凸畸形完全矫正。支具的佩戴时间为每天至少佩戴支具 16 小时，支具治疗方案持续 2～4 年或直到骨骼成熟。

2. 手术治疗 根据分型系统的后路固定融合节段范围决定，如图 5－15－1、图 5－15－2。

（1）1 型（MT 型）：仅固定和融合 MT 主弯。上端固定椎（UIV）为 T_3～T_5。对于腰椎 A、B 亚型（1A、1B 型），下端固定椎（LIV）通常选择在站立冠状位全长片中，TL/L 区域内可被 CSVL 通过的最靠近端的椎体。对于 1C 型手术治疗的 LIV 选择目前存在争议。应尽量使 MT 与 TL－L 的 Cobb 角比值大于 1.2、TL 的后凸角度小于 10°的椎体。

（2）2 型（DT 型）：固定融合需包含 PT 和 MT。UIV 通常选择 T_2 或 T_3。LIV 的选择与 1 型相同。此类患者的矫形需特别注意双肩平衡。

（3）3 型（DM 型）：固定融合尽可能包含全部 MT 和 TL/L。UIV 通常为 $T_{3\sim5}$，LIV 通常延长至 L_3 或 L_4。如果 TL/L 侧弯的顶椎在 $L_{1\sim2}$ 椎间隙或以上，且 $L_{3\sim4}$ 椎间隙处于中立位时，LIV 应选择 L_3。否则，当 TL/L 侧弯的顶椎位于 L_2 及以下时，LIV 应该选择 L_4。对于 3C 型的侧凸畸形可给予选择性的胸椎固定融合术，UIV 和 LIV 的选择原则与 1C 型相同。

（4）4 型（TM 型）：TM 型的固定融合节段应包括全部 3 个主弯曲（PT，MT，TL/L）。其中 UIV 的选择方法与 2 型（DT 型）相同，而 LIV 的选择与 3 型（DM 型）相同。

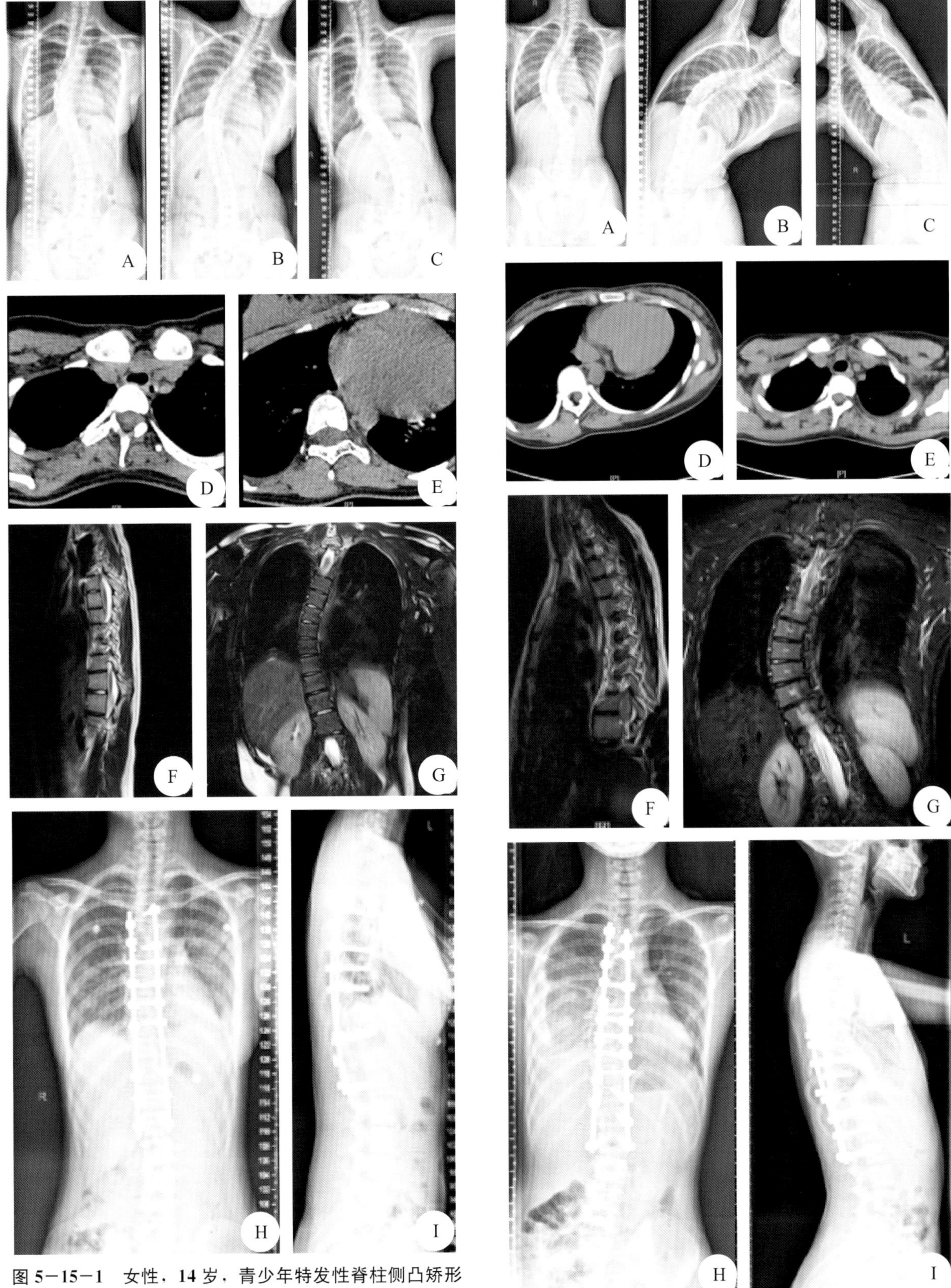

图 5－15－1　女性，14 岁，青少年特发性脊柱侧凸矫形

A、B、C. 术前 X 线片；D、E. 术前 CT；F、G. 术前 MRI；H、I. 术后 X 线片

图 5－15－2　女性，10 岁，青少年特发性脊柱侧凸矫形

A、B、C. 术前 X 线片；D、E. 术前 CT；F、G. 术前 MRI；H、I. 术后 X 线片

（5）5 型（TL/L 型）：固定融合节段仅需

包含 TL/L，UIV 通常选择上 EV 近端的一至二节段，LIV 则应选择下 EV 或低于下 EV 的一个节段，且同时需考虑满足 3 型（DM 型）的 LIV 选择方法。

（6）6 型（TL/L－MT 型）：固定融合节段的范围与 3 型（DM 型）相同，需包含全部 MT 和 TL/L。

第十六节　脊柱微创手术

一、经皮椎间孔镜技术

椎间孔镜通过在椎间孔 Kambin 穿刺三角区，直视下切除突出游离的椎间盘和增生的骨质结构来解除神经马尾的压力，消除由于对神经压迫造成的疼痛。目前临床上常用的椎间孔镜技术包括 YESS 技术和 TESSYS 技术（图 5－16－1）。YESS 技术又称盘内技术，术中先进入椎间盘摘除髓核，然后将脱入椎管的游离髓核拖回盘内取出，又称为“inside－out”（盘内－盘外）技术。TESSYS 技术又称为盘外技术，术中先进入椎间隙后缘椎管，直接摘除游离髓核，然后进入椎间盘处理残余椎间盘，又称为“outside－in”（盘外－盘内）技术。相比而言，YESS 技术定位简单、穿刺容易，但适应证相对较窄。而 TESSYS 技术虽然可以治疗几乎各种腰椎间盘突出症，但术中用 C 臂机定位进针点复杂，用穿刺针寻找目标时，需在透视下反复调整，手术操作步骤烦琐，导致术中透视多、手术时间长、学习曲线陡直。

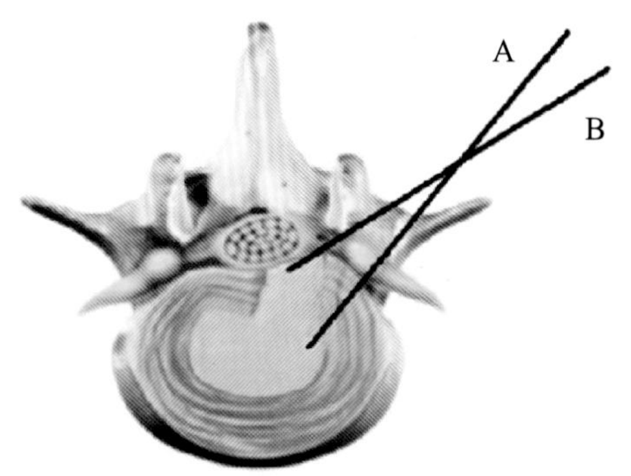

图 5－16－1　A：YESS 技术；B：TESSYS 技术

（一）椎间孔镜技术治疗 $L_{4\sim5}$ 椎间盘突出症

（1）体位：患者取俯卧位，腰部稍后凸，使椎间隙后侧充分张开，扩大 Kambin 穿刺三角区的面积。

（2）定位：经透视确认 $L_{4\sim5}$ 椎间隙，通过该水平线与正中线交点的垂线即为穿刺瞄准点，穿刺瞄准点位于棘突中线外侧 10cm 左右。

（3）穿刺：注射 1％的利多卡因溶液局麻后，在 C 臂机前后位透视下，用 18 号穿刺针按术前标定的椎间盘方向进行穿刺，当穿刺针尖穿破纤维环时，可感到针尖有突破感。将穿刺针逐渐刺入椎间盘。

（4）安放工作套管：经 18 号穿刺针插入导丝，以导丝为中心切一条 8mm 长的切口。将直径 7.2mm、尖端呈钝性锥状、中央和旁侧各开有孔槽的特制锥状导棒沿导丝插入纤维环上。

（5）椎间盘减压：取出锥状导棒，经工作套管置入椎间孔镜。在椎间孔镜监视下经内镜中央工作通道，使用各种型号和角度的髓核钳和髓核剪切除及取出突出、脱出或游离的椎间盘组织。在双极射频辅助下，行椎间盘消融减压和纤维环撕裂口的皱缩与成形术。

（6）术后处理，术毕，经工作套管注射 1％的利多卡因溶液 2ml，拔出工作通道，关闭切口（图 5－16－2）。

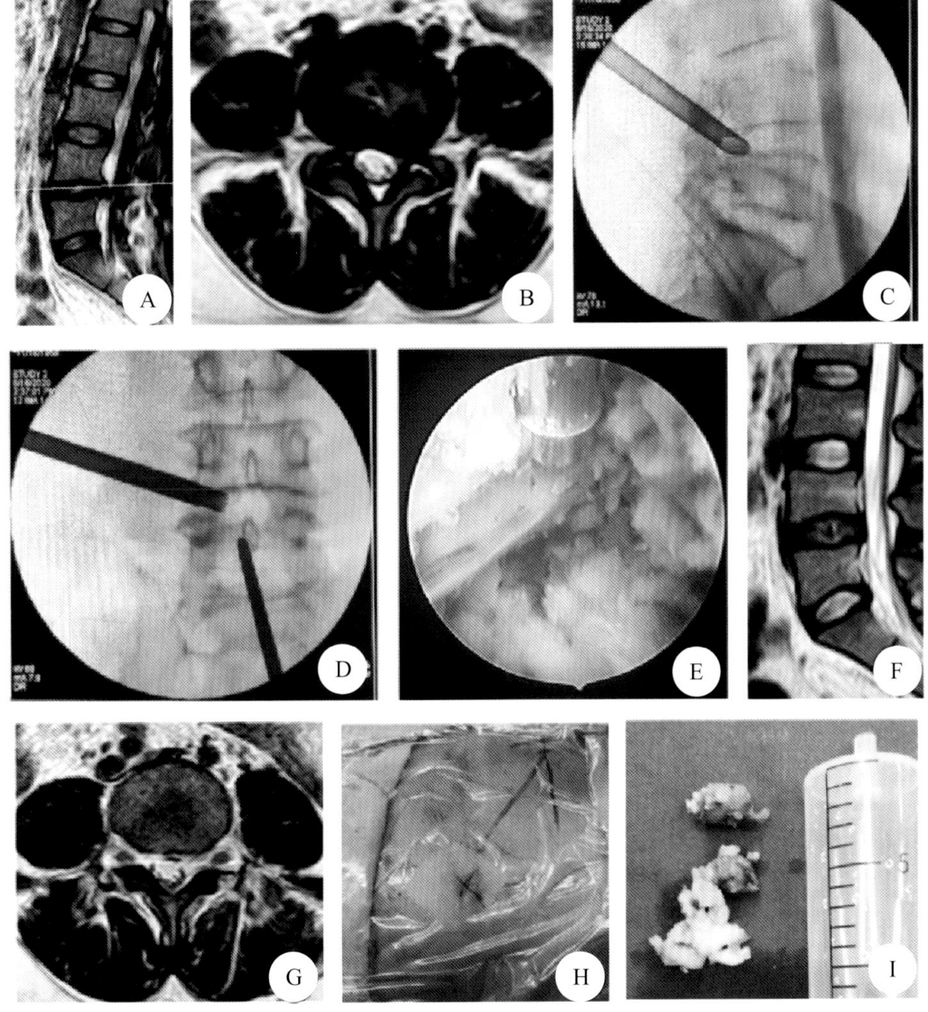

图 5-16-2　男性，41 岁，$L_{4\sim5}$ 椎间盘突出症

A、B. 术前 MRI；C、D. 术中 C 臂机定位；E. 术中镜下可见神经根；F、G. 术后 MRI；H. 手术切口；I. 标本

（二）椎间孔镜技术治疗腰椎间盘突出症

（1）体位：患者取俯卧位，腰部稍后凸，使椎间隙后侧充分张开，扩大 Kambin 穿刺三角区的面积。

（2）定位：经透视确认目标椎间隙，通过该水平线与正中线交点的垂线即为穿刺瞄准点，穿刺瞄准点位于棘突中线外侧 12cm 左右。

（3）穿刺：注射 1% 利多卡因溶液局麻后，在 C 臂机前后位透视下，用 18 号穿刺针按术前标定的椎间盘方向穿刺，反复经透视确认穿刺针位于目标椎间孔区域。

（4）安放工作套管：插入导丝，拔出穿刺针，以导丝为中心做 8mm 长的切口，顺着导丝逐级扩张软组织，置入工作套管，透视确认工作套管位于下位椎节上关节突的位置。用环锯切割下位椎节上关节腹侧，扩大椎间孔，拔出环锯后直接放入椎间孔镜。

（5）椎间盘减压：在椎间孔镜监视下经内镜中央工作通道，使用各种型号和角度的髓核钳和髓核剪切除和取出突出、脱出或游离的椎间盘组织，探查和松解神经根，在双极射频辅助下行椎间盘消融减压和纤维环撕裂口的皱缩与成形术。

（6）术后处理，术毕，经工作套管注射 1% 的利多卡因溶液 2ml，拔出工作通道，关闭切口（图 5-16-3）。

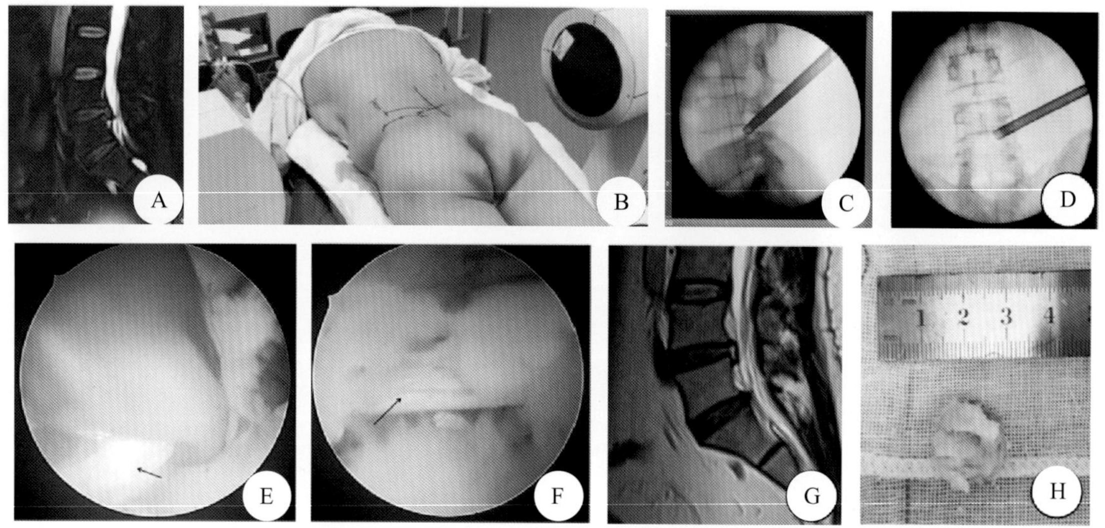

图 5-16-3 女性，53 岁，$L_{4\sim5}$腰椎间盘突出症

A. 术前 MRI；B. 术中定位；C、D. 术中 C 臂机定位；E. 术中镜下见取出突出的髓核（箭头）；F. 术中镜下见神经根（箭头）；G. 术后 MRI；H. 标本

（三）椎间孔镜技术治疗腰椎间盘突出伴椎管狭窄症

（1）体位：患者取俯卧位，腰部稍后凸，使椎间隙后侧充分张开，扩大 Kambin 穿刺三角区的面积。

（2）定位：经透视确认目标椎间隙，通过该水平线与正中线交点的垂线即为穿刺瞄准点，穿刺瞄准点位于棘突中线外侧 12cm 左右。

（3）穿刺：注射 1%的利多卡因溶液局麻后，在 C 臂机前后位透视下，用 18 号穿刺针按术前标定的椎间盘方向穿刺，反复经透视确认穿刺针位于目标椎间孔区域。

（4）安放工作套管：插入导丝，拔出穿刺针，以导丝为中心做 8mm 长的切口，顺着导丝逐级扩张软组织，置入工作套管，透视确认工作套管位于上关节突位置。用环锯切割上关节腹侧，扩大椎间孔，拔出环锯后直接放入椎间孔镜。

（5）椎管减压：在椎间孔镜监视下经内镜中央工作通道，在镜下交替使用磨钻和环锯切除增生狭窄的椎管，充分松解神经根及马尾神经。

（6）术后处理：术毕，经工作套管注射 1%的利多卡因溶液 2ml，拔出工作通道，关闭切口。

（四）椎间孔镜技术治疗颈椎间盘突出症

（1）所有手术均在全麻下进行，患者取俯卧位，用颅骨牵引架固定头部，保持颈部稍过屈位，在 C 臂机透视下确认手术节段。常规消毒铺巾，使用穿刺针经皮肤穿刺点穿至手术节段患侧椎板间隙外缘，以皮肤穿刺点为中心做一长约 8mm 的小切口，逐级扩张后，置入工作鞘管，接内镜系统。

（2）在镜下处理相应节段椎板间隙外侧缘及侧块内侧软组织，充分暴露侧块内侧缘“V”点，以动力磨钻依次将上位椎板、“V”点及下位椎板的骨质磨除，形成一钥匙孔状的减压窗。然后，将减压窗向中央上、下椎板进一步扩大，相比常规内镜下减压窗稍向内侧上、下椎板延伸，减压窗大小根据髓核在中央椎管突出的位置和大小而定，使硬膜囊获得有效减压，暴露神经根及部分硬膜囊。先摘除椎管外侧部分髓核，再行神经根管扩大减压及神经根粘连松解。

（3）再次探查神经根，当其明显松弛、硬膜囊搏动满意时，射频止血，拔除工作鞘管，缝合包扎切口（图 5-16-4）。

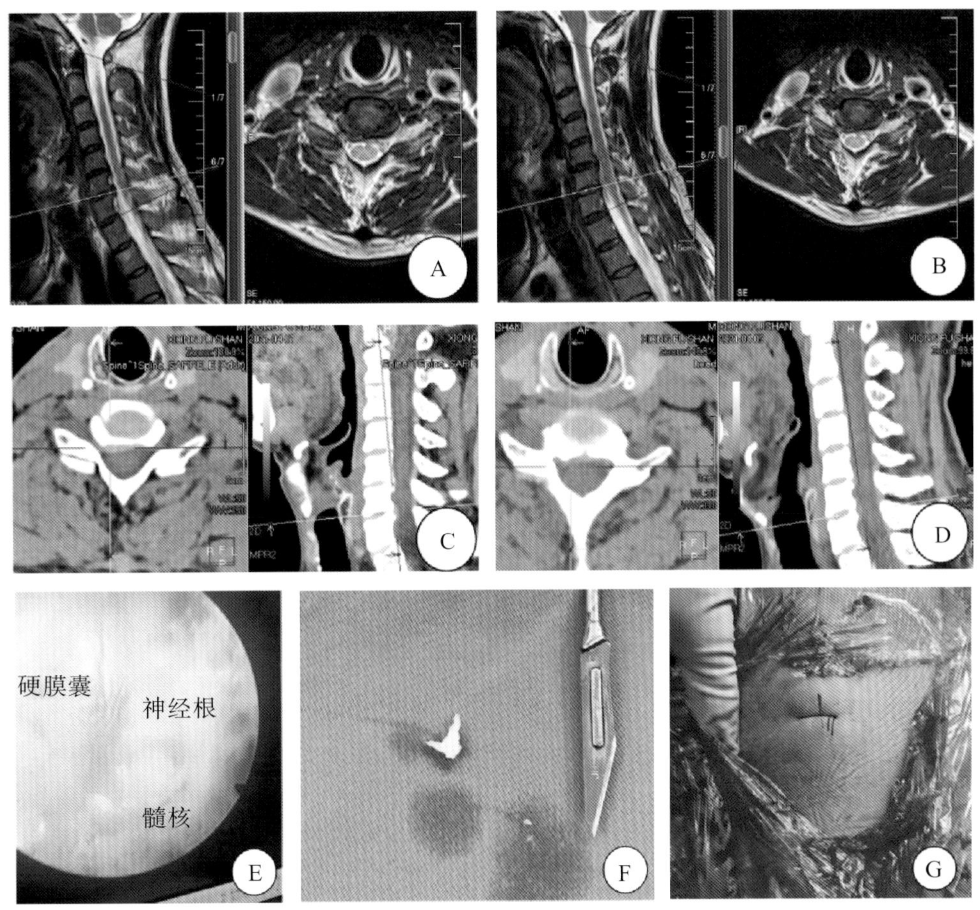

图 5－16－4　男性，42 岁，$C_{6\sim7}$颈椎间盘突出症

A、B. 手术前、后 MRI；C、D. 手术前、后 CT；E. 镜下可见神经根；F. 取出的椎间盘标本；G. 术后皮肤切口

二、经皮椎弓根螺钉内固定术

经皮椎弓根螺钉内固定术因其手术切口小，对神经血管及肌肉的损伤也相应较小。手术创伤的减少意味着与入路相关的并发症发生率低，并可促进脊柱的早期稳定，从而缩短住院时间、减少远期并发症。手术过程如下：

（1）铺巾前后可进行切口规划，穿刺针针尖应位于外侧椎弓根皮质臂上或正外侧，透视确认针尖位置满意。

（2）到达正确的起始点位置后，用骨锤将针尖锤入约 5mm，以便骨骼保持其位置不变，每次将穿刺针推进 5～10mm，逐渐刺入椎弓根，透视确认穿刺针位于椎体后 1/3 位置。

（3）向骨骼中置入导丝，最初尝试用手小心推送导丝。在通过骨小梁时，应该能够感知。如果遇到更硬或更致密的骨骼，难以用手推送导丝，可在导管顶部上方 15～20mm 处使用持针器。握持骨锤式持针器按预定距离送入导丝，直至其到达导管进入点为止。

（4）置入所有导丝后，用丝锥攻入椎弓根，通过导丝完成椎弓根螺钉置入。完成每个螺钉的插入后，测评每个螺钉尾部的高度，以确保达到预期差异高度（图 5－16－5）。

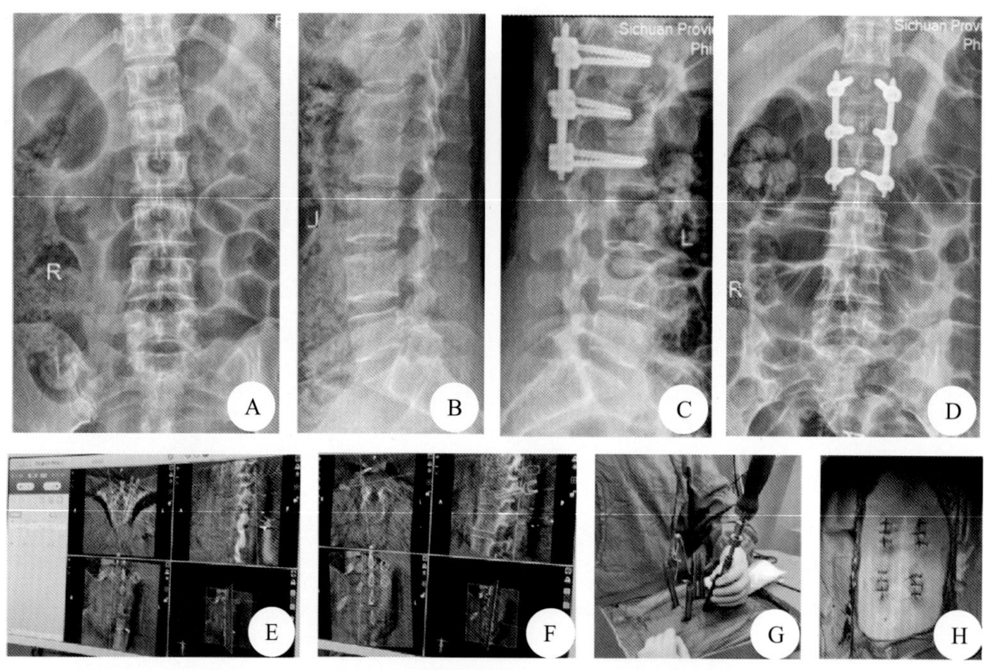

图 5-16-5　女性，39 岁，L_1 椎体压缩骨折

A、B. 术前 X 线片；C、D. 术后 X 线片；E、F. 术中机器人辅助规划螺钉；G. 术中置钉；H. 切口照片

三、经皮椎体强化术

椎体强化术是通过各种方法加强椎体强度和结构的手术，包括经皮椎体成形术（PVP）、经皮椎体后凸球囊成形术（PKP）等。近年来，椎体强化术因其具有创伤小、手术时间短、能迅速缓解患者临床症状等优点，越来越受到脊柱外科医生的青睐。以上两种术式在对患者疼痛的改善和脊柱稳定性的恢复上相似。其中，经皮椎体后凸球囊成形术通过术中的球囊扩张尽可能恢复脊柱原有曲线，可降低骨水泥渗漏相关并发症的发生率。手术过程如下：

（1）靶椎定位后患者取俯卧位，在前胸部两侧和髂嵴下垫软枕使腹部悬空。连接心电监护仪监测生命体征后，在 C 臂机透视下明确责任节段。

（2）进行靶椎椎弓根穿刺，在穿刺点处做 15mm 小切口，用套管针在透视下经皮经椎弓根穿刺入椎体。当穿刺针在正位上穿破骨皮质 2～3mm 时，观察侧位，轻压穿刺针尾端加以固定。深度以既可稳定穿刺针又容易在侧位上调整方向，可顺利经椎弓根进入椎体内为宜。

（3）在确认球囊置入与扩张位置无误后连接压力注射装置，置入球囊，在侧位透视下球囊的理想位置是椎体的前 3/4 处。在连续透视监测下注入显影剂，缓慢扩张球囊，注意观察并记录球囊注射器的压力数值，加压至 50psi（1psi＝6.895kPa）时取出内芯，以利于球囊在椎体内扩张。当椎体高度恢复满意或球囊到达椎体上下终板时，停止加压，抽出造影剂并撤出球囊。

（4）调配骨水泥，连续透视，在面团期低压下注入椎体内。行正、侧位透视，若骨水泥填充满意，即停止注射；若仅分布在穿刺一侧，可视情况进行对侧穿刺。于骨水泥凝固前旋转注射推杆数圈，使之与骨水泥分离，然后拔出套管装置。

（5）闭合创口，进行术后治疗（图 5-16-6）。

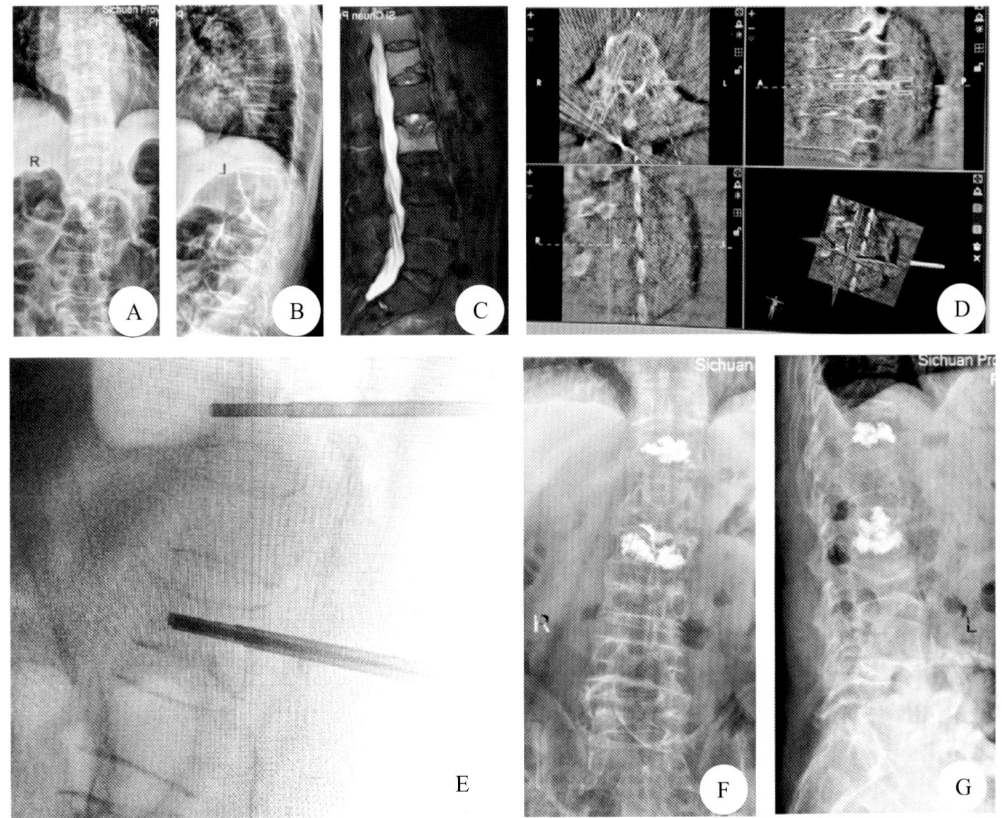

图 5-16-6　男性，73 岁，T_{12}～L_2 骨质疏松压缩性骨折

A、B. 术前 X 线片；C. 术前 MRI 显示 T_{12}、L_2 椎体压缩骨折；D. 术中机器人辅助规划导针置入方向；E. 术中 C 臂机定位；F、G. 术后 X 线片

四、单侧双通道内镜技术

单侧双通道内镜技术是新兴的脊柱内窥镜技术，该技术有 2 个通道，一个通道提供手术视野和连续冲洗，另一个通道用于器械操作。单侧双通道内镜技术具有以下优点：①独立的内窥镜和器械通道，增大了镜头和手术器械的移动角度与空间范围，术中视野清晰；②允许使用关节镜和常规脊柱手术器械，操作方便；③对椎旁肌破坏较小，无需过度剥离多裂肌，术后能较好维持脊柱和运动系统的稳定性。单侧双通道内镜技术适用于颈椎、胸椎、腰椎的退行性病变，除可用于单纯椎间盘摘除外，还可用于椎间融合。手术过程如下：

（1）麻醉成功后，患者取俯卧位，在 C 臂机透视下确认责任间隙、手术节段椎弓根的体表投影（机器人辅助手术时则可免去这一步）。一般在工作侧的对侧首先置入 2 枚螺钉，在工作侧保留克氏针备用。于上椎板下缘及下椎板上缘分别建立观察通道及操作通道，沿棘突旁间隙扩张 2 个通道，在观察通道置入关节镜。逐级扩张后剥离椎板外软组织以创造一个工作空间，建立通道并在通道内放置 UBE 半套管或拉钩，在 C 臂机透视下确认准确位置，然后插入关节镜并保证出水顺畅，在镜下用关节镜射频刀头清理椎板间隙表面的软组织，显露上下椎板。

（2）使用关节镜射频清理椎旁间隙表面肌肉组织，显露上下椎板。使用枪状咬骨钳、骨刀及磨钻处理椎板上下边缘及关节突关节，使用咬骨钳紧贴上下椎板边缘咬除部分骨质，寻找黄韧带及椎板破口位置，使用刮匙剥离、咬除黄韧带，显露下方硬膜，以及下位神经根。使用神经剥离子保护硬膜囊及神经根，显露责任椎间盘。暴露神经根肩上及腋下，探查卡压位置，用神经剥离子分离粘连组织，局部射频止血，直至神经根松弛，活动度良好。亦可经棘突基底部显露对侧关节突关节及侧隐窝，将对侧黄韧带去除后可显露对侧神经根，此时可完成中央椎管及双侧侧隐窝的减压。

（3）在内镜直视下使用尖刀切除目标椎间盘部分纤维环，使用铰刀及刮匙处理椎间隙，摘除残余的椎间盘组织，并在椎间置入大小合适的笼（cage）。经预留的克氏针在工作侧微创置入剩余的螺钉，置入固定棒，反复透视可见内固定位置满意。

（4）术后可经螺钉通道置入引流管，保留24小时后可拔出。

病例1：女性，43岁，机器人辅助置钉，单侧双通道内镜（图5－16－7）。

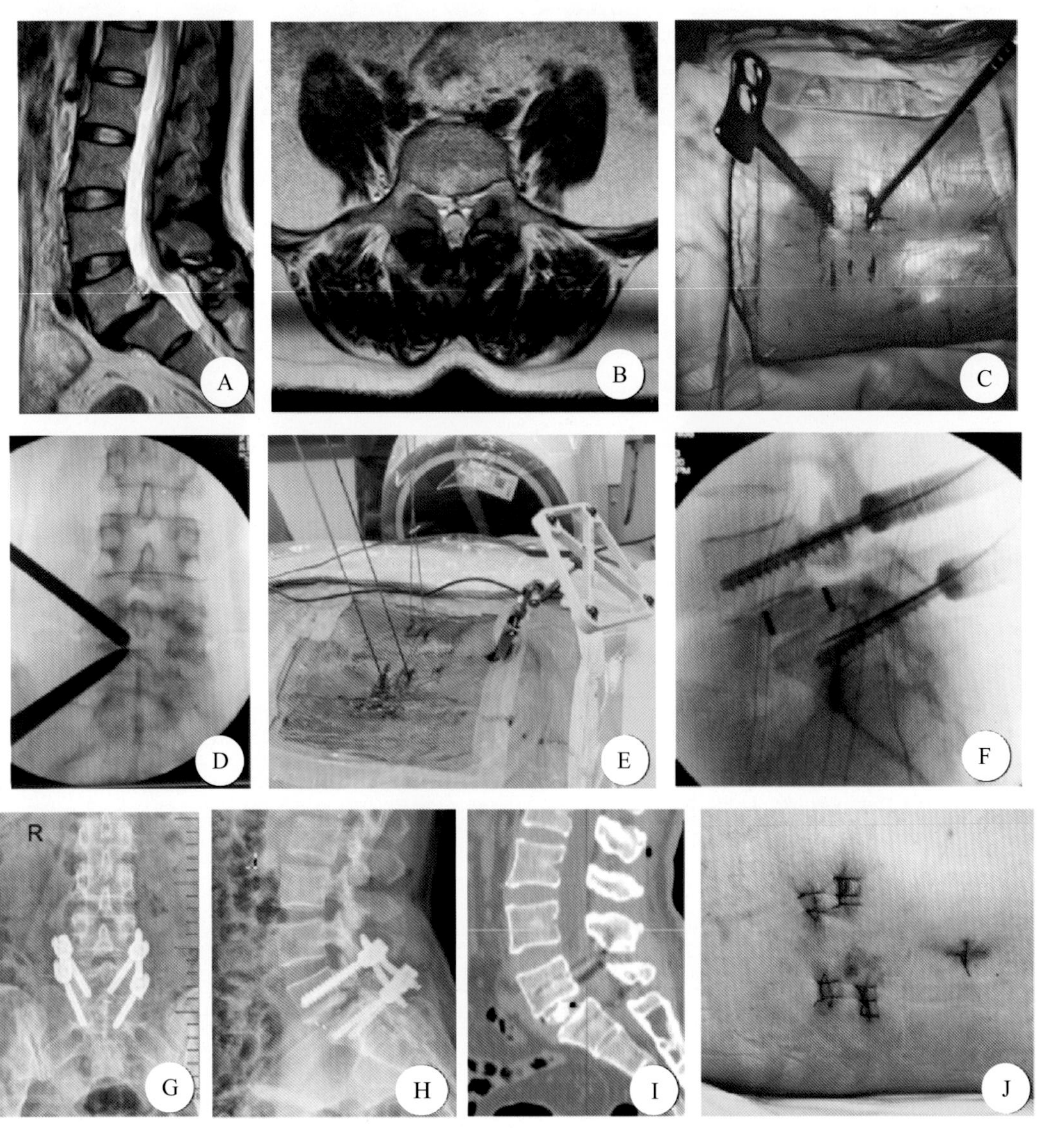

图5－16－7　女性，43岁，L_5椎体滑脱腰椎管狭窄

A、B. 术前MRI显示L_5椎体向前2°滑脱，椎管狭窄；C. 建立观察通道及操作通道，逐级扩张后剥离椎板外软组织以创造一个工作空间；D. C臂机透视定位L_5椎板下缘；E. 机器人辅助下向椎体置入克氏针；F. 在镜下处理松解椎间隙，摘除椎间盘减压，刮除椎间隙软骨终板，椎间隙定位并进行提拉复位；G、H、I. 术后复查X线片及CT显示椎管容积扩大；J. 术后切口照片

病例2：男性，50岁，曾行$L_{4\sim5}$椎间孔镜手术2次（一次侧方，一次椎板间），本次手术采用单侧双通道内镜技术，瘢痕较重，出现硬脊膜撕裂，但蛛网膜完整，术后无脑脊液漏（5－16－8）。

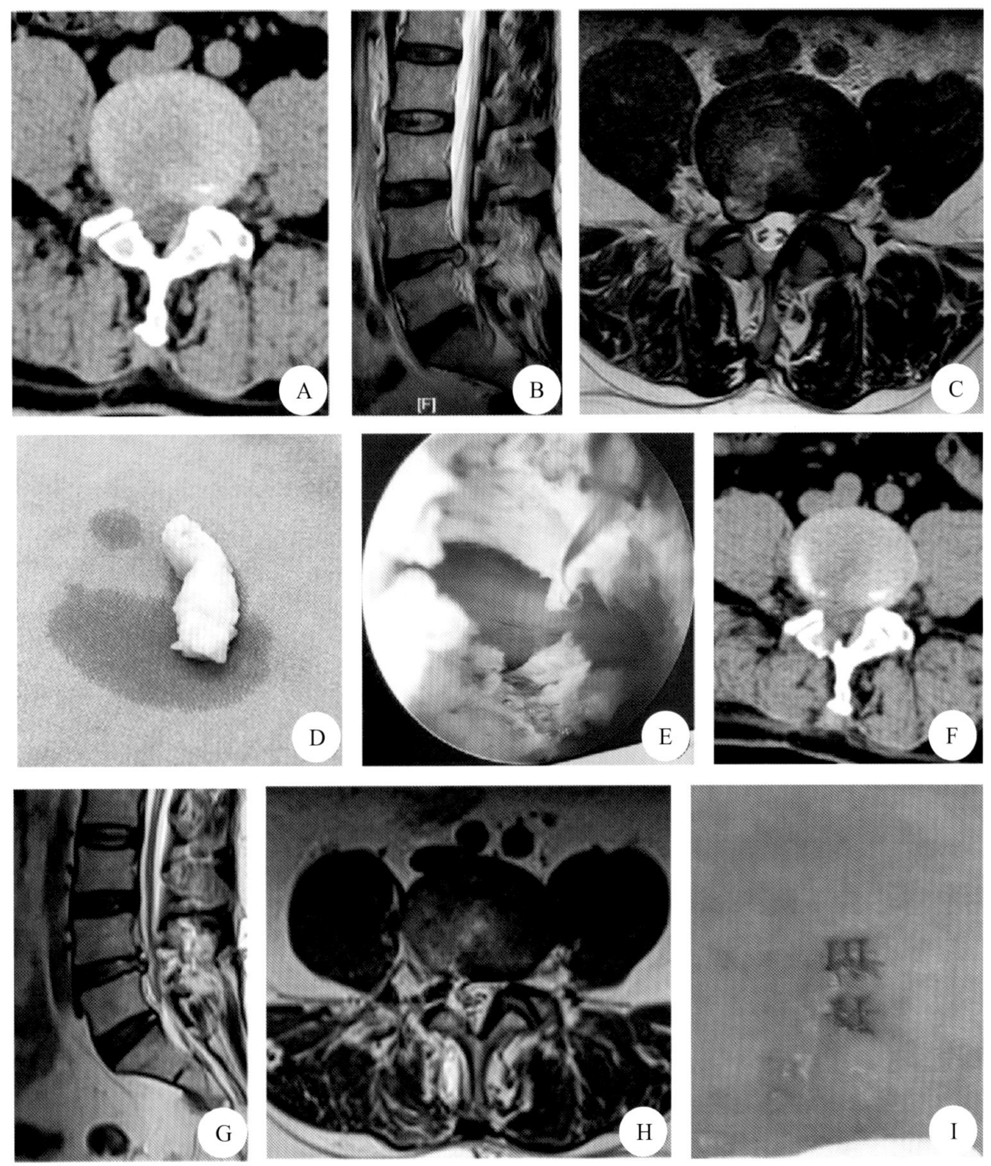

图 5-16-8 男性，50 岁，$L_{4\sim5}$ 椎间盘突出症术后复发伴腰椎管狭窄

A、B、C. 术前 CT、MRI 显示 $L_{4\sim5}$ 椎间盘右侧突出伴椎管狭窄；D. 术中取出标本；E. 镜下见硬脊膜撕裂，蛛网膜完整；F、G、H. 术后 CT、MRI 显示右侧椎板打开，术后突出的椎间盘取出，椎管容积增加；I. 术后切口照片

第十七节 机器人在脊柱外科的运用

近年来，随着电子与计算机科学的迅速发展，在工业自动化领域中，机器人得到快速发展和广泛应用。20 世纪 80 年代，机器人开始被引入外科领域辅助完成手术，现在已经从早期基于工业化的机器人逐渐发展为专用的手术机器人。经过几十年的不断改进、创新和发展，手术机器人已经展现出其独特的技术优势，不仅引起了手术方式的革命，还推动了精准微创医疗的发展。在骨科机器人领域，目前取得 FDA 认证的骨科医疗机器人产品有四种，并且主要集中应用于骨科的关节和脊柱两大领域。我国骨科机器人的发展起步相对较晚，目前取得 CFDA 认证的医疗产品只有天玑骨科手术机器人。天玑骨科手术机器人可以帮助医生完成植入物或器械的精确定位，从而实现各种高难度骨科手术的微创精准治疗，目前其主要应用范围是脊柱外科、创伤骨科。

天玑骨科手术机器人系统由机械臂主机、光学跟踪系统、主控台车 3 个部分组成，是一种根据手术中的3D图像进行手术空间映射和手术路径规划的机器人定位系统。手术计划和控制软件具有自动识别3D图像中体表特征标记点的功能，并通过标记点配准原理实现患者空间、机器人空间、图像空间的坐标映射（图5－17－1、图5－17－2）。天玑骨科手术机器人是全球首次突破1mm定位精准度的骨科手术机器人。它由具有6个自由度的移动串联式机械臂系统、光学跟踪系统、手术与导航系统组成。医生可基于术中的三维扫描图像，通过手术规划软件设计螺钉进入路程。

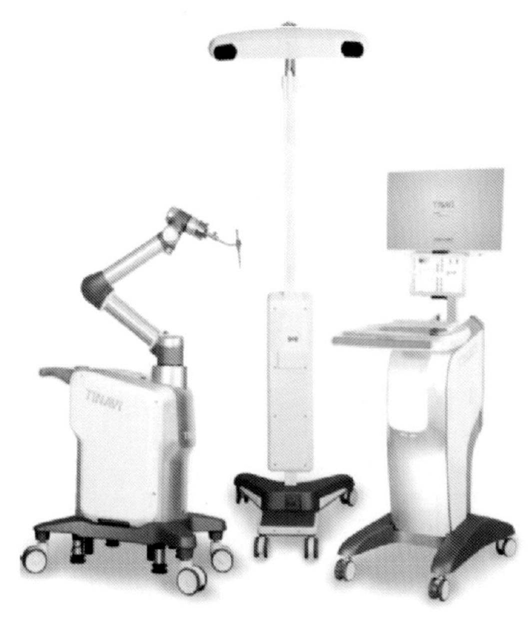

图5－17－1　天玑骨科手术机器人（第3代骨科手术机器人产品）

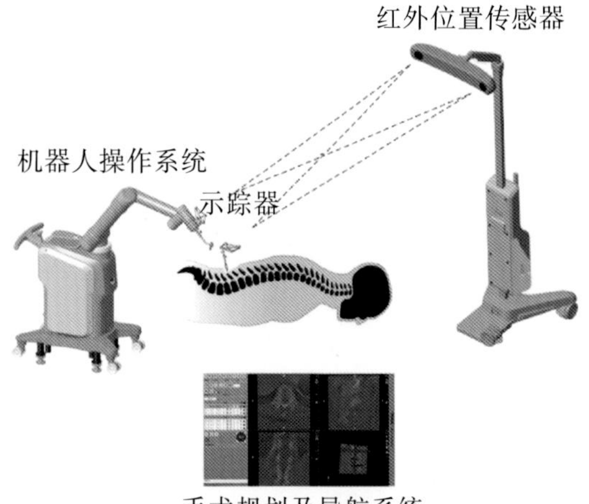

图5－17－2　天玑骨科手术机器人操作系统示意图

机器人辅助脊柱手术在我国开展的时间不长，因目前国际上普遍使用的SpineAssist系统和RosaSpine系统价格过于昂贵，机器人的普及受到极大的限制。我国自主研制的天玑骨科手术机器人系统面世后，北京积水潭医院骨科田伟团队运用该机器人系统，在脊柱创伤的手术治疗方面进行了一系列的有益尝试，获得成功并在全国各大医院推广。四川省人民医院骨科自2017年9月以来已在骨科机器人辅助下开展了寰枢椎骨折内固定术、胸腰椎骨折内固定术、椎体后凸成形术等手术。2018年5月完成世界首例基于术中实时三维影像机器人辅助枢椎骨折经椎弓根螺钉微创内固定术。该机器人系统具有主动定位和人机协同运动的功能，通过结合医生拖动箭头的粗定位和机器人主动定位的精确定位，实现安全准确的手术定位。现将该机器人在脊柱外科的应用情况总结如下。

一、机器人辅助在脊柱骨折的应用

（一）适应证

AO分型中的A型骨折，椎管侵占率不超过20％的患者；ASIF分级轻于D级的患者。

（二）禁忌证

无神经病损且后凸角度小于20°的A1和A2型骨折可采用保守治疗；严重心肺疾患或其他基础疾病无法耐受全身麻醉者。

（三）操作步骤

（1）全身麻醉，患者取俯卧位，术区常规消毒铺巾，在C臂机透视下定位手术节段。

（2）将骨科机器人系统用无菌塑料外罩保护，安置于主刀医生对侧，确保机器人手臂移动范围覆盖整个手术区域，红外线立体相机放置于患者头端。将带有参考框架的示踪器固定在手术邻近节段棘突上，做颈椎或上胸椎手术时可将示踪器固定在头架上，使用3D－C形臂系统扫描获取患者手术部位影像数据，180°扫描后导入数据至机器人系统主控台，并完成椎弓根螺钉置入的规划，包括螺钉长度、直径、入针点及置入角度的设定。颈椎或者上胸椎处切开暴露需要置钉的节段。

（3）操作机器人系统使机械臂至合适位置，

通过导向器置入二级套筒，使用电钻沿二级套筒置入定位针。全部导针置入完成后 C 臂机透视正、侧位确认导针位置，准确无误后置入椎弓根螺钉并再次透视确认。

（4）根据手术计划进行减压、复位或病灶切除。安装纵向连接棒，锁紧螺帽，确认无误后，用生理盐水反复冲洗切口，放置引流管，逐层缝合切口（图 5−17−3）。

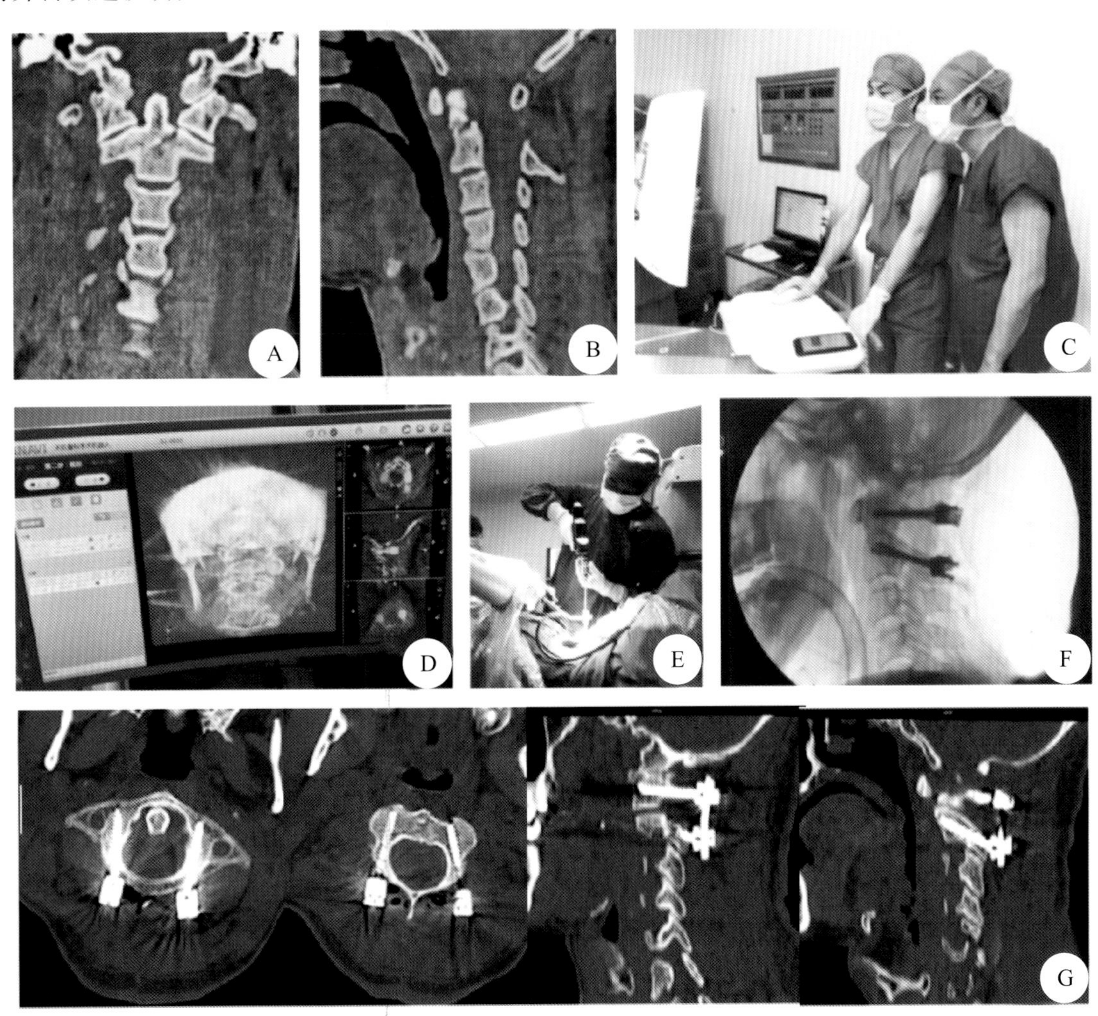

图 5−17−3　男性，46 岁，枢椎椎体骨折伴不全瘫

A、B. 术前 CT；C、D、E. 术中规划螺钉方案并在机器辅助下置钉；F. 术中经 C 臂机透视；G. 术后 CT 显示螺钉位置准确

二、机器人辅助穿刺活检或椎体强化术

（一）适应证

最佳适应证：需要明确病因的各类脊柱病变，疼痛症状性的原发或继发性胸腰椎骨质疏松性压缩骨折；扩大适应证：症状性血管瘤、椎体浆细胞骨髓瘤、椎体转移瘤等的姑息性治疗。

（二）禁忌证

相对禁忌证：椎体后缘破坏；绝对禁忌证：严重凝血障碍、严重心肺疾患、椎体或穿刺点感染。

（三）操作步骤

（1）术前根据 CT 及 MRI 初步确定穿刺入针部位及深度，在 CT 重建图像中模拟导针位置，对于经椎弓根无法到达理想部位的患者采用椎弓根通道外入路。

（2）患者平卧于机器人手术专用碳纤维手术床，C 臂机透视定位确认术区。

（3）常规消毒铺巾，使用3M薄膜紧密覆盖术区后安放示踪器，并交叉固定示踪器，将示踪器与患者身体接触点全部固定，同时在水平和垂直两个方向再次固定，最终活动示踪器，确认在三维空间上，示踪器、人体和目标锥体相对位置固定牢靠，并确认示踪器与患者体表相对位置固定牢靠。

（4）三维C臂机180°扫描后，将数据导入机器人主机，结合扫描实时图像及术前方案规划导针的方向和置入的深度。

（5）机器人辅助定位下做0.5cm精准切口（局麻患者根据定位做局部浸润麻醉），置入二级套筒，沿二级套筒电钻辅助置入定位导针至合适区域，C臂机正、侧位透视确认，侧位位于椎体中央，正位接近椎体中线。

（6）沿导针置入工作通道，C臂机透视确认工作通道位置，沿工作通道置入球囊进行扩张，将适量骨水泥置入病椎，置入针芯后拔除工作套筒。对于需要活检的患者通过活检钳取出病变组织送病理科检验。

（7）消毒后按需缝合，皮肤减张后包扎伤口（图5－17－4、图5－17－5）。

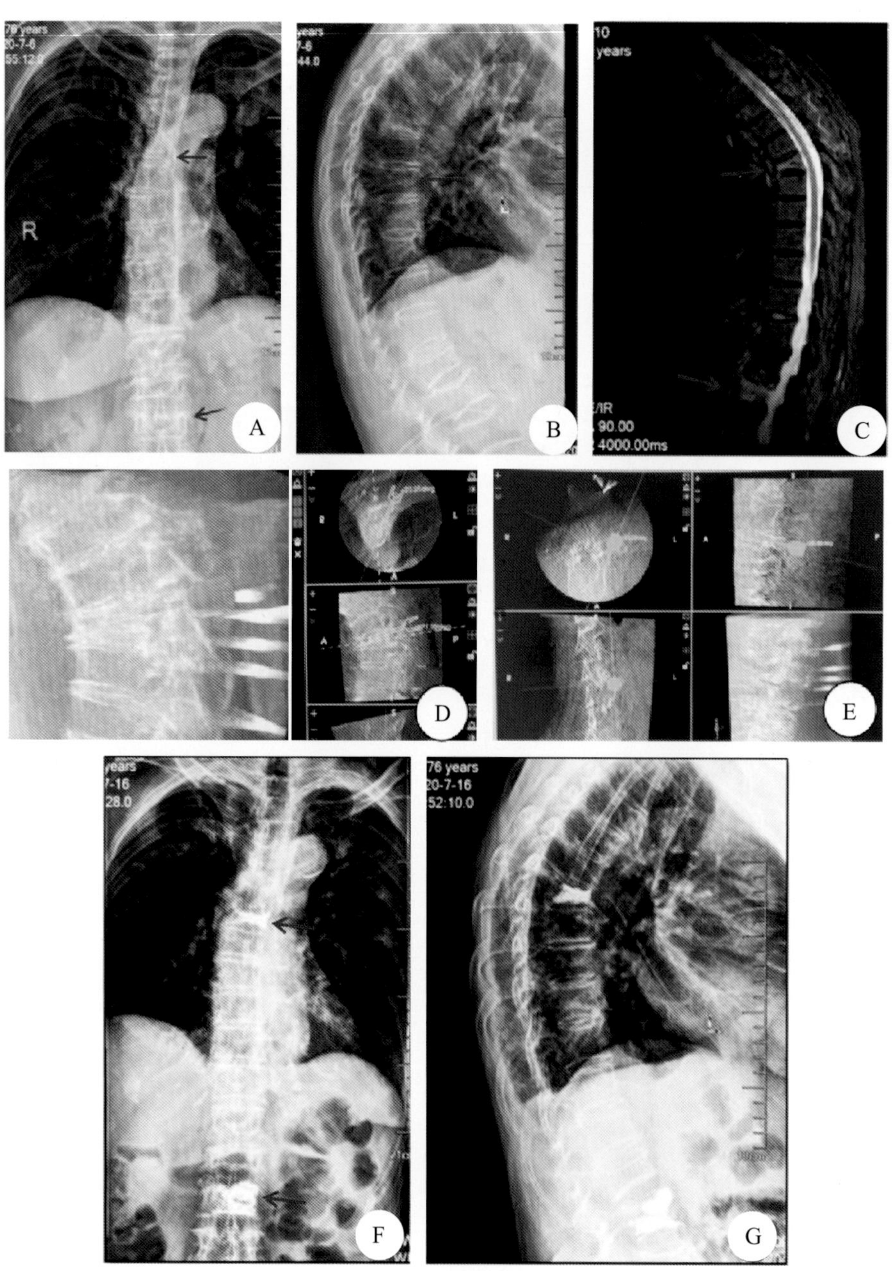

图5－17－4　女性，76岁，重度骨质疏松症伴T_7、L_3压缩性骨折，机器人辅助下T_7、L_3经皮穿刺椎体成形术

A、B. 术前X线片；C. 术前MRI；D、E. 术中规划螺钉；F、G. 术后X线片

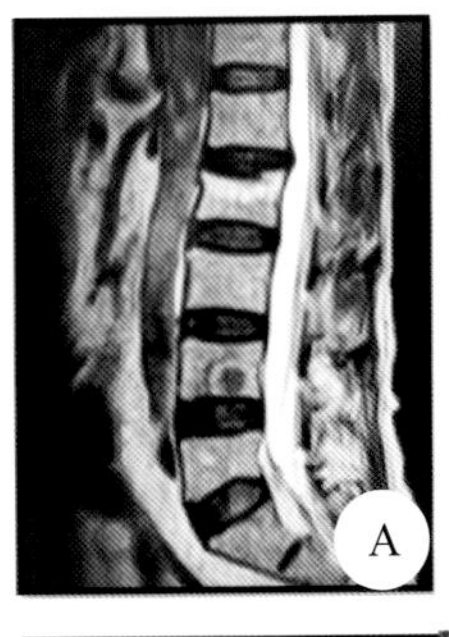
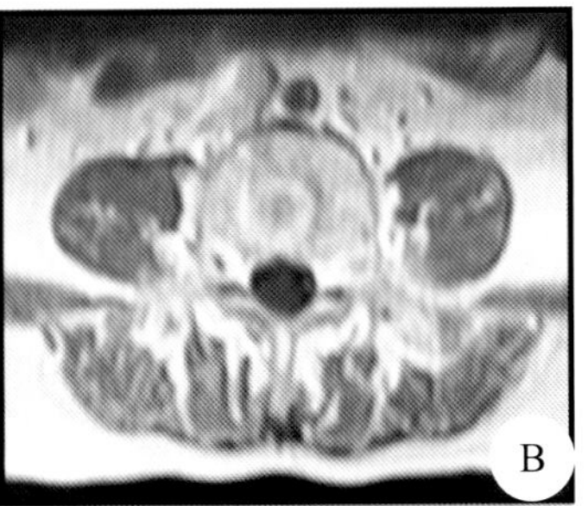
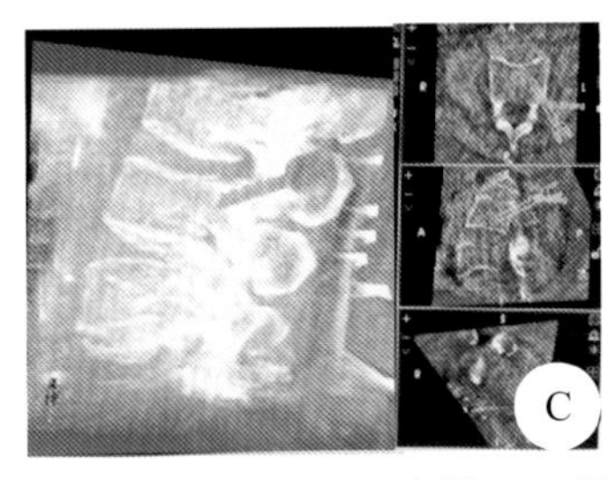
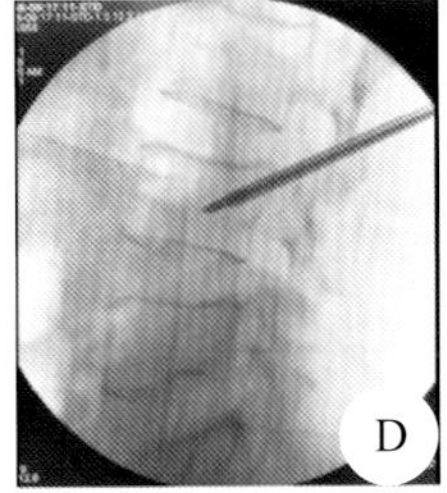

图 5-17-5　女性，53 岁，L_4 椎体占位，机器人辅助下 L_4 肿瘤穿刺活检

A、B. 术前 MRI；C、D. 术中规划穿刺方向

三、机器人辅助在腰椎退变性疾病中的应用

（一）适应证

需要行微创融合手术的腰椎退变性疾病，包括腰椎不稳、腰椎滑脱、盘源性腰痛等。

（二）禁忌证

严重凝血障碍，严重心肺疾患，不能耐受全麻手术者。

（三）操作步骤

（1）全身麻醉，患者取俯卧位，术区常规消毒铺巾，在 C 臂机透视下定位手术节段。

（2）将骨科机器人系统用无菌塑料外罩保护，安置于主刀医生对侧，确保机器人手臂移动范围覆盖整个手术区域，红外线立体相机放置于患者头端。将带有参考框架的示踪器固定在手术邻近节段棘突上，做颈椎或上胸椎手术时可将示踪器固定在头架上，使用 3D-C 臂机系统扫描获取患者手术部位影像数据，180°扫描后导入数据至机器人系统主控台，并完成椎弓根螺钉置入的规划，包括螺钉长度、直径、入针点及置入角度的设定。颈椎或上胸椎处需要切开暴露置钉的节段。

（3）操作机器人系统使机械臂至合适位置，通过导向器置入二级套筒，使用电钻沿二级套筒置入定位针。全部导针置入完成后经 C 臂机透视正、侧位确认导针位置，准确无误后置入椎弓根螺钉并再次透视确认。

（4）根据手术计划进行微创减压融合，必要时配合使用螺钉提拉复位。安装纵向连接棒及横向连接棒，锁紧螺帽，确认无误后，用生理盐水反复冲洗切口，放置引流管，逐层缝合切口（图 5-17-6）。

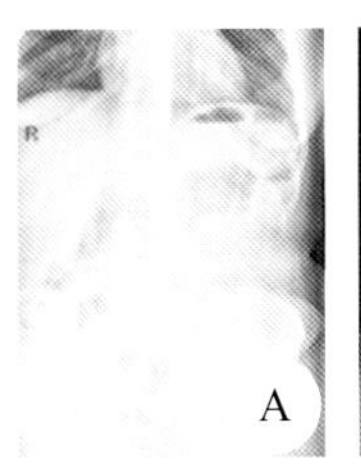
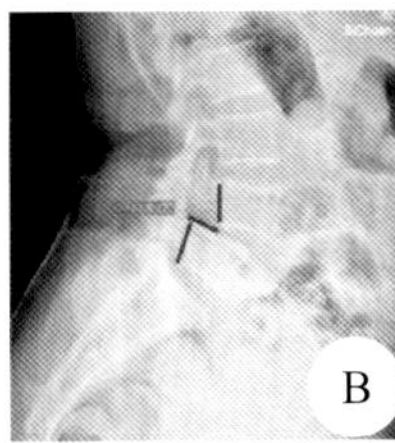
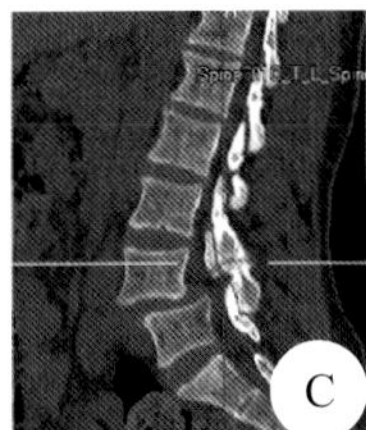
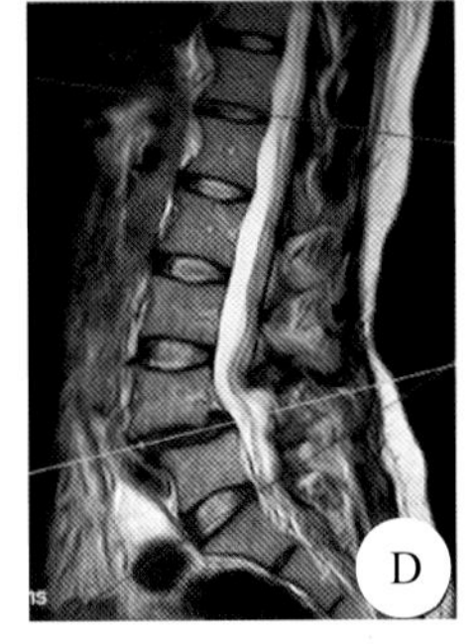
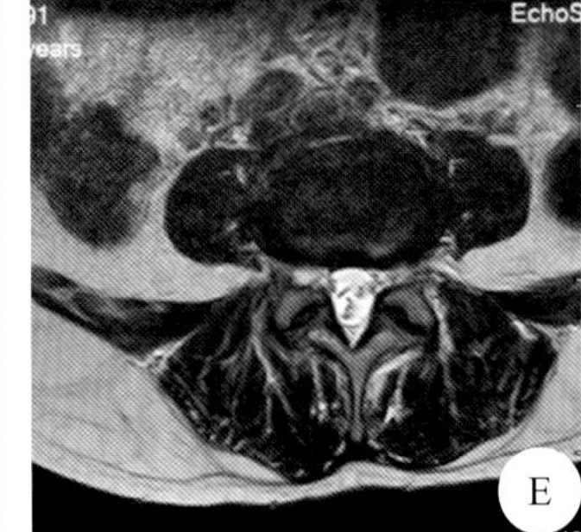
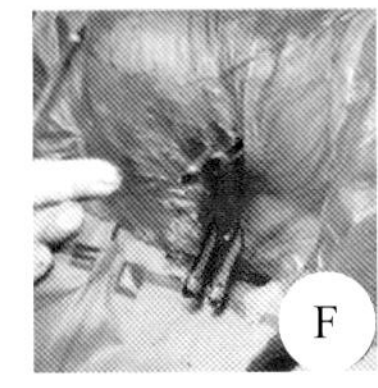
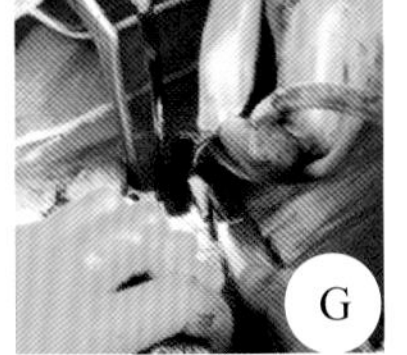
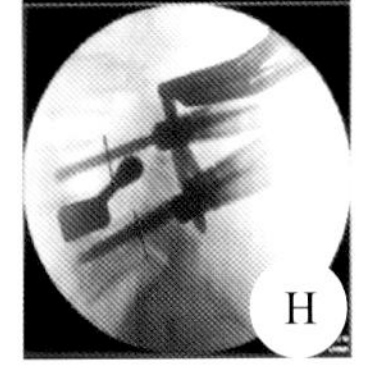
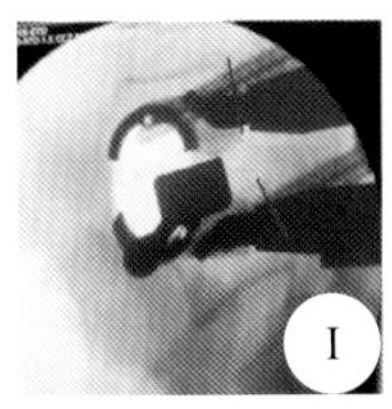
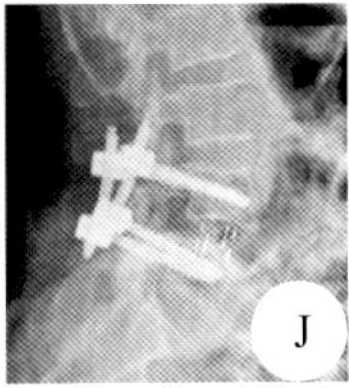
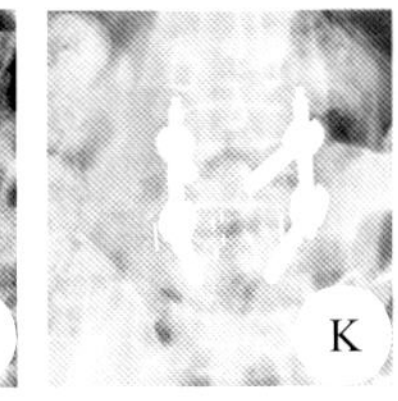

图 5-17-6　女性，51 岁，L_4 椎体滑脱伴椎管狭窄症

A、B. 术前 X 线片显示 L_4 椎体滑脱；C、D、E. 术前 CT 及 MRI 显示 L_4 椎体滑脱、椎管狭窄；F. 侧卧位置钉后提拉复位；G. 术中侧前方减压；H、I. 术中 C 臂机辅助滑脱提拉复位；J、K. 术后 X 线片

（万仑　唐六一　胡豇　俞阳　张伟　王飞　张坤　刘希麟　林书　李亭）

参考文献

[1] Sheikh S R, Thompson N R, Benzel E, et al. Can we justify it? Trends in the utilization of spinal fusions and associated reimbursement [J]. Neurosurgery, 2020, 86 (2): E193-E202.

[2] Zhao C, Luo L, Liu L, et al. Surgical management of consecutive multisegment thoracic and lumbar tuberculosis: anterior-only approach vs. posterior-only approach [J]. J Orthop Surg Res, 2020, 15 (1): 343.

[3] 林书，胡豇，万仑，等. 机器人辅助下经皮微创椎弓根螺钉内固定与传统开放内固定治疗胸腰椎骨折的短期疗效比较 [J]. 中国修复重建外科杂志，2020，34 (1)：76-82.

[4] 林书，胡豇，万仑，等. 机器人与透视辅助经皮椎弓根螺钉置入的比较 [J]. 中国矫形外科杂志，2020，28 (20)：1830-1834.

[5] Yoshii T, Egawa S, Hirai T, et al. A systematic review and meta-analysis comparing anterior decompression with fusion and posterior laminoplasty for cervical ossification of the posterior longitudinal ligament [J]. J Orthop Sci, 2020, 25 (1): 58-65.

[6] Zhou J, Wang R, Huo X, et al. Incidence of surgical site infection after spine surgery: a systematic review and meta-analysis [J]. Spine, 2020, 45 (3): 208-216.

[7] Tram J, Srinivas S, Wali A R, et al. Decompression surgery versus interspinous devices for lumbar spinal stenosis: a systematic review of the literature [J]. Asian Spine J, 2020, 14 (4): 526-542.

[8] 张斌，孔清泉，杨进，等. 经皮内镜下经椎间孔入路双侧减压治疗重度腰椎中央管狭窄症近期疗效 [J]. 中国修复重建外科杂志，2019，33 (11)：1399-1405.

[9] 李子全，余可谊，蔡思逸，等. 椎弓根上隐窝在经皮内镜下经椎间孔入路腰椎侧隐窝减压术中的意义 [J]. 中华骨与关节外科杂志，2019，12 (3)：168-172.

[10] Yang J, Guo C, Kong Q, et al. Learning curve and clinical outcomes of percutaneous endoscopic transforaminal decompression for lumbar spinal stenosis [J]. Int Orthop, 2020, 44 (2): 309-317.

[11] Huang Y H, Lien F C, Chao L Y, et al. Full endoscopic uniportal unilateral laminotomy for bilateral decompression in degenerative lumbar spinal stenosis: highlight of ligamentum flavum detachment and survey of efficacy and safety in 2 years of follow-up [J]. World Neurosurg, 2020, 134: e672-e681.

[12] Pairuchvej S, Muljadi J A, Ho J C, et al. Full-endoscopic (bi-portal or uni-portal) versus microscopic lumbar decompression laminectomy in patients with spinal stenosis: systematic review and meta-analysis [J]. Eur J Orthop Surg Traumatol, 2020, 30 (4): 595-611.

[13] 王辉，喻亮，冯华明. 经皮椎间孔路径下内镜治疗中央型腰椎管狭窄症的疗效分析 [J]. 局解手术学杂志，2020，29 (1)：43-46.

[14] Sui R D, Wang C G, Zhang J C, et al. Clinical application of CT navigation in treatment of lumbar spondylolisthesis with minimally invasive surgery-transforaminal lumbar interbody fusion [J]. Pak J Med Sci, 2020, 36 (5): 935-940.

[15] Zhou J, Wang R, Huo X, et al. Incidence of surgical site infection after spine surgery: a systematic review and meta-analysis [J]. Spine (Phila Pa 1976), 2020, 45 (3): 208-216.

[16] Pairaiturkar P P, Sudame O S, Pophale C S. Evaluation of dimensions of kambin's triangle to calculate maximum permissible cannula diameter for percutaneous endoscopic lumbar discectomy: A3-dimensional magnetic resonance imaging based study [J]. J Korean Neurosurg Soc, 2019, 62 (4): 414-421.

[17] Oh H S, Seo H Y. Percutaneous pedicle screw fixationin thoracolumbar fractures: comparison of results according to implant removal time [J]. Clin Orthop Surg, 2019, 11 (3): 291-296.

第六章　髋膝外科

第一节　髋部骨折

一、股骨头骨折

股骨头骨折常常为髋关节损伤的一部分，是髋关节前、后脱位或骨折脱位的结果，多见于成人髋关节后脱位。由于儿童股骨头固有的韧性，儿童股骨头骨折罕见。

（一）损伤机制

股骨头骨折常并发于髋关节脱位，即 Epstein 氏分型中的第五型骨折。其发生机制为髋关节屈曲 60°左右，处于非自然状态的外展或内收时，暴力沿股骨干轴心传导至股骨头，使之撞击髋臼后上缘，造成股骨头骺脱位，并使股骨头发生骨折。

（二）分型

Dipkin 将股骨头骨折分为 4 型：

（1）Ⅰ型，髋关节后脱位伴有股骨头凹下方部位的股骨头骨折。

（2）Ⅱ型，髋关节后脱位伴有股骨头凹上方部位的股骨头骨折。

（3）Ⅲ型，Ⅰ型或Ⅱ型骨折合并股骨颈骨折。

（4）Ⅳ型，上述各型骨折合并髋臼骨折。

（三）诊断

所有髋关节脱位均应考虑有合并股骨头骨折的可能。如果 X 线片质量差或仅有正位 X 线片，这种骨折很容易漏诊。常规髋关节正、侧位 X 线片能很好地显示骨折块，合并髋臼后缘、后壁、后柱骨折时 X 线片难以显示，应行 CT 扫描。

（四）治疗

（1）Ⅰ型骨折因其位于股骨头非负重区，同时在股骨头复位时骨折块亦有不同程度的复位，如果复位良好，可使患肢于内旋位牵引 4～6 周。

如骨折块移位较大，为防止日后形成创伤性关节炎，可将骨折块取出。

（2）Ⅱ型骨折可行切开复位内固定术，取髋关节后外侧切口，使股骨头脱位，切断圆韧带，取出骨折块，使之解剖复位后，用两枚螺钉固定。一枚经股骨头凹固定，另一枚经股骨头非负重区固定，螺钉头应沉入软骨面下。术后牵引 6～8周。

（3）Ⅲ型骨折，对于年龄较大者可考虑行人工股骨头置换术或全髋关节置换术（THA）。年轻者如为Ⅰ型骨折合并股骨颈骨折，可先在 X 线引导下使股骨颈骨折复位内固定。然后按Ⅰ型骨折处理原则处理。如为Ⅱ型骨折合并股骨颈骨折，应行切开复位，两处骨折同时固定。

（4）Ⅳ型骨折处置较复杂，如髋臼与股骨头骨折块均较小、骨折块移位不大，且复位后髋关节稳定，可以牵引治疗，通过功能锻炼恢复关节功能。如髋臼后缘与股骨头骨折块均较大，应行切开复位，两处骨折同时给予内固定，如果患者年龄较大，可一期行 THA（图 6-1-1）。

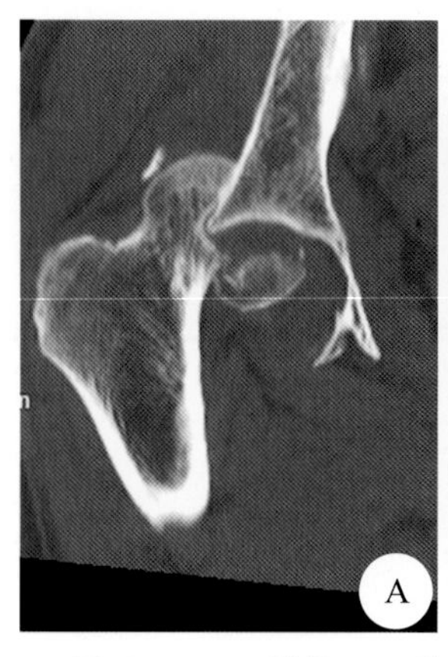
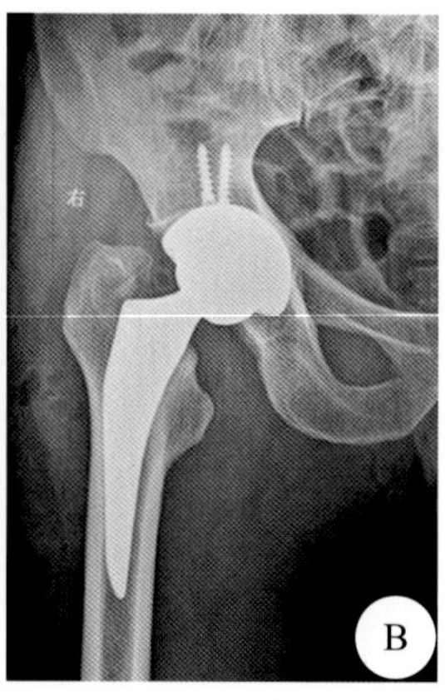

图 6－1－1 男性，73 岁，股骨头骨折后行 THA

A. 术前 X 线片；B. 术后 X 线片

二、股骨颈骨折

股骨颈骨折是指发生于股骨头下至股骨颈基底之间的骨折。股骨颈骨折多见于中、老年人，骨折难愈合，晚期可出现股骨头坏死，老年患者易出现严重的全身并发症。

（一）分型

90％以上的股骨颈骨折是在站立或行走时跌倒发生，属间接暴力、低能量损伤。老年人多有骨质疏松，由于骨量减少、骨小梁稀疏、骨的脆性增加，故轻微外力即可造成骨折。

1. 按骨折线走行部位分类 ①头下型骨折：骨折线位于股骨头下，股骨颈支持带血管损伤，血液供应中断，仅残存圆韧带动脉的少量供血。骨折复位后，可保持稳定。②头颈型骨折：骨折面外上部分在头下，内下部分位于股骨颈下部，呈鸟嘴状。由于易遭受剪切力而难获稳定，常发生股骨头缺血坏死或骨折不愈合。③经颈型骨折：骨折线横行经过股骨颈，该型骨折极少见。④基底型骨折：骨折线靠近大小转子，此部位血供丰富，较容易愈合。

2. 按骨折线倾斜角分类 该角指骨折线与水平面的夹角，称为 Pauwels 角。Ⅰ型：外展骨折，Pauwels 角＜30°，稳定性最好；Ⅱ型：Pauwels 角在 30°～50°，稳定性次之；Ⅲ型：内收骨折，Pauwels 角＞50°，稳定性最差。骨折线实际为螺旋形，在 X 线片上见到骨折线的斜度受投照体位，特别是旋转位的影响。

3. 按骨折移位程度和进程分型（Garden 分型） Ⅰ型：不完全骨折，为外展嵌插型骨折，股骨头内侧骨小梁内收，部分完整。Ⅱ型：完全骨折，但无移位。Ⅲ型：完全骨折，部分移位，骨折面有部分接触，作为近折段的股骨头由于部分残留支持带联系，受到牵拉，可见内侧骨小梁处于外展位。Ⅳ型：完全骨折，完全移位。骨折面分离，远折段在前。股骨头与远折段失去支持带联系，故保持解剖原位，内侧骨小梁与髋臼骨小梁方向一致。Garden 分型可有效预测预后，骨折移位越大，骨不愈合和股骨头坏死风险越高（图 6－1－2）。

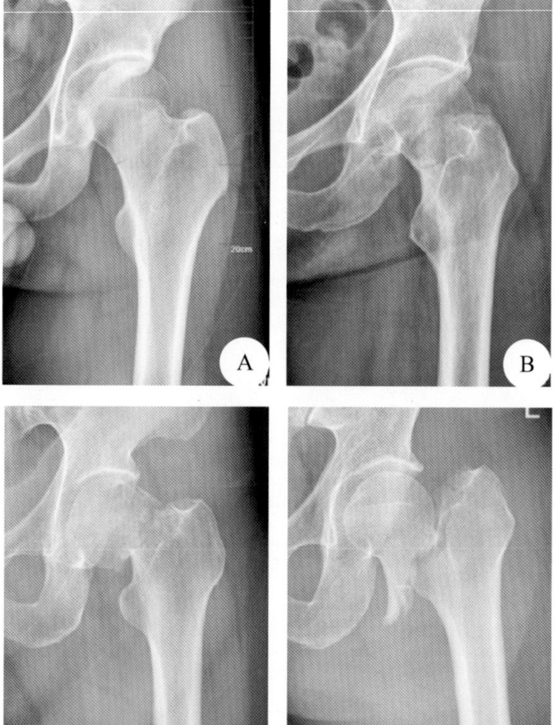

图 6－1－2 股骨颈骨折 Garden 分型

A～D. 依次为Ⅰ～Ⅳ型

（二）临床表现与检查

1. 症状和体征 有移位的股骨颈骨折诊断不难。伤后髋部疼痛，下肢活动受限，不能站立和行走，下肢短缩、外展和外旋畸形。因骨折位于关节囊内，远折段失去了关节囊和髂股韧带的稳定作用，附着于转子区的肌群的共同牵拉引起外旋畸形。若外旋角度近 90°，应怀疑股骨转子间骨折。患肢多有纵轴叩击痛和腹股沟韧带中点下方压痛。Garden Ⅰ型骨折容易漏诊，因其外伤史不明显，仅有局部微痛或不适，而且髋关节可屈伸，甚至可以步行，X线检查不易发现骨折线，常被误诊为髋周围软组织损伤。

2. 影像学检查　X线片显示不清楚或骨折线隐匿时，应行CT、MRI或核素骨扫描检查，或嘱患者卧床休息，2周后再行X线检查，切不可轻易否定骨折存在。

（三）并发症

1. 骨折不愈合　因骨折导致股骨头血供中断，股骨颈骨折愈合困难。影响骨折愈合的主要因素是手术复位和固定质量。

2. 股骨头坏死　股骨头坏死通常发生在术后2～3年，且通常是骨折愈合之后。导致股骨头坏死的主要危险因素是骨折移位程度（Garden分型），其次为患者年龄。

（四）治疗

根据患者的年龄及骨折特点和类型，选择不同的治疗方法。

1. 非手术治疗　对于无移位或外展嵌插型骨折，可将患肢置于轻度外展位，牵引治疗。但临床上经常遇到无移位骨折转变成移位者，而且长期卧床易发生致命并发症，故近来多主张尽可能进行手术治疗，以利于患者早期康复。

2. 内固定手术　大部分股骨颈骨折为有移位骨折，除年龄过大且全身情况差，合并心、肺、肝及肾功能障碍不能耐受手术者外，均适应手术治疗（图6－1－3）。

（1）复位方法：

1）牵引复位。患者仰卧于牵引床上，双下肢伸直，外展30°，双足固定于足托，行持续牵引，至双下肢等长。分别将健肢和患肢内旋20°，再使患肢由外展位内收至中立位或稍外展位。

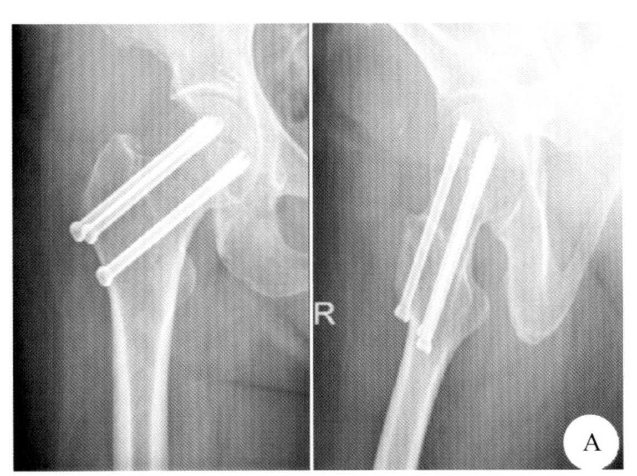

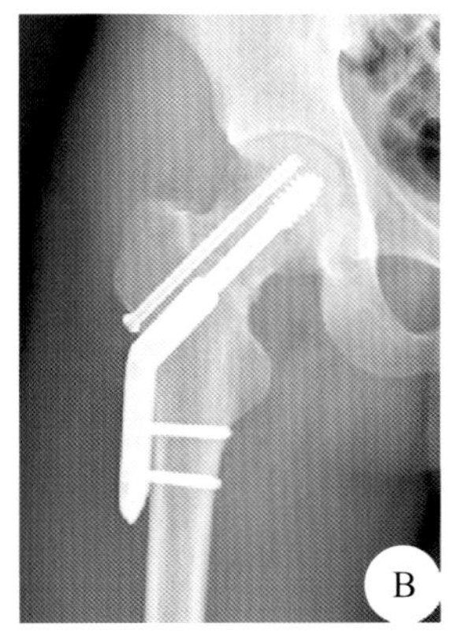

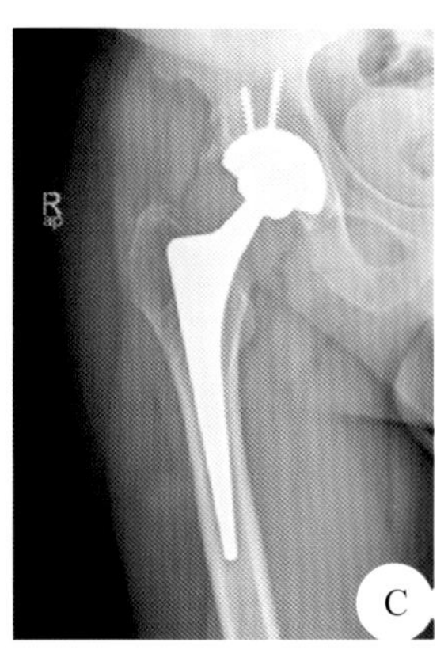

图6－1－3　股骨颈骨折手术方式

A. 空心钉内固定；B. 动力髋螺钉＋空心钉内固定；C. 人工髋关节置换

2）切开复位。适用于闭合复位失败者。虽然手术损伤相对大，但常属必要性操作。

（2）内固定方法：内固定能使骨折达到稳定固定，有益于愈合，便于护理，利于患者早期离床活动，以减少严重的全身并发症。

1）空心螺钉内固定。一般借助C臂机或加用导航设备、导航定位系统（机器人），通过导向器准确置入三根螺钉。三枚螺钉呈倒“品”字形，要求平行、分散、皮质支撑。

2）动力髋螺钉。螺钉的特点是粗大，尖端螺纹深、稀，在骨松质内有较强的把持力，对骨断面有加压作用。该装置借助加压螺钉和接骨板套筒衔接，其加压螺钉固定股骨颈骨折，接骨板与相应股骨干近侧固定，后者起到支撑作用。

3. 人工髋关节置换　适应证：①高龄患者，合并内科疾病但能耐受手术者，手术有利于患者早期活动，避免长期卧床引起的严重全身并发症；②陈旧性股骨颈骨折不愈合，股骨头坏死或合并髋关节骨关节炎者。

三、股骨转子间骨折

股骨转子间骨折（intertrochanteric fracture）指发生于股骨颈基底至小转子水平的骨折，患者的平均年龄略高于股骨颈骨折患者的平均年龄，通常合并重度骨质疏松。股骨转子间血运丰富，骨折后很少发生不愈合和股骨头坏死。

（一）临床表现与诊断

伤后临床表现近似股骨颈骨折，仅根据症状

和体征不易鉴别。由于骨折在关节囊外，髋部疼痛、压痛及局部肿胀明显，大腿近端外侧可有瘀斑。因骨折远端不受髂股韧带束缚，故下肢的外旋畸形及肢体短缩较股骨颈骨折明显。影像学检查可明确诊断。

（二）治疗

老年骨折患者往往因长期卧床引发致命并发症，死亡率可达 20%，故此部位骨折又称“人生最后一次骨折”。内固定手术有利于患者早期活动和负重，可降低死亡率和髋内翻畸形发生率。同时应对骨质疏松进行诊治，以降低再骨折发生率。

常用的内固定方式（图 6－1－4）：

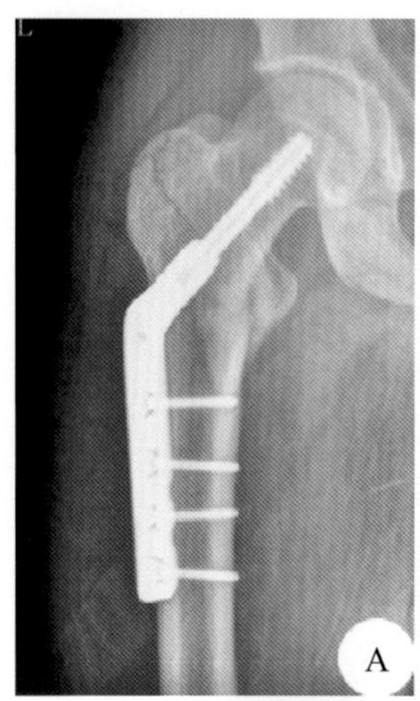

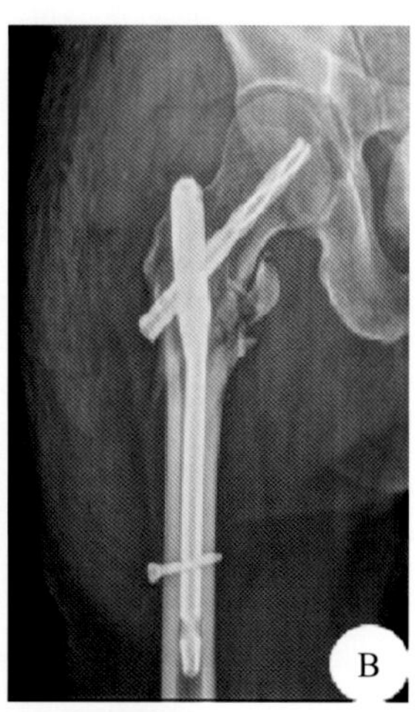

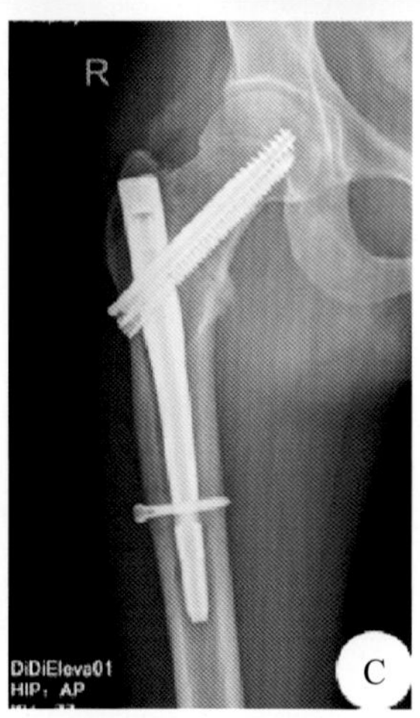

图 6－1－4　股骨转子间骨折，内固定治疗
A. 动力髋螺钉；B. PFNA；C. InterTAN

1. 动力髋螺钉内固定　先经大转子下沿导向器将钉插进股骨头，再将带套筒接骨板与加压螺钉衔接。该技术稳定可靠。

2. 动力髁螺钉内固定　适用于反向转子间骨折，即骨折线与转子间线垂直的骨折。

3. 髓内固定钉　如 Gamma 钉、近端股骨钉（proximal femoral nail，PFN）、近端股骨抗旋转钉（proximal femoral nail antirotation，PFNA）、InterTAN。髓内固定钉较钉板系统力臂短、力学性能好、控制旋转好，适用于所有类型转子间骨折，为首选方法。

对于合并股骨头坏死或髋关节骨关节炎的患者，可行人工髋关节置换。

第二节　髋关节脱位

髋关节脱位分为三种类型：①前脱位；②后脱位；③中心性脱位。中心性脱位均继发于髋臼骨折。前脱位与后脱位的区分以 Nelaton 线为标准，脱位后股骨头位于该线后方为后脱位，位于该线前方则为前脱位。

一、髋关节后脱位

（一）损伤机制

髋关节后脱位多由间接暴力引起，当髋关节处于屈曲、内收、内旋位时，股骨头顶于髋臼后上缘，暴力由前向后冲击膝部，并经股骨干纵轴传至股骨头，使之冲破关节囊后上方向后脱位。亦有人认为髋关节屈曲 90°时，过度的内收、内旋使股骨颈前缘抵于髋臼前缘而形成支点，当股骨干继续内收、内旋时，股骨头因受杠杆力作用而旋出髋臼。

股骨头向后脱出后，圆韧带断裂，关节囊后上部各血管常受不同程度的损伤。股骨头移位至髂骨翼部位，称为髂骨部脱位。如停留在坐骨部位，则称为坐骨部脱位。关节囊前侧的髂股韧带多保持完整，使患肢轻度屈曲、内收、内旋。如髂股韧带断裂，则患肢处于外旋位。髋关节的短外旋肌，如闭孔内肌、上孖肌、下孖肌、闭孔外肌和梨状肌等均可遭挫伤或撕裂。

（二）临床表现与分型

患者常有明确外伤史，如交通事故、高处坠落等。伤后患肢疼痛、髋关节不能活动，弹性固定于屈曲位、内收位、内旋位，患肢短缩，大转子向后上移位至 Nelaton 线之上。患侧臀部隆起，可扪及股骨头。被动活动时疼痛加重。如患肢处于外旋位，提示髂股韧带撕裂，损伤严重。如坐骨神经损伤，可出现该神经支配区域的感觉运动障碍。正位 X 线片可见股骨头位于髋臼外上方，应注意观察是否合并髋臼及股骨颈骨折。如股骨头向后水平脱位，正位 X 线片上显示其与髋臼影重叠，易造成误诊。正位 X 线片可见关节间隙明显变窄，股骨头影较小且外缘清晰，小转子影由于股骨内旋而变小或消失，股骨干处于内收位（图 6－2－1）。

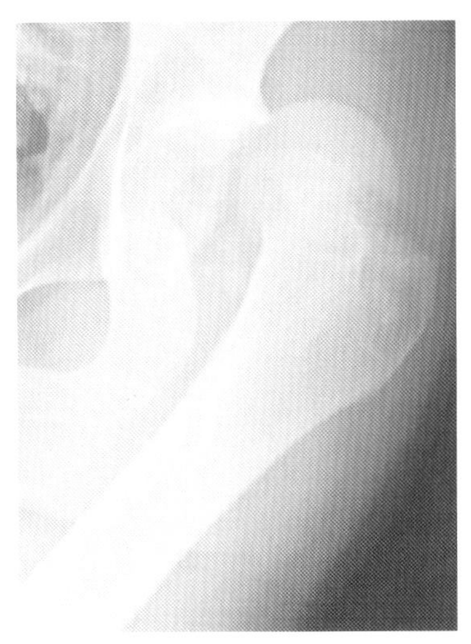

图 6－2－1　男性，45 岁，左髋关节后脱位

Epstein 将髋关节后脱位分为 5 型：

（1）Ⅰ型：单纯性髋关节脱位，不伴髋臼骨折或仅有髋臼后缘小骨折块。

（2）Ⅱ型：髋关节脱位合并髋臼后缘较大的非粉碎性骨折。

（3）Ⅲ型：髋关节脱位合并髋臼后缘粉碎性骨折。

（4）Ⅳ型：髋关节脱位合并髋臼后缘及髋臼顶部骨折。

（5）Ⅴ型：髋关节脱位合并股骨头骨折。

（三）治疗

1. 手法复位　髋关节脱位诊断一旦确定，应尽早行手法复位。复位应在腰麻或全麻下进行，因髋关节周围肌肉较强大，在无麻醉情况下强行复位易造成股骨颈骨折。手法复位的方法有如下三种。

（1）Bigelow 法：患者取仰卧位，助手用双手固定骨盆，术者用与伤肢同侧手握住伤踝关节上方，另一手扶持伤侧腘窝部，使伤肢屈膝、屈髋、内收、内旋，使患肢髌骨先对准健侧膝部。再依次向对侧髂前上棘、脐部、同侧髂前上棘方向回旋，然后外展、外旋伤肢，听到弹响后，髋关节即复位，髋关节的被动活动恢复，亦能伸直。回旋的整个行程轨迹在左侧如同问号，在右侧则相反。回旋前先将伤肢牵引片刻，有可能使股骨头从周围软组织中解脱，回旋时更容易复位。

（2）Allis 法：在无麻醉的条件下亦可试用此法。患者仰卧于地上，助手固定骨盆，术者用伤肢同侧手握住患肢踝关节上方，另一手肘窝置于患肢腘窝处，使患肢屈膝、屈髋各 90°，用置于腘窝部的手臂沿股骨干纵轴向上牵引，握踝部的手向下按压，利用杠杆力使之复位，如术者臂力不够，可骑跨于患肢上，双手合握于小腿上端，臀部抵住患肢踝关节前方。利用双手及腰背部肌肉的力量复位（图 6－2－2）。

（3）Stimson 法：患者取俯卧位，将患髋悬垂于手术台边缘，屈髋、屈膝各 90°。助手固定骨盆，术者取蹲位，将伤肢踝关节前面置于膝上，一手固定踝部，另一手置于患肢腘窝下方，用力向下按压，边按压边摆动及旋转患肢，助手亦可用手向前推动大转子，协助股骨头纳入髋臼。

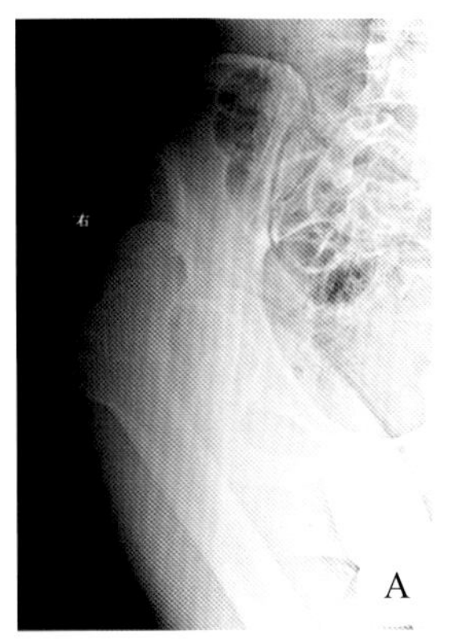

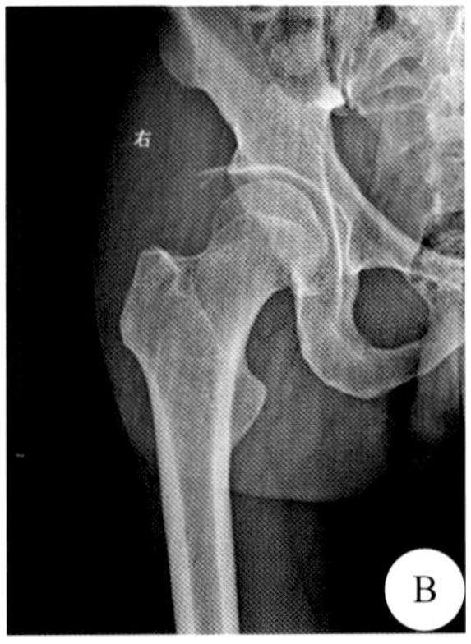

图 6－2－2　男性，46 岁，右髋后上脱位复位

A. 术前 X 线片；B. 术后 X 线片

2. 手术治疗　Ⅰ型脱位大多数情况下可通过手法复位，据文献报道仅有 2%～4%的失败率。其原因：梨状肌阻挡；关节囊纽扣式嵌顿；外旋肌撕脱进入关节囊；髋关节盂唇内翻阻挡复位；髋关节腔内有游离骨折块。如在良好的麻醉下，以正规的复位方法仍不能复位，或复位后X线片显示关节面不相称，应及时行手术治疗。Ⅱ、Ⅲ、Ⅳ型脱位，亦应行切开复位内固定。

3. 髋关节后脱位并发症的治疗

（1）坐骨神经损伤：大多数为脱位时暴力造成的牵拉性损伤，髋关节复位后均可自行恢复，少数伴髋臼骨折者，可因骨折块压迫所致，应在切开复位内固定的同时行坐骨神经探查及松解术。极少数为腰骶神经根性撕脱伤，表现为患侧髋关节外展后伸、外旋肌力丧失，椎管造影可见腰骶神经根有假性脑膜膨出影，目前尚无有效治疗方法。

（2）股骨干骨折：股骨干骨折后，由于下肢连续性被破坏，对髋关节脱位的手法复位有一定阻碍。有报道在良好的麻醉下应用Stimson法复位可获成功，切开复位，用交锁髓内针或加压接骨板固定后，股骨干的连续性得以恢复，再进行髋关节手法复位则较易成功。如同时伴有较大髋臼骨折，则应同时行切开复位内固定术。

（3）股骨头缺血性坏死：由于髋关节脱位所受暴力较大，对股骨头颈的血运破坏亦较严重，复位后有10%～20%的患者在伤后2年内发生股骨头缺血性坏死。及早地复位及复位时尽可能减少软组织损伤，有助于股骨头血运的恢复。

二、髋关节前脱位

髋关节前脱位较少见，仅约占髋脱位的10%。

（一）损伤机制

当股骨头遭受暴力，急骤外展并外旋时，大转子顶端与髋臼上缘顶撞，大转子或股骨颈以髋臼上缘为支点形成杠杆作用，迫使股骨头冲破前方的关节囊，从髂股韧带与耻骨韧带之间的薄弱区脱出向前下方移位，停留在闭孔部，或向前上方移位，停留于耻骨上支平面，有时可引起股动脉、静脉及股神经损伤。

（二）分型

1. Ⅰ型：高位型（耻骨型） 耻骨部脱位，伤肢呈外旋90°，屈髋15°～20°，外展畸形。髋部外侧平坦，腹股沟区可触及股骨头。正位X线片可见股骨头移至耻骨上支，侧位X线片则可见股骨头移至髋臼前方。

（1）ⅠA型：单纯前脱位于耻骨横支。

（2）ⅠB型：前脱位伴有股骨头、颈骨折。

（3）ⅠC型：前脱位伴有髋臼骨折。

2. Ⅱ型：低位型（闭孔型） 闭孔部脱位，伤肢呈轻度屈髋、过度外展、外旋畸形。在闭孔附近可触及股骨头，X线片可见股骨头移至闭孔前方（图6-2-3）。

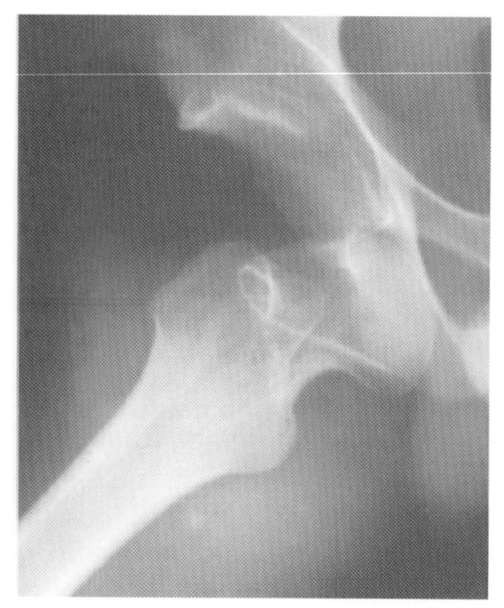

图6-2-3 男性，38岁，右侧髋关节前脱位

（1）ⅡA型：单纯前脱位于闭孔或会阴部。

（2）ⅡB型：前脱位伴有股骨头骨折。

（3）ⅡC型：前脱位伴有髋臼骨折。

（三）诊断

明确外伤史。患肢剧烈疼痛，髋活动受限。患肢常处于外旋位、外展位及轻度屈曲位，有时较健肢稍长。

应强调复位后再次拍片，以明确是否合并骨折。CT检查可以发现关节内接近2mm的骨折块，MRI则可帮助判断关节唇的完整性及股骨头的血运情况。

（四）治疗

早期诊断和急诊复位是十分重要的，全麻或腰麻可放松髋部强大的肌肉，避免复位时对股骨头关节软骨的进一步损伤。试行闭合复位次数应限定在2次以内，否则会加重软组织损伤而影响愈后。

闭合复位方法与髋关节后脱位大致相同，主

要有以下 3 种。

1. Stimson 法　令患者上半身俯卧于检查床端，患髋及膝各屈曲 90°，助手通过下压骶骨或抬伸健肢而固定骨盆。术者一手握持患者足踝部，并轻度旋转股骨，一手用力下压小腿近端后部而复位。此法不适用于患髋处于伸展位的耻骨前脱位。

2. Allis 法　患者仰卧于检查床或地上，助手面向患者足侧取蹲位，用一手和前臂向下按牢患侧骨盆，另一手于患肢股骨近端向外侧持续牵拉股骨。术者面对患者头侧，使患侧髋和膝分别屈曲接近 90°，将患者足踝抵于术者会阴部，术者用双手或前臂合抱患肢小腿近端，利用腰背肌伸直力量向上提拉患髋，再适度内旋、外旋股骨复位。

3. Bigelow 法　患者仰卧于检查床上，术者面对患者头侧，适度屈曲患者髋和膝关节，双手合抱患肢小腿近端。先沿大腿纵轴方向持续牵引，同时将患髋依次内收、内旋和屈曲，然后再外展、外旋并伸直。此复位轨迹类似于问号，在复位过程中，如感到或听到弹响，患肢伸直后畸形消失，则已复位。此法应注意极度内收、内旋时应循序渐进，应持续牵引并适度用力，否则易造成股骨颈或股骨头骨折。复位前后均应拍 X 线片，必要时行 CT 检查，以发现复位前的无位移骨折或复位后关节内较小的骨折块。

如在麻醉下 2 次以上闭合复位失败，应急诊行切开复位。可选择 Watson－Jones 等手术入路。若合并移位的股骨颈骨折，可直接行切开复位内固定。若合并股骨头骨折、骨折块较小及不在负重区，可选择闭合复位后观察，或切开复位时切除骨折块。若骨折块大于股骨头的 1/3 或处于负重区，应行切开复位内固定。

三、髋关节中心性脱位

髋臼粉碎性骨折后，股骨头将沿骨折移位方向产生不同程度的中心性脱位（6－2－4）。

（一）分型

髋关节中心性脱位可分为三度。

（1）Ⅰ度脱位：股骨头向中心轻微脱位，头顶部仍在臼顶负重区之下，不论复位完全与否，髋关节活动功能可基本保持。

（2）Ⅱ度脱位：股骨头突入骨盆内壁，头顶部离开臼顶负重区，在内壁与臼顶之间的骨折线内，如不复位，髋关节功能将严重受损。

（3）Ⅲ度脱位：股骨头大部分或全部突入骨盆壁之内，如不复位，髋关节功能将完全丧失。

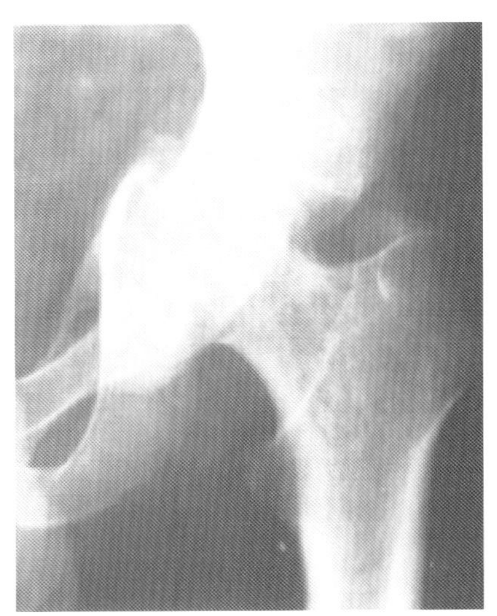

图 6－2－4　男性，45 岁，右髋关节中心性脱位

（二）诊断

（1）Ⅰ、Ⅱ度脱位：股骨头无移位或少有移位，局部有肿胀和疼痛，关节活动受限，患肢无短缩畸形。

（2）Ⅲ度脱位：股骨头移位，局部肿胀和疼痛严重，关节不能活动，应检查是否有骨擦音、患肢短缩、大转子内移。

中心性脱位通常伴有患肢轻度外旋，而短缩不明显。比较显著的体征是大转子处的皮肤凹陷，髂前上棘较对侧向外、向下移位。中心性脱位多发生在双柱骨折、“T”形骨折及横形骨折中。

（三）治疗

大多数髋关节中心性脱位可用闭合牵引治疗，只有少数严重的中心性脱位才考虑行手术治疗。闭合牵引治疗常难以达到良好复位效果，后期并发创伤性关节炎的可能性较大。而手术治疗不仅创伤大，难度亦较大。故基层医院仍应以闭合牵引治疗为主，若伴有同侧股骨干骨折，则应进行切开复位。

1. 牵引复位　对Ⅰ度患者可用胶布皮牵引，Ⅱ度患者可用胫骨结节牵引。牵引重量为 3～4kg，牵引 1 周后开始髋关节功能恢复锻炼，4～6 周去除牵引、扶拐下地，3 个月后逐渐负重。注意不要负重过早，否则易并发股骨头缺血性坏死。

对于Ⅲ度患者可行较大重量的股骨髁上牵引，同时在股骨大转子行侧方牵引。两种牵引重量应相等，为 6～12kg。两种牵引的合力可将脱入骨盆的股骨头拉出，同时髋臼底部的骨折亦可得到复位。定期拍片复查，3 个月后逐渐负重。部分髋臼骨折、对位不良的患者加强功能锻炼，仍可获得较好的功能恢复。

2. 手术治疗 适应证主要为以下几点：

（1）股骨头在骨盆内被髋臼骨折块嵌顿，闭合复位失败。

（2）在穹隆或髋臼盂和骨头之间存在骨折块，使股骨头无法复位。

（3）穹隆或股骨头处有一块或数块较大的骨折块，用牵引方法复位不佳。

（4）在同侧同时存在股骨干骨折，不能牵引治疗。

手术可选用髂腹股沟入路修复髋臼或股骨头的骨折，后侧入路可显露后面髋臼的骨折，然后行骨折复位内固定、髋关节复位（图 6-2-5）。

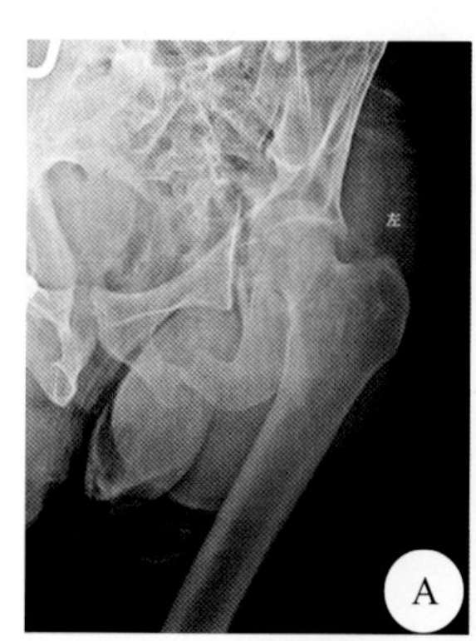

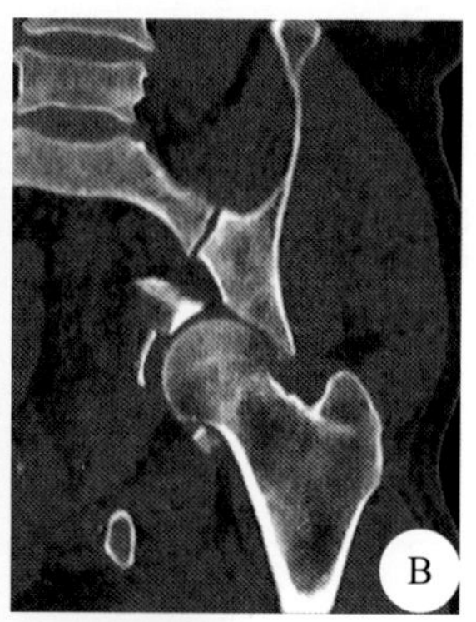

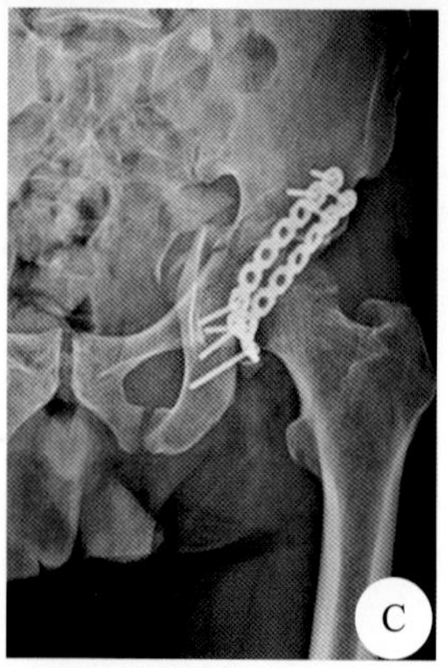

图 6-2-5 男性，48 岁，左髋臼粉碎性骨折，髋关节中心性脱位，复位髋臼内固定

A、B. 术前 X 线片；C. 术后 X 线片

四、陈旧性髋关节脱位

（一）病因与病理

髋关节脱位超过 3 周者即为陈旧性髋关节脱位。多发生于偏远地区，因医疗条件差、误诊、误治导致，或因合并全身其他部位严重创伤，如颅脑外伤昏迷、同侧肢体多段骨折，脱位症状被掩盖，而未能及时诊断和治疗。由于伤后时间长，受损伤的软组织已愈合于畸形位置，关节囊的破口可与股骨颈基底部发生严重粘连，关节周围肌肉挛缩，股骨头颈部血供发生改变。髋臼、股骨头及股骨干均可发生骨质疏松。

（二）治疗

对于未超过 3 个月者可试行闭合复位，其方法有手法复位、牵引复位和切开复位。

1. 手法复位 入院后先行伤肢股骨髁上牵引，重量 5～7kg，1 周左右拍片观察，如股骨头已降至髋臼平面，可在全麻或腰麻下行手法复位。麻醉生效后，置患者于仰卧位，助手固定骨盆，术者反复做膝髋关节的伸直、屈曲、外展、内收、内旋、外旋等各个方向运动，以使股骨头脱离周围软组织的粘连，然后用 Allis 法或 Bigelow 法复位，复位过程中要注意用力适中，切不可突然用力，尤其是 Bigelow 法，如使用不当可致股骨颈骨折。复位后牵引 3～4 周。

2. 牵引复位 行股骨髁上牵引，重量为 10～20kg，同时可应用镇静剂、肌松剂。5～7 天后拍片复查，如股骨头已牵至髋臼水平以下，可逐步外展患肢，减轻患肢牵引重量，使股骨头在无外力情况下回纳。

3. 切开复位 脱位超过 3 个月者，应行切开复位，术前先行骨牵引 1～2 周，尽量将股骨头牵至髋臼水平，使术中易于复位。手术可采取 Smith-petersen 切口，广泛切除股骨头周围瘢痕组织及彻底清理髋臼，才有可能使股骨头复位，术中如见股骨头及髋臼的软骨面破坏严重，即使勉强复位，日后也必将发生股骨头缺血性坏死或创伤性关节炎。年轻者可行关节融合术或成形术，年龄较大者应行 THA。陈旧性髋关节前脱位与合并髋臼骨折者亦应切开复位。脱位如已超过1年，切开复位则无意义，一方面，即使复位功能亦不佳；另一方面，股骨头已粘连固定在异常部位，相对稳定，可不予治疗。如有症状或不能行走负重者，可行股骨上端截骨术，通过改变负重力线以改善髋关节功能。

陈旧性髋关节脱位复位后股骨头缺血性坏死发生率较高，晚期可发生创伤性骨关节炎，最终使关节功能丧失。其预防方法是复位后避免早期过多负重。

第三节 髋关节骨关节炎

骨关节炎是一种退行性改变，是一类由年龄增长、肥胖、关节劳损、创伤等诸多因素引起的以关节软骨退化、破坏、关节骨质增生为特征的慢性关节病，又称退行性关节炎、老年性关节炎等，常累及手、膝、足和髋关节。

髋关节骨关节炎的发病率随年龄的增加而升高。女性髋关节骨关节炎新发风险高于男性。体重是重要影响因素，关节负荷随体重指数（body mass index，BMI）增加而增大，造成关节表面软骨退行性改变加速。

一、临床表现

（一）疼痛

这是骨关节炎最常见的症状，多数骨关节炎患者因关节疼痛而就诊，以无法确切定位的深部疼痛多见。关节疼痛初期表现为轻、中度间断性隐痛，特点是活动时加重、休息后可好转。患者常诉行走、穿脱袜子、跷二郎腿、坐矮板凳时有疼痛感，急性发作时疼痛剧烈，患者晨起下床或关节保持固定位置过久，可有关节疼痛，即静息痛。若患者缓慢活动关节，一段时间后疼痛可消失，关节功能可恢复。此外，关节疼痛还与天气变化有关，如果患者长期处于寒冷、潮湿环境，疼痛会加重。骨关节炎患者晚期可能出现持续性疼痛或夜间痛。

（二）关节僵硬

髋关节骨关节炎患者会出现关节活动受限。它可单独存在和/或伴随疼痛出现，有些情况下，僵硬在疼痛出现之前即存在。部分患者会在晨起时感到关节僵硬及发紧感（晨僵），活动后可以缓解。晨僵时间一般较短，常为几分钟至十几分钟，很少超过三十分钟。

（三）骨擦感

髋关节骨关节炎患者较少出现骨擦感，多见于膝关节。对于年轻人而言，一般由不经常运动导致滑液分泌减少导致。而对于骨关节炎患者，多由关节面不规则或关节内碎屑导致。

（四）关节肿胀与畸形

髋关节由于周围肌肉较多，较少出现肉眼可以观察的关节畸形。而膝关节、远端指间关节可因滑囊增厚、关节积液、骨赘形成出现关节部位的畸形。

（五）关节无力与活动障碍

髋关节骨关节炎晚期患者由于活动后关节疼痛，故会减少活动量，逐步出现肌肉萎缩、软组织挛缩，肌肉萎缩和软组织挛缩又会加剧活动障碍。关节疼痛、僵硬、畸形和关节面形态异常、骨质增生、软组织挛缩、肌肉痉挛与萎缩均可导致髋关节功能丧失，引起关节无力和活动障碍。

二、辅助检查

（一）实验室检查

骨关节炎通常不会引起血液学检查的异常。伴有滑膜炎的患者可能出现C反应蛋白（CRP）升高和红细胞沉降率（ESR）轻度加快。出现滑膜炎者可有关节积液。若临床需与关节感染鉴别，可行关节液检查。一般关节液透明、淡黄色、黏稠度正常。抽取关节液进行细胞计数有助于鉴别关节感染，但目前没有确定的诊断标准。如果关节液的白细胞计数大于$2000\times10^6/L$，同时中性粒细胞分类大于50%，则应高度怀疑感染的可能性。

（二）影像学检查

髋关节骨关节炎的影像学检查结果在诊断和

预后评估中有很重要的价值，有助于评估疾病的严重程度，评价疾病进展性和治疗反应，及早发现疾病或相关的并发症。

1. X线检查 X线检查是首选用于诊断和评估骨关节炎的影像学方法。骨关节炎的X线检查特征性表现为软骨下骨质硬化、增生，软骨下骨囊性改变，关节间隙变窄等，晚期出现股骨头外形消失及关节脱位。X线检查有快捷、价廉等优势，但X线片不能反映关节软骨等附属结构的改变。需要注意的是，骨关节炎X线片表现的严重程度与临床症状的严重程度和功能状态可能存在不一致。许多有明显影像学改变的关节并无典型症状，而有典型症状的关节可能仅发生轻微的影像学改变。髋关节骨关节炎早期X线片通常无明显异常。随着疾病进展，逐渐出现关节间隙狭窄，说明关节软骨已出现退变、变薄。晚期关节间隙有显著狭窄、骨质硬化、骨赘形成。股骨头可出现囊性改变，形成X线片上典型的骨关节炎征象（图6-3-1）。

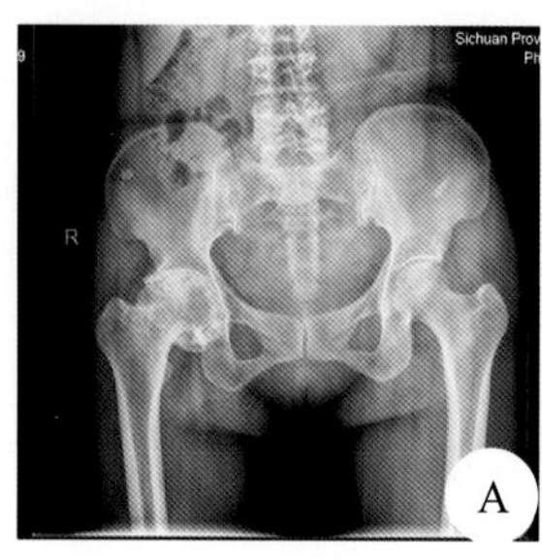

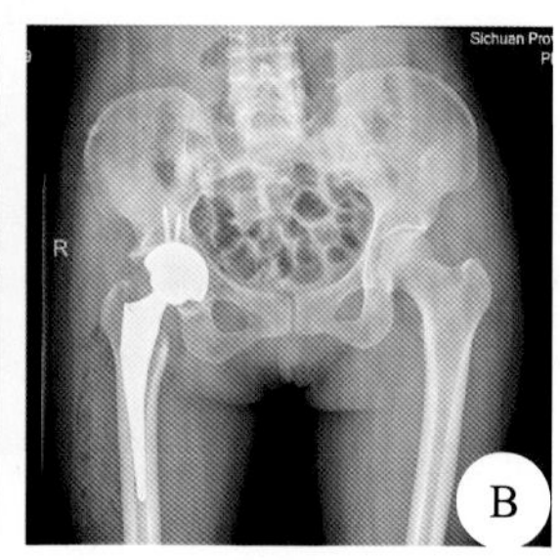

图6-3-1 女性，52岁，右髋关节骨关节炎

A. 术前X线片；B. 行THA后X线片

2. CT检查 可显示细微骨质结构及早期的骨质改变，能精确评估骨关节炎进展中软骨下骨质的微小变化，包括骨小梁的重塑、软骨下囊肿和软骨下骨硬化。对于拟行手术的髋关节骨关节炎患者，术前进行CT检查有助于术者对患者骨质情况、囊性改变区域进行了解，有助于手术的进行。

3. MRI检查 具有多序列、多方位、较高的软组织分辨力及无电离辐射等优点，能清晰显示软组织、骨皮质及骨髓组织等结构，可在早期发现关节软骨及软骨下骨质的异常改变，但不作为常规检查。MRI检查最大的优点在于发现关节相关组织的病变，如软骨损伤、关节液渗出、软骨下骨髓水肿。MRI检查还可用于排除肿瘤和缺血性骨坏死等。

（三）其他检查

超声检查价格便宜，可以对软组织进行实时的、多维的、动态的检测，在评估关节结构异常和炎症中有很大的优势。临床上还可在超声引导下抽取关节液进行检查，有助于鉴别关节感染。

三、诊断

根据患者的症状、体征和影像学检查等依据，通常可明确做出髋关节骨关节炎的诊断。美国风湿病学会（American Rheumatism Association，ARA）制定了髋关节骨关节炎诊断标准：①近1个月大多数时间有髋关节疼痛。②ESR≤20mm/h。③X线片显示骨赘形成。④X线片显示髋关节间隙狭窄。满足①+②+③条，或①+②+④条，或①+③+④条即可诊断。

四、治疗

由于骨关节炎的发病机制尚不完全明确，故无法做到针对病因的治疗。且关节软骨破坏后无法有效修复，故虽然治疗方法很多，却无一种可以根治该病的方法。目前临床对该病的总体治疗原则是非药物治疗与药物治疗相结合，必要时行手术治疗，治疗应注重个体化。髋关节骨关节炎的治疗目的是缓解疼痛、延缓疾病进展、矫正畸形、改善或恢复关节功能、提高患者生活质量。

（一）非药物治疗

非药物治疗是髋关节骨关节炎治疗的关键组成部分，推荐每个患者进行，它可以改善患者的关节症状，减少药物治疗不良反应。

1. 患者教育 肥胖或超重与骨关节炎的发生密切相关。减轻体重可以降低这种风险。结合饮食和锻炼的体重管理可以大幅度缓解骨关节炎患者的疼痛。推荐患有骨关节炎的肥胖或超重患者减肥，通常与强化锻炼相结合，以防止肌肉萎缩，进一步改善患者病情。此外，减轻体重也可以改善骨关节炎患者合并的其他疾病，如糖尿病、高血压等。

2. 物理疗法和锻炼 物理疗法：热疗、水疗、电刺激、超短波、红外线等均可改善病变关节局部血液循环，松弛肌肉，减轻疼痛。急性期骨关节炎物理疗法以止痛消肿为主，慢性期以增强局部的血液循环、改善关节功能为主。锻炼可以增强关节灵活性，并且强化关节周围肌肉。髋关节疼痛的患者应该每天进行全幅度的活动，从而维持关节的灵活性及延缓软骨损伤。即使在骨关节炎严重的情况下，依然可以做强化锻炼，这可以减轻患者疼痛、增强关节功能、提高生活质量。推荐进行低强度锻炼，如骑自行车、游泳、散步，尽量避免高强度锻炼，如跑步。此外不要在关节肿胀、疼痛的急性期进行锻炼，否则容易加重病情，适得其反。

3. 辅助装置 拐杖、助行架、电动座椅升降器、升高的马桶等，均有助于减轻关节压力、改善关节日常功能。这些辅助装置的选择取决于关节炎症严重程度。

（二）药物治疗

虽然目前尚无药物可以逆转或停止骨关节炎的病理过程，但药物治疗对缓解关节肿痛、保存关节功能、延缓病情进展有重要意义。目前应用于骨关节炎的药物包括非甾体抗炎药（NSAIDs）、阿片类镇痛药物、度洛西汀、糖皮质激素、其他药物等。

1. NSAIDs NSAIDs通过抑制环氧化酶（COX）减少前列腺素的生成，从而产生抗炎、镇痛、抑制中枢或外周疼痛的作用，是最常用的治疗骨关节炎的药物。因髋关节位置较深，外用NSAIDs效果可能欠佳，可口服NSAIDs。口服制剂包括对乙酰氨基酚、双氯芬酸、美洛昔康、塞来昔布等。其中对乙酰氨基酚无抗炎作用，且对乙酰氨基酚减轻疼痛的作用较弱，易导致胃肠道症状和肝毒性等不良反应及增加全因死亡率，故目前不推荐对乙酰氨基酚作为首选药物。NSAIDs应使用最低有效剂量和最短疗程。有胃肠道不良事件发生的危险因素者优先选用选择性COX−2抑制剂（如美洛昔康、塞来昔布、帕瑞昔布等）或非选择性NSAIDs＋质子泵抑制剂（PPI）。老年患者使用时应注意心血管和胃肠道不良事件发生的相关风险。

2. 阿片类镇痛药物 阿片类镇痛药物通过作用于中枢或外周的阿片类受体而镇痛，可有效缓解灼烧痛、针刺痛及痛觉超敏。NSAIDs不能充分缓解疼痛或有用药禁忌时，可考虑应用阿片类镇痛药物，如口服可待因或曲马多等。口服阿片类镇痛药物可能会增加胃肠道不良事件及中枢神经系统不良事件发生的风险，且有一定的成瘾性。曲马多禁用于已知或怀疑胃肠道梗阻者、急性或严重支气管哮喘者及呼吸抑制者。

3. 度洛西汀 度洛西汀为5−羟色胺（5−HT）和去甲肾上腺素（NE）再摄取抑制剂（SNRIs），本用于治疗抑郁症，后获得美国食品药品监督管理局（FDA）批准，可用于多种慢性疼痛疾病的治疗。骨关节炎疼痛的发生与神经性疼痛的外周敏化和中枢敏化机制相关，其主要的神经疼痛递质是5−HT和NE。度洛西汀通过抑制5−HT和NE的再摄取，提高两者在突触间隙的浓度，在疼痛传导的下行通路中发挥作用，并在改善睡眠方面有显著效果。度洛西汀可有效减轻骨关节炎患者的疼痛、改善关节功能，已被批准用于治疗骨关节炎所致的慢性疼痛。

4. 糖皮质激素 糖皮质激素可抗炎、缓解疼痛，关节腔内注射长效类糖皮质激素能缓解疼痛、减少渗出，适用于有炎症或同时伴有关节积液的骨关节炎患者。但关节腔内反复注射糖皮质激素可加速骨量的丢失，建议同一关节不宜反复注射，注射间隔时间不应短于4个月，每年应用最多不超过3次。过多的关节腔穿刺除了会并发感染，还可发生类固醇晶体性关节炎。

5. 其他药物 其他药物主要包括氨基葡萄糖与硫酸软骨素。研究表明氨基葡萄糖、硫酸软骨素可改善关节软骨的代谢，同时缓解骨关节炎的疼痛症状。

（三）手术治疗

对于疼痛严重、保守治疗无效，或关节畸形导致功能障碍的患者，应该考虑手术治疗。手术治疗分为保髋手术、关节融合术和人工关节置换术等。

保髋手术包括关节镜下的关节清理术、畸形矫形截骨术等（图6−3−2）。关节镜下的关节清理术通过去除髋臼周围的骨赘和游离体，修复关节盂唇，以增加关节的活动范围，恢复关节活动功能，但是它不能纠正关节面的退行性改变。对45岁以上患者行盂唇关节镜下清理术后疼痛和功能的改善程度微乎其微，因此须慎重考虑。

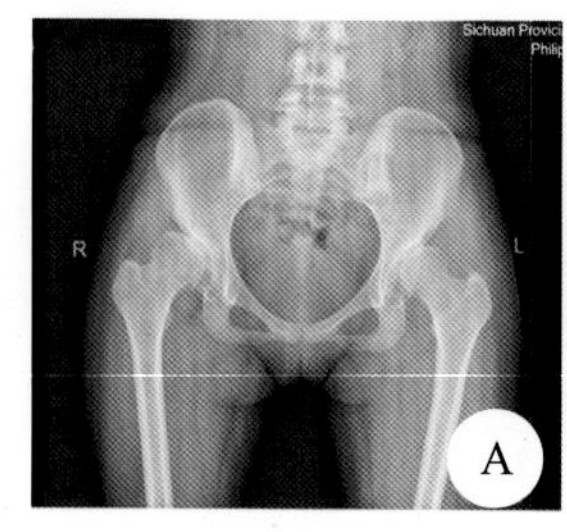
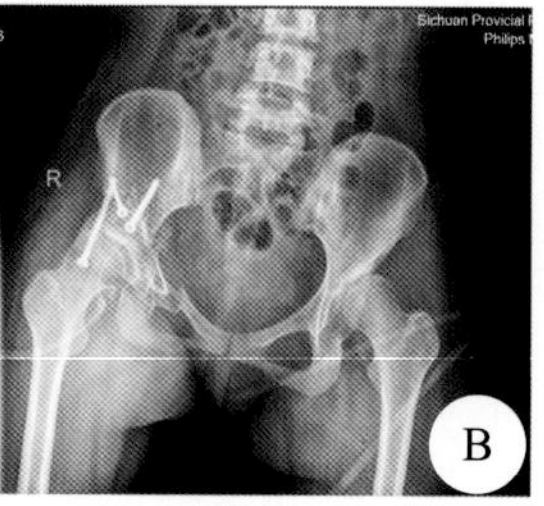

图 6-3-2　女性，22 岁，右髋关节发育不良，出现右髋骨关节炎

A. 术前 X 线片；B. 行右侧髋臼截骨加盖术后 X 线片

第四节　髋关节创伤性关节炎

创伤性关节炎是骨关节炎的一种亚型。在所有骨关节炎患者中，研究报道约 10%患者是创伤性关节炎。患创伤性关节炎的患者通常比没有任何先前身体伤害的骨关节炎患者年轻。

创伤性关节炎的病因为创伤损伤了关节软骨，而软骨的自身修复能力极差，即使在受伤时没有关节软骨损害，只要关节不稳，关节软骨就会很快发生退行性改变。

创伤性关节炎的病理过程可分为三个阶段：速发期、急性期和慢性期。速发期通常在受伤后几秒钟开始，其特征是细胞坏死、胶原破裂、软骨肿胀。之后为急性期，出现基质降解、白细胞浸润、细胞凋亡。慢性期发生在创伤后数月或数年，典型的症状是关节疼痛和功能障碍。

一、危险因素

创伤性关节炎发生的危险因素是超重和体力活动。检查显示，BMI 高时创伤性关节炎的发生风险增加。另有文献报道，遗传因素对创伤性关节炎的患病率有影响。患者的性别也可能对创伤性关节炎产生影响，女性比男性可能更容易受到创伤性关节炎的影响。

二、临床表现

髋关节创伤性关节炎的起病较慢，通常在原发创伤缓解后多年出现。临床表现与髋关节骨关节炎的症状相似。一般症状是受伤关节出现疼痛、关节活动受限，后期出现关节僵硬、功能障碍、关节功能丢失。

三、诊断

病史对髋关节创伤性关节炎的诊断十分重要。患者通常既往有股骨颈骨折、髋关节脱位等病史。单纯依据影像学资料较难鉴别是否为创伤性关节炎。

四、治疗

髋关节创伤性关节炎的治疗与髋关节骨关节炎基本相同。NSAIDs 是髋关节创伤性关节炎的首选药物。此外由于超重是创伤性关节炎的危险因素，对于既往有髋关节外伤的患者，建议进行体重管理。避免重体力活动。物理治疗可能有助于减轻创伤性关节炎的疼痛和其他症状。如果药物治疗、生活方式改变和物理治疗不足以减轻症状，进行 THA 治疗可能会有效改善生活质量（图 6－4－1）。

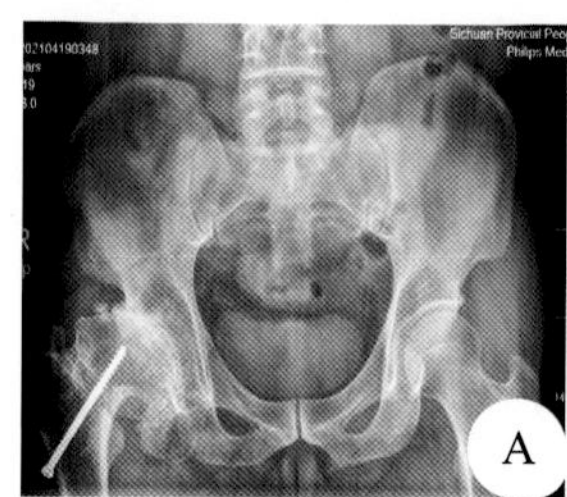
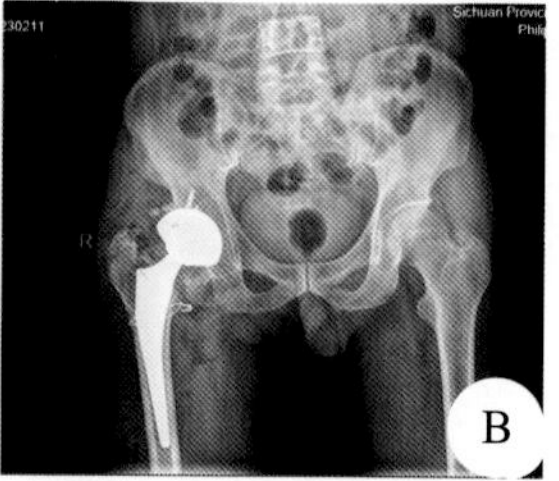

图 6－4－1　男性，53 岁，右侧股骨颈骨折，空心钉内固定后行 THA

A. 术前 X 线片；B. 行右侧 THA 后 X 线片

第五节　髋关节类风湿性关节炎

类风湿性关节炎是一种常见的以关节组织慢性炎症性病变为主要表现的全身性疾病，可侵犯多个关节，常以手足小关节起病，呈对称性。大约 40%的类风湿性关节炎患者在病程中会出现关节外的肌肉骨骼系统受累（如骨骼和肌肉）和非肌肉骨骼系统的器官受累（如皮肤、眼、肺、心脏、肾脏、血管、唾液腺、中枢与周围神经系统、骨髓）。

一、临床表现

出现髋关节类风湿性关节炎时，患者上下肢其他关节常已有明显的类风湿性病变。类风湿性关节炎的临床表现可分为关节表现和关节外表现。

（一）关节表现

1. 晨僵　见于95%的患者。持续时间和关节炎症的严重程度成正比，是本病活动性的指标之一。

2. 疼痛与压痛　出现最早，多呈对称性、持续性，时轻时重。

3. 关节肿胀　多由关节腔内积液、关节周围软组织炎症引起。病程长者可因滑膜性炎症出现肿胀。受累关节均可出现，多为对称性。

4. 关节畸形　多见于较晚期患者。如手指关节的半脱位、尺侧偏斜、“天鹅颈”样畸形等。软骨及骨质的破坏，关节周围的肌腱、韧带受损，肌肉萎缩和痉挛是造成关节畸形的主要原因。

5. 关节功能障碍　美国风湿病学会将因本病而出现的关节功能障碍程度分为4级。

（二）关节外表现

1. 类风湿结节　本病特异性皮肤表现。出现于20%～30%的患者，多位于关节隆突部及受压部位的皮下，提示本病处于活动期。

2. 类风湿血管炎　可出现在患者的任何系统。查体能观察到有的指甲下或指端出现血管炎，严重者可出现坏疽。

3. 肺　间质性病变（见于约20%的患者，临床常无症状）、结节样改变（单个或多个）、胸膜炎（单侧或多侧胸腔积液，渗出性，见于10%的患者）。

4. 心脏　B超可检出约30%的患者出现少量心包积液，多无症状。

5. 胃肠道　可有上腹部不适、胃痛、恶心、纳差，甚至黑便，均为服用药物引起。

6. 肾　很少累及肾。但长期的类风湿性关节炎并发淀粉样变可引起肾损害。若出现尿检异常应考虑为药物引起。

7. 神经系统　脊髓受压（1～4颈椎小关节为好发部位，见于40%～70%的患者，多数患者主诉枕区痛，活动时加重，很少影响胸腰椎）、周围神经因滑膜炎而受压、小血管炎造成的多发性单神经炎等。

8. 血液系统　贫血很常见，程度与疾病活动性、关节炎症的严重程度相关。常见血小板增多，可能与关节外表现相关。

9. 干燥综合征　30%～40%患者出现，眼干、口干的症状多不明显，须经多项检测。

二、辅助检查

（一）实验室检查

1. 血常规　可有轻、中度贫血。活动期血小板增高。

2. ESR　无特异性，但是观察滑膜炎症活动性和严重性的指标。

3. CRP　炎症急性期出现的蛋白，它的增高说明本病有一定活动性。

4. 自身抗体　5%～80%的类风湿患者呈类风湿因子（RF）或抗瓜氨酸蛋白抗体（ACPA）阳性，或两者阳性。这些抗体阳性的类风湿患者被定义为血清反应阳性类风湿性关节炎患者。

（二）影像学检查

1. X线检查　本病的诊断对关节病变的分期、观察病情的演变均很重要。典型X线片表现为关节周围骨质减少、关节间隙变窄和骨侵蚀。活动性疾病病程中，患者可能发生畸形（包括关节半脱位）和继发性退行性改变。

2. CT检查　CT可见关节间隙变窄，骨性关节面边缘出现锯齿样骨质侵蚀，表现为局限性低密度骨质破坏区，可以较大，边缘不清楚。邻近软组织明显肿胀，增强扫描可见滑膜增厚、强化。

3. MRI检查　MRI可以显示与类风湿性关节炎有关的改变，包括滑膜、肌腱、韧带的炎症，关节内外的积液，软骨的改变以及骨的水肿和侵蚀。典型的类风湿性关节炎在MRI上首先表现为滑囊炎，继而产生骨髓水肿，最后形成骨侵蚀。

三、诊断标准

目前建议采用2010年美国风湿病学会跟欧洲抗风湿病联盟提出的类风湿性关节炎新分类标准：至少1个关节有滑膜炎，排除其他更能解释滑膜炎的疾病，且4项得分相加≥6分（最高10分，应取各项的最高得分计算总分）。各项内容及其赋分如下：

1. 受累关节的数量和部位

（1）2～10个大关节（指肩、肘、髋、膝、踝关节）：1分。

（2）1～3个小关节（指掌指关节、指间关节、第2～5跖趾关节、腕关节等）：2分。

（3）4～10个小关节：3分。

（4）＞10个关节（含至少1个小关节）：5分。

2. 血清学（RF或ACPA）异常

（1）低滴度阳性（大于正常上限）：2分。

（2）高滴度阳性（大于正常上限的3倍）：3分。

3. 急性期反应物（ESR或CRP）大于正常上限：1分

4. 症状持续至少6周：1分

上述标准最适合新发疾病患者，除此以外，以下患者也可归为类风湿性关节炎：

（1）具有类风湿性关节炎的典型侵蚀性病变，且病史显示患者既往满足上述标准。

（2）病程长，当下无疾病活动（治疗或不治疗），但回顾相关资料后发现患者之前满足上述标准。

四、治疗

未经正规治疗的类风湿性关节炎可反复迁延多年，最终导致关节畸形及功能丧失。故对类风湿性关节炎的治疗旨在控制滑膜炎及预防关节损伤。应在发病早期积极进行药物等非手术治疗，以控制病情的发展。对于已经出现了关节功能丧失的患者，应及时考虑手术治疗。

类风湿性关节炎患者的手术指征：关节破坏导致的顽固性疼痛或重度功能性残疾以及肌腱即将断裂。手术时机往往至关重要。如果患者等待太久，则可能有很多肌肉因不使用而发生萎缩，以致术后康复失败。

THA是关节严重疼痛和功能明显受限的髋关节类风湿性关节炎患者的最佳选择（图6-5-1）。但随着有效的类风湿性关节炎药物的问世，年轻成人类风湿性关节炎患者实施THA的比例已经大大减小。因此对年轻成人患者行THA需慎重。对于30岁以下的患者，行THA主要是为了治疗骨坏死或继发性骨关节炎。

类风湿性关节炎患者通常全身受累，有不同程度的皮炎、血管炎、皮肤脆弱、骨质疏松及肌肉萎缩。并且该类患者多接受过长期激素治疗或正在接受激素治疗，所以在术中出现骨折及术后出现感染的概率较大。因此，术前评估与充分准备极其重要，可降低术后并发症发生概率。对骨质疏松明显的患者必须给予药物治疗以改善其骨质情况。对存在贫血的患者术前应纠正贫血状态，使血红蛋白＞100g/L。对存在低蛋白血症的患者，术前务必给予人血白蛋白或血浆加以纠正。

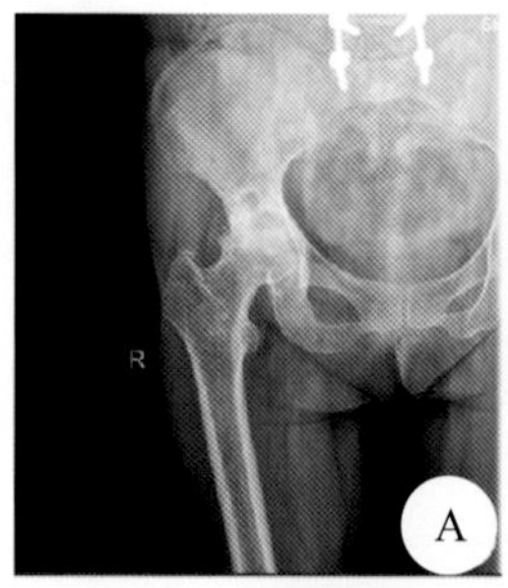

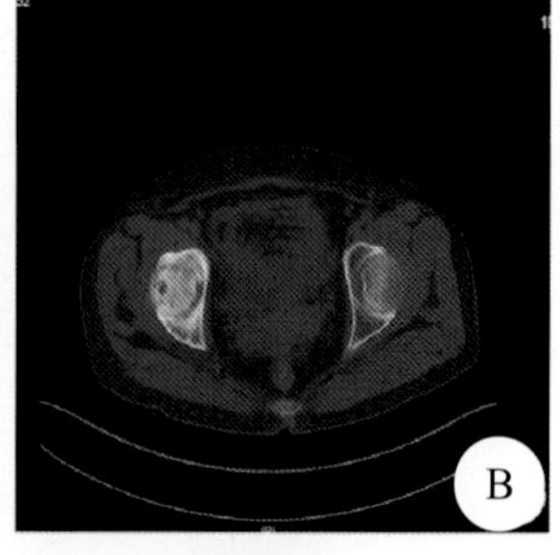

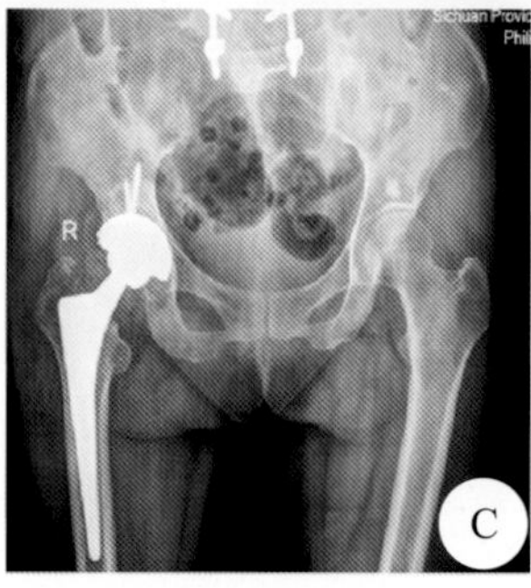

图6-5-1　女性，55岁，右髋类风湿性关节炎

A. 术前X线片；B. 术前CT可见关节间隙变窄，局部骨质疏松；C. 行右侧THA后X线片

髋关节类风湿性关节炎患者股骨头、股骨颈可能因为损害或骨坏死而出现部分缺如，可存在关节囊的挛缩、关节间隙变窄、髋关节不同程度的屈曲畸形、股骨头中心性脱位、髋臼内侧壁骨

质变薄、股骨头坏死塌陷、髋臼顶部严重的骨质破坏、股骨头与髋臼严重纤维性及骨性粘连、髋臼不同程度的内陷等，髋关节变形丧失正常的生理解剖结构，所以在术中行髋臼重建、髋关节旋转中心的重建存在一定困难。这就需要术前充分的评判预估，对假体类型、手术入路、手术顺序、假体安放位置等有充分判断及演练，以及通过术中精细操作来避免并发症的发生。

使用骨水泥型还是非骨水泥型假体是一项重要的手术决策。对年轻患者和骨量充足的患者，通常建议使用非骨水泥型假体，而年龄较大、对关节要求低的低骨量患者一般首选骨水泥型假体。但随着人工假体设计上的不断改进，对老年类风湿性关节炎患者选用非骨水泥型假体已经获得了较好的术后效果。

第六节　髋关节化脓性关节炎

化脓性关节炎在临床上并非少见疾病。它是一种严重的关节感染疾病，髋关节化脓性关节炎发病率占化脓性关节炎的50%以上。髋关节化脓性关节炎可导致关节的不可逆损害，如股骨头坏死、髋关节创伤性关节炎、继发性髋关节脱位等，严重者可能导致死亡。本病可发生于任何年龄，有文献报道多见于儿童，成人少见，男性多于女性。临床上多表现为急性过程。按病理变化本病可分为急性期、慢性期及恢复期，早期及时确诊和积极治疗，使病变限于关节滑膜，对降低关节损害及保留关节功能极为重要。

一、临床表现

典型的化脓性关节炎多起病急骤，有寒战、高热等症状，甚至出现昏迷，小儿惊厥多见。大多数发热患者只有轻微的发热，只有30%～40%患者的体温会高于39℃。但没有发烧并不能排除对髋关节化脓性关节炎的诊断，只有30%～60%经培养证实的化脓性关节炎患者在初次报告时发烧。

髋关节具有厚实的肌肉，局部红、肿、热都不明显，但患者髋关节常常处于屈曲位、外旋位、外展位，这样使关节腔内的容量增大，关节囊可以较松弛，以减少疼痛。患者通常会出现严重的髋部或腹股沟疼痛，这种疼痛有时会放射至膝关节。体重作用引起的疼痛可能是化脓性关节炎的一个强有力预测指标。

二、辅助检查

（一）X线检查

在髋关节化脓性关节炎的早期，X线片上经常无明显的异常。组成关节的骨的骨量减少经常是化脓性关节炎的最初表现，随着化脓性关节炎的加重，关节软骨被破坏，在X线片上会呈现关节间隙变窄。

（二）超声检查

超声检查有助于检测低至1～2ml的关节积液。超声检查中看到的无回声积液是化脓性关节炎的特征。在怀疑患者患有化脓性关节炎时，可在超声引导下进行髋关节穿刺，即使在髋关节积液量比较少时亦可准确定位并抽取关节积液。此外超声检查可以确定髋关节感染的范围，指导临床治疗。

（三）CT检查

CT检查与X线检查相比，在化脓性关节炎感染的早期没有太大的优势，但在后期CT可更好地显示髋关节周围软组织水肿、股骨头及髋臼周围骨质破坏。

（四）MRI检查

MRI检查在诊断髋关节积液及区分骨与软组织感染方面较X线检查及CT检查具有较大的优势，敏感度接近100%，特异性超过75%。髋关节化脓性关节炎患者的MRI表现包括关节积液、软骨和骨破坏、软组织水肿、骨水肿和皮质中断。与其他成像技术一样，MRI不能区分感染性关节炎和其他炎症性关节炎。

（五）放射性核素检查

放射性核素显像在评估感染和炎症反应方面发挥着关键作用。放射性核素检查有助于确定髋关节炎症区域，现有的放射性核素检查包括锝－

99m 亚甲基二磷酸盐骨扫描（^{99m}Tc－MDP）、镓扫描（67Ga）、体外放射标记白细胞（WBCs）等检查。它们在评估感染和炎症过程中有各自的优势和局限性，其中^{99m}Tc－MDP 是早期发现和定位炎症的首选成像方法。

三、诊断

髋关节化脓性关节炎的明确诊断依据细菌培养结果。早期迅速的诊断往往依靠临床医生的经验、详细的病史、查体及血清学检测。外周血白细胞计数在儿童中通常升高，但在成人中通常在正常范围内。大多数髋关节化脓性关节炎患者显示 ESR 加快、CRP 水平升高。但以上三项指标未见升高并不能排除髋关节化脓性关节炎。

关节液的取样和分析是临床医生在评估有关节症状的患者时最有用的检验方法。为了确定诊断，需要从病变的关节腔中抽取关节液并进行细菌培养及实验室化验，也可以进行镜检来确认是否含有细菌。在化脓性关节炎中，关节液经常具有混浊的外观，另外白细胞计数越高，诊断为化脓性关节炎的准确性也越高，但对于计数比较低的患者，也无法完全排除化脓性关节炎的可能。细菌培养是诊断化脓性关节炎的“金标准”，可以帮助确定基于微生物易感性的抗生素治疗方案，但培养细菌所需的较长时间与治疗的紧迫性是相互矛盾的。

四、治疗

（一）抗生素治疗

化脓性关节炎的治疗原则为使用抗生素和关节引流。针对髋关节化脓性关节炎患者，在关节液细菌培养结果出来之前，经验性地应用抗生素是有必要的。在细菌培养与药敏试验结果出来之前，由于常见的病原体是金黄色葡萄球菌和链球菌，最初的抗生素治疗应针对这两种细菌。如果革兰染色发现革兰阳性球菌，应经验性使用万古霉素治疗。如果患者对万古霉素过敏，可用达托霉素、克林霉素、利奈唑胺代替。如果革兰染色发现革兰阴性杆菌，应使用第 3 代头孢菌素治疗，可选择头孢曲松、头孢噻肟、头孢他啶进行治疗。在细菌培养和药敏试验结果出来后，若为阳性结果，则应根据实验结果对初始抗生素使用方法进行调整。不建议在关节腔内注射抗生素，胃肠外和口服抗生素产生的药物浓度已足够。此外，直接将抗生素注射到关节内可能引发炎症反应。

（二）外科治疗

针对化脓性关节炎应行关节引流。可选择针吸引流（一针或多针）、关节镜引流或关节切开引流（开放手术引流）。如果针吸引流不充分，则需行关节镜引流或开放引流。最能评估针吸引流充分性的临床标准包括体温、白细胞计数、关节肿痛缓解程度。膝关节肿胀的改善情况比髋关节更易评估。对于髋关节化脓性关节炎，提倡切开清创引流，常规切开清创引流术包括切除所有可能感染的滑膜组织、关节囊切开和引流管的放置，以此来减少细菌毒素和关节囊压力。对于患有髋关节化脓性关节炎的患者来说，应告知患者将来需要进行 THA 的可能性极大，尤其是髋部症状出现 3 周以上的患者。随着关节镜手术技术的发展，关节镜清创术治疗成人髋关节化脓性关节炎的效果可与开放清创相媲美，甚至可提高成功率。

髋关节旷置术用于原发性髋关节化脓性关节炎同样有效。对于成年髋部症状出现 3 周以上的患者，可一期切除股骨头，二期行 THA。但有10％～11％的患者需要再次行旷置术来控制感染，70％～80％的患者会在一期旷置术后选择 THA（图 6－6－1）。

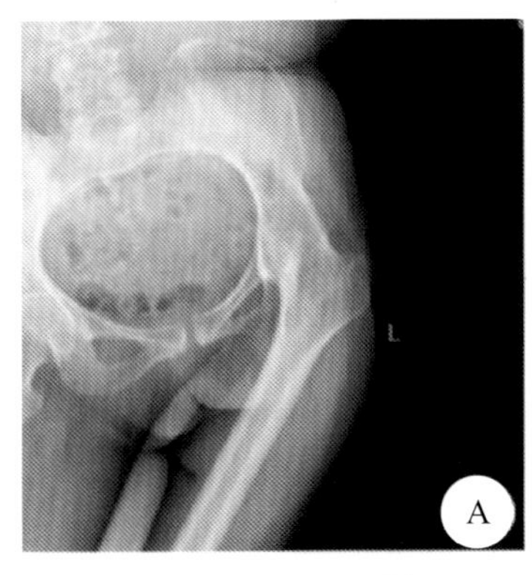
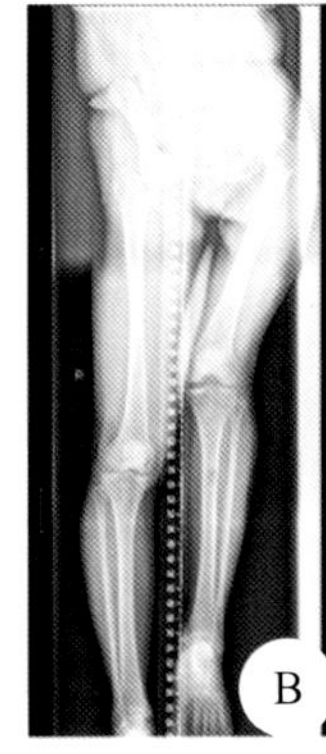
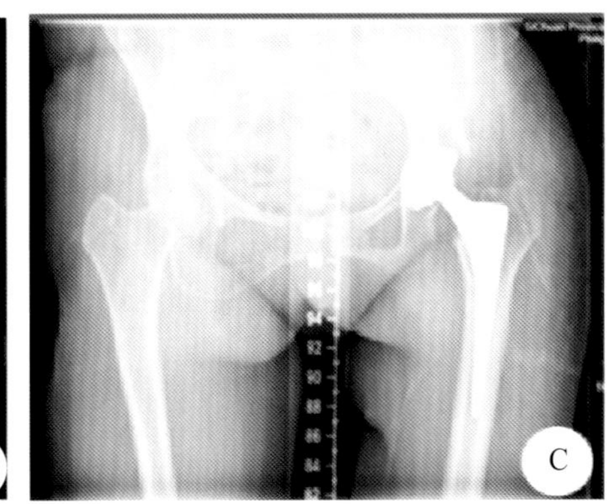
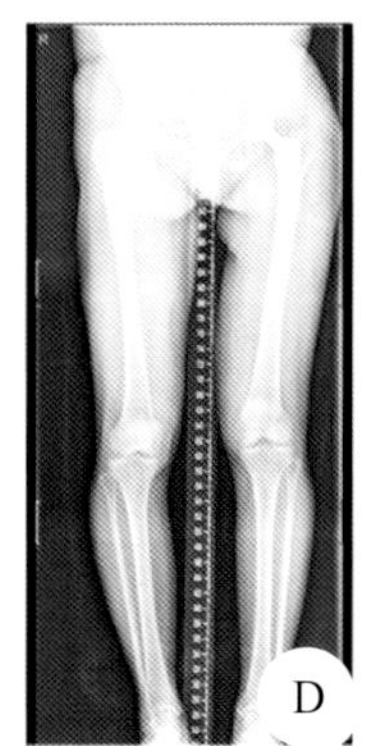

图 6-6-1　女性，40 岁，左髋关节化脓性关节炎后遗留关节畸形

A. 髋关节化脓性关节炎后出现关节融合；B. 双下肢全长 X 线片显示患侧长度明显缩短；C. 行 THA 后 X 线片；D. 站立位 X 线片显示下肢长度明显得到纠正

第七节　髋关节结核

骨结核指累及骨和/或关节的结核病，在我国仍是一种常见病、多发病，按部位来说，脊柱结核发病率最高，约占 50%。髋关节结核是骨与关节结核中较常见的一种，在全身骨关节结核中仅次于脊椎和膝关节，占全身骨关节结核的 15%。

病理变化与身体其他部位的结核病相似，在结核性肉芽组织内有干酪样坏死。骨组织变化以溶骨为主，少有新骨形成。早期关节结核可表现为干骺端结核，为单纯性骨结核；也可是细菌经血液循环先累及滑膜，为单纯性滑膜结核。

一、临床表现

（一）全身症状

患者可表现为午后低热、乏力、食欲减退、消瘦、盗汗等，也称结核中毒症状，可伴有贫血。也有起病急骤者，有高热及毒血症状，一般多见于儿童及免疫力差的患者。

（二）局部症状

髋关节结核起病初期患者多有髋关节的疼痛。由于髋关节和膝关节由同一神经支配，故患者常自述出现膝关节处的疼痛。随病情进展，髋关节的疼痛加剧，患者常出现跛行。病变可在髋关节处形成脓肿，患侧腹股沟、大腿根等部位可以观察到肿胀。随病情进展病变部位脓肿增大，可侵入臀部、骨盆，造成臀部和盆腔内脓肿。同时，脓肿可穿透皮肤，脓液流出，形成脓腔与外界相连的窦道。查体可发现股四头肌及臀部肌肉的萎缩，患侧髋关节可出现屈曲伸直、外展内收、旋内旋外的活动障碍。随病情进展，髋关节处纤维组织增生，患者可出现髋关节强直以及肌肉萎缩和关节强直导致的双下肢不等长。

二、辅助检查

（一）实验室检查

实验室检查有以下特点：①血常规淋巴细胞比例升高，血红蛋白降低。②ESR 加快、CRP 升高。③结核菌素试验，其反应性越强，结核可能性越大，但不能肯定疾病的存在，高度怀疑结核时，需要针对性加查血清结核抗体、淋巴细胞培养+γ-干扰素释放试验（TB-IGRA）。对感染组织进行镜检和培养可确诊结核。抽取髋关节处的脓液进行涂片，若在镜下找到抗酸杆菌或结核分枝杆菌，则可以确定为结核分枝杆菌感染，不过阳性率较低。此外，从病变处取得相应组织在显微镜下观察，可以看到典型的结核性肉芽肿结构，即可确诊有结核分枝杆菌的感染，不过同样阳性率较低。

（二）影像学检查

1. X 线检查　X 线检查可发现患侧部位的病变情况，如骨质疏松、骨皮质变薄、关节间隙变小、关节滑膜和关节囊肿胀等。但X线征象往往较临床症状出现晚，如髋关节结核早期X线片可无改变，或仅有轻度骨质疏松和关节间隙增宽或变窄，后期才出现骨纹理紊乱、骨质模糊不清呈毛玻璃样，继而出现骨质破坏、缺损和死骨及周围软组织肿胀、脓肿及窦道形成。

2. CT检查 与X线检查相比，CT检查更为清晰，可用于早期诊断，可以清楚显示患侧积液量以及是否有骨和软组织的损害。临床上还可以行CT引导下脓肿经皮穿刺术。

3. MRI检查 对于早期不易发现的微小病变，可以选用MRI检查。MRI检查对骨周围软组织有较高的分辨率，可清楚显示坏死组织和脓肿，并可随意选取检查部位的冠状面、矢状面及横断面断层图像。MRI对脊柱结核的早期发现具有重要意义。MRI还可清楚显示、区别脓液或肉芽组织，并确定病变侵袭范围，帮助界定手术病灶清除范围。

（三）关节镜检查

可以探知髋关节处的具体病变，同时镜下切取病变组织，创伤较小，有助于辅助诊断。

三、诊断

早期诊断可制止病变发展，保护肢体功能，但由于髋关节结核缺乏特异体征，早期病变常被误诊或漏诊。目前根据患者的结核感染病史、髋关节疼痛等临床表现，结合体格、影像学、实验室和病理学检查进行诊断。主要诊断依据包括以下几点：

（1）患者出现食欲减退、盗汗、发热、乏力、髋关节疼痛、跛行、关节肿胀、脓肿破溃、肌肉萎缩、关节活动受限等症状。

（2）医生通过查体发现髋关节处肿胀和畸形，通过触诊和特殊体格检查发现患者髋关节活动障碍。

（3）实验室检查发现结核分枝杆菌，或抗酸染色阳性。

（4）影像学检查发现病灶周围骨质破坏、关节周围骨质疏松、渐进性关节间隙变窄等表现，又称为Phemister三联征（结核性关节炎的X线特殊表现）。

（5）病理学检查发现特征性的结核性肉芽肿等特有表现。

四、治疗

髋关节结核以抗结核治疗和手术治疗为主。如果病变仅累及滑膜，可在抗结核药物治疗的基础上进行观察，若病情仍未好转，则选择手术。对于病变累及骨关节和全关节的患者，除应用抗结核药物外，应尽快进行病灶清除术，避免病情进一步恶化。

（一）药物治疗

抗结核一线药物包括异烟肼、利福平（rifampin，RIF）、吡嗪酰胺及乙胺丁醇。为了提高治愈率，减少耐药现象的发生，世界卫生组织（WHO）提出抗结核药物治疗的全程督导管理和短程化疗方案（Directly Observed Treatment，Short-course，DOTS），其主要原则是早期、联用、适量、规则、全程。抗结核药物治疗方案可因疗程不同分为标准抗结核药物治疗方案和短程抗结核药物治疗方案。

经过抗结核药物治疗后，全身症状与局部症状都会逐渐减轻。用药1.0～1.5年后可以停药的标准：①全身情况良好，体温正常，食欲良好。②局部症状消失，无疼痛，窦道闭合。③X线片表现脓肿缩小乃至消失，或已经钙化；无死骨或仅有少量死骨，病灶边缘轮廓清晰。④每次间隔1个月以上、连续3次ESR检查结果正常。⑤患者起床活动已1年，仍能保持上述4项指标正常。符合标准者可以停止抗结核药物治疗，但仍需定期复查。

（二）手术治疗

治疗骨和关节结核的传统手术包括关节切开术、关节外病灶刮除植骨术、关节切除术、骨切除术、软组织脓肿切开引流术或切除术、关节融合术、截肢术。早期的骨关节结核，通过合理的手术或非手术联合治疗，通常可以治愈而无明显后遗症，关节功能恢复良好。但是更多的患者常因为就医不及时或者诊断不清而延误治疗，最终发展至骨关节结核晚期，治疗效果就不是特别理想，只能接受必需的手术治疗。

对于髋关节结核，如果髋关节内积液较多，为保全股骨头，可行髋关节滑膜切除术。若术中发现病变侵犯骨质，需在滑膜切除时行局限性病灶清除，即对骨性病灶彻底刮除。有结核冷脓肿形成时宜做彻底的病灶清除术。术后行髋人字石膏固定 3 周，以利于病灶愈合。3 周后开始进行髋关节功能锻炼。有慢性窦道形成者亦需手术，手术前后还需加用抗生素以治疗混合感染。有混合感染者一般主张同时做髋关节融合术。部分患者病变已静止，髋关节出现纤维性强直，但微小活动便会诱发疼痛，对该类患者适宜做髋关节融合术。目前国内外学者对于髓关节结核是否进行一期人工关节置换仍存在较大的分歧，有学者认为在结核病患者的活动期给予关节置换，患者会因手术而出现抵抗力下降，局部炎症的扩散及彻底清除病灶难度大，从而使结核复发的风险显著增加。也有学者研究认为术后延长抗结核药物使用时间，活动性晚期髓关节结核也可行关节置换术，其临床效果肯定，复发率低，是一种较为安全的治疗方法（图 6−7−1、图 6−7−2）。

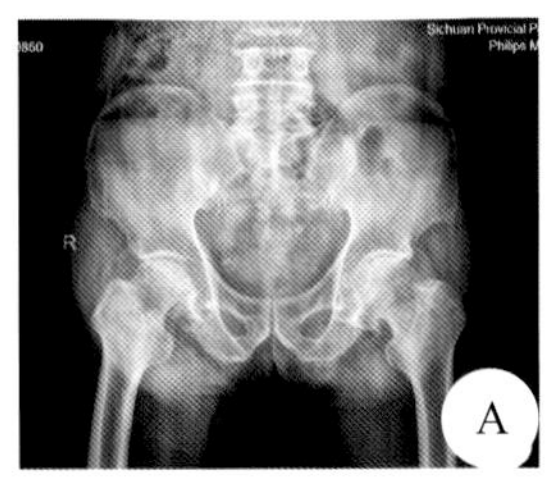
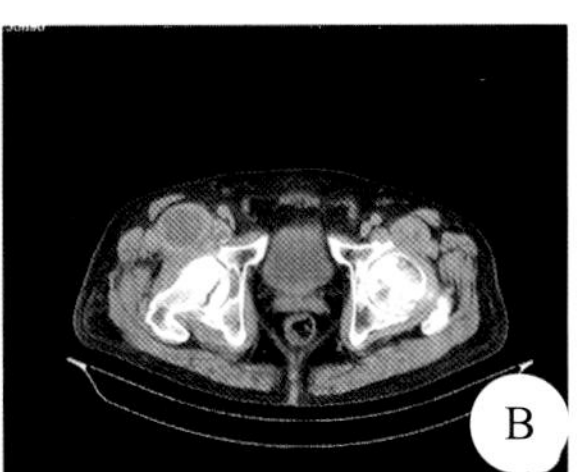

图 6−7−1　男性，73 岁，双髋关节结核

A. X 线片显示双髋关节间隙变窄，双侧股骨颈变短；B. CT 显示双髋周围积液

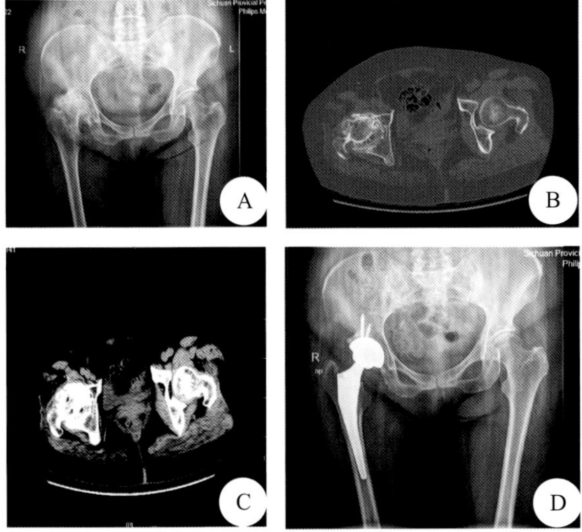

图 6−7−2　女性，50 岁，右髋关节结核

A. 术前 X 线片；B、C. 术前 CT 显示右髋关节间隙变窄；D. 行右侧 THA 后 X 线片

第八节　发育性髋关节发育不良

发育性髋关节发育不良（developmental dysplasia of the hip，DDH）在新生儿阶段就会表现出一些临床症状，既往称先天性髋关节脱位。随着广大学者对该疾病的研究，发现其发病进展与年龄有很大相关性，随着年龄的增长，该病在髋关节的髋臼、股骨近端、关节囊、盂唇等处均存在发育上的缺陷，进而导致髋关节的不稳定，而不稳定又会加重解剖结构的发育异常，形成恶性循环，所以近些年更多的学者将其称为 DDH。因此，DDH 是髋关节在发育过程中以空间和时间上的不稳定为特征的一组病变的总称，包括髋关节脱位、半脱位和髋臼发育不良。本节主要叙述成人 DDH 相关内容。

一、临床表现

成人 DDH 最常见的首发临床表现是腹股沟区疼痛，疼痛的程度与运动有相关性，活动增多会加重疼痛，休息可减轻疼痛。许多患者有下肢不等长，而跛行是最常见的功能障碍。髋关节高脱位的患者髋外展肌的平衡降低，使步态效率下降，导致跛行。髋臼缘负荷过重，常常继发骨关节炎，最终导致疼痛和功能受限。年轻患者也可因患肢跷二郎腿或拉伸髋外展肌出现髋关节外侧疼痛加重。当患者出现关节的盂唇损伤或撕裂，或者关节软骨发生变性时，髋关节会出现声响、绞索感、黏滞无力感等异常表现。大部分患者的异响是髂腰肌在股骨头表面滑动产生的声音。如果髋关节没有明显半脱位或脱位，没有继发严重的骨关节炎，其活动范围往往不受影响。在年轻人群中，如果股骨颈的前倾角较大，那么髋关节会表现出内旋活动范围增大。而当髋关节继发骨关节炎时，内旋活动范围往往会明显受限。因神经支配原因，患者可出现大腿内侧和膝关节疼痛。

二、分型

DDH 的临床分型包括 Crowe 分型（1979）

和 Hartofilakidis 分型（1996）。临床分型的目的在于通过对畸形严重程度分类，选择相应的手术方法。临床工作中 Crowe 分型使用广泛。Crowe 分型将 DDH 分为 4 型。方法为通过泪滴线一头颈交接线间距与坐骨结节线一髂骨翼顶点线间距比值分型：Crowe Ⅰ型，比值<0.10；Crowe Ⅱ型，比值为 0.10～0.15；Crowe Ⅲ型，比值为 0.16～0.20；Crowe Ⅳ型，比值>0.20。这种分型标准可用于指导 THA 中的髋臼重建。Hartofilakidis 分型将 DDH 分为 3 型：Ⅰ型指股骨头仍然位于真臼内；Ⅱ型也称低位脱位，指股骨头向上脱出，与假臼形成关节，但股骨头下缘与真臼上缘仍有接触；Ⅲ型也称高位脱位，指股骨头完全脱出真臼，股骨头不与真臼形成关节。许多外科医生认为这种分型更有助于指导手术。

三、诊断

放射学检查可以帮助明确髋臼和股骨近端的解剖异常。DDH 患者的放射学检查对于手术方案的确定非常重要。标准的放射学检查包括骨盆的正位片和髋关节的侧位片，可在正、侧位反映髋臼对股骨头的包容性情况。中心边缘角（CE 角），即在骨盆正位片上，通过股骨头的中心垂直线和通过股骨头中心、髋臼侧缘连线之间的角度，通常大于 25°。垂直中心前角，即在髋关节侧位片上，通过股骨头的中心垂直线和通过股骨头中心、髋臼前缘连线之间的角度，通常大于 25°。通过骨盆正位片也可以评估股骨近端的颈干角。站立位骨盆正位 X 线片表现：髋臼发育浅小或浅平，髋臼对股骨头的覆盖面积减少，股骨头的负重点外移，髋关节的内侧间隙加宽，关节脱位。髋臼对骨盆的倾斜度过大，负重区变短。髋臼顶外侧唇骨质发育不良，臼盖嘴消失，继发骨关节炎的表现。CT 结果也是其重要的影像学依据。CT 有助于评估髋臼的骨量情况和前倾角。

四、治疗

目前主要根据髋关节病变发展的不同阶段，采取相应的治疗措施（图 6-8-1～图 6-8-3）。在这些患者发展到终末期骨关节炎之前，有几种非关节置换的手术方式可以考虑，包括股骨近端和髋臼周围截骨术。手术治疗的主要目的是减轻疼痛、改善髋关节功能、阻止或延缓骨关节炎的发展。但是在 DDH 发展至终末期骨关节炎，引起严重的疼痛和功能受限时，THA 则是标准的治疗方式。对 DDH 患者行 THA 时需要考虑许多因素，包括患者的年龄、畸形的解剖结构，以及文献报道的高失败率和翻修率等。

对于疾病早期的患者，早年间主要采用 Salter 截骨术、Bernese 髋臼周围截骨和骨盆三联截骨术。到了疾病中期，患者疼痛明显，髋关节半脱位或全脱位，继发有骨关节炎表现，此时建议行 Chiari 骨盆内移截骨术和髋臼造盖术。这不仅减轻了髋关节疼痛，还增加了髋臼覆盖股骨头的有效面积。

晚期 DDH 患者有严重的髋关节骨关节炎，其中大部分关节软骨被磨损，软骨下骨暴露和出现囊性改变，关节间隙有不同程度狭窄，有的甚至消失。此时，髋关节疼痛难以忍受，患者难以行走，髋关节活动严重受限，这个阶段是采取人工髋关节置换术治疗最适宜的时机。术中妥当处理髋臼的重建、假体的合理选择、股骨侧的合理处理及平衡下肢长度是手术成功的关键。然而，髋臼骨缺损、神经损伤等问题仍然是术者面临的主要挑战。Kumar 等在对 DDH 患者进行随访时发现，DDH 分型等级低的患者假体平均寿命长，预后效果更为理想。

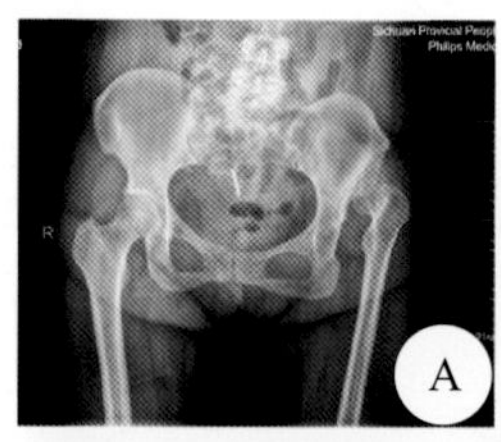

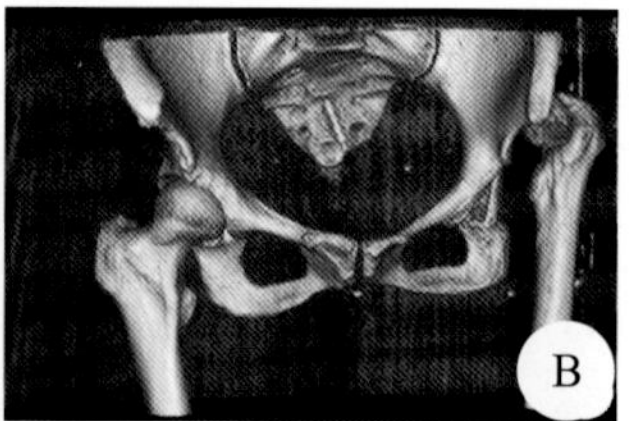

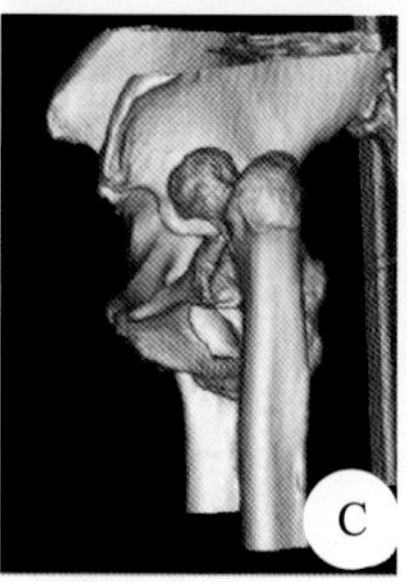

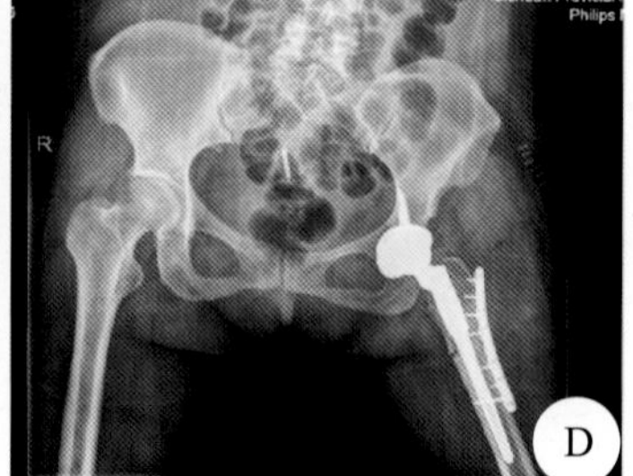

图 6-8-1 女性，58 岁，行股骨短缩截骨、接骨板螺钉内固定术（经典截骨治疗 DDH 手术方案）

A. X 线片显示 Crowe Ⅳ型；B、C. 三维重建；D. 术后 X 线片

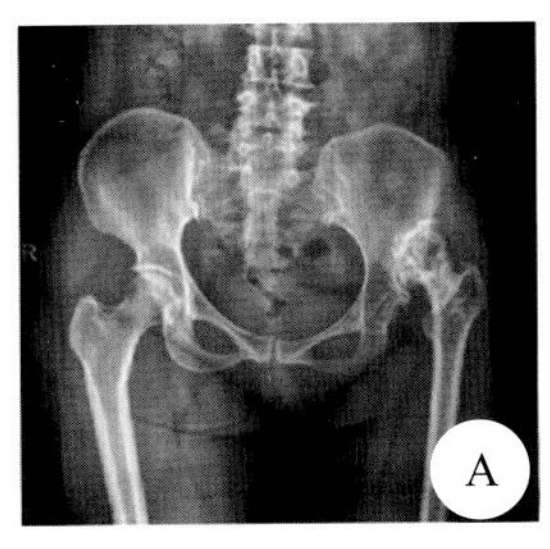

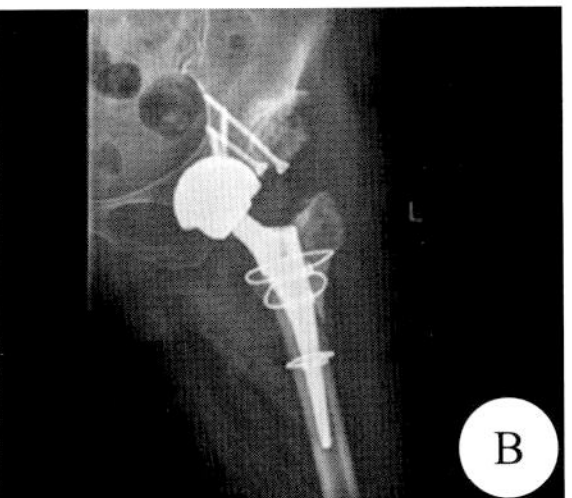

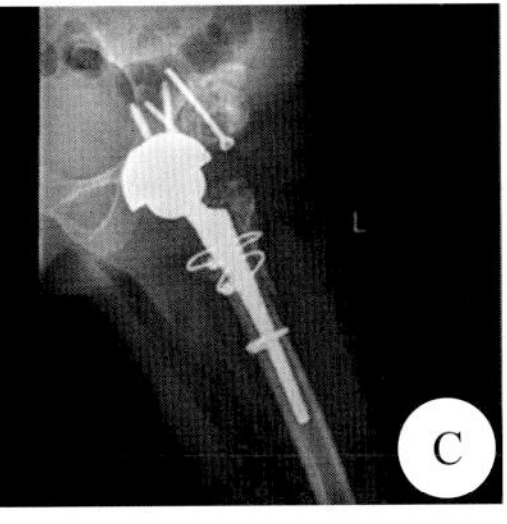

图 6−8−2　女性，58 岁，行未行短缩截骨的改良大粗隆截骨的髋关节置换手术
（改良截骨治疗 DDH 手术方案）

A. X 线片显示 Crowe Ⅳ型；B、C. 术后 X 线片，术中改良大粗隆截骨

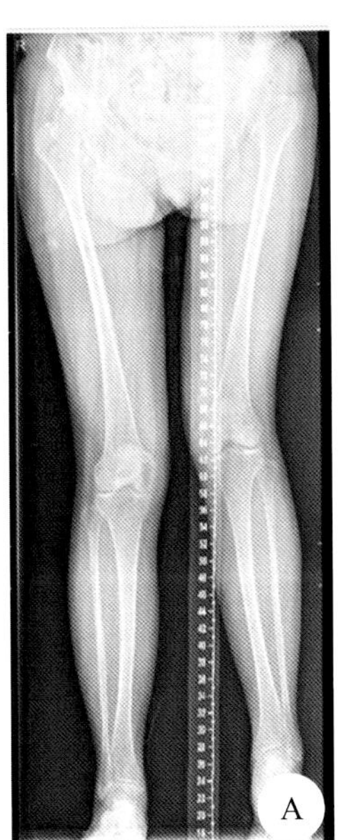

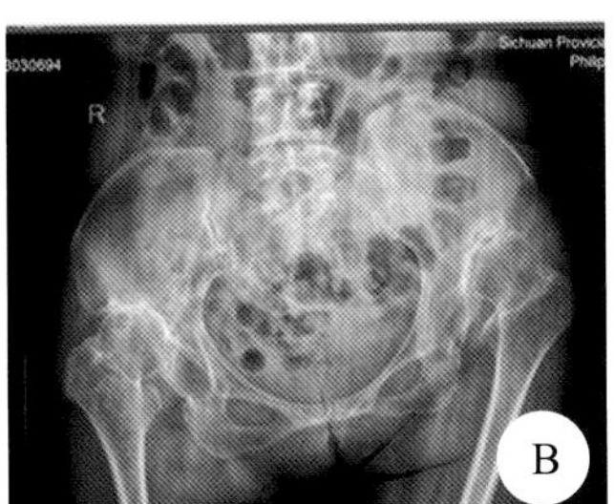

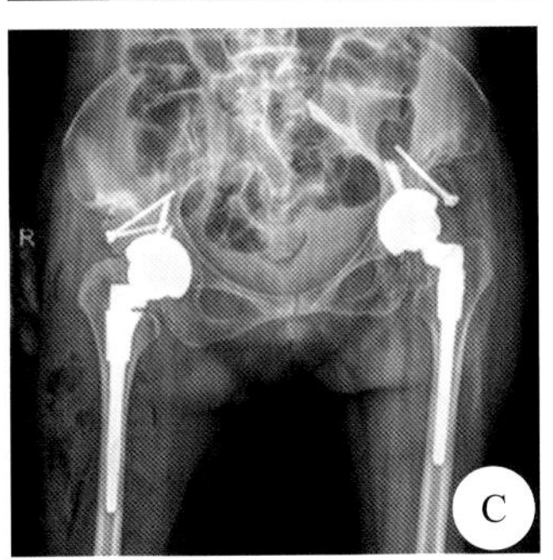

图 6−8−3　女性，50 岁，选用常规髋关节假体，未截骨，利用自体股骨头行髋臼加盖，以利于更大髋臼杯、股骨头假体的安放，增加假体使用年限
（不行股骨截骨、常规髋关节假体治疗 DDH 的方案）

A、B. 术前 X 线片显示左侧 Crowe Ⅳ型，右侧 Crowe Ⅲ型；C. 术后 X 线片

第九节　人工髋关节术后脱位的影响因素及防治

目前在手术方式、假体类型、假体材料及制作工艺等方面的 THA 研究均已经成熟，THA 的手术量在未来可能会进一步增加，随之而来的各种并发症也会逐渐增多。研究发现，初次 THA 后髋关节脱位的发生率为 1%～10%。髋关节脱位导致的假体位置松动是翻修术的一个主要原因。大多数关节外科医生都可能遇到 THA 后脱位。在病因不明的患者中，保守治疗通常会延长治疗周期，此时，脱位对日常活动和主观髋关节症状的影响变得尤为明显。脱位后再发脱位的风险极大增高，而且翻修术的效果也不令人乐观，10%～34%的翻修患者会再次脱位（图 6−9−1）。

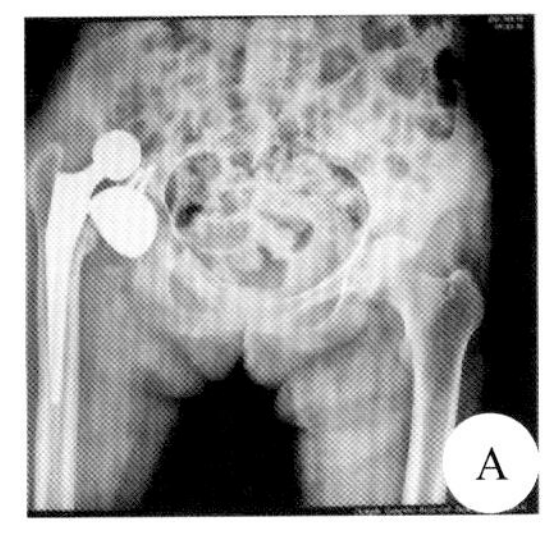

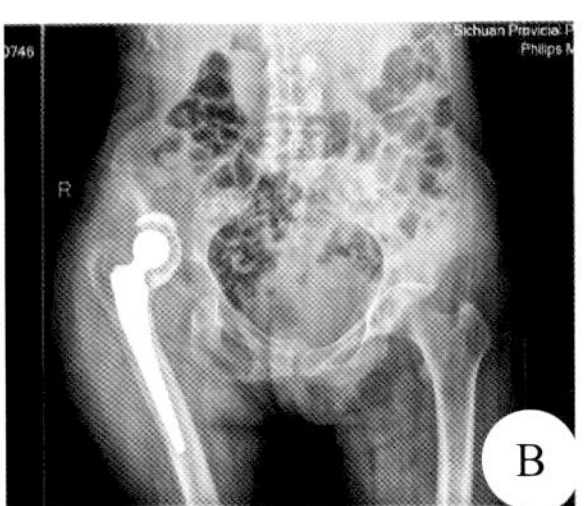

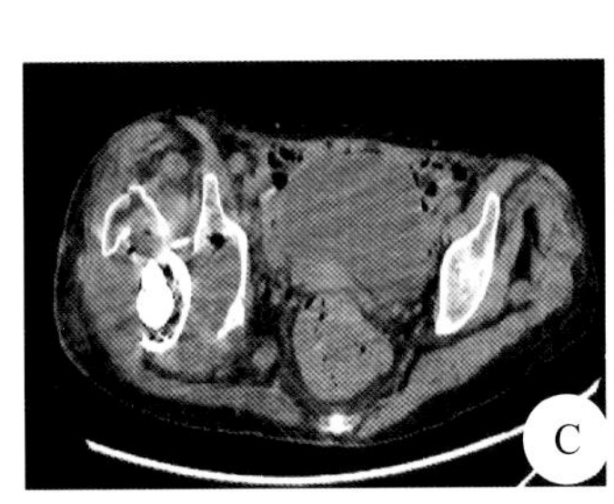

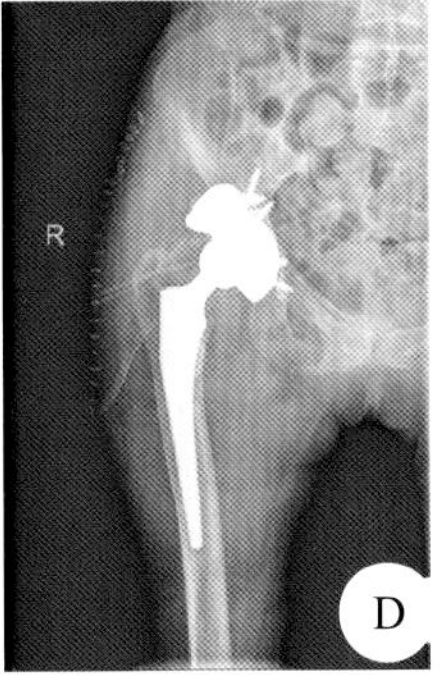

图 6−9−1　女性，70 岁，右髋置换术后反复脱位

A. 初次 THA 后脱位；B. 当地医院行髋关节翻修术，仍出现脱位；C.CT 显示右侧髋臼骨折，后壁缺损；D. 再次行翻修术

一、脱位的发生机制

有研究表明，THA 后脱位为髋臼与股骨头在动态力学方面不均衡所致。较多试验证明，脱位时水平方向的力使臼杯与股骨头间距离增大，臼杯与股骨头间的稳定性降低，而后任意方向的力可导致股骨头脱离臼杯的容纳范围，进而导致脱位。一般认为，水平方向的力主要是由撞击产生的，假体撞击是导致 THA 后脱位的重要因素。撞击可发生于位置不良的假体或邻近软组织，也可发生于股骨与骨盆之间。一旦发生撞

击，股骨头可脱出臼杯，导致股骨头进入不受包裹限制的状态，此时，其他非水平方向的作用力会导致股骨头离开臼杯范围形成脱位。因此，必须适量地增加关节的活动范围以减少撞击的机会，同时要增加关节周围的保护措施，如修补关节囊、缝合外旋肌群。

二、脱位的影响因素

引起THA后脱位的因素是多方面的，归纳起来可大致分为以下三类：患者自身相关因素、手术相关因素和假体设计相关因素。

（一）患者自身相关因素

1. 性别和年龄 目前临床上尚未就性别是否作为脱位危险因素达成共识。对于高龄患者，由于肌力较差，同时合并较多神经系统疾病、软组织松弛，被认为术后容易发生脱位。

2. 患髋既往手术史 患髋既往手术史为早期脱位的最大危险因素，特别是THA。早期文献报道，翻修术后脱位发生率高达9%～10%，二次翻修术后甚至可达27%。既往手术导致翻修术中髋关节软组织的广泛松解和患侧肢体长度恢复不良可能是主要原因。

3. 基础疾病史 患有定向障碍的老年人以及精神错乱、酗酒、脊髓灰质炎后遗症、帕金森病和一些其他可引起肌力和肌张力异常的疾病人群也较容易发生术后脱位。患肢神经病变引起的不全性瘫痪、患髋术后不能维持正常张力且术后不能进行正常的功能锻炼也会导致术后脱位。长期卧床患者肌肉萎缩、肌力减退，同时有关节周围韧带的松弛，也是THA后脱位的重要原因。

4. 术前诊断 Biedermann等的研究认为与髋关节发育不良或股骨头坏死等其他诊断相比，最初诊断为骨关节炎的患者脱位的发生率最低(1.5%)。而肿瘤患者（15.8%）和股骨颈骨折患者（9.9%）较骨关节炎患者的脱位风险明显更高。Sculco等的研究也发现既往基础疾病史中，先前的脊柱融合术史是术后6个月以内脱位的最显著的独立预测因素，其次是痴呆和帕金森病。既往行脊柱融合术的患者THA后的脱位率是无此病史的患者的两倍以上。退行性腰椎或脊柱融合的患者通常在坐位时骨盆回滚较少，导致髋臼前倾功能较差，当患者由坐位起立时，臼杯前倾可能导致脱位。

（二）手术相关因素

1. 手术入路的选择 目前常用后外侧入路进行THA，后外侧入路具有损伤出血少、容易暴露、手术时长短、恢复较快等优势。但据统计后外侧入路具有较高的脱位发生率，主要是因为后方软组织的损伤减少了关节后方的保护。

2. 假体位置 THA中，臼杯假体的位置是THA后脱位的重要影响因素，Gunther在一项研究中指出，脱位的方向主要与臼杯的位置有关。当臼杯的前倾角为15°时，前脱位和后脱位的发生率相同，当臼杯前倾角<4°时，脱位多数为后脱位；而当臼杯前倾角>24°时，脱位多数为前脱位。没有任何的臼杯位置能完全保证不会脱位，但更正确的臼杯位置是预防脱位的关键。一种精确测量臼杯位置的方法可能有助于制订指导方针，以避免在THA过程中可能出现的不准确测量。现有数据表明，用常用的测量方法测量髋臼位置无法保证精确。

同样，股骨假体的位置和选择同样会带来术后脱位的危险。过度的股骨头假体前倾也可能导致脱位，McCollum和Gray认为在脱位方面，股骨假体的位置不如臼杯假体显得重要。但这并不意味着股骨假体位置不重要，术者在放置假体时依然要十分重视。

3. 肢体长度 Seagrave的研究认为髋关节长度缩短>5mm会增加脱位的风险，这可能是由于缩短的肢体失去肌筋膜张力而导致不稳定。Padgett的建议是外科医生的目标应该是尽量减少腿部长度的损失。

4. 偏心距的恢复 Braxton等的研究发现，在THA中，要使脱位的风险降到最低，必须获得适当的假体部件位置和软组织张力。他们的研究认为，在预防脱位方面，股骨偏心距是比双侧肢体等长和臼杯位置更重要的因素，简言之，恢复股骨偏心距是预防THA后脱位的最重要的技术因素。他们认为，手术中的不稳定应该首先通过恢复股骨偏心距来解决。股骨的偏心结构影响了外展肌的力量和运动的效能，也维持了髋关节周围软组织的张力和平衡，进而增强了髋关节的稳定性。而偏心距过大会增加术后股骨颈假体断裂的风险，且由于力的传导导致假体松动，而增加偏心距的操作也会增大双下肢不等长的概率，重建合适的偏心距能带来髋关节的稳定性。

5. 股骨头大小　股骨头大小与 THA 后脱位的关系一直在研究与讨论中，大直径股骨头的选用也越来越多。大多数的术者认为大直径的股骨头能带来更好的稳定性，随着股骨头直径的增加，头颈比、关节的活动范围和股骨头脱位时所需的跳跃距离也相应增加，脱位所需要的作用力也相应增加。高度交联聚乙烯的应用和工艺也在一定程度上解决了随之而来的磨损问题。然而，临床研究尚未证实直径>38mm 的股骨头在稳定性和活动范围方面有任何好处，同时有研究指出较高的腹股沟疼痛发生率是使用大直径股骨头的一个明确并发症。

第十节　膝部骨折

一、胫骨平台骨折

（一）解剖

胫骨平台由透明软骨覆盖，内侧平台的软骨约有 3mm 厚，而外侧约有 4mm 厚。内侧平台呈凹面，较大；而外侧平台呈凸面，较小。每一平台的周边部分均由半月板纤维软骨覆盖。外侧半月板覆盖的区域比内侧多，胫骨平台边缘和半月板之间由半月板胫骨韧带联系。内外侧副韧带、前后交叉韧带及关节囊确保了膝关节的稳定。

（二）分型

临床上常用 Schatzker 分型法。

（1）Ⅰ型：外侧平台劈裂骨折，无关节面塌陷。

（2）Ⅱ型：外侧平台劈裂塌陷。

（3）Ⅲ型：单纯的外侧平台塌陷。

（4）Ⅳ型：内侧平台骨折。

（5）Ⅴ型：双侧平台骨折，伴不同程度的关节面塌陷和移位。

（6）Ⅵ型：双侧平台骨折合并干骺端骨折。

（三）诊断

根据病史、体征和影像学检查可明确诊断。应常规行膝关节正、侧位 X 线检查，当难以确定关节面粉碎程度或塌陷的范围时，可行 CT 加三维重建或 MRI 检查。当怀疑有动脉损伤时，可考虑行动脉血管彩超或血管造影术，对于高能量损伤还应注意骨筋膜间室综合征。

（四）治疗

1. 非手术治疗　可使用膝关节支具或石膏固定。对于粉碎性骨折或不稳定性骨折可采取骨牵引治疗。

2. 手术治疗　根据骨折类型选择合适的入路及内固定材料，比如对于Ⅲ型骨折，可在前外侧行小切口，做皮质开窗，并以植骨支撑空心拉力螺钉固定。对于Ⅳ型骨折，可行内侧入路接骨板固定。对于Ⅴ型骨折，以植骨支撑，完成关节面重建后，可用 2 或 3 枚空心拉力螺钉固定。对于Ⅵ型骨折，可用双接骨板固定。

对于胫骨平台开放性骨折，需要进行彻底的清创，之后可采用外固定架进行骨牵引暂时治疗，待充分的术前准备后，伤口情况应许时再行内固定手术治疗（图 6－10－1～图 6－10－3）。

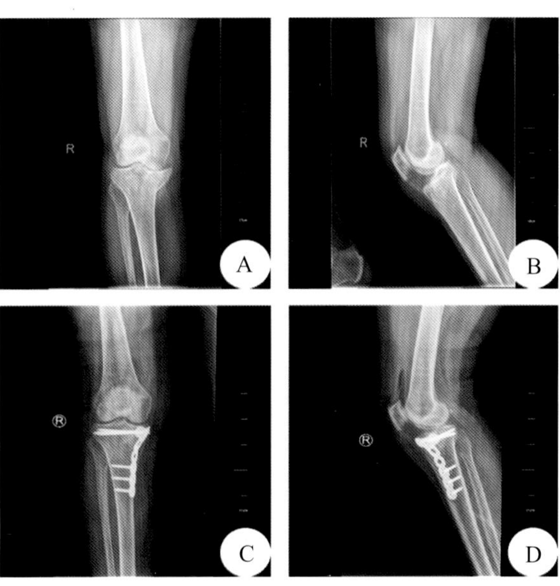

图 6－10－1　女性，68 岁，右内侧胫骨平台骨折，单接骨板螺钉内固定术（内侧入路）

A. 术前正位片；B. 术前侧位片；C. 术后正位片；D. 术后侧位片

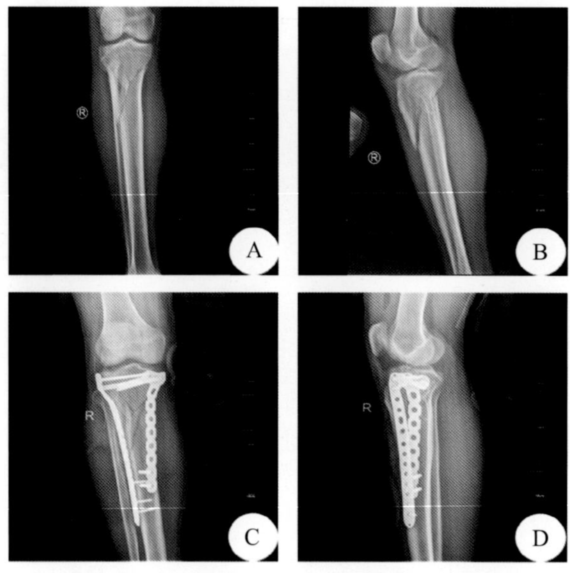

图 6−10−2　女性，51 岁，右胫骨平台骨折，双接骨板螺钉内固定术（内外联合入路）

A. 术前正位片；B. 术前侧位片；C. 术后正位片；D. 术后侧位片

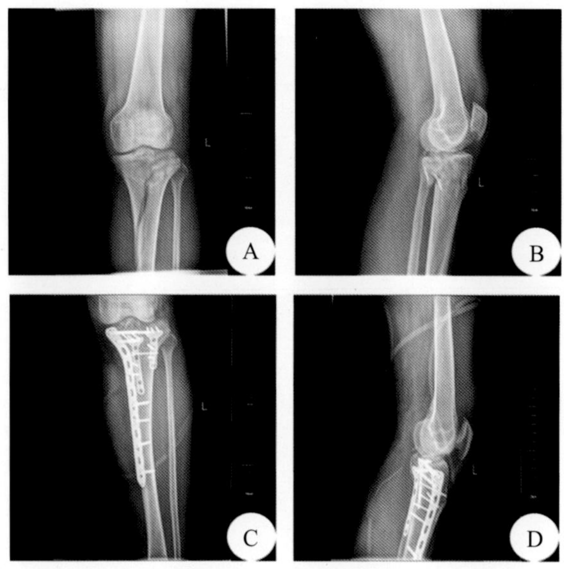

图 6−10−3　男性，64 岁，左胫骨平台粉碎性骨折，多接骨板螺钉内固定术（内后联合入路）

A. 术前正位片；B. 术前侧位片；C. 术后正位片；D. 术后侧位片

二、髌骨骨折

（一）分型

目前，髌骨骨折较为常用的分型主要包括 Rockwood 分型和 AO/OTA 分型。髌骨骨折的 Rockwood 分型：Ⅰ型，无移位骨折；Ⅱ型，横断骨折；Ⅲ型，下部或下极骨折；Ⅳ型，无移位的粉碎性骨折；Ⅴ型，移位的粉碎性骨折；Ⅵ型，垂直骨折；Ⅶ型，骨软骨骨折。髌骨骨折的 AO/OTA 分型：A 型，髌骨关节外骨折；B 型，髌骨部分关节内骨折，伸膝装置完整；C 型，髌骨完全关节内骨折，伸膝装置破裂。临床还有 Meenen 分型：A 型，简单的横形骨折；B 型，简单的斜形骨折；C 型，撕脱骨折；D 型，简单的纵形骨折；E 型，简单的粉碎性骨折；F 型，复杂的粉碎性骨折。

临床上也常将其分为六种：横断骨折、星状骨折、粉碎性骨折、纵形或边缘骨折、近端或下极骨折、骨软骨骨折。横断骨折最多见，占所有髌骨骨折的 50%～80%，大约 80% 的横断骨折位于髌骨中部或下 1/3。星状和粉碎性骨折占 30%～35%。纵形或边缘骨折占 12%～17%。边缘骨折常为直接暴力所致，累及髌骨的侧方关节面，极少由间接暴力所致，其损伤机制：在股四头肌紧张的情况下，快速屈膝，髌骨的侧方运动与股骨外髁撞击导致髌骨骨折。骨软骨骨折由 Kroner 提出，常见于 15～20 岁患者，多见于髌骨半脱位或脱位后，髌骨的内侧关节面或股骨外髁出现骨软骨损伤，在 X 线片上常不能确诊，需行诊断性的关节造影 CT 扫描或关节镜检查，以便对隐匿性软骨或骨软骨骨折做出准确诊断。下极骨折可见于年轻运动员损伤，常与急性髌骨脱位同时出现，因此应对这类患者同时做髌骨骨折和髌骨稳定性的评估。

（二）症状和体征

通过病史、体检及 X 线检查，一般可做出诊断。直接损伤的病史，譬如膝部前方被汽车挡泥板直接撞击，出现疼痛、肿胀及力弱，常提示发生了骨折。直接损伤者常合并同侧肢体的其他部位损伤。间接损伤者，膝部可出现凹陷，伴有疼痛和肿胀。髌骨位于皮下，易于触诊。通过触诊可发现压痛，骨折块分离或缺损的情况。无移位骨折仅出现中度肿胀，解剖关系正常，骨折端压痛是最重要的临床表现。

多数髌骨骨折有关节内积血，而且关节内积血可进入邻近的皮下组织层，使组织张力增加。关节内积血时可以出现浮髌试验阳性。膝关节内张力性渗出可使疼痛加剧，必要时应进行抽吸或紧急外科减压。

（三）X 线片表现

髌骨可拍摄斜位、正位、侧位及轴位 X 线片。因正位 X 线片上髌骨与股骨髁部重叠，不易进行分析，因此多采用斜位，以便于显示髌骨。但正位 X 线片有助于诊断星状骨折、横断骨折、下极骨折及二分髌骨。侧位 X 线片也很有帮助，它能够提供髌骨的全貌及骨折块移位程度等信息。行轴位 X 线检查有利于排除纵形或边缘骨折，其多无移位，常常易被漏诊。明显移位的髌骨骨折不建议拍摄轴位片，以免屈膝加重患者疼痛。

（四）治疗

髌骨骨折的治疗目的是恢复伸膝装置的完整性，保护髌骨的功能，减少与关节骨折有关的并发症。治疗原则是尽可能保留髌骨，充分恢复后关节面的平整，修复股四头肌扩张部的横形撕裂，早期进行膝关节活动和增强股四头肌肌力。即使存在很大的分离或移位，也不要轻易选择部分或全髌骨切除术。患者的一般情况、年龄、骨骼质量以及手术危险性决定了治疗方式。

1. 非手术治疗　若骨折无移位或移位小于 2mm，关节面仍平滑，患者可以抗重力伸膝，说明伸膝装置完整性良好，可以采取非手术治疗。早期可用弹性绷带及冰袋加压包扎，以减少肿胀，亦可对关节内积血进行抽吸，以减轻肿胀、疼痛及关节内压力，但应注意无菌操作，以防造成关节内感染。采用前后长腿石膏托是一种可靠的治疗方法，其长度应自腹股沟至踝关节，膝关节可固定于伸直位，但不能过伸。应早期行直腿抬高训练，并且贯穿于石膏制动的全过程，可带石膏部分负重。根据骨折的范围和严重程度，一般用石膏制动 3～6 周，然后改用弹性绷带加压包扎。内侧或外侧面的纵形或无移位的边缘骨折，一般不必石膏制动，但仍应采取加压包扎治疗，3～6 周内减少体力活动，可进行主动和被动的功能锻炼。

2. 手术治疗

（1）手术适应证：关节面移位超过 2mm 或骨折块间分离大于 3mm；粉碎性骨折合并关节面移位；骨软骨骨折移位至关节腔，边缘或纵形骨折中有移位或粉碎骨折块者。

（2）手术方式：①切开复位，牢靠的内固定；②髌骨部分切除，即切除粉碎骨折块，同时修补髌韧带；③全髌骨切除，准确地修复伸膝装置。

（3）切开复位内固定方式：①单纯钢丝固定；②张力带钢丝固定（图 6－10－4、图 6－10－5）；③钛合金聚髌器固定：常用记忆合金髌骨爪内固定；④接骨板内固定。

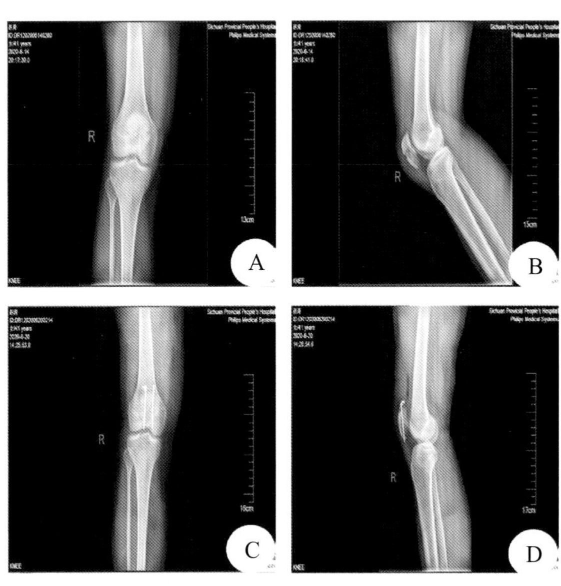

图 6－10－4　男性，41 岁，右髌骨骨折，张力带钢丝内固定

A. 术前正位片；B. 术前侧位片；C. 术后正位片；D. 术后侧位片

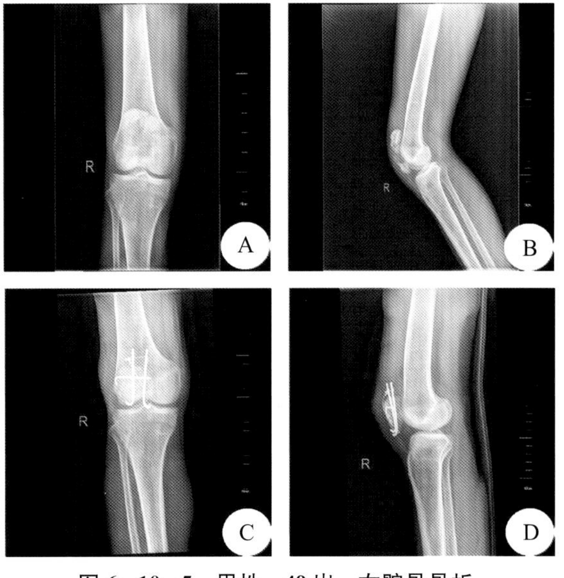

图 6－10－5　男性，49 岁，右髌骨骨折，张力带钢丝内固定

A. 术前正位片；B. 术前侧位片；C. 术后正位片；D. 术后侧位片

（4）髌骨部分切除术：若髌骨骨折后不可能再重建一个平滑的关节面，或一个大的髌骨骨折块合并有粉碎的上、下极骨折，不能采用稳定的内固定，可以考虑进行髌骨部分切除和伸膝装置修补术，应将保留下来的髌骨与伸膝装置进行紧密地、准确地缝合，以防止在屈膝活动时出现髌骨倾斜。

（5）全髌骨切除术：骨折块严重粉碎、无法保留较大的髌骨骨折块时，可行全髌骨切除术。并发症较多，包括股四头肌力弱、屈伸受限等。肌腱直接在股骨滑车软骨上滑动，不仅增加了运动时的摩擦力，而且肌腱承受压力及摩擦的能力也远不及其承受拉伸力的能力，容易造成股骨髁软骨的磨损和肌腱断裂，现在已很少采用全髌骨切除术。

三、股骨髁骨折

股骨髁骨折为膝关节内骨折，如治疗处理不当，日后对膝关节功能影响较大。其对膝关节影响主要表现在以下两个方面：一为骨折移位关节面不平滑，可导致创伤性关节炎；二为内外髁不均衡致膝内外翻，使下肢轴线失常。因此，对这种骨折的处理原则是：解剖复位，坚强内固定，早期活动，防止关节粘连僵硬。股骨髁间骨折较单髁骨折多见，患者多系青壮年男性，常为强大的间接暴力所致。髁间“T/Y”形骨折实际是股骨髁部的粉碎性骨折，关节面破坏，关节正常的对应关系消失，滑膜囊和半月板损伤，伤后关节腔内粘连，严重影响膝关节的功能。故在治疗上，需要坚强的内固定，早期进行功能锻炼，否则下肢将遗留不同程度的关节功能障碍。

（一）单髁骨折

单髁骨折是指股骨的内髁或外髁骨折，另一髁保持在原位，与胫骨的解剖关系不变。单髁后髁骨折指髁的部分骨折块成为一游离骨折块向上移位，临床较为少见。

1. 病因　可由直接暴力或间接暴力造成。多数患者因冲击性外力作用于股骨下端的内、外髁产生骨折。在强烈膝内收性损伤时可发生内髁骨折，反之，可发生外髁骨折。髁的后部（部分）骨折常为膝部砸伤所致。

2. 临床表现与诊断　伤后膝部明显肿胀、疼痛，关节功能障碍，关节内积血。X线检查可显示髁部骨折移位情况，单髁骨折块一般完整，但移位较大，多向后移位。

3. 治疗　对于有移位的股骨髁骨折的治疗要求是：早期采用手术切开解剖复位，清除关节内积血及碎骨片，行坚强内固定，恢复完整的关节面及正常关节关系。术后负压吸引，防止关节内积血，早期开始关节功能练习，防止粘连及僵硬。

（1）股骨内髁骨折切开复位内固定术：做膝关节前内侧纵形切口，始于内侧松弛的半腱肌、半膜肌的肌腱之前，向上延伸约10cm。纵行切开股内侧肌显露骨折块。骨折块可能是整个内髁，或仅为内髁的后一半。将骨折块复位，然后按计划分别用骨钻钻2个洞道，将2枚长螺钉斜向上拧入骨折块内，经骨折线固定骨折块。术中可摄正、侧位X线片，观察复位是否良好。若复位良好，即可将螺钉继续深入固定。螺钉的帽头要紧扣在内侧骨皮质上。螺钉的尖头要穿出对侧骨皮质。术后自足趾至大腿上段包一有垫石膏托，6～8周后可拆除石膏，开始进行膝关节的主动功能锻炼，12周后可开始负重练习行走。

（2）股骨外髁骨折治疗方法与内髁骨折相似，手术操作在外侧进行（图6－10－6）。

（3）股骨后髁骨折切开复位内固定术：骨折块多属于股骨内髁。从侧位片上看，折断的骨折块为髁部的后侧，这个骨折块缺乏血供，整个表面被关节软骨覆盖，移位程度可能很小。如果骨折块不能准确复位，将会发生关节面粗糙和无菌性坏死。骨折块一般不能切除，因为在膝关节屈曲到90°时，它是关节面的一个重要部分，应将骨折块固定在准确的位置。

手术取膝关节后内侧切口，切开关节囊后，必须将腓肠肌内侧头起点的一部分切割下来，并向中线牵开，以便到达骨折块的后面。将骨折块准确地对准股骨内髁，用一枚螺钉自股骨髁后侧向前拧入固定。摄X线片核对位置后，即可旋紧螺钉，之后分层缝合切口。

术后自大腿上段至踝关节之上包一有垫石膏托。4周后拆除，开始做膝关节的主动活动，但勿使膝关节屈曲超过90°，8周后开始负重行走。

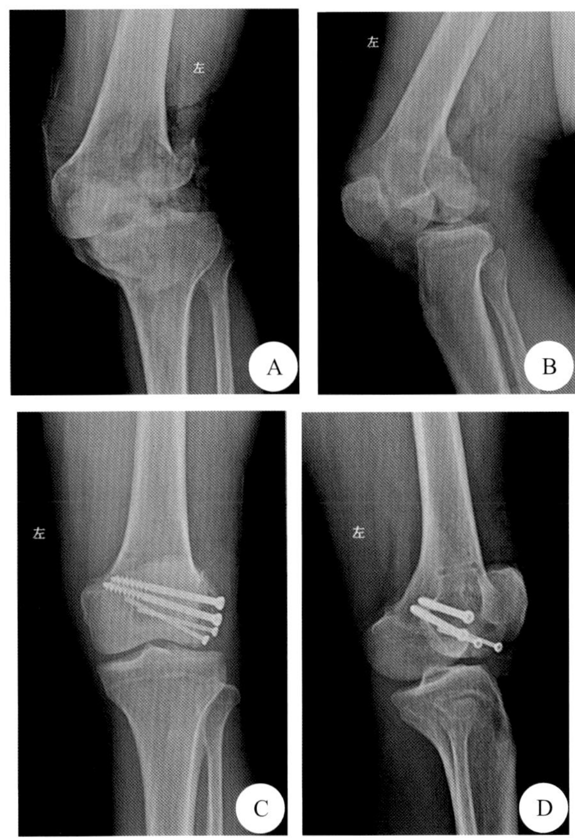

图 6－10－6　左股骨外髁骨折，复位内固定

A、B. 术前 X 线片；C、D. 术后 X 线片

（二）双髁骨折（股骨髁间骨折）

双髁骨折根据骨折线可分为“T”形骨折和“Y”形骨折（图 6－10－7、图 6－10－8）。

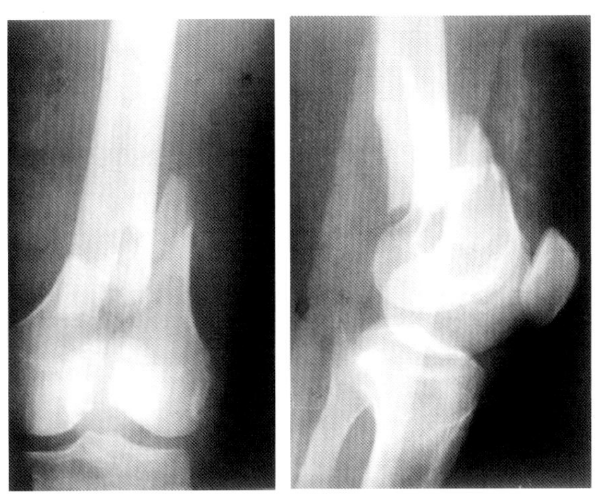
图 6－10－7　股骨髁间骨折，骨折线呈“Y”形通过关节面

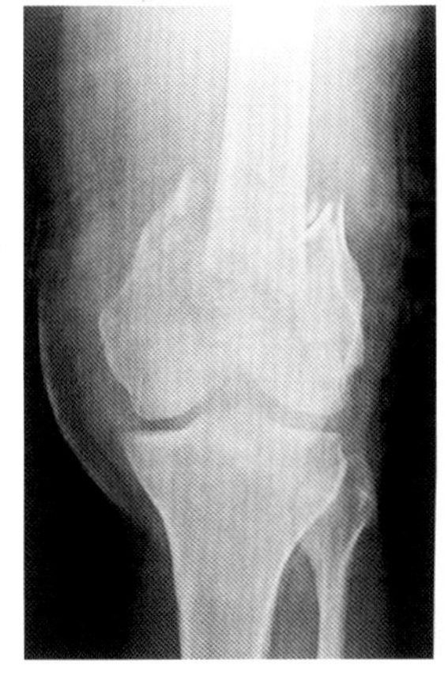
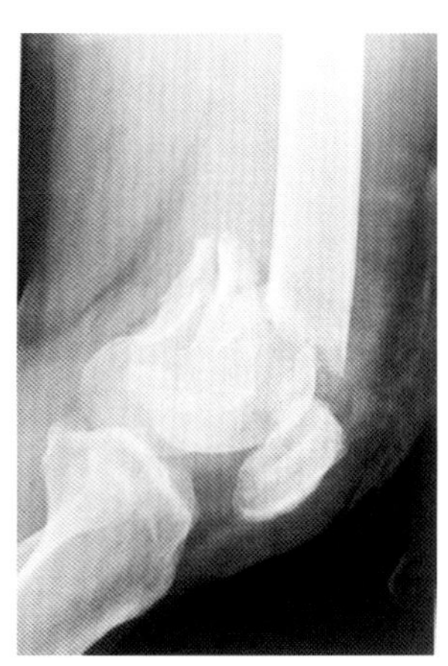
图 6－10－8　股骨髁间骨折，骨折线呈“T”形通过关节面

1. 病因　多因自高处坠下，足部触地，先发生股骨髁上骨折，如果暴力继续传达，骨折近段的下端嵌插于股骨两髁之间，将股骨髁劈开分为内外两块，成为“T”形或“Y”形骨折。

2. 临床表现与诊断　因系关节内骨折，故伤后膝关节肿胀明显、疼痛、功能受限，关节腔内大量积血。X 线检查可显示髁骨折移位情况，“Y”形骨折时髁向两侧分离移位，股骨干如楔子一样插入两髁之间。

3. 治疗　对于关节内骨折，治疗的基本原则是必须达到解剖复位，以使关节面光滑完整，从而有效地恢复关节的功能和防止发生创伤性关节炎。

（1）骨牵引手法整复和超关节夹板固定：适用于骨折移位不多、关节面平整、仅内外髁分离的骨折，以及粉碎性骨折等情况。先抽出关节内积血，对内外两髁分离者，采用股骨髁冰钳牵引。对无明显移位者，可用胫骨结节牵引。在牵引下用双手的手掌压迫股骨内外两髁，使内外两髁的骨折块复位，然后施行超关节夹板固定。固定期间应练习股四头肌收缩功能，通过肌肉的收缩和夹板的压力作用，使未完全复位的骨折块逐渐复位。6～8 周后解除牵引，继续用超关节夹板固定，开始练习不负重的关节活动。骨折坚强愈合后再负重行走。

（2）切开复位内固定：适用于骨折块有明显移位，手法整复不能达到满意复位者。

常用的内固定方法有以下几种：

1）螺栓固定髁间，以接骨板固定髁上骨折。

2）将一枚长螺钉或螺栓穿接骨板的下端螺

孔固定髁间，然后再固定髁上。

3）用90°左右的角状接骨板做内固定。取大腿外侧切口（与股骨干平行），切口长约10cm，切口远端过关节线后至胫骨粗隆远端。将髌骨推向内侧以显露髁间及髁上骨折线，先将髁间骨折复位，以克氏针临时固定，拧入一枚骨螺栓固定，然后行髁上骨折复位。先将角状接骨板的横部通过预先做好的孔道打入髁部，加强髁间固定，再将其侧部与股骨干外侧固定。术后以长腿石膏托固定屈膝20°～30°，骨折线较稳定并复位固定良好者，2周可除去石膏；粉碎性骨折不稳定者，4周可除去石膏。在床上练习膝关节伸屈活动，骨折完全愈合前不能负重。

另外，对于畸形愈合的股骨髁间骨折，且合并膝内外翻畸形者，可采用截骨术矫正力线；对于合并严重创伤性关节炎者，可根据年龄、身体情况和职业特点等适当选用关节表面置换或关节融合术。

第十一节　膝关节骨关节炎

一、概述

膝关节骨关节炎（knee osteoarthritis，KOA）是一种以关节软骨退行性改变和继发性骨质改变为特征的慢性关节疾病。1999年世界卫生组织（WHO）将骨关节炎、心血管疾病及癌症列为威胁人类健康的“三大杀手”。我国膝关节骨关节炎患病率为8.1%，人数超过1亿，女性为10.3%，男性为5.7%。《中国骨关节炎诊疗指南（2021年版）》是中华医学会骨科学分会关节外科学组、中国医师协会骨科医师分会骨关节炎学组、国家老年疾病临床医学研究中心联合《中华骨科杂志》，对《骨关节炎诊治指南（2018年版）》进行的全面更新，该指南对膝关节骨关节炎进行了详细叙述。常见临床表现是关节疼痛和关节活动受限，而压痛及关节各种类型的畸形是膝关节骨关节炎常见的体征，同时合并骨擦音（感）和肌肉萎缩。

二、临床表现

（一）疼痛

疼痛是绝大多数膝关节骨关节炎患者就诊的第一主诉，初期为轻中度疼痛，非持续性，受凉时可诱发或加重疼痛。随着疾病的进展，疼痛可能首先影响上、下楼梯或蹲下、起立动作，且与活动呈明显相关性。疾病进展到中期时疼痛症状会影响平地行走。晚期可以出现持续性疼痛，明显影响活动，甚至影响睡眠及非负重活动。

（二）膝关节活动受限

膝关节骨关节炎早期不明显影响膝关节活动，多表现为膝关节长时间固定姿势后改变体位时短时间不灵活感。晚期关节活动可能明显受限，甚至导致残疾。

（三）膝关节畸形

早期畸形不明显，随着疾病进展，软骨层变薄、半月板损伤脱落或骨赘增生，可导致膝关节出现明显内翻、外翻或旋转畸形。

三、辅助检查

（一）X线检查

X线检查是首选的、简单的、有价值的影像学检查。在X线片上膝关节骨关节炎的3大典型表现为：①受累关节非对称性关节间隙变窄；②软骨下骨硬化和/或囊性变；③关节边缘骨赘形成。

（二）MRI检查

MRI检查对明确早期诊断、鉴别诊断、确定分期及治疗方法很有价值，表现为膝关节的关节软骨变薄、软骨缺损、骨髓水肿、囊性变、关节积液及腘窝囊肿。有些患者还伴有半月板损伤及变性。

（三）实验室检查

实验室检查是鉴别和排除与膝关节骨关节炎

表现相似的其他膝关节疾病的有力手段。患者的血常规、蛋白电泳、免疫复合物及血清补体等指标一般在正常范围内。若膝关节骨关节炎患者处于急性发作期，可 CRP 轻度增高、ESR 轻度加快。

四、诊断

膝关节骨关节炎是发生于膝关节的骨关节炎，它符合骨关节炎的共同特点，同时具有膝关节的特点。膝关节为下肢负重关节，重力在膝关节骨关节炎的致病机制、临床表现及诊疗方面具有重要意义，与负重活动相关的膝关节疼痛、肿胀、畸形、活动障碍是膝关节骨关节炎的主要诊断标准。相关诊疗指南对膝关节骨关节炎的诊断标准为：①近 1 个月内反复膝关节疼痛；②X 线片显示典型骨关节炎表现；③年龄≥50 岁；④晨僵≤30 分钟；⑤活动时有骨擦音。满足①，以及②~⑤中任意两个即可诊断。

膝关节骨关节炎分期标准和对应的阶梯治疗方法的最终治疗目的是缓解或消除疼痛，改善关节功能，提高患者生活质量。

五、基础治疗

膝关节骨关节炎的基础治疗包括预防保健和治疗康复两个方面，包括对患者进行科学的相关医疗科普教育、中医健康调理、辅助支具保护、现代科学的肌肉锻炼和适宜活动指导。

1. 患者教育

（1）充分认识到患者与医生的密切配合是维护健康的关键。

（2）使患者了解膝关节骨关节炎的发生发展过程，充分说明绝大多数膝关节骨关节炎患者预后良好，消除患者思想负担。

（3）家庭和社会的支持与帮助对患者的治疗起积极作用。

（4）了解所用药品的用法和不良反应，在医生指导下规范用药，切勿自行任意改变。

2. 运动和生活指导

（1）告诫患者避免对本病治疗不利的各种因素，建立合理的日常活动方式，如保护受累的膝关节，避免长途疲劳奔走、爬山、上下高层楼梯，以及避免各种不良体位姿势（长久站立、跪位和蹲位等）。

（2）肥胖者应减轻体重：超重会增加关节负担，应保持标准体质量。

（3）保护关节，可戴保护关节的弹性套，如护膝等。避免穿高跟鞋，可穿软的、有弹性的运动鞋。用适合的鞋垫，对膝关节内侧室骨关节炎可用楔形鞋垫辅助治疗。

（4）发作期减轻受累关节的负荷，可使用手杖、助步器等协助活动。

（5）科学合理的关节肌肉锻炼：

1）有氧运动：步行、游泳、骑自行车等有助于保持关节功能。

2）适度进行太极拳、八段锦运动。

3）膝关节在非负重状态下做屈伸活动，以保持关节活动度。

4）进行有关肌肉或肌群的锻炼，以增强肌肉的力量和增加关节的稳定性，如下肢股四头肌等长伸缩锻炼等。

3. 中医和物理治疗　急性期物理治疗的主要目的是止痛、消肿和改善关节功能。慢性期物理治疗的目的以增强局部血液循环和改善关节功能为主。中医治疗可以减轻疼痛症状和缓解关节僵直，包括按摩、热疗、水疗、针灸、推拿等。应注意所用方法可能对膝关节产生的潜在损害，要防止可能对后期治疗增加的意外风险，如感染。

六、药物治疗

根据骨关节炎患者病变的部位及病变程度，内外结合，进行个体化、阶梯化的药物治疗。药物按使用途径分为外用药物、口服药物、肛门栓剂、静脉输入药物、关节腔内注射药物。药物按作用范围分为局部用药和全身用药。药物按药理作用分为糖皮质激素、NSAIDs、慢作用抗炎药物、镇痛药、抗焦虑药、中成药等。应当注意，虽然口服 NSAIDs 最常用，但 NSAIDs 具有天花板效应，过量使用不能增强疗效，反而可能增加不良反应。对中重度症状可联合不同方式使用不同药物。患者在接受药物治疗时应继续基础治疗。

（一）外用药物

由于外用药物主要集中作用于局部，吸收入血较少，药物的全身性不良反应相对较轻。建议早期膝关节骨关节炎患者，尤其是高龄或基础疾病较多的患者，先选择局部外用药物（如氟比洛芬凝胶贴膏、中药膏剂等）治疗。当皮肤有伤口、出现皮疹等不良状况时应慎用，出现过敏反应时应及时停止使用。

（二）口服药物

局部外用药物吸收较少和较慢，因此全身性药理作用也相对较弱，药物起效较慢。口服药物由胃肠道吸收，可以达到较高的血药浓度，作用强于外用药物，同时不良反应也相对较大。

（1）NSAIDs是治疗膝关节骨关节炎最常用的药物，建议首选选择性COX−2抑制剂，相对而言其对胃肠道的不良反应小，如塞来昔布、艾瑞昔布、依托考昔等。

（2）可以选择缓解关节疼痛、炎症性肿胀的药物，如地奥司明、氨基葡萄糖、双醋瑞因等。

（3）阿片类镇痛药，包括弱阿片类镇痛药及强阿片类镇痛药。对NSAIDs治疗无效或存在禁忌证的患者，可以单独使用或联合使用阿片类镇痛药，但应注意其不良反应及成瘾性。

（4）抗焦虑药，可改善患者的抑郁和焦虑等精神状态，不仅可缓解因慢性疼痛导致的忧郁状态，还可增强中枢神经的下行性疼痛抑制系统功能，尤其对于关节置换术后慢性疼痛患者，可考虑使用抗焦虑药物，如合用多塞平与阿米替林，或者单独使用乐瑞卡等。但应用时需注意药物不良反应。

（5）中成药，部分重要中药可通过各种途径改善关节功能、减轻疼痛，但其具体机制仍需高等级证据研究。

（三）肛门栓剂

具有吸收快、起效快的特点。常用的是NSAIDs，用于不便口服药物的患者。

（四）静脉输入药物

限于医疗机构内使用。具有起效快、调整剂量方便等特点，用于不便口服药物的患者，多用于围手术期。常用的有NSAIDs（如帕瑞昔布）、氟比洛芬酯、阿片类药物等。

（五）关节腔内注射药物

常用的注射药物包括糖皮质激素、几丁糖、玻璃酸钠等，可有效缓解疼痛，改善关节功能。但该方法是侵入性治疗，可能会增加感染的风险，必须严格无菌操作及规范操作。富血小板血浆是最新的研究和探索，其安全性和有效性尚需要进一步研究检验。

七、修复性治疗

（一）关节镜清理术

关节镜清理主要针对伴有机械交锁或半月板撕裂等症状的患者，通过关节镜游离体清理、半月板成型等，能减轻部分早、中期患者的症状。改善膝关节腔内微环境，在一定程度上有助于膝关节自我修复。对已出现力线异常、明显骨赘增生的晚期患者，单纯关节镜冲洗或清理手术效果差。

（二）关节软骨修复术及生物治疗

采用干细胞、软骨移植、微骨折技术、富血小板血浆等多种手段修复因膝关节骨关节炎损伤的透明软骨，其疗效尚需进一步研究探索。

（三）胫骨高位截骨术

适合膝关节力线不良的单间室骨关节炎患者，包括胫骨结节截骨（纠正髌股关节轨迹不良）、股骨髁上截骨（股骨侧力线不良，多为膝外翻）、胫骨高位截骨（胫骨力线不良，多为膝内翻）。选择股骨、胫骨或腓骨截骨术，开放截骨或闭合截骨，要根据肢体长度、韧带肌腱止点是否受干扰、骨折能否愈合等因素进行个体化选择。

八、重建治疗

（一）膝关节部分置换术

膝关节单间室骨关节炎，如果不伴有严重力线异常，且交叉韧带功能良好，可以实施单间室人工关节置换术治疗，预后良好（图 6－11－1、图 6－11－2），包括：①单髁置换术，适用于单个胫股关节骨关节炎；②髌股关节置换术，适用于髌股关节炎。

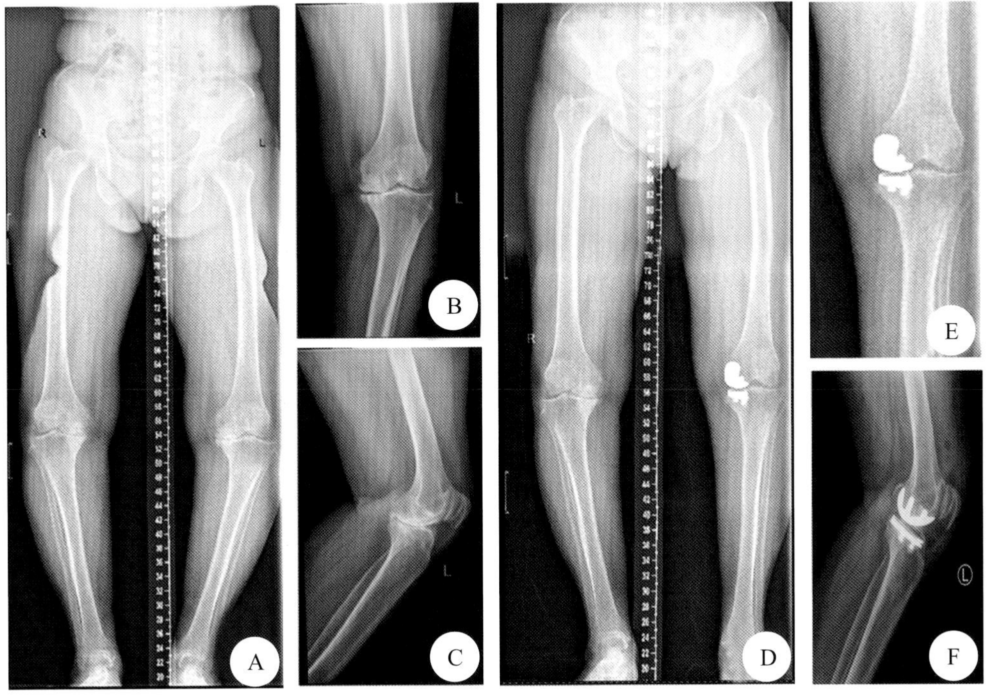

图 6－11－1　女性，68 岁，双膝关节骨关节炎，双膝内翻畸形，行右侧内侧固定平台单髁置换术，术后 X 线片示内翻纠正

A~C. 术前 X 线片；D~F. 术后 X 线片

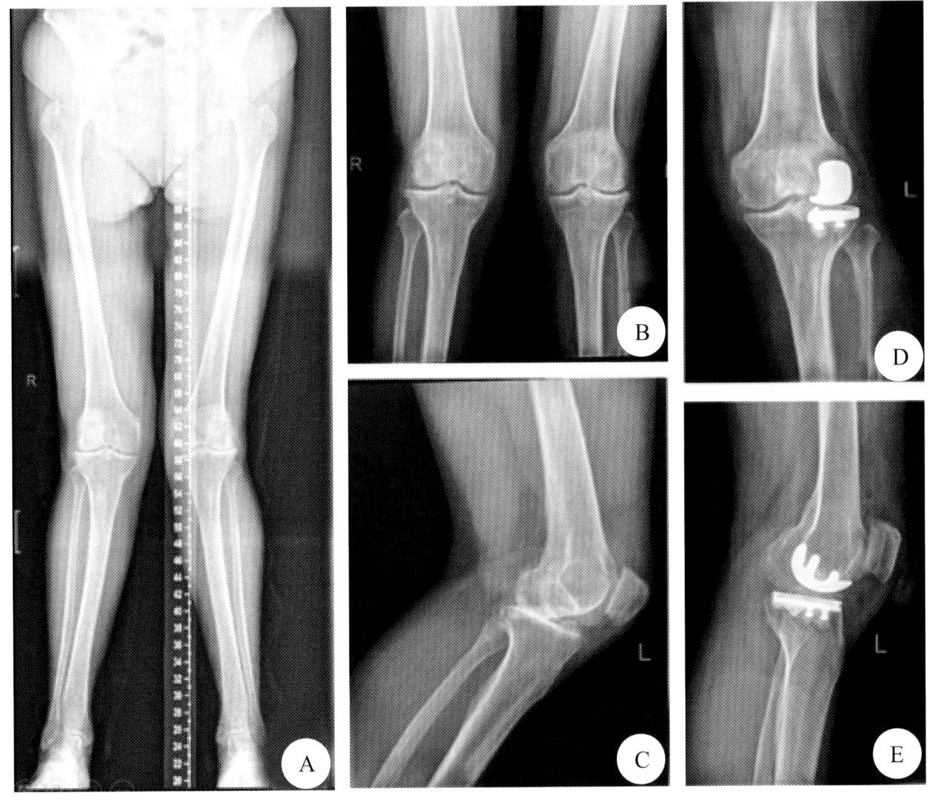

图 6－11－2　女性，69 岁，双膝关节骨关节炎，外翻畸形

A~C. 术前 X 线片；D~F. 术后 X 线片

（二）人工膝关节置换术

适用于严重的膝关节多间室骨关节炎，尤其伴有各种严重畸形时，其绝大多数远期疗效满意。全膝关节置换术后 20 年以上假体生存率超过 90%。可作为膝关节骨关节炎晚期的终极有效治疗方法（图 6－11－3、图 6－11－4）。

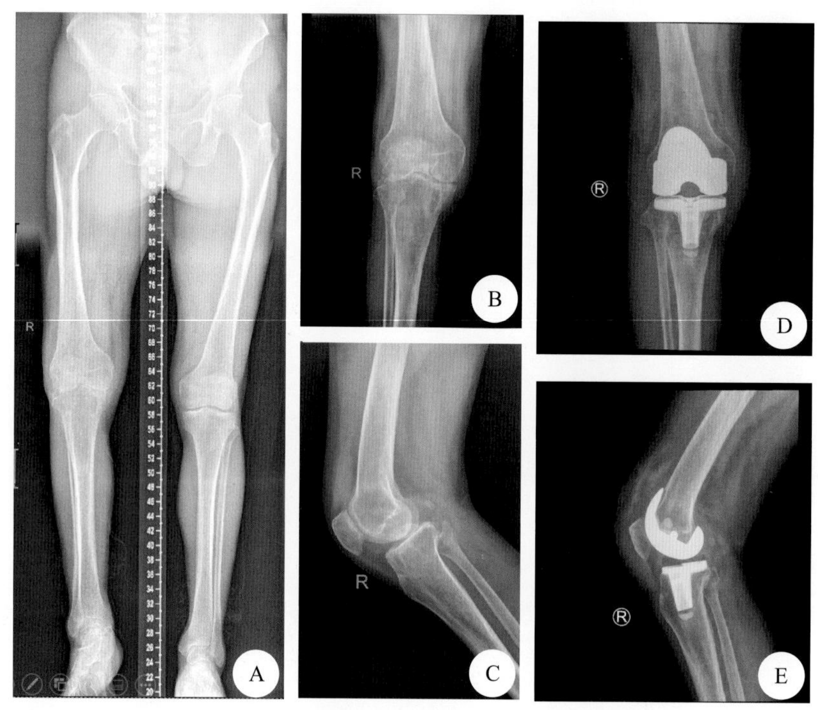

图 6－11－3　男性，66 岁，右膝关节骨关节炎

A～C. 术前 X 线片；D～E. 术后 X 线片

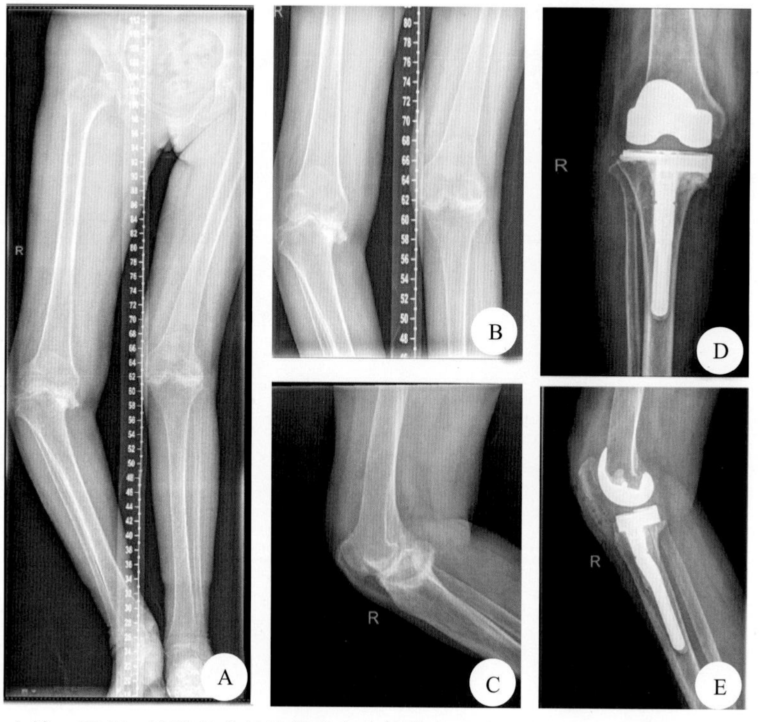

图 6－11－4　女性，57 岁，双膝关节骨关节炎右膝关节内翻畸形伴胫骨平台骨缺损（AORI ⅡA 型），行胫骨钛合金垫块修补骨缺损、限制性膝关节假体关节置换术

A～C. 术前 X 线片；D～E. 术后 X 线片

（三）膝关节融合术或截肢术

极少数膝关节骨关节炎晚期患者由于同时伴发的其他疾病而预期无法通过人工膝关节置换术得到理想疗效时，不适宜进行重建治疗，可以选择膝关节融合术或截肢术。

九、阶梯治疗的诊疗主体

膝关节骨关节炎的基础治疗、药物治疗、修复性治疗和重建治疗对医疗机构和医护人员的要求不同，难度和风险差异较大，同时国家相关的法律法规要求也不同。因此，相对应的实施的主体也不同，只有符合条件的医疗机构和医生方能进行相应的治疗活动。

（1）经过良好规范化培训的、具有合格的相关知识和技能的、具有法定执业资格的医生和合法医疗机构均有能力进行膝关节骨关节炎的基础治疗和药物治疗。

（2）膝关节骨关节炎的修复性治疗和重建治疗对医生和医疗机构的要求高。实施相关治疗的医生均需要经过相应的良好的规范性培训，充分掌握相关知识和技能。医疗机构具有相对应的硬件设施条件，如修复性治疗中的关节镜等相应设备、人工关节置换术中的百级层流净化手术室设施等。

第十二节　胫骨高位截骨术

一、概述

理想的机械轴从股骨头中心穿过膝关节到踝穴中心，膝关节正常解剖轴的方向是5°～7°的外翻。此外，胫骨的关节面相对于机械轴平均有3°的偏斜，股骨的关节面有2°～3°的偏斜。中立位时，冠状面的膝关节力矩导致步态的站立阶段55%～70%的膝关节负荷传递到内侧。在对位改变的情况下，这种不平衡会加剧，从中立位对齐偏差1°，内侧负荷就会增加5%。

胫骨高位截骨术的生物力学目标是重新调整冠状面的负重线，目的是实现负重线从关节炎区向相反的胫骨-股骨对侧转移。总的来说，下肢对位是膝关节受力均匀分布、膝关节疼痛减轻、骨关节炎发展延缓的关键因素。

胫骨高位截骨术成功率与该手术的长期存活率和满意度不一致。在此基础上，对下肢进行对位矫正的最佳角度是未知的，这可能导致各手术操作之间存在差异。以往的研究支持平均过度矫正3°的外翻。然而，过量的过度矫正会导致外侧间室更差的功能结果和退变。而矫正不足则不能缓解内侧间室的疼痛。

矫正角度取决于患者的身体状况和关节炎的严重程度。过度矫正膝关节之所以被广泛应用，是因为3°及以上的外翻患者的疗效最好、术后生存率最高，但目前还没有合理的方法来评估术前截骨的最佳角度。

二、适应证与禁忌证

（一）适应证

（1）胫骨内翻畸形，胫骨近端内侧角（MPTA）<85°，无影像学证据显示步态半脱位或侧方位移。

（2）膝关节运动弧度大于100°。

（3）前内侧骨关节炎。

（4）外侧间室完整。

（5）内侧软组织覆盖。

（6）小于65岁的活跃患者。

胫骨高位截骨术适合于相对年轻活跃，伴有一定程度胫骨内翻的膝关节内侧骨关节炎患者。

（二）禁忌证

（1）合并外侧间室软骨退变，髌骨关节软骨退变。

（2）关节不稳定。

（3）屈曲畸形>15°。

（4）类风湿性关节炎。

三、危险因素

（一）术前

①年龄>65岁；②Kellgren－Lawrence

(K−L)分级>3 级；③BMI>30kg/m²；④髌骨软骨损伤。

（二）术中

①术中内侧间室软骨损伤，国际软骨修复协会（ICRS）软骨损伤分级为 4 级；②外侧间室软骨损伤，ICRS 软骨损伤分级为 2 级；③半月板撕裂。

（三）术后

股骨与胫骨机械轴的夹角（HKA）<0°。

虽然近年来胫骨高位截骨术已被提倡并用于治疗膝关节周围骨关节炎，但它仍会引起一些并发症，如不融合、胫骨平台骨折、侧软骨变性、接骨板断裂等。此外，有一小部分患者在接受胫骨高位截骨术治疗后，疼痛不能得到满意的缓解，这也是改用全膝关节置换术的主要原因。提高术后满意度和远期生存率的关键是提高对胫骨高位截骨术生物力学的认识。

四、手术方式的选择

内侧开放楔形截骨和外侧闭合楔形截骨是不同的截骨技术。在临床效果上，内侧开放楔形截骨和外侧闭合楔形截骨各自存在优缺点。内侧开放楔形截骨与外侧闭合楔形截骨相比有几个优点：第一，通常患者术后第 2 天就开始患肢部分负重，4 周逐渐增加负重，6～8 周可以完全负重。第二，即使紧贴接骨板最内侧的开放间隙可能要到术后 1 年才会最终愈合，但不影响患者的日常负重和运动。第三，内侧开放楔形截骨的入路位于胫骨平台近端内侧，从关节线水平至鹅足上缘，这里没有重要的肌肉和血管神经组织，显露小，因此内侧开放楔形截骨只是单纯的胫骨截骨，无须进行腓骨截骨，避免了腓骨侧神经的损伤，以及前、外侧间室发生筋膜室综合征的可能，神经血管等严重并发症的发生率非常低。但内侧开放楔形截骨也会增加胫骨后倾角和肢体长度，降低髌骨高度。外侧闭合楔形截骨则会导致对侧皮质发生断裂的概率较高。

根据胫骨高位截骨术后的步态分析，膝关节外展力矩低的患者有较好的临床效果。内侧开放楔形截骨减少了膝关节内侧应力以及侧方应力，而外侧闭合楔形截骨对减少侧方应力的意义不大。开放的胫骨楔形截骨被认为是一个更合理的选择。无论从矫正畸形病变角度，还是从生物力学角度，内侧开放楔形截骨相较于外侧闭合楔形截骨是一种更为合理的手术方式。因此，内侧开放楔形截骨是一种有效的外科手术方式，旨在治疗对于活动有要求的膝关节内翻、屈曲畸形的年轻男性。

五、接骨板的选择

胫骨高位截骨术导致胫骨近端结构高度不稳定，这是接骨板和螺钉出现问题的潜在原因。因此，固定装置的使用和优化设计对胫骨高位截骨术的成功至关重要，特别是对于超重或完全负重的患者。

大部分的研究都在研究胫骨高位截骨术的固定装置设计。目前，用于治疗膝关节内侧骨关节炎的商业植入物主要为 TomoFix 接骨板，锁定螺钉的使用可以稳定构架、降低种植体和骨质的应力，带锁定螺钉的单腿系统适用于大多数体重不重、骨质较差的患者。形状设计方面，对于负荷需求大、胫骨近端尺寸较大的患者，建议采用双侧接骨板。“T”形板和“I”形板即使不使用锁定螺钉，也可以为胫骨高位截骨术提供较宽的基座，因此可以显著提高结构刚度和防止楔形骨折。理想的具有骨骺线坡度的植入物应适应胫骨解剖学要求，位于更靠前的胫骨近端内侧隔间上。此外，固定板在胫骨近端的位置也很重要。因此，如果考虑单块板和较小的切口，TomoFix 接骨板的内侧植入位置是合适的，是稳定内侧胫骨高位截骨术的更好选择。

六、3D 打印技术的应用

截骨导向器也称个体化截骨导板，是目前应用较广泛的 3D 打印辅助胫骨高位截骨术设计。截骨导板可依照术前计划引导术中截骨位置、方向和深度准确定位，辅助医生实行截骨与撑开，精确建立截面、空间距离、成角关系等复杂空间结构，通过个性化设计提高手术精度并缩短手术时间，为大幅减少手术时间、出血量、透视次数提供了可能，从而降低翻修率，减少并发症发生。

七、内侧开放楔形截骨术操作

患者取平卧位，患侧垫垫子以保证膝旋转于中立位，C臂机放在患肢同侧，术前确认C臂机可以看到股骨头。胫骨内侧面从关节面水平位置，至鹅足上缘远端5cm左右做一纵形切口，显露胫骨平台内侧，推开部分浅层内侧副韧带，将截骨导板紧贴于与胫骨骨面相匹配的位置，使截骨斜向外上方指向腓骨头尖，首先做水平面截骨，截开胫骨后2/3，但在外侧保留10mm不截透，以此作为撑开的旋转点。然后自胫骨前1/3处斜向前上做冠状面截骨，与第一刀截骨呈110°角并完全截开。用三把骨刀技术小心缓慢地撑开，避免外侧合页折断。在撑开过程中冠状面截骨表面始终完全接触，以确保正确地轴向和旋转对线。撑开到位后用配套的截骨撑开器固定，摆上力线杆进行透视，确保力线通过髋、膝、踝关节中心，对于膝关节内侧间室骨关节炎的患者，力线应通过外侧胫骨平台62%～66%的位置（胫骨平台内侧缘定义为0，外侧缘定义为100%）。用TomoFix接骨板于胫骨近端内侧固定（图6－12－1）。如果撑开间隙超过13mm，取自体髂骨植骨。

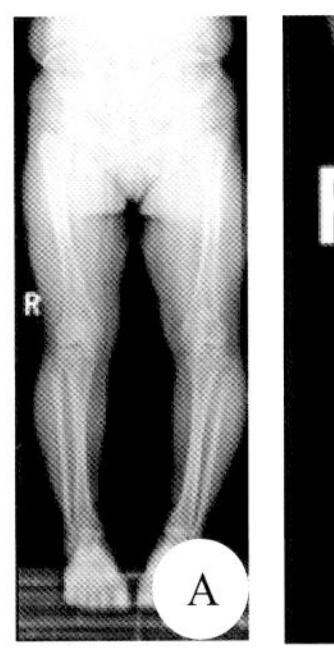

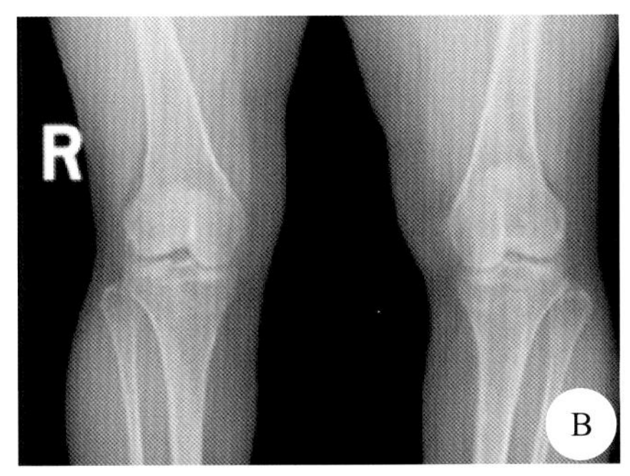

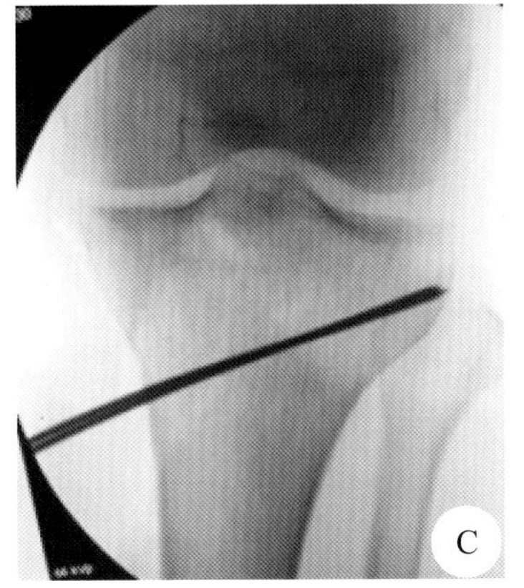

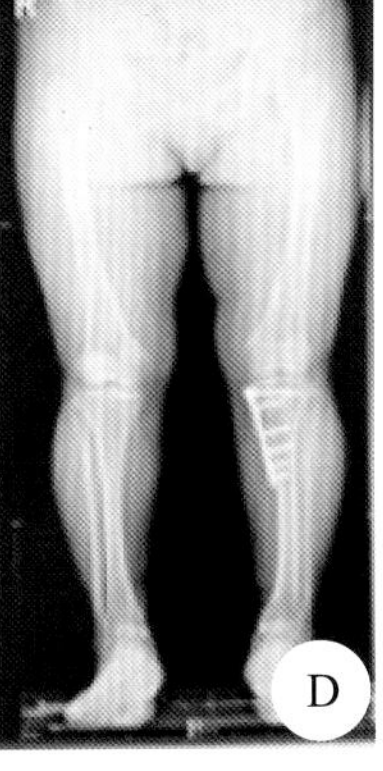

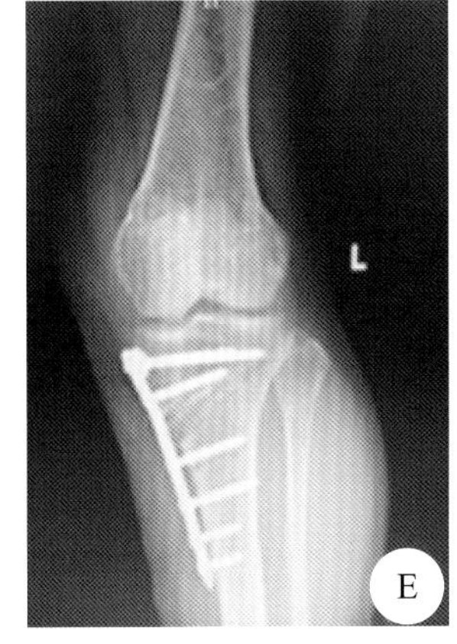

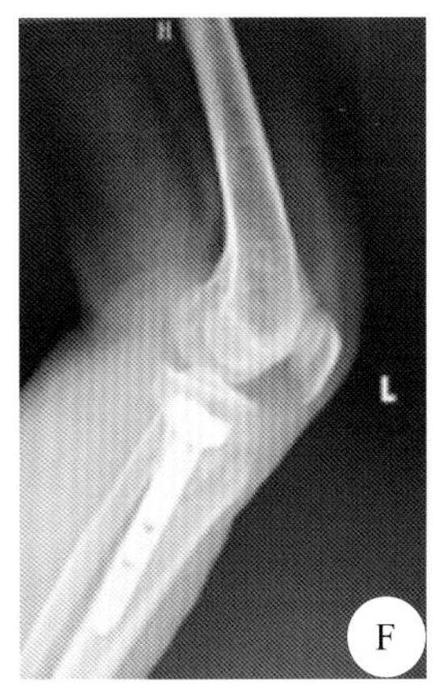

图6－12－1　女性，39岁，左膝关节骨关节炎，左膝内侧开放楔形截骨

A、B. 术前X线片；C. 术中定位透视X线片；D、E、F. 术后X线片

第十三节　膝关节感染性关节炎

膝关节感染性关节炎指病原菌感染所致的膝关节有菌性局部炎症，主要表现为关节肿痛及活动受限等，多呈急性发作，症状难以在短时间内控制，占用大量的医疗资源，是导致下肢功能障碍的重要病因，往往给患者及其家庭带来极大的经济负担。近年来，膝关节感染性关节炎的发病率呈升高趋势，已引起临床工作者的广泛重视。准确诊断及恰当的手术方案对缓解及控制膝关节感染性关节炎患者的感染症状有决定性作用，并对膝关节感染性关节炎的预防具有重要意义。

膝关节感染性关节炎是典型的有菌性局部炎症疾病，多发于儿童，常为败血症的并发症，治疗不及时可继发全身脓毒血症，死亡率可高达11.5%。膝关节感染性关节炎一般呈急性发作，通常表现为短时间内出现膝关节红肿热痛，并伴明显屈伸活动受限，病情进展，发生败血症后，全身症状可表现为寒战、高热、消化道症状，甚至出现谵妄、昏迷等，儿童常表现为惊厥，体温可高达39℃～40℃。金黄色葡萄球菌是膝关节感染性关节炎最多见的病原菌，其次是溶血性链球菌。通常认为膝关节感染性关节炎的发病途径主要为血源性感染，即由其他部位病原菌侵袭所致。近年临床经常出现因膝关节滑膜炎行“小针刀”、关节封闭术或关节腔内注射玻璃酸钠注射液等关节腔操作而引发膝关节感染性关节炎的患者，部分患者在膝关节穿刺操作后出现膝关节感染症状，可见目前医源性感染致膝关节感染性关节炎的比例不断增加。膝关节感染性关节炎患者通常经规律的抗感染或及时手术等对症治疗后，病情可以得到控制，但可能存在膝关节屈伸功能障碍，严重者甚至出现膝关节僵硬，严重影响患者生活。充分了解膝关节感染性关节炎的发病原因、感染途径，并规范其诊疗过程，有助于更好地管理疾病。现就膝关节感染性关节炎的病因、诊断及治疗逐一阐述。

一、病因

病原菌感染是膝关节感染性关节炎发病的主要原因，常见的病原菌感染途径有血源性感染、周围病灶的侵袭、医源性感染、外伤后感染等。病原菌的毒力、侵袭力及患者的免疫力与膝关节感染性关节炎的发生相关。类风湿性关节炎、骨关节炎、人工关节置换术、较低的社会经济地位、酗酒、糖尿病及关节内糖皮质激素的不合理使用均是引发膝关节感染性关节炎的重要因素。明确膝关节感染性关节炎的感染途径是预防疾病发生的重要条件。

1. 血源性感染　目前认为，血源性感染是膝关节感染性关节炎的最主要感染途径，其病原菌以金黄色葡萄球菌最常见，部分地区金黄色葡萄球菌所致膝关节感染性关节炎占全部膝关节感染性关节炎的80%以上，其中以耐甲氧西林金黄色葡萄球菌居多。所有金黄色葡萄球菌对利奈唑胺、莫西沙星、替加环素、万古霉素、呋喃妥因等抗生素高度敏感。目前，病原菌进入相对封闭关节腔的机制尚不清楚，但感染发生后，往往起病急骤且误诊率很高，且发病初期难以与痛风和类风湿性关节炎等疾病进行鉴别。

2. 周围病灶的侵袭　膝关节感染性关节炎可继发于骨髓炎或周围皮下蜂窝织炎等。同时，膝关节感染性关节炎也可进展为骨髓炎等。病原菌通过破损的骨皮质或组织间隙进入关节腔，导致膝关节感染。及时抗感染或手术清创治疗可有效控制病程进展。随着医疗技术的发展以及抗生素的普及，膝关节周围的感染病灶多被及时控制，因此由膝关节周围感染病灶侵袭所致的膝关节感染性关节炎相对较少。

3. 医源性感染　医源性感染指医源性操作致使病原菌进入关节腔而引发的有菌性关节炎症，可发生于膝关节置换术、关节镜手术、膝关节腔穿刺操作后，膝关节腔穿刺操作引发较多见。有报道发现，近年来由于膝关节腔穿刺导致的膝关节腔感染逐渐成为最主要的医源性关节腔感染因素。严格无菌操作是避免医源性感染的首要条件。

（1）术后感染与术中无菌操作密切相关，严格规范的无菌操作可有效避免术后关节腔感染的发生。膝关节手术包括膝关节置换术、膝关节镜手术及膝关节周围骨折内固定术等。随着临床工作者无菌操作意识的不断增强以及医疗条件的不断改善，目前膝关节手术后感染的发生率逐渐降低。相关报道显示，近年来全膝关节置换术后膝关节感染的发生率为1%～3%，关节镜术后膝关节感染的发生率约为1%。

（2）关节穿刺后感染关节的穿刺封闭、穿刺抽液、关节腔内注射药物等操作均涉及关节穿刺。近年来，膝关节腔穿刺致膝关节感染的发生率不断升高。膝关节滑膜炎或关节炎发作时，膝关节出现疼痛、肿胀等不适，常采用关节腔内注射玻璃酸钠或糖皮质激素等方式进行治疗，以改善疼痛症状。但有报道证实，关节腔内注射糖皮质激素将极大地增加膝关节感染的发生率，可能与糖皮质激素激活了关节腔内的休眠细菌有关。目前，关节穿刺操作已在各级医疗机构普及，有研究发现，多次关节穿刺并不会增加膝关节感染的可能性，但与三甲医院相比，非三甲医院关节穿刺后膝关节感染性关节炎的发生率明显升高。

4. 外伤后感染　闭合性外伤所致关节内积血是导致膝关节感染的危险因素，未及时清理积血或积血吸收困难均可导致关节外病原菌的定植，极易发展为感染性关节炎。开放性损伤也可导致膝关节的化脓性感染，结合真空负压封闭引流技术，可大大降低化脓性关节炎的发生率。

二、诊断

膝关节感染性关节炎与痛风、类风湿性关节炎、色素沉着绒毛结节性滑膜炎等其他无菌性膝关节炎的鉴别较困难。除体格检查外，实验室检查及影像学检查也是鉴别和确诊膝关节感染性关节炎的重要手段。

1. 体格检查　体格检查在骨科相关疾病的诊断和鉴别诊断中起重要作用。膝关节感染性关节炎主要表现为体温升高、膝关节明显肿胀、患侧病变处皮温较对侧明显升高、全膝关节压痛、过伸过屈疼痛、患侧膝关节屈伸活动受限等。有报道，膝关节感染性关节炎患者膝关节的活动度为5°（伸直）至85°（屈曲），并伴明显膝关节旋转功能受限，患侧下肢皮肤感觉及末梢血运多正常。

2. 实验室检查　关节液连续两次培养出相同病原菌是膝关节感染性关节炎实验室检查的“金标准”，但由于关节液采集前患者往往已开始抗生素治疗，故检出率较低。且由于抗生素使用及实验室检查水平等的差异，已报道的病原菌检出率亦不同。炎症指标和中性粒细胞delta指数（delta neutro-phil index，DNI）对诊断膝关节感染性关节炎具有指导意义。ESR及CRP明显加快及升高，且体格检查提示膝关节感染时，应高度怀疑膝关节感染性关节炎，但目前尚缺乏仅通过ESR及CRP诊断膝关节感染性关节炎的相关依据。此外，关节液白细胞计数>5000/μL、中性粒细胞占比>75%亦提示可能存在膝关节感染性关节炎。另有研究认为，关节液中的葡萄糖水平对膝关节感染性关节炎的诊断有提示作用，当膝关节感染性关节炎发生时，关节液中葡萄糖水平较正常值下降2.7mmol/L以上，并与关节液中白细胞计数水平呈负相关。近年来有研究提出，依据降钙素原水平诊断膝关节感染性关节炎的敏感性及特异性均较高，但临床上往往仅有个别全身感染症状较重患者的降钙素原水平改变，而大部分患者的降钙素原水平并无明显变化，可见降钙素原对膝关节感染性关节炎的诊断价值并不大。

膝关节痛风、类风湿性关节炎与膝关节感染性关节炎的症状极为相似，且患者ESR和CRP水平均明显加快及升高，易误诊。除尿酸外，DNI在痛风急性发作和膝关节感染性关节炎早期鉴别中具有重要价值，DNI≥2%是预测膝关节感染性关节炎的重要依据，DNI数值越大，膝关节感染越严重。类风湿性关节炎可通过类风湿因子、抗链O等进行诊断。

3. 影像学检查　膝关节感染性关节炎的影像学检查主要包括X线、MRI、CT检查，三者主要用于观察病程终末期膝关节的骨质破坏情况，而疾病早期，三者均无明显特异性征象，仅可见大量关节腔积液及关节间隙变宽。膝关节感染性关节炎患者的膝关节可在短时间内被破坏，随着病程进展，X线片显示关节间隙由窄变宽，随后再逐渐变窄，关节面逐渐变毛糙，之后出现“虫噬样”改变，此时已出现极严重的关节破坏，通常患者预后较差。MRI可较早发现膝关节的变化，关节软骨主要表现为局灶性T2加权成像高信号以及广泛或局限的斑片状、地图状骨髓水肿信号。除上述影像学检查外，关节镜检查可直接观察关节内病变，出现“脓苔样”改变时基本可以确诊膝关节感染性关节炎。

三、治疗

膝关节感染性关节炎治疗的关键是尽早诊断、制动关节、使用敏感抗生素，以控制感染进程、缓解疼痛、恢复受累关节功能。对于症状较轻或早期膝关节感染性关节炎，可行抗感染非手术治疗。在感染病程各阶段均可行关节镜手术以探查并清理感染灶，且早期关节镜手术治疗的效果显著。对于严重感染、非手术治疗或关节镜术后感染控制不佳者，可行切开手术或关节融合术治疗。即使行规律抗感染或手术治疗，关节内炎症反应仍有继续进展的可能，可进一步导致关节软骨损伤等并发症。

1. 非手术治疗　在膝关节感染性关节炎致病菌尚未明确时，可使用经验性广谱抗生素行抗感染治疗，并制动关节。非手术治疗有效时，可适度活动膝关节，早期膝关节活动对膝关节功能恢复有重要意义。细菌培养是诊断膝关节感染性关节炎的“金标准”，根据细菌培养结果及时调整抗感染药物，有助于达到更好的治疗效果。在膝关节感染性关节炎感染症状完全控制后，应继续长期、足量行抗生素治疗，以巩固疗效，具体药物治疗时限目前尚不确定，一般以ESR及CRP水平完全恢复正常为准。值得注意的是，在上述治疗基础上，同时给予小剂量糖皮质激素（0.15mg/kg，每日1次，连续4天）可有效缩短住院时间及抗生素治疗时间，促进CRP恢复正常。

2. 手术治疗 对于非手术治疗效果较差的膝关节感染性关节炎患者，应尽早行手术清创，同时配合长期足量敏感抗生素治疗，以预防病情复发。手术方式主要有开放手术、关节镜手术、关节融合术和关节置换术。

（1）开放手术：开放手术的创伤较大，对于无假体置入的膝关节感染性关节炎患者，应短时间内行关节镜手术，但对于有假体置入的膝关节感染性关节炎患者，由于置入假体严重影响关节镜视野，单纯关节镜手术无法彻底清创，且无法排除致病菌通过假体进入膝关节腔的可能，故应行开放手术治疗。开放手术的具体步骤：一期行清创手术取出假体，并行骨水泥旷置，术后选择敏感抗生素行抗感染治疗，待感染控制后再行二期膝关节假体置入，其间仍需继续抗感染治疗。若多次膝关节翻修术后感染仍未控制，可积极行膝关节融合术。

（2）关节镜手术：膝关节感染性关节炎患者多因剧烈疼痛在病变加重前就诊，对于急性膝关节感染性关节炎以及一些无假体置入膝关节手术致感染的患者，开放手术不利于膝关节功能的恢复，而关节镜手术具有创伤小、恢复快等优点，已成为目前治疗感染性关节炎的最主要术式。术中可在直视下更直观清楚地了解膝关节病变情况，并较彻底地清除关节内的病变滑膜。患者术后 ESR、CRP 指标明显改善，但仍需继续抗感染治疗。与术前相比，术后随访时 Lysholm 评分明显增加，视觉模拟评分明显下降。关节镜手术后配合关节腔留置冲洗可降低膝关节感染性关节炎复发的风险。

（3）关节融合术和关节置换术：部分患者就诊时膝关节感染性关节炎已发展至终末期，关节软骨被破坏殆尽，已发生关节强直，此时患侧膝关节活动受限已不可逆，膝关节功能丧失。当感染完全控制后，可行膝关节融合术或全膝关节置换术。膝关节融合术可有效改善患肢疼痛症状，但无法恢复患肢的屈伸功能。全膝关节置换术可有效弥补膝关节融合术的缺点，且应用敏感抗生素并行关节置换术治疗膝关节感染性关节炎的效果显著。但术后感染复发的风险及手术时机的选择尚不明确，故上述治疗方案尚存在较大争议。

第十四节 膝关节创伤性关节炎

创伤性关节炎又称损伤性骨关节炎，是一种继发性骨关节炎，机制为创伤引起关节软骨的退化、变性，继发关节周围骨质增生，以关节疼痛、活动障碍为主要临床表现。病理改变主要为关节软骨变性、破坏，以及在此基础上产生的关节软骨、软骨下骨、滑膜、关节囊及周围软组织的一系列改变，最终导致关节功能障碍。任何年龄组均可发病，但以青壮年多见，其发生与体力劳动、特定关节长期劳损、关节暴力伤、关节内骨折、关节内异物等有关。膝关节创伤性关节炎常与股骨髁、胫骨平台和髌骨骨折等相关，累及关节面的骨折中 23%～44%可出现膝关节骨关节炎，而累及胫骨平台关节面的骨折中则有超过 50%的概率发生膝关节骨关节炎。

一、病因

（1）外伤导致骨关节内骨折、关节软骨损伤、关节面不平整，进一步导致关节软骨受力异常，进一步磨损。

（2）合并先天或后天关节内外畸形（如膝内外翻，骨干骨折成角畸形愈合），使关节负重力线不正、关节面受力不均，关节软骨遭受过度磨损与破坏。

（3）过度的体力劳动或运动、特定关节长期劳损、重度肥胖等，均可造成积累性损伤，导致相应关节的关节面过度磨损和破坏。

二、临床表现

创伤性关节炎的临床表现与原发性骨关节炎没有显著区别，本病可发生于任何年龄组，以青壮年多见，常有明确外伤史或手术史，局限于受伤或手术的关节，病程发展较快，预后较差。疼痛、功能障碍和畸形是主要临床表现。早期表现为受累关节僵硬和疼痛。疼痛多与活动相关，开始活动时较明显，活动后减轻，活动多时又加重，休息后症状缓解。关节炎晚期出现关节肿胀，疼痛持续并逐渐加重，可有活动受限，关节积液、畸形和关节内游离体形成，关节活动时有时会出现粗糙摩擦感，可伴股四头肌萎缩。查体可见下肢畸形，如膝关节内外翻。可见减痛性步态，即存在患肢迈步小、健肢迈步大的特殊步态，原因是患侧足着地后，因负重后关节受压产生疼痛而迅速更换健侧足起步，以减轻疼痛感。

三、辅助检查

（1）X线检查：可见关节间隙变窄，创伤部位通常具有明显的软骨下骨硬化特征，或可见陈旧性创伤改变。关节边缘骨赘形成，有时可见关节内游离体。原骨折复位不佳者可见残留畸形。儿童时期的外伤累及骨骺，可导致骨端生长发育障碍，出现骨关节畸形。病情发展至晚期，关节退变严重，也会出现关节畸形。

（2）CT检查：在合并严重畸形、重度骨缺损时，CT三维重建对术前评估有一定价值。

（3）MRI检查：对早期评估软骨损伤具有一定帮助。

（4）实验室检查：创伤性关节炎没有特异的实验室指标。

四、诊断标准

（1）有慢性积累性关节损伤史或有明显的外伤史，发病过程缓慢。

（2）早期受累关节酸痛，运动僵硬感，活动后好转，但过劳后症状又加重。

（3）晚期关节疼痛与活动有关，活动时可出现粗糙摩擦感，可出现关节交锁或关节内游离体，关节变形。

（4）X线片可见关节间隙变窄，软骨下关节面硬化，关节边缘有程度不等的骨刺形成。晚期可出现关节面不整，骨端变形，关节内有游离体。

五、治疗

如果要延缓或预防创伤性关节炎，伤后的早期干预非常重要。

（1）早期矫正关节外骨折，纠正力线异常，防止关节受力力线异常、软骨退变。

（2）针对累及关节面的骨折，应尽量恢复关节面的平整，严格解剖复位，并辅助坚强内固定支撑，防止软骨下骨塌陷。

（3）可结合MRI或关节镜检查，观察关节软骨损伤情况，负重位置的软骨缺损可采用软骨移植方法予以处理。

（4）药物的辅助治疗可以减轻疼痛症状。

膝关节创伤性关节炎的治疗主要有一般治疗和手术治疗：

（一）一般治疗

一般治疗包括患者教育、关节保护、关节周围肌力训练等。药物治疗中NSAIDs是最常用的药物。日常生活中减少和避免关节过度负重的活动。采用热疗、水疗、超声波、按摩等方式增加局部血液循环、减轻炎症反应、解除肌肉痉挛，采用手杖、拐杖、助行器等减少受累关节负重，缓解症状。

（二）手术治疗

关节清理术适用于早、中期创伤性关节炎，尤其是关节内有游离体伴卡锁，或关节面局部不平整、边缘骨刺比较明显者。截骨术也适用于早、中期创伤性关节炎，存在明显的膝内外翻和骨折明显成角畸形愈合者。人工关节置换术适用于晚期创伤性关节炎，疼痛剧烈，关节破坏严重的患者。关节融合术适用于单发的下肢负重关节，关节破坏严重，存在关节置换或截骨术禁忌证者。

第十五节　膝关节类风湿性关节炎

类风湿性关节炎是一种以侵蚀性关节炎为主要临床表现的自身免疫疾病，可发生于任何年龄，基本病理表现为滑膜炎、血管翳形成，并逐渐出现关节软骨和骨破坏，最终导致关节畸形和功能丧失，可并发肺部疾病、心血管疾病、恶性肿瘤及抑郁症等。一项流行病学调查显示，类风湿性关节炎的全球发病率为0.5%～1.0%，我国大陆地区发病率为0.42%，男女患病比例约为1∶4。该疾病具有较高的致残率，膝关节类风湿性关节炎常导致膝关节疼痛、畸形和功能障碍。

一、病因

类风湿性关节炎的发病原因至今仍不明确，与性别、遗传、吸烟、超重、绝经、感染等相关。相关的因素包括以下几点。

（1）性别因素：女性发病率更高，具体机制仍未完全明确。

（2）遗传因素：基因多态性的研究显示，遗传危险因素对类风湿性关节炎有重要影响。

（3）吸烟是发生类风湿性关节炎的重要危险因素。

（4）病毒或细菌感染可能是类风湿性关节炎的触发因素。

（5）类风湿因子（RF）滴度高的患者比血清阴性的患者更可能发生关节外疾病，但 RF 的存在本身并不引起类风湿性关节炎，RF 和抗瓜氨酸蛋白抗体（ACPA）可能在关节炎发生之前就已存在于血液。

（6）多种职业暴露和其他暴露以及环境因素都与类风湿性关节炎发生有关。

（7）肥胖与类风湿性关节炎发生风险增加相关。

二、临床表现

类风湿性关节炎通常隐匿发病，主要症状为多关节疼痛、僵硬和肿胀，其特征为对称性关节受累。掌指关节和近端指间关节、拇指指间关节、腕关节以及跖趾关节是病程早期发生关节炎的部位。上下肢滑膜关节，如肘关节、肩关节、踝关节及膝关节也经常受累。起病后可能偶尔伴游走性关节受累，或可呈单关节受累。对于几乎所有患者，类风湿性关节炎最终都会累及外周关节。中轴和中心关节受累较少见。早期类风湿性炎症的主要特征为受累关节出现疼痛和肿胀，按压关节引起局部压痛或活动关节时出现疼痛。肿胀可能由滑膜肥大或积液引起。关节炎也可急性起病，引起显著的肌痛、乏力、低热、体重下降和抑郁。患者也可能出现结节或表层巩膜炎等关节外表现。晨僵是活动性类风湿性关节炎患者的常见特征，其定义为：起床时或长时间维持一个姿势后出现只能缓慢活动关节或难以活动关节的表现，累及身体双侧肢体，能随着活动而好转。虽然几乎所有炎症性关节病都会出现晨僵，但晨僵持续 1 小时以上的关节炎很少发生于类风湿性关节炎以外的疾病中。病程较长者可因肌腱和韧带拉伸出现关节畸形，以及因软骨和骨侵蚀造成关节骨破坏，出现关节不稳、关节脱位改变。中晚期的患者可出现典型的手指“天鹅颈”“纽扣花”样畸形改变，以及掌指关节半脱位，表现为掌指关节向尺侧偏斜。膝关节类风湿性关节炎患者常能在髌上囊检查到滑膜增厚，常伴关节积液，浮髌试验阳性，病程较长者出现股四头肌萎缩的韧带松弛。股骨髁与胫骨平台受到侵蚀，会导致膝内翻或膝外翻。类风湿膝外翻畸形较为常见，当关节外侧间室软骨下骨破坏塌陷，并逐渐出现内侧关节囊和内侧副韧带组织松弛，可造成外翻畸形，伴有关节不稳定、活动疼痛加重。膝关节类风湿性关节炎患者可发生腘窝囊肿，可通过触诊腘窝来发现。

三、辅助检查

（一）实验室检查

1. 急性期反应物　ESR、CRP 可在类风湿性关节炎患者存在炎症反应时加快及升高，但不具特异性。

2. 血清学检查　70％～80％的类风湿性关节炎患者为 RF 阳性。RF 特异性较差，在 5％～10％的正常人、20％～30％的系统性红斑狼疮（SLE）患者、几乎所有的混合性冷球蛋白血症患者、其他许多炎性疾病患者中均为阳性。RF 的滴度越高（至少是正常上限的3 倍），诊断类风湿性关节炎的特异性越高。正常人 RF 的阳性率随年龄增长也增加。抗 CCP 抗体诊断类风湿性关节炎的敏感性与 RF 相近，但特异性较高，可达 95％～98％，抗 CCP 抗体滴度越高（≥3 倍正常上限），特异性就越高。有一些 RF 和抗 CCP 抗体均为阴性的患者，根据典型类风湿性关节炎表现，并充分排除其他疾病后，可诊断为血清阴性类风湿性关节炎。

3. 关节液检查　类风湿性关节炎患者关节液白细胞计数通常为 1500～25000/μL，以多形核细胞为主，但需警惕合并感染。类风湿性关节炎患者关节液 C3 和 C4 补体水平低，而在血液中的水平可较高。

（二）影像学检查

1. X 线检查　类风湿性关节炎患者会出现关节间隙变窄、骨侵蚀和关节周围骨质减少。X 线片分期如下：Ⅰ期，正常或骨质疏松；Ⅱ期，骨质疏松，有轻度关节面下骨质侵袭或破坏，关节间隙轻度狭窄；Ⅲ期，关节面下明显的骨质侵袭和破坏，关节间隙明显狭窄，关节半脱位畸形；Ⅳ期，上述改变合并关节纤维性或骨性强直。胸部 X 线片可见肺间质病变、胸腔积液等。

2. MRI 检查　在滑膜炎及骨侵蚀早期，MRI 检查更敏感。MRI 检查也可识别并定量评估肥厚性滑膜组织。滑膜增生与后期发生骨侵蚀相关。

3. 超声检查　可用来估计炎症程度和炎性组织体积。

（三）关节镜及关节滑膜活检

可对单关节难治性的类风湿性关节炎有辅助诊断及治疗作用。

四、诊断标准

目前常采用美国风湿病学会类风湿性关节炎诊断标准：

（1）晨僵至少 1 小时，持续至少 6 周。

（2）至少 3 个关节肿胀，持续至少 6 周。

（3）腕关节、掌指关节、近端指关节肿胀，持续至少 6 周。

（4）对称性（指左右两侧）关节肿胀，持续至少 6 周。

（5）手、腕 X 线片具有典型类风湿性关节炎改变（须包括侵蚀及骨质脱钙）。

（6）类风湿结节（骨突起和关节周围皮下）。

（7）RF 阳性。

以上 7 项中至少有 4 项的患者可确诊。

五、鉴别诊断

（一）骨关节炎

骨关节炎见于中老年患者，关节僵硬是类风湿性关节炎很常见的特征，但在骨关节炎中相对少见。手关节通常累及远指间关节，该区域常有 Heberden 结节。而类风湿性关节炎通常累及掌指关节和近指间；骨关节炎中，少累及掌指、指间及腕关节。X 线片显示骨赘增生明显，通常单侧间隙变窄。

（二）系统性风湿性疾病

早期类风湿性关节炎可能很难与 SLE、干燥综合征、皮肌炎等相关的关节炎鉴别。这些疾病通常还会有其他全身性表现，如皮疹、口干眼干、肌炎。检查相应自身抗体有助于鉴别。

（三）反应性关节炎和炎症性肠病关节炎

反应性关节炎常表现为大关节（如膝关节）的单关节炎或寡关节炎，常合并有近期的尿道炎或肠道感染史，常有关节受累不对称等特点。

（四）银屑病关节炎

银屑病关节炎为对称性多关节炎，其 RF 和抗 CCP 抗体为阴性，具体银屑病家族史及银屑病皮肤表现、指甲改变（甲营养不良）等可用于鉴别。

六、治疗

膝关节类风湿性关节炎的治疗包括非手术治疗和手术治疗。

（一）非手术治疗

目的是缓解疼痛、抑制炎症、消除肿胀、延缓疾病进展、保护关节功能和防止畸形、改善肢体功能。首先对患者进行健康教育，建立健康生活方式，注意休息，适当进行膝关节肌肉锻炼。还可进行药物治疗、康复治疗。药物治疗包括 NSAIDs 和抗风湿药（DMARDs）以及生物制剂，如肿瘤坏死因子拮抗剂、阿达木单抗等的治疗，必要时联合糖皮质激素使用。

（二）手术治疗

经过正规的非手术治疗仍效果不明显者，症状重、X 线片提示类风湿性关节炎已达Ⅲ～Ⅳ期者，合并关节畸形重、严重影响生活质量者可考虑手术治疗。关节镜下滑膜清理适用于经积极正规的内科治疗仍有明显关节肿胀及滑膜增厚者，通过滑膜清理，可改善患者的症状、减轻关节的炎症。关节间隙严重狭窄，甚至合并半脱位、畸形，经非手术治疗无效者可考虑行人工膝关节置换术。

第十六节　部分膝关节置换术

一、概述

膝内侧单间室骨关节炎是膝关节骨关节炎中最常见的类型，该类患者约占骨科门诊就诊患者的85%。对于前交叉韧带功能良好的患者，其典型表现为前内侧骨关节炎，即磨损集中于内侧间室前内侧，股骨髁及胫骨平台后方软骨完好，内侧副韧带无挛缩。近年来，有明显症状的前内侧骨关节炎（AMOA）年轻患者的数量越来越多，治疗方式的选择非常棘手。全膝关节置换术（total knee arthroplasty，TKA）、单髁置换术（unicompartmental knee arthroplasty，UKA）、外侧固定平台单髁置换术（lateral unicompartmental knee arthroplasty，LUKA）、髌股关节置换术（patellofemoral arthroplasty，PFA）以及胫骨高位截骨术（high tibial osteotomy，HTO）是目前临床常用的术式。

二、单髁置换术

（一）优势

对于年轻患者，全膝关节置换术虽然有良好的中长期随访假体生存率，但约20%的患者术后恢复仍不满意，约33%的患者存在不同程度的术后残留疼痛，其难以满足更多的活动需求。胫骨高位截骨术可最大限度地恢复原有的运动水平，术后10年假体生存率（以关节置换为终点）为70%～90%，但其适用于关节内外翻畸形明显、术前症状和关节内磨损相对较轻的患者。单髁置换术可保留前后交叉韧带和外侧间室，在减少创伤的同时较好地保留膝关节运动学功能和本体感觉，有利于患者术后的快速康复。一项单髁置换术后15年的随访结果显示，术后牛津大学膝关节评分（OKS评分）平均为40分，优良率为79%，术后10年、15年假体生存率分别为94%、91%。

（二）适应证、禁忌证与失败的常见原因

1. 适应证　膝关节活动范围>90°、活动量少、无超重（BMI<30kg/m²）、内外翻畸形<15°、60岁以上的患者适合行单髁置换术，符合AMOA，即内侧软骨的全层磨损（内翻应力位）、前交叉韧带（ACL）功能正常（侧位片）、内侧副韧带（MCL）功能正常（可复性内翻畸形）、外侧全层软骨功能正常。

2. 禁忌证　髌股关节退变、膝前痛、前交叉韧带损伤、外侧严重退变。

既往认为，年龄<60岁是单髁置换的相对禁忌证，年轻患者较高的活动水平增加了术后进行翻修术的风险。近年来的随访研究发现，单髁置换术在年轻患者中也可获得满意的效果，术后10年假体生存率为91.0%～94.7%。

3. 单髁置换术失败的常见原因　单髁置换术失败的主要原因包括假体松动、外侧间室退变、垫片脱位及不明原因的疼痛等，其中假体松动是失败的最常见原因。假体松动的原因包括术中假体初始固定欠佳、假体伸直位时股骨髁与垫片之间的撞击导致的异常应力以及术后内侧间室长期反复的高应力作用等。为避免外侧间室骨关节炎导致的失败，在进行单髁置换术时应严格掌握适应证。对于存疑患者，通过拍屈膝20°外侧应力位X线片及进行MRI等检查排除外侧间室退变。同时，术中应注意保护内侧副韧带，避免内侧副韧带损伤和垫片过度充填，以及由此导致的下肢力线过度矫正，避免外侧间室的负荷增加，从而减少术后继发外侧间室骨关节炎。垫片脱位是单髁置换术后特有的并发症，也是失败的常见原因之一。垫片脱位的危险因素包括术中内侧副韧带损伤、屈伸间隙不平衡、假体位置异常及残留骨水泥导致的撞击等。为降低术后垫片脱位的发生风险，建议初学者在开展单髁置换术前进行相关操作的系统培训，严格掌握单髁置换术

的操作要点，在术中严格按照要求进行操作，注意保护内侧副韧带，避免假体位置不良和屈伸间隙不平衡等的发生。

值得注意的是，部分患者术后残留持续的行走时疼痛，上下楼及蹲起时更为明显。行血液学检查及影像学检查未发现感染及假体失败相关的危险因素，临床症状及 OKS 评分较术前均有所改善，也未再次行翻修术。考虑年轻患者较高的活动水平和手术期望可能是导致术后残留疼痛和影响单髁置换术后满意度的重要因素。因此，针对此类患者，术前与其进行充分沟通，严格掌握适应证的选择，可能有助于降低残留疼痛导致的术后不满意率。

（三）手术方法

采用全身麻醉，术前进行股神经阻滞辅助术后镇痛。术侧置于大腿托架上，小腿自然下垂。全过程在止血带下完成，止血带压力为 35kPa。止血带加压前 15 分钟静脉输入氨甲环酸，剂量为 20mg/kg。膝前内侧切口，髌旁内侧进入关节。切除部分髌下脂肪垫。切除髌骨内侧、股骨内侧缘及髁间窝两侧的骨赘。切除内侧半月板，避免损伤或松解内侧副韧带。导向器辅助下进行胫骨水平截骨，在前交叉韧带的内缘进行股骨垂直截骨。利用 4mm 间隙测块测量判断截骨厚度是否合适。髁间窝内角前方 1cm 进行股骨开槽，插入定位杆。根据胫骨平台和股骨定位杆的关系安放股骨截骨导向器，进行股骨后髁截骨。根据屈曲间隙确定伸直间隙，使用合适型号的研磨限制器对股骨远端进行研磨。安装试模，检查膝关节的平衡性与稳定性。胫骨平台开槽后，使用骨水泥安装假体（图 6－16－1）。关闭切口，切口周围及后关节囊以盐酸罗哌卡因 100mg、吗啡 8mg、复方倍他米松 3ml、氟比洛芬酯 10mg 进行封闭，关节腔内注入氨甲环酸 1g。泰科倒刺线连续缝合肌层及腱膜层，可吸收线缝合皮下组织以及皮肤。加压包扎。术毕 12 小时后开始给予依诺肝素 4000 单位抗凝。术前 0.5 小时至术后 48 小时预防性应用抗生素，应用下肢气压式血液循环驱动器防止血栓形成。术后 24 小时要求患者下地部分负重，鼓励患者借助助步器辅助下地行走。

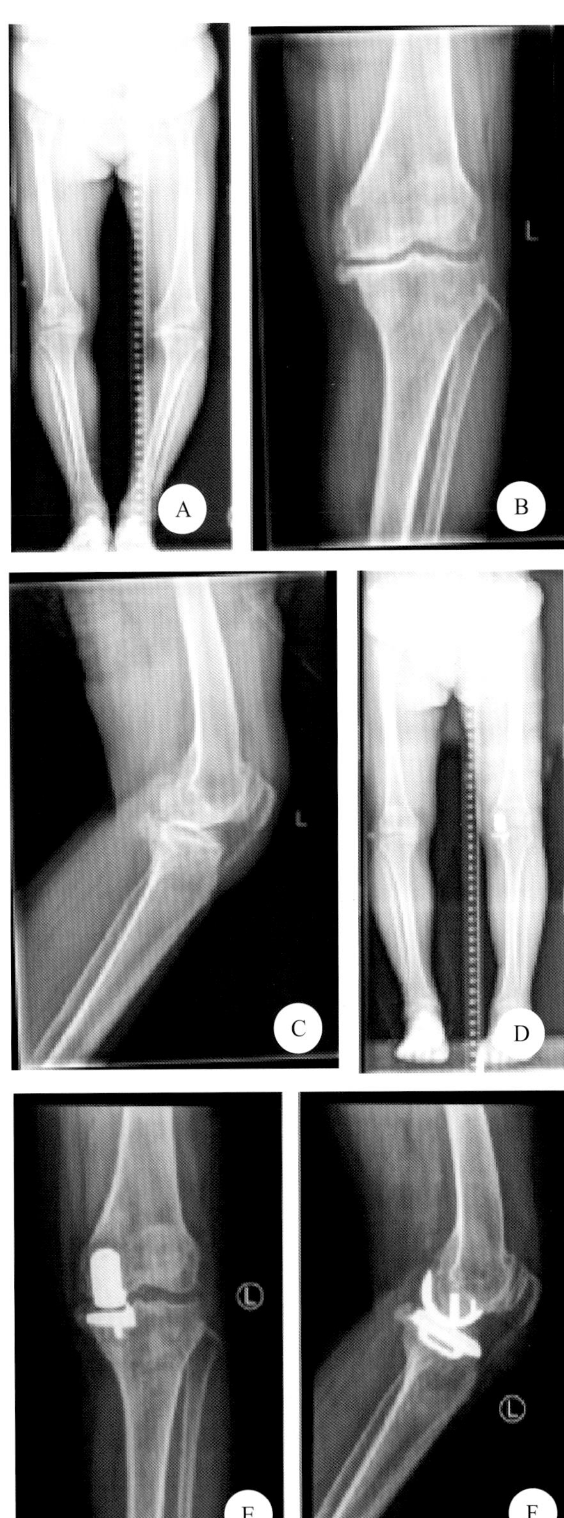

图 6－16－1　女性，68 岁，左膝重度骨关节炎，左膝关节单髁置换术

A、B、C. 术前 X 线片显示左膝前内侧骨关节炎；D、E、F. 术后 X 线片显示假体位置良好

三、外侧固定平台单髁置换术

（一）适应证与禁忌证

1. 适应证

（1）单纯外侧间室严重病变：膝关节外翻应力位X线片示外侧间隙完全消失，内翻应力位下外翻畸形可以纠正，同时内侧间隙仍保持正常；或者行关节镜检查提示骨关节炎病变仅局限于外侧间室或髌股关节，内侧间室关节软骨轻度退变［Kellgren－Lawrence（K－L）分级＜Ⅱ度退变］。

（2）前交叉韧带完整，膝关节屈曲范围＞90°，膝关节外翻畸形＜15°。

（3）美国麻醉医师协会分级：Ⅰ～Ⅱ级。

（4）对于肥胖，较多的学者并不认为这是手术禁忌。

（5）既往有截骨手术，需要评估皮肤瘢痕、关节囊挛缩、平台后倾角改变（影响交叉韧带功能）。

手术的最终实施情况需要术中才能做最后判断，所以术前向患者进行知情同意时应注意特别说明。

2. 禁忌证

（1）内侧间室关节间隙狭窄明显为绝对禁忌证。

（2）应力位下外侧间隙狭窄固定，无法纠正。

（3）超过10°的固定屈曲畸形，如果术中通过软组织松解和骨赘剔除仍无法纠正，则应放弃外侧固定平台单髁置换术。

（4）下肢血运障碍。

（5）严重肝肾功能不全，心功能衰竭。

（二）手术方式

全身麻醉，平卧位，患肢应用止血带，压力45kPa，时间60分钟，膝正中切口，沿髌骨外缘切开关节囊，于髌下脂肪垫偏外侧切开，注意保护髌下脂肪垫，向外侧剥离髂胫束，显露外侧关节间隙，切除外侧半月板，清除膝关节外侧及髌骨周缘骨赘，注意保护外侧副韧带及前交叉韧带，行胫骨髓外定位，进行胫骨截骨。垂直截骨为紧贴胫骨结节外侧缘内旋10°～15°截骨，水平截骨为在外侧胫骨平台高点下2～4mm进行截骨。试模间隙，处理股骨外髁，屈曲膝关节，摆锯切除股骨外髁残存软骨直至软骨下骨。股骨髁试模，股骨外髁钻孔，胫骨开槽，冲洗膝关节，调和骨水泥，选择合适假体。首先安放胫骨假体，极度屈曲膝关节安放股骨假体，膝关节屈曲20°位固定至假体稳定（图6－16－2）。关闭切口，切口周围及后关节囊以盐酸罗哌卡因100mg、吗啡8mg、复方倍他米松3ml、氟比洛芬酯10mg进行封闭，关节腔内注入氨甲环酸1g。术毕12小后开始给予依诺肝素4000单位抗凝。术前0.5小至术后48小预防性应用抗生素，应用下肢气压式血液循环驱动器防止血栓形成。术后24小时要求患者下地部分负重，鼓励患者借助助步器辅助下地行走。

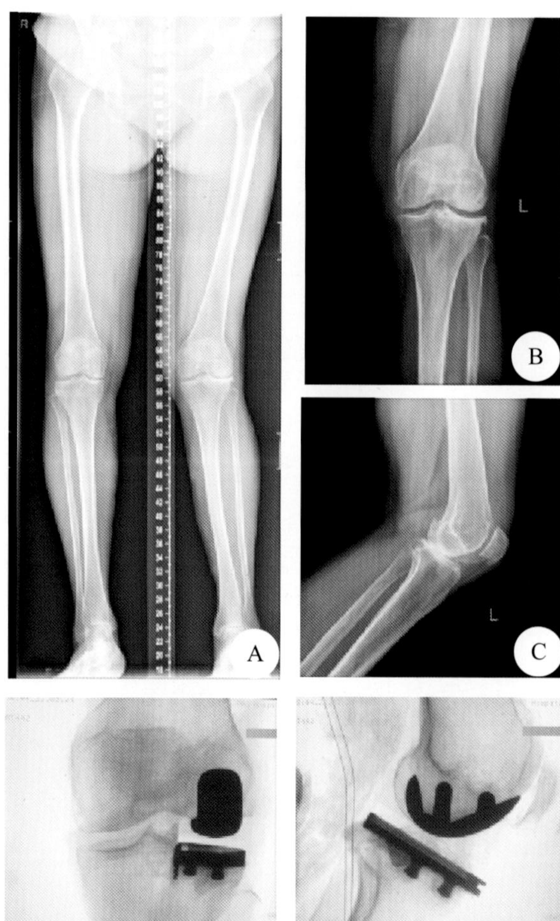

图6－16－2　女性，54岁，左膝重度骨关节炎，左膝关节外侧固定平台单髁置换术

A、B、C. 术前X线片显示左膝外侧骨关节炎；D、E. 术后X线片显示假体位置良好

四、髌股关节置换术

（一）适应证与禁忌证

1. 适应证　其他治疗无效且严重影响日常生活的原发性单纯髌股关节骨关节炎（PFOA）、创伤后单纯 PFOA 以及滑车发育不良导致的 PFOA。

2. 禁忌证　对处于急性感染期，或合并胫股关节病变、髌股关节对线不良、膝关节不稳、下肢力线异常（外翻畸形＞8°和/或内翻畸形＞5°）的患者，不建议实施髌股关节置换术。对于股四头肌萎缩、低位髌骨及 BMI≥30kg/m²，或髌骨骨量较少（截骨后髌骨厚度＜12mm）的患者，也应慎行髌股关节置换术。

（二）手术方法

麻醉成功后，从髌前正中切口切开，分离皮下，内侧髌旁入路进入，保护半月板及髌下脂肪垫，外翻髌骨暴露股骨滑车，股骨滑车最低处标记 A/P 轴，将通过两侧股骨髁标记的 A/P 轴垂线作为设定外旋的参照，以 6mm 髓内钻于后交叉韧带起点前约 8mm 处钻孔，安装髓内前切口导向器直至其近端表面轻轻接触股骨远端，旋转导向器使导向器上的垂直参考线与 A/P 轴平行，设定前切口的外旋和深度值，确定前切口后固定导向器，并以摆锯做前切口，选择尺寸和侧面适当的磨铣导向器并仔细定位后初步确定股骨滑车尺寸，确保前缘能够覆盖前切口但不会凸出，植入物没有凸出到股骨髁间切迹中。固定磨铣导向器，按磨具轨道打磨出股骨滑车中央、内侧及外侧轨道，钻锚固栓及尾孔，安装滑车试模。选择合适大小的髌骨磨具对髌骨进行打磨，安装髌骨试模，检查髌骨活动轨迹（必要时行外侧支持带松解），确定髌骨轨迹及假体覆盖范围良好后正式置入股骨滑车及髌骨假体（图 6－16－3），并以骨水泥固定，清除多余骨水泥，待骨水泥凝固后再次确认髌骨活动轨迹良好，碘伏浸泡及生理盐水冲洗伤口，逐层缝合切口。

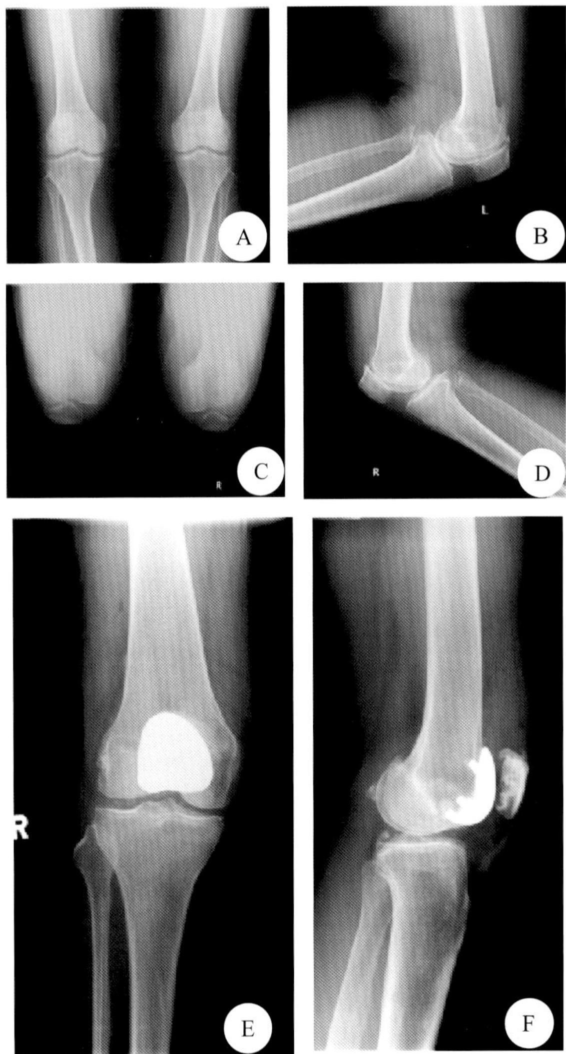

图 6－16－3　女性，60 岁，双膝重度髌股关节炎，双侧髌股关节置换术

A. 双膝负重 X 线片显示膝关节胫股关节间隙基本正常；B、C、D. 膝关节正、侧位及髌骨轴位 X 线片显示膝关节髌股关节间隙变窄，髌骨及滑车上方骨赘形成，术前 X 线片显示左膝外侧骨关节炎；E、F. 术后 X 线片显示假体位置良好

第十七节　全膝关节置换术的基本操作

一、术前准备

术前需拍膝关节正侧位片、髌骨轴位片、下肢负重位全长前后位片，为术中定位和正确安放假体提供参考。拍股骨侧位片可了解股骨生理前

弓的角度，为髓内定位的开孔位置与方向提供指导；胫骨侧位片可了解胫骨矢状位生理轴线，了解胫骨平台的后倾角度；下肢负重位全长前后位片可测量下肢力线。从股骨头中心到距骨顶中点的连线为下肢机械轴线，当机械轴线偏移到膝中心外侧，为膝关节力线外翻；偏移到膝关节中心内侧则为内翻。通常情况下，股骨与胫骨的解剖轴形成 4°～8°的外翻角，胫骨关节面有约 3°内翻，这样胫股骨关节面形成约 9°外翻。

二、手术入路

初次全膝关节置换术常用的入路是膝关节正前方入路。皮肤切口于膝前正中，从髌上 3～5cm 处向下至胫骨结节内侧，皮肤切口长度要足够，以免术中牵开过程中皮肤张力过大，导致皮肤坏死。膝屈曲位纵行切开皮肤、皮下组织，伸膝装置显露后，部分切除髌下脂肪垫，经内侧髌旁支持带入路切开关节囊。将股骨滑车前方滑囊组织切除部分，骨膜剥离器沿骨膜剥离显露出股骨远端前皮质。内侧于骨膜下、关节囊深部从胫骨上进行剥离，至可显露膝后内侧角；外侧先松解髌股韧带，翻转髌骨或把髌骨推向外侧，屈膝显露胫股关节面。切除前交叉韧带、内外侧半月板前角，如使用 PS 假体，可一并切除后交叉韧带。紧贴胫骨外侧平台放置骨撬外翻伸膝装置，显露外侧胫骨平台，于胫骨平台内侧及后方分别放置骨撬，向前脱位胫骨，显露胫骨平台。膝关节正前方入路常会损伤隐神经的髌下支，术后常有膝外侧皮肤麻木感，术前需告知患者。

三、截骨技术

（一）基本原则

全膝关节置换术的基本原则在于严格根据力线截骨，做好软组织平衡，获得稳定的关节。全膝关节置换术在截骨技术方面有等量截骨技术和间隙平衡技术。等量截骨技术指截骨的厚度要等于假体和垫片的厚度。选择合适的假体型号，先按照股骨假体远端的厚度进行股骨远端截骨，再按照胫骨假体垫片的厚度进行胫骨近端截骨，行股骨前后方的截骨，评估屈伸间隙及关节内外侧平衡状态。间隙平衡技术则是在截骨后根据屈伸间隙、内外侧间隙平衡情况，使用软组织平衡技术，行相应部位软组织的松解，以达到平衡。这两种技术并不是截然分开的，两者常一起整合应用。

（二）具体操作技术

全膝关节置换截骨顺序是胫骨优先或股骨优先，根据关节的松紧程度、术者的习惯、器械的要求而不同。

1. 胫骨平台截骨 胫骨平台截骨线垂直于胫骨机械轴线。胫骨平台截骨可采用髓外或髓内定位系统，也可以两者联合使用。髓外定位可根据体表解剖标志达到较准确定位的目的，且能避免髓内定位增加的创伤等不利因素，是目前较常用的方法。定位方法为在胫骨平台选择前交叉韧带胫骨止点，踝关节中心位于内外踝尖中心偏内侧5～10mm处，力线杆应与胫骨干位于同一平面。髓内定位的入点位于前交叉韧带胫骨止点或髁间前棘的前外侧。

胫骨平台截骨时后倾角的调整也是重要一环。没有后倾的胫骨平台截骨术后假体容易松动，负的后倾角造成胫骨假体前倾，平台前面负荷加大，增大 CR 假体后交叉韧带的紧张度，可导致术后膝关节的过伸及关节僵硬。后倾角过小可导致后滚运动过度或前后滑动，出现胫骨假体前后方的“跷跷板”效应。后倾角过大时会因为过分切除了胫骨后侧导致膝关节屈曲时不稳定。正常的胫骨平台骨性结构存在 3°～10°后倾角，少许的后倾截骨有利于膝关节的屈曲功能，后倾截骨也会影响屈曲间隙。截骨时需结合截骨器械和假体设计来调整后倾角，目前较多假体垫片设计带有一定的后倾角，矢状位常保留 3°～5°的后倾角，操作时可以通过调整胫骨髓外定位杆远端的前后距离或调整自带的不同后倾截骨导向器来调整。进行胫骨后倾截骨时须将截骨导向器放置在胫骨矢状轴的中立位，内、外旋位截骨将导致截骨面的后外或后内侧倾斜，出现内外翻及间隙不平衡。有学者认为我国人群的膝关节胫骨平台后倾角更大，可按照 10°的后倾角进行平台截骨。

胫骨平台截骨的厚度应该等于假体聚乙烯垫片的厚度。由于存在聚乙烯垫片的磨损问题，一般不主张使用薄于 10mm 的组配型聚乙烯垫片（包括金属托的厚度），故通常在胫骨近端截除 10mm 以上的骨质。胫骨近端的骨质因截骨厚度的增加强度会有所减弱，截骨厚度超过 20mm 后骨质的强度会明显减弱。胫骨近端截骨厚度通常由胫骨内、外平台表面病变受累最少的一侧确定。截骨时注意摆锯的方向及速度，做好内侧副韧带、后方关节囊等组织的保护。

2. 股骨截骨

（1）股骨远端截骨：术前通过全长 X 线片测量股骨机械轴和解剖轴的夹角，即股骨外翻角（通常 5°～7°）。结合股骨正、侧位 X 线片，确定股骨髓内定位的开孔位置。通常股骨髓内定位的开孔点在股骨髁间窝上 0.5～1.0cm 略偏内，即后交叉韧带股骨支点前 1cm 处。电钻钻孔，打开髓腔，可将入髓孔开口处略扩大，然后保持钻头沿股骨髓腔无阻力进入，再将髓内定位杆插入股骨髓腔，通过股骨峡部，股骨远端截骨导向板接触到股骨远端至少一侧髁面，使股骨远端的截骨量等于股骨假体厚度，通常 8～12mm。注意如截骨过多，可造成关节线上移、伸膝无力、伸直间隙增大、屈伸间隙不平衡，导致关节不稳定。经股骨髓内定位后，按测量的股骨外翻角行股骨远端截骨，可达到截骨线垂直于股骨机械轴的目的。

（2）股骨前后髁截骨：股骨前后髁截骨的定位方法有两种，即后定位法和前定位法。后定位法是先确定后髁截骨面，确保屈膝间隙，通过前髁截骨来调整假体大小。其优点是可获得较好的屈伸间隙平衡，但容易造成股骨前方骨皮质的过切，增加术后骨折的风险，或如果前方皮质截骨过少，则会增加髌股关节压力。前定位法先行股骨前方定位截骨，不易造成股骨前皮质过切，但可能存在屈曲间隙的不平衡，需要根据间隙和软组织张力做进一步的软组织平衡或调整股骨远端的截骨量。临床中前定位法是较常用的方法，具体操作如下：首先安放股骨前后径测量器，测量器后方与股骨后髁接触，前方测量探针尖端位于股骨远端前皮质外侧的开始升高点，读取测量结果，选取合适的股骨假体型号。如测量到的读数在两个型号之间，选择大号假体可提供更好的关节截面承载；选择小号假体可获得更大的屈曲间隙，获得更好的屈膝度。选择好假体型号后，接下来需要测定股骨的外旋角度，然后使用四合一截骨模板进行截骨。目前股骨的外旋截骨是为了获得内外侧平衡的屈膝间隙。原因在于生理情况下胫骨平台存在 3°～5°的内翻角，与之相对应的股骨内髁通常发育更大。胫骨平台的截骨不是平行关节面截骨，而是垂直于机械轴截骨（外侧截骨更多），因此股骨后髁若是等量截骨，会造成屈曲位外侧间隙更大。股骨外旋截骨的角度常在 3°～5°，较多选择 3°。测量方法常借助 AP 线和外科轴线（surgical epicondylar axis，SEA）来确定。股骨 AP 线又称为 Whiteside 线，是屈膝 90°时，股骨滑车最低点与股骨髁间窝顶点的连线，该线通常与外旋截骨线垂直。SEA 是股骨外侧髁骨性最突出点与内上髁的骨性凹陷点的连线。

（三）假体位置确定

截骨完成后，采用间隔器检查内外侧间隙在伸直位和屈曲位的平衡，采用力线杆检查力线是否存在内外翻异常。如存在间隙不平衡等问题，可通过软组织松解或胫骨、股骨截骨来调整，直到达到力线良好、软组织平衡、屈伸位置稳定，再进一步行假体试模的安装检查。假体需与截骨后股骨髁边缘、胫骨平台边缘相吻合，股骨假体和胫骨假体的对线要一致。如股骨与胫骨假体旋转位置放置不良，可致膝关节内外侧韧带等软组织在屈伸运动中张力不平衡，同时假体受力不均会加速聚乙烯垫片的磨损，导致假体松动。股骨假体的外旋位置在完成外旋截骨时已确定，左右位置一般居中放置在股骨远端内外髁上。胫骨假体的位置一般为前缘中点对准胫骨结节的中内 1/3 的位置处。也可采用运动定位法来进行胫骨假体的旋转定位。方法是先安放股骨试模，再插入无固定柱的胫骨假体试模，屈伸膝关节数次，观察髌骨的运动轨迹，从而调整胫骨假体旋转对位，予以标记后再按该定位安放胫骨平台导向板，打压平台龙骨桩孔。假体不能有前内侧和内侧的悬挂，否则可能引起术后前内侧的疼痛。截骨全部完成后安放试模，再次检查关节力线、稳定性、活动情况、髌股关节情况，确认无误后再进行假体安放。

第十八节　膝关节翻修的基本原则

初次全膝关节置换术能够很好地缓解患者术前疼痛，取得良好的效果，成为诸多终末期膝关节疾病治疗的“金标准”，文献报道 90%以上患者术后长期随访结果良好，且假体 10 年以上生存率高于近些年计算机导航技术、3D 打印个性化截骨技术。尽管如此，也应清楚地看到手术并发症依然存在，很多潜在的因素导致部分患者术后仍存在疼痛和功能不良，初次置换术后 10%～20%患者对手术效果不满意。

随着膝关节置换术在国内广泛开展，初次置换数量日益增加，翻修术量也呈现增长趋势，临床医生面临的翻修术挑战越来越多。与初次置换一样，膝关节翻修术的目标是重建一个稳定、无痛、具有良好活动度的膝关节。这一目标的实现需要满足下条件：消除导致膝关节置换后失败的因素；患者需要有支撑自己体重的活动能力；膝关节可以依靠软组织的张力。

一、假体周围感染治疗方式的选择和结局

假体周围感染是当前初次膝关节置换后面临最多的翻修原因，也是翻修术后再翻修的主要原因。治疗的原则首先是消除感染，减轻疼痛，然后才是维持患肢功能。因此选择治疗措施时需要综合考虑感染的发生时间和持续时间、微生物情况以及患者全身状况。根据症状出现和持续的时间临床上有诸多的分类系统，目前常将该类感染分为三型：早期术后感染（术后 4 周内）、急性血行感染（病程小于 4 周）和慢性迟发感染（病程大于 4 周）。目前治疗假体周围感染的方案包括长期抗生素治疗，彻底清创，内衬更换，一期假体翻修，一期抗生素骨水泥置入、二期假体翻修术以及其他，包括关节融合、截肢等补救性手术。不同治疗方式有各自的理论基础和适应证，其治疗结果也不尽相同。

（一）保留假体清创手术

保留假体清创手术常作为早期术后感染和急性血行感染推荐的治疗方法，因为该方法为保留假体提供了可能，同时可以保持关节功能。其理论依据是发病早期细菌的多糖蛋白复合物尚未形成，故易于通过清创和更换假体组件的方式予以清除。如果出现任何提示慢性感染的征象，如假体松动、窦道形成、骨髓炎等，单纯清创的失败率将会非常高，应该果断放弃这种治疗方式。

保留假体清创手术要点包括切开关节并彻底清除滑膜、炎性增生和坏死的组织，取出聚乙烯内衬，清理内衬和胫骨假体之间的界面，并显露和清理后关节囊。彻底清理后用 4～6L 生理盐水反复冲洗，放置引流后缝合伤口。同时留取关节液和组织送微生物培养。术后需要持续 4～6 周使用敏感抗生素治疗。目前一般认为保留假体清创手术适应证包括：感染症状出现在 3 周内或关节置换后 30 日内，同时假体固定良好、无窦道形成并且可获得敏感的抗生素。在不同时期文献报告关于保留假体清创手术的有效率差异很大，早期（20 世纪 90 年初期）成功率只有 21%～28%，近些年文献报道成功率 75%～100%。

影响保留假体清创手术成功率的主要因素包括感染的时机、症状的严重程度、致病菌的因素和患者的个体因素。文献研究提示出现感染症状后立即行清创手术和症状拖延一段时间后方施行清创手术有明显差异。大多学者认为清创手术应在感染症状出现 2～4 周内进行，最好就在几天内进行。如果症状出现的时间较长，则感染可能向深层组织和界面侵入，病原菌也可能建立保护机制，很难再通过单纯清创获得良好的结果。致病菌的毒力对手术效果也有明显影响。对于细菌毒力高的细菌手术容易失败，如金黄色葡萄球菌、革兰阴性杆菌和其他耐药菌。很多学者将葡萄球菌属作为治疗效果欠佳的预测因素，尤其是耐甲氧西林的病原菌，难以通过清创手术予以清除，手术往往伴有较高的失败率。另外，患者个体因素也会影响手术成功率，很多学者发现年龄、类风湿性关节炎、激素使用、糖尿病控制欠佳等免疫抑制状态是手术成功的危险因素。

（二）一期或二期膝关节翻修术

更换假体是彻底治疗感染尤其是慢性感染的主要方式，其中一期翻修是指切开清创的同时置入新的假体，而二期翻修是指先取出感染的假体，彻底清创，然后经一段抗感染治疗后再置入新假体。接受更换假体翻修术的患者应病情稳定，能耐受多次手术，免疫系统功能正常，同时膝关节本身条件，如骨量、伸膝装置和软组织等要利于翻修术后膝关节功能的恢复。

对于假体翻修选择一期手术还是二期手术，目前尚未达成一致认识。一期翻修的支持者认为二期翻修治疗时间长，医疗费用大，多次手术造成瘢痕、关节僵硬，会影响功能恢复，而一期技术要求低、医疗费用少、术后恢复快，可以减少并发症，改善术后功能。但反对者则强调一期翻修感染复发率明显高于二期翻修。另外，不同国家和地区对于手术方式有所偏好，欧洲国家倾向使用一期手术，而在美国二期翻修则是治疗假体周围感染的“金标准”。

一期翻修术步骤：首先是取出假体后彻底清创，清除滑膜和坏死骨组织，然后采用双氧水、碘伏和大量生理盐水反复冲洗浸泡三遍，之后重新铺单，更换手术衣和手套后使用抗生素骨水泥置入新的膝关节假体。一期翻修治疗膝关节假体周围感染的失败率较高，50%～75%不等，而近些年报道成功率在73%～95%。Singer 等比较了膝关节假体周围感染一期和二期翻修术后膝关节恢复情况，结果发现一期翻修的膝关节学会评分和膝关节活动范围均优于二期翻修的结果。

二期翻修术仍然是主要的治疗膝关节假体周围感染的方式。二期翻修术基本原则是在取出感染的假体时，要进行彻底的清创，从而为最终的再置换创造最佳条件。进入关节时要留取多份关节液送检及培养。滑膜组织、假体界面间组织和髓腔内组织都要送检。取出假体时要最大可能地保留骨量。清创的范围不仅包括所有滑膜组织，还包括已坏死或被感染侵及的骨组织。尽量使用原手术切口，切除窦道，如果切口关闭有问题可以考虑使用转移肌瓣。使用碘伏、双氧水和生理盐水反复冲洗三遍后更换手术衣和手套，冲洗消毒铺单后置入抗生素骨水泥占位器。术后至少静脉应用敏感抗生素 6 周，然后口服抗生素6周，待感染迹象消除后再次手术置入新假体。再次手术时取滑膜组织进行冰冻病理学检查和培养，判断是否感染已经治愈。文献中二期翻修感染治疗有效率在82%～100%。

二、膝关节翻修术、骨缺损和假体限制性的选择

任何全膝关节置换术失败后均应考虑感染因素的存在，只有感染因素排除后才能考虑一期翻修术，否则将导致翻修术的失败。翻修术与初次膝关节置换有很大的相似性。有所不同的是前者面临的问题更多、更复杂，如皮肤缺损、骨缺损、关节不稳定等，手术难度明显大于初次。膝关节翻修术的目标是重建膝关节的运动学性质，从而缓解膝关节疼痛、改善功能、创造充分的活动度并获得骨与韧带的稳定性，这种目标的实现是通过平衡软组织和处理剩余骨骼实现的，具体而言就是重建关节稳定性、维持关节线水平、平衡屈伸间隙。

（一）伸膝装置松解

既往手术、窦道及多重切口可能会造成膝关节皮肤和软组织出现严重的瘢痕，瘢痕导致组织弹性丧失和膝关节囊增厚，使得膝关节翻修术变得困难。伸膝装置弹性丧失是膝关节炎症性疾病后的常见后遗症，也会因失败的全膝关节置换术而加重。手术中为了充分显露视野而努力牵拉髌骨时，伸膝装置撕脱或断裂的风险就会增加。松解伸膝装置的办法包括股直肌近端斜切术、股四头肌 V-Y 成形术，股四头肌翻转术及胫骨结节滑移截骨术。选择何种方式在术前计划时就应该考虑到。术前计划中髌骨的位置最有指导意义。当髌骨位置正常或高位时，瘢痕对膝关节运动的限制在髌骨近端的股四头肌处最明显。此时近端松解可以直接去掉瘢痕组织，从而改善术后膝关节活动度。而当存在低位髌骨时，应该考虑远端松解和胫骨结节截骨术。胫骨结节截骨可以将髌骨近端移位 2cm，因而可以改善膝关节活动范围，并改善髌骨和胫骨假体之间的撞击。

股直肌近端斜切术是人工关节翻修术中应用最为广泛的伸膝装置松解和保护的方法。手术注

意要点是要在肌腱的近端切口，切口方向与股外侧肌肌纤维方向一致，大约成45°角。这样既可以保护髌骨血供，又可以在切口远端直接用股内侧肌缝合修补。有学者采用方向向下、向外的斜行切口切开股四头肌腱，称之为V－Y成形术。这种方法的优点是可以保护膝外侧上动脉，并且切口长度可以根据需要适当延长。

（二）骨缺损和假体限制性的选择

由于感染、骨溶解、无菌性松动、应力遮挡、力线不正和骨折等，大多数膝关节翻修的患者会有不同程度的骨缺损。骨缺损的治疗方法取决于缺损的部位、大小，患者年龄，术后活动等因素，利用放射学检查可以估计骨缺损的程度和术中截骨范围，据此准备不同种类处理的骨缺损的材料。处理骨缺损的方法包括骨水泥螺钉、金属垫块、同种异体骨或肿瘤型假体等。术中应进一步明确和判断骨缺损的位置和程度，通常术中所见骨缺损要比影像学上更为严重。对骨缺损的最准确的评价应当来自假体取出和完成初步截骨后。目前骨缺损的分型有多种方法。从骨缺损的形态和缺损区外围皮质骨的完整程度来分，可大致分为包容性缺损或节段性缺损两种。包容性骨缺损的周围有正常骨皮质存在，仅是松质骨缺损；而节段性缺损的边缘无残存皮质，缺损包括皮质骨和松质骨。大多数包容性骨缺损可采用碎屑状自体或异体骨移植，或骨水泥填充等方法；对于节段性骨缺损可采用骨水泥螺钉、金属垫块、异体结构骨移植等多种方法。

骨缺损的不同处理方式有各自优缺点和适应证。骨水泥填充技术简单易得，可根据需要进行塑形。但缺点也很明显，包括无法保留或重建骨量、物理韧性较差，可能随着时间延长出现松动等问题。其适应证仅限于骨缺损深度不超过5mm、宽度小于10mm的腔隙性缺损，当缺损较大时可联合多枚螺钉固定的技术。自体骨移植具有良好的成骨和骨诱导能力，但是往往受供源影响，并且可给供区造成不同程度损害。异体骨来源丰富，有利于恢复骨缺损区域机械载荷性能，但存在传播疾病、与宿主骨不愈合和塌陷等问题。金属垫块优势非常明显，包括通用灵活、技术简单、不存在骨整合的过程，一般用来处理胫骨假体基底不能得到25%宿主骨支撑的边缘线骨缺损，特别适用于年龄较大和活动量低的患者。金属垫块的不足之处在于不能有骨保留，在修整过程中可能进一步导致骨量丢失。近些年来组配多孔锥形金属填充模块已经应用于临床，其不仅具备以往金属垫块的优点，而且增强了骨和软组织长入的能力。

金属垫块可用于修复股骨远端、后髁及胫骨平台的缺损，调整屈伸间隙不平衡，是学者推荐的主要方法之一。金属垫块通过组配假体修复骨缺损，可有效地保持假体正常的关节线水平，恢复下肢力线，调整软组织平衡，是值得推荐的方法。

假体的选择取决于关节稳定性和骨缺损的严重程度。翻修术中常用的假体包括后稳定型假体、限制型假体。各种假体有着各自优缺点和适应证。假体选择的原则应该是最小的限制程度下获得术后关节的稳定性。后稳定型假体在侧副韧带功能良好的情况下通过关节的形合度和立柱凸轮结构达成稳定。后稳定型假体要求屈伸间隙平衡，过于松弛的屈膝间隙会增加后脱位的风险。另外后稳定型假体不能提供侧方稳定性，因此如果屈伸间隙不平衡或侧副韧带功能不全，应选择限制型假体。限制型假体包括髁限制型假体和旋转铰链型假体两大类。髁限制型假体通常适用于屈伸间隙匹配的情况，粗大的后稳定柱限制了关节旋转、内外侧移动和内外翻活动。这种假体的优点是屈膝时旋转轴可移动，理论上减少了假体前后方向的应力，同时软组织也可为假体分担一部分应力。如果内侧副韧带缺损、严重骨缺损、假体周围骨折和神经肌肉存在问题等应选择旋转铰链型假体。正确的假体选择有利于关节功能的恢复，也可延长假体远期寿命。早期由于翻修术经验不足及基于手术简便性考虑，假体选择时倾向于旋转铰链型假体，而近些年随着认识和手术技术的提高，利用髁限制型假体可满足大多翻修术的需要，因而假体选择随着时间变化呈现了一定变化趋势。

（三）翻修原因和假体对关节功能恢复的影响

文献当中关于感染性翻修和非感染性翻修对术后膝关节功能恢复情况影响的结果不一。一般认为感染性翻修术面临清创或多次手术，并且二期翻修术可能导致膝关节瘢痕增生、僵直，膝关节功能和解剖破坏更为严重，因而膝关节功能感染性翻修术差于非感染性翻修术。而近些年研究结果提示感染性翻修和非感染性翻修术后膝关节功能恢复无差异，或者感染性翻修优于非感染性翻修。目前假体周围感染在治疗方面趋于规范化和程序化，不断的临床经验积累使得感染性翻修患者可以得到及时有效的治疗，最大限度避免了膝关节功能的丧失。对于非感染性翻修患者，受经济、文化观念等影响，患者接受手术时往往膝关节功能较差甚至丧失，术前功能水平影响和决定了术后恢复情况。

与初次置换相比，接受膝关节翻修术患者发生感染的风险增加3～4倍，风险增加与皮肤和软组织血供不足、多次手术、翻修术时间长、年龄增长和患者体质差等密切相关，糖尿病和由疾病或药物引起的免疫低下患者的感染风险更高。因此翻修术应注重手术细节和患者管理，需要精确的术前评估和计划以及有效的解决方案，最大限度地避免并发症发生。

（朱建辛　吕波　王跃　黄崇新　冯均伟　李佳兵　肖霖　王爽）

参考文献

[1] Faour M, Sultan A A, George J, et al. Arthroscopic irrigation and debridement is associated with favourable short－term outcomes vs. open management: an ACS－NSQIP database analysis [J]. Knee Surg Sports Traumatol Arthrosc, 2019, 27 (10): 3304－3310.

[2] 杨明礼，胡豇. 创伤骨科学 [M]. 成都：四川大学出版社，2020.

[3] Lu M, Phillips D. Total hip arthroplasty for posttraumatic conditions [J]. J Am Acad Orthop Surg, 2019, 27 (8): 275－285.

[4] Schwartz A J, Bozic K J, Etzioni D A. Value－based total hip and knee arthroplasty: a framework for understanding the literature [J]. J Am Acad Orthop Surg, 2019, 27 (1): 1－11.

[5] Shi X T, Li C F, Han Y, et al. Total hip arthroplasty for crowe type iv hip dysplasia: surgical techniques and postoperative complications [J]. Orthop Surg, 2019, 11 (6): 966－973.

[6] Sharma L. Osteoarthritis of the knee [J]. N Engl J Med, 2021, 384 (1): 51－59

[7] Hunter D J, Bierma－Zeinstra S. Osteoarthritis [J]. Lancet, 2019, 393 (10182): 1745－1759.

[8] Lin K W. Treatment of knee osteoarthritis [J]. Am Fam Physician, 2018, 98 (9): 603－606.

[9] Kolasinski S L, Neogi T, Hochberg M C, et al. 2019 American College of Rheumatology/Arthritis Foundation Guideline for the management of osteoarthritis of the hand, hip, and knee [J]. Arthritis Care Res (Hoboken), 2020, 72 (2): 149－162.

[10] da Silva S F, Moreira V M P S, Alves L V, et al. What is the influence of severity levels of knee osteoarthritis on gait initiation [J]. Clin Biomech (Bristol, Avon), 2020, 74: 51－57.

[11] 张洪美. 膝骨关节炎的规范诊治与阶梯治疗 [J]. 中国骨伤，2019，32 (5)：391－395.

[12] Arden N K, Perry T A, Bannuru R R, et al. Non－surgical management of knee osteoarthritis: comparison of ESCEO and OARSI 2019 guidelines [J]. Nat Rev Rheumatol, 2021, 17 (1): 59－66.

[13] Graichen H, Scior W. Is stemless implant fixation a valid option in total knee revision arthroplasty－review of in vitro and in vivo studies [J]. J Orthop, 2021, 23: 113－117.

[14] Vecchini E, Berti M, Micheloni G M, et al. Clinical and radiological results of a stemmed medial pivot revision implant in aseptic total knee revision arthroplasty [J]. Knee, 2020, 27 (4): 1190－1196.

[15] Vargas－Reveròn C, Soriano A, Fernández－Valencia J A, et al. Prevalence and impact of positive intraoperative cultures in partial hip or knee revision [J]. J Arthroplasty, 2020, 35 (7): 1912－1916.

[16] Faschingbauer M, Bieger R, Kappe T, et al. Difficult to treat: are there organism－dependent differences and overall risk factors in success rates for two－stage knee revision? [J]. Arch Orthop Trauma Surg, 2020, 140 (11): 1595－1602.

[17] Di Benedetto P, Buttironi M, Giardini P, et al. Total knee revision arthroplasty: comparison between tibial tubercle osteotomy and quadriceps snip approach. Complication rate [J]. Acta Biomed, 2020, 91 (4－S): 146－151.

［18］ Burastero G，Pianigiani S，Zanvettor C，et al. Use of porous custom－made cones for meta－diaphyseal bone defects reconstruction in knee revision surgery：a clinical and biomechanical analysis［J］. Arch Orthop Trauma Surg，2020，140（12）：2041－2055.

第七章　足踝外科

第一节　踝部骨折

一、影像学检查

对踝关节损伤应重视临床检查，在临床检查的基础上决定X线检查的投照方法及某些特殊的要求。标准的踝关节X线片包括前后位、侧位和踝穴位。前后位X线片对于显示内踝关节面更为准确，因为只有在前后位X线片上，内踝关节面的前后缘才能发生重合，从而使内踝关节面从前到后均能清晰显示。

除去常规的踝关节前后位、侧位和踝穴位X线片，当临床考虑到为旋前-外旋型损伤或AO分类中的C型损伤时，应该想到腓骨骨折位置可能达到腓骨近端。当踝关节X线片未能显示诊断依据时，则应拍患侧小腿全长并包括膝关节的X线片，以防止漏诊腓骨近端骨折。此时踝关节的X线片往往显示内踝骨折或三角韧带损伤，下胫腓分离而外踝完整，仔细的临床检查可发现腓骨中上段或腓骨头压痛。

对于下胫腓联合分离的程度可通过测量胫腓间隙（构成腓骨切迹的胫骨后结节外缘与腓骨内缘之间的距离）和胫腓重叠（胫骨前结节外缘与腓骨内缘之间重叠的距离）来确定。胫腓间隙在前后位X线片上大于5mm或胫腓重叠在前后位X线片上小于10mm、在踝穴位X线片上小于1mm，即表示存在下胫腓联合分离，必要时可在外旋、外翻应力下拍摄应力下正位X线片，可以进一步明确诊断。

下胫腓前韧带附着点胫骨前结节的撕脱骨折在普通踝关节正位X线片中常显示不清楚，可将小腿外旋45°拍踝关节正位X线片，则可显示胫骨前结节撕脱骨折。

应力下拍摄X线片在诊断韧带损伤中是十分重要的。拍摄应力下的X线片时应同时拍摄对侧的应力下的X线片进行比较。外旋、外翻应力下拍摄踝关节正位X线片有助于诊断下胫腓联合分离。内翻应力下拍摄踝关节正位X线片，如果外踝韧带断裂，则显示距骨在踝穴内发生倾斜，外侧降低，内侧升高。如果向内侧倾斜大于10°或超过健侧5°，则可诊断外踝韧带断裂。对于外踝韧带损伤的诊断还应拍向前应力下的侧位X线片，相当于前抽屉试验检查，固定小腿，使足跟尽可能向前移动。拍踝关节侧位X线片，如果距骨前移超出正常10mm或与健侧对比超出5mm，则可诊断外踝韧带断裂。

二、分类

踝关节由胫腓骨下端与距骨组成，踝关节骨折多由间接暴力引起踝部扭伤导致，是骨科的常见疾病。根据暴力方向、大小及受伤时足的位置不同，踝关节骨折可分为不同类型。踝关节是身体的负重关节，发生骨折后需要妥善处理，否则可能导致关节炎、骨折愈合不良，对患者生活造成影响。

目前主流的踝关节骨折分类法主要有2种。

（一）Lauge-Hansen分类法

1. 旋后-内收型　足受伤时处于旋后位，距骨在踝穴内受到强力内翻的外力，外踝部位受到牵拉、内踝部位受到挤压。外踝下胫腓平面的冠状面骨折，骨折线由前下到后上，内踝骨折块大小不一。

（1）Ⅰ度：外踝的撕脱骨折或跟腓韧带的断裂，外踝骨折线常低于踝关节间隙水平，多为横断骨折或外踝尖的撕脱骨折。

（2）Ⅱ度：Ⅰ度伴内踝骨折，骨折多位于踝关节内侧间隙和水平间隙交界处，即在踝穴的内上角，骨折线多呈斜形向内上方，常合并踝穴内上角关节软骨下方骨质的压缩或软骨面的损伤。

2. 旋后－外旋型 外踝下胫腓平面的冠状面骨折，骨折线由前下到后上，内踝骨折块大小不一。

（1）Ⅰ度：距骨外旋使腓骨受到向外、向后的应力，下胫腓前韧带损伤或胫骨前结节撕脱骨折。胫骨前结节撕脱骨折又被称为 Tillaux－chaput 骨折。

（2）Ⅱ度：Ⅰ度伴外踝在下胫腓联合水平的冠状面斜形骨折，骨折线自前上斜向后上方，侧位片更明显，有的位置稍高。

（3）Ⅲ度：Ⅱ度伴后踝骨折，若下胫腓仍保持完整，后踝多为撕脱骨折，骨折块较小。但如果合并距骨向后上方的外力，后踝的骨折块较大，外踝骨折线较高，可发生下胫腓联合分离。

（4）Ⅳ度：Ⅲ度伴内踝骨折或三角韧带断裂（图 7－1－1）。

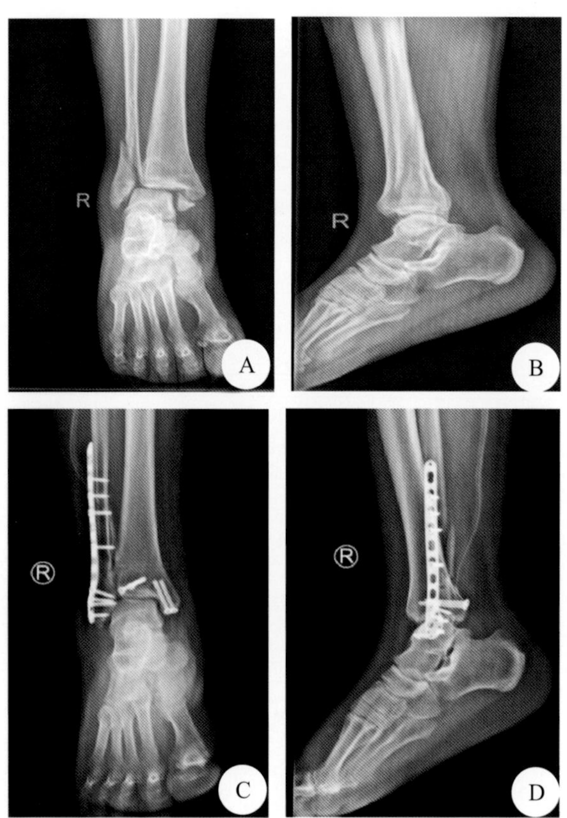

图 7－1－1 男性，49 岁，旋后－外旋型Ⅳ度，切开复位内固定术

A、B. 术前正、侧位 X 线片；C、D. 术后正、侧位 X 线片

3. 旋前－外展型 外踝下胫腓平面上 1cm 左右短斜形或蝶形骨折块，蝶形骨折块常位于腓骨外侧，侧位 X 线片可见骨折线为横形。踝关节间隙下的撕脱性骨折，骨折块较小。

（1）Ⅰ度：内踝横形骨折或三角韧带断裂（骨折线位于踝关节水平间隙以下的横形骨折）。

（2）Ⅱ度：Ⅰ度伴下胫腓联合前或后韧带损伤，造成下胫腓联合不全性损伤，或韧带完全断裂、附着点撕脱骨折，而出现下胫腓联合分离。

（3）Ⅲ度：Ⅱ度伴腓骨骨折，腓骨骨折线常位于下胫腓联合水平，即踝关节水平间隙上 0.5～1.0cm，外踝成横形骨折或伴有蝶形骨折块，下胫腓有无分离根据下胫腓韧带损伤和腓骨骨折的高度而定。

特殊类型的旋前－外展型骨折即 Dupuytren 骨折，下胫腓联合在外展、外旋应力下受到不同程度的损伤，表现为下胫腓前韧带、骨间韧带、下胫腓后韧带损害或后踝骨折，下胫腓联合分离。

4. 旋前－外旋型 外踝下胫腓 6～10cm 螺旋形骨折，骨折线由前上到后下，并轻度向前成角。内踝骨折一般位于踝关节间隙水平，骨折线呈斜形，在矢状面由前上斜至后下，踝关节侧位 X 线片更明显。

（1）Ⅰ度：三角韧带紧张，造成三角韧带损伤或内踝撕脱骨折。内踝骨折线呈斜形，在矢状面上自前上斜行后下，踝关节侧位 X 线片尤为清晰。

（2）Ⅱ度：Ⅰ度伴下胫腓联合损伤或下胫腓韧带附着点撕脱骨折。

（3）Ⅲ度：Ⅱ度伴腓骨下段骨折，骨折端位于下胫腓联合上方，螺旋形，骨折线由前上至后下，并向前成角，骨折位置较高，下胫腓联合分离。

（4）Ⅳ度：Ⅲ度伴下胫腓后韧带或后踝的撕脱骨折（Volkmann 骨折），后踝的骨折块常超过胫骨下端关节面的 1/4，下胫腓分离。

特殊类型的旋前－外旋型骨折即 Maisonneuve 骨折，由外旋暴力导致的腓骨近端骨折，常常合并下胫腓分离、内踝骨折、三角韧带撕裂、距腓前韧带断裂、骨间韧带损伤、下胫腓韧带撕裂、后踝骨折等损伤。

（二）Davis－Weber 分类法

根据外踝骨折的位置，把踝关节骨折分为A、B、C 三型，该分类以下胫腓联合为界，将骨折分为下胫腓联合水平以下的损伤（A 型）、经下胫腓联合的腓骨骨折（B 型）以及下胫腓联合水平以上损伤（C 型），较简单，使用方便，但却不能说明踝关节的各种复杂改变。

三、单踝骨折

（一）内踝骨折

对于无移位的内踝骨折，由于其外侧结构完整所以较稳定，允许采用石膏外固定治疗，对于踝关节功能要求较高者，亦可行内固定以促进功能恢复。可以考虑透视下经皮操作，以 2 枚 4.0mm 空心钉固定。对于有移位的内踝骨折应尽早行切开复位内固定治疗，将移位的骨折块复位后可用 2 枚 4.0mm 松质骨螺钉垂直于骨折线方向固定内踝，较小的骨折块可用 1 枚松质骨螺钉及 1 枚防止旋转的克氏针固定。对于太小的骨折块及粉碎性骨折无法用螺钉固定者，可用2 枚克氏针加张力带钢丝固定。由于内踝骨折固定物所受应力较小，因此也可考虑用可吸收材料进行固定，这样可以避免二次手术，但在应用上目前尚存在争议，大部分文献认为应用可吸收材料与金属固定物相比，两者的功能恢复情况和并发症的发生率并没有明显差异。当 X 线片显示单纯内踝骨折时，应考虑有踝关节外侧副韧带损伤的可能性，如韧带完全断裂应行手术修补（图 7－1－2）。

（二）外踝骨折

既往对外踝骨折的治疗不够重视，主要因为人们对外踝在维持踝关节稳定和功能方面的重要性认识不足，外踝的短缩和旋转使距骨向外倾斜移位，治疗结果常令人不满意。单独的外踝骨折在踝部骨折中最常见，大部分情况下采用保守治疗即可，也可进行手术治疗，但关于具体的手术治疗指征目前尚存争议。一部分研究结果显示腓骨骨折移位在 6mm 以内不会产生明显的不良影响，而一部分研究则认为腓骨的微小移位会引起踝关节压力的明显变化，所以均应解剖复位。但从大宗临床病例的随访资料来看，手术治疗的结果并不优于保守治疗（图 7－1－3）。

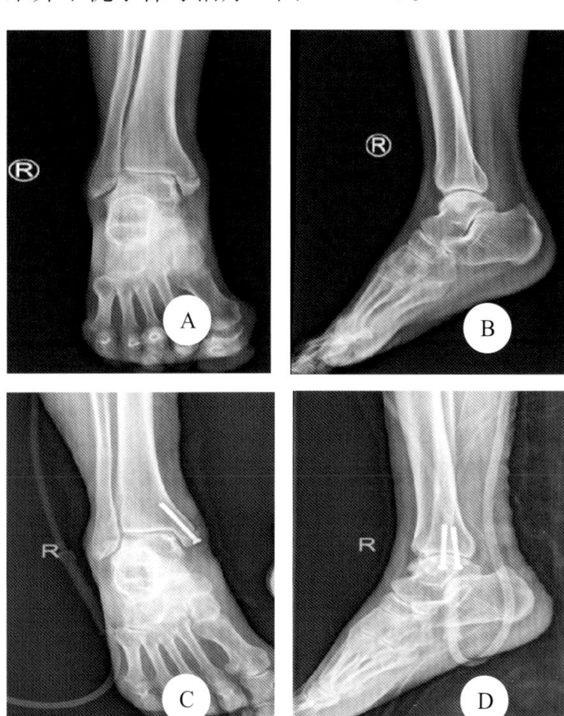

图 7－1－2　女性，67 岁，单纯内踝骨折，切开复位内固定术

A、B. 术前正、侧位 X 线片；C、D. 术后正、侧位 X 线片

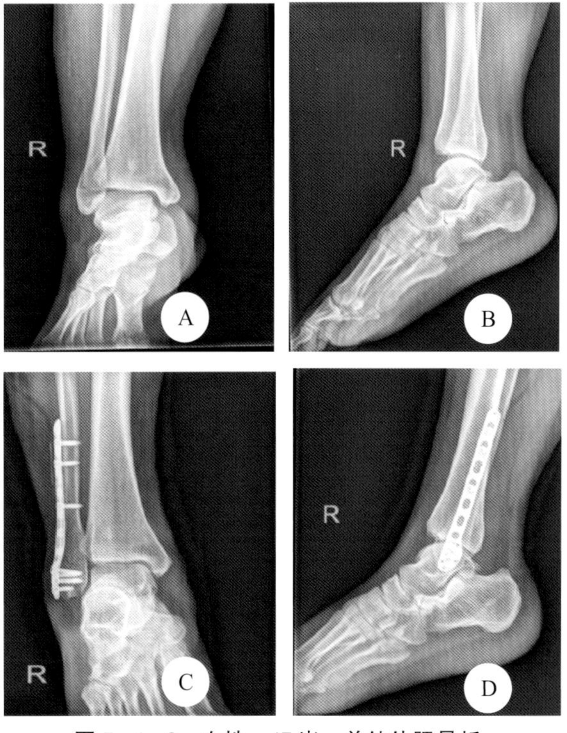

图 7－1－3　女性，47 岁，单纯外踝骨折，切开复位内固定术

A、B. 术前正、侧位 X 线片；C、D. 术后正、侧位 X 线片

四、双踝骨折

双踝骨折使踝关节的内、外侧稳定结构都被破坏，骨折移位使胫距的接触面积减小并改变了踝关节的生物力学特性。闭合整复经常可以达到复位的目的，但随着肿胀的消退复位常难以维持。AO组织建议对所有的双踝骨折施行内、外踝的切开复位内固定。对于AO/OTA分型的B2型损伤应注意下胫腓联合分离的可能，有时除将内、外踝骨折固定外还需固定下胫腓。

当内踝的损伤是三角韧带断裂时，其解剖位置和结构决定了很难修补、固定，故一般不主张常规显露或修补三角韧带，认为只要将腓骨和距骨解剖复位并牢固固定，恢复内侧的解剖关系，即可以使三角韧带获得愈合。只有当三角韧带进入关节内并阻止距骨复位时，才有显露三角韧带的指征。但是，也有学者认为，对于腓骨骨折合并三角韧带损伤者，应常规显露内侧间隙并查看关节面，同时修补三角韧带。试验表明，三角韧带浅层主要始自内踝的前结节，而三角韧带中作用最重要的深层主要始自内踝的后结节。如果内踝前方骨折的宽度小于1.7cm，往往合并其后方三角韧带深层的撕裂，此时如单纯固定骨折块，由于三角韧带深层的损伤，仍会出现三角韧带的功能不良。但如果内踝骨折的宽度大于2.8cm，骨折在结节上方，三角韧带一般是完整的，此时单独固定骨折块即可恢复内侧结构的稳定性。

五、后踝骨折

一般认为，当后踝骨折涉及胫骨远端25%以上的关节面且移位大于2mm时，需要行切开复位内固定。当外踝复位后，后踝常会因下胫腓后韧带的作用而复位，背伸踝关节时也可通过后关节囊的牵拉作用辅助后踝复位。如果将内、外踝复位固定后距骨仍有向后方脱位的趋势，或后踝骨折块影响外踝的复位，此时无论后踝骨折块大小，均应考虑对其施行固定。复位固定时，可以通过切口直接复位，以螺钉由后向前固定，也可以在透视下间接复位，以螺钉由前向后固定。如以松质骨螺钉做加压固定，螺纹不能跨越骨折线。

六、下胫腓联合损伤

当扭伤导致韧带复合体损伤时，往往会导致胫骨和腓骨远端的分离。虽然大部分分离的患者都合并胫腓骨骨折，但是也有例外。当韧带承受的力量超过其弹性变形的正常承受范围时，韧带就无法正常回缩，进而导致分离。此外，关节的结构和组织的韧性会发生自然的退行性改变。当分离发生时，外表上不一定会表现出来。

（一）检查

前侧下胫腓联合处压痛，踝关节背伸幅度减小并导致下胫腓联合处疼痛加重，尚需要检查是否合并有骨折及其他不稳定韧带损伤。

1. 特殊的体格检查

（1）挤压试验：在小腿中下部将胫腓骨对向挤压，可引起下胫腓联合分离及疼痛。

（2）外旋试验：膝关节屈曲90°，踝关节中立位下给予外旋应力，可引起下胫腓联合及骨间膜处疼痛，伴有内踝疼痛者常常提示合并三角韧带的损伤。该试验为检查下胫腓联合损伤最为可靠的试验。

（3）距骨位移试验：内外方向移动距骨，与健侧相比较活动范围增大伴松弛感。

2. X线检查 对于X线片上的3个指标目前尚有争议：

（1）下胫腓联合间隙增宽。

（2）下胫腓联合重叠影增宽。

（3）踝关节内侧间隙增宽。

（二）治疗

1. 非手术治疗适应证 单纯下胫腓联合损伤不伴有骨折；隐匿性下胫腓联合损伤；内外侧副韧带完整；踝关节稳定性良好。

2. 手术治疗适应证 内踝三角韧带损伤未修复，腓骨骨折线高于踝关节水平4.5cm以上；下胫腓损伤伴未行内固定的腓骨近端骨折及不稳定的内侧损伤；陈旧性下胫腓联合分离伴韧带松弛，影响行走功能；手法复位后仍有不稳定。

3. 术中判断下胫腓联合稳定性的方法 拉钩试验（Hook试验），外旋应力试验。

4. 手术常用内固定器

（1）下胫腓螺钉：AO组织建议在胫骨远端关节面以上2～3cm，与踝关节平行，踝关节背伸5°位，从后方向前倾斜25°～30°打入螺钉，以使其与胫腓联合垂直（图7－1－4）。

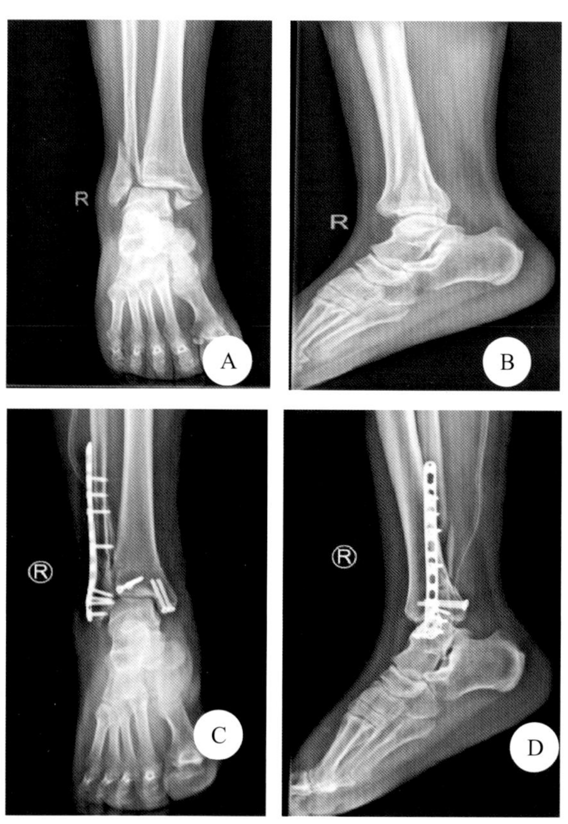

图7－1－4　男性，49岁，术中发现下胫腓联合损伤，使用下胫腓联合可吸收螺钉固定

A、B. 术前正、侧位X线片；C、D. 术后正、侧位X线片，可吸收螺钉位于胫骨远端关节面以上2～3cm

（2）Endobutton接骨板：其优点是允许下胫腓联合的关节微动，保持下胫腓联合的正常宽度，受骨质疏松影响较小，可避免二期手术；缺点是固定强度相对较低，可能出现外侧线结反应、排异反应，骨溶解可能使其下沉。

七、Pilon骨折

Pilon骨折指涉及胫骨远端负重关节面的踝部骨折，常由高处坠落及车祸所形成的高能量轴向压缩暴力和滑冰及绊倒前摔等形成的低能量旋转剪切力导致。损伤时足的位置与骨折类型密切相关，足跖屈位，应力集中于后方，造成后方出现大骨折块或粉碎。足中立位，垂直轴向暴力引起整个关节面中心性压缩或产生前后有较大骨折块的“Y”形骨折。足背屈位，应力集中于前方，形成胫骨前缘较大骨折块。轴向压缩暴力和旋转剪切力决定骨折类型，两力同时作用可产生关节面压缩错位和干骺端粉碎，导致轴向对线不良。

（一）诊断

Pilon骨折的诊断依靠临床表现和影像学检查。辨别是否存在踝关节骨折脱位非常重要，对于脱位应即刻复位并临时固定，以降低可能发生的软组织损伤风险。最初拍片包括踝关节以及胫腓骨。常常可在X线片上获得大量有价值的信息。阅片时应注意腓骨是否骨折、关节面粉碎程度、压缩骨折块的位置和数量等，并注意是否有明显的胫距关节、距腓关节或下胫腓关节的半脱位或全脱位以及是否有后足合并伤。医生可通过CT发现X线片上遗漏的损伤，如Chaput骨折块撕脱、冠状面和矢状面上的劈裂、下胫腓分离、腓骨冠状面或矢状面上的骨折及距骨穹隆的骨性损伤，这些信息对后续的治疗非常重要。

（二）治疗

1. 非手术治疗　闭合复位和外固定适用于无移位骨折或身体衰弱不能耐受手术的患者。使用闭合复位难以复位关节间的游离骨折块，石膏外固定也不利于对肿胀程度和皮肤情况的观察，并且在固定过程中容易发生骨折再移位。

2. 手术治疗　应当根据软组织情况、骨折严重程度、伤后时间等采取不同的对策。对伤后12小时以内的患者，应详细检查并手术治疗。对软组织条件差的闭合性骨折，行跟骨牵引，或以石膏夹板固定，抬高患肢，待软组织条件改善后进行手术。除非确定软组织损伤程度轻、肢体肿胀轻，一般应于10小时内或10天后进行手术治疗（图7－1－5）。

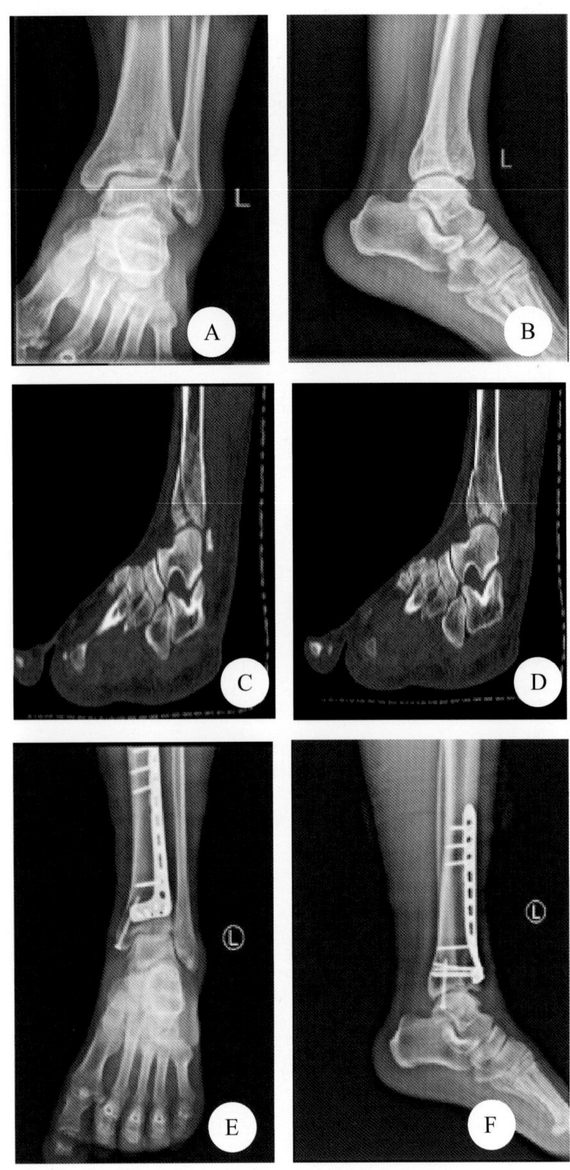

图 7-1-5　男性，48 岁，Pilon 骨折，切开复位内固定术

A、B. 术前正、侧位 X 线片；C、D. CT 骨窗重建显示骨折较 X 线片更为清晰；E、F. 术后正、侧位 X 线片

最常用的手术方法是切开复位内固定，手术相关注意事项如下。

（1）恢复腓骨长度并固定：选择腓骨后外侧切口入路，采用动力加压接骨板或 1/3 管状接骨板，通常置于腓骨后侧固定腓骨。腓骨的固定有助于恢复下胫腓韧带的长度，给其他部分的复位提供参照。若软组织条件允许，随后复位固定胫骨关节面。

（2）胫骨关节面的复位，在技术上应注意几个细节：首先是胫骨外侧关节面的复位，尤其是在合并腓骨骨折时，随着腓骨长度的恢复，骨折块经常被下胫腓韧带牵拉，发生进一步移位，由于其位置较深，复位往往比较困难。其次由于胫骨干骺端经常发生压缩和粉碎，缺乏明显的复位标志，因此应利用距骨顶的参照作用，应用间接复位技术或股骨牵引。在手术中经常会对胫骨关节面的复位估计不足，因此最好有适当的“过度”复位。最后，将胫骨远端关节面解剖复位并以多根克氏针临时固定，并在直视下或拍 X 线片证实复位情况。

固定胫骨的方法很多，如螺钉固定、接骨板固定、环状外固定架和经足外固定架固定等。可以根据软组织条件、骨折类型、术中情况选择不同的固定方式。

（3）干骺端植骨填补骨缺损：Ruedi－AllgowerⅢ型骨折的关节面存在压缩，在复位后往往有明显的骨缺损，必须植骨。自体髂骨仍然是首选的移植物，对骨折愈合有利。

（4）重新连接骨干和干骺端：采用腓骨切开复位接骨板内固定，胫骨关节面有限切开复位，以螺钉、克氏针、接骨板结合外固定架固定。在胫距关节不稳定，或有大块关节面缺损时采用跨关节外固定架作为内侧支撑。

八、踝关节开放性骨折脱位

踝关节开放性骨折脱位多由压砸、挤压、坠落和扭绞等引起。坠落伤以及由外旋外力引起的开放伤口亦多位于内侧，骨折近端或脱位的近侧骨端自内向外穿出皮肤而形成开放伤口。

踝关节开放性骨折脱位的伤口一般污染较严重，感染率相对较高。彻底清创并行固定对防止感染及保持骨折稳定是必要的，单纯依靠石膏外固定时不易观察伤口情况，而且一旦发生感染，在进行换药与更换敷料中不能维持骨折位置，骨折可能发生移位，甚至踝关节出现脱位。对于严重的踝关节开放性骨折（如 GustiloⅡ型骨折），可能需反复清创并延期关闭创口。外固定架的应用具有一定的适应证（图 7-1-6、图 7-1-7）。

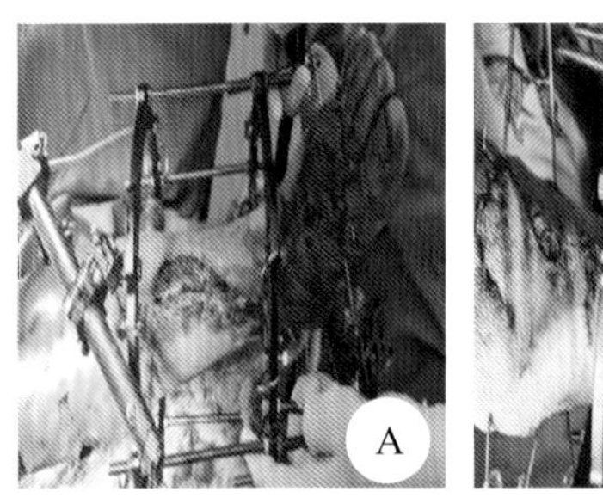

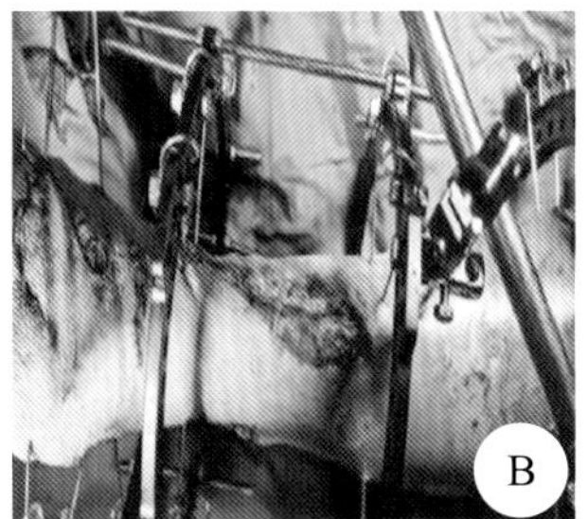

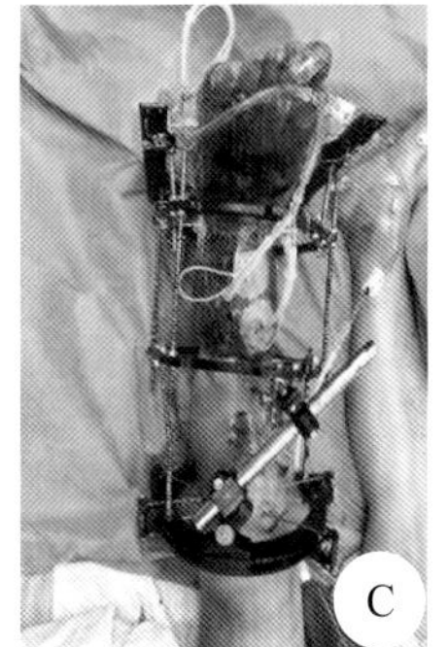

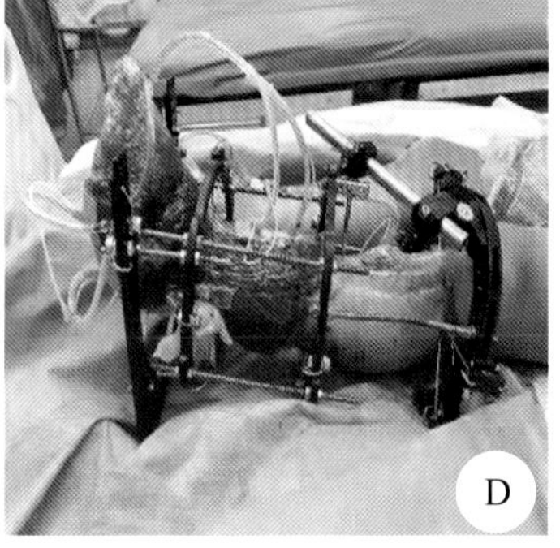

图 7－1－6　男性，48 岁，车祸伤导致左侧胫骨、踝关节开放性骨折脱位

A、B. 外固定架固定后；C、D. VSD 及外固定架固定后

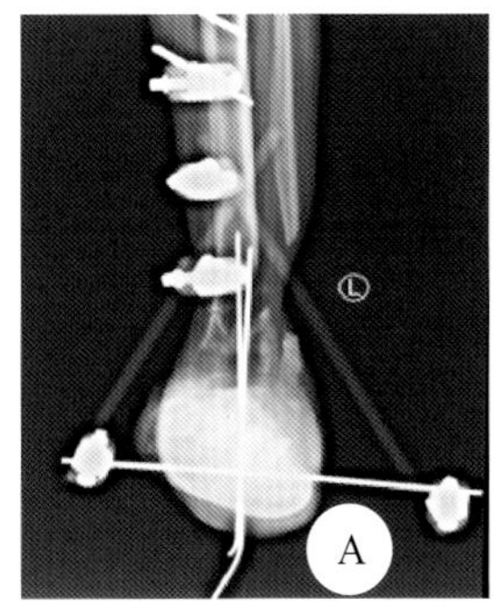

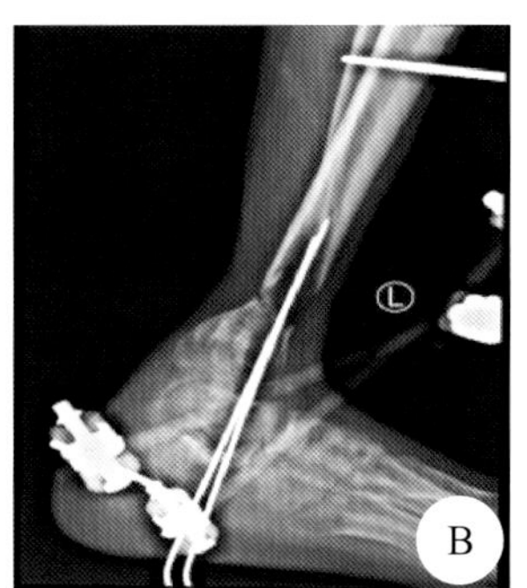

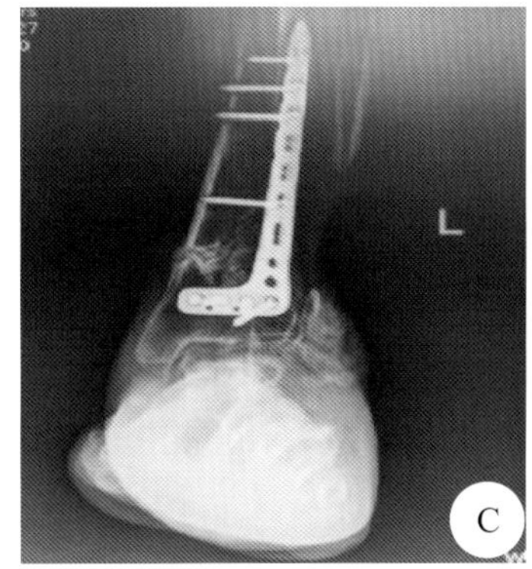

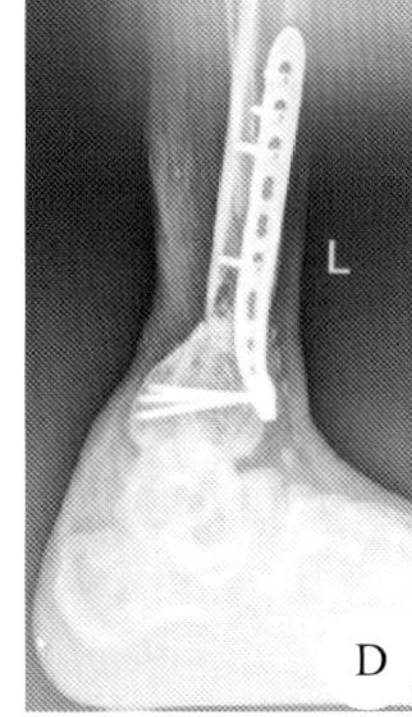

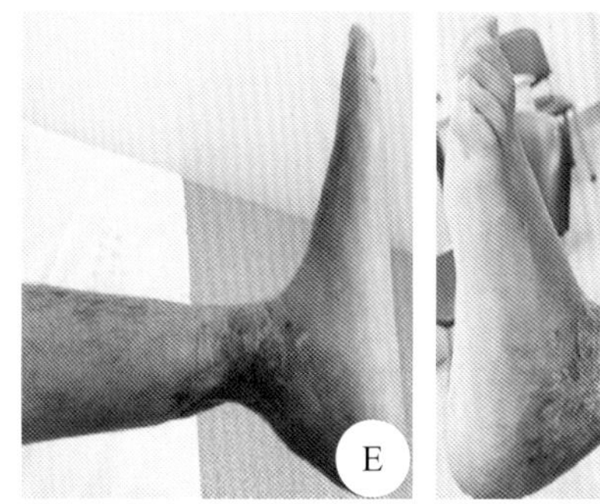

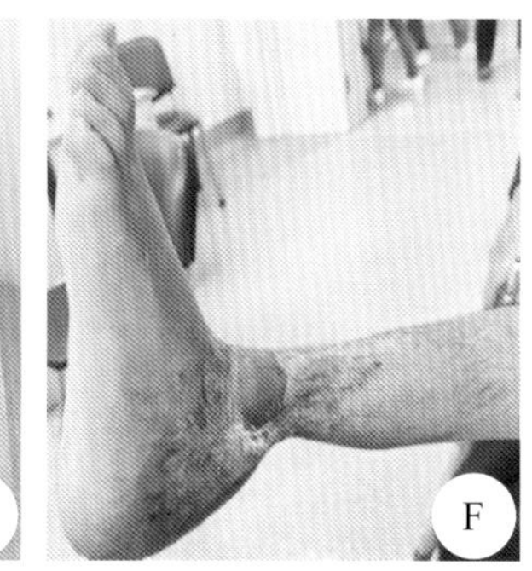

图 7－1－7　男性，47 岁，踝关节开放性骨折脱位伴血管断裂，分期治疗

A、B. 第一次固定架固定后正、侧位 X 线片；C、D. 皮肤条件良好时更换内固定后正、侧位 X 线片；E、F. 术后随访踝关节内、外侧大体情况

九、踝关节陈旧性骨折

超过 3 周的踝关节陈旧性骨折，如踝穴恢复不完整、下胫腓联合残存分离、腓骨骨折重叠移位且有短缩、距骨在踝穴内有移位或有倾斜等，应行切开复位、清除关节内瘢痕及肉芽组织，再行复位并做内固定。如腓骨骨折重叠移位且已短缩者应行矫正或截骨延长以恢复腓骨的正常长度，并用接骨板行内固定，如存在下胫腓分离，则应固定下胫腓联合。一般陈旧性骨折在伤后 3 个月内者均可试行切开复位内固定，不应过早决定施行踝关节融合术。

第二节　足部骨折

一、距骨骨折

（一）距骨颈骨折

距骨颈骨折在距骨骨折中最为常见，占总数的 50%～80%。

1. 诊断　无移位的距骨颈骨折可存在足踝背部较为明显的肿胀，内、外踝的前方、下方压痛明显。除相应的关节脱位畸形外，Ⅲ型、Ⅳ型骨折还可见到脱位的距骨体压迫皮肤，严重者可造成皮肤缺血、坏死，开放性骨折的发生率也有所增加。由于骨折线走行的不同，距骨颈、体骨折常易混淆，应着重观察侧位距下关节面的骨折线位置，若骨折线涉及距下关节面则为距骨体骨折。CT 可帮助了解距骨颈骨折粉碎程度、骨折块排列及距下关节受累情况，对手术入路及固定方式的选择意义重大。

2. 治疗

（1）Ⅰ型骨折：骨折无移位，仅需将踝关节置于中立位，短腿石膏前后托固定 6～8 周，去石膏后立即开始关节功能锻炼，待 X 线片显示骨折愈合后，开始逐步负重行走。

（2）Ⅱ型骨折：行麻醉下的闭合手法或撬拨复位。其方法为跖屈前足使距骨头与距骨体成一直线，再内翻或外翻跟骨复位距下关节。复位时应注意距骨头颈的轴线位于距骨体轴线水平内收 20°的位置。由于距骨上无肌肉附着，一旦复位成功，骨折端将较为稳定。临床上可在机器人辅助下行空心钉内固定术（图 7－2－1）。

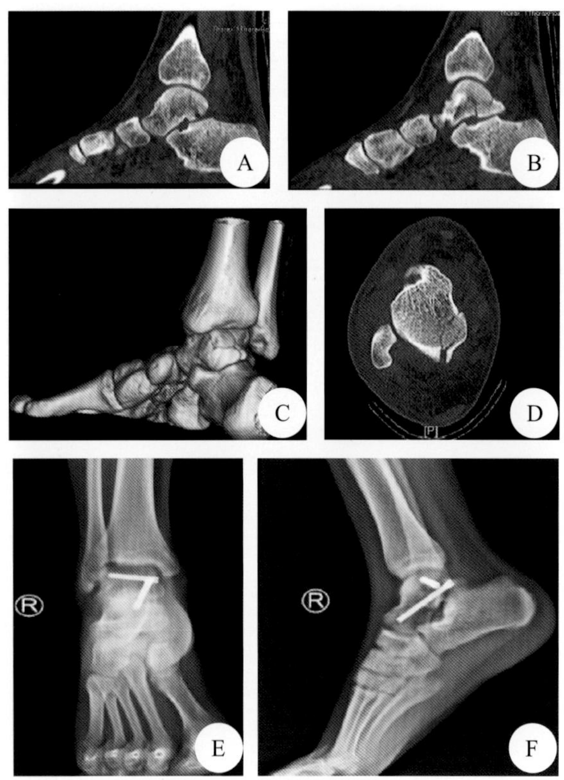

图 7－2－1　男性，20 岁，距骨骨折，机器人辅助下内固定术

A、B. 术前矢状位 CT 重建；C. 三维重建显示骨折线清晰可见；D. CT 骨窗横断面显示骨折较 X 线片更为清晰；E、F. 术后正、侧位 X 线片

（3）Ⅲ型骨折：手术治疗预后差，治疗方法的选择分歧较大。

由于距骨缺血坏死率很高，且多数继发踝关节和距下关节创伤性关节炎，有少数学者建议对Ⅲ型骨折首选一期两关节融合术，并认为早期行关节融合术可促进距骨血管再生，改善血供。多数学者选择切开复位内固定术，建议术中行内踝（偶见外踝）截骨术，主要理由：距骨体常脱位于内踝后内侧；术后较易复位且较少损伤周围软组织；避免损伤三角韧带，从而保护三角支动脉和跗骨管动脉。

若行切开复位内固定术，固定距骨颈骨折除可用空心钛钉外，亦可选用 2 枚可吸收螺钉固定，这样既能预防距骨体缺血坏死塌陷时螺钉损伤胫骨关节面，又能避免取出螺钉的操作对血供造成损害。随后纠正距舟关节脱位，再用 2 枚克氏针固定舟骨和距骨头，术后 4 周拔针。

距骨骨折的手术入路主要有前内侧、后内侧、后外侧及前外侧 4 种。前内侧入路走行于胫前肌与胫后肌之间，其优点：可直视下于胫距关节内上角水平内踝截骨，直视距骨颈、体内侧；若合并内踝骨折，可在同一切口内完成内固定；可将内踝翻向远端，在直视下保护三角韧带及距骨内侧血供；可直接显露脱位的距骨体并利于其复位；由后向前固定距骨颈较符合生物学力学要求。但选择此入路时首先应注意保护胫后血管神经及三角韧带的中后束，强调暴露并保护胫后肌后再行内踝截骨，其次在由后向前固定距骨颈时，应使螺钉头稍偏向内侧，以符合距骨的解剖要求。

3. 并发症

（1）早期并发症：①皮肤坏死；②继发感染。

（2）晚期并发症：①距骨缺血坏死；②创伤性关节炎。

（二）距骨头骨折

距骨头骨折仅占距骨骨折的 5%。该骨折常伤及距骨头关节面及距舟关节，晚期常可发生距舟关节创伤性关节炎。距骨头以压缩骨折最为常见，主要是足背伸时胫骨远段前缘挤压距骨头或踝跖屈位时轴向压力造成距骨头内侧压缩骨折。后者常合并舟骨骨折及距舟关节脱位。

1. 诊断　单纯距骨头骨折少见，有时仅有内踝前方的轻度肿胀及淤血，常容易漏诊。其诊断强调对距舟关节及跟骰关节的细致触诊。同时应常规拍摄足正位、侧位及斜位X线片以了解关节情况，必要时行CT扫描确定骨折的粉碎程度。

2. 治疗　对于无移位距骨头骨折可用石膏固定6～8周。对于骨折移位但无明显脱位者仍可石膏制动。骨折移位行切开复位内固定的指征：

（1）骨折涉及大于50％的距骨头关节面。

（2）应力下Chopart关节不稳定。

（3）关节面移位大于3mm。

切开复位距骨头，用空心钛钉埋头后固定，此时足踝外科常用的小关节撑开器非常有用。距舟脱位者复位后可用2枚克氏针固定舟骨及距骨。距舟关节创伤性关节炎症状较重时可采用关节融合术治疗，必要时应考虑三关节融合术。

（三）距骨体骨折

距骨体是距骨关节面最为集中的部位，其骨折发生率占距骨骨折的13％～23％。该骨折缺血坏死及创伤性关节炎的发生率高，前者为25％～50％，后者约为50％。

临床上最常采用Sneppen分型：Ⅰ型：距骨滑车关节面压缩骨折。Ⅱ型：距骨体冠状面、矢状面或水平面骨折。Ⅲ型：距骨后突骨折。Ⅳ型：距骨体外侧突骨折。Ⅴ型：距骨体压缩粉碎性骨折。

1. 诊断　其症状体征类似于距骨颈骨折。其中距骨后突内侧结节骨折临床少见，极易漏诊。其早期症状体征不典型，X线片常为阴性。诊断特点主要有：

（1）内踝下后方肿胀且压痛最明显。

（2）主被动屈伸踇指时内踝后方有疼痛。

（3）距骨后突内侧结节骨折常合并距下关节内翻脱位，复位脱位后再次拍片时可发现骨折。

（4）踝关节正位X线片有时可见距骨靠近内踝尖处的横形或三角形骨折线，但侧位X线片上距骨后方的骨折块应注意与距骨后突籽骨相鉴别，CT可确诊。

诊断距骨体骨折应常规拍摄踝关节正、侧位片。CT检查对了解距骨体移位情况及手术入路的选择十分重要。

2. 治疗

（1）Ⅰ型骨折主要是经距骨滑车关节面的软骨骨折，可根据软骨所处位置及骨折移位程度决定治疗方法。当软骨骨折块仍与距骨体相连，或位于内侧滑车的骨折块移位小，未明显进入踝关节时，可用短腿石膏于中立位或内翻位固定6周。对进入关节内的游离小骨折块应在关节镜下切除，小于1.5cm的软骨缺损区可利用“微骨折”技术进行镜下钻孔。当骨折块进入踝关节或位于距骨体外侧结节时，若骨折块大于所在关节面的1/3，应给予切开复位内固定，反之可切除。

（2）Ⅱ型骨折相对较为常见，可采用切开复位，用直径4mm的半螺纹松质骨钛钉或空心钉固定，早期行功能锻炼。一旦坏死可行踝关节和/或距下关节融合术。

（3）Ⅲ型骨折约占距骨体骨折的20％。由于强大的距腓后韧带附着，距骨后突外侧结节骨折较距骨后突内侧结节骨折多见。治疗常采用短腿石膏于跖屈15°位固定4～6周。若患者因疼痛不缓解而再次就诊，行骨折块切除术后疗效满意。当足极度背伸外翻时，由于后胫距韧带牵拉可发生不累及关节面的距骨后突内侧结节骨折，常采用短腿石膏于跖屈15°位固定4～6周，疗效满意。而在受到足跖屈内翻暴力时，由于跟骨载距突向后上方顶撞距骨后突内侧结节，可发生累及距下关节面的骨折，此时切开复位，以可吸收螺钉或半螺纹钛钉固定，疗效满意。距骨后突内侧结节骨折常见的并发症为骨折不愈合、疼痛及移位骨折块压迫踝管所致的踝管综合征。对距骨后突内侧结节骨折不愈合且症状较重的患者，行骨折块切除术后疗效满意。

（4）Ⅳ型骨折约占距骨体骨折的24％。当距骨体外侧突骨折块直径大于1cm或移位大于2mm时，应行切开复位内固定术。移位小于2mm时可石膏固定4～6周，直径小于1cm时可行骨折块切除术。

（5）Ⅴ型骨折的治疗将主要依据骨折粉碎程度及骨折块涉及关节的大小等情况。骨折块较完整者可复位，用可吸收螺钉或空心钛钉内固定。粉碎较严重者由于缺血坏死率及创伤性关节炎发生率很高，可考虑一期踝关节和/或距下关节融合。陈旧性骨折脱位者可行踝关节或距下关节融合术等。近年来有学者对粉碎较重且距骨体高度压缩 1/2 以上的年轻患者采用前内加前外双侧入路，复位距骨体后用带 3 层皮质的髂骨撑开植骨，多枚直径 3.0～4.0mm 的空心钛钉固定，取得了较好的中短期疗效（图 7-2-2）。

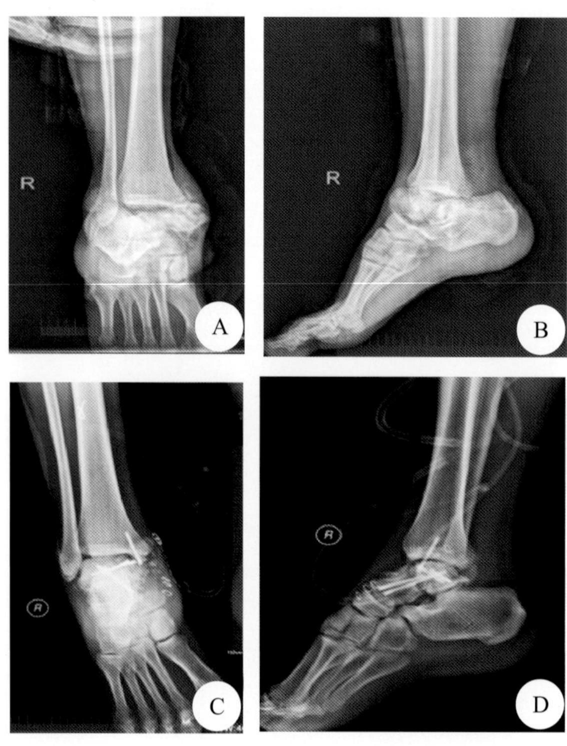

图 7-2-2　男性，20 岁，距骨粉碎性骨折

A、B. 术前正、侧位 X 线片；C、D. 术后正、侧位 X 线片

二、跟骨骨折

跟骨骨折是一种很常见的骨折，约占全身骨折的 2%，约占跗骨骨折的 60%，而跟骨关节内骨折约占跟骨骨折的 75%。跟骨骨折经常作为多发骨折的一部分，常常合并脊柱及下肢近端的骨折。在跟骨侧位片上可以见到两个角，一个是结节关节角（Bohler 角），另一个是交叉角（Gissane 角）。Bohler 角由两条线相交而成：一条线是后关节面最高点到跟骨结节最高点的连线，另一条线是后关节面最高点到跟骨前突最高点的连线，两者相交而成的锐角范围是 25°～40°，常需与对侧对照，它反映骨折时跟骨畸形和塌陷的程度。Gissane 角指后关节面与跟骨沟至前突的连线相交而成的角，范围在 120°～145°。

（一）分型

最为广泛应用的分类法是 Sanders 分型，它根据跟骨距下关节后关节面骨折线情况和骨折块数目，将跟骨关节内骨折分为四型：

（1）Ⅰ型，无移位骨折（≤2mm）。

（2）Ⅱ型，有一条骨折线、两个骨折块，骨折明显移位（≥2mm）。

（3）Ⅲ型，有两条骨折线、三个骨折块。

（4）Ⅳ型，有三条骨折线、四个骨折块及以上的粉碎性骨折。

（二）诊断

1. 病史、症状与体征　跟骨骨折患者都有明显的外伤史，通常为高处坠落伤，亦可偶见于交通伤或爆炸伤。物理检查一般可见足跟部的肿胀压痛或叩痛，踝关节或距下关节活动受限，足跟不能着地，足跟增宽，足跟内外翻畸形，足弓塌陷等。检查时应注意是否同时合并足筋膜间隔综合征，如若存在，须及时手术减张。

2. 影像学检查

（1）X 线片应包括双跟骨侧位片、轴位片，患侧踝正位片、患侧足正位片。双跟骨的侧位片应用最为广泛，可以发现关节外的跟骨结节骨折、跟骨体骨折、跟骨前突骨折及内侧突骨折等。跟骨关节内骨折通常有跟骨高度的丢失，如果全部后关节面与载距突分离，在侧位片上表现为 Bohler 角变小和 Gissane 角变大。如果仅仅是外侧半关节面塌陷，则在侧位片上 Bohler 角是正常的，而跟骨后关节面下方骨质密度增高，经常可以在跟骨体中找到旋转了 90°的关节面骨折块，另外从侧位片上可以区分骨折是舌型还是关节塌陷型。患侧足正位片可以发现跟骰关节的受累情况和跟骨外侧壁的膨出情况。跟骨轴位片可以发现跟骨的增宽情况，显示后关节面骨折、载距突骨折及成角畸形的结节骨块。

（2）CT 扫描可以清楚地判断跟骨骨折的部位及移位程度，为骨折的分型和指导手术治疗带来很大帮助。在冠状位 CT 片上，可以清楚地看到后关节面、载距突、足跟的外形以及屈长肌腱和腓骨肌腱的位置。在水平位 CT 片上，应注意观察跟骰关节、跟骨的外侧壁、载距突及后关节面的前下部。

（三）治疗

1. 非手术治疗

（1）适应证：①大多数跟骨关节外骨折（有移位的跟骨结节骨折除外），后关节面骨折移位小于2mm的患者。②因有严重的心血管疾病和严重的糖尿病而不能承受麻醉和手术的患者。③不适合进行关节重建，如不能行走的老人及半身不遂者。④有生命危险的多发创伤患者和不能进行有限切开手术的患者。

（2）方法：现代功能治疗的标准步骤包括受伤后抬高患肢，休息，应用冰袋和使用非甾体抗炎药，患足加压包扎。

2. 手术治疗

（1）适应证：根据Sanders的分型，所有移位大于2mm的Ⅱ型和Ⅲ型骨折患者，估计软组织条件不会增加发生并发症的风险，而且患者可以配合术后康复治疗的，都是手术治疗的指征。手术之前一定要有相关的放射学资料，如患足的侧位和轴位片，有条件时拍摄Broden位片、跟骨距下关节后关节面垂直位和水平位CT片，同时健足的侧位片也是必需的，以利于比较复位情况。

（2）方法：

1）闭合复位多根针内固定（撬拨复位）：对于舌型骨折可以通过闭合复位的方法治疗，手术中注意恢复距下关节的对合关系，恢复Bohler角及跟骨的宽度。这种方法已普遍应用，手术的关键是注意选择好位于跟骨结节处的入针点，在透视下打入斯氏针，无误后即行撬拨，如能在跟骨结节处临时打入牵引针，则可使复位变得更容易。

2）有限切开复位内固定：适用于关节塌陷型骨折或SandersⅡ型骨折，患者为多发创伤，或软组织条件差，或开放性骨折，或足筋膜间隔综合征，或骨折移位较小。首先以Schanz针或斯氏针打入跟骨结节牵引复位，在透视下于跟骨外侧切一小口（1.5～2.0cm），切口位于外侧骨块的基底部，掀开外侧壁，将后关节面外侧半顶起，横向以1～2枚直径3.5mm空心钉或普通松钉固定，若跟骨前突移位明显，则将前突复位，在跟骨结节上方、后关节面下方打入2枚克氏针穿入骰骨。对于持续不稳定的患者可以2枚直径2.0mm克氏针自跟骨结节经后关节面打入距骨。如果前突有骨折，可以经皮复位，再以螺钉或克氏针固定。此种手术方法的优点是在跟骨关节内骨折不具备应用切开复位内固定条件的情况下，可最大限度地恢复后关节面的对合关系，同时将发生手术并发症的概率降到最低。

3）切开复位内固定：对于SandersⅡ、Ⅲ型骨折，软组织条件好，估计不会出现软组织并发症，与医生能合作的患者，可采取切开复位内固定治疗。近年来，跟骨骨折切开复位通常采取Regazzoni等提出的外侧“L”形入路结合牢固的内固定方法。我们采用外侧直切口手术复位内固定（图7－2－3）。

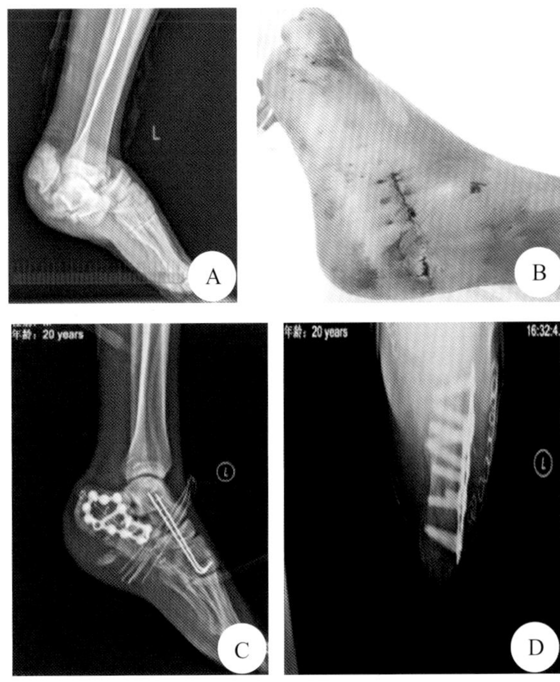

图7－2－3　男性，20岁，跟骨骨折，切开复位内固定，采用外侧直形切口

A. 术前侧位X线片；B. 术后直形切口大体图片；C、D. 术后跟骨正、轴位X线片

4）机器人辅助下的跟骨骨折切开复位内固定术：患者俯卧于天玑机器人床上，全麻满意后患者取仰卧位，常规消毒铺巾，驱血，上止血带。于外侧跗骨窦切口撬拨复位骨折，C臂机透视见位置良好。于距骨上固定示踪器，准备天玑机器人系统，安装定位标尺，C臂机扫描跟骨，将数据传输至机器人工作站，进行置钉规划，规划完成后机械臂按照规划自动运行到置钉位置，然后小切口钝性分离，电钻辅助下置入导针，C臂机透视见位置无误后置入空心钉，每个钉道全层缝合1针，跗骨窦切口全层缝合2针（图7－2

—4）。

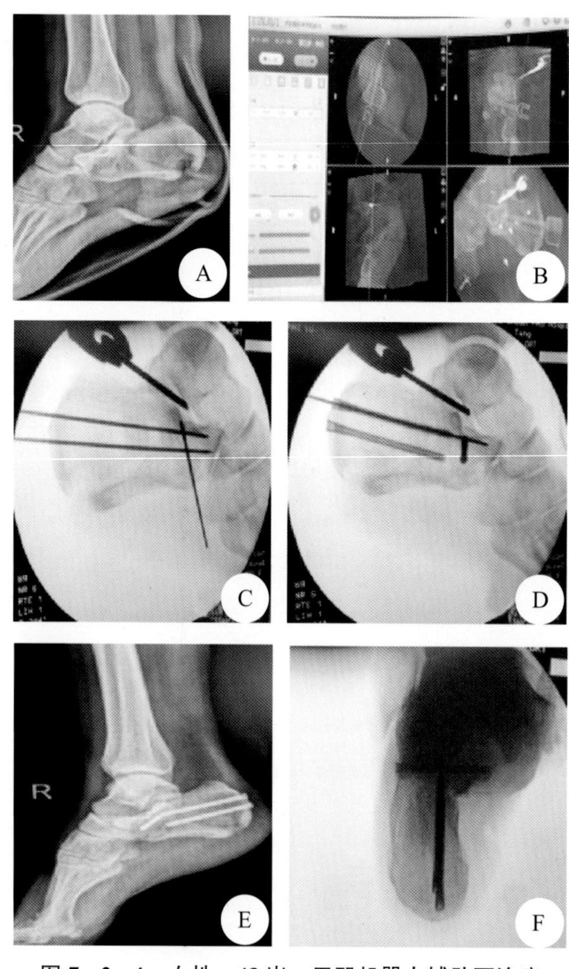

图 7—2—4　女性，43 岁，天玑机器人辅助下治疗跟骨骨折，采用跗骨窦小切口

A. 术前侧位 X 线片；B. 术中使用天玑机器人规划螺钉路径图；C. 按照机器人规划路径置入导针；D. 于导针指引下置入空心钉；E. 术后侧位 X 线片；F. 术后轴位 X 线片

Sanders Ⅳ型骨折通常遭受的暴力较大，关节面粉碎，而且移位明显，若不手术则预后很差，对于 Sanders Ⅳ型骨折的治疗，目前还有争论，有学者建议采取较为积极的手术方法治疗。

三、楔骨骨折

单纯的楔骨骨折很少见，移位的单纯性楔骨骨折更加少见。单纯的楔骨骨折主要有两种：撕脱性骨折和直接暴力性骨折。

（一）撕脱性骨折

1. 非手术治疗　大部分撕脱性骨折可以通过制动和无痛负重达到骨性愈合，当患者完全无痛负重时，可以逐渐过渡至穿正常鞋子，直至正常行走。

2. 手术治疗　楔骨撕脱性骨折一般不需要手术治疗，如果撕脱骨折块移位很大，或者即使延长制动和非负重时间治疗仍失败，可行手术治疗。移位的撕脱骨折块可以单纯手术切除，骨折块较大时可以切开复位拉力螺钉固定，术后一般不需要严格限制活动，因为楔骨间关节本身活动很小。

（二）直接暴力性骨折

1. 非手术治疗　楔骨骨折块大小及移位程度决定治疗方法，目前没有文献报道骨折块移位程度达到多少需要手术干预。如果骨折块没有移位或者微小移位，患者可以用短腿石膏固定或者穿步行靴，在无痛条件下负重。通常需要固定6～8周，如果患者穿步行靴已经无痛，就可以穿正常鞋子逐步负重。

2. 手术治疗　没有移位或微小移位的楔骨骨折患者可以穿步行靴无痛负重，当穿步行靴完全负重无痛时可逐渐过渡至正常鞋子。明显移位的楔骨骨折，伴有脱位、半脱位或关节面骨折“台阶”明显者需手术治疗。首先可以尝试用直接复位加压螺钉固定，若固定困难，可以用接骨板螺钉固定，若骨折块很小不能用螺钉固定，可以用一块临时桥接接骨板固定，保持长度的同时最大限度地保护血运，3～6 个月后若显示骨愈合征象就可以取出接骨板。

四、骰骨骨折

单纯的骰骨骨折少见，因为它处在中足的中间位置，受到周围骨块的保护，常见的两种骨折是撕脱性骨折和压缩性骨折，其他骨折多由直接挤压损伤引起。由于导致足部受伤的材料、位置、暴力大小各不相同，骨折类型也呈多样化。

（一）撕脱性骨折

骰骨最常见的骨折是外侧部分撕脱性骨折，在正位或斜位 X 线片上比较容易显示。

1. 非手术治疗　因撕脱的骨折块常没有移位或移位较少，绝大部分撕脱性骨折都可以非手术治疗。

2. 手术治疗　极少数患者需要手术干预，如果经过石膏固定或支具鞋保护固定，规范治疗 8～12 周后仍有疼痛，骨块撕脱有移位或骨不连，可以考虑手术治疗，切除撕脱的骨块以减轻疼痛。

（二）压缩性骨折

该骨折属于高能量损伤，最常见是足部跖屈坠落伤，不管前足内翻还是外翻均可导致。

1. 非手术治疗　单纯骰骨骨折微小移位或无移位可以用短腿行走石膏固定 6～8 周，然后过渡至步行靴逐步负重。

2. 手术治疗　手术治疗存在争议，因为依据移位程度的手术指征在文献报道中并无明确界定，大部分学者认同骰骨作为外侧柱的稳定结构，如果不能维持有效长度，将导致疼痛和畸形。常见的畸形见于压缩性骨折的外侧柱长度短缩，所以外科手术要点首先是如何有效恢复长度，然后才是恢复旋转和力线。

五、足舟骨骨折

足舟骨骨折较为少见，主要分为以下三种类型：

（一）足舟骨结节骨折

足受内翻应力后，胫后肌腱和弹簧韧带牵拉可造成舟骨结节骨折。由于胫后肌腱止点广泛，除止于舟骨结节跖侧外，尚有纤维扩展到 3 个楔骨，故对舟骨结节起到限制作用，骨折移位多不明显。另外，直接外力作用于局部也可造成骨折。骨折后应注意识别是单纯舟骨骨折还是广泛中跗关节损伤的一部分，应拍摄足前后位、侧位和斜位 X 线片以明确诊断。无移位骨折只需制动3～4周即可。如骨折移位大于 5mm，可能发生不愈合，应切开复位，螺钉内固定。

（二）足舟骨背侧缘骨折

此类骨折在足舟骨骨折中最为常见，多为足跖屈内翻时距舟韧带或关节囊牵拉舟骨背侧缘附着造成撕脱骨折。骨折块多为小薄片，有时可伴有外踝扭伤。还应注意识别这种骨折可能是中跗关节损伤的一部分。一般短期休息和制动即可，如长期有症状可手术切除骨折块。如果骨折块较大，带有部分舟骨关节面应切开复位内固定，以减少中跗关节半脱位的危险（图 7－2－5）。

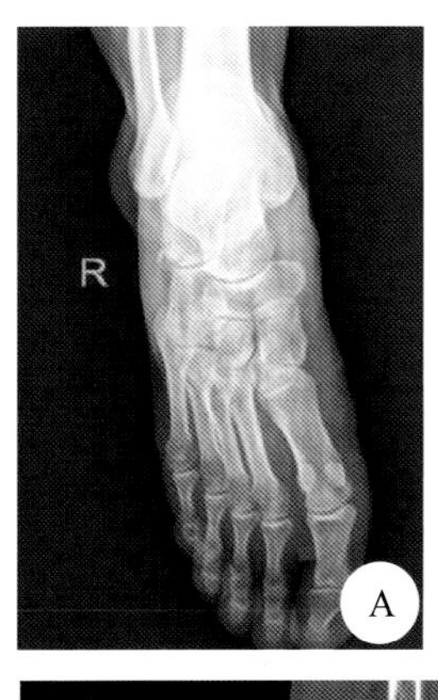

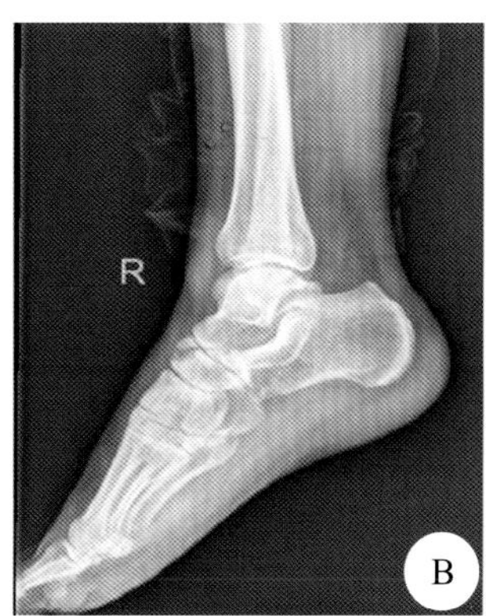

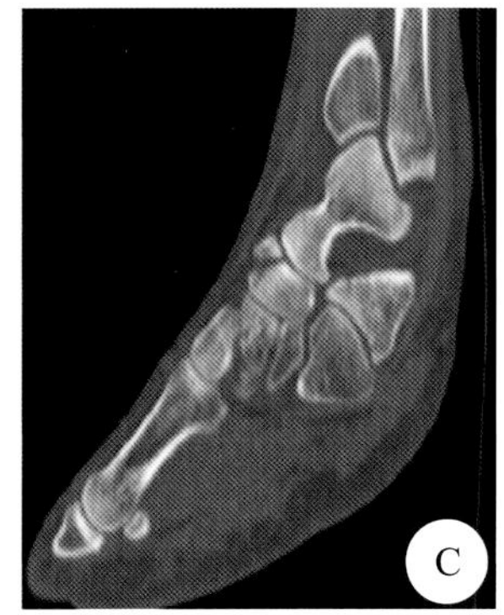

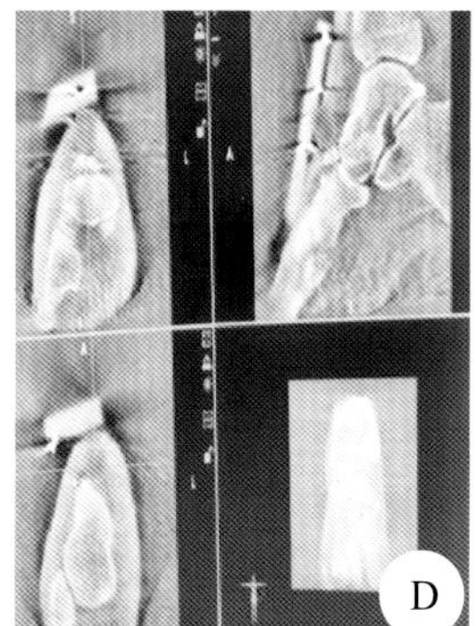

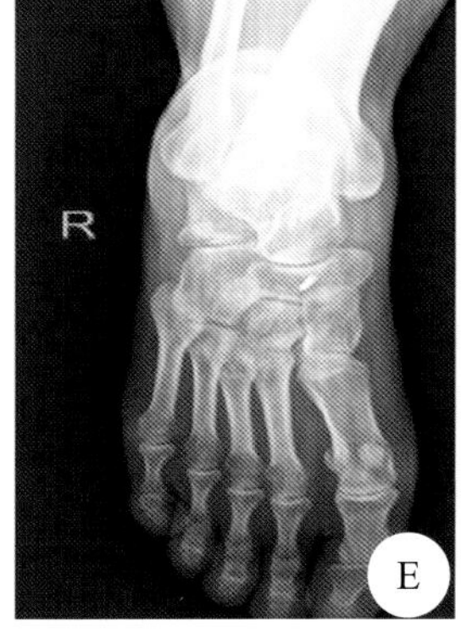

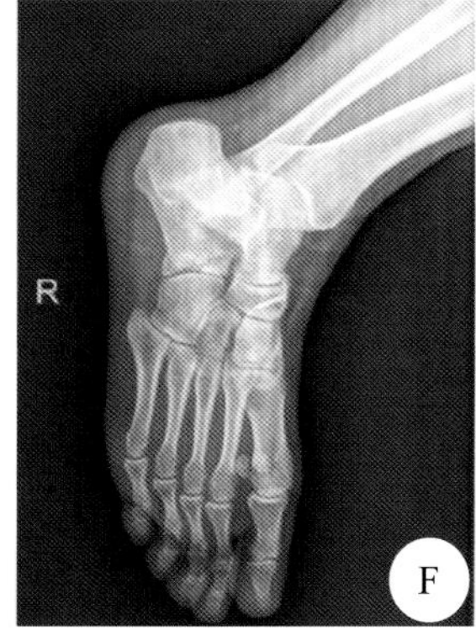

图 7－2－5　男性，31 岁，天玑机器人辅助下足舟骨骨折复位内固定

A、B. 术前正、侧位 X 线片；C. 术前 CT 骨窗重建；D. 术中使用天玑机器人规划螺钉路径图；E、F. 术后正、斜位 X 线片

（三）足舟骨体部骨折

舟骨体部骨折不常见，可由直接外力或间接外力引起。如碾轧伤常引起粉碎性骨折，而间接应力，如跖屈的足从高处坠落后产生的轴向压缩应力，可引起舟骨骨折移位和韧带损伤。足舟骨体部骨折分为三型：Ⅰ型为舟骨水平骨折，背侧

骨折块常小于跖侧骨折块，前足无移位。Ⅱ型最常见，骨折线从舟骨背外侧向跖内侧，内侧骨折块较大并向背内侧移位，跖外侧骨折块较小且常粉碎，前足亦向内侧移位，但跟舟关节完整。Ⅲ型为舟骨中部矢状面粉碎性骨折，内侧骨折块较大，跟舟关节破坏，前足向外移位，跟骰关节可半脱位。无移位骨折小腿固定6周，移位骨折应切开复位并尽可能达到解剖复位，这样才能获得较好疗效。手术采用前内侧切口，从内踝前方胫前、胫后肌腱间进入，显露距舟和距楔关节。Ⅰ型骨折较易复位，可用螺钉固定。Ⅱ型骨折由于骨折线呈斜形不易看到，可用外固定器撑开骨折间隙。粉碎不严重，复位骨折后用螺钉固定。严重粉碎性骨折，可先将较大骨折块经舟楔关节固定于楔骨。Ⅲ型骨折，手术较困难，由于骨折中间粉碎，难以固定，可将主要骨折块复位并用螺钉或克氏针固定于距骨或楔骨，骨质缺损处植骨。术后用小腿石膏固定6～8周。Ⅰ型骨折预后较好，Ⅱ、Ⅲ型骨折由于难以达到解剖复位，易发生距舟关节创伤性关节炎和舟骨缺血性坏死。预后常常不好。

六、跖骨骨折

跖骨骨折常见，但也容易被忽视，导致远期功能障碍，在多发创伤的患者中最容易被漏诊，以致延误治疗，产生远期并发症。三种原因可导致此类骨折：直接挤压损伤，扭转撕脱损伤，疲劳损伤。

（一）跖骨干骨折

1. 诊断 跖骨干骨折通常由直接暴力撞击造成，皮肤隆起提示骨折有明显移位，需要急诊干预，必要时需评估血管神经受损情况。跖骨干骨折通过常规拍足正位、侧位和斜位X线片即可诊断。CT扫描评估跗跖关节骨折非常有必要。

2. 治疗

（1）开放性骨折：通常由直接或挤压暴力引起。采用标准的开放性骨折处理方法，包括冲洗、清创、使用敏感抗生素，固定方式推荐以贯穿固定的克氏针为主，避免对皮肤软组织造成进一步损伤。外固定支架适用于严重脱套伤和挤压伤。部分患者也可以采用内固定。

（2）闭合性骨折：无移位，或微小移位的闭合性跖骨干或跖骨颈部骨折患者可以穿骨折靴或者膝下石膏托固定2～4周，避免负重，然后根据症状逐步负重。

无移位骨折患者推荐穿木底鞋，早期无痛负重，如果患者疼痛明显或者肥胖，可穿骨折靴或者短腿石膏托，2周后开始逐步负重，直至完全无痛。移位性骨折可以先行尝试手法整复，第1跖骨畸形愈合必须纠正，骨折成角和短缩应当尽早手术干预。若骨折移位顶住皮肤更应早期手术，否则将导致皮肤全层坏死和缺失，预后不良。如果复位效果满意，予以短腿免负重石膏固定4～6周，直至影像学上有骨折愈合征象。如果手法整复不成功，需要切开复位。若皮肤条件允许，推荐行急诊手术，行克氏针固定。

（二）第5跖骨基底骨折

第5跖骨近端骨折分为三个类型：Jones骨折、骨干骨折、基底结节撕脱骨折，常由后足突然内翻、腓骨短肌腱强力牵拉所致。这种损伤机制同踝关节扭伤类似。无移位的骨折治疗包括穿硬底鞋、弹力绷带加压包扎，或者采用行走石膏或行走靴保护性负重。大部分骨折在8周内获骨性愈合，也有可能发展为无症状的纤维连接。如果产生关节面骨折块并且大于30％的关节面，或者关节面“台阶”大于2mm，需要手术切开或闭合复位内固定，以减少远期跗跖关节退行性改变的可能。内固定的方法有很多，如使用克氏针、张力带钢丝、微小螺钉等，治疗这些骨折必须个体化。

（三）第5跖骨骨干应力骨折

第5跖骨骨干应力骨折指发生在第5跖骨近端1.5～3.0cm的骨折，由反复牵张力量造成。足外侧部分过度受力是常见的病因。膝内翻、中足内翻会增加足外侧部的负荷。另外，反复疲劳也会影响跖骨血供，导致延迟愈合。治疗急性的无移位的第5跖骨骨干应力骨折首选制动，非负重是必要的。然而，专业运动员的骨折，推荐切开复位植骨内固定，减少骨愈合时间，降低再骨折的概率，推荐个体化治疗。

七、趾骨骨折

趾骨是足趾中形态较小的骨骼，第 1 足趾只有近节及远节两节趾骨，而其余四趾有近节、中节、远节三节趾骨，近节趾骨形态最大，中节趾骨次之，远节趾骨最小。趾骨有助于维持平衡，且在步态周期中的推进期发挥作用。由于趾骨的形态、位置特殊，且有推进起步的作用，在前足中最易发生骨折。

第 1 趾骨骨折多由直接外伤引起。患者常常主诉曾被下落的重物砸伤足趾，导致软组织及其内在骨骼损伤。上述挤压伤多发于中、远节趾骨。第 2～5 趾骨骨折被称为“夜行者骨折”，一种常见的损伤机制是足趾撞击桌腿或门框并外展，导致足趾近节趾骨骨折。另一种相对常见的损伤机制为过度使用。

（一）诊断

趾骨骨折患者常有不同程度的急性疼痛史，随后出现患足的肿胀，患者主诉穿鞋困难或难以行走。体检会发现足趾出现肿胀，并有压痛。足趾如出现甲下血肿，常伴有远节趾骨骨折。挤压伤也可导致开放性骨折，软组织严重受损，这时应仔细检查足趾的血运状况。当疑有趾骨骨折时，应常规拍摄足趾而非全足的前后位、斜位及侧位 X 线片，这些检查有助于评估骨折状况及骨折移位程度。

（二）治疗

1. 第 1 趾骨骨折

（1）非手术治疗：对于无明显移位的简单骨折，可将第 1 趾捆绑于邻近的 1～2 趾，以稳定骨折，患足穿硬底鞋，在疼痛可耐受条件下负重行走。

（2）手术治疗：远节趾骨常因被坠落的重物砸伤，而致严重粉碎性骨折，损伤还会波及趾甲，导致甲下血肿。该类损伤不推荐移除趾甲，经皮减压、清除血肿可减轻疼痛，避免血肿对甲床的进一步损伤。而对于趾骨严重粉碎性骨折且伴有广泛软组织缺损的患者，清创、拔甲、末端塞姆截趾术也许是理想的治疗方法。根据骨折类型、粉碎程度、软组织损伤范围，手术医生多选择克氏针髓内固定。

2. 第 2～5 趾骨骨折

（1）闭合治疗方法：第 2～5 趾骨骨折的临床症状明显轻于第 1 趾的骨折。中度的移位骨折也是可以治疗的，不会有明显的功能丧失。闭合治疗方法可以在受伤脚趾及其两个相邻的脚趾之间垫一层薄的棉片，然后用胶带将受伤脚趾邻近的脚趾绑住，以便将受伤脚趾固定住。

（2）手术治疗：手术不常用于这些骨折，主要适用于不能很好手法复位、严重成角畸形骨折。手术治疗在近节趾骨上更为常见，因为留下的骨折成角畸形可能会导致足底溃疡。经皮克氏针内固定可获得满意的固定效果。

第三节　足踝部脱位

一、距骨脱位

距骨脱位主要包括距骨周围脱位及距骨完全脱位。前者占外伤性脱位的 1.0%～1.3%，多数可闭合复位成功，疗效满意。后者为极其严重的足部损伤，距骨缺血坏死率较高，若能及时闭合复位成功，30 岁以下年轻人亦可获得较好疗效。

（一）距骨周围脱位

距骨周围脱位中，足内（外）翻暴力作用下出现的距下关节内翻脱位最为常见。

1. 诊断　足内（外）翻畸形、肿胀、压痛明显。距骨周围脱位常并发足踝部骨折，以距骨体后部骨折及距骨头骨折多见，内、外踝骨折次之。常需复位后再次拍片，以排除足部骨折。

2. 治疗　多数脱位可闭合复位成功，只需石膏后托固定 4～6 周，疗效满意。

约 1/4 的距骨周围脱位可因距骨头或跟骰关节内有骨折块或距骨颈嵌顿于前外侧软组织而无法闭合复位，需切开复位后石膏固定 4～6 周，软组织愈合后开始关节功能锻炼。

陈旧性脱位可选择三关节融合术。

（二）距骨完全脱位

足处于跖屈位时，受到强烈内翻暴力，前足

内收，使距骨头转向内侧，而距下关节面则转向后侧，距骨单独从踝穴中完全脱出。

1. 诊断 足部明显肿胀畸形，骨性隆起使局部皮肤光亮，甚至皮肤裂开，露出脱位的距骨。

2. 治疗 闭合复位，可在麻醉下屈膝 90°，内翻踝并跖屈足，向内后方挤压并复位距骨。固定距骨于中立位 12 周以上。

闭合复位失败者可采用足背前外侧切口，显露距下、距舟关节，跟骨牵引下复位距骨。石膏固定 12 周后根据距骨密度情况，决定是否延长石膏固定时间。

二、中足骨折脱位（Chopart 及 Lisfranc 损伤）

（一）距舟关节及跟骰关节（Chopart 关节）脱位

Chopart 关节由距舟关节和跟骰关节构成，又称跗横关节，位于中后足交界，足跟旋后时相对固定，旋前时存在少量活动。Chopart 关节跖侧的韧带强于背侧。距舟关节是足内侧纵弓的重要组成部分，富有弹性且活动性相对较大。跟骰关节位于足的外侧纵弓，相对更为稳定。该部位损伤较少见，发生损伤时，常为多个结构受损。可分为 Chopart 关节损伤和单纯舟骨、骰骨骨折或脱位。

由于重叠效果，Chopart 关节影像学诊断较困难，应投照足正位、侧位及斜位 X 线片，并与健侧对比。观察每一块骨及其关节（这里每一块骨至少与 4 块骨相关节）。在正位 X 线片上，舟骨与楔骨轻度重叠，观察跖骨轴线有无旋转及缝隙。在侧位 X 线片上，舟骨与楔骨重叠成一直线，跖骨干应相互平行，第一跖骨位于最背侧。CT 对诊断常有帮助。

Chopart 关节损伤很少见，常根据导致移位的外力作用方式分为 5 型，即内侧移位型、纵向压缩型、外侧移位型、跖屈型和碾轧损伤型。对关节脱位应尽早于麻醉下手法复位，石膏固定 8 周。手法复位失败或合并有开放伤口者应行切开复位。对于术中切除嵌入的软组织，用细克氏针或螺钉固定，以防术后再脱位。如骨折粉碎，无法复位，则考虑关节融合，取髂骨植骨，保证足的纵弓及形态。若伴有晚期疼痛，也应行关节融合。

（二）跗跖关节（Lisfranc 关节）骨折与脱位

跗跖关节又称 Lisfranc 关节，故跗跖关节脱位又称 Lisfranc 损伤。

1. 诊断 跗跖关节从解剖角度分为三部分：内侧柱为内侧楔骨和第 1 跖骨；中柱为第 2、3 楔骨及第 2、3 跖骨；外侧柱为骰骨及第 4、5 跖骨。Lisfranc 关节韧带较强壮，位于第 2 跖骨基底和内侧楔骨之间。第 1、2 跖骨基底间无韧带，薄弱部位。对于 Lisfranc 损伤应投照正位、侧位及斜位 X 线片，并与健侧对比。Lisfranc 损伤易漏诊，应特别注意在 X 线片上的下述特点：在正位 X 线片上，可见第 2 跖骨内缘和中间楔骨内缘连成一条直线；第 1、2 跖骨基底间隙和内、中楔骨间隙相等，并应小于 2mm。在侧位 X 线片上，跖骨不超过相对应楔骨背侧。在斜位 X 线片上，可见第 4 跖骨内缘和骰骨内缘连成一条直线；第 3 跖骨内缘和外侧楔骨内缘连成一条直线；第 2、3 跖骨基底间隙和内、中楔骨间隙相等。当常规 X 线检查结果正常时，如有需要还应拍负重位、应力位 X 线片，甚至进行 CT 检查，以发现隐匿的损伤，如在负重足正位上的第 1、2 跖骨基底的分离。负重足侧位 X 线片上内侧楔骨应在第 5 跖骨背侧，如果相反，表明足纵弓塌陷、扁平，提示有 Lisfranc 损伤。

2. 治疗 Lisfranc 损伤时，我们应该积极治疗。单纯扭伤，短腿石膏固定 6 周。强烈建议任何移位都应达到解剖复位，其他任何部分、任何方向的移位都不能接受。以下几个原因可能导致闭合复位失败并应考虑行手术治疗：跖骨基底移位严重；骨折块卡于关节，最常见为第 2 跖骨基底的骨折块影响复位；软组织卡于关节，最常见为胫前肌腱于第 1、2 跖骨间影响复位。切开复位时，可以做足背第 1、2 跖骨基底间纵形切口，注意保护神经血管（足背动脉、腓深神经感觉支），显露第 1、2 跖楔关节及内、中楔骨间隙。复位的关键为第 2 跖骨，一般第 2 跖骨复位后，外侧其他跖骨也自动复位，如果需要，可在第 4、5 跖骨基底背侧另做一纵形切口。螺钉控制复位能力强，但对技术要求较高。对于晚期发生的关节炎，可使用足底垫，帮助恢复正常足弓高度，以减轻症状，无效则考虑行跗跖关节融合术（图 7－3－1）。

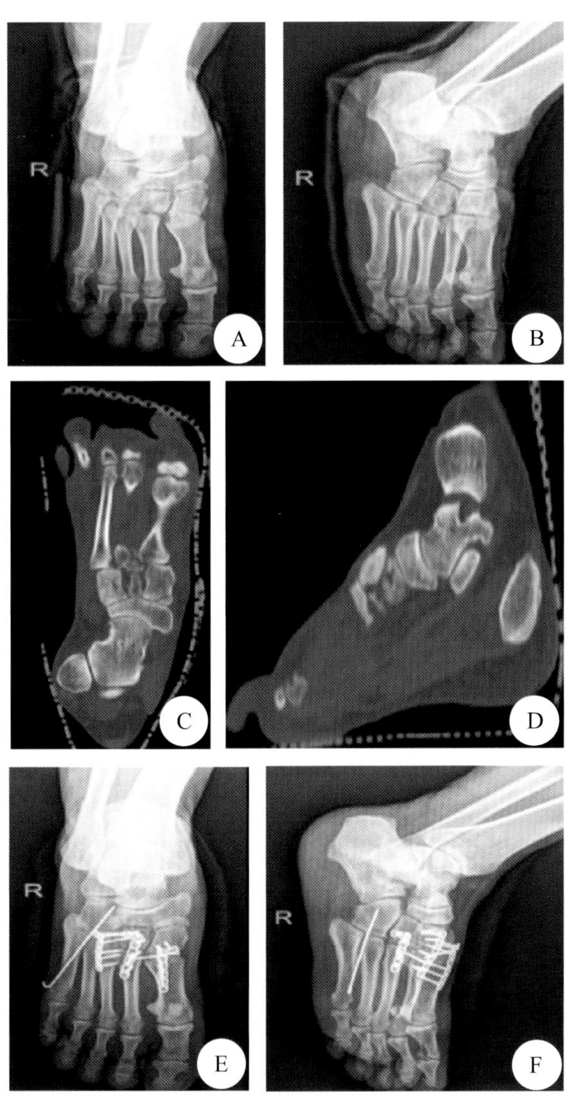

图 7－3－1　男性，47 岁，Lisfranc 损伤，切开复位内固定术

A、B. 术前正、斜位 X 线片；C、D. 术前 CT 骨窗冠状位、矢状位重建；E、F. 术后正、斜位 X 线片

三、跖趾关节损伤

跖趾关节损伤既可以孤立发生，又可以作为多发骨折的一部分，在足的 5 个跖趾关节损伤中最重要的是第 1 跖趾关节的损伤。它在跖骨头与足趾间的负荷分配方面起重要作用，对维持正常步态也有很重要的作用。它的损伤可以带来长期的疼痛和不稳定。

骨性的凸凹结构为第 1 跖趾关节提供了基本的稳定性，但对稳定关节起决定作用的是坚韧的关节囊和韧带。背侧关节囊正常情况下很薄弱，而跖侧厚韧并可负重，在近节趾骨基底有强大的韧带附着。在跖骨头近侧附着的一层很薄的膜，其上附着两个籽骨与跖骨头直接相关节。第 1 跖骨通过这两个籽骨与地面接触负重。在两籽骨韧带间走行着屈足踇长肌。在关节囊复合体的近侧有许多足内在肌附着，为维持关节的位置和稳定起重要的作用。屈足踇短肌内侧头直接止于内侧籽骨，足踇收肌部分止于内侧籽骨边缘，并向远端止于近节趾骨跖内侧结节和伸肌腱膜，这一运动复合体可阻止足趾外翻。屈足踇短肌外侧头止于外侧籽骨近端，足踇收肌横头和斜头主要止于外侧籽骨边缘，并向远延伸止于近节趾骨跖外侧结节、外侧关节囊和屈足踇长肌腱鞘，这一运动复合体阻止足趾的内翻。在第 1 跖骨头上几乎没有腱性附着，跖骨头上仅有的两组腱性附着，一组是止于跖骨头和近节趾骨基底的内外侧副韧带，另一组是内外侧跖骨籽骨韧带，其在跖骨头与籽骨间形成强韧的附着。第 1 跖趾关节复合体的损伤常见于运动，过度的背屈、跖屈、内外翻都可能导致损伤。暴力的大小决定了损伤的程度。简单的撕脱骨折可能预示着关节的不稳定。任意方向上的急性不稳定可能提示有明显的损伤。跖背侧位移试验是判断关节稳定性的一个很有意义的检查。X 线检查可以发现关节内外的骨折，正位片上籽骨下极与近节趾骨基底的距离，内侧应小于 10mm，外侧应小于 13mm，若超出这一范围则提示有跖板的撕裂。对于第 1 跖趾关节的损伤，要根据关节可否复位及最终的稳定性来决定治疗方案。第 1 跖趾关节损伤一般很少经手术治疗，患者需要休息、制动、免负重，冰敷、包扎、石膏或硬鞋保护，以减少对关节囊的牵拉。手术只针对那些关节内骨折或伴有明显关节不稳定的患者。

对于其他跖趾关节损伤也一样，先行非手术治疗手法复位，若不成功再予手术治疗。治疗过程中注意可能存在闭合复位不完全。复位后应拍片，若关节间隙增宽，可能是因为有跖板的嵌入。

四、趾骨骨折与趾间关节脱位

趾骨骨折在前足骨折中很常见，其中各足趾的近节趾骨骨折比远节趾骨骨折多，第5趾近节趾骨骨折最易发生。趾骨骨折的发生机制有2种：一种是直接暴力，常常导致横形或粉碎性骨折。另一种是足趾在承受轴向负荷的同时受到内外翻的应力作用，这在临床上更易导致畸形。骨折的诊断很容易，X线片上可以清楚地见到骨折。多数趾骨骨折可以非手术治疗，诸如手法复位、纵向重力牵引、穿硬底鞋、邻趾固定、石膏固定等。偶尔对于第1趾近节趾骨骨折、不稳定性骨折和关节内明显移位的骨折可以手术穿针固定或应用螺钉固定。

趾间关节脱位通常由轴向应力作用于足趾末端所致，脱位多数发生于近节趾间关节，足趾远端向背侧移位，X线片上很容易诊断。在第1趾的近节趾间关节脱位后可以自发复位，但跖板或籽骨可能嵌于关节内，X线片上关节间隙表现为增宽，需要及时发现并予复位。对于极少数难复性脱位可以手术切开复位。趾间关节脱位后很少有并发症。

第四节　足踝韧带、肌腱及软骨损伤

一、跟腱断裂

跟腱断裂患者经常可回忆起与运动相关的病史。大部分患者会主诉踝关节部位肿胀和淤青，部分患者可能在走路时存在踝关节不稳。研究报道跟腱断裂若发生于左足，跟腱断裂时特异性表现是在断裂处可触及一横沟，并且在踝关节跖屈时横沟会缩小。受伤后局部即出现的淤血和肿胀有助于临床医生进行早期（24小时内）诊断，然而这些症状也可能使诊断变得困难。因为软组织的肿胀可以掩盖断裂后留下的横沟。过度背屈可能有助于对断裂处进行触诊。断裂后最初的急性疼痛日后可能会减轻，随即出现后跟部的隐痛。如果断裂发生在近端，跖屈力量的改变将更不明显。正常情况下可引起足跖屈，如果未出现足跖屈，则提示跟腱韧带断裂。当发生跟腱断裂时，患者典型症状是不能单脚用足趾站立，如果跟腱发生部分断裂，跖肌或跖屈肌（腓骨长短肌、胫骨后肌及跖长屈肌）的协同收缩也有使踝关节跖屈的作用，但力量会较健侧小。

（一）诊断

X线检查、细致的病史询问和物理检查后，临床医生可以做出一个大致的诊断，但是要明确诊断还需进一步检查。尽管患者经常主诉中仅存在软组织肿胀，但有时踝关节正、侧位X线片可以提示合并跟腱钙化或跗骨骨折。侧位X线片上可显示清晰的Kager三角（其位于跟腱前缘、跟骨上缘和深层屈肌腱后缘）。跟腱发生断裂后可呈现Kager三角紊乱。在鉴别不同跟腱病变方面，超声检查是一种非常有用的诊断工具，其敏感度为72%～94%、特异性为83%～100%。超声检查也可以帮助临床医生判断是否可采取保守治疗以及了解跟腱治疗的效果。超声检查的优点包括使用简单、便利、费用低，以及能够动态观察跟腱末端病变的情况。超声诊断过程中一般主观性较强，而临床医生对该项技术掌握不足、缺少临床经验，以及缺少与影像科医生之间的沟通，都可能限制其在临床中的使用。MRI检查也是一种可用于诊断跟腱损伤的有效工具，并且对于发现腱内的损伤敏感度高，阳性预测率达46%。MRI还可用于评价术后跟腱愈合情况，MRI较其他检查更加能够全面反映跟腱损伤情况。其优点在于可以清晰地显示不完全断裂和退行性改变的范围、腱旁组织炎症及足跟部病变；缺点包括费用高、不便利及对于炎症改变的敏感度太高。

（二）治疗

常见手术方式介绍如下：

1. 经皮微创跟腱修复术（图 7－4－1）

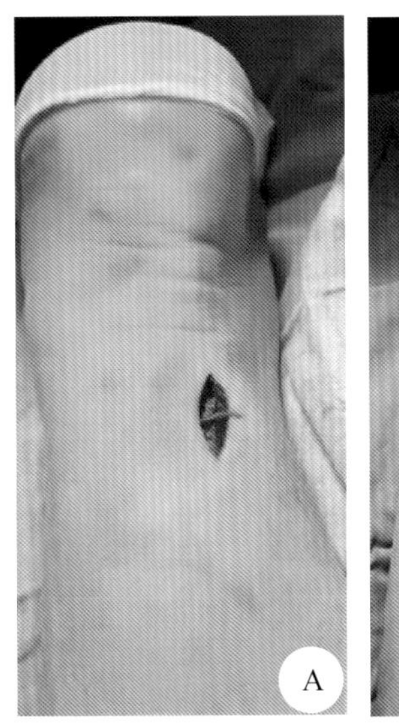

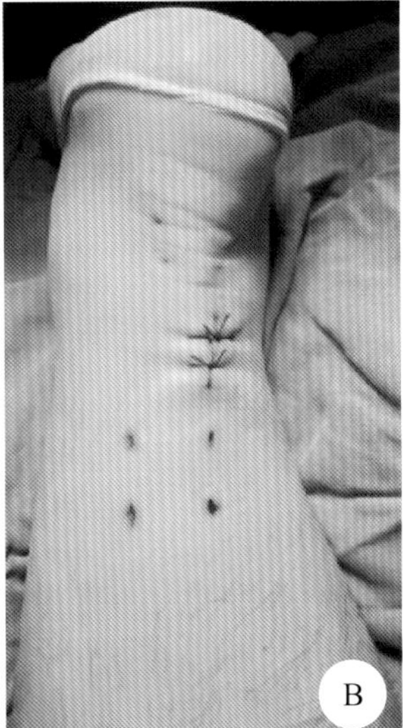

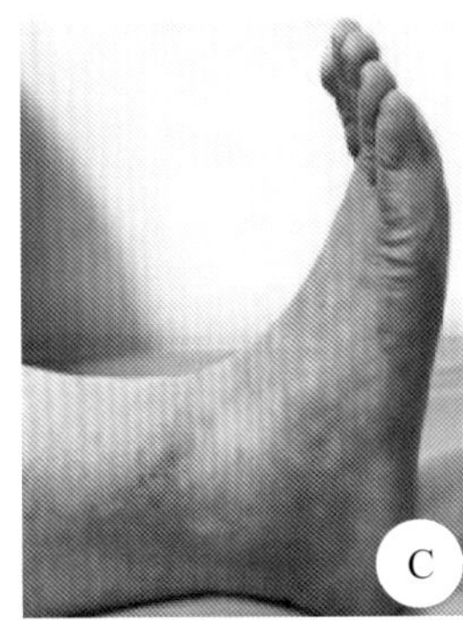

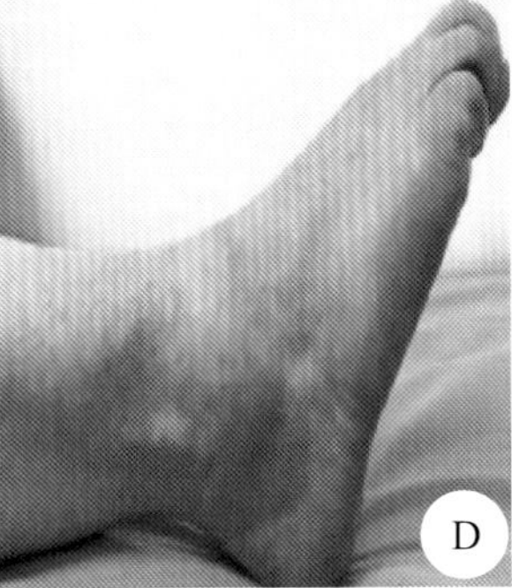

图 7－4－1　男性，43 岁，跟腱断裂，小切口经皮微创修复

A、B. 术中图片；C、D. 术后 2 个月跖屈和背伸功能情况

2. V－Y 推进术　如果超过 80%的肌腱存在慢性跟腱病变，可能需要采取 V－Y 推进术。如果 1～3cm 的病变肌腱需要切除，也可采取 V－Y 推进术。对于陈旧性跟腱断裂（断裂后 4～12 周）者，由于瘢痕组织可能会阻碍肌腱活动，V－Y推进术也是适用的。在行 V－Y 推进术时，断端处的跟腱组织最先得到修复。当肌腱瓣向近端推进时，即可拉长跟腱复合体，从而获得合适的静息张力。

手术步骤：

（1）让患者取俯卧位。双小腿消毒、铺巾，以便术中检查静息张力。

（2）行跟腱内侧切口，将切口延至肌腱移行处，小心保护从外侧向中后方走行的腓肠神经。

（3）对失活的肌腱残端进行清创或切除。对跟腱断端进行延迟修复时，跟腱的末端需提前处理，可采取改良 Krackow 或 Kessler 缝合术进行远端修复。

（4）在筋膜处进行 V 形切开，尖端指向近端。

（5）对近端肌腱进行牵拉，通常不用分离下层肌肉便可推进 2～3cm，这样便能够充分闭合远端处缺损。若推进距离超出 3～5cm，提示肌腱存在撕裂，并与下层肌肉分离。

（6）在足处于休息位时检查肌腱的张力，并在踝关节处于正常微跖屈位时测试踝关节弹性。

（7）根据术者的习惯，使用可吸收或不可吸收线缝合缺口。

3. 踇长屈肌腱转位术　手术步骤：

（1）患者取俯卧位，采取全身麻醉或椎管内麻醉，患肢近端放置止血带。

（2）在跟腱附着处内侧行纵向切口，并向近端延伸 8～10cm，根据术中所需暴露的情况，决定切口的长度。

（3）在断裂处切开腱旁组织，暴露跟腱。若肌腱存在严重病变，需充分暴露肌腱病变部位并同时切除肌腱和其附着的骨块。

（4）在舟状骨下方行长约 7cm 的内侧纵向弧形切口，沿着踇展肌上缘延伸切口。在踇展肌背面向深层分离，探查踇长屈肌腱与趾长屈肌腱。

（5）暴露 Henry 结节，在 Henry 结节处分离踇长屈肌腱和趾长屈肌腱。依据术中情况，选择适合的肌腱进行移位。在其远端止点处横断肌腱，之后从近端将其拉出。

（6）如果术者想将踇长屈肌腱或趾长屈肌腱的远侧残端与其相邻的肌腱进行固定，术者应先握住足趾，从而使趾间关节处于适度的张力，或者让处于中立位再行固定。

（7）在跟骨后侧进行横向钻孔。

（8）跖屈踝关节 10°～15°，将肌腱从隧道内穿过，用不可吸收线缝合肌腱。

（9）处理远端跟腱缺损时，在跟腱近侧正中取一宽为 1cm 的腱束，在其远端将腱束旋转，跨过缺损处（或慢性肌腱炎的切除部位）将其与跟腱缝合。

（10）如果跟腱止点撕脱或远端止点完全变性，外层以翻转的腓肠肌腱膜瓣进行包裹。翻转腱膜瓣用抽出式缝合法或缝合锚固定。

二、急性内外踝韧带损伤

踝关节内侧前后部的稳定性主要依靠坚韧、扁平的三角韧带来维持。该韧带由5部分组成，深层最为重要，可强有力地阻止踝关节外翻。它由前后胫距韧带组成，附着于内踝下丘及距骨体部，位于踝关节囊内而非囊外。深层的后胫距韧带是三角韧带复合体中力量最强的纤维束。三角韧带的浅层由其他三束韧带组成，即前侧的胫舟韧带、中间的胫跟韧带和后部的后距胫韧带。三角韧带的深浅两层共同阻止距骨过度外翻及前倾。

（一）诊断

认真细致的体格检查有助于避免误诊。临床上应全面仔细触诊前胫腓韧带、跟腓韧带、分歧韧带、下胫腓韧带复合体、内外踝、第5跖骨基底部、第3腓骨肌至第5跖骨头走行、跟骨前部、距骨侧部、跟腱、腓骨肌腱、胫后肌腱、跟长屈肌腱、趾长屈肌腱。当踝关节不稳、诊断不明确时，须从如下两个方面进行考虑：是否单条韧带完全断裂（Ⅰ度损伤)？是否同时存在多条韧带损伤?

功能强大的三维MRI检查大大提高了踝及后足疾病诊断的准确性。特定的轴位MRI检查能清楚显示距腓前后韧带、内侧副韧带深层、轻舟韧带。冠状位MRI检查能显示跟腓韧带、后胫腓韧带、胫跟韧带、后胫距韧带。通过纳入所有MRI切面，相关人员可以分别鉴别内侧副韧带的深层和浅层、下胫腓韧带复合体和侧副韧带损伤。

1. 内外翻应力试验 涉及深层的三角韧带完全断裂十分罕见。当三角韧带完全断裂同时伴有下胫腓韧带复合体断裂或外踝骨折时，踝关节外翻应力使距骨向外侧移位。拍摄外旋应力位X线片可以准确诊断Lauge－Hansen分型的腓骨骨折伴三角韧带不完全断裂。仅内踝的触痛、肿胀和淤血不能诊断踝关节不稳。当内侧韧带复合体损伤时，距骨可能向外侧移位。当外侧韧带完全断裂时，内翻应力导致距骨倾斜。内翻应力试验检查时，最好使踝关节跖屈。距骨倾斜达到15°，提示距腓前韧带可能断裂；距骨倾斜15°～30°，提示距腓前韧带和跟腓韧带同时断裂；距骨倾斜大于30°，提示踝关节外侧3条韧带同时断裂。有研究发现，当患侧距骨倾斜角度大于健侧10°，提示有可能损伤外侧韧带。大部分韧带损伤导致踝关节不稳后，经功能性治疗可取得良好的疗效，所以不建议常规行踝关节应力下X线检查。功能性治疗主要包括休息、冰敷、加压及抬高患肢，短腿支具固定，加强早期功能锻炼及早期负重，以利于神经肌肉的康复。

X线片上发现腓骨下极小骨折块，提示腓骨下极撕脱性骨折，并非解剖变异，可能与距腓前韧带损伤有关。当患者发生反复的踝关节内翻扭伤和踝关节不稳时，需拍摄应力位X线片，以明确是否存在胫距关节松弛和腓骨下极撕脱及骨块移位。

2. 前后应力试验（前抽屉试验） 前抽屉试验用于检查距腓前韧带是否撕裂。进行前抽屉试验时，拇指尖触及外踝尖，而拇指基底部触及距骨外侧突，踝关节位于中立位或轻度跖屈和内旋，不断缓慢施加应力评估距骨相对于胫骨的移动度。在出现急性踝关节韧带损伤检查距腓前韧带是否断裂时，不应施加过大应力。临床检查所获得的距骨在踝穴中的移动感觉比实际测量得到的数毫米移位更能提示距骨在踝穴中的半脱位。

（二）治疗

大多数Ⅰ型或Ⅱ型踝关节扭伤或韧带损伤可以通过功能位支具制动和早期康复治疗取得良好的疗效。这种治疗方式使得拉伸和薄弱的韧带在康复过程中始终保持正常的解剖排列和韧带长度。尽管早期制动有利于减轻患者疼痛、肿胀，但是早期功能锻炼优于制动，因此术后患肢功能锻炼至关重要。大部分踝关节扭伤无须手术治疗，不同处理方式治疗Ⅲ度损伤均可取得良好的疗效。当患者踝关节外侧韧带完全撕裂时，首选早期负重位支具固定、踝关节伸屈锻炼、神经肌肉康复等功能性治疗，这有利于早期恢复踝关节活动、重返工作岗位和恢复体育活动。功能性治疗与其他治疗方法对后期踝关节稳定的影响并无差异，同时疼痛、肿胀、关节僵直、肌力减退等晚期并发症的发生率并不高于手术和支具固定治疗。必要时行二期手术重建或延迟修复韧带。尽管踝关节损伤的运动员可采取功能性治疗，但仍有 10%～20%需要行二期手术修复韧带。功能性治疗避免了人为增加新的手术创伤和手术并发症。一期手术治疗的适应证包括巨大撕脱性骨折、严重内外踝韧带损伤、严重复发性韧带损伤。

踝关节损伤后治疗的主要目的是防止踝关节慢性不稳定。研究发现距骨外移 1mm，胫骨与距骨间的接触面积可减少 42%。减少胫骨与距骨接触面积可导致每单位面积承受的轴重增加，距骨移位可导致踝关节不稳和外伤性关节炎。踝关节不稳可由骨折和/或韧带损伤引起，可表现为韧带损伤伴距骨移位或腓骨近端骨折。

1. 三角韧带急性断裂的修复　青少年和中年患者的三角韧带急性断裂，表现为距骨在踝穴中异常倾斜移位和触及韧带缺如，常需要手术治疗。三角韧带急性断裂常伴有外踝骨折或下胫腓分离。内外翻应力试验有助于判断内踝间隙增宽和距骨倾斜，MRI 检查有助于判断三角韧带断裂的程度和位置。对于仅有三角韧带完全断裂的患者，建议短腿石膏免负重固定 4～6 周，然后穿矫形鞋 4～6 个月。当踝关节复位困难时，可考虑手术探查，切除嵌插的组织后再行复位。一些学者提醒上述情况应与单纯的胫后肌腱断裂鉴别，胫后肌腱断裂更为常见，在踝关节内旋时引起内踝疼痛。

2. 外侧韧带急性断裂的修复　距腓前韧带是稳定踝关节重要的韧带，单纯的距腓前韧带断裂可通过制动治疗。尽管 10%～20%的运动员在踝关节扭伤后存在慢性不稳定症状，但韧带损伤后导致踝关节不稳的原因仍不十分清楚。即使断裂的距腓前韧带已愈合，仍有一些患者因外踝疼痛和肿胀而不能恢复所有正常活动，这种现象的发生可能与创伤性滑膜炎、疼痛性韧带瘢痕、腓骨肌肌力减退和神经感觉缺损有关，关节软骨损伤也可以导致上述现象的发生。单纯韧带重建并不能解决关节软骨损伤的临床问题，在术中须评估是否同时存在韧带损伤与关节软骨损伤，并分别予以治疗。

当外侧的距腓前韧带及跟腓韧带都撕裂时，就需要手术修复。对于外侧副韧带损伤，有学者认为手术治疗优于非手术治疗，尤其是年轻运动员，一旦外侧韧带损伤应予以修复。但一项 Meta 分析证实，非手术治疗急性外侧副韧带撕裂的临床疗效与手术治疗相当，说明外侧韧带急性损伤后可先行非手术治疗，非手术治疗无效后再行二期修复手术。非手术治疗主要为功能性治疗，早期主要遵循“RICE”原则（休息、冰敷、加压、抬高患肢），当患者能完全负重时，应采用功能性支具保护和加强理疗。为降低运动员Ⅱ型韧带损伤再断裂的风险，建议长期使用功能性支具保护患踝。

3. 外侧副韧带急性断裂的修复

（1）为避免静脉回流受阻、皮缘坏死和神经损伤，做一长约 5cm 的弧形切口，起于腓骨尖近端 5cm、腓骨前缘 1.5cm，止于腓骨尖与足后跟顶点连线的中点。

（2）分离保护前方的腓浅神经分支、远侧的腓肠神经，尽量保护皮下浅静脉。

（3）切除覆盖下胫腓关节和踝关节的腱膜组织，钝性剥离显露撕裂的韧带。切开腓骨肌腱鞘，显露跟腓韧带和距腓后韧带前部。

（4）对于极度内翻患足，检查显露外侧副韧带的完整性、踝关节和距下关节的稳定性。

（5）用不可吸收线缝合撕裂的韧带断端，当韧带末端从骨附着处撕脱时，将韧带末端缝合于邻近的腱膜组织或经骨钻孔缝合固定。

（6）跟腓韧带撕裂会导致距下关节不稳，可原位缝合跟腓韧带，必要时可用邻近的腱膜组织瓣加固缝合。缝合关节囊及腱鞘，关闭切口，在踝关节前后进行“U”形石膏夹板固定，踝关节处于中立位及轻度外翻位。

三、慢性踝关节不稳

（一）慢性外踝不稳

1. 非手术治疗　陈旧性外侧副韧带断裂导致慢性踝关节不稳时，首先应考虑非手术治疗。临床上通过加宽和降低女性患者的鞋跟及对男性患者鞋跟外侧加一楔形衬垫，可缓解症状。采用护踝或马镫型支具固定踝关节有一定疗效，尤其对于那些长期在地面不平的道路上行走或从事重体力劳动的患者十分有效。参加体育活动时，穿高帮运动鞋或用绷带环裹踝关节可以缓解踝关节慢性不稳的症状。一般来说，合适的绷带环裹固定可最大限度地减少踝关节不稳症状的发生。当非手术治疗无效时，应行外侧副韧带重建手术。生物力学分析表明，踝关节不稳时患侧应力踝穴位X线片上的距骨倾斜角大于健侧8°，否则需考虑应力性骨折等其他病因。功能性踝关节不稳因神经肌肉受损和本体感觉缺损，导致患者具有关节失稳的主观感觉或踝关节易扭伤。

2. 手术治疗

（1）慢性外踝不稳的修复（改良 Watson－Jones 术式）：

1）做外侧切口，起于腓骨干中下1/3交界处，沿腓骨干前缘向远侧弧形延伸，止于外踝尖前方5cm。尽可能向近端切开腓骨肌腱鞘，锐性分离腓骨短肌腱，以确保有足够长的腓骨短肌腱用于肌腱转位。

2）将腓骨短肌腱游离端缝合于腓骨长肌腱，尽量向远侧游离腓骨短肌腱直至外踝，注意保护腓骨肌支持带。

3）电钻钻2条足够大的骨隧道以利于腓骨短肌腱通过：第1条骨隧道在距外踝尖近侧2.5cm处由前向后斜行钻入，第2条骨隧道在小腿长轴平面，通过距骨颈外侧，置于距腓关节的前方。钻第2条骨隧道时，可在距骨颈的上外侧及下外侧分别钻1个孔，2个孔贯通后很容易形成骨隧道。

4）引导腓骨短肌腱由后向前穿过第1个骨隧道，再由下向上穿过第2个骨隧道。在外踝的外侧做1个斜形切口切开骨膜，肌腱残端平铺，经后下方穿至外踝的外侧。

5）缝合肌腱至外踝后方骨膜。

6）缝合骨膜至外踝外侧的肌腱上。

（2）慢性外踝不稳的修复（Evans 术式）：

1）显露、切断、分离腓骨短肌腱的方法同 Watson-Jones 术式。

2）腓骨短肌腱游离端缝合于腓骨长肌腱。

3）在腓骨上钻2条足够大的骨隧道以利于腓骨短肌腱通过，起于腓骨尖，止于腓骨尖后侧约3.2cm。引导腓骨短肌腱由上向下穿过骨隧道，肌腱末端分别与相邻的软组织拉紧缝合固定。

（二）慢性内踝不稳

长期慢性内踝不稳的临床表现不严重，一旦发生非手术治疗通常无效，重建内侧韧带手术没有像重建外侧韧带那样受到广泛关注，所以对慢性内踝不稳的最佳治疗方案尚无定论。慢性内踝不稳可能由踝关节旋前位损伤引起，但更多报道则认为其是一种踝关节复合伤，受伤机制不明确。正确诊断内踝肌腱功能不全十分重要，尤其应关注是否存在胫后肌腱功能不全。当内踝不稳的症状经非手术治疗无效时，可考虑行内侧韧带重建。

应力位X线片对于诊断帮助较大，其依据为前抽屉试验：向前移位>10mm或向前移位较对侧>5mm；距骨内外翻应力试验：距骨倾斜>10°或距骨倾斜较对侧>5°。

四、距骨软骨损伤

外侧距骨骨软骨损伤多由内翻和极度背伸引起，内侧距骨软骨损伤多由外翻、极度跖屈、胫骨相对于距骨外旋引起。形态学观察显示，内侧损伤位置较深、呈杯口形、移位不明显，外侧损伤位置表浅、呈圆饼形、移位明显。

距骨软骨损伤的治疗需要考虑多种因素，包括患者个体差异（如运动要求、一般情况、年龄等）和损伤情况（损伤的位置、大小和关节退变）。大多数距骨软骨损伤首先应选用制动和理疗。手术治疗主要有3种：清理加骨髓刺激术（微骨折术、钻孔、打磨等），损伤直接修复术（逆行钻孔、骨移植和内固定），自体或异体骨软骨或软骨细胞移植术。术前常规检查CT，2mm厚的轴位和冠状面CT有助于判断损伤的位置（前侧、内侧和后侧），同时判断是否需内踝截骨。若骨折块漂浮在缺损面上，往往骨折块的上下方向逆转。MRI检查有助于判断这种损伤的骨折块的漂浮游离情况。外侧韧带损伤往往最常见到内侧距骨关节软骨损伤（图7－4－2）。

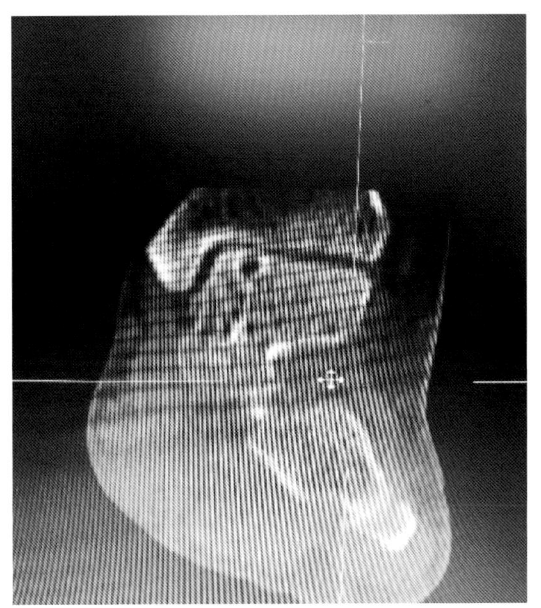

图 7－4－2　男性，28 岁，外侧韧带损伤负重行走后出现内侧前间隙压痛，CT 发现距骨软骨损伤

（一）非手术治疗

不完全性距骨内、外侧骨软骨损伤（Ⅰ期），完全游离无移位（Ⅲ期）距骨内侧骨软骨损伤，发生于儿童的损伤，可以用石膏或小腿支具制动治疗。若制动 4～6 个月无效或加重，可考虑手术切除或刮除受损的关节软骨。

（二）手术治疗

近来较大的距骨软骨损伤（>5mm）多采用自体骨软骨移植至软骨缺损区，骨软骨移植包括自体和异体移植（OATS）。马赛克成形术是指获取多块较小的骨软骨后移植至软骨缺损区。对于非常巨大的骨软骨缺损（>12mm），则需要新鲜的同种异体距骨软骨移植。许多学者已报道取自体骨软骨移植疗效良好，应避免供骨区位于患侧的股骨和距骨。同种异体距骨软骨移植多取自与患侧相同的侧别，在供者死后 24h 之内取骨，取骨前应明确是否有距骨软骨损伤和发育不全。在临床工作中，几乎不可能在如此短的时间找到供者，可适当延长至供者死后 1 周内取骨移植。没有证据表明自体距骨软骨新鲜移植优于冻存的软骨移植。新鲜冻存软骨一般保存在 2℃～4℃。

自体骨软骨移植多用于膝关节手术，报道用于踝关节取得良好疗效的最长随访时间只有 5～10年，后来出现了自体骨软骨移植的关节镜技术。软骨细胞－支架移植技术有广泛的应用前景，但目前研究有限。在关节镜辅助下，自体软骨细胞培养传代后附着于修复支架进行移植。

1. 内踝截骨术　以内踝为中心做 1 个长 6～8cm、弯向后的弧形切口。在踝穴平面切开胫后肌腱鞘，牵开胫后肌腱并加以保护。在内踝钻 1 个大小为 2.5mm 的孔。切开骨膜，但注意不要破坏骨膜完整性。用摆锯行“V”尖朝向近侧的 Chevron 式截骨。在前后位 X 线片上，截骨线的角度朝向内踝与胫骨远端关节面的交界转弯处。截骨前影像学检查有利于设计正确的截骨角度。如果截骨面过于倾斜会太靠近负重位，过于平坦会影响手术视野，上述两种情况均应避免。也可以在直视下通过内踝的前内侧沟显露距骨内侧。截骨完毕前用骨刀轻轻凿断截骨块，把内踝向下翻转。必要时直视下松解关节囊附着部，注意保护关节囊的表层和深层的三角韧带。手术结束前，用 2 根 4.0mm 的半螺纹骨松质螺钉固定内踝截骨面。

2. 自体或同种异体骨软骨移植　全麻成功后，患肢术区消毒铺巾，检查踝关节判断是否有软骨损伤。用直径为 5～11cm 的软骨采集器取供区软骨，也可用更大型号的软骨采集器取骨。采用前纵形切口显露外侧损伤，内踝截骨显露内侧损伤。后外侧损伤几乎不需要经外踝截骨显露。采用合适大小的骨移植器钻出一个受区，用于骨软骨移植。在供区取出深为 10mm 的软骨。若为距骨穹窿损伤，与关节面垂直植骨，若为距骨颈损伤，与关节面成 45°植骨。在受区钻多个直至软骨下骨的骨孔。在股骨内髁或外髁做一小切口，关节镜辅助下选与患侧同侧的膝关节取骨。当距骨颈损伤时，从股骨外侧滑车取骨。采用特殊设计的软骨采集器在供区取软骨下骨移植骨块，植骨块直径为 5～11mm，深度为 10～12mm。采用特殊的打压器或环形钉小心地将柱状移植骨打入受区。骨移植完毕前勿移出软骨采集器，始终保持固定的角度置入，否则易引起供区骨折。采用合适的打压器轻轻打压移植骨块的中心，使之与周围软骨嵌合。检查踝关节活动度，确保移植骨块位置良好、固定可靠。关闭切口，常规检查截骨是否固定可靠。膝关节术区放置 1 根引流管，加压包扎至踝关节，石膏夹板固定（图 7－4－3）。

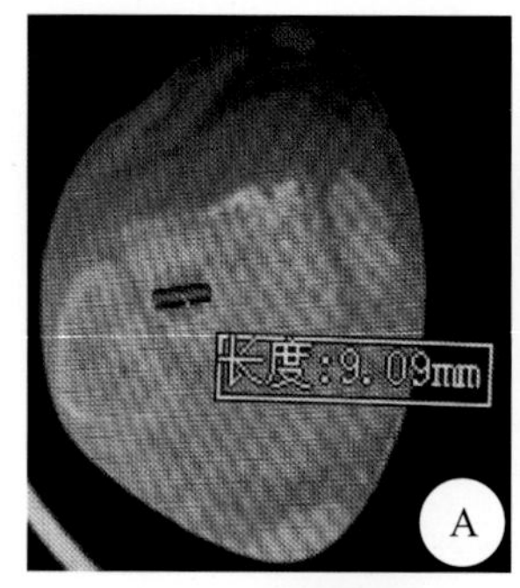

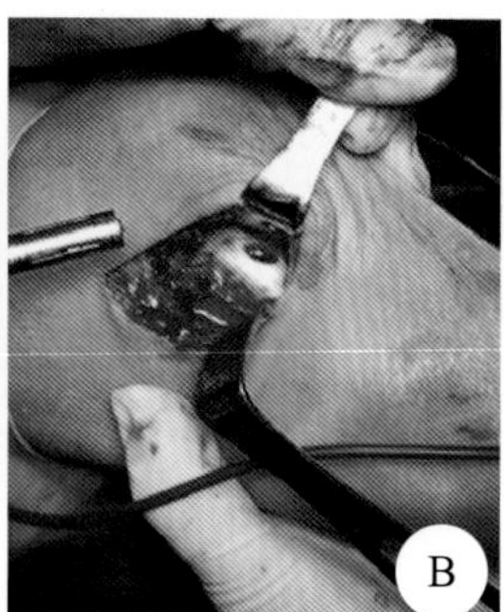

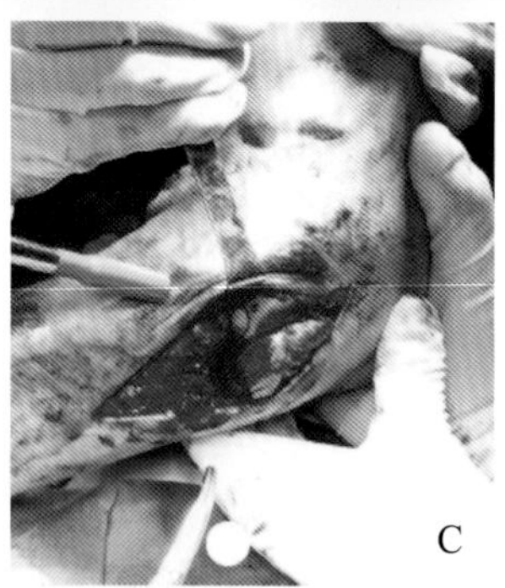

图 7-4-3　男性，23 岁，距骨软骨损伤

A. 软骨缺损 CT 横断面；B. 软骨缺损区大体图片；C. 软骨移植后大体图片

五、踝关节内部紊乱

（一）隐匿性后足损伤

隐匿性后足损伤包括了距骨损伤和跟骨损伤。骨样骨瘤、嗜酸性肉芽肿、绒毛结节滑膜炎及骨囊肿与慢性踝关节扭伤的症状相似。另外，距骨外侧突骨折和跟骨前侧突骨折可能误诊为慢性踝关节扭伤。跗骨融合的青少年更容易扭伤踝关节。跗骨融合患者可表现为腓骨肌萎缩，CT 有助于判断跗骨融合的分型。骨扫描可帮助判断骨折的位置。

（二）跗骨窦综合征

跗骨窦综合征泛指距下关节跗骨窦区的疼痛，其原因不甚明了。这一诊断可能代表少部分的关节不稳定、韧带撕裂、关节纤维性粘连、未被发现的腱鞘囊肿、关节退变。

1. 诊断　患者的主诉通常是位于踝关节外侧和跗骨窦表面的疼痛，这种疼痛常常与先前的关节内翻性机械损伤有关。临床症状通常没有关节不稳定，而且肿胀程度不一。跗骨窦区的压痛是诊断的必要条件，通常没有其他主观和客观症状，或比较轻微。试图通过 X 线检查对这一病症进行客观描述是很困难的。常规的 X 线片和应力位 X 线片通常表现正常。因此现代研究中有学者采用距下关节镜进行诊断，但随着 MRI 技术的发展，距下关节镜已经基本被 MRI 取代。跗骨窦综合征患者的 MRI 表现：局部纤维化、弥漫性浸润、滑膜炎、非特异性炎症改变及异常积液。

2. 治疗

（1）非手术治疗：诊疗的一个重要手段是向跗骨窦区注射麻醉药物和糖皮质激素。如果注射后没有任何改善，则应怀疑跗骨窦综合征诊断是否成立。有一些患者注射 1～3 次后可以获得永久性的症状缓解。如果缓解后有明显的疼痛复发，则建议手术治疗。

（2）手术治疗：跗骨窦脂肪垫和表层的韧带层切除术，软组织切除应在跗骨窦外侧的 1.0～1.5cm，以防破坏距骨的血供，术中应尽量保留跟距骨间韧带和颈韧带，可以切除纤维脂肪组织，直至切到伸肌下支持带。手术方法是在跗骨窦区上方做一标准的斜形切口，术中应避免伤及腓浅神经侧支。另外，关节镜技术被越来越多足踝外科医生应用于跗骨窦综合征的诊断和治疗。

六、创伤性腓骨肌腱滑脱

腓骨长短肌起自腓骨外侧、小腿外侧肌间隔和小腿筋膜，肌腹延续斜行向下成为肌腱，两肌腱向下共同通过外踝后方的骨性浅沟而止于足部各自的附着点。自外踝后方的前唇至跟骨侧面有一腱鞘组织横形经过腓骨长短肌腱浅层，外踝顶端上方约 1cm 处的腱鞘增厚部分为腓骨肌上支持带。因此，实际上腓骨长短肌腱在外踝后方被包在一个纤维骨管内，管的内侧壁后为距腓韧带与跟腓韧带，前壁由外踝的前唇和起自唇的支持带构成，支持带和止于跟骨的跟腓韧带形成管的后壁。

腓骨远端与腓骨肌上支持带时常有解剖变异，如果外踝后方骨性浅沟缺如，或呈突起，腓骨肌上支持带也可以先天性缺如，或后天由于小儿麻痹后遗症、姿势性（如骑马）慢性扭伤导致松弛。先天的或后天的因素都是腓骨肌腱易于滑脱的内在因素，但并不是创伤性腓骨肌滑脱的必要条件。

腓骨肌腱滑脱的原因多数为运动损伤，当足处于轻度内翻位时，受到突然强烈被动背屈的外力，引起腓骨肌强烈地反射性收缩，由于腓骨肌腱强力向前顶压腓骨肌上支持带，从而使其断裂，腓骨肌腱冲破上支持带的束缚以后即滑向前方。

1. 诊断　创伤性腓骨肌腱滑脱的早期症状为外踝后方软组织肿胀、皮下有淤血斑。触诊时外踝后缘和外踝后沟处均有明显压痛，主动外翻足部或抗阻力外翻时上述部位疼痛明显加重，明确的体征是当背屈、外翻踝与足部时，腓骨肌腱滑向外踝前方，并可伴有弹响及疼痛。而当跖屈踝关节时腓骨肌腱可自行复位。值得注意的是绝对不能仅凭没有肌腱滑脱出现而否定诊断。腓骨肌腱滑脱在X线片上往往没有异常发现，有时可见外踝后缘有一小骨折块，CT检查更清楚。所谓“三联征”即骨折块、外踝后方压痛、局部肿胀。晚期腓骨肌腱滑脱已成为习惯性，诊断一般并无困难，明确体征是踝关节背屈时，肌腱滑向外踝前方，伴有弹响及疼痛，当踝跖屈时自行复位。

2. 治疗　早期治疗可将踝及足置于轻度跖屈、内翻位，使腓骨肌腱回纳至外踝后沟内，以短腿石膏制动4～6周。或以小块毛毡压住外踝后方，再以胶布贴紧将足固定于跖屈内翻位4～6周。也有医生建议做一期缝合术。

晚期时采用非手术疗法很难奏效，只好手术加深外踝后沟，重建腓骨上支持带，或骨性阻挡。手术方法：

（1）于外踝外侧翻起一骨膜瓣，蒂于后方，将瓣翻向后方，越过腓骨肌腱后与跟骨外侧软组织缝合。中立位短腿石膏固定4周。

（2）切取跟腱外缘长、宽各6～7cm腱条，保留跟骨附着，于外踝前后方向钻孔，复位肌腱，将腱条穿过骨孔，拉紧缝合。短腿石膏固定4～6周。也有医生将骨孔下移，经过外踝后沟。

（3）自外踝切取长3cm、宽2cm、厚0.3cm骨片，后移0.5cm，用螺钉固定，形成骨性阻挡。术后短腿石膏固定6周。

第五节　踝关节炎

一、诊断

关节炎是关节软骨的损坏，是人类常见的疾病之一。关节炎分为：骨关节炎（或称为退变性关节病），创伤性关节炎，炎症性关节炎，晶状体沉积导致的关节炎，血清阴性关节炎，感染性关节炎以及其他少见的关节炎。骨关节炎是其中最常见类型，其发生率随着年龄而呈指数性增长，年龄超过65岁人群，80%～90%会罹患关节炎。足踝部骨关节炎在所有年龄都会发生。中老年易发生原发性或者特发性骨关节炎，年轻人群易发生外伤后的继发性关节炎。创伤性关节炎以与关节损伤有关的关节软骨退化改变为特点。踝关节对关节损伤尤其敏感，更易有创伤性关节炎的发生。

二、治疗

传统治疗终末期踝关节炎的可靠方法是踝关节固定术，如胫距关节融合术、全踝关节融合术等，但会对邻近关节造成负面影响，导致邻近关节的关节炎。为保留关节活动度和避免邻近关节关节炎的发生，研究者开始应用全踝关节牵张成形术拯救终末期踝关节炎。然而远期效果不能令人满意。

目前，针对踝关节炎进行保留关节的治疗方法包括踝关节清理、软骨骨髓微骨折处理、自体骨软骨移植、异体骨软骨移植、截骨矫正力线手术和关节牵张等。牺牲关节的治疗方法包括关节融合术和关节置换术。

（一）踝关节牵张成形术

关节炎导致的疼痛是关节内的液体因压力作用进入软骨下骨所致。软骨下骨改变是骨关节炎发展的一个显著特征，包括硬化、囊肿形成、骨磨损、骨髓病变和骨赘形成。这种不可避免的软骨下骨的变化最终会导致关节表面机械完整性的破坏，致使软骨产生反应。关节牵张的机制是减轻对软骨的机械应力，给予关节软骨在无负重及压力下的修复机会。研究发现，关节牵张能够促进蛋白聚糖的代谢、减轻炎症反应、修复软骨萎缩及改善软骨修复，进而增强骨修复活性、增加关节软骨厚度。

关节间隙是指在影像学上可见的胫骨平台软骨下骨和距骨软骨下骨之间的距离，分为无牵张的关节间隙和牵张下的关节间隙。无牵张时，关节间隙意味着关节间残存关节软骨的厚度；牵张条件下关节间隙是关节软骨厚度和牵张间隙之和。对于关节炎病例，影像学提示关节间隙为0，意味着关节软骨已磨损。目前以牵张5mm为标准进行临床治疗。

（二）踝关节融合术

1. 适应证 踝关节骨关节炎、类风湿性关节炎、大骨节病、慢性炎症等踝关节骨质破坏严重，踝畸形、踝关节疼痛和踝关节功能障碍，陈旧性踝关节骨折或骨折脱位，胫骨关节面严重破坏，或骨折脱位所致的创伤性关节炎等。

2. 手术方法

（1）前滑槽植骨踝关节融合术：采用踝关节前方入路，切断小腿横韧带，把踇长伸肌腱、胫前肌腱拉向内侧，显露踝关节的关节囊，显露胫距关节面，切除胫距关节的软骨面，同时矫正踝关节畸形。自胫骨远端前方，截取2cm×8cm×0.8cm的长方形骨片。

用骨凿沿胫骨的骨槽向下在距骨颈及体部开槽，深约2cm，其宽度与厚度都要与胫骨的骨片相同。将取下的胫骨片从胫骨上向下滑动插入距骨上面的骨槽内，用螺钉将骨片固定在胫骨和距骨上。可将修整胫距关面时取下的松质骨碎骨片或胫骨槽内松质骨填入关节周围。关闭切口，石膏固定于踝关节90°～100°的位置。

（2）腓骨截骨融合术：采用改良的Kocker踝关节外侧切口约15cm，显露腓骨及外踝部，在外踝上10cm处向下切开腓骨骨膜，将腓骨切断，取下腓骨下端，使踝关节外翻、踝关节脱位。切除胫距关节的软骨面，使其与接触面相适应，踝关节复位，在胫骨下端外侧和距骨外侧面凿一与腓骨大小相适应的骨槽，将腓骨下端嵌入此骨槽内，用接骨板螺钉分别固定在胫骨和距骨上。关闭切口，石膏固定于踝关节95°～100°的位置（图7-5-1）。

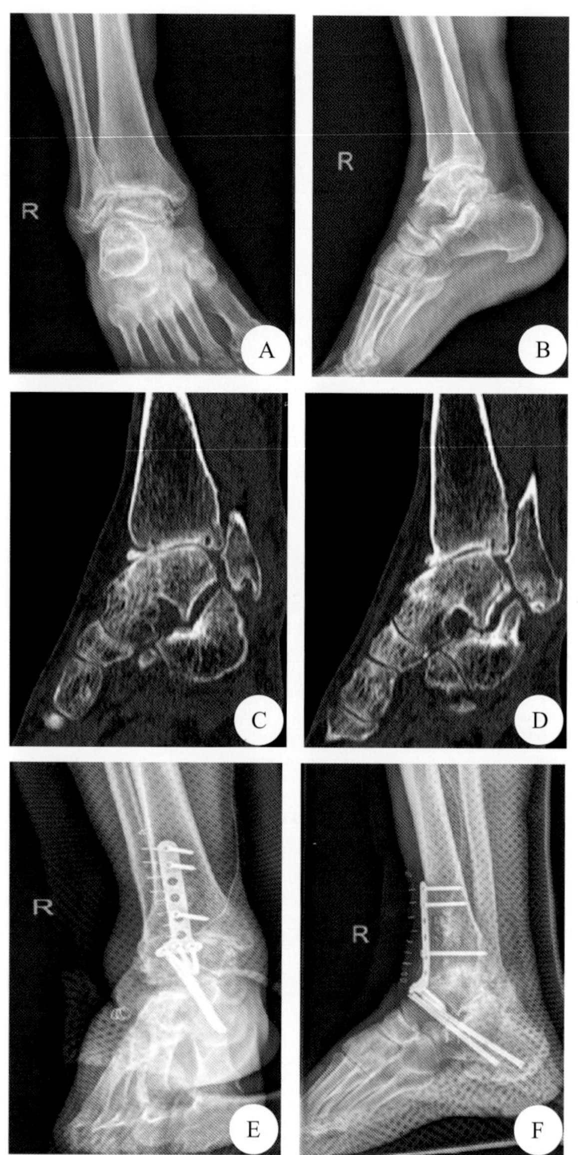

图7-5-1 男性，62岁，踝关节骨关节炎，行关节融合术

A、B. 术前正、侧位X线片；C、D. 术前CT骨窗矢状位重建；E、F. 术后正、侧位X线片

第六节 足踝部感染

一、足踝结核

足踝结核并不常见，患者多为青壮年和10岁以下儿童。

（一）诊断

足踝结核发病缓慢，常有踝关节扭伤史。单纯骨结核和滑膜结核初起时疼痛都不明显，待发生脓肿或转变为全关节结核时，疼痛才剧烈。晚期全关节结核，当病变静止或治愈后关节强直时，疼痛也会减轻或消失。单纯骨结核脓肿常限于病变局部，故肿胀部位局限。而滑膜结核或全关节结核则在关节前方，内外踝及跟腱两侧都有肿胀，压痛部位亦相同。关节功能受限主要表现为背伸和跖屈活动减少。若距骨下关节同时受累，则内外翻活动范围也减少。疼痛严重者，畸形与跛行也显著，有时需用双拐行走。晚期有脓肿、窦道以及下垂和内翻畸形。

单纯骨结核可见局部骨质有典型的改变。单纯滑膜结核可有骨质疏松和软组织肿胀。全关节结核尚可见到关节边缘骨质破坏，关节板部分模糊。晚期的关节破坏增加，关节畸形或僵直。长期混合感染可见骨质硬化。

单纯骨结核和全关节结核，在诊断上困难不大，但单纯滑膜结核的诊断，有时会很困难，需做活检和细菌学检查。如早期有腘窝或腹股沟淋巴结肿大，做淋巴结活检对诊断可能有帮助。应与类风湿性关节炎、色素绒毛结节性滑膜炎、陈旧性扭伤、大骨节病等相鉴别。

（二）治疗

（1）单纯滑膜结核：可于关节前方胫前肌和跗长伸肌腱之间局部注射抗结核药物。滑膜切除术也是常用的方法。切口可在踝关节外侧，围绕外踝做弧形切口，以便同时切除关节前方和后方的滑膜组织，并能对整个踝关节的软骨面及其边缘骨板进行探查，防止遗漏小的隐匿病灶。术后用小腿石膏托固定 3 周，然后进行功能锻炼。

（2）单纯骨结核：根据病变的不同部位选用合适的手术切口，显露病灶并清除，注意勿进入病变尚未侵犯的关节。病灶清除后，如骨洞过大，可取自体髂骨植入。

（3）早期全关节结核：及时做病灶清除，保留关节的功能，显露关节后，先切除水肿肥厚的滑膜，再刮除所有隐匿的骨病灶。应彻底刮除软骨关节面边缘的肉芽和被破坏的软骨面。术后处理同滑膜切除术。

（4）晚期全关节结核：多需做病灶清除，对 15 岁以上的患者同时做踝关节融合，将踝关节融合于 90°～95°位。

（5）手术方法：

1）腓骨固定法，采用腓骨下端直切口，远端向前转弯。于外踝 6～8cm 处截断腓骨，将远段骨前面的胫腓之间切开，保留其外侧及后侧软组织，并将此段骨向后翻开，将其内侧面凿成粗糙面，待病灶清除和残留软骨面切除后，将胫骨下端和距骨体外侧凿成粗糙面。将后翻的腓骨复位，用 3 枚螺钉固定于胫骨下端和距骨体外侧。固定时注意距骨应在内外翻中立位，术后用小腿石膏托固定，拆线后改用行走小腿石膏靴固定 3 个月。

2）胫骨片滑动植骨法，经踝前方显露踝关节，将足尽量跖屈，显露整个胫骨下端和距骨体的关节面。病灶清除后，切除残余软骨面。在胫骨下端凿一长 5～6cm、宽 2.5cm 的骨皮质。在距骨背面相应位置凿一宽 2.5cm、深 1.5cm 的骨槽。将胫骨片下滑植入距骨的骨槽内，并使胫骨下端与距骨体紧密对合，胫骨片用 2 枚螺钉内固定。术后处理同上。

3）加压融合法，经外侧或前侧途径，清除病灶，切除残余的软骨面，骨粗糙面对合后在胫骨下端和跟骨穿骨圆针，安放关节加压器，进行加压融合。加压融合法效果好，操作简单，融合时间短，骨性融合率高。

二、足踝化脓性感染

（一）足背感染

足背皮肤较薄，皮下组织不发达。在足背网状静脉之下是胫前肌腱、跗长伸肌腱、趾长伸肌腱和第 3 腓骨肌腱，以及菲薄的趾短伸肌和跗短伸肌。在肌腱和肌肉的深部即为跗骨和跖骨。足背皮肤的血供源于足背动脉分支。感染常由刺伤、擦伤或足癣感染蔓延所致。足背感染表现为明显红肿，张力较高，皮肤常形成表皮脓疱。皮下积脓使皮肤与足背深筋膜剥离，皮肤血供受到破坏，以致坏死溃破，形成巨大溃疡。跖骨位于深筋膜下，常被感染累及，造成跖骨骨髓炎，形成慢性窦道。

（二）足跖部感染

足跖部皮肤角质层很厚，皮下有丰富的纤维脂肪垫，以承受身体重量。跖筋膜和跗跖关节处分支止于跖长屈肌腱与足趾基底。跖骨掌面、侧面为蚓状肌、骨间肌、跖短屈肌覆盖。胫后动脉出踝管后发出足底内侧与外侧动脉，在足底形成足底动脉弓，分出数支供给足趾，同时与足背动脉的足底深支互相吻合，血管间有疏松结缔组织与足背联系。足跖部感染常由刺伤或钝物挫伤引起，主要表现为足掌肿胀。由于角质层厚，肿胀较弥散，但随之感染常可通过血管间疏松结缔组织扩散到足背，从而引起足背肿胀。

（三）跟周感染

指以跟骨结节为中心，跖筋膜外、跟腱止点两侧的感染。跟骨与跟腱两侧为结缔组织包绕。跟周感染常因鞋擦伤、足跟刺伤引起。其临床特征是足跟与跟腱止点两侧明显肿胀，但足弓不肿胀。

（四）足底与踝管感染

跖筋膜起于跟骨结节，于跗跖关节处分支，止于趾长屈肌腱与趾根部。中间部分较厚，两侧较薄，与足底深筋膜相延续。跖筋膜向深面垂直发出两个间隔，把足底分为三个间隙。外侧间隙容纳小趾展肌、小趾对跖肌，内侧间隙有踇短屈肌、踇展肌及踇长屈肌腱，中间间隙有趾短屈肌腱、趾长屈肌腱、四条蚓状肌、三块骨间跖侧肌和四块骨间背侧肌。踝管内，胫神经，胫后动、静脉及踇长屈肌腱、趾长屈肌腱，由足底内侧进入跖筋膜下。因此，踝管与足底相联系。足底感染常因刺伤引起。临床表现为足弓与内踝明显肿胀。由于跖筋膜较坚韧，脓肿很难穿破，常通过踝管扩散到小腿。导致距下关节感染与跟骨、距骨的骨髓炎。

（五）跗骨窦感染

跗骨窦由距骨沟与跟骨沟嵌合而成，其内含有丰富的结缔组织。跗骨窦感染常继发于足底感染引起的距下关节感染，常在足弓肿胀的同时，于足背附骨窦区有明显红肿，甚至穿破流脓。由于在诊断处理上医生常忽视跗骨窦的感染，常造成足背跗骨窦区形成慢性窦道。

（六）治疗

（1）对足感染的早期治疗。不同于肢体其他部位的感染，应以有效、大剂量抗生素静脉滴注为主。病原菌大多为金黄色葡萄球菌。抬高肢体、湿冷敷，有利于肿胀消退，并减轻疼痛。

（2）切开引流的时机。临床观察足踝部间隙感染，一周左右体温波动大，在 39℃左右。同部跳痛明显，肿胀加重，皮肤红肿明显，甚至出现表皮脓疱。试行穿刺抽得脓液，即应手术切开引流。

（3）引流力求充分彻底。术中常因出血而未找到真正脓肿，使引流不彻底，以致感染迁延与骨的感染。因此，应在麻醉完全、使用止血带下进行手术。术中要仔细解剖，找到脓肿的真正部位。

（4）对跖筋膜下感染，采用足内侧切口，切开踝管，向后牵开踇长屈肌腱、趾长屈肌腱、胫后肌与胫后动脉、胫神经，于踇展肌下进入跖筋膜下间隙。对于跟周感染，于跟骨后外侧做“L”形切口，达跟腱止点两侧，找到脓腔后彻底冲洗干净，然后缝合切口，术后接负压引流瓶，待引流物减少，并由脓性变为浆液性，体温下降，局部肿胀减轻即可拔管。如伴有跗骨窦感染，在足背做短斜形切口引流。

（5）对足软组织有广泛感染，如跟周、跖筋膜下感染，或继发有附骨、跖骨感染的情况，应以石膏托或支具维持足的功能位，防止足的畸形。

第七节　跟距骨桥及距下关节炎

一、跟距骨桥

跟距骨桥是跗骨联合的一种，指跟骨与距骨之间的异常连接，并由此导致后足的活动受限。临床上，跟距骨桥的发病隐匿，临床表现缺乏特征性，往往难以及时得到准确的诊断和正确的治疗。因为大多数跟距骨桥并不表现出临床症状，故很难得到真实的跟距骨桥发病率。目前，只能通过针对尸体、疼痛性扁平足患者等特定人群的研究对跟距骨桥的发生率进行推测，跗骨联合在人群中的发生率为1%～2%，其中23%～47%是跟距骨桥。跟距骨桥的病因可分为先天性和获得性两种。获得性跟距骨桥多由感染、关节内骨折、骨坏死、恶性肿瘤导致。

（一）诊断

多数患者终身无症状。随着骨桥的骨化及活动量的增加，患者多在10余岁发病，也有部分患者在20岁后发病。通常发病比较隐匿，典型的表现是与活动或久站相关的足踝部的隐痛，间歇性，并逐渐加重。疼痛部位主要在后足、踝关节内侧、内踝远端，有时候定位模糊。疼痛随时间进展逐渐加重，偶尔表现为夜间疼痛，随着距下关节活动受限程度加重，患者会出现跛行。部分患者表现为以关节扭伤发病，甚至是反复扭伤，或是在不平整地面上有不稳感。这些表现使得跟距骨桥容易被误诊。跟距骨桥患者典型的体征包括双内踝征，即内踝的远端有骨性的突起，骨桥局部压痛，或是外侧、跗骨窦区深压痛。约50%的患者出现距下关节活动受限，部分患者会出现被动活动疼痛及弹响。跟距骨桥患者会出现的体征包括疼痛性扁平外翻足畸形、后足外翻、胫跟角增大、多趾征阳性，也有可能仅仅表现为距下关节活动受限。常规的影像学检查包括负重正位及侧位X线检查，能够发现骨化完全及部分骨化的跟距骨桥，但对未骨化的跟距骨桥不敏感。常规X线检查是必需的，即使不能直接发现跟距骨桥，也能够提供一些相关线索，发现合并的其他病变或关节退变。CT检查是跟距骨桥影像学检查的“金标准”。CT能提供跟距骨桥的性质、横断面、关节退变的范围和程度等信息，有助于制订手术方案。

（二）治疗

1. 非手术治疗　多数跟距骨桥患者终身无症状，只是偶然发现，不需要进行任何治疗。对于疼痛性跟距骨桥患者，在任何手术治疗之前，都可以选择非手术治疗。

2. 手术治疗　对于持续存在疼痛、功能障碍、保守治疗效果不佳的跟距骨桥患者，应考虑手术治疗。手术治疗包括骨桥切除和关节融合。选择手术方式时应考虑患者的年龄、骨桥的范围、跟距关节及邻近关节是否出现关节退变。研究表明，是否合并骨关节炎是手术方式选择的重要依据，只有不合并骨关节炎的患者，在接受单纯的骨桥切除术后才有可能得到较好的临床效果。

（1）骨桥切除术：骨桥切除术适用于未合并骨关节炎的患者。以载距突为中心做直形或弧形切口，暴露跟距骨桥，向跖侧分离及牵引展肌。切开屈肌支持带。分离趾长屈肌腱及神经血管束，分别予以保护，并向背侧牵开。在载距突下方找到趾长屈肌腱。横向切开骨桥表面骨膜，向两侧分离，通过使用注射器针头确定骨桥的范围，若骨桥范围不超过1/3关节面，使用骨刀及刮匙切除骨桥；切除骨桥后用骨蜡涂抹暴露的骨面，减少出血。缝合骨膜、屈肌支持带、缝合展肌支持带，缝合皮下组织及皮肤。

（2）关节融合术：对于单纯切除手术失败、骨桥范围面积过大，或出现明显关节退变的患者，应考虑进行关节融合术，包括距下关节融合术及三关节融合术。

二、距下关节炎

（一）诊断

距下关节是人体重要的承重关节，通过关节面间的配合，距下关节不但可以接受下肢的压力，也可以传递身体旋转时出现的应力，是一个关联小腿与足的重要枢纽结构。距下关节炎的患者典型症状有踝关节外下侧的疼痛，在关节负重增加时疼痛加重，在休息后疼痛会得到缓解。在体检时可发现后足和踝关节有不同程度的肢体肿胀，在跗骨窦附近有压痛，距下关节活动障碍，主动、被动活动时距下关节部位出现疼痛。诊断依据为：①存在关节疼痛，特别是在活动后加剧、休息后好转，部分患者表现为“休息痛”。②患者关节活动欠灵活，部分患者表现为关节僵硬，特别是在晨起或休息后，活动时出现摩擦声甚至出现关节绞锁。③严重者可出现关节周围肌肉萎缩、关节畸形。④X线片显示关节间隙狭窄，边缘有时可见骨赘形成，关节表面不平。站立时拍侧位X线片，以测定距骨心倾斜角，因为它可以反映胫距关节伸展位的移动程度。通过影像学检查会发现距下关节一些异常病变，如骨赘、关节间隙变窄、关节内纤维组织增生等。

（二）治疗

1. 手术适应证

（1）跟骨骨折采取了保守治疗或采取手术的方式，治疗后继发了距下关节创伤性关节炎。

（2）陈旧性的跟骨骨折出现了畸形愈合。

2. 手术方式

（1）切开复位距下关节接骨板螺钉固定术：对于 Sanders Ⅳ型跟骨骨折，其骨折粉碎程度高、软骨或骨块缺失明显，单纯切开复位内固定达不到良好的疗效，所以在进行切开复位内固定的同时附加距下关节融合术是一种较好的手术选择。对于跟骨关节内粉碎性骨折采用改良切口的跟距后关节面融合术，将锁定接骨板放在复位后的跟骨外侧固定，通过锁定接骨板对骨折块的挤压作用纠正侧方移位，并利用锁定螺钉支撑塌陷的关节面，保持跟骨的形状，跟距后关节融合术治疗跟骨关节内粉碎性骨折疗效较好，但患者也会因此丧失部分距下关节的功能，对需要进行大量运动的患者不太适合。

（2）经皮空心钉内固定术：经皮空心钉内固定术优点多，创伤小，患者花费低，且效果较好。较传统的切开植骨融合术相比经皮空心钉内固定术具有以下优点：

1）采用内固定为患者进行手术治疗，可以最大限度地保持跟骨的完整，术后不但提高了融合效果，而且重建后距下关节的稳定性得到提高。

2）进行微创操作，使用小切口暴露术野及关节间隙，最大限度地减少了手术对皮肤、筋膜、骨膜和血运的破坏，减少了骨坏死、皮肤坏死等术后不良并发症的发生。

3）手术中行纵行加压内固定时选取非负重点，沿跟骨、距舟轴加压，愈合率高，且对术后恢复帮助较大。

经皮空心钉内固定术较传统手术具有损伤小，促进跟距关节融合等优点。

（3）关节镜下距下关节融合术：许多学者认为传统的开放手术切口较大，对局部软组织剥离较多，且不融合率为 0～14%。近年来关节镜技术的发展使全镜下距下关节融合成为可能，并得到成功的应用。由于踝关节镜下胫距关节融合术的经验成熟，有学者开始进行关节镜下距下关节融合术，临床效果较佳（图 7−7−1）。

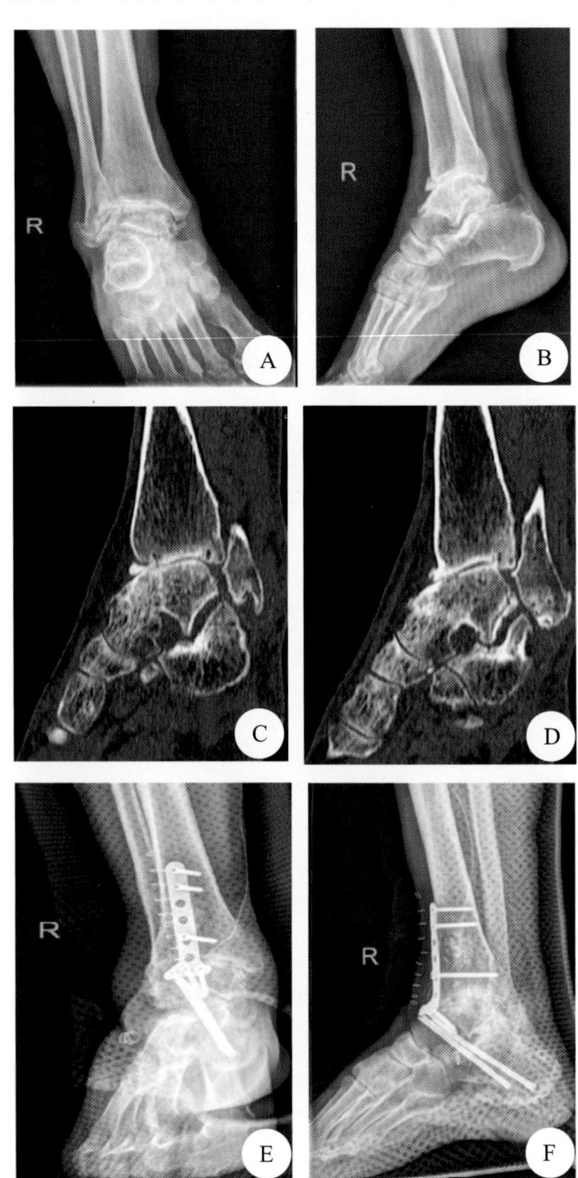

图 7−7−1　男性，62 岁，距下关节骨关节炎，行距下关节融合术

A、B. 术前正、侧位 X 线片；C、D. 术前 CT 骨窗矢状位重建；E、F. 术后正、侧位 X 线片

第八节　足踝畸形

一、先天性足踝畸形

（一）先天性扁平足

1. 概述　扁平足指足弓塌陷，站立时足内侧缘拉近或接触地面、足跟外翻，是小儿较常见的足部畸形，又称作外翻足。

2. 病因　①先天性全身关节松弛症，患者由于足部肌肉力弱、韧带松弛，下地行走后可发生扁平足。②遗传因素，患儿父母多有轻重不同的扁平足。③胎位不正或羊水过少，造成宫内压力增加，使足发育畸形。

3. 临床表现　足弓塌陷，前足外展，后足外翻，站立时全足着地，距舟部向足底突出，皮下可触及距骨头，内踝向内侧突出增大，外踝尖可触及跟骨，距骨窦处有皮肤陷窝。足背伸及外翻活动增大、跖屈及内翻活动受限。腓骨肌、伸趾肌和跟腱略紧张。患儿多无明显症状，但走路较长时间时容易疲劳。

4. 影像学检查　足正位X线片见前足外展，跟距角增大。足侧位X线片跟骨与第一跖骨轴线夹角增大，距骨下垂，舟骨可向背侧半脱位，距骨与跟骨重叠，距骨窦变小或消失。

5. 治疗　新生儿可用手法按摩，使前足跖屈、内收、内翻，以牵拉足背外侧软组织。对3岁以内小儿，可采用手法按摩、管型石膏固定足于马蹄内翻位，每2～3周更换1次，可收到良好效果。年龄较大儿童如有足部疼痛症状可用保守治疗，除减少活动、适当休息外应给予局部按摩、热敷，或根据症状进行局部封闭治疗，或局部涂抹抗炎止痛药等，并佩戴足弓垫或穿足跟内侧垫高的矫形鞋。10岁以上经保守治疗无效时应进行手术治疗。手术多采用舟楔跖骨融合或三关节融合术。

（二）先天性垂直距骨

1. 概述　先天性垂直距骨又称先天性“摇椅”扁平足，是一种少见的先天性畸形，可以单发，也可以作为全身多发畸形的一部分，如先天性多发关节挛缩症、先天性马蹄内翻足、神经纤维瘤病等。

2. 病因　本病原因不明，一般认为由多种因素导致。

3. 临床表现　出生时畸形即很明显，典型的先天性垂直距骨表现为：足跟呈马蹄位，前足背伸外翻，足底突出呈摇椅状。踝关节的活动范围，特别是跖屈活动明显受限。站立时，患足明显外翻，以足心着地，行走步态蹒跚，足心部出现较厚的胼胝。

4. 影像学检查　足侧位X线片可见足弓反凸，距骨垂直，其纵轴与胫骨长轴平行，距骨颈延长变形，舟骨与距骨颈相接触，跟距轴线交角增大。

5. 治疗　学者对新生儿和婴儿行保守治疗还是手术治疗的意见不一，但保守治疗仅对新生儿和婴儿有效。保守治疗是将足制动于极度跖屈内翻位，在这个位置上，无论距舟关节能否复位，均可起到牵拉伸肌腱和皮肤的作用，对以后的手术治疗大有裨益。3岁以上，手术是唯一的治疗方法。手术治疗的年龄越早越好。年龄越大，软组织挛缩和骨畸形也越严重，使手术难度加大，一般认为出生后3个月即可进行手术治疗。

（1）手法矫正：一手将前足向下做跖屈内翻和内收的手法矫正，以牵拉足背外侧的皮肤和挛缩的软组织，同时另一只手使跟骨前部背伸，跟骨结节向下向内牵拉跟腱，每日按摩矫正2～3次，每次15分钟，待挛缩的软组织有所改善，可用长腿石膏固定于矫正位置。定期拍摄足侧位X线片，观察距舟关节复位情况。若距舟关节已复位可用克氏针自第1、2趾间贯穿距舟关节，以保持复位后的位置，并用长腿石膏固定。开始时足固定于跖屈内翻位，2～3周后更换石膏，使踝关节逐渐背伸。石膏至少固定3个月。

（2）切开复位：手法矫正失败及年龄较大的患儿应积极进行手术治疗。术后长腿石膏于足中立位固定3个月，拆石膏后，穿有足弓垫的矫形鞋下地行走。对6岁以上患儿，足畸形严重且僵硬，完全靠软组织松解很难矫正畸形，可考虑做舟骨切除或将胫前肌移位至距骨颈，这样有利于上抬距骨。对10岁以后患者可行三关节融合术。

（三）先天性跗骨骨桥

1. 概述 先天性跗骨骨桥，又叫先天性跗骨联合，表现为两个或两个以上跗骨发生不同程度的骨性、纤维性或软骨性连接，可以是独立的畸形，或合并有其他的骨性融合；也可以是全身综合征的局部表现。其中以跟距联合和跟舟联合常见。

2. 病因 确切原因尚不清楚，可能是由于原始间充质的分裂和分化不良造成的关节结构缺陷。

3. 临床表现 在婴幼儿期跗骨间联合多为纤维性或软骨性，跗骨间尚有一定活动，一般无症状，很少能发现。随着年龄增长，跗骨间融合逐渐骨化，且随体重和活动量增加，跖跗间劳损机会加大，到青少年期会出现症状，轻者长时间站立、跳跃或剧烈运动后出现足背部疼痛，休息后可缓解。重者可出现痉挛性外翻足，足较僵硬，后足外翻、前足外展、纵弓塌陷、腓骨肌和伸趾肌呈痉挛状态，被动内翻足跟疼痛加重。局部封闭腓总神经后肌痉挛可消失。

4. 影像学检查 足正、侧位X线片有时不易显示跗骨联合，常需拍足45°斜位或跟骨轴位片以明确诊断。有时跗骨重叠会被误认为跗骨联合，需从不同角度拍摄X线片，必要时需做CT检查。跟距联合以内侧联合最为常见，可分为完全性和不完全性骨联合。完全性骨联合在跟骨载距突与距骨之间有连续骨小梁，充填了在轴位片所见的软骨间隙。不完全性骨联合，跟骨载距突和距骨之间被一透亮带隔开，透亮带在跟距关节内侧斜向内下方，边缘不规则，缺乏完整的皮质象。跟距关节间隙常变窄，跗骨间关节可见一些继发性改变，最常见的是距骨头背外侧有鸟嘴样突起，严重者可出现跗骨关节退行性改变以及关节面变形。有时可有球臼踝。

5. 治疗 治疗方法应根据跗骨联合类型，患者年龄，临床症状的严重程度而定。许多跗骨联合的患者无任何症状，不需要进行治疗。对劳累后足部疼痛和不适者，可进行按摩、理疗、局部封闭和热敷，并配制纵弓垫及足跟内侧垫高的矫形鞋。如果发现腓骨肌痉挛性外翻足，在局麻或腰麻下行腓骨肌按摩，短腿行走管型石膏制动3～4周，拆除石膏后用足踝支具维持3个月。经保守治疗无效者，可考虑手术治疗。跟距关节完全性骨联合且跟骨外翻不超过15°，只做距舟关节融合即可。跟骨外翻超过15°或跟距关节不完全性骨联合，应做三关节融合。

对于跟舟联合的患者，如果距舟关节未发现退行性改变，可做骨桥切除。骨桥切除后，用伸趾短肌或脂肪充填截骨端，防止骨桥再形成。跟舟联合切除后，症状能很好地消除，恢复足部的活动。如果距舟关节发生退行性改变或骨桥切除后症状未缓解，应做三关节融合。距舟联合通常无症状，不需要治疗，如舟楔关节发生退行性改变或出现持续性、痉挛性外翻足，应做舟楔关节或距下和跟骰关节的融合。其他少见的跗骨联合患者应根据具体情况采取相应的方法治疗。

（四）先天性马蹄内翻足

1. 概述 本病为足部最常见疾病，约占全部足畸形的75%，可单独存在或合并其他畸形。

2. 病因 仍不清楚，先天性马蹄内翻足可能是一种神经源性疾病。

3. 临床表现 一般患足有四个畸形：前足内收、后足内翻、踝关节马蹄、小腿内旋。典型的马蹄内翻足前足较宽、足跟尖小，足的内侧缘短、外侧缘长。足心部和足跟后上方常有一条深陷的横形皮肤皱襞。跟腱及跖筋膜挛缩，小腿后侧肌肉瘦小，缺乏弹性。将膝关节屈曲时，可见患足尖向内、外踝位置偏前并突出、内踝则偏后且不明显。患者站立时足的跖外侧负重，严重者甚至以足背外侧负重，久之负重部位可出现胼胝及皮下滑囊。单足畸形患者有跛行，双足畸形患者则向两侧摇摆。

4. 影像学检查 正常新生儿足部X线片可看到距骨、跟骨和骰骨的骨化中心，以及跖骨和趾骨。由于足舟骨的二次骨化中心到3岁时才出现，故对婴儿可根据跟骨、距骨及跖骨的相互关系来评判足的畸形情况。正常足正位X线片，跟骨轴心线经骰骨通过第4跖骨基底或第5跖骨头，距骨轴心线经舟骨至第1楔骨和第1跖骨，两者交角为20°～40°。在马蹄内翻足患者中，跟距轴线交角变小，严重者两条轴心线平行、舟骨和骰骨内移，跖骨内翻呈重叠状。侧位X线片显示距骨的轴心线与跟骨跖侧面延伸线的交角为35°～55°。在马蹄内翻足患者中，由于跟骨处于马蹄位，跟距交角变小。

5. 治疗　先天性马蹄内翻足的治疗应尽早进行，即新生儿一经发现就应及时治疗，以免影响疗效。采取何种治疗方法应根据患儿年龄、畸形的类型和程度而定。

（1）非手术治疗（Ponsetti 手法、系列石膏矫正和经皮跟腱切断）：一般适用于 7 个月以下的婴儿。最好能在出生后第一天就开始治疗，要教会患儿父母正确的按摩手法，并在婴儿吃奶或睡眠时进行治疗。

（2）手术治疗：婴幼儿的手术主要以软组织松解术为主，一般主张先进行半年左右系统的 Ponsetti 手法治疗，而后再行手术治疗。6 个月至 1 岁是手术的最佳时机。

三关节融合术需在 12 岁以后进行，对于患足畸形特别严重的，8 岁以后也可进行。三关节融合术的同时应松解跖筋膜及延长跟腱。由于术后足的灵活性较差，行走时各种应力集中于踝关节，容易使踝关节受损，后期可出现骨关节炎、踝关节疼痛、步履困难。所以对年龄较大的马蹄内翻足，可采用中跗关节楔形截骨（Cole 法）矫正前足内收及高弓，用跟骨截骨（Dwyer 法）矫正跟骨内翻，同时做肌腱移位术调整肌力不平衡，这样足畸形可以得到满意的矫正，足的各关节可以最大限度地得到保留。

二、后天性足踝畸形

（一）平足症

1. 概述　平足症俗称扁平足，正常人足部有内侧纵弓、外侧纵弓和前足横弓。足部正常的内侧纵弓可因诸多原因丧失。若伴有其他足部结构的畸形，如足跟外翻、距下关节半脱位等，可加重足外翻的畸形。因此，部分患者除扁平足外还继发外翻畸形。

2. 分类　扁平足分为柔韧性扁平足和僵硬性（痉挛性）扁平足，前者在非负重情况下，足弓外观尚正常；而后者即使在非负重情况下，患者也失去了正常的足弓外观。当扁平足发生骨与软组织结构的改变时，仅仅通过矫形鞋具治疗已达不到缓解症状的目的。

3. 治疗　在各种保守治疗均无效的情况下才考虑手术治疗，而任何矫正扁平足的手术均以缓解引起功能障碍的疼痛为目的。目前对扁平足的治疗仍有很大的争议，始终没有获得统一。有的只建议手术治疗，甚至从很小的年龄开始；有的不主张手术治疗，也不主张任何保守治疗；而绝大多数骨科医生的治疗建议介于两者之间。在各种保守治疗均无效的情况下，行关节融合术是缓解扁平足引起的疼痛的最有效方法，但取得此效果要以牺牲患者的内翻和外翻运动为代价。

根据不同情况采取的不同手术方法包括：

（1）Miller 手术（舟－楔－第 1 跖骨关节融合术）。年龄在 10 岁以上；扁平足经非手术治疗 2 年以上无效，仍有明显症状；无明显骨性畸形及软组织挛缩等；负重侧位 X 线片显示纵弓下陷主要在舟楔关节者，适合采用此术式。

（2）改良 Hoke－Miller 术。此术式包括舟楔关节融合术、基底位于背侧的第 1 楔骨楔形开放截骨术及包括跖侧跟舟韧带在内的骨－骨膜瓣远端推进术。适用于 10 岁以上青少年疼痛性、柔韧性扁平足患者，以及负重侧位线片显示距舟或舟楔关节下陷的患者。

（3）Durham 扁平足成形术。此术式包括胫后肌前移和骨－骨膜瓣、足舟骨－第 1 楔骨关节融合两部分。适用于柔韧性扁平足，长期保守治疗不能缓解足部疼痛且患足不能正常穿鞋者。

（4）腓骨长短肌前置术。腓骨长短肌前置术可直接消除足外翻的动力因素、重建胫骨前肌功能，临床效果肯定。适用于胫骨前肌、胫骨后肌肌力瘫痪，腓骨长短肌肌力良好，外翻畸形明显者。

（5）跟骨后部截骨移位术。年龄在 10～14 岁的青少年，具有症状的、伴有跟骨外翻的柔韧性扁平足者，可采用此种术式，目的在于将跟骨后部移向内侧以恢复正常的负重力线。

（6）距下关节外融合术（Grice－Green 手术）。适用于 4～14 岁患儿，足外翻畸形不宜行三关节融合术者，无重建条件或重建条件不足以矫正外翻畸形者。

（7）三关节融合术。12 岁以上已丧失柔韧性的扁平足，即使在非负重情况下，内侧纵弓已丧失了复原的能力。足部畸形更加固定，并可能出现症状。为矫正距下关节外翻、距舟关节的跖屈下陷及前足的外展畸形，可通过三关节融合术解决。

（8）三关节融合术和腓骨长短肌前置术。适用于外翻足、严重马蹄外翻足、年龄在10岁以上的患者。

（9）距下关节制动术。为目前治疗柔韧性扁平足的良好方法，于跗骨窦切口进入距下关节，手术创伤小，效果良好（图7－8－1）。

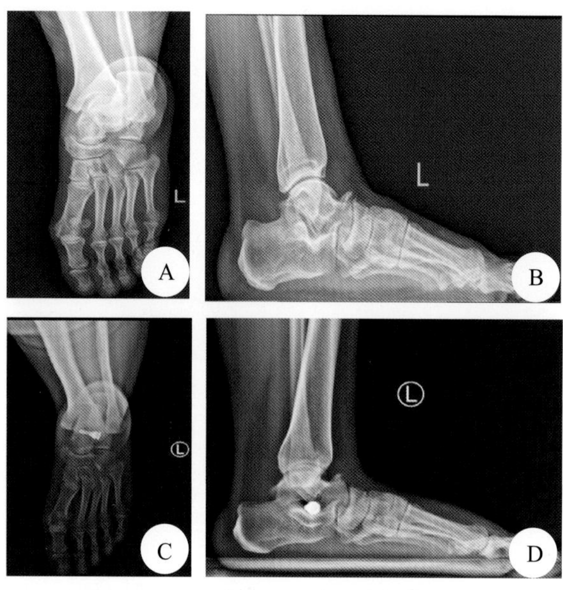

图7－8－1　女性，41岁，柔韧性平足，行距下关节制动术（跗骨窦切口）

A、B．术前正、侧位X线片；C、D．术后正、侧位X线片

（二）马蹄足畸形

1. 概述　马蹄足是脊髓灰质炎、外伤或肢体短缩导致的常见畸形。肌力的不平衡造成跟腱挛缩，患者常表现为马蹄内翻、马蹄外翻、高弓马蹄及锤状足等畸形。此外一侧下肢的短缩，使得患者提踵用前足负重以补偿这种短缩，久而久之便出现了跟腱挛缩而致马蹄足畸形。

2. 治疗原则　12岁以下的患者单纯行跟腱延长术即可取得良好的效果。若伴有足内翻、外翻、高弓仰趾畸形，则可调节肌力平衡，行跟腱移位术，如胫前肌外移、胫后肌前移、跖筋膜切断、伸踇长肌后移。若成人马蹄足畸形严重，则以骨性手术为主，如中跗关节截骨术、三关节融合术，单纯依靠跟腱延长矫正马蹄足畸形很难取得预期疗效。一般的原则是对于严重的马蹄足畸形行三关节融合术，禁忌行跟腱延长术。因为跟腱延长改变了关节软骨的负荷，术后可出现退行性关节炎，导致顽固性疼痛。故对于严重马蹄足畸形禁忌行跟腱延长术。

3. 常用手术方法

（1）胫后肌前移术。适应证为胫前肌瘫痪、腓骨长短肌完全或不全瘫痪、胫后肌肌力在4级以上造成的马蹄内翻畸形。术后小腿前后托石膏固定于功能位，6周后拆石膏，循序渐进进行功能锻炼。

（2）胫前肌移位术。对于胫后肌、腓骨长短肌瘫痪的病例，将胫前肌移至中心位置有助于矫正足马蹄内翻畸形。术后小腿前后托石膏固定于功能位，2周后拆线更换管型石膏，固定4周后拆石膏进行功能锻炼。

（3）腓骨肌前移术。胫前肌瘫痪，胫后肌完全瘫痪或不全瘫痪，腓骨肌肌力在4～5级时，前移有助于矫正马蹄外翻畸形。术后小腿前后托石膏固定于功能位，2周后拆线更换管型石膏，固定4周后拆石膏进行功能锻炼。

（4）踝关节融合（图7－8－2）。

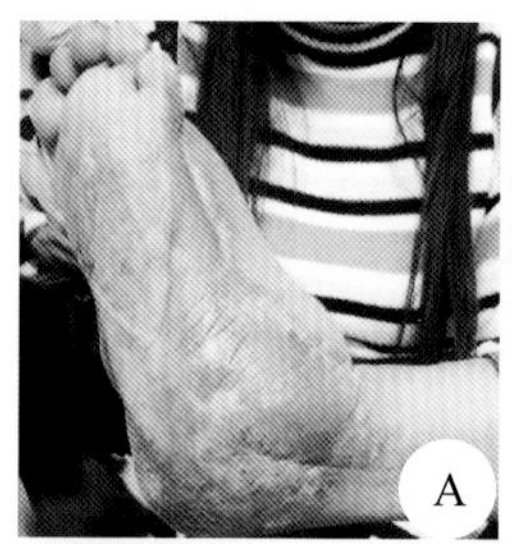

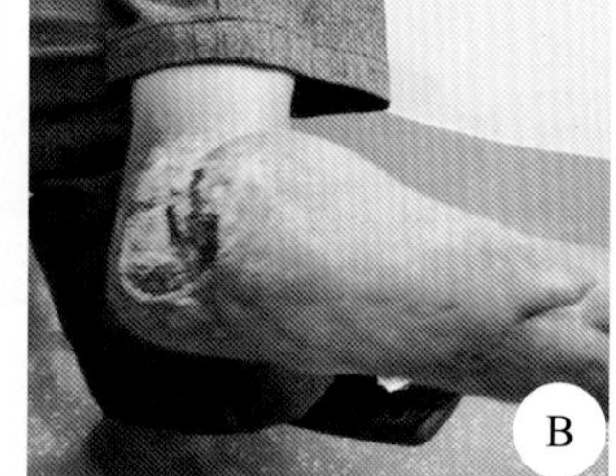

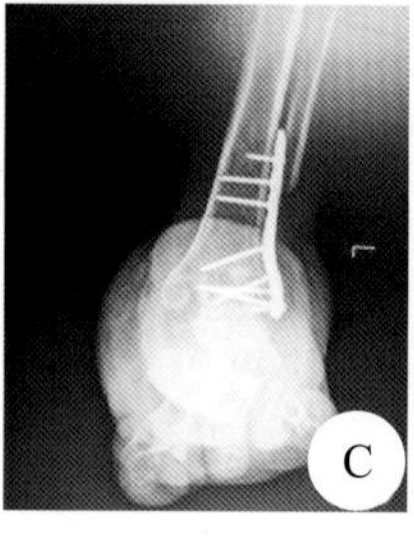

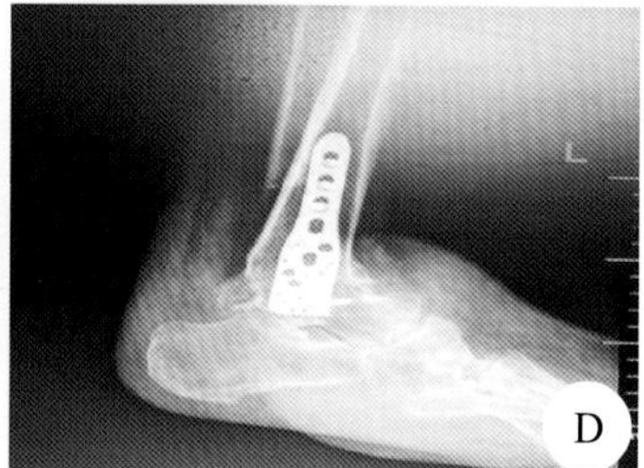

图7－8－2　男性，41岁，严重马蹄内翻畸形伴压迫性溃疡，行踝关节融合术

A、B．术前局部外观；C、D．术后正、侧位X线片

（5）三关节融合术＋肌腱移位术。

1）马蹄内翻畸形，三关节融合术＋胫前肌/胫后肌腱移位术。

2）马蹄外翻畸形，三关节融合术＋腓骨肌移位术。

3）按所矫正畸形的不同，根据三关节截骨

融合、肌腱移位的原则进行操作。

（三）高弓足畸形

1. 概述　概括地讲，高弓足指足弓异常增高，是最常见的足部畸形。足弓异常增高通常伴有一系列的畸形，如高弓仰趾足、高弓爪状足、高弓内翻足、高弓外翻足和高弓跟足等。

2. 治疗　如畸形较轻，负重时消失，则可保守治疗，而固定的严重畸形则需通过手术矫正，轻者可行软组织手术，重者则需行软组织及骨性手术。手术包括：

（1）跖筋膜切断术：适用于跖筋膜挛缩为主的高弓足畸形、年龄在 8 岁以上者。如足骨关节已发生结构改变，则应联合应用跖筋膜切断术及截骨术。

（2）跗骨间楔形截骨术（中跗关节截骨术）：适用于单纯高弓足畸形、年龄在 12 岁以上者。

（3）三关节融合术：适用于 12 岁以上的马蹄内翻畸形、高弓足者。

三、踇趾畸形

（一）踇内翻

踇内翻指踇趾自跖趾关节向身体中线倾斜，常为医源性，如踇外翻手术矫正时骨赘切除过多，内侧关节囊重叠缝合过紧，切除外侧籽骨也可导致踇内翻，亦可为先天性。术式应针对病因而定，因关节囊重叠缝合过多或外侧关节囊松解过度所致者，可行内侧关节囊松解术。对内侧骨赘切除过多者，可行踇长伸肌腱转移术。对严重踇内翻者，可行第 1 跖趾关节融合术。对先天性踇内翻者，可行 Farmer 手术，即在第 1、2 两趾的背面趾蹼处切一带有皮下组织的带蒂皮片，其基底位于足背面第 1、2 两跖骨间，不切断。自内侧切口，向内、向前至跖趾关节内侧，将此切口加深至第 1 跖趾关节内侧，切除内侧纤维带、肥厚组织及多余的副踇趾骨。将踇趾转移向外靠近第 2 趾，缝合成并趾。再把带蒂皮瓣转至内侧，填充跗趾外移后留下的创面。若皮片不够，取全厚皮片修复。术后石膏固定 3 周。

（二）踇外翻

踇趾向足的外侧过度倾斜称为踇外翻（图 7－8－3）。畸形形成后，难以自行矫形，局部疼痛逐渐加重，步行困难。

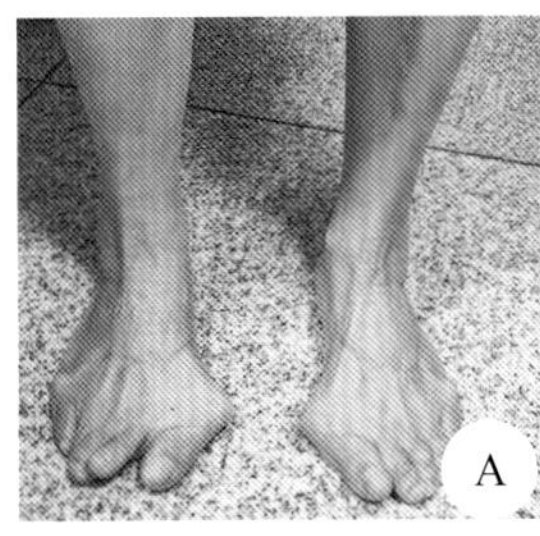

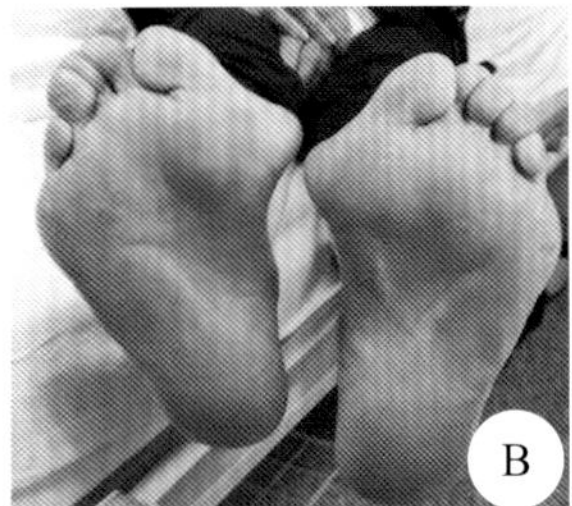

图 7－8－3　女性，71 岁，双侧踇外翻

A. 站立位足外观；B. 足底观

1. 病因

（1）踇外翻的发生与先天性因素有关，约一半患者有遗传因素。第 1 跖骨内翻是畸形的主要原因。临床上不少患者第 1 楔骨呈内侧窄的楔形，致使跖趾关节向内倾斜。

（2）穿高跟尖头鞋是踇导致外翻形成的主要因素之一，尖头鞋的前部为三角形，高跟站立时，足前部被塞入一窄小的三角形区域内，坚硬的鞋面迫使踇趾外翻并略外旋、小趾内翻并略内旋、中间 3 趾近端趾间关节强度屈曲、跖趾关节和远端趾间关节过度伸直。

（3）各种炎症，尤其是类风湿性关节炎，常引起关节破坏，形成向外半脱位，呈踇外翻畸形。

2. 临床表现与诊断　好发于成年人，有遗传因素者青年时即可发生，老年时，由于足内收力减弱，踇外翻常可加重。女性多于男性，常见临床表现为踇囊炎、疼痛。正常人踇趾长轴与第 1 跖骨长轴形成夹角，外形测量为 15°～25°，称为生理性踇外翻角。对于倾斜到什么程度才为踇外翻，并无固定标准。在临床上应以踇外翻超过 25°，挤压第 2 趾，第 1 跖骨头处有踇囊炎伴疼痛，才可诊断为踇外翻。疼痛是主要的症状，也是治疗的主要依据。疼痛主要来自第 1 跖骨头内侧，步行时疼痛加重，有些患者表现为第 2、3 跖骨跖面的胼胝疼痛。值得注意的是畸形与疼痛程度并不具有明显相关性，有的畸形很明显但不痛。另外，第 2、3 趾锤状趾及其胼胝痛也是䠴外翻的重要体征。

3. 影像学检查 X线片表现包括跖趾关节向外侧半脱位，䠴趾向中线移位，第1跖骨头内侧骨突出及硬化，籽骨向外侧移位，第1跖骨内翻，第1、2跖骨夹角>9°。晚期时第1跖趾关节发生退行性改变，X线片显示关节间隙变窄及关节周缘有骨赘。

4. 分期 按照临床表现、X线片改变与治疗选择不同，将䠴外翻分为三期。

（1）早期（半脱位前期）：䠴趾轻度外翻畸形，䠴囊炎轻微，疼痛不重，X线片显示䠴跖趾关节向外半脱位，不合并锤状趾，此期可行手法矫正，不需手术治疗。

（2）中期（半脱位期）：䠴趾明显外翻畸形，䠴囊炎，疼痛较重，X线片可见䠴趾自跖骨头向外侧半脱位，因䠴趾向外挤压第2趾，该趾可发生锤状趾畸形，以致跖骨头下陷，并发跖骨头部胼胝，此期手法虽可矫正，但疗效不能巩固。

（3）晚期（骨关节炎期）：除䠴囊炎、疼痛外，还伴有跖趾关节肿胀疼痛，X线片可见跖趾关节有骨关节炎表现，此期可行手术治疗。

5. 诊断 䠴外翻的诊断依据应当包括：䠴趾外翻大于正常，X线片上䠴跖趾关节半脱位与第1跖骨头内侧䠴囊炎。第1跖内翻、锤状趾及胼胝并非每例所必有。在早期，踇趾可被动搬至正常位置，后期因关节囊与肌肉挛缩，则不能被动搬回到正常位置。并发䠴跖趾骨关节炎时常为晚期。

6. 治疗 预防䠴外翻的发生非常重要，青少年与儿童应穿宽头平跟鞋。

（1）非手术治疗：

1）穿宽头平跟鞋，缓解局部压力。

2）理疗，局部使用消炎止痛药物，减轻䠴囊炎症状。

3）使用矫形支具，纠正轻度畸形。

（2）手术治疗：手术是治疗䠴外翻的主要方法。䠴外翻病理变化具有多样性，给手术方式的选择带来很大困难，因此选择合适的手术方法、细致的手术操作、和患者充分的沟通是极为重要的。本节就国内外常用的手术方法进行介绍：

1）MCBride手术：MCBride手术是软组织手术，只适用于纠正轻度䠴外翻畸形。对于中重度䠴外翻患者，MCBride手术只是䠴外翻矫正手术的一部分，其并发症发生率和复发率都较高，过多切除跖骨头内侧容易造成䠴内翻。

2）Chevron截骨术：此手术适用于年龄小于50岁，第1跖趾关节退行性改变不明显，䠴趾外翻角度（HVA）<35°和第1跖骨间的角度（IMA）<15°的轻中度䠴外翻患者。其并发症为截骨面不稳定；截骨轴线靠近关节面，造成骨折远端进入关节面；对跖骨头血运有影响，可引发跖骨头缺血性坏死。

3）Mitchell手术：Mitchell手术指切除骨赘后，在第1跖骨头背侧钻两个孔，在两孔之间做两次横形截骨，去除两截骨线间的骨质，将跖骨头向外移3～5mm，用缝线穿过两孔结扎，于跖屈位固定。

其并发症包括：短缩第1跖骨，引起转移性跖骨痛；缝线固定可使截骨端不稳定，趾骨头易发移位；石膏外固定可延迟足趾功能恢复的时间。

4）Scarf手术：Zygmunt 1983年描述了Scarf手术，在第1跖骨干内侧，从内向外做一"Z"形截骨，推挤跖骨下半部分向外平移，并使跖骨远端向外侧旋转，以缩小IMA，用两枚螺钉固定截骨面。适用于第1、2跖骨角>16°且无第1跖趾关节骨关节炎的严重䠴外翻。

5）Keller关节成形术：Keller关节成形术适用于具有第1跖趾关节骨关节炎的老年性䠴外翻患者。其并发症包括䠴趾短缩、外观难看；䠴趾推进无力，负重向外侧转移，发生转移性跖痛症；仰趾或锤状趾畸形；连枷䠴趾；䠴内翻。

6）第1跖趾关节融合术：Clutton 1894年描述了第1跖趾关节融合术，后来Mckeever将其推广，先用阴锉打磨跖骨头，阳锉打磨近节趾骨基底，远近端骨面对合后第1跖趾关节置于外翻15°～20°、背伸15°～25°位，使䠴趾与第2足趾平行，以避免两足趾相互重叠。该手术适用于生活方式较活跃，常需行走及负重，具有跖趾关节骨关节炎的䠴外翻患者。其并发症为跟趾位置不良，不愈合，䠴趾趾间关节及邻近关节退变。

7）人工跖趾关节置换术：Swanson 1967 年首次用单柄硅胶假体置换 Keller 关节成形术后缺损的近节趾骨基底，但这种假体可与对侧关节软骨面、骨组织产生磨损，同时硅胶本身也存在磨损等问题。随后，Swanson 等对假体进行了多次改进，研制出新一代带金属垫圈的双柄铰链式硅胶假体，并应用于临床（图 7−8−4）。

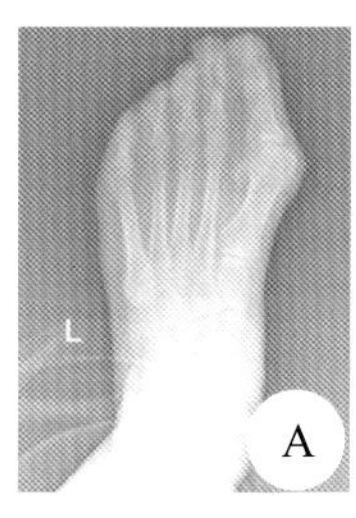

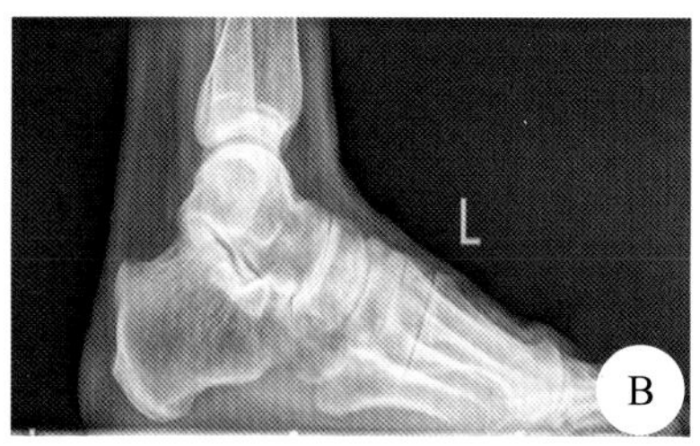

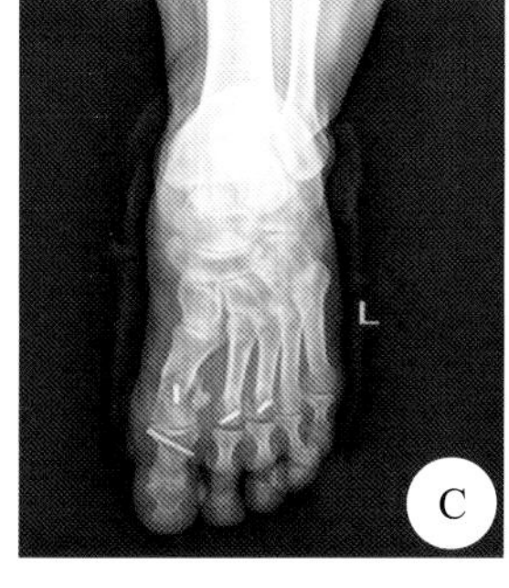

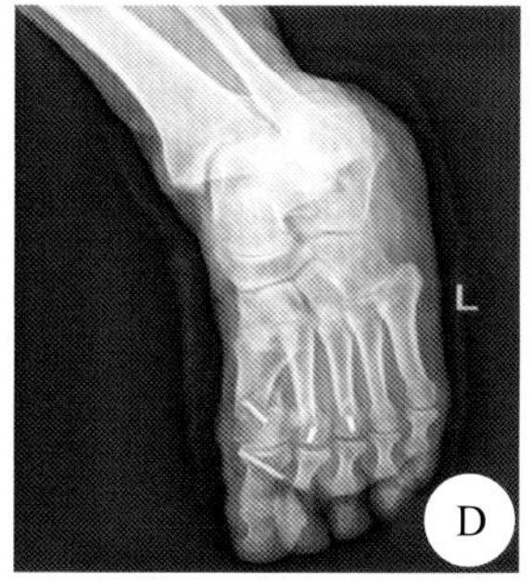

图 7−8−4　女性，54 岁，𧿹外翻，行截骨手术治疗

A. 术前正位 X 线片；B. 术前侧位 X 线片；C. 术后正位 X 线片；D. 术后斜位 X 线片

（三）𧿹僵直

𧿹僵直的原因：①先天性发育异常，多见的有籽骨向近端移位，第 1 跖骨过长及第 1 跖骨向背面过伸等畸形。②后天引起者，有𧿹趾近节趾骨基底部受压损伤，发生跖趾关节骨关节炎、关节软骨糜烂、周围骨赘形成，引起𧿹僵直疼痛。③其他原因，类风湿性关节炎及分裂性骨软骨炎均可形成𧿹僵直。

临床表现为𧿹趾、跖趾关节疼痛，行走时加剧，局部肿胀，活动受限，以背伸为重，严重者𧿹趾僵直在跖屈位，有时可扪及骨赘。非手术治疗包括嘱患者穿低跟硬底鞋，在足弓处予以垫高，对病变部位进行按摩、理疗。使用类固醇类药物进行封闭治疗也有一定作用。非手术治疗无效时考虑手术治疗，术式选择原则为：年轻活动多的患者，如骨赘生长明显、跖趾骨关节炎改变不明显，可施行骨赘切除术，但有矫正不足或畸形复发的可能。跖趾关节中度骨关节炎的患者适用于 Keller 关节成形术，切除近节趾骨基底 1/3～1/2。跖趾关节骨关节炎严重者可行跖趾关节融合术，将𧿹趾固定于背伸 10°～15°、外翻 15°位，或行第 1 跖趾关节置换术，以达到减轻疼痛与纠正畸形的目的。

四、足趾畸形

（一）锤状趾

锤状趾发病原因较多，有的为先天性，但大多数与穿鞋有关，特别尖头高跟鞋，可致跖趾关节过伸。有的锤状趾继发于𧿹外翻，也有的与外伤有关。检查时应确定畸形是松弛的还是僵直的，负重时过伸的跖趾关节是否可以矫正。松弛性锤状趾应行非手术治疗，包括穿前部宽大、近端趾间关节背面衬软垫的鞋，也可在跖骨头下加一软垫矫正。成人可用夹板逐步矫正。非手术治疗无效或畸形严重者可行手术治疗。僵直性锤状趾治疗的常用手术有近端趾间关节切除、近节趾骨基底切除、近节趾骨远 1/4～1/3 切除、近节趾骨完全切除、过伸的跖趾关节背侧关节囊切开或近端趾间关节融合于伸直位。

（二）爪形趾

爪形趾指跖趾关节过伸，近端及远端趾关节屈曲。多与神经肌肉疾病有关，临床应注意进行神经检查，也有的为严重类风湿性关节炎所致。老年人由于足内在肌张力差，依赖足外在肌屈趾以保持平衡，造成足前部畸形。爪形趾的治疗原则是：对于松弛性爪形趾，可行 Girdlestone Taylor 手术及𧿹长伸肌腱切断、背侧关节囊切开；对于僵硬性爪形趾，应行关节成形术，加以跖趾关节软组织松解。对严重爪形趾应加以肌松解，并用克氏针固定。趾间关节融合术是矫正足趾畸形的常用方式，插榫法和趾间关节融合术有利于提高成功率。在近趾关节背面做横向的梭形切口，切除胼胝。翻开皮下，将伸肌腱在近节趾骨头处横断，向远侧翻开，切断两侧副韧带，屈曲关节使中节趾骨基底脱向近节趾骨头的跖侧。

将近节趾骨头修成斜向前的方形插榫，先用小凿凿除趾骨头两侧多余的骨质，留下中间宽5～6mm、长7～8mm的骨榫，跖侧仅去除关节软骨，保留皮质，背侧由趾骨头跖侧最远端略向背面倾斜，则成梯形长方骨榫，便于嵌插融合，不必牵开关节。将中趾节基底修成与近节骨榫大小形状相应的骨洞。术者一手把患趾近节趾骨固定不动，另一手握住患趾中节及远节，在屈曲位上向远侧牵引，等骨髓腔套在骨榫上时，使关节完全伸直，骨榫插入骨洞，拉紧，位置满意后重叠缝合伸肌腱。一般都很稳定，不用内固定，不稳者以克氏针固定截骨端于伸直位。缝合皮肤，加压包扎，与邻趾固定在一起。

（三）多趾症

1. 概述 多趾为足部常见的畸形，常合并并趾或其他先天性畸形，为常染色体显性遗传病。

2. 临床表现 多趾多位于小趾外侧，位于䠀趾内侧者少见，可为双侧多趾，也可为单侧多趾。多趾可有下列五种表现。

（1）多趾发育较好，两趾与同一跖骨形成关节，跖骨头宽大或呈叉状。

（2）多趾发育较好，与跖骨不形成关节。

（3）多趾并有多跖骨。

（4）皮赘样多趾。

（5）多趾只限于末节或中节，常为并趾，有的与末节趾骨融合在一起。

3. 治疗 应尽早手术切除多趾，术前应拍摄X线片弄清骨骼情况，根据骨关节情况设计手术。多趾并多跖骨应将多余跖骨切除，若跖骨头宽大或分叉，切除多趾后应修整跖骨头，附着在多趾上的肌腱要移位到保留下的足趾上，并修复关节囊和侧副韧带。

第九节　跟痛症

跟痛症是长期以来挑战骨科医生的一种常见疾病。足跟周围和足底表面解剖结构复杂，使得人们理解其疼痛的机制和病因变得极其困难。早期的研究人员猜测足跟疼痛源自感染。然而后续研究不支持足跟疼痛的感染病因学说。随着X线检查技术的发展，强调跟骨骨赘为足跟疼痛根源的学说悄然兴起。

一、病史和体格检查

详细地询问病史并进行查体常能够引导医生给出合理的诊断和制订治疗计划。跟痛症的鉴别诊断包括近端跖腱膜炎、跟骨应力性骨折、肿瘤、感染、足跟脂肪垫病、中央跖腱膜拉伤、足底纤维瘤病、䠀长屈肌腱炎及胫后神经卡压。医生应首先了解患者的一般健康状况，包括跟痛症的诊疗经过，如理疗、药物、注射、支具或手术治疗情况；全身情况，如体重减轻、发热、寒战及盗汗。进一步问诊应把重点放在患者的活动情况上，医生应特别询问发病时的体重、活动有无变化，跑步和跳高运动员更易患跟痛症。此外，跟痛症患者在活动开始时出现的疼痛同活动进行中或完成后出现的疼痛不同。休息时或夜间的顽固性疼痛警示该疼痛可能和肿瘤或感染相关。双侧足跟痛，尤其在年轻患者中，提示系统性疾病，如强直性脊柱炎、Reiter综合征或其他血清阴性脊柱关节病。急性损伤后出现的疼痛更倾向于跖腱膜断裂或后足急性骨折，而跖腱膜断裂的患者常有糖皮质激素注射史。为了寻找疼痛的根源、伴随疾病或牵涉痛的位置，医生需要对足踝部进行全面查体。评估跟腱紧张度，检查脊柱和四肢有助于发现影响疼痛的神经性因素，在L_5～S_1节段的神经根病变也可引起跟痛症。

二、治疗

1. 支具 支具常作为跖腱膜炎多元化治疗手段的一部分。它们可以辅助矫正中足畸形并且有支撑足弓的作用。由于常辅助其他治疗手段，其在治疗跖腱膜炎中的效果很难评价。

2. 抗感染治疗 应用于治疗跖腱膜炎的抗感染药物包括各类口服药、局部注射剂以及外用药。

3. 体外冲击波治疗

4. 手术治疗

（1）患者取仰卧位，麻醉师对患者进行局

麻，最常采用神经阻滞麻醉。

（2）核对患者、手术部位、术式，预防性应用抗生素，术前准备结束后，应用充气性良好的止血带，外缚弹力绷带驱血，止血带压力为225mmHg。

（3）沿后内侧神经血管束做一条长为5cm的弧形切口，起自内踝和跟腱内侧缘中间位置，止于足踇外展肌下缘。切口通常止于踝内侧和足底皮肤连接处。为显露更大的视野，可将切口远端延伸向前。

（4）在胫神经上方松解表浅腱膜和屈肌支持带。牵拉踇外展肌，先背伸，后跖屈，从而充分暴露深腱膜。松解踇外展肌深腱膜，从而充分减压胫神经分叉处。

（5）辨认足底外侧神经及其第一分支直至小趾展肌。轻柔地将这些神经与周围组织分离，并钝性分离确认有无近端或远端受累。术中常松解足底跖方肌内侧腱膜。

（6）松解跖腱膜内侧束的1/3～1/2。不切除跟骨骨赘，因其可引起相关出血和神经瘢痕，而且没有证据证明切除跟骨骨赘是必要的。

（7）冲洗切口，松止血带，止血并用非可吸收线缝合切口。

（8）使用小腿石膏夹板内，垫大块无菌敷料，使用踝部支具和足垫，使足部维持在中立位。

第十节　足踝部类风湿性关节炎

一、概述

类风湿性关节炎（RA）是一种以关节病变为主的慢性全身性结缔组织病，其发病率与致残率都很高。约13%类风湿性关节炎患者早期以足受损为首发症状，晚期足病变率可达52%，主要表现为踇外翻、跖趾关节脱位、锤状趾等多种畸形并存，妨碍穿鞋和行走。部分病例虽接受积极内科保守治疗，但病变仍发展迅速，关节软骨很快被滑膜病变的血管翳破坏，因此足踝部类风湿性关节炎有必要进行手术矫正治疗。

二、临床表现

类风湿性关节炎好发于16～55岁，女性多见。起病缓慢，常有反复波动。就诊时受累关节以腕、指、膝最多，其次为踝、肘、趾等关节。在足部，前足较后足多见。首先出现足踝部肿胀、疼痛，皮温升高，骨的突出部位可发生皮下结节。晚期足出现严重畸形，前足表现为爪状足、踇外翻以及跖趾关节脱位等多种畸形，后足以距下及距舟关节发病为多，足内外翻活动受限，并常出现肌痉挛性扁平足。若踝关节受累，则整个足踝严重复杂的不稳定现象就会出现。此外，跟腱滑囊炎和踝部腱鞘炎也可发生。

（一）X线片表现

早期见受累关节的软组织肿胀，关节间隙稍增宽和骨质疏松；之后可见关节面不平，间隙变狭窄，关节软骨下出现囊状破坏区；晚期可见关节间隙消失，呈纤维或骨性强直。足表现为足下垂、爪状足、踇外翻、跖趾关节脱位等畸形。

（二）实验室检查

在活动期，ESR加快，可高达100毫米/第1小时末，60%～80%类风湿因子阳性，并有滑液改变。在病情静止期，ESR正常或略加快，为30～40毫米/第1小时末。滑液改变明显，液体混浊，内含纤维蛋白凝块，中性粒细胞、单核细胞和淋巴细胞增多。滑液内含有较多的蛋白，IgG和IgM增多有重要意义。

三、诊断

确诊主要依靠临床表现、实验室检查和X线片表现。美国风湿病学会制定的诊断标准将类风湿性关节炎分为四类，即典型、肯定、可能、可疑，为国际上通用的标准。标准共有7条：

（1）晨僵至少1小时，持续至少6周。

（2）至少3个关节肿胀，持续至少6周。

（3）腕关节、掌指关节、近端指关节肿胀，持续至少6周。

（4）对称性（指左右两侧）关节肿胀，持续至少 6 周。

（5）手、腕 X 线片具有典型类风湿性关节炎改变（须包括侵蚀及骨质脱钙）。

（6）类风湿结节（骨突起和关节周围皮下）。

（7）RF 阳性。

以上 7 项中至少有 4 项的患者可确诊。

本病常以多种形式出现，因而需要和风湿性关节炎、强直性脊柱炎、骨关节炎、银屑病性关节炎、Reiter 综合征、肠炎性关节炎、关节结核及系统性红斑狼疮等鉴别。

四、治疗

类风湿性关节炎的治疗目的在于减轻疼痛，缓解症状，控制病情发展，阻止不可逆的骨改变，尽可能保护关节和肌肉的功能，提高患者的生活质量。近年来对类风湿性关节炎强调早期、综合、合理性治疗，对改善预后至关重要。

（一）一般治疗

急性期卧床休息，严重者用石膏或夹板制动，保持功能位；在固定期，应进行肌肉的收缩练习，并定期拆去固定物，做关节的功能锻炼。药物治疗：早期诊断，尽早使用慢作用抗风湿药。治疗方案和用药剂量的高度个体化已逐渐成为全球风湿病学家的共识。对早期 RA 可施以甲氨蝶呤（MTX）、柳氮磺吡啶（SASP）、雷公藤多苷及环孢素（CsA）等，以及非甾类抗炎药（NSAIDs），如吲哚美辛、吡罗昔康等都有可能防止关节破坏，改善预后。

（二）理疗

增进局部血循环，促进代谢，有消炎止痛作用。在急性期应经常注意畸形的出现，理疗和功能锻炼可相配合，防止畸形。

（三）手术治疗

类风湿性关节炎治疗还需要风湿病医生与骨科医生的密切配合，早期切除滑膜，减少关节渗出液和血管翳形成，阻止免疫反应的产生，清除各种炎症细胞和炎症因子，可以阻止炎症的发展，保护软骨和骨组织。ESR 加快并非手术禁忌，但应严格掌握手术适应证。中期施行关节清理术。晚期可行关节固定术、人工关节置换术或关节成形术等。

踝关节手术时，可采用自前方横形切口和后方纵形切口，能切除全部滑膜。滑膜炎已发生血管翳，侵蚀关节软骨，可采用关节清理术，刮除肉芽及血管翳，切除增厚的关节囊及骨赘。晚期踝关节破坏严重，出现疼痛、活动受限或畸形，可行关节融合术或人工关节置换术。足趾关节早期可先采用跖垫或穿带横栓的宽鞋，缓解症状。晚期表现出爪形足、踇外翻及跖趾关节脱位等前足畸形时，应采用跖骨头切除术。

第十一节　糖尿病足

一、糖尿病患者足部问题的危险因素

（一）周围神经病变

血糖升高通过多种途径引起神经损伤，微血管疾病也可引起神经损伤。

较大的感觉神经纤维受到影响时，可能丧失保护性感觉。较小的传入神经病变时，可引起疼痛加剧。运动神经病变会导致足部畸变，如爪形趾，这可能导致骨突出部溃疡的形成。交感神经系统受到影响时，皮肤干燥，出现鳞屑、皮肤皲裂，最终导致细菌感染。

（二）周围血管性疾病

血糖升高产生的终产物可造成血管损伤，晚期糖基化终产物会损伤血管内皮，导致小血栓形成及毛细血管梗阻，还会增加低密度脂蛋白，进一步导致动脉粥样硬化。糖尿病患者的周围动脉疾病发生率是非糖尿病患者的 2 倍。

（三）骨折延迟愈合

切开复位内固定治疗下肢骨折移位时，糖尿病患者愈合时间更长。

（四）免疫功能改变

白细胞应答缺陷会导致感染，其中包括白细

胞趋化、黏附、吞噬、细胞内凋亡等机制的缺陷。由于这种免疫功能的改变，糖尿病患者发生蜂窝织炎的风险增加 80%，发生骨髓炎的风险增加 4 倍，发生败血症和感染的风险也加倍。

二、糖尿病溃疡和感染

溃疡会严重影响糖尿病患者的生活质量：溃疡未愈合患者的生活质量评分低于溃疡已经愈合的患者，且二者的评分都比一般人群低。

（一）病理生理学

糖尿病溃疡患者通常伴有周围神经病变、关节挛缩、足趾压力增加和外周性动脉疾病。因为失去感觉，患者不能意识到过度的压力使他们的皮肤面临风险。关节挛缩可增加前足的压力，从而增加发生溃疡的概率。

（二）分级

足部溃疡的 Wagner 分类，共 6 级：0 级为皮肤处于高风险；1 级为局限性表浅溃疡；2 级为溃疡深达肌腱、骨、韧带或关节；3 级为深部脓肿、骨髓炎；4 级为足趾或前足坏疽；5 级为全足坏疽。

（三）治疗

1. 非手术治疗　高压氧治疗在糖尿病患者伤口中有一定的效果，使用高压氧治疗的愈合率为 76%，而未使用的愈合率仅为 48%。

如果糖尿病足溃疡发生感染，应使用抗生素治疗。由于并没有特别的研究证明应用抗生素是有效的，因此有必要向传染病专家进行咨询。经验治疗通常是必需的，清创之后的深层组织培养有助于指导抗生素的应用。

2. 手术治疗　根据国际糖尿病足工作组系统评价准则，紧急外科手术治疗的指征包括坏死性感染、坏疽和深部脓肿。如果溃疡引起大面积软组织缺损，足部的活动功能丧失，累及骨以致肢体出现威胁，或患者希望避免长期使用抗生素，则需要进行择期手术。骨髓炎不一定需要进行外科清创。

对于严重感染、形成脓肿者，需要切开排脓和彻底清创。一旦经静脉抗生素治疗慢性骨髓炎失败，则要行外科清创术。感染的骨质应该完全切除，术中应尽可能保留更多的骨质。对于发生在足趾的骨髓炎，可能需要截趾，保留部分近节跖骨有助于防止相邻的跖骨移位。

目前可采用横向骨搬运术治疗糖尿病足且效果良好，临床上已采用该技术治疗多例糖尿病足，效果良好（图 7－11－1）。

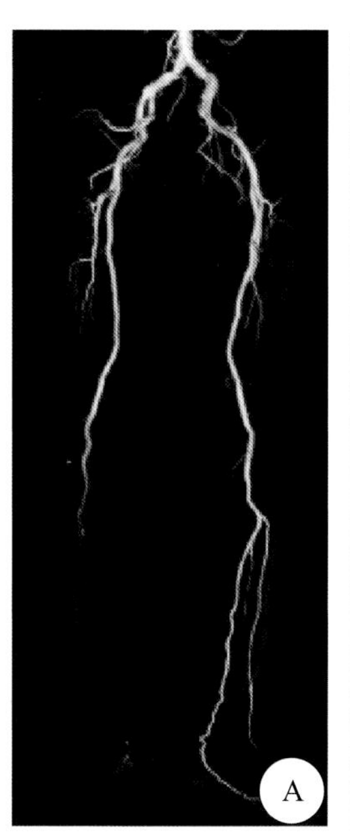

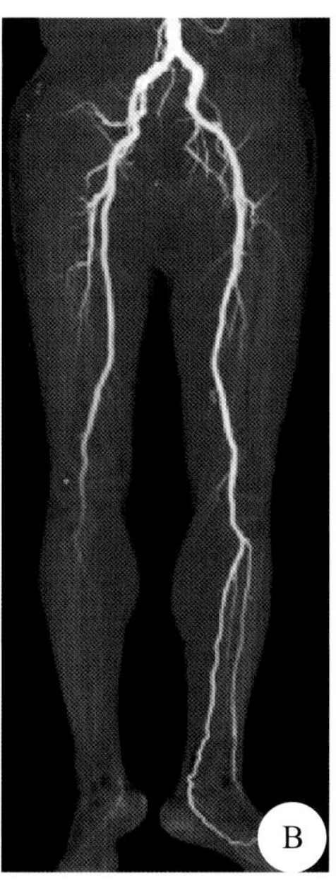

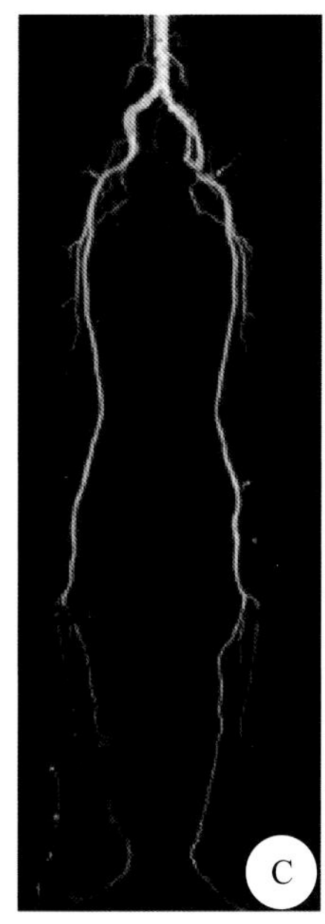

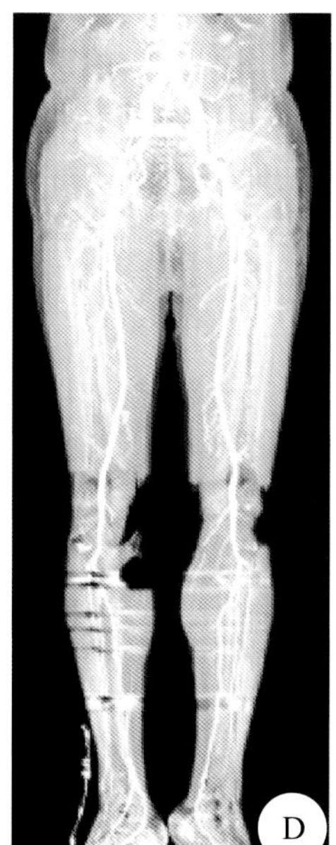

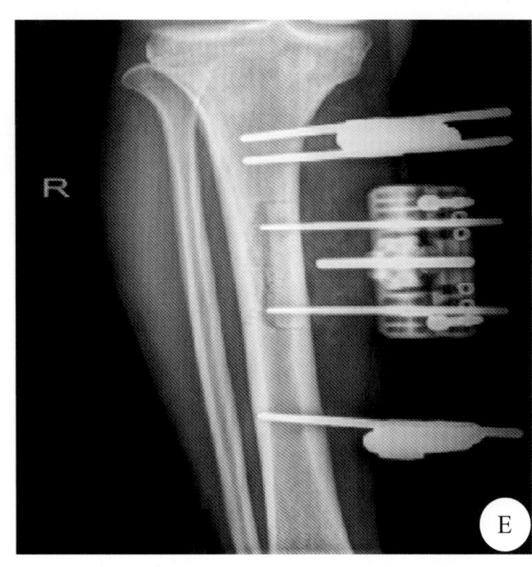

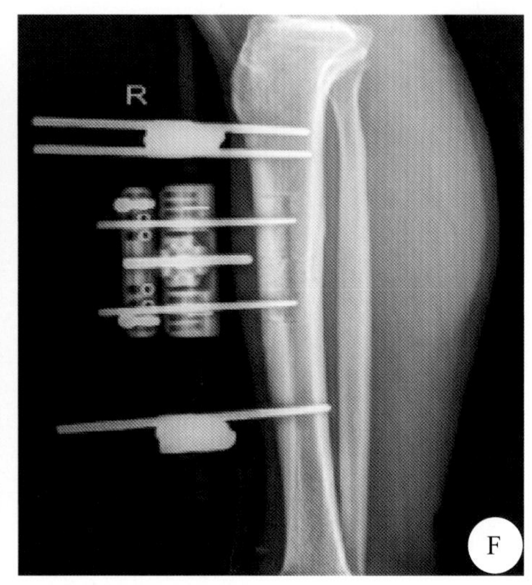

图 7-11-1 男性，56 岁，糖尿病足，行横向骨搬运术治疗

A、B. 术前 CTA 见右下肢动脉造影剂有缺失段；C、D. 术后 45 天复查 CTA 见动脉再通；E、F. 术后正、侧位 X 线片

糖尿病足患者的距骨受力增加，跟腱延长可以减少这些受力，有助于溃疡愈合。针对前足溃疡可通过以下方式促进愈合：前足溃疡者行跟腱延长，第五趾骨头处溃疡者加用胫后肌腱延长术，第一趾骨头处溃疡者行腓骨长肌腱“Z”形延长。

第十二节　神经源性疾病（Charcot 足）

一、病理生理学

目前，对于糖尿病足患者发生神经性关节病的最合理解释是循环系统失去自主控制，糖尿病神经病变患者的静止血流量是正常人的 5 倍，并且存在动-静脉短路。同时由于痛觉和本体感觉丧失，患者不能察觉多发的、小的机械性损伤，骨质减少多发生于骨质疏松骨，并进一步引发骨溶解、破坏骨结构的完整性，而后出现足弓塌陷畸形。即使足部发生轻微的创伤（扭伤、挫伤、微小骨折），糖尿病足患者也可能出现神经源性骨改变。

二、诊断

Charcot 关节病通常可以通过体格检查和 X 线检查进行诊断。红斑、皮肤温度升高、肿胀可能被误诊为感染，然而，随着感染的控制这些体征不会消失。由于感染，糖尿病患者的血糖控制会变得困难，Charcot 关节病患者的情况并非这样。Charcot 关节病患者通常感觉良好，和感染时情况不一样。

当 Charcot 关节病伴溃疡或感染时，诊断是很困难的。Charcot 关节病和骨髓炎的 X 线片、CT 扫描和骨核素扫描都呈阳性表现。白细胞扫描很有帮助，尤其是结合胶体骨髓显像。如果存在感染，骨髓的活性将被抑制，标记的白细胞会聚集在感染区域，胶体骨髓显像则呈阴性。感染发生 1 周后，胶体骨髓扫描就呈阴性。正电子发射断层扫描敏感性和特异性都很高，但尚未广泛开展。MRI 检查很难鉴别 Charcot 关节病和感染，Charcot 关节病患者的 MRI 检查显示特征性的窦道形成、软组织肿胀、关节积液和广泛骨髓异常，预示出现感染。积液边缘强化不明显、软骨下囊肿及关节内游离体则意味着无感染发生。

三、分期

0 期：影像学检查无明显变化，创伤后皮肤温度升高和肿胀明显。1 期：断裂。红斑，肢端皮肤温度升高和肿胀，关节半脱位/脱位，骨碎片和软骨下骨断裂。2 期：融合。红斑缩小，肢端皮肤温度升高和肿胀，骨碎片吸收，新骨形成，较大的骨块融合。3 期：稳固。肿胀消退，然而出现畸形，X 线片上可见骨重建。

四、治疗

（一）非手术治疗

全接触石膏固定、禁止负重治疗 Charcot 关节病。双膦酸盐类能减少 Charcot 关节病引发的骨丢失，有助于缓解疼痛。降钙素也能减少骨丢失。

（二）手术治疗

大约 25％的 Charcot 关节病患者需要手术治疗。手术治疗的目标包括矫正畸形、增强关节稳定性以创造或维持支撑、消除足踝部感染。以上治疗助于避免截肢，被视为保肢手术。石膏固定虽然不引起溃疡，但是很难控制严重的不稳定，此时应行手术治疗 Charcot 关节病。即使严重的畸形导致了复发性溃疡，手术治疗仍然是有必要的。如果发生感染，也可能需要手术治疗。通常，2 期或 3 期可采取手术治疗，1 期会因骨质疏松造成固定困难。严重的不稳定、感染、急性关节脱位，也需要实施手术治疗。更激进的方法是尽可能地加强固定，这种技术目前已经应用于临床。

在外科干预之前应该进行适当的病情检查。治疗足踝部 Charcot 关节病的手术包括行骨赘切除术去除引起溃疡的骨突、行切开复位内固定。

只有当骨赘切除术不会引起进一步的不稳定时才能使用。切口应远离溃疡，全层切开至骨，避免破坏表浅软组织。只要不影响稳定性，可以截去适当的骨质，缝合重要的肌腱，延长跟腱（如有必要）。关节融合术适用于矫正畸形和不稳定。Charcot 关节融合术需要更坚固的固定，因为患者常常合并骨质疏松骨、非负重的依从性差、愈合潜能差等问题。与其他患者相比，术后固定的时间应该更长，且应根据需要安装支具。对 Charcot 关节病患者进行关节融合术，骨不连发生率高，然而因为神经源性改变，骨不连可无症状，如果维持了稳定性，骨不连不需要翻修术。使用骨刺激器也有益处。

对于严重的感染、严重的不稳定、骨量丢失导致的无法固定，截肢可作为最后的手段。术前应进行充足的体格检查和血管检查，以获得最大化的愈合。对于踝部 Charcot 关节病，采用髓内针进行胫跟距关节融合术，常常需要控制严重不稳定的发生。有时在关节融合术之前可通过距骨切除术来矫正畸形。然而，如果进行距骨切除术，术后并发症的发生率更高。

踝部 Charcot 关节病和骨髓炎患者可尝试通过组合式外固定来避免截肢。必须先清除感染的组织，然后实施关节融合术。静脉内注射抗生素，开放伤口，使用负压伤口，尽量避免皮瓣覆盖。

后足和中足 Charcot 关节病的手术包括关节融合术，2 型采用三关节融合术、1 型采用中足融合术，将截下的楔形骨块填补至矫形后形成的间隙内，后足截骨后用粗螺钉进行固定（6.5～7.3mm），中足截骨后采用接骨板螺钉固定。中足截骨时，在跖骨的表面安装接骨板，利用张力带原理提供更强的固定。中足 Charcot 关节病采用的内固定技术包括内侧柱螺钉，即将 8.0mm 的空心钉从距骨后方钻到第 1 跖骨。因为大部分患者存在马蹄足畸形，应加行跟腱延长术。中足 Charcot 关节病出现并发症的风险因素包括肥胖、严重的畸形、长期溃疡合并骨髓炎、免疫缺陷。决定中足 Charcot 关节病患者的合适治疗方案前，首先要确定患者是否能够跖行。如果患者能够跖行，使用负重的全接触石膏固定 8～16 周，随后使用定制的鞋子或矫形器；如果患者不能够跖行，建议手术治疗。手术风险低者，采用跟腱延长，清除感染或坏死组织，矫正畸形和内固定；手术风险高者，用外固定架代替内固定，外固定架保留 8 周，随后使用全接触石膏或治疗性的鞋子。对于前足 Charcot 关节病，如果使用全接触石膏不理想，可进行唇切除术、关节切除术、关节成形术或关节融合术。

急性 Charcot 关节病治疗之后，患者改穿鞋后可能出现皮肤的溃疡。通常短期使用全接触石膏可以缓解。病愈后应警惕溃疡发生，残余的骨突会导致皮肤出现溃疡，因此，必须长期使用适当的矫正器或矫形支具。

第十三节　趾甲与皮肤病变

一、嵌甲

（一）病因

目前病因尚不统一，最常见的病因是趾甲受外力影响，外力压向甲襞，甲缘锐利，造成局部皮肤的破溃，皮肤表面的细菌、真菌进入开放性伤口，引起感染。形成瓶颈状、引流不畅的脓肿，引起红肿、肿胀、多汗及压痛，再加上肉芽组织增生，导致整个嵌甲感染。增生的肉芽组织缓慢被上皮覆盖，进一步阻碍了引流，引起肿胀加剧，使趾甲更易受到外界压力的损伤，从而形成恶性循环。

（二）非手术治疗

1. Ⅰ期（炎症期）　在病变Ⅰ期，患者的侧方甲襞出现轻度红肿、肿胀与压痛。治疗方法是将甲板侧缘自侧面甲襞皮肤内部分掀起，并用不吸水的棉垫、绒棉或丙烯酸纤维垫塞入甲角处，将趾甲轻轻垫起。泡足会使趾甲软化，使操作更加容易。

2. Ⅱ期（脓肿期）　Ⅱ期由Ⅰ期进展而来，此时患处出现局部红肿、多汗、压痛加剧、甲壁肿胀高出甲板侧缘，并且开始有渗液流出。开始时流出液为稀薄、黏性的血清样分泌物。由于局部皮肤在正常情况下存在大量微生物，感染迅速形成，分泌物即变为脓性并有臭味。患者行走困难，几乎不能穿鞋。在此阶段采用非手术治疗仍有可能治愈，方法是消除对足部的所有压迫，包括袜子的压迫，此外应每天温水泡足4～5次，每次10～15分钟。

3. Ⅲ期（肉芽形成期）　在Ⅱ期，肉芽组织覆盖于侧方甲襞，妨碍分泌物的流出，对于此期病变，如不予及时治疗，上皮将覆盖肉芽边缘，进一步阻塞引流通道，也将丧失采用自侧方甲襞皮肤中抬高甲缘进行治疗的可能性。感染可能会进入慢性阶段，在几周内无明显症状，而后反复出现急性发作，这时采用非手术治疗是否能获得满意的疗效值得怀疑。

（三）手术治疗

手术的目的是切除或修整甲襞。手术方式包括全甲摘除术、趾甲边缘切除和甲床消融术、部分甲板摘除术、部分甲板或甲床切除术、部分甲襞或甲床切除术、甲板和生发床切除术、甲襞切除或缩小术、趾端Syme氏截肢术等。

二、趾甲营养不良（甲弯曲、甲癣）

老年和糖尿病患者的趾甲变形在理想情况下也难以处理，最糟时可引起灾难性的后果，特别是合并足部感觉迟钝时。建议在诊室准备趾甲剪和双动咬骨钳，用这些器械能快速安全地将趾甲修小。

只要不降低趾甲的质量，甲真菌病（或称为甲真菌感染）通常不予处理，因为甲真菌病仅仅影响外观。如果需要根除真菌感染，应转诊到皮肤科以便获得更专业的治疗，如采用真菌培养、局部外用药或口服药等。由于外用药物难以穿透趾甲，所以甲真菌病的治疗疗程较长。使用抗真菌药物会有严重的不良反应，在治疗过程中应对患者给予适当的监控。

三、趾甲的其他病变

（一）甲下外生骨疣

严格地说，本病不是原发的趾甲病变，然而，它通常表现为趾甲的疼痛及变形。在青少年中，该病表现为远节趾骨的无蒂骨软骨瘤，可侵蚀穿透甲床，常常穿透甲板。足部常规X线片可能显示不出外生骨疣，因为普通投照并不强调显示远节趾骨。拍摄斜位片和局部放大片可提供帮助。手术切除是首选的治疗方法。

（二）甲下和甲周纤维瘤

甲下和甲周纤维瘤术前极难诊断。如果患者病史长，经多个医生诊治，趾甲特定区域出现局限性压痛，情绪低落均可考虑此诊断。如果确实发现肿块，即可直接做出诊断。

（三）血管球瘤

这种奇特的疼痛性肿瘤非常罕见，外观为正

常囊－神经球器的增生。患者常出现疼痛和压痛明显的甲下包块，呈淡蓝色。除了覆盖肿瘤的趾甲在颜色上有一点轻微变化，其他部分的趾甲外观正常。趾甲正常，但是通过甲板看到的肿块部分是异常的。治疗方法是去掉压痛区上方的部分甲板，切除病灶及其周围部分外观正常的甲床。重新长出的趾甲可能具备正常的外观，但也必须事先告知患者这并不能肯定。放大镜和高亮度照明有助于识别甲下、甲周的肿块。

（四）恶性黑色素瘤

骨科医生很少做出恶性黑色素瘤的最初诊断，仅有2%～3%的黑色素瘤发生在趾甲部。甲下黑色素瘤通常表现为甲下无痛性黑斑，也可能是无黑色素的。一旦诊断和分期确定，外科治疗的方案为在跖趾关节或跖骨近端截肢。

第十四节　足筋膜间隔综合征

一、应用解剖

足筋膜间隔属于多间隔结构，包括3个贯穿足整个全长的间隔（内侧、外侧和表浅）及6个局部间隔（内侧、表浅、外侧、内收肌、4个骨间间隔、跟骨间隔）。此外，跟骨间隔和小腿后方深部间隔之间有交通联系，起自内踝，沿神经肌肉和肌腱结构走行。

二、损伤机制

（一）病理生理学

足筋膜间隔综合征的病理生理学与下肢急性、创伤后筋膜间隔综合征的机制相同。创伤通常造成足筋膜间隔内水肿或出血，从而提高了筋膜间隔组织间的压力（高于毛细血管渗透压），减少毛细血管血流量，逐渐发生局部肌肉缺血。这种缺血过程增加了血管舒张，并增加了毛细血管渗透性。液体流入已经受损的间隙内，造成额外的间隔内水肿，增加了组织压力。这种升高的筋膜间隔压力最终导致填塞现象，并维持肌肉缺血。其后，缺血的肌肉经历坏死、纤维化和挛缩过程，造成功能丧失、畸形和慢性疼痛。

（二）实验研究

对于足筋膜间隔综合征的发生发展，有些学者认为静脉回流受阻是急性足筋膜间隔综合征发生的主要原因。止血带因素引起的足筋膜间隔综合征继发于相对恒定容积内的静脉填塞。

非创伤性因素足筋膜间隔综合征发生的原因通常是足部被明显碾压或骨折。两种不常见的造成足筋膜间隔综合征的环境是恶病质和足长时间处于特殊位置。

足筋膜间隔综合征可以缓慢或快速发展，主要根据受伤时的能量变化。足筋膜间隔综合征出现症状可以延长到受伤后36小时。

三、诊断

跟骨骨折时，足筋膜间隔综合征发病率为4.7%～17.0%，跟骨骨折中，大约10%产生压力增高，其中一半会产生临床的爪形趾畸形。

与典型的下肢筋膜间隔综合征相比，足筋膜间隔综合征的临床表现不典型，很难判断。跟骨骨折和其后发生足筋膜间隔综合征的患者可主诉整个足严重疼痛。

与小腿筋膜间隔综合征相比，足筋膜间隔综合征的临床表现相对迟钝。疼痛、感觉和运动改变在足部通常不像其他发生筋膜间隔综合征的部位那样显著，仅凭临床症状和体征一般不能做出适当的诊断。

四、治疗

和其他部位的筋膜间隔综合征一样，一旦诊断明确，应早期及时进行减压手术，以防止病情加重。组织间隔内压力测定高于30mmHg时，就可以进行减压手术。由跖骨和趾骨骨折造成的足筋膜间隔综合征，一般选择足背侧纵形切口，减压浅层和深部骨间间隔。而由跟骨间隔和内收肌间隔压力增高造成的，建议使用内侧入路，减压内收肌间隔和跟骨间隔。减压后的伤口应在一周左右缝合或植皮。同时，术后早期，尽可能进行康复锻炼，防止发生畸形。

第十五节　踝关节置换

一、适应证与禁忌证

（一）适应证

晚期踝关节炎是踝关节置换术的主要适应证。在临床和流行病学研究中，早期踝关节创伤已被证明是踝关节骨关节炎的常见原因。踝关节骨折与软骨损伤是创伤后踝骨关节炎的常见原因。然而，反复的踝关节韧带损伤也会导致创伤后骨关节炎。其他常见的适应证为风湿性关节炎和继发性骨关节炎。继发性骨关节炎与以下疾病有潜在关系，如血友病、遗传性血色素沉着症、痛风、传染病后关节炎、距骨坏死。双踝骨关节炎患者更适合接受该手术，因为双踝关节融合对步态和关节功能影响显著。对于血色素沉着症、血友病等所致的继发性骨关节炎患者，双踝置换常常分次进行。患者双踝关节置换需要考虑初期较长的恢复期。早期患者行距下关节融合、三关节融合、中足融合、踝关节融合，将完全制动后足，而踝关节置换能保留相当的活动度。踝关节置换的另一个手术适应证是踝关节融合后骨折不愈合或畸形愈合。踝关节融合转化为踝关节置换的技术要求比较高，需要剩余骨量和软组织条件允许，只有有经验的外科医生才能进行踝关节置换。如果由有经验的外科医生主刀，踝关节置换的结果显示术中及术后并发症发生率均较低。

（二）禁忌证

1. 绝对禁忌证　急性或慢性感染。在几项研究中，距骨缺血性坏死被认为是踝关节置换的绝对禁忌证。距骨头坏死超过三分之一，标准的假体组件可能导致沉降和组件失败。在这些患者中，需使用定制的距骨组件或假距骨组件。神经肌肉疾病、神经系统疾病、广泛的关节松弛、糖尿病重要的远端多发神经病应该被排除在外。严重踝关节不稳定和/或小腿力线异常患者，如果不能通过手术纠正，不应考虑踝关节置换。疑似或明确金属过敏的情况虽比较罕见，也是踝关节置换的禁忌证。

2. 相对禁忌证　包括骨质下降者（如长期免疫抑制治疗或长期激素治疗所致的严重的骨质疏松症）和糖尿病患者、没有临床意义上的多发神经病患者。吸烟是另一个相对禁忌证，因为它容易导致围手术期并发症，包括伤口破裂。

最重要的是，患者和外科医生必须对手术有合理的期望。风湿性关节炎患者的高满意度可能源于这类患者的期望和需求比较低。而踝关节创伤后骨关节炎患者的期望通常高于非创伤性骨关节炎患者。

（三）踝关节置换的“理想人选”

根据临床观察及目前的研究发现，以下患者可能是标准的“理想人选”：①中年或老年（七十岁以上，一般来说，年龄越大，效果越好）；②体育运动要求低（如徒步旅行、游泳、骑自行车、高尔夫球）；③没有明显的慢性病；④不吸烟；⑤没有过度肥胖/超重（BMI 正常或略有增加，然而目前认为肥胖不是一个禁忌证）；⑥良好的骨质量，没有影响骨质量的风险；⑦力线良好而稳定的后足；⑧良好的踝关节活动度及良好的软组织条件；⑨没有下肢的神经与血管的损伤；⑩合理的期望值。

二、假体的选择

老式的假体由聚乙烯构成的胫骨部和金属构成的距骨部两部分组成，均需要骨水泥固定。

（一）第一代踝关节假体

应用于 1970—1979 年，两组件设计：胫骨部和距骨部，材料为金属（不锈钢或钴铬钼合金）和塑料（UHMWPE 或 XLPE）。

（二）第二代踝关节假体

应用于 1980—2000 年，三组件设计，其中聚乙烯衬垫可分为固定、活动两种类型，明显增加了关节的活动度。假体的设计注重保留更多骨质，多孔图层更有利于与周围骨质融合。

目前第一、二代假体几乎不再使用。

（三）第三代踝关节假体

应用于 2000 年至今，三组件设计，包括金属的胫骨部和距骨部、聚乙烯衬垫（固定于胫骨部，与距骨部形成关节）。第三代假体更加注重用韧带维持踝关节稳定，注重假体置入后的踝关节解剖平衡和减少骨质的切除。经FDA批准，在使用的踝关节假体包括Inbone Ⅱ、Salto Talaris、Agility LP、Star、Trabecular、Infinity、Vantage、Cadence、Hintegra H2/H3。其中，Star和Hintegra H3为FDA批准的无骨水泥固定、三组件、活动轴承的踝关节假体。

1. Inbone　目前我们主要使用Inbone Ⅱ踝关节假体。Inbone Ⅱ于2010年8月获得FDA批准。2016年获批在中国大陆使用，其保留了Inbone Ⅰ胫骨柄的模块化设计、增厚的聚乙烯衬垫、髓内扩孔导向系统。Inbone Ⅱ的距骨部具有沟槽设计的关节表面，可在关节的稳定性和运动之间保持平衡。冠状面的稳定性是Inbone Ⅰ的2倍，有效减轻了踝关节两侧的压力，距骨部前部增加了2枚骨钉，加强了距骨部的旋转稳定性。Inbone主要用于踝关节翻修术，也用于初次踝关节置换（图7－15－1）。

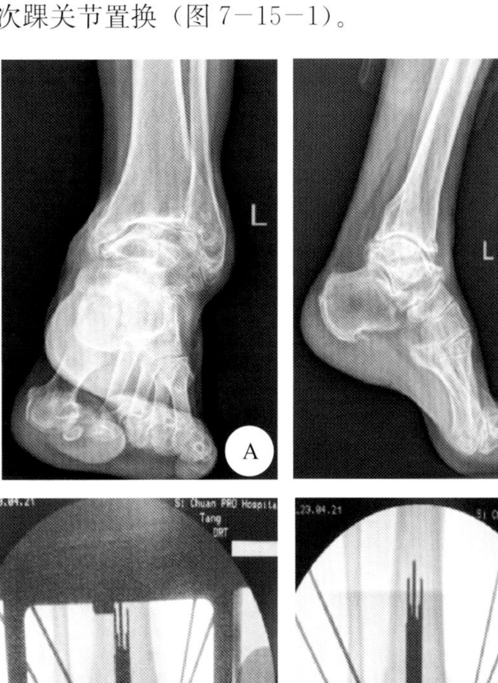

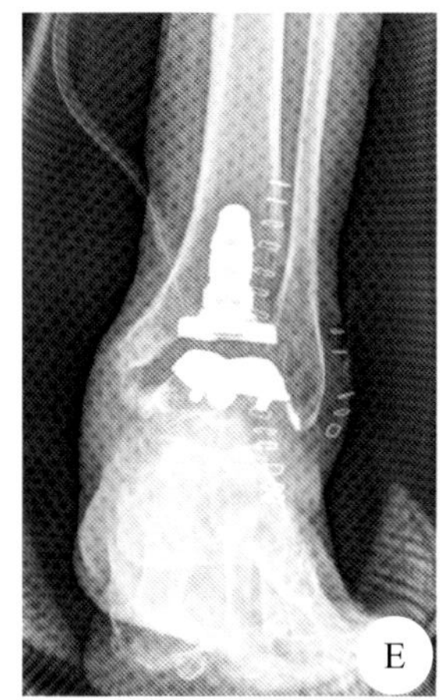

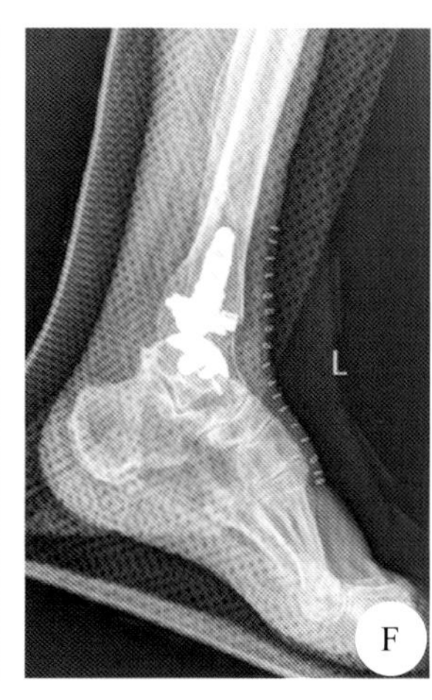

图7－15－1　女性，62岁，左踝关节骨关节炎，行左踝关节置换术（Inbone Ⅱ假体）

A、B. 术前正、侧位X线片；C、D. 术中假体髓内定位C臂机透视片；E、F. 术后正、侧位X线片

2. Salto Talaris　Salto Talaris由金属的胫骨部和距骨部、聚乙烯衬垫构成，有固定衬垫和活动衬垫两种类型，须使用骨水泥固定，2006年获得FDA批准。Salto Talaris的距骨部采用不同的曲率半径设计，内侧半径小于外侧半径，以模拟正常距骨的解剖结构。距骨部表面矢状面上有弧形的凹槽，与衬垫相匹配的踝关节背伸时伴有从内旋至外旋的转变。距骨跖侧中份有较大的柄置入距骨体内固定。胫骨部托盘通过细长的轴连接圆柱形空心的柄，经胫前骨孔置入胫骨内固定，内侧增加胫骨脊以避免撞击。Salto Talaris可用于初次踝关节置换术，也可用于踝关节翻修术。

3. Agility LP　Agility LP从Agility踝关节系统发展而来，2006年获得FDA批准，用于治疗踝关节终末期疾病，作为踝关节融合术的替代选择。Agility研制始于20世纪70年代晚期，为两组件设计，后发展为Agility踝关节系统，Agility LP为其最新的假体设计。Agility LP的特点为距骨部增宽，使得距骨部覆盖面积增加，减轻了下方距骨的承压。距骨部与胫骨部不同尺寸的组合，可使患者从中选择最佳的假体，增加了假体与骨质的接触面积。聚乙烯衬垫前方锁定装置利于衬垫的更换。

4. Star　Star为三组件设计，无须使用骨水泥固定，2009年获得FDA批准。Star由金属胫骨部和距骨部、聚乙烯活动衬垫构成。胫骨部有两个平行的柄与胫骨固定，胫骨托盘与胫骨接触面积较大，金属表面的多孔图层利于周围骨质的融合。距骨部表面中心有纵向突起与衬垫的纵向沟槽相匹配。跖侧有较大柄置入距骨体内固定，柄的表面有多孔图层。外侧有向下延伸边缘，有助于减少外侧撞击。自 1998 年在美国使用以来，Star 有最长时间的随访资料。10 年生存率达 78%～94%，15 年生存率达 63%。

5. Trabecular Trabecular 为半限制性装置，通过减轻疼痛、维持力线、保留踝关节内的屈伸活动实现踝关节的活动度。Trabecular 由胫骨部、距骨部和模块胫骨关节面构成，其是唯一一款需腓骨截骨、经外侧入路置入的假体，2012 年获得 FDA 批准。Trabecular 通过外部支架辅助调整力线和矫正畸形。弧形的植入物与骨质接触面最大程度减少了内置物沉降，延长的聚乙烯衬垫接触面可减少衬垫磨损，固定柄呈冠状位方向，稳定内植物以抵御踝关节的正常活动，半整合的关节设计限制了踝关节内外翻应力下的点负荷。为适应踝关节的解剖形状，有 6 种尺寸可供选择。

6. Infinity Infinity 由金属的胫骨部和距骨部、聚乙烯衬垫构成，2013 年获得 FDA 批准。胫骨部呈矩形，近端和内外侧面图层均易与周围骨质融合。胫骨部前端有 3 个嵌入胫骨端的骨钉，然而这样的设计易引起胫骨部早期松动。距骨部则有平面截骨和弧形面截骨两种类型。Infinity 置入时需要根据负重位 CT 做术前技术指导。

7. Vantage Vantage 由 Duke 足踝团队设计，2016 年获得 FDA 批准。Vantage 由金属的胫骨部和距骨部、聚乙烯衬垫构成。胫骨部有 4 个尺寸型号，距骨部有 5 个尺寸型号，并分左右两侧，聚乙烯组件尺寸为 6～12mm。Vantage 假体独特的特点：①提供前后位上的最大面积覆盖。②腓侧区域呈弧形设计而无腓侧撞击。③胫骨部有中心开孔的笼形设计及 3 枚骨钉，确保胫骨固定。④距骨部呈圆形设计，术者可根据距骨表面进行匹配，前缘的突起有助于放置塌陷。⑤聚乙烯组件置入后，由固定夹进行锁定，翻修时取出固定夹后容易将聚乙烯组件移除和更换。由于临床应用时间较短，尚缺少长期随访的资料。

8. Cadence Cadence 为三组件设计，由金属的胫骨部和距骨部、聚乙烯衬垫构成，2016 年获得 FDA 批准。Cadence 有标准和超长尺寸，分左右两侧。距骨部为钴铬合金，解剖形设计，符合踝关节生物力学特点，有最小量距骨且实现最大程度距骨覆盖。胫骨部前端有 2 个斜向后的骨钉，后侧中份有一后鳍，有助于固定胫骨部。聚乙烯组件有前偏心、中立、后偏心设计，有助于在跖屈半脱位、背屈半脱位时维持距骨的复位。

9. Hintegra H2/H3 Hintegra H2/H3 在 Hintegra 的基础上发展而来，由金属的胫骨部和距骨部、聚乙烯组件构成，Hintegra H2 于 2017 年获得 FDA 批准，Hintegra H3 于 2019 年获得 FDA 批准。Hintegra 胫骨托盘扁平，有向后 4°的倾斜角，胫骨面有多个刺状突起锤入距骨。前方有挡板，可用 2 枚螺钉固定，前挡板可防止瘢痕粘连影响踝关节运动。类似于 Salto Talaris 距骨部，Hintegra 距骨部呈圆锥形，内侧弧形半径略小于外侧。前方的延伸部可用 2 枚螺钉固定。两侧翼内面略为弯曲可置入距骨。两边突起 2.5mm 的轮箍样结构，可增加稳定性，允许衬垫在距骨表面前后滑动。2004 年后距骨部增加了两个向后的多孔图层的固定，以防止距骨部向后方移位。5～9mm 厚的聚乙烯衬垫的胫骨面扁平，距骨面与距骨部表面的弧度相对应。

Hintegra H2 为两组件、非限制性、无骨水泥（欧洲）固定的踝关节置换系统。Hintegra H3 为三组件、非限制性、无骨水泥（美国）固定的踝关节置换系统，由钴铬合金的胫骨部和距骨部、超高分子聚乙烯衬垫构成，分 0～6 号 7 种尺寸，分左右两侧。胫骨部和距骨部骨质接触面有两层多孔钛和羟基磷灰石脱层，有利于周围骨质长入。

三、手术要点

（一）前侧入路进行置换的手术步骤

①进行全麻或区域阻滞麻醉。②患者取仰卧位，足固定于手术台边缘，需垫高患侧臀部。③应用大腿气压止血带。④如果有重要的畸形必须同时纠正，应该将健侧下肢消毒，以便术中比较。⑤将手术部位消毒，皮肤褶皱处也需要注

意。⑥驱血，大腿止血带充气。在大多数情况下，控制在 250～350mmHg 的压力。止血带使用时间不应超过 2 小时。⑦做标准的踝前正中纵形切口（10～15cm），沿着踇长伸肌（EHL）肌腱走行切开。⑧只切开皮肤，仔细游离腓浅神经内侧支，拉到外侧。术前要跟患者解释清楚，术后足内侧可能会有麻木。⑨神经保护好后，找到胫前肌腱，打开伸肌支持带和 EHL 腱鞘，向内侧牵拉 EHL。伸肌支持带是深筋膜在踝上增厚的部分。⑩显露过程中，要特别注意胫前神经血管束，它在踇长伸肌后面或者踇长伸肌和趾长伸肌之间。⑪将深部神经血管束轻轻地拉到外侧。保护好足背动脉外侧支，其供养趾短伸肌，如果切口有问题，可以使用趾短伸肌来进行软组织覆盖。⑫尽量保留骨膜。类风湿性关节炎患者或骨质较软患者，骨膜下的剥离可能导致踝关节撕脱骨折，因此必须小心谨慎，避免骨损伤的发生。⑬踝关节显露后，切开关节囊。⑭如果使用自动牵开器，必须按时放松，以免影响伤口愈合。⑮关节显露后，第一步是清除胫骨前外侧和距骨颈的骨刺。骨皮质不应该被破坏。⑯假体置入的具体操作遵循器械厂家的指导手册。必须尽一切努力，避免内踝的“肩膀”受伤，因为这可能导致术中或术后内踝的骨折。因为一些患者外踝相对偏后，从前路很难彻底切割外踝。⑰检查踝关节的运动稳定性和活动度。⑱假体组件的位置使用 C 臂机检查和记录。⑲按顺序关闭伤口、伸肌支持带、皮下组织和皮肤。使用 4－0 尼龙线缝合皮肤。可以使用负压引流，但通常不是必要的。⑳使用软敷料包扎伤口，避免压迫，以免影响伤口愈合。采用石膏固定以维持患足中立位。㉑术后 2 天抬高很重要。一些外科医生可以允许早期运动。㉒前侧入路也可用于踝关节融合术。因为关节显露良好。前侧接骨板相对固定更牢靠。在某些情况下，更小的切口比前述传统切口更好，缩短了手术时间，降低了并发症的发生。

（二）侧方入路手术步骤

①全身或区域阻滞麻醉。②患者仰卧在可透视手术床上，患侧臀部垫高并内旋患足。③应用大腿止血带，常规消毒铺巾。④驱血后，上大腿止血带充气。在大多数情况下，控制在 250～350mmHg 的压力。止血带使用时间不应超过 2 小时。⑤沿腓骨中线行 20cm 切口，充分暴露腓骨远端。⑥显露距腓前韧带，术毕要注意将其缝合。⑦在关节面上 10～15mm 处，行远端腓骨斜形截骨术。⑧从腓骨远端游离下胫腓韧带，以便能被固定到跟骨上，同时保持跟腓韧带和距腓后韧带仍与腓骨相连。⑨继续显露踝关节内侧，清除内侧骨赘，便于在牵开器保护下行内踝骨质切除。这个切口也类似于踝关节融合的经典入路。

（张斌　袁心伟　林书　伍晓靖　廖锋　胡骅　刘从迪　肖霖）

参考文献

[1] Zhang L, Chen Y, Wang X, et al. Simultaneous treatment of traumatic calcaneal osteomyelitis and defect deformity with near－arc bone transport by Ilizarov technique [J]. Zhongguo Xiu Fu Chong Jian Wai Ke Za Zhi, 2021, 35 (3): 323－329.

[2] Ceccarini P, Manfreda F, Petruccelli R, et al. Minimally invasive sinus tarsi approach in Sanders Ⅱ－Ⅲ calcaneal fractures in high－demand patients [J]. Med Glas (Zenica), 2021, 18 (1): 322－327.

[3] Albagli A, Ge SM, Park P, et al. Total ankle arthroplasty results using fixed bearing CT－guided patient specific implants in posttraumatic versus nontraumatic arthritis [J/OL]. Foot Ankle Surg. S1268－7731 (21) 00066－7.

[4] Balakrishnan TM, Pakkiri S, Nagalingam A, et al. Distally based pedicled fibula flap for reconstruction of infected Charcot's midtarsal collapse － diabetic rocker bottom foot [J]. Indian J Plast Surg, 2021, 54 (1): 20－28.

[5] Parupia Y, Klaver S, Merchant M, et al. Pre and postoperative analysis of flatfoot reconstruction sparing the talonavicular join [J]. J Foot Ankle Surg, 2021, 60 (4): 650－654.

[6] Gould A E R, Logan K, Lin Z, et al. A prospective evaluation of first metatarsophalangeal fusion using an innovative dorsal compression plating system [J]. J Foot Ankle Surg, 2021, 60 (5): 891－896.

[7] Street S B, Rawlins M, Miller J. Effectiveness of the TightRope® fixation in treating ankle syndesmosis injuries: a critically appraised topic

[J]. J Sport Rehabil, 2021, 30 (4): 676—679.

[8] Faber R M, Parry J A, Haidukewych G H, et al. Complications after fibula intramedullary nail fixation of pilon versus ankle fractures [J]. J Clin Orthop Trauma, 2021, 16: 75—79.

[9] Sripanich Y, Steadman J, Krähenbühl N, et al. Anatomy and biomechanics of the Lisfranc ligamentous complex: a systematic literature review [J]. J Biomech, 2021, 119: 110287.

[10] Ma Y, Meng X, Su Y, et al. Evaluation of a modified spoon — shaped medial incision in the surgical repair of a chronic achilles tendon rupture [J]. J Foot Ankle Surg, 2021, 60 (4): 729—732.

第八章　运动医学科

运动医学主要源于骨科创伤学，但由于其将医学和运动结合，并且发病规律、诊断、治疗原则、预后等方面与普通创伤骨科有所区别，故运动医学科是一门综合性的应用学科。其主要研究内容包括基础的运动生理病理与临床，竞技运动和群众体育的预防和治疗、保健和医疗等一系列与运动相关的医学问题。主要目的是提高人体体质、防治疾病、提高运动员成绩。主要内容包括四个部分：①运动医务监督；②运动营养学；③运动创伤学；④医疗体育。目前运动医学科的主要发展方向是关节镜技术。

第一节　关节镜概述

一、关节镜与关节微创外科的发展

微创外科的发展和创新，正在不断改变着外科疾病的治疗方式。近年来，微创已经成为骨科的重要理念之一，微创化治疗更是当代外科发展的趋势。其中，关节镜手术是骨科微创的典型代表，主要是用于关节内疾病的诊断和治疗，如关节内慢性炎症和急性关节损伤。其创伤小、康复快、美观、术后并发症少，已经得到广大医生和患者的认可。近年来，我国关节镜技术已经实现了跨越式的发展，特别是膝关节镜手术已经在全国各级医院广泛应用。但是，随着我国人民生活水平的不断提高，对现阶段的医疗技术水平也提出了更高的要求，希望医生尽量采取微创的方式来治疗各类疾病。为了解决这个难题，经过临床工作者们不断实践和探索，关节镜技术应用范围也在不断扩大，在膝关节外疾病的治疗中也取得了很好的疗效。

二、现代关节镜设备

（一）关节镜

关节镜是一种光学仪器，是关节镜手术中最基本的器械。关节镜主要由三个基本的光学系统组成：①经典的薄透镜系统；②杆透镜系统；③分度指数透镜系统。随着现代纤维光学技术的不断发展，近几年的关节镜拥有更小的镜片、更好的视野和更好的液体流动管理。关节镜主要分为两种，一种是主要用于检查诊断的关节镜；另一种是主要用于治疗的关节镜。

影响关节镜光学特征的因素很多，重要的是关节镜的直径、视野和倾斜角。

关节镜的直径从 1.7 到 7.0mm 大小不等，其中以 4mm 的关节镜最为常用，对于不易进入的小或紧的关节，如踝关节、腕关节等，常用 1.9mm 和 2.7mm 的关节镜。

视野是指透镜所包括的视角，不同类型的关节镜的视野各不相同。视野角度与透镜直径大小成正比。

倾斜角是指关节镜的长轴线与透镜表面垂线之间的夹角，范围为 0°～120°，其中 25°和 30°关节镜较常用，而 70°和 90°的关节镜有利于检查关节角落，但难于定位。目前已有可以调节倾斜角的关节镜，操作者可以根据自己的喜好及手术要求自行调节。

（二）电视摄像机系统

McGinty 和 Johnson 首先将电视摄像机加入关节镜手术。其优点包括：术者操作姿势更舒适，避免术者面部对术野的污染；从电视摄像机屏幕上观看的画面有利于助手的培训和配合。早期的摄像机体积庞大且不方便，但现在已经开发出了可以直接连接到关节镜上的小型固封摄像机。摄像系统的改进包括彩色系统和灵敏度的改善，使得摄像画面的色彩分辨度更好。摄像头连接关节镜和摄像系统主机，耦合器保证摄像头与两者紧密连接，微调旋钮即可调整图像。摄像头主要通过电荷耦合剂将光学信号转化为电子信号，并传输给摄像系统主机。摄像机采用三晶片镜头，拥有更好的色彩分辨率。视频信号的数字化可产生高质量的图像，并且拥有手术影像资料的存储和编辑功能。

（三）光源系统

最初由150W的白炽灯泡组成的光源即可满足关节镜直视，但随着电视摄像机系统的引进，光源也由150W的白炽灯转化为300～350W的卤灯和氙灯等冷光源，目前最常用的为LED光源。纤维光缆由一束包在保护性套管中的特制的光导纤维组成，其一端连接在远离手术区域的光源上，另一端连接在关节镜上。光导纤维易碎，应当小心操作。镜头内的光导纤维增强了导光能力，且液性光导（甘油）克服了光导纤维易碎的问题，可以自动调节亮度、色彩。

（四）辅助工具

关节镜手术的基本器械包括：关节镜（25°、30°较常用）、探针、剪刀、篮钳、抓取钳、刀片、刨刀、电刀激光射频装置和其他设备。这些器械适用于大多数常规的关节镜手术。此外还有一些仪器，在特殊情况下偶尔也会用到，比如用于交叉韧带重建、半月板修复的结扎缝合线等专用器械。

1. 探针 探针是关节镜手术中非常常用和重要的诊断工具。探针前端90°弯曲呈钩叶状，用探针触诊时，应当使用其肘部，而非其尖端或顶端。探针被称作“关节镜医生手指的延伸”，是学习三角定位技术时最安全的器械。通过探针，医生可以感觉结构的连贯性，比如触诊关节软骨；确定软骨软化的程度；触诊关节内的疏松结构；将关节内的游离体移动到易于抓取的位置；触诊关节内韧带和滑膜结构，感受其张力；暴露关节内结构。绝大多数探头呈直角，尖端尺寸为3～4mm，除此之外，探针也可用于测量关节内损伤的程度，如半月板撕裂的长度，或关节面软骨损伤的长度。

2. 剪刀 关节镜的剪刀直径一般为3～4mm。剪刀的齿端可分为直状或钩状。在关节镜手术中，首选钩状剪刀，因为钩状剪刀更倾向于钩住所需剪除的组织，从而剪除组织，而直状剪刀较钩状剪刀不利于分离正常组织与所需剪除组织。此外，还有一些剪刀可供选择，包括左、右弯剪和角剪。弯剪的柄稍弯，以适应左、右侧的操作，而角剪常带旋转形的齿板，其所剪切的方向与剪刀柄有一定成角，因此，角剪常用于处理难取性半月板碎块。

3. 篮钳 也称冲击式活检钳，也是常用的关节镜手术器械之一。标准的篮钳有一个开放的底部，可以使其清理的组织自动落入篮钳内。篮钳的尺寸为3～5mm。它主要用于修剪半月板的边缘，也可以代替剪刀切割半月板或其他组织。篮钳根据柄部可分为直柄和弯柄两种类型；篮钳根据齿部可分为直形和弯形两种类型，在关节镜手术中，首选弯形形状；篮钳还可以通过角度分类，如30°、45°和90°等，适用于修整半月板前缘，而15°下咬弧形或上咬弧形篮钳则因为易于绕过股骨髁，主要用于半月板后角清理。

有些时候篮钳相对于较窄的关节区域过大，效果可能不太理想。此外，使用篮钳时每次咬除的组织不宜过多，否则有篮钳断裂的风险。

4. 抓钳 抓钳主要用于取除关节内物体，如游离体、较大的组织碎片等，也可以用于牵拉组织，进行切割操作。绝大多数的抓钳齿板有棘齿闭合，可将组织牢牢固定。抓钳根据齿板可以分为单动、双动两种类型。双动抓钳有规则的锯齿状突齿或1～2个尖齿，有更强的固定力，因此，对于游离体的抓取，首选双动抓钳。

5. 刀片 目前使用的多数关节镜刀片都是一次性的。刀片的类型也各式各样，如直形和弧形的常规下切刀片、smillie端切刀片等。如果刀片在关节内断裂，这时有磁性的刀片更容易被取出。刀片应该通过套管鞘插入或包绕在可伸缩的鞘样装置内，保证刀片从手术入口进入时不显露其锐利部分，最后在关节镜视野中，取除鞘样装置，显露刀片锐利部分。

6. 刨刀 刨刀由外部中空套管和内部带有相应窗口的空心旋转套管组成。刨刀的直径通常为3.0～5.5mm。使用刨刀时，应注意关闭关节镜出水口，因为这不仅是为了降低过吸的风险，同时也是为了防止无意中把可能污染的冲洗液反吸入关节内。同时也应该保持其尖端在视野内，避免出现医源性损伤。

7. 电刀、激光和射频、低温等离子手术系统　电刀常用于关节镜手术的切割和止血，特别是关节镜下滑膜切除术和关节镜下肩峰下减压术。此外，也可以对髌骨对位复位不良的外侧支持带进行松解和止血。据报道，射频系统能够以较小的代价产生与激光近似的热能，因此射频的应用逐渐增加。射频系统分为单极和双极。单极射频系统使用接地垫，通过身体吸收能量；而在双极射频系统中，能量在电极之间转移。低温等离子手术系统则是一种不依赖于热能的微创技术，采用双极系统，在刀头前端极薄的等离子层产生低温等离子体，利用低温等离子体中高速运动的离子打断组织的分子键，工作温度达40℃～70℃，在汽化切割的同时凝血，因此对于机体的热损伤远远低于传统的电刀、激光和射频系统。

8. 灌注系统　使用液体对关节进行扩张和灌注，是关节镜手术中至关重要的一步。液体一般采取乳酸林格液，乳酸林格液是含乳酸盐的等渗电解质，其电解质、pH值、渗透压与人体细胞外液相似，因此常用于关节镜手术。通过灌注系统冲洗和扩张关节，医生可以在关节镜下观察到清晰的关节图像。一般来说，在关节镜手术中，常用3L袋装乳酸林格液，悬挂在距离关节水平面以上1m左右，产生大约22mmHg的压力。术中要常注意患者的肌肉间室和软组织情况。在膝关节相关的关节镜手术中，常保持膝关节内部空间压力在45～60mmHg，而在肩关节相关的关节镜手术中，常保持55～65mmHg，在肘关节镜和踝关节镜手术中应当保持在40～45mmHg。此外，在乳酸林格液中，加入1mg/mL的肾上腺素溶液，会使视野变得更清楚。但应注意，对于高血压患者或有心脏相关疾病的患者，不主张使用肾上腺素。

9. 移植物　各种移植物广泛应用于骨科手术，其中关节镜手术中也应用颇多，例如用于骨折复位内固定的缝合锚钉、交叉韧带损伤所需的自体或异体肌腱等。

10. 套管　无菌原则是外科手术的准则之一。在关节镜手术中需要各种各样的套管保护关节镜及其相关辅助设备。在关节镜手术中，腔镜套保护关节镜、光源系统、灌注系统，使手术无菌原则得以执行，防止液体四处渗漏，避免仪器的突然破损。

三、关节镜的外科基础

关节镜不仅能诊断相关骨科疾病，而且明显改变了骨科医生治疗相关骨科疾病的途径，但关节镜小而精细，需要在相对封闭有限的空间内操作，因此骨科医生需要熟练地掌握关节镜手术技巧。关节镜手术的技巧有很多，主要是三点进路和三角技术。三点进路指将关节镜与其相关器械经由两个或两个以上的手术入路，同时进入关节腔内，并且能在电视机摄像系统中清晰展现。三角技术指关节镜与不同入路进入的关节镜相关器械的尖端共同形成三角形的顶端。三角技术是关节镜手术的根本，它使手术器械与关节镜分开，增加了视野，增强了术者的深度感，有利于术者操作。

四、关节镜的适应证和禁忌证

（一）适应证

（1）关节镜对于观察绝大多数的关节及其周围病变是有效的，例如创伤所致的半月板损伤、交叉韧带损伤和肩袖损伤、关节内游离体取除、盘状半月板等。

（2）关节镜分为普通关节镜与手术关节镜，在术前，我们可以使用普通关节镜检查前期关节周围疾病，明确诊断疾病。

（3）关节镜可以评价和研究某些疾病的病理生理学，如骨关节炎、类风湿性关节炎。

（二）禁忌证

（1）关节镜不适用于非手术治疗有效、病情轻微的关节病变。

（2）当局部存在皮肤感染，可能危及所治疗关节，或远处感染可能污染手术部位时不宜使用关节镜。

（3）关节周围粘连严重，或关节周围破损，有流入软组织风险，或关节部分完全强直。

(4) 在仔细询问患者病史、全面的查体和采用标准的非介入诊断方法前不应考虑关节镜。

五、关节镜手术并发症

关节镜手术中或者手术后的并发症通常很少，并且很轻微。虽然多数并发症可以通过在术前和术中避免，但仍有1.0%～4.7%的发生概率，主要与以下因素相关：手术时间、手术的复杂程度、手术人员的经验和有无严重基础疾病等。

(一) 关节内结构损伤

关节内结构损伤是关节镜检查、诊断、治疗中常见的并发症。在术者缺乏经验、关节间隙紧凑、手术时间长和疾病较复杂的情况下，关节镜相关器械容易划伤关节软骨，造成骨关节炎。

(二) 关节外结构损伤

关节外结构损伤主要包括：血管损伤、间室综合征、神经损伤、肌腱和韧带损伤等。关节周围血管损伤可能是关节镜下严重的并发症。常由关节镜相关器械破坏血管或过度牵拉导致，或液体过多引起关节腔内压力过高。而关节腔内压力过高，亦会导致间室综合征，所谓间室综合征，就是由于关节内液体过多导致关节内压非生理性、进行性急剧升高，引起关节功能损害的一种临床综合征。神经损伤绝大多数由锐器切割伤导致，或者长时间使用止血带导致。在膝关节镜手术中，隐神经下支或股神经缝匠肌支是较常损伤的神经。而在肩关节镜手术中，肩关节过度牵张，易引起臂丛神经损伤。

(三) 关节内血肿

关节内血肿是常见的术后并发症，常发生在外侧副韧带松解和滑膜切除术后。

(四) 血栓性静脉炎

血栓性静脉炎是危险的术后并发症，但发生率低。年龄和手术的复杂程度与该并发症的发生相关。危险因素如下：女性、年龄超过35岁、有基础疾病、有服用避孕药史和Ⅴ因子血栓性血友病。年龄大于70岁会使患者风险增加10倍；BMI大于29kg/m^2、吸烟和口服避孕药会使患病风险增加3倍；糖尿病和高血压会使患病风险增加2倍。

(五) 感染

感染是外科手术中永恒的话题，关节镜术后报告的实际感染率低，约0.2%。有关节内糖皮质激素注射史，止血带使用时间过长，年龄大于50岁，关节切开前手术部位准备不佳，手术程度复杂，既往有手术史等都被视为感染的危险因素。另外感染还与术前感染未控制或器械受污染有关。

(六) 周围神经功能障碍

在关节镜手术中使用止血带控制术中出血，若时间过长，可有肢体暂时性麻痹。

(七) 滑膜疝和滑膜瘘

滑膜疝由手术入路切口深处的筋膜层裂开或未愈合导致，可被视为迟发的切口裂开或表面愈合的深部切口裂开。由于切口表面的皮肤和皮下脂肪层已愈合，在关节腔内压力的作用下，组织向外疝出，其疝囊可能是皮下的脂肪小球与滑膜组织。通常来说手术入路越大，发生滑膜疝的可能性越大。而滑膜瘘是非常少见的，常发生于线结反应或缝线脓肿后。

第二节　腕关节镜手术

一、腕关节手术入路

(一) 腕桡侧入路

位于月骨近端桡侧、腕长伸肌腱桡侧和桡骨远端，目的是进入桡骨茎突、舟状骨、月骨和桡骨远端关节面。

(二) 腕背桡侧入路

位于Lister结节远端约1cm处，拇长伸肌腱和指长伸肌腱之间，位于桡腕关节水平。

（三）腕背尺侧入路

位于指总伸肌和指小伸肌腱之间的间隙，处于桡腕关节水平，主要用于桡腕手术。

（四）下尺桡关节入路

位于手背第 6 间隔、尺侧腕伸肌腱桡侧，可用于清创和修复三角纤维软骨复合体。

（五）腕尺侧入路

位于尺侧腕伸肌腱尺侧，常用作出水口。

（六）腕骨间桡侧入路

位于腕背桡侧入路远侧 1cm。

目前临床常用的入路为腕背桡侧入路、腕背尺侧入路、腕骨间桡侧入路。

二、腕关节检查

麻醉成功后取平卧位，消毒铺巾，患肢置于侧方手术台上，肩关节外展 60°～90°，侧方手术台安装皮牵引架，行手指牵引。麻醉下检查腕关节被动活动范围及进行应力试验，并对腕背部的骨性标志、手术入路、表浅静脉进行标记。应用专用网状指套做牵引，选用直径 2.7mm 的标准腕关节镜，循常用的腕背桡侧入路，先用穿刺针头刺入关节腔，注入 5ml 生理盐水使关节腔充盈，再切开皮肤，将钝头套管插入关节腔内，插入关节镜另做腕尺侧入路，可插入探针和刨削器等操作器械。将 18 号针头插入关节间隙作为出水口。在腕关节镜下观察腕关节内情况，做出相应处理。

三、腕关节手术操作

（一）三角纤维软骨复合体（TFCC）损伤的清理

全麻后取平卧位，绑扎止血带，消毒铺巾，行指套牵引，通过标准腕背桡侧入路和腕背尺侧入路做关节镜探查，损伤确定后，于腕背桡侧入路做手术切口置入关节镜，于腕背尺侧入路做手术切口，置入刨刀，于腕尺侧入路做手术切口，置入导管引流。用刨刀清理干扰视野的组织，探针进入，探查损伤面积大小。向尺侧牵引暴露腕关节掌尺侧面，在近侧掌横纹的远侧、掌长肌腱的尺侧做一小切口，轻轻牵引，钝性分离，辨别掌侧关节囊，在关节镜指引下，将钝头套管针从腕背尺侧入路进入，从上述间隔穿刺掌侧关节囊，从掌侧皮肤切口中穿出。用一套管顺针进入，钝头套管针从腕背尺侧入路退出，从而建立掌侧入路，当钝头套管针完全退出后，套管转向尺侧，指向 TFCC 损伤处，腰穿针从掌侧入路的套管中导入，通过 TFCC 分离区，从尺侧腕屈肌腱的尺侧 1cm 的皮肤切口中穿出。小心地做皮肤切口并用钝性牵引把肌腱和神经保护起来。退出针芯，用 2 根 Prolene 线从掌侧向背侧穿过针道，做抽出式缝合。将两根 Prolene 线分别与 Ethibond 线的两端相连，通过腰穿针从掌侧退出，用两根 Prolene 牵引 Ethibond 线的两端从背侧拉出，将 TFCC 损伤处牢固地固定在背侧关节囊上，尾端在关节外打结，缝合伤口，手术结束。

（二）腕关节韧带撕裂的清理

全麻后取平卧位，消毒铺巾，患肢置于侧方手术台上，肩关节外展 60°～90°，行固定前初步牵引复位，以恢复桡骨长度、掌倾角及尺偏角度，达到初步复位骨折的目的，牵引后以网状指套或骨外固定支架做牵引维持，扩大关节间隙。麻醉下检查腕关节被动活动范围及进行应力试验，并对腕背部的骨性标志、手术入路、表浅静脉进行标记。应用专用网状指套做牵引，选用直径 2.7mm 的标准腕关节镜，循常用的腕背桡侧入路，先用穿刺针头刺入关节腔，注入 5ml 生理盐水使关节腔充盈，再切开皮肤，将钝头套管插入关节腔内，插入关节镜另做腕尺侧入路，可插入探针和刨削器等操作器械。将 18 号针头插入关节间隙作为出水口。用腕关节镜探查关节腔，清理骨折间隙，复位欠佳者可通过克氏针或探针复位骨折块。复位标准：关节面不平整＜2mm，透视显示桡骨远端掌倾角、尺偏角、桡骨高度均恢复正常。在透视下，通过克氏针或有限切开螺钉固定，在骨折线近端做一小纵形切口，长度 1～2cm，逐层切开、钝性分离进入，关节镜下实现骨折精准复位，骨缺损严重者将同种异体骨植入骨缺损区，经皮进行克氏针或有限切开螺钉固定。将关节内细小组织碎片用钳夹器、刨削器等予以清除。检查舟月韧带、月三角韧带、TFCC。对舟月韧带撕裂者，放松牵引，术后均以石膏托或支具固定患肢，术后常规给予患肢抬高、消肿镇痛、预防感染等处理。

（三）腕关节滑膜切除

全麻后取平卧位，绑扎止血带，消毒铺巾，行指套牵引，通过标准腕背桡侧入路和腕背尺侧入路做关节镜探查。手术开始后，于腕背桡侧入路做手术切口，置入关节镜，初步探查关节腔内情况，在镜下观察滑膜颜色，血管形态，有无充血、肿胀、增生及结晶物附着，绒毛形态及量。再于腕背尺侧入路做手术切口，置入刨刀，于病变集中部位抓取病变滑膜，留送病理。随后置入2.0mm的刨削器，切除病变滑膜和增生的血管翳，置入射频器对清创后的组织边缘行皱缩，对出血点行止血。缝合手术切口，手术结束。

（四）腕关节囊肿切除

全麻后取平卧位，绑扎止血带，消毒铺巾，行指套牵引，通过标准的腕背桡侧入路和腕背尺侧入路做关节镜探查。手术开始后，于腕背桡侧入路做手术切口，置入关节镜，初步探查关节腔内情况，用刨刀、射频等技术清理增生的滑膜，改善镜下视野，使用探钩沿囊肿边缘小心剥离显露后刺破囊壁，将刨刀置入囊肿内抽吸囊肿内淡黄色或血性胶冻状囊液进行减压，术中在镜下用专用病理活检钳夹取囊肿囊壁组织，留送病理，彻底敞开囊腔后完整切除囊壁组织，避免术后囊腔再次粘连后囊肿复发。术中需反复确认避免囊肿遗漏。术中反复冲洗关节腔，用射频彻底止血。缝合手术切口，手术结束。

（五）腕关节内游离体摘除

全麻后取平卧位，绑扎止血带，消毒铺巾，行指套牵引，通过标准的腕背桡侧入路和腕背尺侧入路做关节镜探查。手术开始后，于腕背桡侧入路做手术切口，置入关节镜，初步探查关节腔内情况，在镜下观察关节腔内游离体的位置，置入抓钳，抓出游离体后再次探查关节腔内有无残留游离体。缝合手术切口，手术结束。

（六）腕关节囊切除

全麻后取平卧位，绑扎止血带，消毒铺巾，行指套牵引，通过标准的腕背桡侧入路和腕背尺侧入路做关节镜探查。手术开始后，于腕背桡侧入路做手术切口，置入关节镜，初步探查关节腔内情况，镜下观察关节囊颜色，血管形态，有无充血、肿胀、增生及结晶物附着。再于腕背尺侧入路做手术切口，置入刨刀，于病变集中部位抓取病变关节囊，留送病理。随后置入2.0mm的刨削器，切除病变关节囊，置入射频器对清创后的组织边缘行皱缩，对出血点行止血。缝合手术切口，手术结束。

（七）近排腕骨或舟状骨切除

全麻后取仰卧位，绑扎止血带，行腕关节牵引架固定，行指套牵引。用划线笔标好腕背桡侧入路和腕背尺侧入路，腕桡侧入路和腕尺侧入路。采用2.7mm的关节镜，首先自腕背桡侧入路进入腕关节间隙，在腕尺侧入路处用18号针头做关节内引流，检查腕关节滑膜组织有无增生、软骨软化程度及缺损程度，自腕背尺侧入路进入，用刨刀清理滑膜组织，然后将关节镜从腕桡侧入路进入，在三角钩关节间隙用18号针头做引流，从腕尺侧入路进入刨刀清理滑膜组织，依次切除三角骨、月骨及舟骨，保留豌豆骨，然后改用磨头磨碎月骨，逐步摘除坏死的月骨。术中在C臂机透视下确定近排腕骨已经被摘除，最后缝合切口，手术结束。

（八）软骨与骨软骨病变的清理

全麻后取平卧位，消毒铺巾，患肢置于侧方手术台上，肩关节外展60°～90°，侧方手术台安装皮牵引架，行手指牵引。麻醉下检查腕关节被动活动范围及进行应力试验，并对腕背部的骨性标志、手术入路、表浅静脉进行标记。应用专用网状指套做牵引，选用直径2.7mm的标准腕关节镜，循常用的腕背桡侧入路，先用穿刺针头刺入关节腔，注入5ml生理盐水使关节腔充盈，再切开皮肤，将钝头套管插入关节腔内，插入关节镜另做腕尺侧入路，将18号针头插入关节间隙作为出水口。在关节镜下探查腕关节，使用刨刀、射频等技术切除增生、充血和水肿的病变滑膜组织，用抓钳或髓核钳取出游离体，将包裹在滑膜内的软骨样“米粒体”连同滑膜切除。对于较大的软骨瘤体，可以适当延长手术切口，用带齿的血管钳取出，也可以在关节腔内将软骨瘤体夹碎成较小的颗粒后再取出。对于细小的附着于滑膜表面的瘤体采用刨刀吸出，应注意全面检查，特别是注意关节囊后方以及髁间窝是否有游离体残留。

（九）关节镜下复位内固定

1. 腕关节镜下桡骨远端骨折复位　全麻后取平卧位，患肢置于侧方手术台上，肩关节外展60°～90°，侧方手术台安装皮牵引架，行手指牵引。麻醉下检查腕关节被动活动范围及进行应力试验，并对腕背部的骨性标志、手术入路、表浅静脉进行标记。应用专用网状指套做牵引，选用直径2.7mm的标准腕关节镜，循常用的腕背桡侧入路做手术切口，置入关节镜，另于下尺桡关节入路做手术切口用作操作入路，可置入探针和刨刀等操作器械。在腕关节镜下观察桡骨远端关节面的骨折情况，应用刨刀清除可见的骨折间隙血凝块和纤维素等物质，通过克氏针或探针轻柔撬拨，将关节内骨块复位，达到复位标准。对于简单的桡骨远端骨折，可直接利用克氏针将两端固定；对于复杂骨折，建议采用掌侧锁定接骨板固定。采用C臂机透视显示桡骨远端的掌倾角、尺偏角、桡骨高度，取掌侧纵形切口，置入掌侧接骨板。在腕关节镜下进一步检查舟月韧带、三角韧带和TFCC，对韧带进行修整，若关节间隙仍增宽，应用克氏针固定关节。应用刨刀清除游离的TFCC撕裂瓣，将其修整成光滑的、自然走行的状态。缝合手术切口，手术结束。术后抬高患肢，第1天开始各掌指关节、指间关节的被动活动，1周后腕关节主、被动活动相结合，逐渐加大活动范围。

2. 腕关节镜下舟骨骨折复位　全麻后取平卧位，患肢置于侧方手术台上，肩关节外展60°～90°，侧方手术台安装皮牵引架，行手指牵引。麻醉下检查腕关节被动活动范围及进行应力试验，并对腕背部的骨性标志、手术入路、表浅静脉进行标记。应用专用网状指套做牵引，选用直径2.7mm的标准腕关节镜，循常用的腕背桡侧入路做手术切口，置入关节镜，另于下尺桡关节入路做手术切口用作操作入路，可置入探针和刨刀等操作器械。在腕关节镜下观察舟骨的骨折情况，应用刨刀清除可见的骨折间隙血凝块和纤维素等物质，通过克氏针或探针轻柔撬拨，将关节内骨块复位，达到复位标准。对舟骨骨折采用常规腕背桡侧入路建立观察通道，检查桡腕关节是否存在关节内组织损伤，可增加腕中尺侧、腕中桡侧入路，对腕中关节进行检查，明确腕中关节内损伤情况。对于骨折端移位不明显或合并轻度驼背畸形的舟骨骨折，操作时可将患肢前臂置于旋后位，进行适当牵引，尺偏及背伸腕关节多可得到满意复位。术中在C臂机透视下确定复位满意后，可进行克氏针临时固定，并于腕关节镜下观察骨折复位情况。如骨折复位不满意，可在腕关节镜下用探钩等器械对复位进行微调，再重新进行固定。对于不易获得复位的舟骨骨折，可经皮打入克氏针，利用杠杆作用，在腕关节镜下进行复位固定。

（十）腕关节松解

腕管综合征指腕管内容积减少或压力增高使正中神经于腕管内受压，以桡侧3～4个手指麻木、疼痛，夜间或清晨较明显，疼痛有时放射到肘部，有时拇指外展、对掌无力、动作不灵活为主要临床表现。

手术治疗包括传统的腕管松解术、小切口手术以及内镜手术。

近年来随着关节镜技术的发展，越来越多的人选择关节镜下腕管松解术治疗腕管综合征。

手术操作：全麻后取平卧位，绑扎止血带，消毒铺巾，行指套牵引。近侧入口：近端腕横纹水平，掌长肌腱尺侧1cm处。远侧出口：被动充分外展拇指，在拇指尺侧缘通过手掌向手的尺侧画一条线，从中、环指指蹼间向近侧画一条线，与拇指的划线垂直相交，在这两条线的交角的尺侧平分线距交角0.5cm处即是出口。于入口处做约0.5cm长的切口，钝性分离，纵行切开筋膜约2cm，分离解剖腕横韧带的近侧缘及掌长肌腱。在掌长肌腱尺侧分离尺侧滑囊使其与腕横韧带分离。腕关节维持在背伸位，使腕管内神经肌腱紧贴腕管背面。带槽套管自入口处插入腕管，对准出口轻轻地向远侧推进，然后，在远侧切开皮肤约0.5cm。于套管近侧入口插入内镜，并保留在套管内，通过横行纤维识别腕横韧带，辨认屈肌支持带远侧。用探针刀由远侧向近侧做第一次切开，松解屈肌支持带远侧边缘，再用三角刀做第二次切开，切开屈肌支持带中部。将反向刀插入第二次切开处，拉向远侧边缘连接第一次切开处，完成第三次切开。辨认屈肌支持带近侧，并将近侧缘松解，用勾刀做第四次切开。将内镜自近侧入口拔出，从远侧再次插入，使器械从近侧进入外套管，再次将反向刀插入腕管至韧带中部，然后向近侧将反向刀拉出，完成第五次切割，将屈肌支持带完整切断，彻底松解正中神经压迫。再次检查验证腕管松解情况，并将近侧入口处前臂腱膜松解。松开止血带，彻底止血，缝合并加压包扎伤口。术后无需腕关节制动，嘱患者可立即进行主动活动。

第三节　肘关节镜手术

一、肘关节手术入路

（一）外侧入路

（1）前外侧入路：位于肱骨外上髁远端3cm，前1cm。

（2）近端前外侧入路：位于肱骨外上髁近端2cm，前方1cm。

（3）外侧垂直入路：位于肱骨外上髁远端1cm，前侧1cm，相当于肱桡关节间隙水平。

（二）内侧入路

（1）前内侧入路：位于肱骨内上髁远端2cm，前方2cm。

（2）近端前内侧入路：位于肱骨内上髁近端2cm，上臂内侧肌间隔前方2cm。

（三）后侧入路

（1）前上外侧入路：位于肱骨外上髁前方2cm。

（2）中外侧入路：位于肱骨外上髁、尺骨鹰嘴和桡骨小头之间。

（3）后正中入路：位于尺骨鹰嘴尖近端3cm，肱三头肌外侧缘。

（4）上后外侧入路：位于尺骨鹰嘴尖近端3cm，肱三头肌腱外侧，肱骨外侧缘。

肘关节镜检查时，患者常采用三种体位，分别为：①仰卧位，仰卧位时，患者上肢悬吊牵引，肩关节外展90°；②俯卧位，患者上臂放置于手术台面，前臂自然下垂，肘关节屈曲呈90°；③侧卧位，患者侧躺在手术床上，健康手臂（非手术臂）在下并前屈外旋放置在臂板上，腋窝处放置一个填充物（棉垫）。手术臂放置在关节镜的手臂定位器上，前臂自然垂直于地面。

目前前内侧、前外侧和后侧入路是仰卧位时较常用的入路；而俯卧位时则较常选用近端前外侧、中外侧和后正中入路。

二、肘关节检查

肘关节镜探查肘关节时应按以下步骤操作：一般首先检查及处理肱尺关节间隙；然后清理肱桡关节间隙；最后清理鹰嘴窝和上尺桡关节。

基本操作：全麻后取侧卧位，肩关节前屈90°，绑扎止血带，消毒铺巾。切开前上外侧入路皮肤做长约1cm的手术切口，置入关节镜，以前上外侧入路为观察入路。于前内侧处做长约1cm的手术切口，为工作入路。关节镜检查术中以刨刀清理关节腔、射频及电刀止血，探查关节腔内有无粘连、游离体、滑膜增生、骨赘形成及软骨损伤等。

三、肘关节手术操作

（一）肘关节内游离体摘除

全麻后取侧卧位，前屈患侧肩关节90°，绑扎止血带，消毒铺巾。切开前上外侧入路皮肤做长约1cm的手术切口，置入关节镜，以前上外侧入路为观察入路。于前上内侧入路处做长约1cm的手术切口，为工作入路。用关节镜探查关节腔，查找游离体。对于多发、直径较小的游离体，可先置入鞘管，冲出游离体；对于较大的游离体，从前上内侧入口用异物钳或血管钳取出游离体。前方清理完成后，分别于肘后正中和上后外侧入路处各做大小约1cm的手术切口，通常从肘后正中入路置入关节镜，探查后方关节腔，查找游离体，再从上后外侧入路置入异物钳或血管钳取出后方游离体。关闭切口，伤口敷料包扎，结束手术（图 8－3－1）。

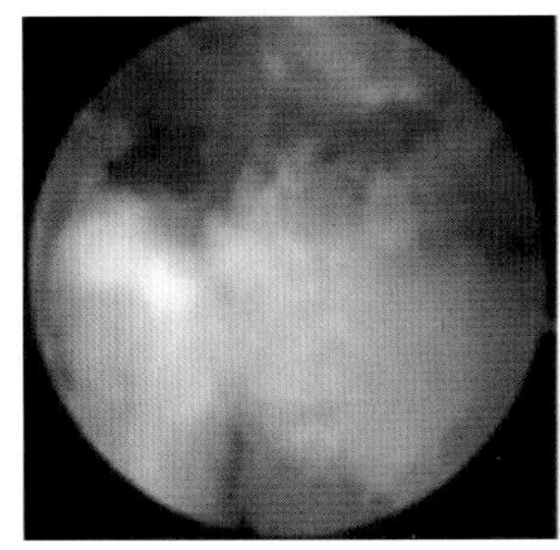
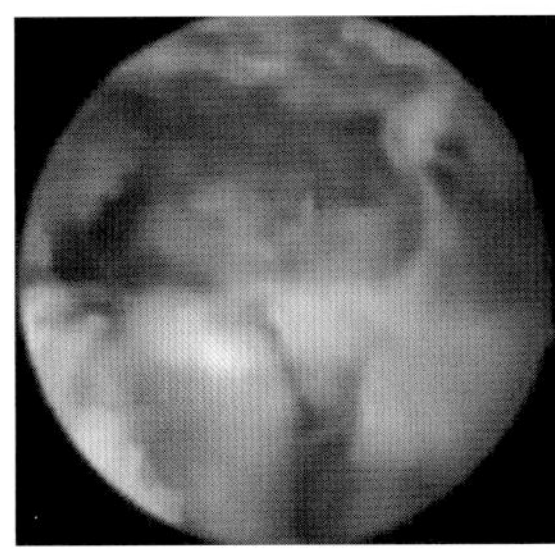

图 8－3－1　男性，53 岁，肘关节游离体

（二）肘关节滑膜切除

全麻后取俯卧位，前屈患侧肩关节 90°，屈曲肘关节 90°，自由垂于支架上，标记后正中入路、中外侧入路、近端前外侧入路、近端前内侧入路，绑扎止血带，消毒铺巾。于后正中入路、中外侧入路、近端前外侧入路、近端前内侧入路处各做大小约 1cm 的手术切口，从中外侧入路置入关节镜，于其他 3 个入路进行穿刺定位并置入操作器械。进入关节腔后，用关节镜探查关节腔，用刨刀切除滑膜，清除脱落至关节腔的组织碎块，并对关节腔进行冲洗，射频及电刀止血，关闭切口，伤口敷料包扎，结束手术。

（三）肘关节镜下骨赘清除

全麻后取俯卧位，前屈患侧肩关节 90°，绑扎止血带，消毒铺巾。于中外侧入路处做长约 1cm 的手术切口，置入关节镜，探查关节腔。术中根据探查所见选择手术入路做手术切口。关节镜下可见关节软骨磨损甚至软骨下骨裸露，冠突和尺骨鹰嘴处大量骨赘形成，关节囊和侧副韧带增生、肥厚、挛缩。先分别用磨钻和髓核钳清除冠突和尺骨鹰嘴处大量增生的骨赘，用磨钻磨削成形冠突窝和鹰嘴窝，直到屈伸肘关节时无骨性阻挡为止。再清理关节边缘的骨赘，用等离子刀或钩刀松解前、后关节囊和侧副韧带，清除脱落至关节腔的组织碎块，并对关节腔进行冲洗，射频止血，关闭切口，伤口敷料包扎，结束手术。

（四）肘关节软骨损伤的清理

全麻后取俯卧位，前屈患侧肩关节 90°，绑扎止血带，消毒铺巾。切开前上外侧入路皮肤做长约 1cm 的手术切口，置入关节镜，以前上外侧入路为观察入路。于前上内侧处做长约 1cm 的手术切口，为工作入路。术中以刨刀清理关节腔、射频及电刀止血，探查关节腔，松解粘连带及瘢痕组织，用电刀修整软骨损伤处，使其尽量平整光滑。清除脱落至关节腔的组织碎块，并对关节腔进行冲洗，射频及电刀止血，关闭切口，伤口敷料包扎，结束手术。

（五）肘关节内骨折的复位

全麻后取仰卧位，肩关节外展 80°～90°，前臂及手部悬吊。用标记笔标记肱骨内上髁、桡骨头、尺骨鹰嘴尖及外上髁。在后正中入路处做长约 1cm 的手术切口，置入关节镜，初步探查关节内情况。在肘前内侧朝桡骨头的方向用 20ml 的注射器空针穿刺。确定针头位于关节囊后，在穿刺点处切开皮肤，用止血钳沿着针头方向钝性分离至关节腔，通过钝头的置换棒插入关节镜，观察骨折移位情况。用巾钳固定骨折块，通过关节镜观察骨折端的前侧、肱骨滑车或肱骨小头是否存在台阶或分离，当复位达到解剖复位后，在外髁附近经皮穿入交叉克氏针。术后上肢石膏后托固定，术后 3 天患肢开始进行被动功能锻炼，4 周开始进行肘关节主动功能锻炼。

（六）肘关节结核病灶清除

全麻后取俯卧位，前屈患侧肩关节 90°，屈曲肘关节 90°，自由垂于支架上，标记后正中入路、中外侧入路、近端前外侧入路、近端前内侧入路，绑扎止血带，消毒铺巾。于后正中入路、中外侧入路、近端前外侧入路、近端前内侧入路处各做长约 1cm 的手术切口，从中外侧入路置入关节镜，于其他 3 个入路进行穿刺定位并置入操作器械。进入关节腔后，用关节镜探查关节腔，用刨刀切除结核病灶，清除脱落至关节腔的组织碎块，并对关节腔进行冲洗，射频及电刀止血，关闭切口，伤口敷料包扎，结束手术。

（七）肘关节松解

肘关节在受到外界创伤后可能导致关节韧带损伤，如处理不当则可能出现肘关节僵硬而严重影响机体功能。目前针对肘关节僵硬的治疗以关节松解术为主。

全麻后取俯卧位，前屈患侧肩关节 90°，屈曲肘关节 90°，自由垂于支架上，建立中外侧入路、近端前外侧入路以及近端前内侧入路，探查前方间室。首先以刨刀清除周围增生滑膜组织，改善手术视野。由近端向远端使用刨刀及篮钳逐渐清理周围滑膜组织及粘连瘢痕组织，同时松解周围关节囊，必要时可使用篮钳适当切除部分关节囊。在进行外侧缘操作时注意保护桡神经，避免损伤。由外向内逐渐松解前关节囊至肱肌肌纤维处，镜下对冠状突及冠状窝形态进行评估，可使用打磨头或射频对其进行适当修整成形，使关节活动更加匹配。建立肘关节后正中入路及上后外侧入路，探查后方间室。探查后方间室时应注意保护内侧软组织，小心清理，避免尺神经的损伤。进入后方间室时，可先使用钝头对鹰嘴窝进行适当的钝性分离，以扩大手术视野，在关节镜下伸屈肘关节，以评估关节活动受限的来源。观察冠状突及鹰嘴窝的骨性形态及关节匹配，如存在骨赘增生，则以打磨头或射频进行适当打磨成形。镜下松解完毕后取出操作器械，以手法松解肘关节，而后活动肘关节并在关节镜下再次检查关节内有无粘连及撞击。使用生理盐水冲洗清理关节腔，吸出关节内液体，缝合并包扎保护切口，结束手术（图 8−3−2）。

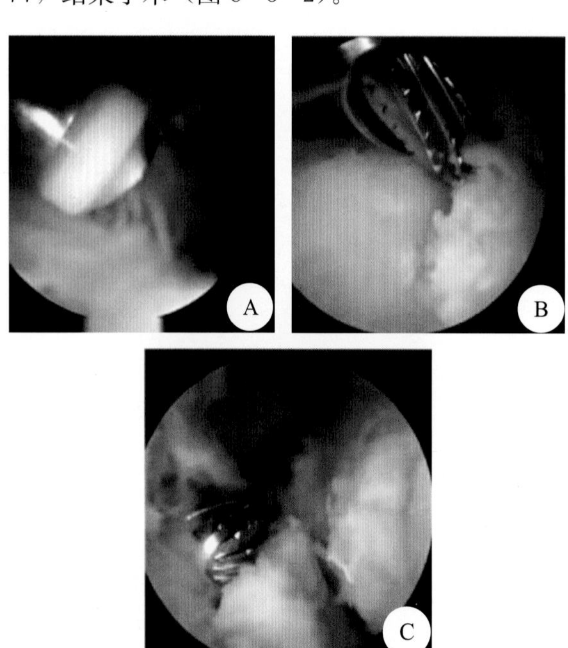

图 8−3−2　女性，68 岁，肘关节僵硬

A. 射频消融止血；B. 刨刀清除滑膜；C. 刨刀松解粘连

第四节　肩关节镜手术

一、应用解剖

（一）肱二头肌长头肌腱及上盂唇

正常的肱二头肌长头肌腱是圆形、光滑、白色的腱性结构（图 8−4−1），应用肩关节镜时，首先确定肱二头肌和肩胛下肌腱之间的软点部位，然后将关节镜通过后方入路进入关节腔内开始检查。首先找到肱二头肌长头肌腱，然后找到其与肱骨的附着点，可以观察到肩胛上盂唇，判断肩关节解剖结构在立体位的关系。通过用探针牵拉肱二头肌长头肌腱，评估肱二头长头肌腱与上盂唇的附着情况，牵拉上肢，使肩关节外展 90°外旋，检查由盂唇的前后损伤（SLAP 损伤）导致的上盂唇和肩胛盂分离或间隙增大。肱二头肌走行在结节间沟内，检查其与肱骨头摩擦处的磨损、炎症、脱位和软骨软化情况。

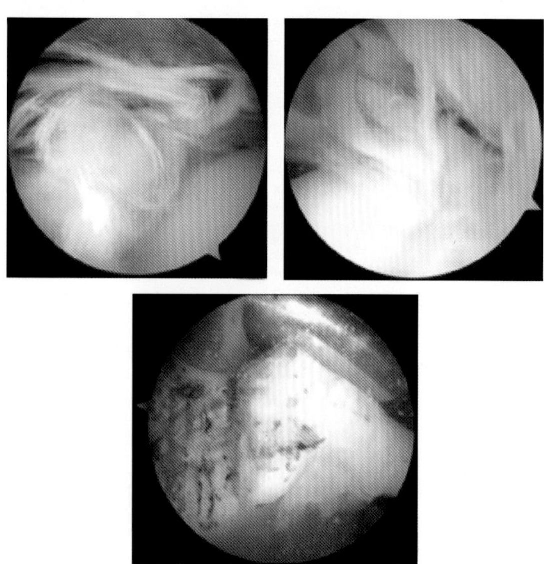

图 8−4−1　男性，38 岁，肱二头肌腱炎图像

（二）肩胛盂与盂唇

正常的肩胛盂呈卵圆形或梨形，表面覆盖着关节软骨，其中心位置较薄，而周围有大量纤维组织构成的盂唇，对肩关节的稳定起着重要作用。一般来说，盂唇的宽度为 1～5mm。当盂唇发生损伤时，盂唇与肩胛盂会产生间隙。约20%人群的盂唇与肩胛盂之间有间隙，但分离的边缘光滑整齐，并没有临床症状。还有一些人的前上盂唇缺失，索条状的盂肱中韧带附着在肱二头肌长头肌腱前方的上盂唇，需要与从肩胛盂赤道往内延伸的Bankart病变区分开。

（三）盂肱韧带

盂肱韧带是关节囊比较致密的部分，起自肱骨解剖颈前下部，止于关节盂的盂上粗隆及盂唇，是肩关节最为重要的静力稳定装置，根据部位可分为盂肱上韧带、盂肱中韧带、盂肱下韧带。盂肱上韧带起自盂上结节，止于肱骨小结节，与肱二头肌长头肌腱平行向外走行，盂肱中韧带的起点有两种常见的解剖变异，一种是紧贴于盂肱上韧带，起自盂上结节和上盂唇；另一种是直接附着在肩胛颈部，然后斜行越过肩胛下肌腱的上方，最后止于小结节和肱骨解剖颈的结合处。盂肱下韧带起自前下、后下盂唇，止于肱骨解剖颈，根据其附着部位不同，又可分为前束、腋袋、后束。盂肱中韧带由直束和斜束组成，其直束起源于肩胛盂盂唇，而斜束起源于盂上结节。一般来说，盂肱中韧带对肩关节的稳定为最关键，而盂肱下韧带主要维持肩关节前方的稳定性。

用关节镜从后方入路可检查肩关节前方和下方的关节囊盂唇韧带复合体。从肱二头肌长头肌腱止点处的上盂唇开始，将关节镜向前下移动，逐步检查盂肱上韧带、盂肱中韧带、盂肱下韧带及其附着部位的关节盂。需注意的是盂肱上韧带参与构成肱二头肌长头肌腱滑车侧壁，故常被肱二头肌长头肌腱遮挡，用探针牵拉肱二头肌长头肌腱可观察到盂肱上韧带。在冻结肩的患者中，可观察到肩胛下肌腱、肩胛前缘、肱二头肌长头肌腱构成的三角区域中滑膜组织充血水肿、大量增生，其中盂肱上韧带和盂肱中韧带粘连严重、明显增厚。从关节镜的后方入路沿着肩袖由前向后，可检查到盂肱下韧带的前束及腋袋部，继续向后向上检查，可检查到盂肱下韧带的腋袋及后束。也可以检查盂唇与关节盂之间的连续性，若关节盂与盂唇间有明显的裂隙，提示盂唇损伤，常见于肩关节前方不稳。此外，部分创伤性肩关节前脱位可能导致盂肱下韧带前束从肱骨颈止点处撕脱。盂肱下韧带损伤可发生在远离盂唇、盂唇体部、肱骨等部位，可建立前上手术入路进行检查。

（四）肱骨头

肱骨的上端膨大，朝向上后内方为呈半圆形的肱骨头，直径平均为43mm。肱骨头的外侧和前方有隆起的大结节和小结节，向下各延伸一嵴，称大结节嵴和小结节嵴。两结节间有一纵沟，称结节间沟。肱骨头表面有关节软骨覆盖，周围覆盖着关节囊和肩袖，但在其后方关节软骨并没有完全覆盖关节囊附着区，此处叫作“裸区”，在年轻人中较为少见，需要与肩关节创伤性前脱位导致的肱骨头凹陷性骨折（Hill-Sachs损伤）相鉴别。另外，若肱骨头关节软骨和其外缘的肩袖止点出现类似裸区样改变，常提示肩袖损伤。

依次将肩关节内旋、外旋、外展和内收，可以检查肱骨头前方、后方、上方、下方。后方入路可以检查到几乎整个肱骨头关节面。对于Hill-Sachs损伤，可看到其四周有关节软骨覆盖，而正常的裸区外侧则没有相应的关节软骨覆盖。

（五）肩胛下肌腱和隐窝

肩胛下肌腱体部宽而厚，与肩关节囊前壁的纤维相交织，有着稳定肩关节的作用，主要是防止肱骨头向前方脱位，此外还起着使肩关节内收和内旋，以及作为降臂肌群协同三角肌做外展运动的作用。在肩胛下肌腱与盂肱中韧带的交叉处，可以观察到肩胛下隐窝，可以有单个，也可以有多个，位于盂肱中韧带附近，隐窝处常可发现游离体。检查肩胛下肌腱常用的方法是：在肘部前推的同时，在肱骨近端施加后推力并旋转。检查肩胛下肌隐窝游离体的方法是：使关节镜环绕关节一周，观察肱二头肌腱的盂唇附着点、肩关节关节盂的附着点、肱骨关节囊的附着点（图8-4-2）。

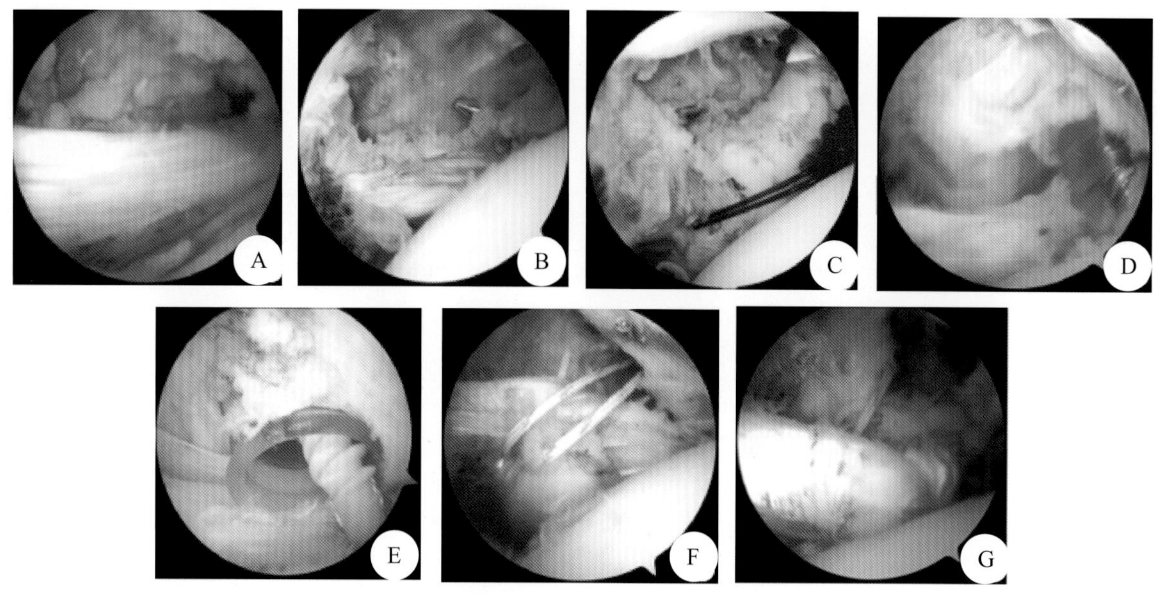

图 8-4-2　男性，54 岁，肩袖损伤

A. 损伤后的肩胛下肌张力异常；B. 肩胛下肌上1/3止点处撕裂；C. 过线缝合肩胛下肌；D. 磨头打磨小结节处后确定固定位置；E. 带线锚定固定于小结节处；F. 缝合肩胛下肌撕裂处并固定；G. 缝合后的肩胛下肌

（六）肩袖关节面

肩袖由前到后由肩胛下肌腱、冈上肌腱、冈下肌腱和小圆肌腱组成。其中最容易观察到的是位于前方粗大的肩胛下肌腱，与肩胛盂、肱二头肌长头腱形成三角，该三角是建立肩关节镜前方入路的重要标识。冈上肌腱、冈下肌腱、小圆肌腱包绕肱骨头，附着于肱骨头关节软骨的边缘。

将肩关节前屈 45°，外展 20°～30°，外旋 10°，使得冈上肌腱及冈下肌腱放松，再用关节镜沿着肱二头肌长头肌腱外侧，由前向后检查其在肩袖的止点。然后用探针检查肩袖关节面是否有撕裂或磨损，注意动作轻柔，对磨损或撕裂的部位要仔细检查其大小、形状、厚度。通过前上入路能更清楚地检查冈上肌腱、冈下肌腱、小圆肌腱。

（七）肩峰下间隙

肩峰下间隙是肩峰与肱骨头之间的间隙，一般相距 9～10mm。而关节囊松弛表现为间隙超过 15mm。肩峰下间隙中有滑膜组织，正常的滑膜组织菲薄、透明，而在炎症时期时，滑膜组织常充血增厚。滑囊上是肩锁关节和喙肩弓。前者在关节镜下可观察到白色的关节囊，在体表摇晃锁骨远端可发现其微动，后者由肩峰和喙肩韧带组成，在关节镜下可观察到喙肩弓形态平坦，下方由骨膜和纤维组织附着。喙肩韧带起自喙突，止于肩峰前缘。关节镜常经肩峰下后侧入路进入肩峰下间隙，观察肩袖是否有损伤。在肩峰下有撞击综合征时，有时可见喙肩韧带局部的纤维增厚或形成瘢痕，或肩峰前外角有骨赘形成，遮挡关节镜视野，可用刨刀清理，暴露肩峰下缘及肩袖滑囊面（图 8-4-3）。

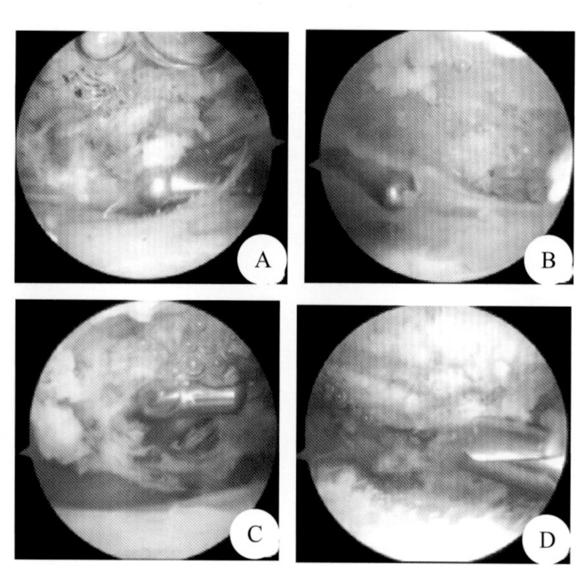

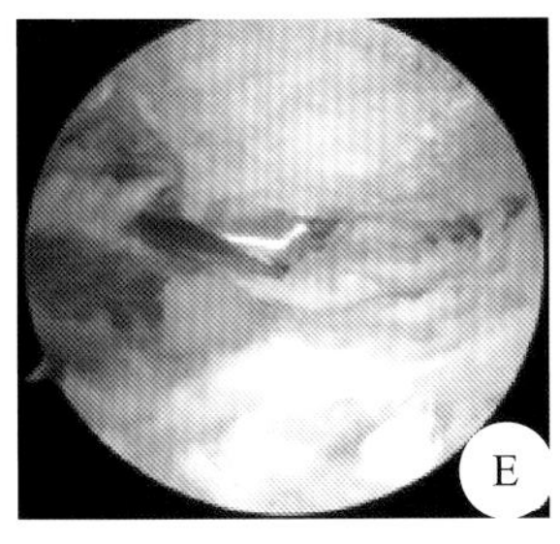

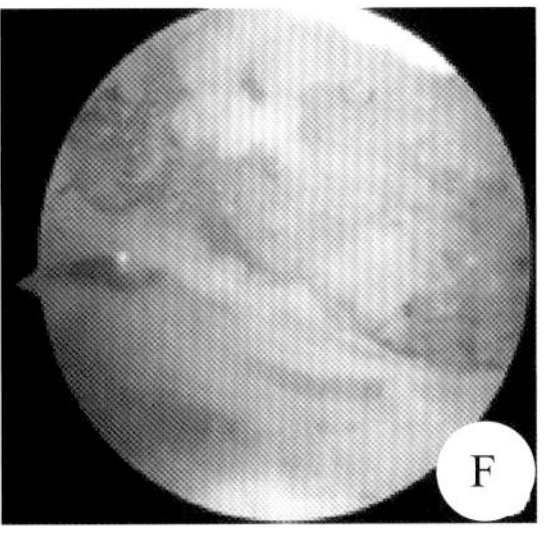

图 8-4-3　女性，58 岁，肩峰撞击综合征

A、B. 肩峰下减压；C. 清理肩峰下滑囊；D、E、F. 打磨肩峰下表面

二、肩关节手术入路

（一）前方入路

前方入路通常是在后方入路建立后在直视下建立的。主要有两种方法：一种是顺行法（由外向内）；一种是逆行法（由内向外）。

（1）顺行法：①在关节扩张前，将可触及的解剖结构和关节镜前方入路用标记笔标注。②将已经有位于后方入路的关节镜向上进入由关节盂表面、肱二头肌腱和肩胛下肌腱三角形成的软点。将关节镜推向前关节囊，关闭头顶的手术灯，打开关节镜光源，透射出前方入路的部位。③将关节镜退后，稍远离该区域，从预定的前方入路部位外触诊，同时在关节镜下观察该软点区域。用腰穿针从软点插入关节，保持其在关节内，有利于器械操作。④取出腰穿针，用 11 号刀片在软点位置制造一个前方入口。⑤将钝性穿刺套管穿入关节囊，在进入之前，将关节镜稍调整向上，小心控制套管，避免损伤关节结构或关节镜。⑥若需要多条前方入路，则应提前设计，使不同前方入路之间至少隔 2～3cm。

（2）逆行法：①将处于后方入路的关节镜置于软点，然后推出关节镜，保持套管位于软点。②将交换棒插入套管中直接进入软点，抵住软点前方的皮肤。③用 11 号刀片在交换棒抵住软点前方的皮肤表面做一个皮肤切口，使交换棒穿出皮肤。将一套管套置交换（Wissinger）棒逆行进入关节。取出交换棒建立前方入路。肩关节较大的用该方法较容易，但在定位时灵活性稍差。④前方入路横穿三角肌的锁骨部分，再进入前关节囊的肩袖间隙，有损伤外侧的头静脉、臂丛神经、肌皮神经、腋动脉及其静脉的风险。一般来说，肌皮神经经过距喙突尖下 3～5cm 的位置，因此喙突的外侧较为安全。

前方入路位于肩胛下肌腱上缘，可避免损伤血管、神经。前方入路分为 5 点入路（Davidson）、前下入路（Wolf）、前中入路（Matthews）、前上入路（Wolf）、上外侧入路（Laurencin）、前外方入路（Ellman）。5 点入路位于下关节盂 5 点位置，盂肱下韧带的前缘。前下入路位于喙突的外侧和稍上方，距离头静脉约 1cm，因此是距离血管神经最近的入路。沿着肩胛盂边缘 5 点位置的盂肱下韧带前缘建立逆行的前下 5 点入路。该入路穿过肩胛下肌及联合肌腱的外侧。旋肱前动脉和头静脉都位于该入路附近，可以用钝性的穿刺套管将它们推开，避免损伤。该入路还经过肌皮神经外侧和腋神经上外侧，相距头静脉约 1cm。肱骨头的凸面应远离起始点，为了方便 Wissinger 棒从肱骨头外侧进入，宜将肱骨头的弧形隆起从起始位置移开。当上肢去除牵引，并放在身体一侧时，肱骨头移向上方，方便进入盂肱下韧带的前缘。在腋窝放置一个物体，比如腋垫，可以牵拉肩关节，获得 5 点入路的视野。相反地，通过喙突外侧和下方的软点可以建立由外向内的前下 5 点入路，用腰穿针定位以最佳地进入下关节盂。前中入路位于喙突外侧皮肤定点。前上入路位于喙突与肩峰的连线中点，常用于修复肩胛盂上唇损伤。上外侧入路位于喙突与肩峰连线的肩峰外侧端，通过旋转间隙可进入盂肱关节，因此常用直径较小的水管。前外方入路位于肩峰前缘延伸至其外缘下 2cm 处。行前方关节囊稳定术时，需要多个前方入路，这时选择的前方入路应该分隔开来，一方面能使手术器械顺利置入，互不干扰；另一方面保持关节镜有良好的视野。

（二）后方入路

后方入路是肩关节镜手术的主要入路，通过后方入路，可以检查肩关节绝大多数部位。几乎所有的肩关节镜手术都要先建立后方入路。后方入路分为软点入路、后中入路（Wolf）、后外入路（Elmann）、7 点入路（Davidson）。常用的后方入路主要是软点入路。软点位于肩峰后外侧角下方 1.5cm、内侧 2cm 处，该入路通过冈下肌和小圆肌之间的软点，因此称为软点入路。如果定位时偏向内侧，可能损伤旋肩胛动脉；若偏向内下方，则可能损伤肩胛上动脉；若偏向外下方，可能损伤腋神经及旋肱后动脉。将手术入路置于后外侧肩峰内侧 1cm 处，可以使其近似平行于关节盂关节面，则关节镜相关器械更容易进入关节前部。软点入路的建立步骤如下。

（1）将一根 18 号腰穿针穿过后部软点插入关节。将示指或中指放在喙突尖端，使腰穿针向喙突的前内侧方向移动。有时腰穿针进入关节时阻力很小，但有时腰穿针进入关节时阻力很大，若碰到肱骨头，将针头沿原方位往后退，不退出肩关节，稍微向上调整针头，再重新插入关节，若碰到关节盂，则考虑进针方向过于靠内，应沿着关节盂的关节面滑动进入关节腔。

（2）进入关节腔后，向关节腔内注射 30～40ml 的生理盐水，若术前考虑患者肩关节粘连严重，则注入的液体相应减少。注入液体的目的主要是使肱骨头与关节盂分离，使关节镜顺利进入关节腔。如果针在关节腔外，使得液体被注射到周围的软组织中，会干扰术者对于解剖结构的认识。因此，使针位于关节腔内尤为重要，可以使用钝性的穿刺套管进入关节，用于触诊肩胛盂颈区域和肱骨头区域，触诊明确后，再注射液体。

（3）在手术入路相关皮肤区域注射带有肾上腺素的局麻药，以减少出血。

（4）用 11 号刀片切割皮肤表层。注意防止切割过深，导致大量出血。

（5）沿着腰穿针的方向，在关节的前方和内侧插入鞘管。用钝性的穿刺套管触碰骨性肩胛颈和肩胛盂，确定上、下方的中点。将钝性的穿刺导管向外侧滑动，确定呈小嵴状的肩胛盂边缘，沿着该边缘置入关节镜。

后中入路位于肩峰后外侧角内侧 2cm、下方 3cm 处。后外入路位于肩峰后缘与肩峰外侧缘的两连线的交点下 2cm 处。7 点入路位于肩峰后外侧约 1cm、下方 3～4cm 处，该入路可直接进入盂肱关节囊下方，避免了周围组织的损伤。7 点入路有两种建立方法，一种由外向内建立；一种由内向外建立。前者是在后方观察入路下方 2～3cm 处建立的；后者是通过 3 点入路使用交换棒建立的。

（三）外侧入路

外侧入路利于关节镜在盂肱关节间隙中操作，该入路位于肩峰外侧缘 3cm 处，并且穿过三角肌，是肩峰下手术的关键手术入路。当插入套管时，将其向下，找到大结节，进入关节囊外侧，使关节镜视野开阔，器械活动互不干扰。需注意的是腋神经一般在肩峰外侧缘远端 5cm 处，因此，在建立辅助通路时，注意保护腋神经。插入套管时，使套管紧贴其外侧，用套管尖轻轻触诊可显示喙肩峰韧带的范围。对于肌肉发达的个体，或者如果后方入路位置过低，则需要在距肩峰后下 1.5cm 处建立新的手术入路。根据断裂部位的不同，外侧入路分为 Wilmington 入路和肩袖入路（O'Brien）两种。Wilmington 入路位于肩峰后外侧角前 1cm、外 1cm 处，经过冈上肌腱的腱腹结合处，45°进入后上盂唇。肩袖入路位于肩峰前外侧角后 1cm、外 2cm 处，盂唇 11 点位，位于肩袖弓内侧，主要修复Ⅱ型 SLAP 损伤，建立时，须注意不要损伤大结节止点。

（四）上方入路

上方入路是使用缝合过线装置修复肩袖损伤最为关键的手术入路。上方入路的建立步骤如下。

（1）用 18 号腰穿针，在肩峰内侧、距肩峰内缘 1cm 处，与皮肤表面成 30°～45°刺入，然后向后倾斜，使其刚好位于肩胛盂上缘，再于肱二头肌长头肌腱附着点后方进入关节。

（2）通过关节镜观察腰穿针刺入部位是否恰当，再用 11 号刀片做一个皮肤小切口。该入路前面为锁骨，后面是肩胛冈和肩峰的基底部，下方为肩胛盂后上缘。斜方肌和冈上肌肌腹位于该入路内。肩胛上神经及其动脉在该入路内侧 3cm 处。

上方入路分为 Neviaser 入路和肩胛上神经入路。Neviaser 入路位于内侧肩峰内缘内 1cm、肩胛冈前面、锁骨后方。肩胛上神经入路位于肩峰外缘内侧约 7cm 处，或 Neviaser 入路向内 2cm，经肩胛上切迹。

三、注意事项

（一）患者体位

1. 侧卧位　患者取侧卧位，保持患肩在上，在身体下方放置体位垫及肾形托，在头部放置棉垫支撑，保护面部器官，再用胸部捆绑带固定。麻醉医生常要求在腋窝放置纱布卷，增强患者的通气和保护神经血管。将非手术手臂放在壁板上。患肩置于袖套中，与无菌手臂牵引装置相连，在牵引装置上施加重量，一般 4.5～13.6kg，原则是平衡悬吊，根据术者的喜好调整牵引的重量，肩关节一般采取外展 30°～60°、前屈 20°～30°，而在肩峰下间隙和肩锁关节的关节镜检查中，上肢的体位略有不同，上肢外展 20°～45°、前屈 0°。此位置可导致肱头轻度下半脱位，从而打开肩峰下间隙。注意牵引的重量及手术时间。

术中严格控制或观察患者的血氧饱和度和脉搏，保护腋窝结构处的血管神经。所有的压力点都有棉垫，以保护患者。Gross 和 Fitzgibbons 改善了侧卧位，将手术床倾斜 20°～30°，使患者关节盂面与地板平行，目前已成为侧卧位的“金标准”。

2. “沙滩椅”位　患者仰卧在手术台，手术台上有一个保护头颈部的头枕、可移动的背部和脚部的手术床，用棉垫将患者的头部牢固地固定在头枕上保护患者面部器官及患者的气管导管。将棉垫放在膝下，避免损伤坐骨神经，将床的中 1/3 上抬，与上 1/3 形成夹角，使髋屈曲 90°～110°，肩峰下平面与地板大致平行，床的中 1/3 与下 1/3 形成夹角，使膝屈曲 20°～30°，臀部处于卧位的最低点，有效地抵抗了术中对患者肩部的作用力，避免了半卧位中患者下滑。保持躯干直立，臀部屈曲 60°。非手术上肢放在扶手中，患侧放置在无菌支架，或有无菌垫的支架上。

（二）出血

在肩关节镜检查中止血是尤为重要的。肩关节镜检查期间的出血干扰了关节镜的可见性，延长了手术时间。若患者血压稳定且无心脏禁忌证，临床上常每 3000ml 灌洗液中加入 1ml 肾上腺素，配成肾上腺素溶液。低血压麻醉是另外一种有效防止出血的方法，将患者的收缩压维持在 90～100mmHg，并尽可能维持收缩压与泵压梯度差在 40mmHg。一般将液体袋悬挂于距手术部位 75cm 处，产生 66mmHg 的压力。外科医生还应注意有出血倾向的部位，包括肩胛骨周围、喙肩峰韧带和喙突基底。对于老年患者，低压麻醉不推荐使用。

（三）液体外渗

在肩关节镜检查时，液体外渗比在膝关节镜检查时更严重。经过的组织深度增加，会使套管的重新插入变得十分困难，并且重新插管可能损伤组织，或形成新的入路，使液体外渗加重。因此，应当使用可互换插管系统，或使用带橡胶隔膜的插管来保护已建立的手术入路。此外，肩峰下减压等手术是在关节外进行的，液体外渗较关节内手术更为严重。保持关节镜手术入口紧密贴合，避免侵犯三角肌筋膜，在必要时增加泵压，有助于避免液体外渗。

四、肩关节手术操作

（一）肩关节内游离体摘除

在肩关节镜检查中偶尔会遇到游离体。对于较大的游离体可在关节镜下用抓钳取出，进行操作时，关闭进水导管和/或减少出水导管出水量可方便抓取。必要时，可用止血钳尖端扩大关节囊和软组织手术入路，方便其抓取，避免滑脱。若游离体过大，可用篮钳将其破坏成小块碎片，并将其局限于一定空间，然后取出。由于重力的缘故，游离体常在肩关节隐窝、肩胛下隐窝和盂后隐窝发现，关节盂附着处后方的滑膜反折处和手术入路的出口处也是游离体的可能隐藏处。若影像学检查提示游离体，但镜下并没有观察到游离体，则游离体可能藏在肩胛下滑囊组织中，用探针触压该区域，将其挤出。或者改变手术入路，通过前方入路检查肩胛下滑囊组织。Hill-Sachs 损伤、持续脱臼患者的关节盂边缘的骨折、肩关节严重的关节炎或无菌性骨坏死都可产生游离体。在游离体取出后，还应找到其原因，并且治疗。

（二）肩关节滑膜切除

肩关节镜具有检查、诊断和治疗的作用，不仅可以做到选择性的滑膜组织活检，也可以对病理性的滑膜组织进行切除。一般使用直径大于5mm的刨刀可有效地切除滑膜。不同部位的滑膜组织有不同的手术入路，应通过术前仔细地询问病史、体格检查、影像学检查及术中所见来确定具体的手术入路。

（三）肩关节引流与清创

当肩关节发生化脓性感染时，可以利用肩关节镜进行引流和清创。在镜下直视，进行病灶的清除、粘连的松解、微创。禁忌证是关节邻近软组织的脓肿。

（四）肩峰成形

1. 适应证

（1）肩峰撞击综合征：指上臂上抬后，冈上肌、冈下肌、小圆肌、肩胛下肌的肌腱形成的肩袖与肱骨大结节相互撞击，使肩关节功能障碍与活动受阻。分为四种类型，①原发性撞击综合征；②继发性撞击综合征；③喙突下撞击综合征；④内在撞击综合征。

（2）肩袖全层撕裂：指影像学检查提示肩袖结构的滑囊面至关节面的全层缺损，分为冈上肌腱的部分缺失和完全缺失。前者指冈上肌腱未完全撕裂；后者指冈上肌腱完全撕裂。

（3）肩袖滑囊撕裂：是肩袖部分撕裂的一种类型，常发生在冈上肌腱的滑囊侧，常出现肩关节活动受阻、功能障碍的临床表现。在MRI上，肩袖滑囊撕裂常提示肩峰下有积液存在。

（4）肱骨大结节撕脱骨折：肱骨大结节是肩袖附着点，大结节骨折常与肩关节前脱位并发。撕脱骨折约占肱骨大结节骨折的39%，易引起骨折块上移，甚至伴肩袖不同程度的撕裂，若上移的骨折块畸形愈合，将使肩峰下间隙减少，增加肩峰下撞击综合征的发病率。临床表现为肩部疼痛、活动受限和患肢肌力减弱等。肱骨大结节撕脱骨折移位大于5mm时，有手术指征。

（5）肩锁关节炎：肩锁关节是肩关节组成的重要部分，参与肩关节大部分的活动。因为肩锁关节是一个微动关节，因此肩锁关节炎常见于肩锁关节的过度使用和肩锁关节退行性改变后。肩锁关节炎的主要病理变化表现为肩锁关节周围的韧带变性钙化、关节间隙狭窄和骨质增生等。MRI上表现为关节囊增厚、关节积液和软骨下骨的高信号。

2. 手术步骤 患者气管插管，全麻结合臂丛麻醉，采用侧卧位或“沙滩椅”位。标记患侧肩峰、锁骨、肩胛骨、喙突体表标志，直视下用18号硬膜外针头建立后方入路，关节镜经由后方入路进入盂肱关节腔探查关节状况，然后退出盂肱关节腔，沿着肩峰前缘进入肩峰下间隙。如果肩峰下滑囊发炎或粘连严重，可在后方入路的直视下建立前外侧入路，使用钝头套管扩张松解肩峰下滑囊，用刨刀或射频切除发炎的肩峰下滑囊壁，暴露喙肩韧带和肩峰下缘。退出刨刀，探钩从外侧入路进入，检查肩峰的前侧和外侧，检查肩袖损伤情况、肩峰下骨赘增生情况、喙肩韧带磨损情况。用剪刀剪断部分或全部喙肩韧带，打开喙肩韧带暴露肩锁关节。磨钻经前外方入路，清理肩峰前外侧部分。最后使关节镜从外侧入路进入，手术器械经由前外侧入路，检查肩锁关节，若肩锁关节有骨赘增生情况，则对其进行清理。

Sampson等人对肩峰成形术进行了改进，提出了肩峰成形术的Chock－block法。该方法首先仍从肩峰前外侧入路开始，从前向后慢慢切除约4mm骨量，使肩峰前缘与后缘平行。再改由后方入路置入磨钻，以肩峰后方的斜面作为接下来前下肩峰切除的骨量参考平面，以肩峰后缘作为Chock－block支点，磨钻从后向前缓慢切除剩余骨赘，使肩峰前外侧平坦，使其肩峰角在0°～12°。

（五）肩袖全层撕裂的缝合修补

患者气管插管，全麻结合臂丛麻醉，采用侧卧位或“沙滩椅”位。标记患侧肩峰、锁骨、肩胛骨和喙突体表标志，直视下用18号硬膜外针头建立后方入路，关节镜经由后方入路进入盂肱关节腔探查关节状况。然后，在后方入路的基础上，分别建立盂肱关节的前上方入路、肩峰下的前外方入路，行肩峰成形术使肩峰下间隙增大，再将冈上肌腱、冈下肌腱和肩胛下肌腱等肌腱周围增生的瘢痕组织、滑膜组织清理，保持清晰的视野，磨钻冈上肌腱、冈下肌腱在大结节，或肩胛下肌腱在小结节的足印骨面，使足印骨面渗血新鲜。根据患者肩袖撕裂的严重程度行单排或双排带线锚钉缝合手术。单排带线锚钉适用于<3cm的撕裂；双排带线锚钉适用于≥3cm的撕裂。置入锚钉后，活动肩关节，检查肩袖与足印骨床有无间隙及有无肩峰撞击综合征（图8-4-4）。

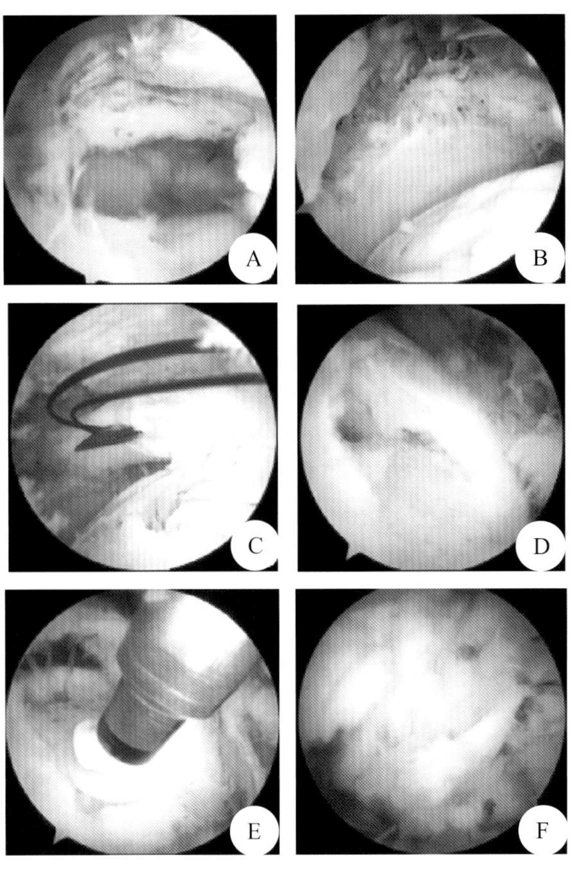

图8-4-4　男性，64岁，肩袖损伤

A、B. 巨大肩袖全层撕裂；C. 肩袖止点内移、肱二头肌长头肌腱转位固定；D. 肱骨头软骨缘置入近排锚钉；E. 置入远排锚钉；F. 复位缝合后的肩袖

（六）肩关节稳定

1. 适应证

（1）肩关节松弛。

（2）肩关节紊乱。

（3）肱二头肌长头肌腱的损伤。

2. 手术分类及步骤

（1）前方肩关节稳定术：患者气管插管，全麻结合臂丛麻醉，采用侧卧位或“沙滩椅”位。标记患侧肩峰、锁骨、肩胛骨和喙突体表标志，直视下用18号硬膜外针头建立后方入路，关节镜经由后方入路进入盂肱关节腔探查关节状况。检查盂肱关节是否合并关节盂或肱骨头损伤。用标有刻度的探钩测量肩袖至损伤内侧缘的肱骨头缺损情况，若关节面损伤>83%，则行填塞法（将冈下肌腱和后关节囊固定在其损伤的关节面）。对于超过6mm的关节盂骨缺损采用开放性Laterjet术，于腋前至喙突做一长7～10cm的切口，采用三角肌、胸大肌间隙入路，切断喙锁韧带及胸小肌，自喙突远端15mm处截骨，清理远端附着在喙突处的联合肌腱，新鲜化远端喙突的骨面。将肱二头肌腱由外向内牵拉，暴露肩胛下肌，沿着肩胛下肌附着处0.5cm和肩胛下肌的下1/3处的肌肉切开，暴露关节囊，并将其纵行切开，暴露前关节盂，清除前关节盂周围的滑膜组织、瘢痕组织及骨折块，新鲜化关节盂边缘。在截骨的喙突远端和联合肌腱处穿过肩胛下肌并使用螺钉将其固定至关节盂3点至5点处，最后修补关节囊。在后方入路的基础上采取前上方入路，前上方入路能最大范围地观察关节囊韧带损伤情况。再建立一个前正中入路，此入路用于锚钉的置入和使用过线器及PDS缝线。使用过线器及PDS缝线，在关节面6点方向进行约1cm的关节囊皱缩术。一般来说，盂肱下韧带后束止点上方可穿过3根缝线。磨削关节盂颈前部，松解关节囊和盂唇复合体，在关节面的3点方向下方可置入3～4枚锚钉。在体表腰穿针的指示下，在关节面五点半方向的最下方置入锚钉。将过线器穿过关节囊和盂唇。拉出后方套管中的PDS缝线，并与锚钉的下方缝线相连，回抽在前方套管中的PDS缝线，拉出缝线一端。从后方套管拉出2条缝线，打滑结并系紧，然后在镜下打结。将通过盂唇、关节囊的结打牢固，使盂唇在关节盂边缘形成隆起，重复打结。进行皮下缝合，关闭入路。用无菌敷料包扎固定。

（2）后方肩关节稳定术：患者气管插管，全麻结合臂丛麻醉，牵引臂部外侧，保持肩关节30°外展和10°前屈。标记患侧肩峰、锁骨、肩胛骨和喙突体表标志，于后外侧的肩峰角下方2cm处做后方入路。此入路相较于经典的盂肱关节后方入路偏外1cm，是为了更好地观察关节盂后外侧面。于肩锁关节远端及肩胛下肌腱边缘近端建立前方入路，两入路至少相距1cm。仔细观察关节腔内情况，并清理。如果后下方关节盂唇及其相对应的关节盂未分离，使用小号的半月板锉打磨。如果后下方关节盂唇与其相对应的关节盂已分离，但后下方关节盂唇和关节盂软骨未分离，则用剥离器使其彻底分离。打磨后下方关节囊，便于愈合。在关节盂后下方关节面距关节盂边缘2mm处置入锚钉。在肩胛盂中部的前方入路拉出任意一条缝线。使用带有牵引线的过线器，平行穿过关节盂表面的盂肱下韧带后束（盂肱下韧带的后束通常先缝合）。将过线器向上方移动约1cm，从肩胛盂唇的后下方穿出，再通过前中入路拉出牵引线。将牵引线与前方入路的缝线相连，从后方入路拉出牵引线及相连缝线，打结。最后用2～3枚锚钉固定。

（3）多方向肩关节稳定术：患者气管插管，全麻结合臂丛麻醉，检查患者关节不稳情况，患者取侧卧位。牵引臂部外侧，保持肩关节外展45°和前屈20°。标记患侧肩峰、锁骨、肩胛骨和喙突体表标志，建立后方入路，位于肩峰后外侧角远端3cm，偏内侧。在后方入路基础上建立前上外侧入路和前正中入路，其中前正中入路位于喙突外侧1cm处。用篮钳对关节囊和盂唇周围进行打磨，打磨范围为盂肱韧带附着处。从关节囊后方9点方向向前延伸至3点方向，在软组织表面制作新鲜创面。从最不稳的肩关节处开始，将锚钉置入距离该处1cm的软骨边缘。使用缝合器缝合折叠关节囊。最后关闭肩袖间隙。对于明显的多方向不稳，在套管退出关节囊后，对前方的关节囊缝合加固。

第五节　髋关节镜手术

一、髋关节手术入路

前入路的入针点位于经过髂前上棘的矢状线与经过大转子上缘的水平线的交点，入针时要求向头侧倾斜45°、内倾30°。前外侧和后外侧入路紧贴大转子上缘的前后方。

（一）前入路

在进入关节囊前部之前穿过缝匠肌及腹直肌的肌腹。通常股外侧皮神经在前入路水平分成3支以上的分支，前入路往往紧邻其分支之一几毫米。因为有很多分支，通过改变入路位置来预防损伤并不容易，利用入路时的精细操作技术可以加以保护。皮肤切口过深容易损伤其中一个分支，因此在穿透皮肤时应小心操作。从皮肤至关节囊的入路，几乎与股神经走行轴线呈切线，与关节囊平面间平均距离为3.2cm。旋股外侧动脉的升支走行存在变异，通常位于前入路下约3.6cm处。

（二）前外侧入路

前外侧入路在进入关节囊外侧部分之前穿经臀中肌前缘，臀上神经与前外侧入路之间平均只有4.4cm的距离。

（三）后外侧入路

后外侧入路经臀中肌和臀小肌，以及髋关节囊后外侧，进入关节囊。它位于梨状肌间的前上方。在髋关节囊水平，此入路距离坐骨神经最近，与坐骨神经外缘的平均距离为2.9cm，与臀上神经的平均距离为4.4cm。

二、髋关节检查

在行髋关节镜检查时，操作者须在初步诊断的基础上形成一个预备方案。然而实际操作时要以关节镜下的发现为准。受目前辅助检查技术的限制，关节镜检查对明确诊断具有不同寻常的意义。因此，系统、彻底的关节镜检查是必要的。当关节内各种病变被确认后，外科医生可以针对关节内的病变进行手术治疗。行镜检时应避免对某个部位病变花大量时间处理后，又发现要处理另外一个病变区域。检查步骤如下：

（1）使用3种手术入路（前、前外侧和后外侧入路）时，先建立前外侧入路。因为前外侧入路位于关节镜手术“安全区”的中央，然后用70°关节镜观察关节外缘处，并且在直视下建立其他两个入路。前外侧入路可提供髋关节前段的最佳视角。

（2）将关节镜置于前入路，侧向观察可以发现外侧两个入路在盂唇外侧下方。操作者应该特别清楚前外侧入路的进入位点。因为这个位点是唯一通过透视引导而不是通过关节镜在关节内直视下定位的。从前入路观察，可以看到前侧盂唇的髋下部。

（3）然后将关节镜置于后外侧入路，后外侧入路可提供髋关节后方及后盂唇后壁的最佳视角。后盂唇最不容易受伤且拥有完整外形，因此这个区域通常作为评价前盂唇和后外侧盂唇是否有病变的参照。

3 个入路可从不同角度观察髋臼窝。70°的关节镜可以充分观察髋臼窝下方的圆韧带，在圆韧带的下方还可以发现髋臼横韧带。用 70°关节镜检查完后，使用 30°关节镜，这时这 3 个入路的观察顺序刚好与之前相反。30°的关节镜可以充分显示股骨头中段、髋臼和髋臼窝上段。

当牵引被放松、髋关节屈曲时，关节镜从前外侧入路退出，转入股骨颈前方的周边隔室，可形成一个良好的视角，可以发现内侧滑膜皱裂连接，紧贴股骨颈前内侧。

三、髋关节手术操作

（一）髋关节滑膜切除

全麻后取仰卧位，常规消毒铺巾。在 X 线透视下首先建立前外侧入路，要点是保持穿刺方向平行于地面。髋关节牵开后通常会出现真空现象，在透视下预先用腰椎穿刺针经前外侧入路穿刺，穿刺针进入关节腔后，注射器内的液体会被自动吸入。向关节腔注入约 40ml 的液体，液体倒流时确认穿刺针在关节内，扩充关节以增加关节的分离程度。穿刺针易穿透盂唇，在关节扩充后将针退出，然后在盂唇下方重新进入关节囊，避免对盂唇造成损伤。紧贴穿刺针用尖刀刺穿皮肤，穿刺针内插入导丝，拔出穿刺针。沿导丝导入空心交换棒，最后置入中空的关节镜套管。在关节镜下建立前入路，70°关节镜最适宜直接观察器械穿透关节囊的部位。最后建立后外侧入路。保持髋关节处于中立位，在关节镜下操作，可以保护坐骨神经免受损伤。置入关节镜后首先做全面检查，按顺序观察髋臼及股骨头软骨、髋臼窝及圆韧带、盂唇、外周滑膜。首先用刨刀切削增生的炎性滑膜组织，然后进行射频消融、止血，直到满意地切除滑膜。缝合手术切口，手术结束。

（二）髋关节内游离体摘除

入路的建立和关节镜的置入方法同髋关节滑膜切除。置入关节镜后做全面检查，按顺序观察髋臼及股骨头软骨、髋臼窝内有无游离体。体积较小的游离体可通过中空套管流出或吸出，也可用游离体活抓钳取出。数量少的游离体一般体积较大，难以通过中空套管吸出，必须用游离体活抓钳取出，在手术的最后阶段扩大切口取出游离体，也可将游离体粉碎后分块取出。然后根据术中情况进行射频消融、止血。缝合手术切口，手术结束。

（三）髋关节软骨损伤的清理

关节软骨损伤与关节的进行性病变有关。关节软骨损伤可表现为急性、慢性或退行性改变，可累及部分或全层软骨。

外侧撞击损伤被认为是年轻成年男性运动员关节软骨损伤的普遍原因。这种损伤的机制是患者遭受股骨大转子部的外伤，股骨大转子因位于皮下，吸收强暴力的容量是有限的，撞击导致的能量和负荷被传导至股骨头和髋臼的接触面，造成股骨头和髋臼软骨的慢性损伤。

手术指征：一般沿用膝关节软骨损伤的指征。在治疗方面要考虑患者的一般因素，包括年龄、活动水平、体重及患者接受激进康复治疗的意愿。

软骨成形术适用于 2～3 级的软骨软化症、软骨龟裂、髋臼波状征和任何不累及全层的软骨表面损伤。微骨折治疗适用于髋关节的负重区全层软骨缺损。

手术步骤：全麻后取仰卧位，常规消毒铺巾。建立前方和前外侧两个通路，将髋关节摆放于屈曲 10°和内旋 15°位，施加牵引力将关节间隙牵开 7～10mm。在关节镜下对关节行全面的检查，找到软骨缺损区域。将软骨病变区域定位后，小心地清理缺损区并做适当的处理，用刮勺将钙化的软骨层去除，用刨刀将缺损区边缘打磨光滑，缺损区边缘应与其底部正常、完整的软骨面垂直，形成相应大小的骨髓凝块。软骨缺损区处理后，用微骨折制作锥在缺损面穿出多个小孔，每孔间隔 3～4mm，使穿刺孔渗血。将微骨折制作锥穿刺至软骨下骨 2～4mm 处，在软骨下区域产生一个粗糙面，使骨髓凝块更容易附着。缝合手术切口，手术结束。

（四）髋关节盂唇损伤的清理

全麻后取仰卧位，应用骨科牵引床将术侧髋关节维持在屈曲 10°、内旋 15°和外展中立位。施加牵引力将关节间隙牵开 8～10mm，确保有足够的空间让关节镜进入关节间室。建立前外侧和中外侧入路。前外侧入路建立在大转子上方的前缘。中外侧入路建立在前外侧入路后方约 7cm 处，方向与经过前外侧入路的平行线成 45°角。建立关节入路后，对盂唇进行探查，确定盂唇撕裂的类型和大小。明确盂唇病变后，对有活力的盂唇残留组织进行处理。根据盂唇撕裂的大小和髋臼缘需要修整的程度，将部分盂唇从附着部位分离下来。用带角度的刨刀清除盂唇上不稳定的撕裂部分。然后用直径 5.5mm 的圆头磨钻完全清除髋臼缘增生的骨性部分。臼缘修整完成后，钻出锚钉的通道，直视邻近关节软骨，将锚钉钉进通道，用生物可吸收锚钉缝线将盂唇重新附着到髋臼缘上。用过线器将缝线穿过盂唇和臼缘。将缝线环绕盂唇，采用标准镜下打结技术将盂唇锁紧在臼缘上，将线结留在盂唇的关节囊侧，所用的锚钉数量要根据盂唇撕裂的大小而定。固定完成后，用可弯曲的射频刀头将盂唇边缘塑形。从周围间室观察缝合盂唇的情况，做髋关节的动态检查，评估盂唇修补后的稳定性，观察是否有 Cam 型头－臼撞击存在，用直径 5.5mm 的圆头磨钻将所有引起撞击的骨质清除，对于头－颈结合部形态异常的股骨，截骨深度为 5～8mm。术中必须辨别和保护外骺血管束，避免出现股骨头缺血性坏死。缝合手术切口，手术结束。

（五）髋关节病灶清除与活检

入路的建立和关节镜的置入方法同髋关节滑膜切除。置入关节镜后首先做全面检查，按顺序观察髋臼、股骨头软骨、髋臼窝及圆韧带、盂唇和外周滑膜等部位有无病灶。首先用专门的活检钳有针对性地切取滑膜组织进行活检，再根据病变所处的位置，选择直刨刀或尖端弯曲的刨刀清除病灶，然后进行射频消融、止血，直到满意地切除滑膜。缝合手术切口，手术结束。

第六节　膝关节镜手术

一、手术体位、入路及应用

（一）手术体位、入路

1. 手术体位　患者可取仰卧位、仰卧屈双膝 90°体位、仰卧患膝自然垂放于床边体位、侧卧位、仰卧双膝垂放于床边体位。

2. 标准入路　定位切口前要明确内外侧关节线（图8－6－1）。

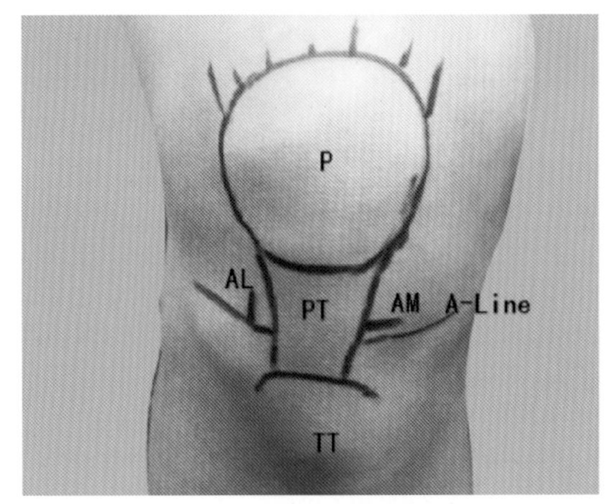

图 8－6－1　右膝关节镜体表标记

P：髌骨；PT：髌韧带；TT：胫骨结节；A－Line：关节线；AL：前外侧入路；AM：前内侧入路

（1）前外侧入路：常规屈膝 90°位，位于外侧膝关节线上 1cm 与髌韧带外侧缘 1cm 的交界处，在外侧膝眼处。

（2）前内侧入路：位于内侧关节线上 1cm 与髌韧带内侧缘 1cm 交界处。

（3）外上侧入路：位于髌骨外上角上方 2.5cm 的股四头肌腱外缘。该入路是放置关节镜灌注管的最常用入路。

（4）后内侧入路：该入路在内侧副韧带后方、后内侧关节线上 1cm、股骨后内髁缘后 1cm 处，即股骨内髁后内缘与胫骨后内缘之间的小三角区，屈膝 90°可以触摸到。经此入路可观察后内侧室的结构。

3. 辅助入路

（1）内上侧入路：位于髌内上角 2.5cm 的股内肌腱内缘。该入路可作为入水口，常经该入路放入器械进行髌上囊滑膜的切除、髌上囊游离体的摘除等。

（2）前正中（经髌韧带）入口：在前内、外侧入路之间，位于髌腱尖下方 1cm 髌腱中央部位。

（3）后外侧入路：屈膝 90°位，位于腓骨小头后缘的向上延长线与股骨干后缘延长线的交点处，即髂胫束下缘、股二头肌腱上缘与股骨外髁后外缘之间、后外关节上方 2cm 处。

（4）其他辅助入路：如髌中入路、辅助性内外侧入路等，可根据手术需要选用。

（二）关节镜应用

1. 诊断性关节镜术 诊断性关节镜术适用于用非侵入性检查手术仍不能明确诊断的关节内伤病，如膝关节内紊乱（半月板损伤、游离体和滑膜嵌入等）、关节内不明原因的肿痛、滑膜炎症（如类风湿、痛风、色素绒毛结节性滑膜炎、结核和滑膜炎等）、关节软骨损伤等，亦可应用于膝关节急性损伤早期的检查，以明确伤病的部位及损伤程度，正确指导手术与术后康复。

2. 切开手术前的检查 当医院具有关节镜设备，但关节镜下手术技术尚未成熟到能够完成关节镜下手术时，则可在切开手术前利用关节镜检查，明确伤病的性质、病变的部位、损伤的程度，有利于指导切开手术，同时可避免不必要的切开探查。减少手术的盲目性。尤其在急性损伤的切开手术中，对进一步手术处理具有指导作用，同时可以在探查中不断积累关节镜术的操作经验，提高操作技术水平，为进一步完成关节镜下手术打下基础。

3. 术前评价 用于切开手术之前全面了解关节内病损的程度，评价预后。

4. 术后观察

（1）关节软骨修复与移植术后的观察。

（2）半月板缝合修复术后的观察。

（3）交叉韧带重建术后的观察。

5. 关节镜下手术 关节镜下能够进行的手术种类很多，就目前国内外关节镜技术水平来看，除膝关节置换、关节骨肿瘤的手术不能在关节镜下进行外，其他关节内手术基本可在关节镜下或关节镜辅助下完成。关节镜下手术包括以下几方面。

（1）半月板损伤：半月板切除、修整、成形、缝合修复、可吸收性半月板钉（箭）固定修复和半月板移植（同种异体半月板与半月板假体移植）。

（2）关节炎症：化脓性关节炎的清创与冲洗引流，结核病灶清理，骨关节炎的病灶清理与灌洗。

（3）滑膜病变：类风湿性滑膜炎、痛风性滑膜炎、色素绒毛结节性滑膜炎、滑膜软骨瘤病和滑膜嵌入等的处理。

（4）交叉韧带损伤的修复与重建。

（5）软骨损伤：软骨损伤病灶的清理、钻孔减压、钻孔微骨折修复、骨软骨损伤镜下处理、软骨移植和软骨细胞移植。

（6）骨折：髌骨骨折关节镜下复位固定、胫骨平台骨折关节镜下复位固定、Ⅲ型胫骨结节撕脱骨折的关节镜下复位固定、髁间棘撕脱骨折的关节镜下复位固定和陈旧性髁间棘撕脱骨折引起顶部撞击时（伸膝受限）的关节镜下髁间窝成形。

（7）髌骨复发性脱位：镜下外侧支持带松解、内侧紧缩（适于髌骨不高、Q 角正常者），以及骨软骨骨折块的取出、损伤病灶的清理。

（8）游离体摘除。

（9）Hoffa 病的脂肪垫切除。

（10）膝关节术后出现的一些后遗症或异常情况：如半月板切除不完全或全切除不彻底时残留部分的切除、半月板缝合修复失败后再手术、膝关节置换后一些症状的检查与处理。

（11）膝关节粘连镜下手术松解。

（12）关节内软组织肿瘤切除、半月板囊肿的镜下手术。

（13）急性膝关节损伤的早期检查和手术。

二、膝关节检查

应用直径 4mm、30°斜面视镜，止血带条件下手术，充分保证镜下手术视野的清晰。将入水管沿髌骨外上侧或内上侧入路放置，拟急诊关节镜下重建前交叉韧带时，沿髌骨内上方入路置入水管更便于手术操作。沿膝关节标准前内、外侧关节镜入路置镜进行检查时，膝关节腔要持续扩张冲洗，保证检查视野清晰。若因轻微出血，血凝块及残存积血影响观察视野，可经关节镜入水，冲洗镜前区域，确保检查清楚。关节镜检查顺序由髌上囊开始，逐渐向下，除交叉韧带外亦要认真检查髌股关节面，股骨髁及胫骨平台软骨、半月板、滑膜隐窝、关节囊和骨折等。

三、膝关节手术操作

前交叉韧带（ACL）是膝关节重要的前向稳定结构，损伤后可以产生明显的膝关节前向不稳，严重影响膝关节功能，随之继发关节软骨、半月板等主要结构的损伤，导致关节退变和骨关节病的早期发生。

目前，膝关节 ACL 断裂的治疗着重于重建韧带的方法、镜下微创手术、移植物的合理选用、重建韧带生物学转归及术后合理早期康复等。

1. 重建材料特性

（1）自体材料：骨－髌韧带（中 1/3）－骨复合体，腘绳肌腱。

（2）同种异体材料：跟腱、髌韧带、半腱肌腱和股薄肌腱等。

（3）人工材料：Leeds－Keio 人工韧带，Kennedy LAD 等。

2. 手术操作 全麻后取仰卧位，患膝自然垂放在手术床旁，健侧伸膝位放在手术台上，上止血带，消毒铺巾，做髌韧带旁内侧纵形切口，上起髌尖部，下至胫骨结节处，长 7～8cm，逐层切开至髌韧带，测量并根据髌韧带宽度切取骨－髌韧带（中 1/3）－骨复合体。取材时要注意两端骨块的大小，胫骨端骨栓长、厚度分别为 2.5cm 与 1.0cm，髌骨端骨栓长、厚度分别为 2.0cm 与 0.6～0.8cm，两侧骨栓的宽与所取髌韧带中 1/3 的宽度相同。切取骨栓时最好使用电动骨锯，亦可使用专用的取腱器。

修整骨－髌韧带（中 1/3）－骨复合体，要使其能够毫无阻碍地顺利通过所选用的测量套管（直径 10mm 的最为常用），该套管的内径将是制作骨道时所需用骨钻钻头的直径。预计将胫骨侧骨栓放在股骨侧骨道内，在其中线上接近边缘部位间隔约 0.5cm 处，垂直骨皮质钻两个直径 1.5mm 的孔，用于穿引牵引导线（涤纶编织线或可吸收缝线均可）。

3. 关节镜检查、髁间清理与髁间窝外侧壁成形术 经膝关节前内、外侧关节镜入路置入关节镜进行检查，处理合并损伤、刨削切除 ACL 残端，充分保证视野清晰。可利用打磨钻头或骨刀进行髁间窝成形，范围限于髁间窝外侧壁，后方要到外髁后缘显露出过顶部位。除髁间窝狭窄者外，成形时切除的骨质不宜过厚。髁间窝成形的目的，除充分显露髁间外侧壁以很好地选择股骨侧骨道位点和便于骨道制作外，亦可使重建的 ACL 有一定的活动空间，防止撞击综合征。髁间窝成形主要应用于髁间窝狭窄者，在一般情况下，髁间清理后使用刮勺刮除股骨外髁髁间侧壁的软组织及少量骨组织显露其后缘即可满足手术需要。

3. 胫侧骨道的定位与制作 将 ACL 胫骨－肘部瞄准器连接在 Multi－Trac 定位器上，将瞄准器放入关节内，臂要平行于胫骨平台面，尖端固定于 ACL 残端后方纤维上，尽可能使导针的出点位于 ACL 残断中心稍偏后内约 2mm 处。定位器调整在 ENDO 位，将定位器外套管三角形尖端调整好方向后放在胫骨结节旁内侧，顶在骨皮质上，钻入导针，再用已根据移植物粗细选定的空心钻头经导针制作胫骨侧骨道。

4. 股骨侧骨道的定位与制作 使用 6.5mm 的胫骨导向器在股骨外髁髁间侧面按照左膝 1 点、右膝 11 点（髁间窝后顶为 12 点）定位的基本方法定位，在保证骨道后壁完整的前提下，尽可能向后接近过顶处。选点后可利用等距尺测量是否为等距点。屈膝与完全伸膝时移动范围在 2mm 内即为等长，表明选点合适。若明显增大，表明为非等距点，应重新调整位置。定位后使用镜内钻头经导针引导通过胫骨骨道伸入关节腔直至髁间窝底部，并向内钻入制作一个远侧为盲端、深度为 3.0～3.5cm 的骨道。清理骨道内残渣后检查骨道四壁的完整性，尤其要注意后壁。如果后壁打穿，则难以用挤压螺钉固定。

5. 将骨－髌韧带（中 1/3）－骨复合体装入重建 ACL 导针通过胫骨及股骨骨道、针尖端经股骨外侧皮质由膝上前外侧部皮肤钻出，将骨－髌韧带（中 1/3）－骨复合体胫骨骨栓侧的牵引线穿入导针尾部的纫线针孔，向上拔出导针，牵引线经骨道沿导针方向被引出，利用牵引线将移植物引入骨道，使上方骨栓完全装入骨道，腱骨交界端应与骨道口平齐，松质骨侧朝上。装入时可在镜下用器械帮助引导骨栓放入，必要时要适当调整方向，使骨栓位置更为合适。

6. 固定股骨骨道内的骨栓　经内侧入路在镜下将引导挤压螺钉的导针插入关节腔并放置在骨栓、松质骨侧面和骨道上臂之间，然后经导针将空芯的积压螺钉拧入两者之间固定上方骨块（7mm×25mm 规格的螺钉最为常用），尽可能使钉尾与骨块平行，螺钉旋入的深度以与钉尾平齐骨道口边缘为宜，最后撤去导针。

7. 固定胫骨侧骨栓　将骨栓向外（腓侧）旋转 180°，松质骨面朝下，使重建的 ACL 有一定程度的旋转，靠近矢状面，屈伸膝关节，通过下端骨块移动情况来了解是否为等长重建、有无撞击现象。然后，屈膝 30°拉紧移植物，利用积压螺钉固定胫骨侧骨栓。

检查重建 ACL 的稳定性，被动屈伸膝关节，检查屈伸是否受影响。最后冲洗关节腔及伤口，在关节腔外皮下放置负压引流管，经内侧入水管引出，缝合髌韧带缺损处及切口，伸膝位可调性膝关节支具固定。

第七节　踝关节镜手术

一、踝关节软骨损伤

（一）距骨骨软骨损伤（OLT）

随着设备和技术的不断发展，踝关节镜已逐渐成为诊断和治疗距骨骨软骨病变的有用工具。踝关节镜相较于开放手术，能更好地显露距骨顶，微创地处理病变。与关节切开或踝截骨相比，并发症发生率显著降低。

OLT 的手术方法包括一期修复、清理术、修复技术和再生技术。一期修复适合于急性创伤性 OLT 且带足够骨质的骨软骨块。姑息性措施包括清理术和灌洗。基质诱导修复技术包括关节打磨成形术、微骨折术和钻孔术。20 世纪以来，关于再生技术的报道激增，包括自体软骨细胞移植（ACI）、基质/膜自体软骨细胞移植（MACI）、胶原覆盖的自体软骨细胞移植（CACI）、自体骨软骨移植、自体骨软骨转移系统、新鲜异体骨软骨移植和干细胞调节的软骨移植等（图 8−7−1）。

（二）胫骨天花板骨软骨损伤（OLTP）

1. 术前评估和计划　X 线片很难发现单纯的胫骨软骨损伤，建议使用 MRI 来检查软骨病变。诊断 OLTP 对骨科医生是个挑战，踝关节镜检查是诊断 OLTP 的最直接手段。

2. 手术技术

（1）仔细评估踝关节的前、后间室，尤其是后内侧胫骨天花板，因为软骨和骨软骨病变常发生于该处。

（2）除了观察，也可应使用探针轻柔地探查关节面的质地和连续性。

（3）清理纤维化的软骨直至稳定和牢固的关节软骨。

（4）如果病变清理后软骨下骨暴露，建议采用钻孔或微骨折术，以便软骨下骨中渗血，进而形成纤维软骨。用三翼定位导钻结合关节镜和透视引导，帮助术者经踝对胫骨天花板病变钻孔。

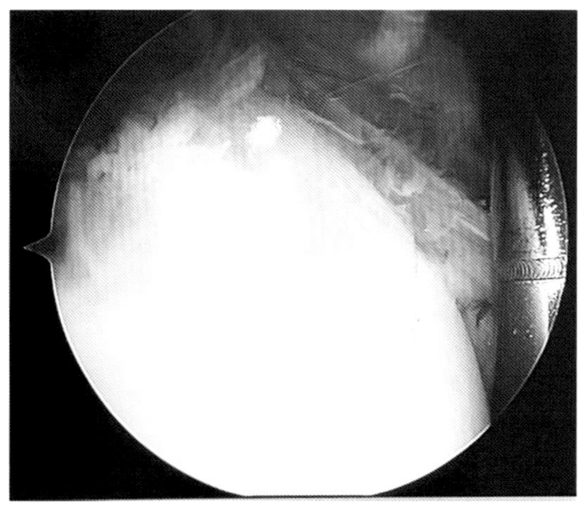

图 8−7−1　女性，36 岁，距骨骨软骨损伤镜下图像

二、踝关节内游离体

（一）术前评估和计划

1. 体征和症状　踝关节内游离体可引起卡

压、交锁症状，伴有疼痛、肿胀和活动范围受限。症状可以是间歇性的，当游离体被滑膜皱襞暂时固定后，症状即可消失，而当游离体松动重新进入关节腔后，症状则再次出现。体格检查一般是阴性的，很难发现。排除关节外病变非常重要，有些关节外病变的体征和症状和关节内游离体十分相似。

2. 诊断评估 尽管X线片通常能显示骨性游离体的存在，但是软骨游离体在X线片上是无法显示的。对于在X线片上不能显示的软骨损伤，MRI检查是最好的选择。

（二）手术治疗

游离体的处理需要标准的踝关节镜技术，包括用来系统性评估整个踝关节的21点踝关节检查法。这在寻找游离体时是相当重要的，因为游离体有可能在踝关节腔内不容易被看见的地方。踝关节牵张对于处于关节镜器械难以触及的关节腔区域的游离体的观察和手术通道的建立是非常有用的。游离体取出后，应再次检查整个踝关节关节面，确定有无残余游离体和明确损伤的起源。透视可以用于确定游离体的位置以及切除是否足够。如果发现大量的软骨或骨软骨缺损，应进行清理和去毛刺、钻孔或微骨折手术。如果游离体是明显的骨赘，那么应在镜下用刨刀仔细清除。踝关节腔前室的游离体通常可以从前侧入路予以清除。然而，如果使用关节镜的话，则需要从后外侧入路置入关节镜，并且通过前侧入路清除游离体。对于踝关节后室的游离体则最好从前侧入路置入关节镜，通过后外侧入路置入器械清除游离体，或者将游离体推入踝关节腔前室，然后再予以取出。在取出游离体之前需要扩展入路以预防游离体卡压在软组织中，如果游离体过大，则须先将其破碎变成小的游离体，然后再取出。

三、踝关节滑膜炎

（一）类风湿性关节炎

1. 适应证和禁忌证 类风湿性关节炎的手术治疗方式应基于适合的时机、关节情况的评估以及患者的全身状况。如果非手术治疗失败，在与相关专家商量后可考虑踝关节镜手术。

（1）手术适应证包括疼痛、肿胀和机械绞锁的症状。

（2）禁忌证包括局部感染、血供不足以及有其他医学合并症而不宜手术者。如果术前X线检查提示关节间隙狭窄，则不宜行滑膜切除术，因其疗效不佳。

2. 术前评估和计划 细致的体格检查是基础，包括踝关节、肌腱、韧带和周围软组织。CT和MRI有助于评估关节软骨损伤、积液、滑膜炎、肌腱病和其他未预料的异常。术前踝关节和距下关节穿刺有诊断意义，可排除其他炎症性关节炎和感染。外科医生应仔细评估其他的关节炎以及合并症的可能。

3. 关节镜下滑膜切除术手术技术 ①患者取仰卧位；②踝关节牵引对于完成21点踝关节检查和清理术很重要，注意仔细监测牵引力避免出现并发症；③用2.9mm、3.5mm或4.5mm全半径刨刀行滑膜切除术。

4. 结果和并发症 早期滑膜切除术较晚期滑膜切除术疗效好，因为疗效往往与关节软骨的损伤相关。早期滑膜切除可延缓关节退行性改变的进程。然而，即便是最好的情况，清创和滑膜切除术都不能阻止关节软骨破坏。彻底地切除类风湿性肉芽组织是不可能的。

（二）色素绒毛结节性滑膜炎

1. 适应证和禁忌证 适应证包括滑膜炎、乳头状增长和含铁血黄素沉积。禁忌证同一般的踝关节镜手术。

2. 术前评估和计划 踝关节和后足可能有发热、肿胀和疼痛，还可能活动受限。关节穿刺可能会形成暗红色的水疱。X线片的特征性变化表现为色素绒毛结节性滑膜炎侵蚀骨质。关节造影可显示结节团块，MRI可显示肿胀的滑膜组织。

3. 手术治疗 牵引下完成21点踝关节检查。方法如类风湿性关节炎，切除所有的滑膜和清理含铁血黄素沉积。后足受累者，使用距下关节镜可能有益。关节镜术前辅助关节腔放疗被认为有助于降低色素绒毛结节性滑膜炎的复发率。

（三）局限性滑膜炎

1. 术前评估和计划 有些患者创伤后可继

发内踝或外踝的局限性滑膜炎。放射学检查常是阴性的，或者表现为与既往创伤一致的小骨块。MRI 可表现为疼痛区域明显的信号变化，可伴有或不伴有积液。关节镜检查提示轻度或局限性滑膜炎、乳头状增生和纤维化。

2. 关节镜下滑膜切除术手术技术　①患者的体位、设备和器械同常规的踝关节镜手术；②牵引技术对于改善视野和进行滑膜切除术是很重要的，使用时需小心谨慎；③关节镜下滑膜切除术的关键是良好的灌注和吸引，可使用单独的后外侧灌注通道或者关节镜泵；④可交换的通道有利于减少操作时的组织损伤；⑤应按照 21 点踝关节检查法对踝关节进行全面的检查，需从前方和后方入路对踝关节进行检查；⑥踝关节滑膜切除术需用 2.0mm、2.9mm 或 3.5mm 的全半径刨刀；⑦须将整个关节的瘢痕组织、纤维化的组织和出血的滑膜彻底清除，系统和全面的清创是必要的；⑧医生操作时小心地将刨刀头朝向前方关节囊，避免损伤神经血管；⑨视野清晰后清除合并的软骨和游离体；⑩医生应使用刨刀尖清除前方神经血管下方的滑膜，避免损伤。

四、反复发作的踝关节不稳

（一）适应证和禁忌证

由于 90%的患者都有关节内病变，因此在行踝关节外侧切开重建之前，适合行踝关节镜检查。此外，对于广泛性不稳的患者适合行关节镜下韧带稳定术。选择关节镜下踝关节外侧韧带重建时没有绝对的禁忌证。相对禁忌证包括力线偏移、肥胖、神经肌肉疾病、踝关节严重不稳、翻修术及广泛的韧带松弛导致的踝关节不稳。

（二）术前评估和计划

踝关节外侧不稳患者主要的症状是腿软（或不稳定感），每次损伤后伴有疼痛和肿胀。其他症状包括乏力、僵硬、压痛、松动感以及对潮湿或阴冷天气敏感。有时，外侧韧带断裂后患者会感觉踝关节内侧疼痛。在诊断慢性踝关节不稳之前有必要进行全面的术前评估。距腓前韧带处压痛、踝关节肿胀、捻发音以及抽屉试验阳性有助于明确诊断。影像学诊断除了拍摄常规的三种体位 X 线片，还可以通过距骨倾斜应力位和前抽屉实验应力位 X 线片辅助诊断。此外，检查时需与健侧对比。

踝关节镜能直接观察踝关节周围的韧带结构，在诊断踝关节外侧不稳时非常有用。而且，超过 90%的慢性踝关节不稳患者合并关节内病变，包括游离体、滑膜炎、距骨骨软骨损伤、小骨块、骨赘、粘连和软骨软化。有报道超过 60%的踝关节有局部软骨病变。如果没有识别出这些相关病变，可能会影响疗效。

（三）手术治疗

在初次进行关节镜下诊断时，会发现大多数患者有滑膜炎和距腓前韧带止点区域瘢痕形成。其他的相关病变，如距骨骨软骨损伤、软骨软化和游离体均应被妥善处理。

最初，打磨距骨后，使用 U 形钉将软组织固定到距骨上。但由于使用 U 形钉有很多问题，随着带线锚钉技术的发展，现在更多的是选择带线锚钉。通过外侧入路经皮平行于胫距关节置入。

由于需要进一步的研究以明确关节镜辅助下 Brostrom 重建术的适用患者，因此建议选择在踝关节镜检查后，再行 Brostrom 重建术。

（四）关节镜下踝关节稳定术手术技术

①采用 21 点踝关节检查法进行全面的踝关节镜检查；②处理相关的伴随病变，如滑膜炎、软骨缺损；③从前内侧入路置入 30°或 70°镜头，清理外侧踝穴，清除过多的软组织，找到距腓前韧带，清除韧带周围的粘连；④通过前外侧入路置入骨锉，将腓骨远端前侧，距腓骨尖 1～2cm 距腓前韧带止点区域清理干净，去骨皮质；⑤通过前外侧入路将带双线两种不同颜色的带线锚钉钉入准备好的骨床处；⑥在腓骨尖前方 1～2cm 处（前外侧入路远端约 2cm）做一个前外侧辅助入路，该辅助入路需扩大到允许多股缝线穿过距腓前韧带；⑦用抓线器经辅助入路抓出三股缝线；⑧用缝合器分别将两根缝线由深到浅穿过距腓前韧带；⑨踝关节置于中立轻度背伸位和外翻位，将匹配的两股缝线打结后，用推结器将距腓前韧带推向锚钉；⑩通过皮下隧道将留置在前外侧入路的最后股缝线从辅助入路抓出；⑪将剩下

的两股缝线打滑结后，用推结器连同韧带推向腓骨；⑫可行改良的 Gould 方法。关闭切口后，用后方夹板或短腿石膏固定。

五、踝关节镜下病灶清除与活检

（一）手术技术

患者取仰卧位，应用大腿支架保持髋膝关节屈曲和足部悬垂以实现重力牵引。此体位可以保持踝关节的活动度，以便在术中进入关节的不同部位。足部跖屈内翻可在皮下看到腓浅神经，先在体表标记其走行，再标记关节镜入口。在关节线水平可触及前内侧和前外侧入路，在体表标记入口，注意避开腓侧神经。患肢驱血，上止血带充气，经前内侧入路以 18 号硬膜外穿刺针进入关节，注射生理盐水扩张关节腔，可以确定关节腔的方位并为穿刺锥的进入提供更大的空间。只有注入生理盐水时阻力很小、足部背伸时关节囊变紧、关节被牵引时生理盐水回流，才能证明关节被充分扩张。首选前内侧入路，因其周围结构损伤风险较前外侧入路低。在用硬膜外穿刺针确定前内侧入路后，做一个大小刚好可以插入关节镜鞘管的皮肤切口。过大的皮肤切口将使液体外渗到周围软组织，导致手术操作困难。以钝头直血管钳穿入关节，避免损伤此区域内的隐神经。经前内侧入路插入直径 2.7mm、倾角 30°的关节镜，直视下经标记点以硬膜外穿刺针建立前外侧入路。当在镜下观察针头位置合适后，做前外侧入路皮肤切口，以钝性器械穿入关节，然后经此入路插入刨刀。用前外侧入路的器械做适当清理，以看清关节的外侧面，然后交换入路（关节镜在前外侧入路，器械在前内侧入路）处理关节的内侧面，如果需要进入关节深部则可以使用非侵袭性牵引。有时，即使使用了牵引也不能够到踝关节后方病理性突起，此时需要增加后外侧入路。缝合手术切口，手术结束。

在病灶清理及活检过程中一定要按照 21 点踝关节检查法检查踝关节及清理病灶，这样才能做到对病变组织的完整清理。

（二）21 点踝关节检查法

1. 前踝（8 个点） ①三角韧带；②内侧沟；③距骨内侧；④距骨中央；⑤距骨外侧；⑥距腓关节面；⑦外侧沟；⑧前沟。

2. 中踝（6 个点） ①胫距关节中内侧；②胫距关节中部；③胫距关节外侧；④踇长屈肌腱（FHL）的关节囊反折；⑤下胫腓横韧带；⑥下胫腓后韧带。

3. 后踝（7 个点） ①内侧沟；②距骨内侧；③距骨中央；④距骨外侧；⑤距腓关节面；⑥外侧沟；⑦后沟。

六、辅助骨折复位或固定

（一）急性踝关节骨折

1. 适应证和禁忌证 急性踝关节骨折的关节镜下观察可以与术前影像学检查一起用于评估胫骨和距骨关节面的复位情况。对于某些类型的骨折，它可以用于辅助解剖复位，还可用于处理韧带损伤、骨软骨和软骨游离体，以及骨折片切除。但是，这些操作在急性踝关节骨折时应谨慎进行，注意避免过度的液体渗出和肿胀，减少潜在的骨筋膜间室综合征的风险。

关节镜辅助下能对轻度移位的骨折进行很好的复位和内固定，且操作简单、创伤小、踝关节肿胀轻微、无神经血管损伤。关节镜也可用于治疗下胫腓联合损伤、评估和治疗胫骨远端后踝骨折，以及协助距骨骨折的复位和骨折片清除。青少年 Tillaux 骨折和两部分的三翼骨折也开始使用关节镜治疗。对于开放性骨折、伴有踝关节神经血管损伤以及中度到重度踝关节肿胀的患者，不能使用关节镜。

2. 术前评估和计划 踝关节急性损伤在软组织肿胀发生前，踝关节镜是最好的选择。否则，需要进行一段时间的固定和抬高，直到软组织肿胀情况改善。应细致地检查有无合并神经血管和软组织损伤。计划关节镜下固定时需要通过 X 线片评估确定移位程度。CT 和/或 MRI 有助于评估复杂骨折的移位程度和骨折层面。

3. 手术技术 ①患者仰卧在手术台上，放置好透视设备，术踝的大腿下放置填充垫垫高，以便建立踝关节前方和后方入路，以及满足术中透视评估的需要；②适度的踝关节软组织牵引，最好使用充气止血带，以获得最大的视野；③使用标准的前内侧、前外侧和后外侧关节镜入路；④移开所有骨折片，仔细检查整个踝关节；⑤明确是否能够在关节镜辅助下完成骨折复位，如果不能，清除所有的游离骨折片和部分撕裂的韧带，然后改行切开复位内固定，如果关节镜下骨折复位是可行的，那么则需要明确完成复位和内固定需要的技术及设备；⑥小心操作将骨折予以复位，使用4.0mm或4.5mmAO空心钉的相应导针暂时固定，直视以及透视下验证完全复位后，测量螺钉长度以及螺钉的合适大小和钉入深度，在关节镜下复位时，克氏针可以用于临时固定，然后再行标准的切开复位内固定，关节镜也可用于评估标准开放手术后骨折复位以及下胫腓联合复位是否完全；⑦移除导针，再次通过所有入路检查证实骨折完全复位；⑧伴随的踝关节滑膜炎、游离体以及软骨和骨软骨损伤根据之前描述的方法予以处理；⑨通过X线片或透视明确骨折复位以及螺钉位置。

（二）内踝骨折

手术技术：①骨折部位清理；②透视引导下经皮通过内踝尖插入2根克氏针；③在关节镜辅助下调整克氏针以复位骨折；④克氏针通过骨折线后，钻孔，置入两枚4.0mm松质骨空心钉。

（三）Tillaux骨折

这类损伤多见于12～14岁的青少年。由于足受力外旋，胫骨外侧骨骺骨块被下胫腓前韧带撕脱下来。当移位大于2mm时，需要手术复位。

手术技术：①首先在关节镜下清理骨折部位，并使用黏膜剥离器复位骨折；②通过前外侧入路插入一根克氏针，经过骨折部位后临时固定，然后将一根导针从前外侧骨骺钻入内侧骨骺，有必要使用微型电钻引导器引导克氏针和导针，以避免穿过时损伤胫骨远端的骨骺；③将空心钉置入并穿过骨折部位，通过前内侧入路检查评估复位效果；④后外侧入路用于灌注。

（四）陈旧性踝关节骨折

1. 适应证和禁忌证　在陈旧性踝关节骨折患者的治疗上，踝关节镜或许是一个有用的诊断和治疗工具。如果一系列的非手术治疗均无效，包括关节活动度和力量强化锻炼、本体感觉训练以及矫形，则可选择关节镜手术。对于严重的关节损伤，术者和患者必须讨论关节融合是否是一种有可选择的治疗方式。应注意最开始是开放性骨折的陈旧性踝关节骨折患者，有可能会伴有慢性感染。

2. 术前评估和计划　骨折后症状包括慢性疼痛、肿胀、卡压和僵硬。还有许多的骨折后并发症，包括必须重视和进行适当治疗的局部复杂区域疼痛综合征（反射交感神经营养不良）。术者需要为术中可能出现的视野不足，以及各种踝关节病变，如软骨和骨软骨损伤、游离体、关节纤维化、骨赘和关节退行性改变等情况做好准备。

3. 手术治疗　踝关节镜手术前需认真讨论，做好体位、设备、器械、牵引和麻醉准备。一般建议使用踝关节牵引器，因为这些损伤的踝关节大部分处于收缩状态，并且会由于关节粘连继发关节活动受限。如果不使用踝关节牵引，刚开始的视野是不清晰的。

4. 手术技术　①需要经后外侧入路插入一个套管，并且需要建立一个较高的灌注入路；②采用21点踝关节检查法对踝关节前间室和后间室进行系统性的检查；③对于增生性滑膜炎和关节纤维化病变应先仔细清理，以利于改善整个关节的视野，整个关节需要被清理至无瘢痕、无纤维组织和无增生滑膜；④如果存在关节囊狭窄以及明显的瘢痕，那么在手术全程中必须避免损伤背侧的神经血管组织；⑤所有的游离体必须被取出；⑥软骨和骨软骨病变应该被识别并处理。

（杨晓　李佳兵　冯均伟　梁伟民　袁心伟　任秋羽　王爽　李宁涛）

参考文献

[1] 杨明礼，胡豇. 创伤骨科学［M］. 成都：四川大学出版社，2020.

[2] 胥少汀，葛宝丰，卢世璧. 实用骨科学［M］. 4版修订本. 郑州：河南科学技术出版社，2019.

[3] Yoon T H, Kim S J, Choi Y R, et al. Anterior rotator cable disruption does not affect outcomes in rotator cuff tear with subscapularis involvement［J］. Knee Surg Sports Traumatol Arthrosc, 2021, 29(1): 154-161.

[4] Wang L, Kang Y, Chen S, et al. Macroporous 3d

scaffold with self－fitting capability for effectively repairing massive rotator cuff tear［J］. ACS Biomater Sci Eng，2021，7（3）：904－915.

［5］Liu Y，Fu S C，Leong H T，et al. Evaluation of animal models and methods for assessing shoulder function after rotator cuff tear：a systematic review［J］. J Orthop Translat，2020，26：31－38.

［6］Familiari F，Castricini R，Galasso O，et al. The 50 highest cited papers on rotator cuff tear［J］. Arthroscopy，2021，37（1）：61－68.

［7］刘玉杰，肇刚. 关节镜技术在肩关节损伤修复重建中的进展［J］. 中国骨伤，2020，33（12）：1089－1091.

［8］曲玉磊，宋坤修，赵多伟，等. 腕关节镜下 Outside－in 褥式缝合治疗 Palmer ⅠB 型三角纤维软骨复合体损伤［J］. 实用手外科杂志，2021，35（1）：27－30，67.

［9］张文龙，陆芸，赵喆. 腕关节镜背侧入路［J］. 中华解剖与临床杂志，2021，26（1）：122－124.

［10］Lovse L J，Coupal S A，Tice A D W，et al. Pediatric acetabular osteomyelitis treated with hip arthroscopy［J］. J Am Acad Orthop Surg Glob Res Rev，2021，5（5）：e21.00011.

［11］毕声荣，杨国平. 肘关节镜下前后联合松解术对创伤性肘关节僵直患者肘关节活动度及功能性的疗效观察［J］. 当代医学，2021，27（5）：163－165.

［12］Tonogai I，Sairyo K. Posterior ankle arthroscopy for posterior ankle synovitis with an enlarged posterior talar process caused by a cat bite or scratch：a case report［J］. Int J Surg Case Rep，2021，81：105761.

［13］鲁谊，杨珧，李岳，等. 肩袖损伤合并肱二头肌长头腱病变的危险因素及其对肩关节功能的影响［J］. 中华骨科杂志，2021，41（8）：471－479.

第九章　骨与软组织肿瘤

第一节　概论

一、骨与软组织肿瘤的流行病学

（一）骨肿瘤流行病学

准确的骨肿瘤的发病率非常难统计，因为大部分的统计学资料是根据死亡病例得到的，并不能够完全地代表全部肿瘤。但是通过比较英国、荷兰、美国和日本，我们发现各国的骨肿瘤发病率还是非常相似的。以常见的骨肉瘤为例，骨肉瘤的发病率只占所有肿瘤发病率的0.2%。2012年，中国医学科学院癌症研究所暨肿瘤医院与国家癌症预防和控制办公室建立全国肿瘤登记中心（NCCR），该中心的年度报告显示，原发恶性骨肿瘤的发病率为每10万人中有1.44人，占中国所有恶性肿瘤的0.7%。根据北京积水潭医院的9200例统计资料显示，骨肿瘤最常见的组织学类型是骨肉瘤，占所有骨肿瘤的22.8%（2097/9200），其次是骨巨细胞瘤，占16.7%（1536/9200），骨软骨瘤占9.1%（837/9200），原发软骨肉瘤占5.6%（517/9200），单纯性骨囊肿占4.8%（446/9200），骨纤维结构不良占4.2%（383/9200），软骨母细胞瘤占3.1%（283/9200），骨样骨瘤占2.6%（243/9200），恶性纤维组织细胞瘤占2.2%（201/9200），多发性骨髓瘤占2.1%（192/9200），内生软骨瘤占2.0%（188/9200），尤文肉瘤占1.9%（173/9200），脊索瘤占1.8%（165/9200），其他占21.1%（1939/9200）。其中54.4%（5007/9200）为良性骨肿瘤，45.6%（4193/9200）为恶性骨肿瘤。良性骨肿瘤中，骨巨细胞瘤、骨软骨瘤、骨纤维结构不良与单纯性骨囊肿是4种常见的肿瘤类型。恶性骨肿瘤中，骨肉瘤、原发软骨肉瘤、恶性纤维组织细胞瘤和多发性骨髓瘤是常见的骨肿瘤。

骨肉瘤的流行病学数据较为可靠，根据美国权威的癌症统计数据库SEER显示，骨肉瘤约占儿童期所有肿瘤的3%。然而，骨肉瘤是儿童和年轻成人最常见的原发性恶性骨肿瘤。所有20岁以下的恶性骨肿瘤病例中，骨肉瘤、尤文肉瘤及软骨肉瘤分别占56%、34%～36%及<10%。对于成人，通常认为成人骨肉瘤是由Paget骨病经肉瘤性转化而成的继发性肿瘤，或者是源于照射骨、骨梗死或其他良性骨病变的继发性肉瘤。在美国，60岁以上骨肉瘤病例中一半以上为继发性。而在亚洲，Paget病相对少见，且40岁以上骨肉瘤病例中，原发性骨肉瘤的比例较高。

（二）软组织肿瘤流行病学

软组织肿瘤（soft tissue tumor，STT）指源于非上皮性骨外组织的一组肿瘤，但不包括网状内皮系统、神经胶质细胞和各个实质器官的支持组织。软组织肿瘤主要源于中胚层，部分源于神经外胚层。主要包括肌肉、脂肪、纤维组织、血管及外周神经。

软组织肿瘤在成人肿瘤中占4%，在儿童肿瘤中占7%～10%。99%的软组织肿瘤是良性的，恶性软组织肿瘤（软组织肉瘤）的发病率是恶性骨肿瘤发病率的4～5倍。

软组织肉瘤大约占人类所有恶性肿瘤的0.8%，不同国家和地区所报道的发病率不尽相同，美国年发病率约为3.4/10万，欧洲年发病率为（4～5）/10万，我国年发病率约为2.38/

10 万。根据 SEER 统计，软组织肉瘤在不同人种中可能存在发病率的差异。尽管美国男女发病人数比例约为 1.4∶1，但我国男女发病人数比例接近 1∶1。随着年龄的增长，发病率明显增高，根据年龄校准后的发病率，80 岁时发病率约为 30 岁时的 8 倍。

软组织肉瘤最常见的部位是肢体（53%），其次腹膜后（19%）、躯干（12%）、头颈部（11%）。软组织肉瘤依据组织来源、不同形态和生物学行为，分为 50 种以上亚型。常见亚型包括：未分化多形性肉瘤（undifferentiated pleomorphic sarcoma，UPS）、脂肪肉瘤（liposarcoma，LPS）、平滑肌肉瘤（leiomyosarcoma，LMS）、滑膜肉瘤（synovial sarcoma，SS）。儿童和青少年中最常见的软组织肉瘤为横纹肌肉瘤（rhabdomyosarcoma，RMS）。

二、骨与软组织肿瘤的分类

（一）骨肿瘤分类

骨肿瘤的分类目前使用的是世界卫生组织（WHO）的分类，最新版为第五版，2020 年出版。WHO 骨肿瘤分类按定义、ICD 编码（国际疾病分类编号）、别名、流行病学、病因学、病变部位、临床与影像学特点、组织病理学、遗传学及预后因素等方面加以描述。以下为骨肿瘤分类简表（表 9—1—1）。

表 9—1—1　骨肿瘤分类简表

软骨源性肿瘤（Chondrogenic tumours）	
良性	甲下外生骨疣（Subungual exostosis） 奇异性骨旁骨软骨瘤样增生（Bizarre parosteal osteochondromatous proliferation） 骨旁软骨瘤（Periosteal chondroma） 内生软骨瘤（Enchondroma） 骨软骨瘤（Osteochondroma） 软骨母细胞瘤（Chondroblastoma） 软骨黏液样纤维瘤（Chondromyxiod fibroma） 骨软骨黏液瘤（Osteochondromyxoma）
中间型（局部侵袭性）	软骨瘤病（Chondromatosis） 非典型软骨肿瘤（Atypical cartilaginous tumour）
恶性	软骨肉瘤Ⅰ级（Chondrosarcoma，grade 1） 软骨肉瘤Ⅱ级（Chondrosarcoma，grade 2） 软骨肉瘤Ⅲ级（Chondrosarcoma，grade 3） 骨膜软骨肉瘤（Periosteal chondrosarcoma） 透明细胞软骨肉瘤（Clear cell chondrosarcoma） 间充质软骨肉瘤（Mesenchymal chondrosarcoma） 去分化软骨肉瘤（Dedifferantiated chondrosarcoma）
骨源性肿瘤（Osteogenic tumours）	
良性	骨瘤（Osteoma） 骨样骨瘤（Osteoid osteoma）
中间型（局部侵袭性）	骨母细胞瘤（Osteoblastoma）
恶性	低级别中心性骨肉瘤（Low—grade central osteosarcoma） 骨肉瘤：普通型骨肉瘤（Conventional osteosarcoma） 血管扩张性骨肉瘤（Telangiectatic osteosarcoma） 小细胞骨肉瘤（Small cell osteosarcoma） 骨旁骨肉瘤（Parosteal osteosarcoma） 骨膜骨肉瘤（Periosteal osteosarcoma） 高级别表面骨肉瘤（high—grade surface osteosarcoma） 继发性骨肉瘤（Secondary osteosarcoma）

续表

纤维源性肿瘤（Fibrogenic tumours）	
中间型（局部侵袭性）	韧带样纤维瘤（Desmoplastic fibroma）
恶性	纤维肉瘤（Fibrosarcoma）
骨血管肿瘤（Vascular tumours of bone）	
良性	血管瘤（Haemangioma）
中间型（局部侵袭性）	上皮样血管瘤（Epithelioid haemangioma）
恶性	上皮样血管内皮瘤（Epithelioid haemangioendothelioma） 血管肉瘤（Angiosarcoma）
富含破骨性巨细胞的肿瘤（Osteoclastic giant cell－rich tumours）	
良性	动脉瘤样骨囊肿（Aneurysmal bone cyst） 非骨化性纤维瘤（None－ossifying fibroma）
中间型 （局部侵袭性，罕见转移）	骨巨细胞瘤（Giant cell tumour of bone）
恶性	恶性骨巨细胞瘤（Giant cell tumour of bone，malignant）
脊索源性肿瘤（Notochordal tumours）	
良性	良性脊索样肿瘤（Benign notochordal tumour）
恶性	脊索瘤（Chordoma） 软骨样脊索瘤（Chondroid chordoma） 分化差的脊索瘤（Poorly differentiated chordoma） 退分化脊索瘤（Dedifferentiated chordoma）
骨的其他间叶性肿瘤（Other mesenchymal tumours of bone）	
良性	胸壁软骨间叶性错构瘤（Chondromesenchymal hamartoma of chest wall） 单纯性骨囊肿（Simple bone cyst） 纤维结构不良（Fibrous dysplasia） 骨的纤维结构不良（Osteofibrous dysplasia） 脂肪瘤（Lipoma） 冬眠瘤（Hibernoma）
中间型 （局部侵袭性）	类似釉质瘤的骨的纤维结构不良（Osteofibrous dysplasia－like adamantinoma） 间质瘤（Mesenchymoma）
恶性	长骨的釉质瘤（Adamantinoma of long bones） 退分化釉质瘤（Dedifferentiated adamantinoma） 平滑肌肉瘤（Leiomyosarcoma） 未分化多形性肉瘤（Pleomorphic sarcoma，undifferentiated） 骨转移瘤（Bone metastases）
骨的造血系统肿瘤（Haematopoietic neoplasms of bone）	
恶性	骨的浆细胞瘤（Plasmacytoma of bone） 恶性非霍奇金淋巴瘤（Malignant lymphoma，non－Hodgkin） 霍奇金病（Hodgkin disease） 弥漫性大B细胞淋巴瘤（Diffuse large B－cell lymphoma） 滤泡性淋巴瘤（Follicular lymphoma） 边缘带B细胞淋巴瘤（Marginal zone B－cell lymphoma） T细胞淋巴瘤（T－cell lymphoma） 间变性大细胞淋巴瘤（Anaplastic large cell lymphoma） 恶性淋巴瘤，淋巴母细胞性（Malignant lymphoma，lymphoblastic） Burkitt 淋巴瘤（Burkitt lymphoma） 郎格汉斯细胞组织细胞增生症（Langerhans cell histiocytosis） 弥漫性郎格罕细胞组织细胞增生症（Langerhans cell histiocytosis，disseminated） Erdheim－Chester 病（Erdheim－Chester disease） 罗道病（Rosai－Dorfman disease）

（二）软组织肿瘤分类

软组织肿瘤分类依然使用 WHO 分类，最新版为第五版，2020 年出版。自 2013 年 2 月第 4 版出版以来，人们对于软组织肿瘤在分子和基因改变、免疫组织化学标记和生物学机制等方面有了很多新的认识，也发现了一些新的肿瘤实体和亚型。尽管分子遗传学对我们了解软组织肿瘤的发生机制有着重要作用，但新的分类仍强调了形态学是诊断的重点，以下为软组织肿瘤分类简表（表 9－1－2）。

表 9－1－2　软组织肿瘤分类简表

脂肪细胞肿瘤（adipocytic tumours）		
分类	ICD 编码	肿瘤名称
良性	8850/0	脂肪瘤 NOS（Lipoma NOS）
	8856/0	肌内脂肪瘤（Intramuscular lipoma） 软骨样脂肪瘤（Chondrolipoma） 脂肪瘤病（Lipomatosis） 弥漫性脂肪瘤病（Diffuse lipomatosis） 多发对称性脂肪瘤病（Multiple symmetrical lipomatosis） 盆腔脂肪瘤病（Pelvic lipomatosis） 类固醇脂肪瘤病（Steroid lipomatosis） 人类免疫缺陷病毒脂肪代谢障碍（HIV lipodystrophy） 神经脂肪瘤病（Lipomatosis of nerve）
	8881/0	脂肪母细胞瘤病（Lipoblastomatosis） 局限性（脂肪母细胞瘤）［Localized（lipoblastoma）］ 弥漫性（脂肪母细胞瘤病）［Diffuse（lipoblastomatosis）］
	8861/0	血管脂肪瘤 NOS（Angiolipoma NOS） 细胞性血管脂肪瘤（Cellular angiolipoma）
	8890/0	肌脂肪瘤（Myolipoma）
	8862/0	软骨样脂肪瘤（Chondroid lipoma）
	8857/0	梭形细胞脂肪瘤（Spindle cell lipoma）
	8857/0	非典型梭形细胞/多形性脂肪瘤（Atypical spindle cell/pleomorphic lipomatous tumour）
	8880/0	冬眠瘤（Hibernoma）
中间性（局部侵袭性）	8850/1	非典型性脂肪瘤性肿瘤（Atypical lipomatous tumour）
恶性	8851/3	脂肪肉瘤，高分化，NOS（Liposarcoma，well－differentiated，NOS）
	8851/3	脂瘤样脂肪肉瘤（Lipoma－like liposarcoma）
	8851/3	炎性脂肪肉瘤（Inflammatory liposarcoma）
	8851/3	硬化性脂肪肉瘤（Sclerosing liposarcoma）
	8858/3	去分化脂肪肉瘤（Dedifferentiated liposarcoma）
	8852/3	黏液样脂肪肉瘤（Myxoid liposarcoma）
	8854/3	多形性脂肪肉瘤（Pleomorphic liposarcoma） 上皮样脂肪肉瘤（Epithelioid liposarcoma）
	8859/3	黏液样多形性脂肪肉瘤（Myxoid pleomorphic liposarcoma）

续表

成纤维细胞/肌成纤维细胞性肿瘤（Fibroblastic and myofibroblastic tumours）		
分类	ICD 编码	肿瘤名称
良性 （Benign）	8828/0	结节性筋膜炎（Nodular fasciitis） 血管内筋膜炎（Intravascular fasciitis） 颅筋膜炎（Cranial fasciitis）
	8828/0	增生性筋膜炎（Proliferative fasciitis）
	8828/0	增生性肌炎（Proliferative myositis） 骨化性肌炎和指趾纤维骨性假瘤（Myositis ossificans and fibro－osseous pseudotumour of digits） 缺血性筋膜炎（Ischaemic fasciitis）
	8820/0	弹力纤维瘤（Elastofibroma）
	8992/0	婴儿纤维性错构瘤（Fibrous hamartoma of infancy） 颈纤维瘤病（Fibromatosis colli） 幼年性玻璃样变纤维瘤病（Juvenile hyaline fibromatosis） 包涵体纤维瘤病（Inclusion body fibromatosis）
	8813/0	腱鞘纤维瘤（Fibroma of tendon sheath）
	8810/0	增生性成纤维细胞瘤（Desmoplastic fibroblastoma）
	8825/0	肌成纤维细胞瘤（Myofibroblastoma）
	8816/0	钙化性腱膜纤维瘤（Calcifying aponeurotic fibroma） EWSRI－SMAD3 阳性纤维母细胞瘤（新出现）［EWSR1－SMAD3－positive fibroblastic tumour（emerging）］
	8826/0	血管肌成纤维细胞瘤（Angiomyofibroblastoma）
	9160/0	富细胞血管纤维瘤（Celular angiofibroma）
	9160/0	血管纤维瘤 NOS（Angiofibroma NOS）
	8810/0	项型纤维瘤（Nuchal fibroma）
	8811/0	肢端纤维黏液瘤（Acral fibromyxoma）
	8810/0	Gardner 纤维瘤（Gardner fibroma）
中间性 （局部侵袭性）	8815/0	孤立性纤维性肿瘤，良性（Solitary fibrous tumour，benign）
	8813/1	掌/跖纤维瘤病（Palmar/plantar fibromatosis）
	8821/1	韧带样型纤维瘤病（Desmoid－type fibromatosis）
	8821/1	腹外硬纤维瘤（Extra－abdominal desmoid）
	8822/1	腹部纤维瘤病（Abdominal fibromatosis）
	8851/1	脂肪纤维瘤病（Lipofibromatosis）
	8834/1	巨细胞成纤维细胞瘤（Giant cell fibroblastoma）

续表

成纤维细胞/肌成纤维细胞性肿瘤（Fibroblastic and myofibroblastic tumours）		
分类	ICD 编码	肿瘤名称
中间性（偶有转移性）	8832/1	隆突性皮肤纤维肉瘤 NOS（Dermatofibrosarcoma protuberans NOS）
	8833/1	色素性隆突性皮肤纤维肉瘤（Pigmented dermatofibrosarcoma protuberans）
	8832/3	纤维肉瘤性隆突性皮肤纤维肉瘤（Dermatofibrosarcoma protuberans, fibrosarcomatous） 黏液性隆突性皮肤纤维肉瘤（Myxoid dermatofibrosarcoma protuberans） 隆突性皮肤纤维肉瘤伴肌样分化（Dermatofibrosarcoma protuberans with myoid differentiation） 斑块样隆突性皮肤纤维肉瘤（Plaque-like dermatofibrosarcoma protuberans）
	8815/1	孤立性纤维性肿瘤 NOS（Solitary fibrous tumour NOS） 脂肪形成（脂肪瘤性）孤立性纤维性肿瘤［Fat-forming（lipomatous）solitary fibrous tumour］ 富巨细胞性孤立性纤维性肿瘤（Giant cell-rich solitary fibrous tumour）
	8825/1	炎性肌成纤维细胞性肿瘤（Inflammatory myofibroblastic tumour） 上皮样炎性肌成纤维母细胞肉瘤（Epithelioid inflammatory myofibroblastic sarcoma）
	8825/3	肌纤维母细胞肉瘤（Myofibroblastic sarcoma）
	8810/1	CD34 阳性表浅成纤维细胞瘤（Superficial CD34-positive fibroblastic tumour）
	8811/1	黏液炎性成纤维细胞肉瘤（Myxoinflammatory fibroblastic sarcoma）
	8814/3	婴儿纤维肉瘤（Infantile fibrosarcoma）
恶性	8815/3	孤立性纤维性肿瘤，恶性（Solitary fibrous tumour，malignant）
	8810/3	纤维肉瘤 NOS（Fibrosarcoma NOS）
	8811/3	黏液性纤维肉瘤（Myxofibrosarcoma） 上皮样黏液性纤维肉瘤（Epithelioid myxofibrosarcoma）
	8840/3	低度恶性纤维黏液样肉瘤（Low-grade fibromyxoid sarcoma）
	8840/3	硬化性上皮样纤维肉瘤（Sclerosing epithelioid fibrosarcoma）
所谓的纤维组织细胞性肿瘤（So-called fibrohistiocytic tumours）		
分类	ICD 编码	肿瘤名称
良性	9252/0	腱鞘巨细胞肿瘤 NOS（Tenosynovial giant cell tumour NOS）
	9252/1	腱鞘巨细胞肿瘤，弥漫型（Tenosynovial giant cell tumour，diffuse）
	8831/0	深部良性纤维组织细胞瘤（Deep benign fibrous histiocytoma）
中间性（偶有转移性）	8835/1	丛状纤维组织细胞瘤（Plexiform fibrohistiocytic tumour）
	9251/1	软组织巨细胞瘤 NOS（Giant cell tumour of soft parts NOS）
恶性	9252/3	恶性腱鞘巨细胞瘤（Malignant tenosynovial giant cell tumour）
血管性肿瘤（Vascular tumours）		
分类	ICD 编码	肿瘤名称
良性	9120/0	血管瘤 NOS（Haemangioma NOS）
	9132/0	肌内血管瘤（Intramuscular haemangioma）
	9123/0	动静脉血管瘤（Arteriovenous haemangioma）
	9122/0	静脉型血管瘤（Venous haemangioma）
	9125/0	上皮样血管瘤（Epithelioid haemangioma） 细胞性上皮样血管瘤（Cellular epithelioid haemangioma） 非典型上皮样血管瘤（Atypical epithelioid haemangioma）
	9170/0	淋巴管瘤 NOS（Lymphangioma NOS） 淋巴管瘤病（Lymphangiomatosis）
	9173/0	囊性淋巴管瘤（Cystic lymphangioma）
	9161/0	获得性簇状血管瘤（Acquired tufted haemangioma）

续表

血管性肿瘤（Vascular tumours）		
分类	ICD 编码	肿瘤名称
中间性（局部侵袭性）	9130/1	卡波西型血管内皮瘤（Kaposiform haemangioendothelioma）
中间性（偶有转移性）	9136/1	网状血管内皮瘤（Retiform haemangioendothelioma）
	9135/1	乳头状淋巴管内血管内皮瘤（Papillary intralymphatic angioendothelioma）
	9136/1	混合性血管内皮瘤（Composite haemangioendothelioma） 神经内分泌性混合性血管内皮瘤（Neuroendocrine composite haemangioendothelioma）
	9140/3	卡波西肉瘤（Kaposi sarcoma） 经典型惰性卡波西肉瘤（Classic indolent Kaposi sarcoma） 非洲地方性卡波西肉瘤（Endemic African Kaposi sarcoma） 艾滋病相关性卡波西肉瘤（AIDS−associated Kaposi sarcoma） 迟发型卡波西肉瘤（Iatrogenic Kaposi sarcoma）
	9138/1	假性肌瘤（类上皮肉瘤样）血管内皮细胞瘤［Pseudomyogenic（epithelioid sarcoma−like）haemangioendothelioma］
恶性	9133/3	上皮样血管内皮瘤 NOS（Epithelioid haemangioendothelioma NOS） 上皮样血管内皮瘤伴 WWTR1−CAMTA1 融合（Epithelioid haemangioendothelioma with WWTR1−CAMTA1 fusion） 上皮样血管内皮瘤伴 YAP1−TFE3 融合（Epithelioid haemangioendothelioma with YAP1−TFE3 fusion）
	9120/3	血管肉瘤（Angiosarcoma）
周细胞性（血管周细胞性）肿瘤［Pericytic（perivascular）tumours］		
分类	ICD 编码	肿瘤名称
良性和中间性	8711/0	血管球肿瘤 NOS（Glomus tumour NOS）
	8712/0	血管球瘤（Glomangioma）
	8713/0	血管球肌瘤（Glomangiomyoma）
	8711/1	血管球瘤病（Glomangiomatosis）
	8711/1	恶性潜能不确定性血管球肿瘤（Glomus tumour of uncertain malignant potential）
	8824/0	肌周细胞瘤（Myopericytoma）
	8824/1	肌纤维瘤病（Myofibromatosis）
	8824/0	肌纤维瘤（Myofibroma）
	8824/1	婴儿性肌纤维瘤病（Infantile myofibromatosis）
	8894/0	血管平滑肌瘤（Angioleiomyoma）
恶性	8711/3	恶性血管球肿瘤（Glomus tumour，malignant）
骨骼肌肿瘤（Skeletal muscle tumours）		
分类	ICD 编码	肿瘤名称
良性	8900/0	横纹肌瘤 NOS（Rhabdomyoma NOS）
	8903/0	胎儿型横纹肌瘤（Fetal rhabdomyoma）
	8904/0	成人型横纹肌瘤（Adult rhabdomyoma）
	8905/0	生殖道型横纹肌瘤（Genital rhabdomyoma）

续表

骨骼肌肿瘤（Skeletal muscle tumours）		
分类	ICD 编码	肿瘤名称
恶性	8910/3	胚胎性横纹肌肉瘤 NOS（Embryonal rhabdomyosarcoma NOS）
	8910/3	胚胎性横纹肌肉瘤，多形（Embryonal rhabdomyosarcoma，pleomorphic）
	8920/3	腺泡状横纹肌肉瘤（Alveolar rhabdomyosarcoma）
	8901/3	多形性横纹肌肉瘤 NOS（Pleomorphic rhabdomyosarcoma NOS）
	8912/3	梭形细胞性横纹肌肉瘤（Spindle cell rhabdomyosarcoma） 先天性梭形细胞横纹肌肉瘤伴 VGLL2 / NCOA2 / CITED2 重排（Congenital spindle cell rhabdomyosarcoma with VGLL2/NCOA2/CITED2 rearrangements） MYOD1－突变梭形细胞性/硬化性横纹肌肉瘤（MYOD1－mutant spindle cell/sclerosing rhabdomyosarcoma） 骨内梭状细胞横纹肌肉瘤（伴 TFCP2 / NCOA2 重排）［Intraosseous spindle cell rhabdomyosarcoma（with TFCP2/NCOA2 rearrangements）］
	8921/3	外胚层间叶瘤（Ectomesenchymoma）
胃肠道间质瘤（Gastrointestinal stromal tumours）		
分类	ICD 编码	肿瘤名称
恶性	8936/3	胃肠道间质瘤（Gastrointestinal stromal tumour）
软骨－骨性肿瘤（Chondro－osseous tumours）		
分类	ICD 编码	肿瘤名称
良性	9220/0	软骨瘤 NOS（Chondroma NOS） 软骨母细胞瘤样软组织软骨瘤恶性（Chondroblastoma－like soft tissue chondroma）
恶性	9180/3	骨外骨肉瘤（Osteosarcoma，extraskeletal）
周围神经鞘肿瘤（Peripheral nerve sheath tumours）		
分类	ICD 编码	肿瘤名称
良性	9560/0	神经鞘瘤 NOS（Schwannoma NOS）
	9560/0	原始神经鞘瘤（Ancient schwannoma）
	9560/0	细胞性神经鞘瘤（Cellular schwannoma）
	9560/0	丛状神经鞘瘤（Plexiform schwannoma） 上皮样神经鞘瘤（Epithelioid schwannoma） 微囊/网状神经鞘瘤（Microcystic/reticular schwannoma）
	9540/0	神经纤维瘤 NOS（Neurofibroma NOS） 原始神经纤维瘤（Ancient neurofibroma） 细胞性神经纤维瘤（Cellular neurofibroma） 非典型神经纤维瘤（Atypical neurofibroma）
	9550/0	丛状神经纤维瘤（Plexiform neurofibroma）
	9571/0	神经束膜瘤 NOS（Perineurioma NOS） 网状神经束膜瘤（Reticular perineurioma） 硬化性神经束膜瘤（Sclerosing perineurioma）
	9580/0	颗粒细胞瘤 NOS（Granular cell tumour NOS）
	9562/0	神经鞘黏液瘤（Nerve sheath myxoma）
	9570/0	孤立性局限性神经瘤（Solitary circumscribed neuroma） 丛状孤立性局限性神经瘤（Plexiform solitary circumscribed neuroma）
	9530/0	脑膜瘤 NOS（Meningioma NOS） 良性蝾螈瘤/神经肌肉性胆管瘤（Benign triton tumour /neuromuscular choristoma）
	9563/0	混杂性神经鞘瘤（Hybrid nerve sheath tumour） 神经束膜瘤/神经鞘瘤（Perineurioma/schwannoma） 神经鞘瘤/神经纤维瘤（Schwannoma/neurofibroma） 神经束膜瘤/神经纤维瘤（Perineurioma/neurofibroma）

续表

周围神经鞘肿瘤（Peripheral nerve sheath tumours）		
分类	ICD 编码	肿瘤名称
恶性	9540/3	恶性周围神经鞘膜瘤 NOS（Malignant peripheral nerve sheath tumour NOS）
	9542/3	上皮样恶性周围神经鞘膜瘤（Malignant peripheral nerve sheath tumour，epithelioid）
	9540/3	黑色素性恶性周围神经鞘膜瘤（Melanotic malignant peripheral nerve sheath tumour）
	9580/3	恶性颗粒细胞瘤（Granular cell tumour，malignant）
	9571/3	恶性神经束膜瘤（Perineurioma，malignant）
未确定分化的肿瘤（Tumours of uncertain differentiation）		
分类	ICD 编码	肿瘤名称
良性	8840/0	黏液瘤 NOS（Myxoma NOS） 细胞性黏液瘤（Cellar myxoma）
	8841/0	侵袭性血管黏液瘤（Aggressive angiomyxoma）
	8802/1	多形性透明变性血管扩张性肿瘤（Pleomorphic hyalinizing angiectatic tumour）
	8990/0	磷酸盐尿性间叶性肿瘤 NOS（Phosphaturic mesenchymal tumour NOS）
	8714/0	良性血管周围上皮样肿瘤（Perivascular epithelioid tumour，benign）
	8860/0	血管平滑肌脂肪瘤（Angiomyolipoma）
中间性（局部侵袭性）	8811/1	含铁血黄素沉着性纤维脂肪瘤性肿瘤（Haemosiderotic fibrolipomatous tumour）
	8860/1	上皮样血管平滑肌脂肪瘤（Angiomyolipoma，epithelioid）
中间性（偶有转移性）	8830/1	非典型纤维黄色瘤（Atypical fibroxanthoma）
	8836/1	血管瘤样纤维组织细胞瘤（Angiomatoid fibrous histiocytoma）
	8842/0	骨化性纤维黏液样肿瘤（Ossifying fibromyxoid tumour NOS）
	8940/0	混合瘤 NOS（Mixed tumour NOS）
	8940/3	恶性混合瘤 NOS（Mixed tumour NOS，malignant）
	8982/0	肌上皮瘤 NOS（Myoepithelioma NOS）
恶性	8990/3	恶性磷酸盐尿性间叶性肿瘤（Phosphaturic mesenchymal tumour，malignant） NTRK 重排的梭形细胞肿瘤（新出现）［NTRK－rearranged spindle cell neoplasm (emerging)］
	9040/3	滑膜肉瘤 NOS（Synovial sarcoma NOS）
	9041/3	滑膜肉瘤，梭形细胞型（Synovial sarcoma，spindle cell）
	9043/3	滑膜肉瘤，双相型（Synovial sarcoma，biphasic） 滑膜肉瘤，低分化型（Synovial sarcoma，poorly differentiated）
	8804/3	上皮样肉瘤（Epithelioid sarcoma） 近端或大细胞型上皮样肉瘤（Proximal or large cell epithelioid sarcoma） 典型样上皮样肉瘤（Classic epithelioid sarcoma）
	9581/3	腺泡状软组织肉瘤（Alveolar soft part sarcoma）
	9044/3	软组织透明细胞肉瘤 NOS（Clear cell sarcoma NOS）
	9231/3	骨外黏液样软骨肉瘤（Extraskeletal myxoid chondrosarcoma）
	8806/3	增生性小圆细胞肿瘤（Desmoplastic small round cell tumour）
	8963/3	肾外横纹肌样瘤 NOS（Rhabdoid tumour NOS）
	8714/3	恶性血管周围上皮样肿瘤（Perivascular epithelioid tumour，malignant）
	9137/3	内膜肉瘤（Intimal sarcoma）
	8842/3	骨化性纤维黏液样肿瘤，恶性（Ossifying fibromyxoid tumour，malignant）
	8982/3	肌上皮癌（Myoepithelial carcinoma）
	8805/3	未分化肉瘤（Undifferentiated sarcoma）
	8801/3	梭形细胞肉瘤，未分化（Spindle cell sarcoma，undifferentiated）
	8802/3	多形性肉瘤，未分化（Pleomorphic sarcoma，undifferentiated）
	8803/3	圆形细胞肉瘤，未分化（Round cell sarcoma，undifferentiated）

三、骨与软组织肿瘤的分期

骨与软组织肿瘤分期对于推测肿瘤的预后、指导治疗方法的选择以及比较治疗效果都很重要。

目前临床上使用最为广泛的分期系统是 Enneking 提出的肿瘤分期系统，此分期系统与肿瘤的预后有很好的相关性，已经被美国骨骼肌肉系统肿瘤协会（Musculoskeletal Tumor Society，MSTS）及国际保肢协会（International Society of Limb Salvage，ISOLS）采纳，又称 MSTS 外科分期。Enneking 指出，间室是由限制肿瘤侵袭生长的人体屏障所围成的解剖结构或区域。人体屏障是指骨皮质、筋膜及筋膜隔膜、关节软骨、肌腱及腱鞘。间室外的脂肪和间质疏松结缔组织为间室外结构，如神经血管束外的组织。骨皮质、筋膜等可被破坏，尤其是在血管穿出的位置。最不容易破坏的是关节软骨，因其没有血管穿入，而且可能对肿瘤有内在抵抗力。根据解剖部位与年龄（如在婴儿期早期及青春期会再次出现血管穿透），生长板可以起到一定的屏障作用。此外，骨膜、滑膜及主要神经鞘膜（神经外膜）尽管很菲薄，也可被认为是相对屏障。在关节囊和滑膜中，韧带与肌腱附着在骨骺、骨质隆起或干骺端，它们唯一的屏障仅仅为有血管穿透的骨皮质，因此肿瘤很容易通过骨松质侵袭到关节腔，反之亦然。

Enneking 肿瘤分期系统基于三方面的评估，见表 9－1－3、表 9－1－4。

（1）G 代表肿瘤级别，主要通过组织病理学评估。G0 为良性，G1 为低度恶性，G2 为高度恶性。当采用 4 级恶性程度分类描述恶性肿瘤时，组织病理学 1 级、2 级为低度恶性，3 级、4 级则为高度恶性。

（2）T 代表肿瘤局部解剖范围。T0 表示在真性包囊中（囊内）的良性肿瘤，T1 表示没有在真性包囊中的良性或恶性肿瘤，但其局限在一个解剖间室内。T2 表示没有在真性包囊中的良性或恶性肿瘤，其起源于间室外腔隙或通过破坏自然屏障向间室外侵袭生长。

（3）M 代表转移，包括局部（跳跃转移，淋巴结转移）或远处转移。M0 表示无转移，M1 表示有转移。

骨与软组织良性肿瘤均被分为 1 期（静止性、非活动性）、2 期（活动性）和 3 期（侵袭性）。

骨与软组织恶性肿瘤（肉瘤）则被分为Ⅰ期（低度恶性）、Ⅱ期（高度恶性）和Ⅲ期（出现转移）。Ⅰ期或Ⅱ期肿瘤根据其是间室内还是间室外分为 A、B 期，Ⅲ期肿瘤则根据其是低级别还是高级别分为 A、B 期。

表 9－1－3　肌肉骨骼系统良性肿瘤分期

分期	分级	部位	转移	意义
1	G0	T0	M0	静止性或非活动性
2	G0	T0	M0	活动性
3	G0	T1～2	M0～1	侵袭性

表 9－1－4　肌肉骨骼系统恶性肿瘤分期

分期	分级	部位	转移	意义
ⅠA	G1	T1	M0	低度恶性，无转移，间室内
ⅠB	G1	T2	M0	低度恶性，无转移，间室外
ⅡA	G2	T1	M0	高度恶性，无转移，间室内
ⅡB	G2	T2	M0	高度恶性，无转移，间室外
ⅢA～B	G1～2	T1～2	M0	低度或高度恶性（A 或 B），远处转移

Enneking 肿瘤分期系统适用于描述发生在四肢的肿瘤，但其独立参数不包括肿瘤类型、大小及浸润深度，相对于软组织肿瘤覆盖的广泛生物学范畴来说过于狭窄。目前肿瘤内科医生更倾向于采用美国癌症联合委员会（American Joint Committee on Cancer，AJCC）分期系统，因为其适用于任意部位肿瘤。该法基于 TNMG 系统，使用肿瘤大小及局部范围（T）、是否淋巴结转移（N）、是否远处转移（M）及肿瘤类型与级别（G）等参数。

（1）T1：＜ 5cm；T2：≥5cm；T3：侵及骨、血管及神经。

（2）N0：无局部淋巴结转移；N1：淋巴结转移。

（3）M0：无远处转移；M1：远处转移。

（4）G1：低级别，高分化；G2：中级别，中分化；G3：高级别，低分化。

第二节　骨与软组织肿瘤的活检

一、活检原则

准确的诊断是骨与软组织肿瘤得到有效治疗的前提，肿瘤的病史、体征等临床学表现，B超、X线片、CT、MRI等影像学表现和肿瘤的微观结构、免疫组化、基因特点等病理性特征构成了骨与软组织肿瘤诊断的三大要素，即骨与软组织肿瘤诊断的临床学、影像学、病理学三要素。

活组织检查即活检，是获取组织样本、进行病理学诊断的方式，在患者的诊断、治疗过程中是非常重要的环节。良好的活检有助于获得诊断并指导下一步的治疗，不恰当的活检则有可能影响患者后续治疗措施的开展，甚至给患者带来保肢治疗的失败或生命危险。因此，活检并不是一项简单的小手术，必须在活检操作前对取材部位的选择、活检操作的入路、活检后出血的控制等都详细计划并仔细操作，避免对患者造成不必要的伤害和不利的影响。如果取材不准确，没有获得最有诊断价值的组织，会导致病理阅片困难，容易误诊。活检路径选择不当，有可能导致保肢条件丧失，不得不进行截肢手术。软组织污染范围过大，可能导致肿瘤切除后需要进行软组织瓣移植或植皮等方式覆盖创面，或者丧失保肢条件。

因此MSTS建议，应该将怀疑为恶性肿瘤的患者转给骨肿瘤专科医生或治疗中心进行处理。

（一）活检指征

组织活检的目的主要在于帮助明确诊断，为治疗方案的选择提供依据，一些考虑为良性的病变，在临床上及X线片等影像学资料上表现典型，则不需要进行诊断性活检。比如非骨化性纤维瘤、单纯性骨囊肿、骨软骨瘤等，只要临床上没有症状，没有病理性骨折的风险，可以只进行定期随访观察。但是对于手术切除后的标本，即使临床与影像学表现典型，还是应该做病理检查。需要活检的指征应该是：

（1）凡是对良性或恶性病灶的诊断明显存疑的，活检可以帮助明确良、恶性诊断，只有明确诊断才能确定可以仅临床观察还是需要积极治疗。

（2）组织学诊断差异可能会改变治疗计划。不同类型的肿瘤对治疗反应不同。软骨肉瘤对放化疗不敏感，主要依靠手术治疗；尤文肉瘤对放化疗高度敏感，术前放化疗可以明显缩小软组织肿瘤，对于降低手术难度有重要意义。因此，确定肿瘤的组织学差异，对于整体治疗计划的选择有重要作用，去分化至较高级别的病变往往提示疾病需要更加积极的治疗。转移性肿瘤在骨肿瘤中最为常见，通过活检明确肿瘤的来源，对于选用治疗方案十分有意义。在伴有骨转移肿瘤的患者中，超过80%的肿瘤源于乳腺、前列腺、甲状腺、肺、肾、胰腺、肠道等，在多发溶骨性破坏发生时，选择合适的活检部位，对于降低活检并发症风险、提高检出率尤为重要。

（3）在采取危险的、昂贵的或可能有破坏性的治疗之前，需要明确诊断。在患者接受截肢等损毁性治疗前，应该进行活检以明确诊断无误，方可进行下一步治疗。

（二）活检注意事项

活检是创伤性诊治手段，在达到治疗目的的同时，需要考虑该操作对患者后续治疗的影响，包括手术的创伤、肿瘤污染的范围、术后并发症的预防等。

1. 活检通道　活检通道指活检手术从皮肤表面到肿瘤内部所经过的路径。在活检完成后，活检通道会被视为已经被肿瘤组织所污染的范围。对于恶性肿瘤而言，在最终进行根治性手术时，活检通道需要被完整切除。因此，活检通道应该是对周围组织污染范围最小、在切除后对患者功能影响最小的通道，而且，应该位于根治性手术的切口路径范围内。

对于四肢肿瘤，根治性手术切口基本都是沿着肢体长轴，所以，对所有活检患者都应该选择沿肢体长轴的纵形切口，特别注意避免横形切口。横形切口累及到的肌肉间隙更多，相对肢体而言污染范围更广，切除活检通道会造成软组织切除过多，影响创面覆盖，并且可能造成保肢失败。在靠近躯干的骨盆或肩胛骨区域，可以根据后续切口方向沿髂嵴或肩胛骨做短横形切口。

在做活检手术之前，应该先在肢体上画出计划进行最终保肢或截肢的手术切口，然后在这个手术切口上选取一段作为活检手术切口，这样可以保证在后续手术时能够完全切除活检切口及污染组织。

在经过肌肉进入肿瘤时，应该选择最直接的、只污染一个肌肉间室的活检路径，避免通过肌间隙进入肿瘤活检，否则会使肿瘤细胞污染临近的两组肌肉间室。譬如在常见的肱骨近端手术时，非肿瘤病变的手术入路通常采用经胸大肌和三角肌间隙进入，到达肱骨表面。但对于恶性肿瘤的活检，如果采用相同入路，对胸大肌和三角肌两块肌肉所在间室都会造成肿瘤污染，而且可能造成肿瘤向胸壁的蔓延。此时，正确的活检通道应该经过三角肌肌肉内部，分开肌纤维到达深部的肿瘤组织，这样在根治性手术时，将被污染的三角肌切除就能够达到广泛切除的安全边界。

在活检过程中，减少不必要的组织分离，皮下浅筋膜和深筋膜之间、肌肉与肿瘤包膜之间不要剥离，皮肤到肿瘤的通道周围用纱布隔开，以保护周围组织、降低污染程度。

2. 出血控制　在进行四肢肿瘤活检手术时，可以使用止血带控制出血，但是不能驱血。理论上，驱血时的压力有可能使肿瘤细胞进入周围组织或血液系统，造成肿瘤污染。

活检过程中，对肌肉等软组织出血可以通过电刀烧灼止血，对于骨面的渗血可以通过骨蜡封闭，对于骨髓腔内出血可以通过骨水泥封闭止血。如果创面渗血明显，可以通过明胶海绵、止血纱布等压迫减少出血，如果出血控制不佳，可以安置血浆引流管以减少血肿。引流管经过的组织被视为肿瘤污染的组织，引流管应该沿着切口的延长线，距离切口末端 1～2cm 安放，这样在最终手术时，能够比较容易地切除整个引流管区域。

在活检完成后，伤口应该逐层严密缝合以控制出血及血肿形成，可以对活检部位轻度加压包扎，以减少出血。皮肤缝合的边距应该尽量小，以减少额外的污染。

3. 病理性骨折的预防　骨肿瘤对骨的质量造成影响，骨折风险高，活检手术会造成骨组织结构的缺损，进一步增加病理性骨折的风险，因此，在活检时需要综合考虑，减小骨折的风险。

如果患者有多部位的病变，尽量在非负重区的骨病变区域进行活检手术。在长管状骨上活检时，如需进行开窗，开窗的形状应为圆形或椭圆形，椭圆形的长轴与骨的长轴平行，短轴长度不应超过管状骨周长的三分之一。切忌开窗的形状为矩形，否则应力变化集中于骨端，骨折风险增加。取材以后，可以用骨水泥对开窗部位进行封堵，增加骨骼强度，改善应力分布，在减少出血的同时有降低骨折风险的作用。

活检以后，应该保护性地约束患者的活动，尤其是负重活动。如果骨折风险极高，可以通过石膏、支具、悬吊、牵引等方式进行制动，以降低骨折风险。

4. 肿瘤组织的获取　在获取肿瘤组织时，应该尽量保持肿瘤组织的原始形态，避免挤压、烧灼肿瘤组织。在切取活检组织时，采用刀片、骨刀、刮匙等锐性切割的工具，避免电刀烧灼、使劲揉捏送检组织，以免破坏肿瘤细胞外形，影响病理科医生的观察判断。

取出的肿瘤组织有可能需要做不同的检测，事先应该和病理科医生进行讨论，确定送检方式。对于需要进行病理药理检查的活组织细胞，需要无菌生理盐水浸泡、恒温包装，尽快送检。对于需要基因检测等特殊检测的，应该根据检查需要，将获得的组织样本进行分类，保证每项检查有足够的检测标本。

二、活检技术

活检可以分为闭合活检和开放活检两大类。闭合活检主要包括针吸活检和穿刺活检，开放活检包括切开活检和切除活检。

（一）针吸活检

针吸活检是将一根细针插入病变内抽取其中的细胞，置于玻璃切片上进行固定，然后在显微镜下观察细胞形态的活检方式。

针吸活检操作简便，标本易于取得，但是对其进行分析诊断却很困难。因为针吸活检抽取的标本主要是少量的相互独立的细胞，只有在肿瘤细胞成分比较均一时才能进行诊断，如骨髓瘤、淋巴瘤、尤文肉瘤等类型的肿瘤。此外，考虑转移癌的患者，其肿瘤细胞源于原发脏器，肿瘤细胞比较均一，也可以进行针吸活检。如果肿瘤的细胞成分比较复杂，不适合做针吸活检。肌肉骨骼肿瘤在肿瘤细胞外形上大多无特征性表现，单靠形态学特征难以诊断，需要通过细胞遗传学、流式细胞计数、电子显微镜检查等进行鉴别，针吸活检获得的标本量少，常无法进行类似检查。

（二）穿刺活检

穿刺活检是采用空心套管针穿刺并切取直径为 2～3mm 的条状组织标本进行病理检查的活检方式。

这种方法也是一种微创的活检技术，可以在B超、X线片、CT 等引导下操作，也可以由有经验的医生徒手操作。该操作可以在局麻下进行，对于一些部位特殊或年龄较小的患者，在不能配合的情况下也可以在全麻下进行穿刺活检。每一次穿刺可以获得一根组织条，可以根据需要进行多点穿刺，获得多个组织条，有利于病理科医生有足够的标本进行免疫组化、流式细胞计数、电子显微镜检查等操作。为了在最终手术时能够将整个活检通道切除，穿刺前需要将穿刺部位及针道方向进行精密计划，不能随意进行。

穿刺活检适用于软组织肿瘤，或有明显软组织肿块、位于松质骨部位的骨肿瘤。如果肿瘤位于质地非常硬的皮质骨上，穿刺活检通常很难顺利完成。

（三）切开活检

切开活检是切入肿瘤取出一部分肿瘤组织而不将肿瘤全部去除的活检方式。相对于穿刺活检，切开活检能够在直视下分辨并决定活检切除组织，有利于获取最有诊断意义的组织标本，而且也可以获得更多的标本，有利于病理科医生进行多种方式的检测诊断。并且在直视下能够较好地止血，避免活检部位血肿形成及弥散，导致肿瘤细胞污染更大的范围。但是切开活检的过程中，所有被医生显露的组织都有被肿瘤细胞污染的可能，包括缝合和引流的部位，都是可疑污染的区域，在后续手术中需要被完整切除。对位于高风险部位的病变，如位于腋窝、肘窝、腕管、手、足的病变，应考虑行切开活检。对邻近主要神经、血管或肌腱的病变，切开活检可以保护并避开重要组织结构，不至于对其构成污染。

切开活检适用于绝大部分的骨与软组织肿瘤。

（四）切除活检

切除活检是将整个病变组织切除后进行病理检查的活检方式。这种活检方式将肿瘤完整切除，有利于病理科医生获得完整的观察视角和足够的样本，以提高诊断的准确性。

切除活检通常适用于良性肿瘤和体积较小的表浅恶性肿瘤（小于 2cm）。因为切除活检以获取肿瘤组织检查为目的，通常没有达到恶性肿瘤切除所需要的广泛切除的外科边界，在操作时可能造成污染范围的扩大，在后续做根治性切除时，需要做更大范围的切除。如果肿瘤临近重要的血管神经束，有可能导致其受到污染，影响保肢效果。

第三节　骨与软组织肿瘤的综合治疗

良性的骨与软组织肿瘤治疗方法以单纯手术切除为主，部分肿瘤切除后可能会产生功能上的缺失，需要进行相应的功能重建。恶性和部分交界性的骨与软组织肿瘤的治疗则是以外科治疗为主，结合化疗、放疗、靶向治疗、免疫治疗等方式。

一、外科治疗

（一）手术原则

根除肿瘤是外科手术治疗的主要目标，理论上，切除范围越广，局部肿瘤控制的效果越佳，但是，过度的组织切除对患者肢体功能重建及手术质量都会产生不良影响。肿瘤本身的生物学特点和对综合治疗的反应不同，会对手术范围的选择产生不同影响。在对生活质量要求更高的今天，越来越多的医生会在治疗时更加倾向于采用相对保守的手术方案，以利于保存患者更多的功能。但是不论采用哪种手术方案，都不应该以牺牲肿瘤切除的完整性为代价。

（二）外科边界

肿瘤的生物学特点决定了其生长方式是由内向外膨胀，浸润生长，肿瘤组织向周围正常组织的挤压，使其在交接的部位形成由反应组织和正常组织构成的假包膜。因此，肿瘤由内向外的解剖结构为肿瘤、假包膜、反应区和正常组织，部分患者会存在跳跃病灶，在切除肿瘤时根据切除范围的不同有不同的外科边界。

1. 囊内切除 囊内切除是从肿瘤内部切除肿瘤的手术方式，因为从肿瘤内部进行手术操作，必然会导致肿瘤细胞伴随出血散落到周围组织，造成周围组织污染，而且肿瘤内部处理通常不彻底，适用于良性骨肿瘤的刮除手术、恶性肿瘤切开活检、一些交界性肿瘤（如骨巨细胞瘤）的手术治疗和在某些特殊部位以减压为目的的减瘤手术，不能用于恶性肿瘤的根治性手术治疗。

2. 边缘性切除 边缘性切除是围绕肿瘤的假包膜和反应区进行切除的手术方式。由于手术切除的路径是在肿瘤的反应区，可能会导致肿瘤细胞残留。在肿瘤紧靠大血管、重要神经、脊髓、重要脏器等重要的组织器官时，为保留这些重要组织结构，切除范围紧贴肿瘤边缘，可能达不到广泛切除的目标。

3. 广泛性切除 广泛性切除是切除包括整块原发肿瘤、假包膜及其反应区域，同时在周边切除一圈正常组织的手术方式。周围正常组织的切除范围是依据肿瘤扩散的程度决定的，根据组织结构不同，切除距离可有所不同。疏松结缔组织需要切除的范围较广，致密结缔组织、皮质骨、关节软骨对肿瘤能够起到较好的屏蔽作用，切除范围可以适当减小。在顺肌肉纤维走形的方向，需要切除范围较广，垂直于肌肉纤维走形的方向，需要切除的范围可适当减小。

4. 根治性切除 根治性切除是将肿瘤所累及的整个肌肉、骨骼间室完全切除的手术方式。根治性切除将整个肿瘤所累及的肌肉、骨骼间室完整切除，可以最大限度地将局部肿瘤组织切除干净。

外科边界除了根据术前的影像学资料进行规划，还需要进行病理组织学检查证实。手术医生根据肿瘤解剖学的部位关系进行标注后，病理科医生在不同的组织部位进行多部位取样，确定肿瘤与切除边缘的解剖距离关系，从而确定外科边界具体属于哪一种切缘，需要注意的是，与肿瘤最近的部分的病理组织学边缘决定了最终外科边界的分类。

不同的组织对肿瘤的屏蔽作用不一样。关节软骨或阔筋膜等致密组织，1cm 的厚度就能够限制肿瘤扩散，而肌肉或脂肪等软组织需要 5～10cm 的手术切缘才能达到类似的屏障效果。对于需要切除距离肿瘤组织多远的范围才算理想，目前尚存在争议。多数病理科医生认为手术切除边缘的质量比距离更重要，但也有观点认为切除距离非常重要。由于软组织的回缩，在手术中估计的切除范围会比病理组织切片范围要大，而对于骨组织的切除范围，手术医生和病理科医生测得的范围会趋于一致。

（三）截肢与保肢

在 20 世纪 80 年代以前，由于对恶性骨与软组织肿瘤的认识不同，手术治疗主要以截肢手术为主，伴随肿瘤综合治疗技术的进步，对恶性肿瘤局部控制的效果改善，保肢手术日益成为目前恶性骨与软组织肿瘤的常用方法。

1. 截肢手术 截肢手术指从肿瘤的肢体近端切除肢体，因为手术操作相对简单，无需特别的技术及设备，费用低廉，而且能够最大限度地切除原发病灶，所以仍然是目前常用的恶性肿瘤手术方式之一。但是，截肢手术不等于根治性切除手术，如果截肢平面是在肿瘤累及的骨与软组织间室内，仍然只能算是广泛性切除或边缘性切除。

截肢手术的适应证为：

（1）肿瘤累及重要的血管、神经组织，保肢手术不能达到安全的切除边界。

（2）肿瘤切除范围极广，切除肿瘤后剩余的骨与软组织不能有效重建肢体功能。

（3）保肢手术后肢体的功能尚不如假肢。

截肢手术后肢体功能障碍，生活质量受到影响，以及在社交及心理方面的影响，是很多患者不接受截肢手术的主要原因，而幻肢痛则是对患者术后影响最大的并发症。长期、慢性的幻肢痛对患者的生理和心理都将产生巨大影响，β2 受体阻滞剂、三环类抗抑郁药、抗癫痫药、麻醉药、阿片类药物等是目前治疗幻肢痛常见的药物，药物、心理和物理治疗相结合，可以对幻肢痛起到一定的治疗作用。

2. 保肢手术 与截肢手术对应的是保肢手术，主要涉及肿瘤的切除和肢体功能的重建。伴随外科治疗技术的提高和假体技术的发展，肿瘤的局部控制能力逐渐增加，一些原来没有办法保留肢体的患者，可以通过人工假体或者骨移植等方式进行安全重建。在骨盆、肩胛带、股骨全段、胫骨中上段、肱骨全段、桡骨远端等部位都有程序化的切除和重建方式。手术部位的灭活和辅助治疗，使肿瘤的安全切除边界充分地缩小，能够更好地重建肢体功能，从而被更多的患者所接受。

早期保肢手术的适应证为：

（1）原发骨恶性肿瘤：Enneking 分期Ⅰ期、ⅡA 期和部分ⅡB 期，没有重要神经、血管受累及病理性骨折，新辅助化疗效果好的患者。

（2）继发骨恶性肿瘤：为改善生存质量的姑息性治疗。

早期保肢手术适应证的严格掌握主要是因为假体寿命不长和较高的并发症，以及对肿瘤累及范围的判断困难。随着技术的进步，MRI、PET－CT 等检查手段的普及，对于肿瘤累及范围的判断越来越准确，可以精确地评估肿瘤安全切除范围。新辅助化疗、新辅助放疗等技术的使用，使得局部肿瘤萎缩变小，临近的神经血管结构可以被安全地游离出来，使患者可能获得保肢的机会。一些原发肿瘤治疗效果不佳的患者（对放化疗不敏感，肿瘤局部进展或治疗期间出现远处转移），由于其预期生存时间不长，截肢手术并不能有效延长患者的生存时间，这种情况下进行保肢治疗可以维持患者较好的生活质量，则不一定需要进行截肢手术。骨转移性肿瘤的治疗效果主要取决于原发肿瘤的治疗效果，对于转移瘤本身，即使截肢也不能使其生存时间得以改善，因此，保肢手术日益被更多的医生所采用。但是，选择做保肢手术的最大原则应该是患者行保肢手术后，在肢体功能上和肿瘤治疗疗效上优于截肢手术。

保肢手术的成功实施需要经历三个阶段：术前准确评估、术中精细操作、术后功能锻炼。

（1）术前准确评估需要通过 X 线、CT、MRI、PET－CT 等检查综合评估肿瘤累及的范围，对肿瘤侵犯的骨骼、肌肉韧带组织、神经血管束进行精确判断，可以了解是否能够完整切除肿瘤。MRI 对于骨肿瘤在髓腔、软组织侵犯的范围比较准确，是目前作为肿瘤切除的必备检查。

（2）手术实施的步骤也可以分为三个阶段：肿瘤切除、骨骼重建、软组织重建。

1）肿瘤切除的目标应该是完整切除肿瘤的同时，尽可能保留正常的组织。肿瘤切除的过程中，确定肿瘤切除外科边界和无瘤技术是非常重要的，包含了以下的环节：选择恰当的手术入路，切除活检通道；仔细地游离与保护皮瓣；正确地判断肿瘤的外科边界，分离肿瘤；神经、血管的游离与保护；确定截骨平面；截骨断端髓腔组织观察和术中冰冻活检；完整切除肿瘤，达到 Enbloc 切除。当血管、神经鞘周围有肿瘤侵犯时，可行血管神经鞘剥脱术；完善止血、冲洗；采用过氧化氢、蒸馏水浸泡和脉冲冲洗等局部辅助治疗方法，减少肿瘤细胞的残留。

2）骨骼重建主要指重建肢体的刚性结构，提供力学支持，包括采用人工假体重建和植骨重建两种方式。人工假体技术的日益成熟，使得人工假体重建后的肢体功能明显提高，感染、松动、断裂等并发症日益减少，成为目前保肢手术的首选方式之一。人工假体采用各种亲骨、和组织相容性好的合金制作，在重建前需要精确评估截骨长度，选用等长定制或组配式假体进行替代。植骨重建包括瘤骨灭活再植、自体骨移植、异体骨移植等重建方式，临床上希望通过采用植骨重建方式恢复局部组织的生物学活性，与宿主骨愈合，从而达到长期生存的目标，可降低由于人工假体磨损消耗等带来的失败风险。但无论采用人工假体重建还是植骨重建，都涉及长度与角度匹配、与宿主骨长期稳定固定等要点。

3）软组织重建主要是为了使关节获得足够动力和稳定性。将重要的肌肉固定在假体上，肌腱环扎固定，可以促进肌肉等软组织长入假体中，形成新的肌腱骨复合体，产生有力的关节活动。皮瓣和肌肉的修复可对手术区域的假体或植骨产生良好的覆盖，可以降低感染风险，避免假体外露产生的并发症。

（3）术后功能锻炼对于促进肢体功能恢复是非常重要的，再完美的手术，如缺乏正确的功能锻炼，也得不到良好的治疗效果。术后功能锻炼应该遵循维护关节活动度和软组织止点重建相平衡的原则。过度的功能锻炼可能导致尚未愈合的软组织撕裂、人工关节脱位等并发症，甚至影响患者术后化疗等综合治疗的效果。不足的功能锻炼则可能导致关节僵硬、肌力不足等问题。在手术医生和康复治疗师的协同下，制订循序渐进的训练计划，才能达到最佳的术后效果。

3. 常用的保肢手术

（1）上肢肿瘤保肢：在上肢的功能中，手的功能占了很大比重，对于上肢的恶性肿瘤，如果肿瘤没有侵犯重要血管神经，应尽可能保留手的功能，为患者提供较好的生活质量。

肩胛骨和肱骨近端恶性肿瘤，通常会累及周围肌肉、肩袖等软组织，扩大切除这些肌肉组织后，肩关节缺乏动力结构，活动幅度会受到极大影响，将肱骨近端与残留的肩胛骨或锁骨进行悬吊固定，可以为肢体远端提供一个支点，保留肘关节、腕关节及手的功能（图 9-3-1）。

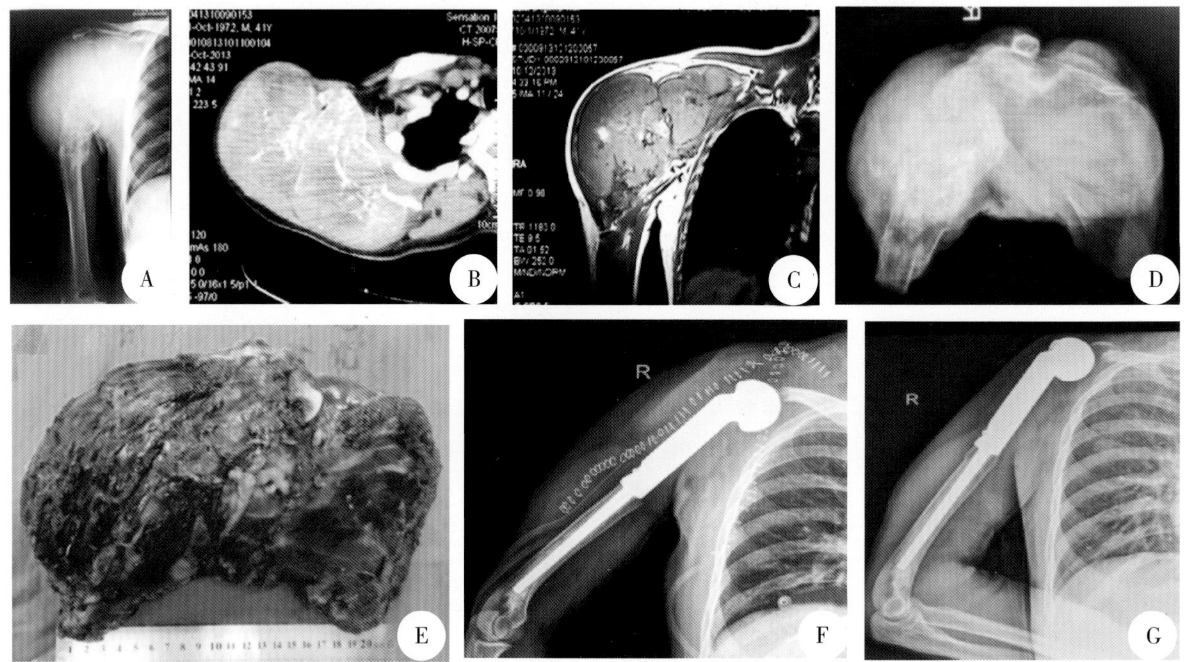

图 9-3-1　男性，右肱骨近端与右肩胛骨软骨肉瘤，关节外切除全肩胛骨和肱骨近端切除重建假体置换

A. 术前 X 线片；B、C. 术前 MRI 横断面及冠状位；D、E. 完整切除肿瘤影像及标本；F. 术后 X 线片；G. 术后 5 年随访 X 线片

（2）骨盆肿瘤保肢：骨盆在脊柱与下肢之间，起到承上启下的作用，由于局部的解剖学特点，骨盆肿瘤切除及重建难度非常高，主要涉及骨盆环、骶髂关节和髋关节的重建，目前主要采用组配式或 3D 打印半骨盆假体进行重建（图 9-3-2）。

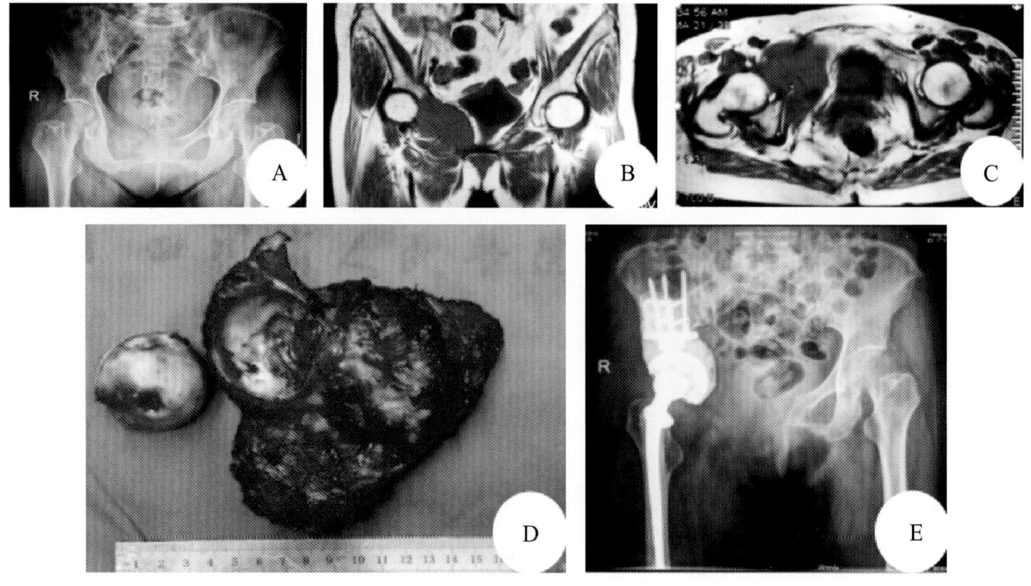

图 9-3-2　女性，35 岁，右骨盆Ⅱ＋Ⅲ区未分化肉瘤，整块切除后组配式半骨盆假体重建

A. 术前 X 线片；B、C. 术前 MRI 冠状位和横断面；D. 整块切除肿瘤标本；E. 术后 X 线片

（3）股骨近端肿瘤保肢：股骨近端恶性肿瘤较为常见，由于髋关节的天然屏障作用，大多没有累及骨盆，人工双动股骨头置换是首选的治疗方式。重建关节囊及髋关节外展肌群是维持髋关节术后稳定性非常重要的环节（图 9−3−3）。

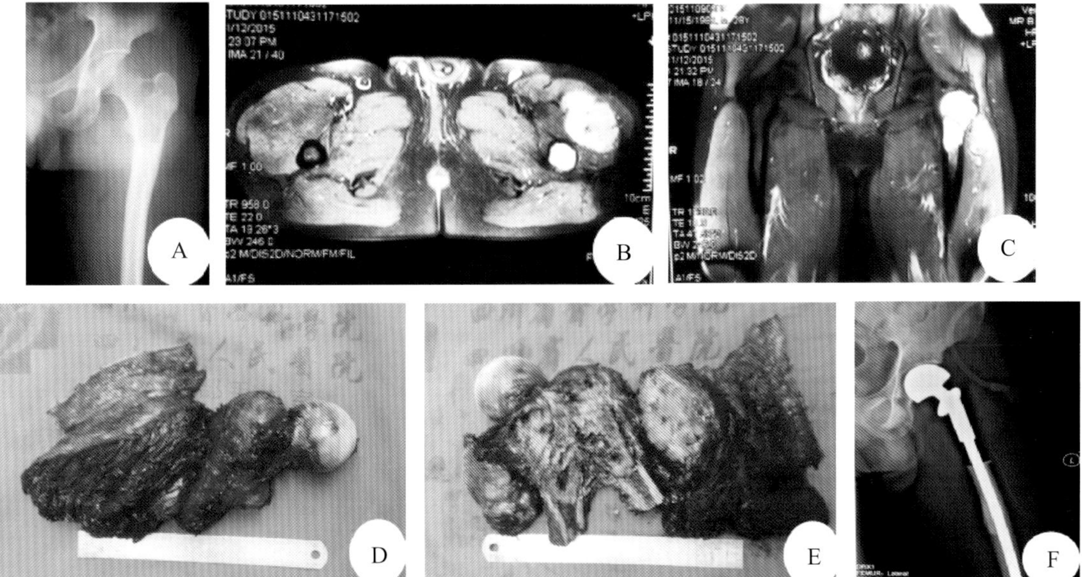

图 9−3−3　男性，28 岁，左股骨上段恶性纤维组织细胞瘤，瘤段切除，肿瘤型人工双动股骨头置换

A. 术前 X 线片；B、C. 术前 MRI 横断面和冠状位；D、E. 整块切除瘤段标本及剖面图；F. 术后 X 线片

（4）全股骨肿瘤保肢：部分恶性肿瘤累及范围很广，涉及股骨全段，或切除肿瘤后，残留的骨组织不足以支撑人工假体，这时可以采用全股骨置换方式进行重建（图 9−3−4）。

（5）股骨远端肿瘤保肢：股骨远端是原发和继发恶性肿瘤最好发的部位，切除肿瘤后，维持膝关节稳定性的韧带软组织全部切除，膝关节稳定性需要通过置入旋转铰链式假体重建。髌骨通常可以保留，部分突破关节软骨进入关节腔的肿瘤需要进行关节外切除，并进行髌骨假体置换（图 9−3−5）。

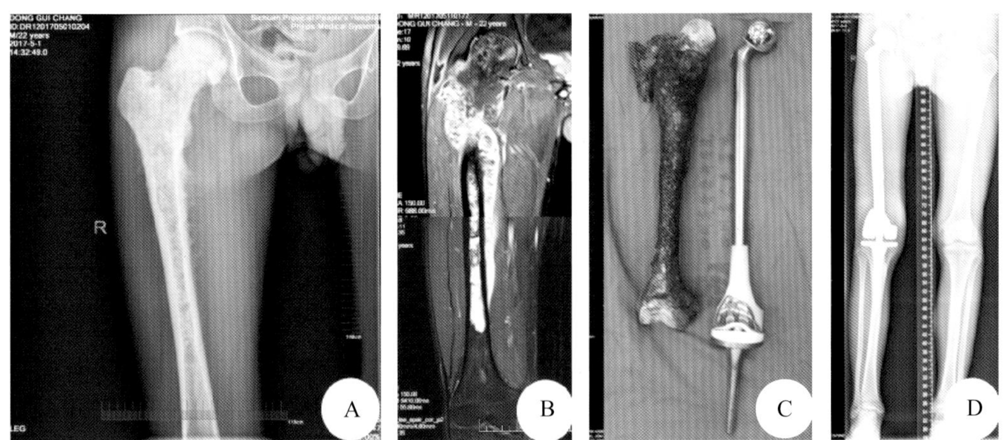

图 9−3−4　男性，22 岁，右股骨骨肉瘤，累及股骨中上段，切除肿瘤后股骨远端残留骨不足以有效支撑人工假体，采用全股骨置换术重建

A. 术前 X 线片；B. 术前 MRI；C. 术中整块切除肿瘤与假体图；D. 术后下肢全长正位 X 线片

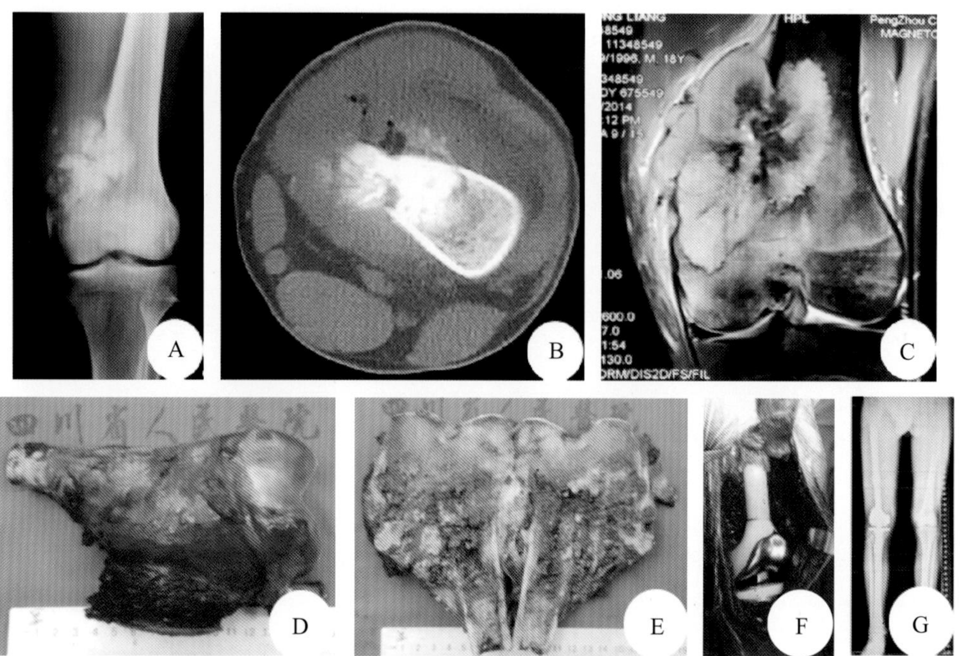

图 9-3-5　男性，15 岁，左股骨下段骨肉瘤保肢手术

A. 术前 X 线片；B. 术前 CT 横断面；C. 术前 MRI；D、E. 术中整体切除肿瘤大体图及剖视图；F. 术中假体安置图；G. 术后下肢全长正位 X 线片

（6）胫骨近端肿瘤保肢：由于髌韧带止点是膝关节乃至下肢稳定及行走的重要结构，胫骨近端肿瘤切除后涉及髌韧带止点的重建，以维护膝关节伸膝功能。小腿胫前没有肌肉覆盖，皮肤一旦坏死或感染，很容易导致假体的感染失败，腓肠肌内侧头肌瓣转位应作为胫骨近端保肢手术的必要环节，以减少术后并发症的发生（图 9-3-6）。

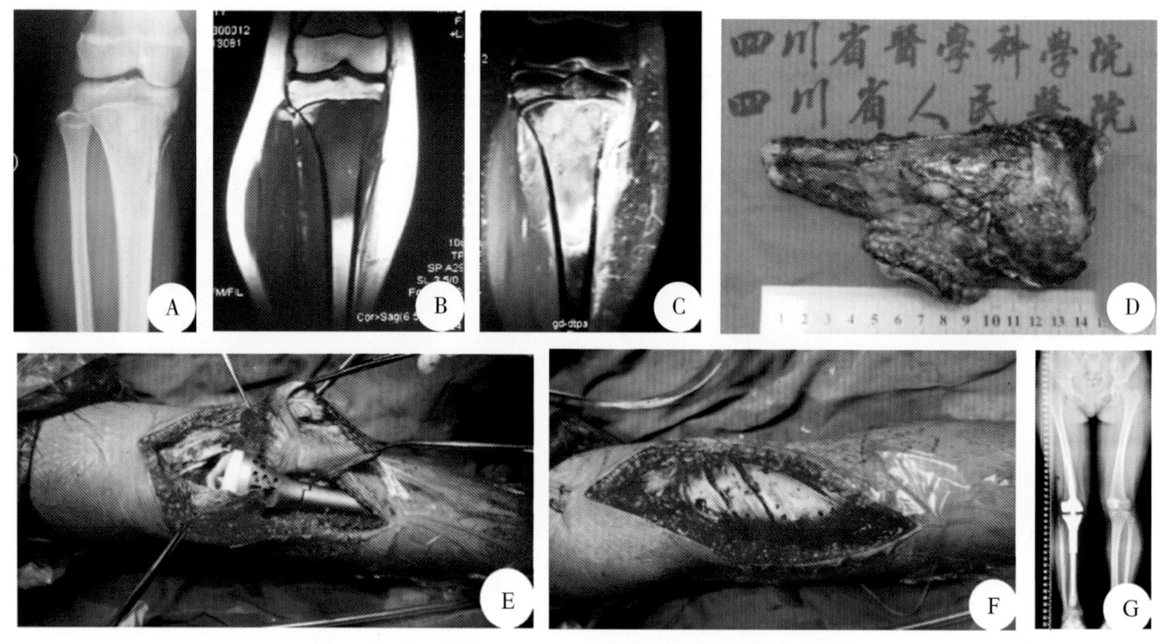

图 9-3-6　女性，11 岁，右胫骨近端骨肉瘤保肢手术

A. 术前 X 线片；B、C. 术前 MRI T1、T2 矢状位；D. 术中整块切除肿瘤大体图；E、F. 腓肠肌内侧头肌瓣转位覆盖假体及髌韧带止点；G. 术后下肢全长正位 X 线片

（7）儿童肢体肿瘤保肢：由于儿童的生长发育特性，肢体会随年龄的增加而增长，尤其在下肢更为明显。保留骨骺的人工假体、可延长式半关节置换等可以部分解决由于生长发育带来的

肢体不等长问题（图 9－3－7）。

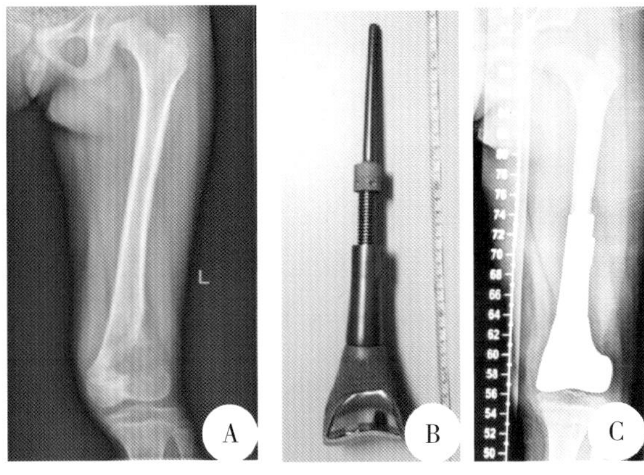

图 9－3－7　女性，8 岁，股骨下段骨肉瘤，3D 打印，可延长式半关节置换

A. 术前 X 线片；B. 3D 打印假体；C. 术后 X 线片

（8）3D 打印骨肿瘤切除重建：3D 打印技术，又称快速原型技术（rapid prototyping）或增材制造技术（additive manufacturing），是以数字模型文件为基础、数字技术材料打印机为载体，采用粉末状金属或塑料等可黏合材料，通过分层制造、逐层叠加的方式来构造物体的快速制造技术。由于骨肿瘤生长方式千变万化，没有固定形状，采用 3D 打印重建方式，可以使肿瘤情况得到精确评估，达到最佳重建效果（图 9－3－8～图 9－3－10）。

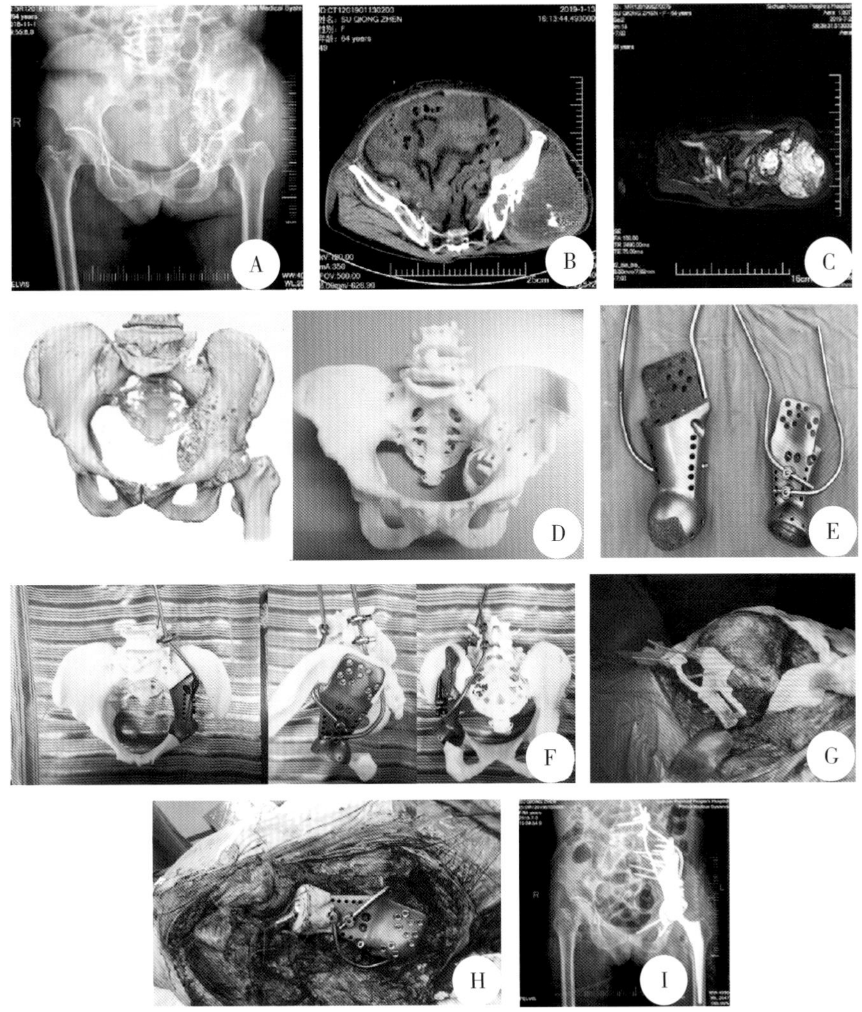

图 9－3－8　女性，64 岁，左侧骨盆软骨肉瘤，3D 打印截骨导板及半骨盆假体，实现半骨盆＋髂腰重建

A. 术前 X 线片；B. 术前 CT；C. 术前 MRI；D. 三维重建骨盆结构及 3D 打印骨盆及肿瘤模型；E. 3D 打印的金属半骨盆假体；F. 3D 打印的半骨盆假体在骨盆模型上的验证照片；G. 术中 3D 打印截骨导板辅助手术；H. 体内重建好的假体；I. 术后 X 线片

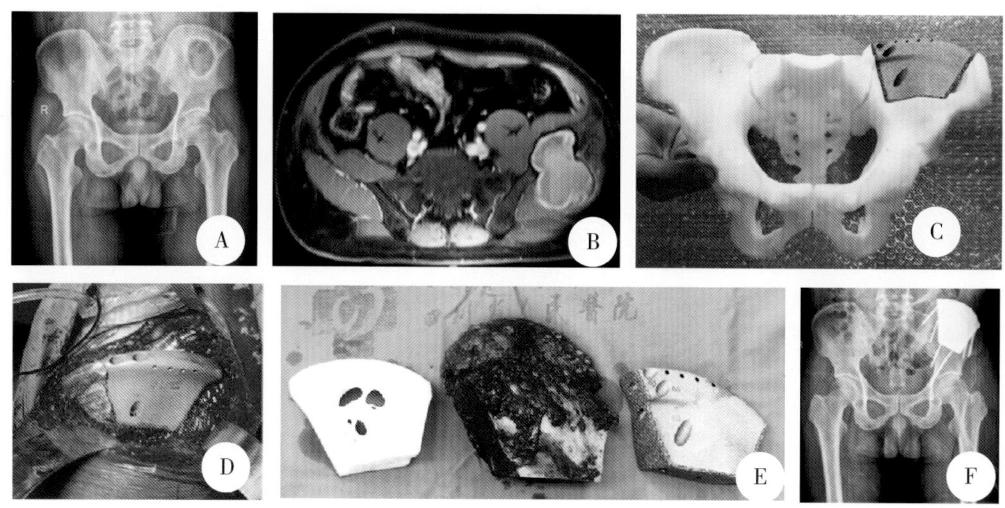

图 9-3-9 男性，52 岁，左侧骨盆血管肉瘤，3D 打印截骨导板及髂骨假体，完美重建髂骨体

A. 术前 X 线片；B. 术前 MRI；C. 3D 打印髂骨及肿瘤模型；D. 术中 3D 假体完美重建髂骨体；E. 打印模型、截骨和 3D 打印假体形状完全一致；F. 术后 X 线片

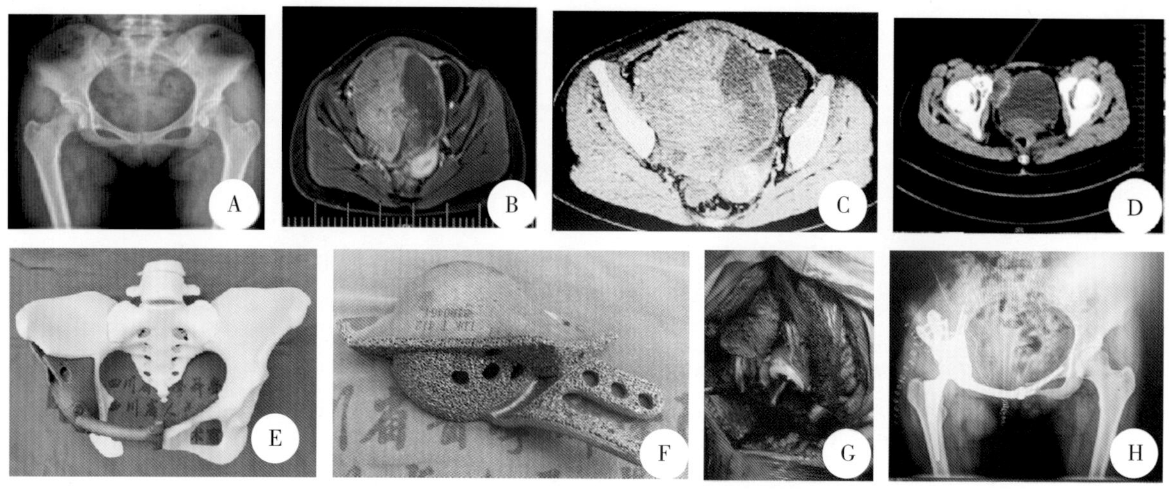

图 9-3-10 女性，24 岁，右侧骨盆尤文肉瘤，3D 打印金属半骨盆假体重建骨盆 2、3 区

A. 术前 X 线片；B. 术前 MRI；C. 术前 CT；D. 化疗后肿瘤缩小明显；E. 3D 打印的金属半骨盆假体及骨盆模型；F. 3D 打印的半骨盆假体背侧骨小梁结构；G. 术中重建好的假体；H. 术后 X 线片

二、化疗

在开展化疗之前，骨肉瘤的主要治疗手段是截肢或局部广泛切除后足量放疗，即使这样，5 年生存率仍不足 20%，且局部复发率很高。经过研究发现，早期微小转移是骨肉瘤的一个重要生物学特点，影响了患者的生存率。1942 年，Lindskog 将氮芥用于霍奇金淋巴瘤的治疗，开启了化学药物治疗恶性肿瘤的历史，不同的药物被用于恶性骨肿瘤的治疗，将骨肉瘤的治愈率逐步提高。Norman Jaffe 在 1972 年采用大剂量甲氨蝶呤加亚叶酸钙（HD-MTX-CF）方案治疗骨肉瘤，使患者 5 年生存率由 20 世纪 70 年代以前的 20%提高到现在的 70%～80%。通过新辅助化疗，保肢重建手术的可能性和成功率大大提高。使化疗成为除手术、放疗等局部治疗外常用的治疗方式。

（一）常用的化疗药物

1. 抗代谢类 该类药物在化学结构上与核酸代谢必需物质（如叶酸、嘌呤、嘧啶等）类似，通过竞争作用干扰核苷酸的代谢，阻止肿瘤细胞的增殖，属细胞周期特异性药物，主要对 S 期敏感。临床上用于骨肿瘤的主要有甲氨蝶呤和氟尿嘧啶。

（1）甲氨蝶呤（MTX）：目前临床上多以HD－MTX－CF的模式来应用此药。HD－MTX－CF的单药有效率在20%～30%。大剂量MTX指每次使用比常规剂量大100倍以上的MTX静滴，一般静滴4～6小时，从而达到克服肿瘤的耐药性、提高肿瘤组织坏死率的目的。在滴完后，必须采取解救措施，以免出现生命危险。亚叶酸钙是四氢叶酸的类似物，进入体内，转变为亚甲基四氢叶酸和N10－甲烯四氢叶酸，可参与脱氧胞苷酸的合成，起到解救作用。在骨肉瘤治疗中，用量为200mg/kg或8～12g/m^2（10岁以下12g/m^2，10岁及以上8g/m^2）。

（2）氟尿嘧啶（5－Fu）：该药在联合化疗中用于骨转移癌，特别是原发于消化道的肿瘤和乳腺癌，效果较好。一般用法是每次300mg/m^2，连用5天，4周重复。

2. 烷化剂类　该类药物是最早应用于肿瘤化疗的药物。该类药物均具有活泼的烷化基团，通过烷化反应，取代DNA相应基团中氢原子，而产生细胞毒作用。一般被列为细胞周期非特异性药物。临床上用于骨肿瘤化疗的主要有环磷酰胺、异环磷酰胺和丙氨酸氮芥。

（1）环磷酰胺（CTX）：它没有直接的抗肿瘤作用，必须经细胞色素P450氧化酶活化成醛磷酰胺，后者在肿瘤细胞内再分解出磷酰胺氮芥而发挥作用。适用于治疗骨肉瘤、尤文肉瘤、横纹肌肉瘤、恶性淋巴瘤、多发性骨髓瘤、乳腺癌等。单药按1g/m^2静推，定期重复，联合化疗时酌减。

（2）异环磷酰胺（IFO）：它是环磷酰胺的同分异构体，作用机制与CTX相同，但抗肿瘤活性强于CTX。适用于治疗软组织肉瘤、骨肉瘤及骨转移癌。按2g/m^2静滴，连用3～5天。

（3）丙氨酸氮芥（MEL）：又称左旋溶肉瘤素，作用机制与氮芥一样，适用于治疗尤文肉瘤、多发性骨髓瘤、乳腺癌等。口服0.25mg/(kg·d)，共4天，3周重复。静滴，每次20～40mg，定期重复。

3. 抗生素类　该类药物一般由放线菌或者真菌产生，它们通过嵌合于DNA改变DNA模板，从而干扰mRNA的合成，属于细胞周期非特异性药物。

（1）阿霉素（ADM）：它是从链霉菌株发酵液中提取的一种氨基糖苷类抗生素，抗瘤谱广，对S期细胞最敏感。适用于治疗软组织肉瘤、骨肉瘤、尤文肉瘤、横纹肌肉瘤等。60mg/m^2，1天给药。对血液系统和心脏的不良反应须引起注意。

（2）吡柔比星（THP－ADM）：该药作用机制与适应证与ADM类似，对ADM耐药的肿瘤细胞也有效。60mg/m^2，分2天给药。主要的不良反应在血液系统，心脏毒性较ADM小。

（3）表柔比星（EADM）：与ADM的区别只是在氨基糖部分的4位羟基由顺式变为反式，疗效与ADM差别不大，其对心脏和骨髓的毒性明显降低。作用机制和适应证与ADM相似。60～90mg/m^2单次给药，或40～50mg/（m^2·d)，连续2天滴注。

（4）米托蒽醌（MIT）：其化学结构与ADM相近，具有较强的抗肿瘤活性，与很多抗癌药有协同作用，不会产生交叉耐药。适用于治疗恶性淋巴瘤、乳腺癌、各种急性白血病等。8～14mg/m^2，3周重复，限制剂量在160mg/m^2。该药也有对血液系统和心脏的不良反应。

（5）更生霉素（ACTD）：又名放线菌素D，是从一种放线菌发酵液中提取的。适用于治疗尤文肉瘤、横纹肌肉瘤。10～15pg/kg，连用5天为1个疗程。可有血液及消化系统的不良反应。

（6）博来霉素（BLM）：它与铁的复合物嵌入DNA，引起DNA单链和双链断裂。该药进入体内后，迅速广泛分布，尤以皮肤和肺部较多，因为该处细胞中酰胺酶活性低，该药水解失活少。主要适用于治疗食管癌、肺鳞癌、皮肤癌、恶性淋巴瘤等。15mg/m^2，2次/周，4～6周为1个疗程。该药可引起肺纤维化和高热等不良反应。

4. 植物类　是一类从植物中提取出的含有生物碱等抗肿瘤成分的药物，是细胞周期特异性药物，大部分作用于微管，阻止纺锤体的形成，将有丝分裂停止于中期；另有小部分作用于DNA拓扑异构酶，使细胞分裂停止于晚S期或早G_2期。

（1）长春新碱（VCR）：它是从夹竹桃科植物长春花中提取出的生物碱，通过抑制微管蛋白的聚合而发挥作用，它还可使细胞增殖同步化，提高在其后数小时使用的其他化疗药物的疗效。

适用于治疗尤文肉瘤、软组织肉瘤、淋巴瘤、骨髓瘤。0.03毫克/（千克·次），静脉给药。注意该药有神经系统不良反应。

（2）依托泊苷（VP－16）：又名鬼臼乙叉苷。通过作用于DNA拓扑异构酶Ⅱ，使DNA断裂后不能重新连接，从而发挥细胞毒作用。适用于治疗尤文肉瘤、骨肉瘤、横纹肌肉瘤、恶性瘤巴瘤、乳腺癌等。60～100mg/m^2，连用3～5天。

（3）替尼泊苷（VM－26）：又名鬼臼甲叉苷、威猛。一方面可以抑制胸腺嘧啶核苷合成，另一方面作用于DNA拓扑异构酶Ⅱ，从而抑制DNA合成和有丝分裂。适用于治疗恶性淋巴瘤、颅内恶性肿瘤、小细胞肺癌、神经母细胞瘤、急性白血病等。100mg/m^2，连用3天。注意该药可对消化系统、血液系统等产生不良反应。

（4）紫杉醇（PTX）：又名泰素，是一种新型的抗微管药物，可促进微管双聚体装配成微管，而后通过防止去多聚化过程而使微管稳定化，这种稳定化作用抑制微管网正常动力学重组，而此种重组对于细胞生命周期和分裂功能是必要的。适用于治疗卵巢癌、乳腺癌、肺癌、消化道肿瘤等，135～200mg/m^2，静滴3小时，3周重复。该药可有过敏反应发生，化疗前应注意预防。

（5）紫杉特尔（TAT）：是从欧洲紫杉的针叶中提取并加以半合成而获得的抗癌药。它的作用机制、适应证与紫杉醇相似，但效果略强。75mg/m^2，静滴1小时，3周重复。

5. 激素类 临床上多用于治疗血液系统的肿瘤、骨转移癌，也可用于控制化疗的不良反应。

（1）肾上腺皮质激素：在肿瘤治疗方面主要有：①乳腺癌、淋巴细胞白血病、恶性淋巴瘤、多发性骨髓瘤；②恶性肿瘤并发症，如高钙血症、颅内压增高、上腔静脉压迫综合征、脊髓压迫综合征和癌性高热；③化疗中保护骨髓造血功能，控制呕吐等不适。

（2）雄性激素：可以对抗雌激素的作用，主要用于控制晚期乳腺癌、卵巢癌和多发性骨髓瘤。丙酸睾酮50mg，深部肌内注射，2次/周，连用3个月。

（3）雌性激素：抑制体内雄激素水平，改变体内激素平衡，破坏肿瘤的生长条件。可用于治疗前列腺癌。溴醋已烷雌酚，10毫克/次，口服，3次/天。

（4）抗雄性激素：通过竞争性结合雄激素受体，阻止肿瘤对雄性激素的摄取。氟他胺，适用于治疗前列腺癌。

（5）抗雌性激素：三苯氧胺，又名他莫昔芬，为非甾体抗雌性激素药物。通过与雌激素竞争受体，达到抑制肿瘤细胞增殖的目的。适用于乳腺癌的治疗，20mg/d。

6. 其他

（1）顺铂（CDP）：又名顺氯氨铂。顺铂分子中的铂原子在抗肿瘤作用中有重要意义，它与DNA链形成交联而抑制癌细胞的增殖，属于细胞周期非特异性药物。只有顺式有作用，反式无效。适用于治疗骨肉瘤、软组织肉瘤、恶性淋巴瘤、卵巢癌、乳腺癌和肺癌。80～120mg/m^2，静脉或动脉滴注，定期重复。要注意水化利尿。长期使用会对泌尿系统、神经系统造成不良反应。

（2）达卡巴嗪（DTIC）：在肝微粒体混合功能氧化酶作用下转化为具有烷化活性的产物，抑制DNA和RNA的合成。适用于治疗软组织肉瘤、恶性淋巴瘤。400mg/m^2，连用5天。可对消化系统、血液系统、肝肾造成不良反应，但较轻。局部刺激比较明显，应注意不要外漏。

（二）剂量强度

Hryniuk等在20世纪80年代提出了剂量强度的概念，他们所指的剂量强度是不论给药途径、用药方案如何，疗程中对单位时间内所给药物的剂量，以mg/（m^2·w）来表示。相对剂量强度（relative dose intensity，RDI）则指实际给药剂量强度与人为的标准剂量强度之比。如为联合化疗，则可计算出几种药物的剂量强度及平均相对剂量强度。剂量强度是整个疗程中平均每周所接受的剂量，因此在临床化疗中，不论是减少每次给药剂量，还是延长给药间隔时间，剂量强度均会有所降低。动物治疗实验中，减少治疗药物的剂量强度，常会明显降低完全缓解率（CR）及治愈率。

在人类肿瘤的临床化疗中，已有很多资料证明剂量强度与治疗效果明显相关。在临床治疗中，对有治愈可能的患者，应尽可能使用可耐受的最大剂量强度的化疗以保证疗效。近年来，在粒细胞集落刺激因子（G−CSF）、自体骨髓移植（ABMT）及外周造血干细胞移植（PBSCT）的支持下，使用高剂量强度化疗以提高化疗疗效的治疗方式已日益引起重视。例如，MTX 的血浆浓度在不同患者中有所不同，即使是同一患者，在不同疗程也不一样。这可能与年龄、肾脏对 MTX 的排泄能力等因素有关，同时也受到一些治疗因素的影响，如 MTX 的给药时间、水化程度等。通过对 MTX 血浆浓度的研究，若干组数据表明 MTX 的血浆浓度同肿瘤反应率及生存率呈显著的正性关系。

（三）化疗方案

辅助化疗一般指在手术控制局部肿瘤后应用抗肿瘤药物来治疗可能转移至肺、骨骼、淋巴结和其他部位的微小病灶。在大量的临床实践中已证明辅助化疗对骨肉瘤、尤文肉瘤非常有效，5 年生存率有了显著的提高。

新辅助化疗（neo−adjuvant chemo therapy）指在手术治疗之前，先采用化疗的治疗方式。新辅助化疗不单是为了提高患者的生存率、减少局部复发和转移率，同时也是为了提高保肢率。新辅助化疗已经应用多年，已成为骨肉瘤的标准治疗方案。新辅助化疗能早期对微小转移灶进行治疗，对原发部位肿瘤也有控制作用，并有利于随后的保肢治疗，还可以通过评估肿瘤对化疗的反应，提供体内化疗敏感性试验的信息。

联合化疗是将多种分别对肿瘤有效的药物联合使用，以增加疗效的化疗方式，相比单药治疗效果更佳。联合化疗的方案与疗效取决于肿瘤的组织学和病变范围。联合化疗药物的选择原则包括：应用被证明对肿瘤具有活性的药物、应获得相加或协同作用、不增加细胞毒性、克服抗药性的产生。目前骨与软组织恶性肿瘤基本上都采用以阿霉素、顺铂、异环磷酰胺、大剂量甲氨蝶呤为基础的联合化疗方式治疗。

三、放疗

骨与软组织肿瘤对放疗的敏感性因肿瘤的病理类型不同而不同，在肿瘤的综合治疗策略中，大多数的骨与软组织恶性肿瘤的局部控制以手术治疗为主，但是对于一些不能手术、手术切除时难以达到良好边界、局部有肿瘤组织残留、肿瘤对化疗反应较差的情况，局部放疗有一定的治疗作用。放疗能够抑制局部肿瘤的生长，降低局部的复发率。在头颈部、脊柱或重要脏器周围的肿瘤，手术切除风险高，不易达到扩大切除或根治性切除的外科边界，通常易发生肿瘤残留。对于骨肉瘤，Delaney 等报道麻省总医院 20 年间不能进行手术切除或肿瘤边界不佳的骨肉瘤患者进行体外放疗后，相比单纯手术，从局部控制率来看有明显改善。软组织肉瘤整体上对放疗不敏感，肿瘤切除后局部复发率较高，局部广泛切除后复发率仍较高，以往较多采用截肢手术。然而，伴随保肢手术的需求增加和对生活质量的要求提高，局部切除术加中等剂量的局部放疗受到重视，因其可以避免手术范围扩大后带来的残疾和高剂量放疗引起的远期并发症，经过一些学者的尝试，获得不错的效果，已经成为肢体软组织肉瘤的主要治疗方法。

放疗根据治疗的介入时间点分为术前、术后、术中放疗等。

（1）术前放疗的主要优点为：①术前放疗后瘤细胞活力减弱，可降低因手术操作引起种植或远处扩散的危险性；②术前放疗时只需包括肿瘤及其附近有可能侵犯的区域，不必包括手术操作过程中涉及的区域，因而照射范围明显缩小；③能准确地界定照射范围，经放疗肿瘤缩小，有利于获得外科边界。它的缺点为：①手术伤口的愈合受到一定的影响；②术前放疗的标准方法是先照射 50Gy，休息 3～4 周做手术，术后再补充放疗，使总量达 65Gy 左右，这样在术前放疗、手术和术后放疗间有较长间歇期，对放疗的疗效有一定的影响。

（2）术后放疗的优点为：①对肿瘤病理类型、恶性程度、侵犯范围及手术情况等均有确切的了解，为制订放疗方案提供充分的依据；②放疗集中在一段时间内进行，中间无间断。它的缺点为：①照射范围较大，除了要充分包括瘤床，还应包括手术操作过程中所涉及的部位；②照射部位的血供受手术影响，增加了肿瘤细胞的乏氧程度，进一步降低放疗敏感性；③有时因伤口延迟愈合而延误放疗的时机。目前认为原发肿瘤小，可做肿瘤切除活检者适宜做术后放疗。

（3）术中放疗涉及放射性操作，对操作者和操作环境有较高要求，需要在专门机构获得相应资质后开展。

四、靶向治疗

靶向治疗是在细胞分子水平上，针对已经明确的致癌位点的治疗方式，该位点可以是肿瘤细胞表面或内部的特异性分子，也可以是核酸片段、蛋白分子、基因片段等。通过设计能够与这些分子特异性结合的抗体、配体等，耦联相应的治疗药物，进入体内后特异地选择致癌位点来结合，诱导特异性免疫或阻断细胞信号传导，使肿瘤细胞特异性死亡，不会波及肿瘤周围的正常组织细胞，从而提高治疗效果，降低全身不良反应的发生率。

目前常用的靶向治疗的靶点有信号通路、特异性细胞受体等，包括癌基因、抑癌基因、肿瘤血管内皮生成因子、端粒及端粒酶、生长因子及其受体、DNA 拓扑异构酶、DNA 引物酶、蛋白激酶及信号传导通路、组蛋白去乙酰化酶、泛素和蛋白酶体途径调控因子等，不同的肿瘤有不同的特异性变异。

常用的靶向治疗药物包括以下几类：

1. 表皮生长因子受体（EGFR）阻断剂 此类药物包括吉非替尼、埃罗替尼等。吉非替尼通过阻断 EGFR 信号通路，可以使细胞分裂停滞于某个时期，促进细胞凋亡，起到抗血管生成作用。

2. 特定细胞标志物单克隆抗体 此类药物分为两大类：独立抗体和靶向抗体。独立抗体可以直接诱导凋亡、启动生长抑制信号，或者间接激活宿主防御机制发挥抑制肿瘤作用；靶向抗体是单抗耦联物或者连接物，分为单抗－药物耦联、单抗－同位素耦联、单抗酶耦联。研究显示，西妥昔单抗可与肿瘤细胞表面的 EGFR 发生特异性结合，进而竞争性阻断表皮生长因子与其他配体结合，干扰骨肉瘤细胞的信号传导通路，起到抑制肿瘤细胞增殖、诱导细胞凋亡的作用。

3. 小分子化合物 此类药物包括酪氨酸激酶受体抑制剂（如克唑替尼），靶向分子药物。小分子化合物通常在细胞膜或者细胞内发生作用，通过抑制酪氨酸激酶磷酸化，阻断信号传导通路，从而抑制骨肉瘤细胞的生长。蛋白酪氨酸激酶（PTK）能催化 ATP 上的磷酸基转移到重要的蛋白质酪氨酸残基上并使之磷酸化，激活底物酶，从而影响细胞的生长、繁殖。许多肿瘤细胞的 PTK 活性都会异常增高，所以 PTK 是重要的抑制肿瘤的靶点。

4. 抗肿瘤血管生成的药物 此类药物包括贝伐单抗、内皮抑素、索拉菲尼等。其中贝伐单抗是重组人抗血管内皮生长因子配体单克隆抗体，它能抑制多种肿瘤细胞生长，与化疗起到协同作用。内皮抑素是一种源于血管内皮瘤的内源性抗血管生成因子。骨肉瘤的生长依赖于新生血管，通过新生血管可以从宿主获得营养，向宿主输送转移的骨肉瘤细胞，骨肉瘤的血管系统已经成为一个抗肿瘤靶点。索拉菲尼是一种口服的多靶点治疗药物，它既可以阻断 RAF/MEK/ERK 信号传导通路，直接抑制骨肉瘤细胞的生长增殖，还可以作用于血管内皮生长因子受体，抑制新生血管的形成，阻断供给骨肉瘤细胞的营养物质，从而起到抑制骨肉瘤的作用。研究证实，索拉菲尼与顺铂联合使用能够起到协同作用，明显抑制骨肉瘤细胞的生长。

伴随分子生物学研究的进展，越来越多的靶点会被发现，也会有越来越多的靶向治疗药物涌现。

五、免疫治疗

免疫治疗是通过人为刺激提高宿主免疫反应，增加细胞杀伤毒性，继发性增强机体抗肿瘤免疫应答，杀灭癌组织，促进肿瘤细胞凋亡的治疗方式。免疫与靶向治疗可能存在协同机制，放大细胞毒性作用，抑制肿瘤耐药细胞形成，解除细胞凋亡抑制，改善肿瘤微环境。经大量研究证实，免疫相关制剂通过免疫扩增的方法刺激机体免疫系统，增强宿主免疫反应，上调免疫应答强度，降低免疫耐受。近年来有关免疫靶向治疗的研究层出不穷，BCR－ABL、EGFR、Her2 等靶点的发现及其免疫抑制剂的研发，已成为骨肉瘤治疗的重要里程碑，为临床治疗、改善预后、提高患者治疗后生活质量提供了新方向。然而，免疫治疗目前尚有很多亟待解决的问题，在临床实践中还需要进行长时间的探索，相信在肿瘤精准治疗的理念下会有更多的发展空间。

第四节　常见骨与软组织肿瘤

一、骨瘤

（一）概述

骨瘤（osteoma）是一种隆起于骨面、生长缓慢的良性骨源性肿瘤，肿瘤由正常成熟的编织骨和板层骨构成，所引起的症状体征轻微而隐匿。既往 WHO 第一版及第二版骨肿瘤分类均认为其是良性骨肿瘤，第三版骨肿瘤分类将其剔除，2013 年第四版重新将其归为良性骨肿瘤。骨瘤好发于颅骨和颌骨，可引起局部的压迫症状。由于其发病隐匿，大部分患者无症状且不来就诊，所以其发病情况少有报道。一般多在儿童期或青春期发病。多见于颅骨外板和鼻窦，其中以额窦最多，占到 70%，为球形病变，与 Gardner 综合征（一种常染色体显性遗传病）密切相关，可引起压迫症状和外貌畸形。扁骨中非常少见，通常无症状，颅骨内板的病变（罕见）可引起神经症状。发生在额窦的骨瘤因为窦口的阻塞可造成感染，如发生于眼眶部可造成视力障碍。

（二）临床表现

患者通常诉发现位于头部表面的无痛性肿块。偶尔在 X 线检查时发现。发生于颌骨时可引起颌骨增大症，造成颜面不对称畸形。发生于筛窦、额窦时症状出现早，有头痛及继发性炎症表现。额窦骨瘤可出现额部疼痛并可放射至枕部，进入眼眶者可因压迫致眼球突出、运动障碍及视力下降等。若肿瘤向颅内发展，可出现颅内压迫症状。X 线片表现为在骨表面的光滑圆形隆起，一般不超过 2cm。无骨膜反应，无皮质骨破坏。因骨瘤好发于头面部，CT 可排除 X 线片的重叠影像，更好地看到骨瘤的剖面情况和与周围结构的关系。骨瘤在 MRI 的 T1 和 T2 加权像上均为低信号，与皮质骨信号一致（图 9－4－1）。

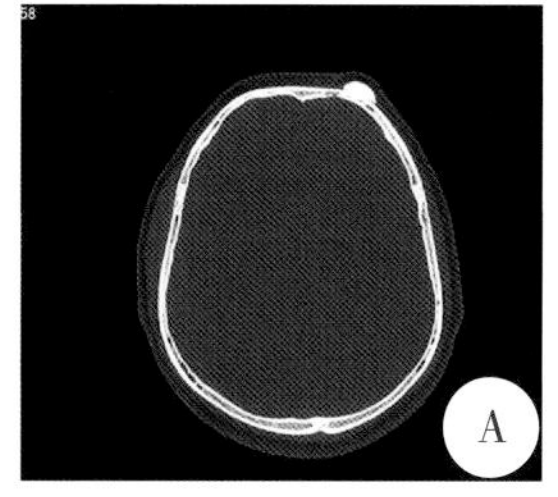

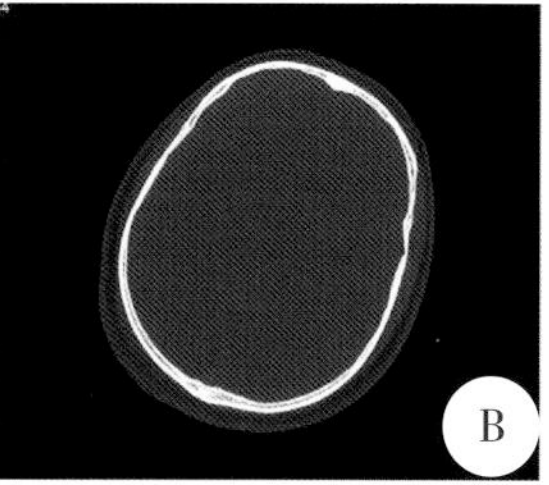

图 9－4－1　男性，50 岁，左侧颅骨骨瘤

A. 术前 CT；B. 术后 CT

（三）治疗

无症状及对外观无影响者无须治疗。骨瘤影响外观及引起压迫者可行单纯的肿瘤切除术，解除压迫即可，无须做广泛的大块切除。术后极少复发，预后良好，未见恶变报道。

二、骨囊肿

（一）概述

骨囊肿又称单纯性骨囊肿（simple bone cyst），在 2013 年 WHO 第四版骨肿瘤分类中归为未明确性质的肿瘤，第五版中归为骨的其他间叶性肿瘤，是一种良性骨肿瘤。多发于 20 岁以下的青少年，男性多于女性，男女比例为 3∶1。病因不明。骨囊肿大体标本的病变区域内充满液体。骨囊肿如果合并病理性骨折，则仅含有血液。骨囊肿可分为活动型和潜伏型两种。活动型骨囊肿与骨骺线接近，距离小于 0.5cm，年龄在 10 岁以下，囊肿与骨骺线接近，说明囊肿处于不断生长、膨胀的状态，如果进行手术治疗则容易复发。潜伏型骨囊肿距骨骺线较远，常大于 0.5cm，年龄在 10 岁以上，病变稳定，治疗后复发率低。

（二）临床表现

骨囊肿患者一般无明显症状，常因自发或轻微外力所致的病理性骨折而就诊，部分患者可有局部隐痛或酸痛。70%病变位于股骨和肱骨近端，其次是股骨远端、胫骨远端、腓骨远端、骨盆、距骨、跟骨等。骨囊肿常位于干骺端的骺板之下，随着年龄增长，囊肿会向骨干迁移。骨囊肿典型的 X 线片表现为近干骺端中央的圆形或椭圆形膨胀性透亮区，邻近骨骺。病变可呈单房或多房，长轴与骨干长轴一致，可见骨嵴形成。病变区域骨皮质变薄，与正常骨皮质有明显界限，无骨膜反应。病理性骨折发生后，可见骨皮质断裂，断裂皮质插入囊腔内，即“碎片陷落征”。骨折后，囊肿区可出现横形致密带。小的囊肿骨折后可修复。CT 主要用于观察骨破坏区内的结构，表现为病灶内均匀的液体密度影，偶见骨性间隔。伴有外伤的病理性骨折者，由于出血，CT 值增高。骨干的骨囊肿常见骨皮质变薄、膨胀。MRI 上病变骨为圆形或椭圆形，边界清楚，在 T1 加权像上为中等信号，也可因病变内含的蛋白量不同而略有不同，T2 加权像为高信号。如合并病理性骨折，可以观察到典型的骨膜下出血和囊内出血的 MRI 信号变化。

（三）治疗

骨囊肿为良性骨肿瘤，临床上罕见恶变的报道。治疗的主要目的是降低发生骨折的风险，防止病理性骨折和畸形的发生。对于活动型骨囊肿患者，因病灶靠近骨骺，如果手术刮除彻底，有损伤骨骺的危险，且手术后复发率高，因此对此类患者可采用非手术治疗。合并骨折的可在治疗骨折的同时处理病灶。非手术治疗方法为使用类固醇激素囊腔内注射，并定期拍片观察，同时评估发生病理性骨折的风险。适当外固定制动以防止病理性骨折发生。如已发生病理性骨折，可按骨折的非手术治疗原则处理，观察自身愈合情况。2～4 个月后囊肿仍存在或复发者可继续行类固醇激素囊腔内注射。对于病变远离骨骺线的潜伏型骨囊肿患者，建议行手术治疗。手术主要采用病灶刮除植骨术。手术开窗应足够大，到达病变的上下缘，确保术野清晰，直视下可以看清囊肿的任何部位，用大小不同的刮匙仔细刮除囊肿壁，特别是骨嵴间的囊壁包膜。刮除彻底后使用酒精、苯酚灭活（图 9－4－2）。若囊肿较大，为预防术后病理性骨折的发生，可采用合适的内固定。术中囊肿壁刮除彻底是避免术后复发的关键。

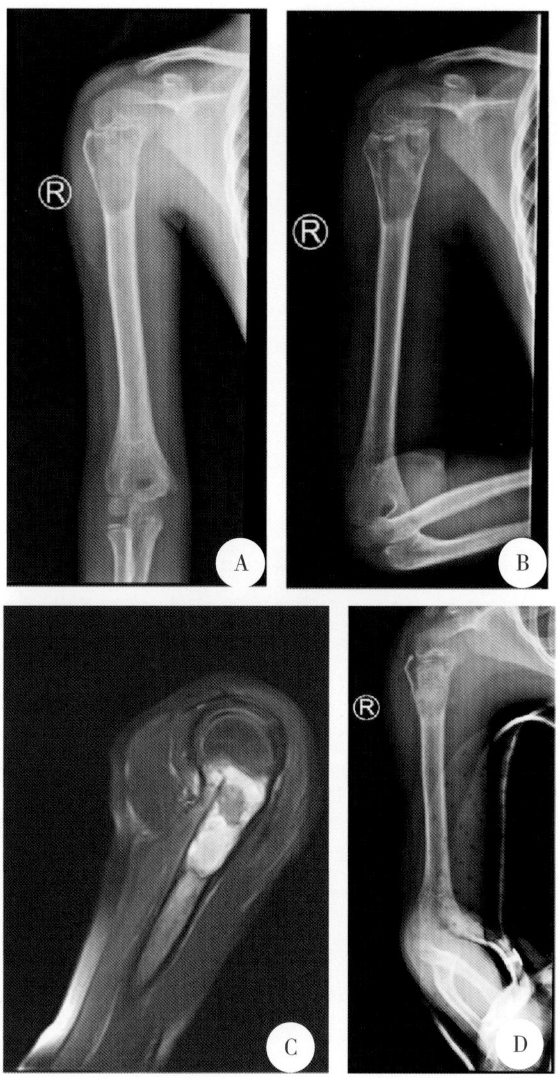

图 9－4－2　男性，8 岁，右侧肱骨上段骨囊肿

A、B. 术前 X 线片；C. 术前 MRI T2 加权像；D. 刮除植骨手术后复查 X 线片

骨囊肿罕见恶变，也不会发生转移，预后良好，刮除彻底是避免复发的关键。手术后复发率为 10％～20％。病理性骨折导致的受累骨生长抑制和股骨头缺血也可发生。

三、纤维异常增殖症

（一）概述

纤维异常增殖症（fibrous dysplasia）又称为纤维结构不良，在 WHO 第五版骨肿瘤分类中被归为骨的其他间叶性肿瘤，是良性骨肿瘤。纤维异常增殖症中部分骨被纤维结缔组织和发育不良的小梁骨替代。该病源于髓腔，它的发生是由于编码兴奋型鸟苷酸结合蛋白 a 亚基的基因（*GNAS1*）发生了合子后突变。纤维异常增殖症可能发生在单个或多个骨（分别为单骨性和多骨性纤维异常增殖症）。纤维异常增殖症常见于十几岁或二十几岁的年轻人，它可能发生于任何骨，但在股骨近端、胫骨、肋骨和颅骨较常见。男性略多于女性。在女性中，长骨病变更为多见，而在男性中，肋骨和颅骨为好发部位。单骨性纤维异常增殖症好发于股骨颈部、胫骨、肋骨和颅底，且为中心性。多骨性纤维异常增殖症好发于一侧肢体的多数骨，如骨盆、胫骨、股骨、颅骨和肋骨。纤维异常增殖症以单发者多见，多发者少见，多发者年龄越小越容易导致严重的骨骼畸形。纤维异常增殖症也可与其他疾病同时存在，较常见的是多发性纤维异常增殖症伴有皮肤咖啡斑形成、内分泌亢进（如垂体功能障碍引起的巨人症和肢端肥大症、甲状腺功能亢进、甲状旁腺增大、男子乳房发育）和性早熟（女孩提前出现月经伴阴毛和乳房提早发育），称为 McCune-Albright 综合征，此种患者病变程度要重于单纯纤维异常增殖症。另一种罕见合并症是 Mazabraud 综合征，即纤维结构不良合并肌内黏液瘤，临床上与 McCune-Albright 综合征的表现有重叠之处。

（二）临床表现

患者多无症状，偶因体检发现。有时可出现局部疼痛、肿块，病变后期出现肢体畸形、功能障碍，甚至病理性骨折。

1. 疼痛　疼痛可能与病变部位发生的疲劳性骨折有关，尤其在股骨颈部位更容易发生疼痛，另外女性患者在妊娠或月经期疼痛加重，这可能与雌激素受体有关。

2. 肢体畸形　纤维异常增殖症可以导致结构性畸形。畸形的程度取决于病变的部位、范围、年龄、单发还是多发，随着年龄的增大和骨骼的生长，负重骨的多骨性病变容易产生弓状畸形，与单骨性病变不同，它可在骨骼成熟后继续加重。股骨近端典型的畸形是“牧羊拐”畸形，临床上表现为大腿近端向外弯曲变形、肢体缩短。脊柱的纤维异常增殖症可以导致脊柱侧弯。

3. 病理性骨折　部分患者因病理性骨折就诊，病理性骨折的发生与多种因素有关，如多骨性病变、病灶大、疼痛、负重骨及伴有代谢异常的纤维异常增殖症。恶变者十分少见，极少数纤维异常增殖症可以发展为肉瘤（不到 0.5%）。老年人多见，尤其放疗后。

4. 影像学特点　X 线片：长骨骨干或干骺端膨胀变粗，无骨小梁结构，呈“磨砂玻璃”“丝瓜瓤”样改变，是正常骨组织被成骨不全的纤维组织代替所致。其密度取决于病变内骨与纤维组织的比例，成骨程度越高则密度越高，反之则低，部分患者呈囊样改变。病变骨皮质变薄，但一般不破坏皮质，无骨膜反应，罕见软组织浸润。CT：病变质地均匀，对明确病变的范围和细微变化更有意义。放射性核素成像：有助于发现潜在的多部位病变。MRI：纤维异常增殖症表现呈多样性，但无特异性，一些病变在 T1 和 T2 加权像上均呈低信号，另一些在 T1 加权像呈低信号，在 T2 加权像则呈不均匀的混杂信号或高信号，增强扫描可有不同程度的强化。MRI 信号强度取决于病变内纤维、骨小梁、囊性变、出血的数量和程度。

（三）治疗

大部分单骨性、无症状的患者不需要治疗，但需密切观察，防止骨畸形的发展和病理性骨折。部分患者是在影像学检查时偶然发现，若 X 线片为典型的纤维异常增殖症，可不须行活检确诊，此类患者往往无病理性骨折或畸形的危险，可定期随访，确定病变有无进展。如果是多骨性的，可选择采用双膦酸盐治疗。

手术治疗纤维异常增殖症的目的是矫正引起功能障碍的畸形和预防病理性骨折。是否采取手术治疗要依据患者的年龄、发病情况而定。单骨性纤维异常增殖症在骨骼成熟之前仍然是活跃的，成年后可趋于稳定，而多骨性纤维异常增殖症在成年人也可进展。上肢的纤维结构不良很少产生功能障碍或症状，可以采用非手术治疗，而下肢的纤维结构不良容易产生疼痛和功能障碍，往往需要手术治疗。一般认为，小于 12 岁者尽量不采用手术治疗，主要是观察和预防病理性骨折及畸形的发生，如发生病理性骨折，可通过适当的外固定愈合，对于发生在股骨近端的纤维结构不良应注意预防髋内翻的发生，不适当的手术容易导致复发、植骨吸收、内固定物松动、病灶扩大等危险。目前研究报道对于股骨上端纤维异常增殖症，采用肿瘤刮除、适宜的植骨、有效的内固定，若治疗适当，可取得良好效果。病变刮除不能用自体移植骨，因其会被吸收。纤维异常增殖症患者越接近成年人，手术治疗的成功率越高。放化疗无效，放疗易引起恶变（图 9－4－3）。

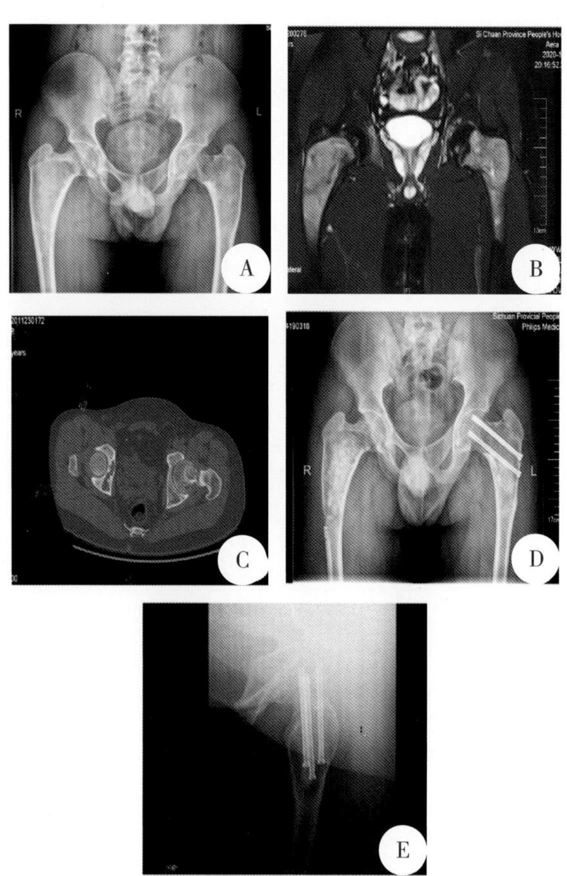

图 9－4－3　男性，21 岁，双侧股骨上段纤维异常增殖症，行右侧病变刮除植骨、左侧病变刮除、植骨空心钉内固定术

A. 术前 X 线片；B. 术前 MRI；C. 术前 CT，可见左侧股骨颈病理性骨折；D、E. 术后复查 X 线片

四、骨软骨瘤

（一）概述

骨软骨瘤（osteochondroma）为良性骨肿瘤。可分为单发与多发性两种，单发多见。在良性骨肿瘤中，骨软骨瘤最常见。骨软骨瘤通常是自发产生的，但有报道指出其会在放疗后出现。遗传性多发性骨软骨瘤（HMO）也称为遗传性多发性外生骨疣，其特征在于患者的四肢骨和中轴骨中有两个或以上骨软骨瘤。大多数患者是常染色体显性遗传的抑癌基因 *EXT*1 或 *EXT*2 生殖系突变所致。然而，也有可能是自发突变。普通人群中 HMO 的患病率约为 1∶50000。骨软骨瘤患者成年期恶变为软骨肉瘤的风险较小，恶变最常见于 HMO 患者（高达 5%）。骨发育成熟后骨软骨瘤体积继续增大或出现新发症状可能预示恶变。脊柱、肩胛骨、骨盆和股骨近端的骨软骨瘤尤其易发生恶变。

（二）临床表现

多数患者因局部突起骨性包块就诊。部分患者除包块外还可出现其他症状，如关节附近的骨软骨瘤可导致关节活动受限。病变位于血管神经附近者可压迫血管神经。以长骨的干骺端，特别是股骨下端、胫骨上端、肱骨上端较常见，下肢多于上肢。扁骨中以髂骨最为常见，其他少见部位是肋骨、肩胛骨和脊柱，脊柱发病常见于附件，手足骨也可发生。骨软骨瘤典型 X 线片表现为远离关节面生长的宽基底骨性突起。软骨帽覆盖于骨性基底的顶端，呈条带状或菜花状。肿瘤突然生长加速、软骨帽出现大量不规则钙化或肿瘤骨有不规则破坏，以及瘤体周围伴有软组织肿块时应考虑发生恶变。

（三）治疗

大多数骨软骨瘤可随访观察，暂不治疗。患者应每年进行体格检查和 X 线检查。手术切除的适应证包括出现局部刺激症状或畸形，以及有恶变可能（成人的软骨帽厚度≥2cm；骨骼成熟后肿瘤体积不断增大，影响生长发育；出现新的症状；脊柱、肩胛骨、骨盆或股骨近端病变）。手术时应充分显露肿瘤，将骨膜、软骨帽及基底周围正常骨质一并切除（图 9－4－4）。软骨帽切除不彻底可导致复发，基底部切除不彻底局部可遗留骨性突起。骨软骨瘤术后复发率为 2%。复发是手术中肿瘤的软骨帽没有被彻底切除，肿瘤继续生长所致。

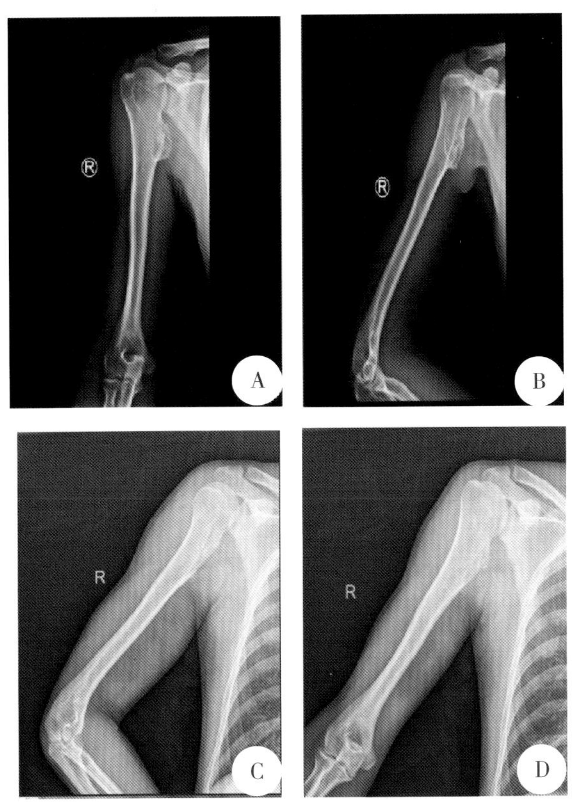

图 9-4-4　男性，32 岁，右侧肱骨上段骨软骨瘤
A、B. 术前 X 线片；C、D. 术后复查 X 线片

五、骨样骨瘤

（一）概述

骨样骨瘤（osteoid osteoma）是一种病灶较小的良性骨肿瘤，其特征性表现为圆形巢状肿瘤组织（瘤巢），直径一般≤2cm，以<1cm 居多。瘤巢由含有类骨组织的、富有血管和细胞的组织组成，类骨组织可以是完全透明的，或有一个硬化的中心。许多患者的瘤巢被反应性骨形成的硬化带包绕。病灶产生高水平的前列腺素。骨样骨瘤通常发生于 10～20 岁的年轻人。常见于下肢，尤其是股骨近端。其他常见部位是胫骨、股骨的其余部位和脊柱。男女比例为（2～3）：1。

（二）临床表现

骨样骨瘤最显著的症状为局部疼痛，可持续数周至数年，初始为轻度间歇性疼痛，逐渐变为持续性重度疼痛，夜间疼痛重，以致不能入睡。服用阿司匹林或其他非甾体抗炎药能够缓解疼痛，这是骨样骨瘤的显著特点，大约 75%的患者可通过药物缓解疼痛。阿司匹林和其他非甾体抗炎药通过阻断前列腺素的释放和阻止其合成而缓解疼痛。无痛者罕见。病变累及下肢长骨、邻近骨骺时可出现下肢不等长，有病变一侧较长。脊柱的骨样骨瘤常出现脊柱侧弯，侧弯是疼痛引起的肌肉痉挛导致的。大约 50%的骨样骨瘤发生于股骨和胫骨。大部分肿瘤位于长骨骨干的骨皮质。脊柱最常见部位是腰椎的椎弓根周围，椎体少见。

X 线片上显示瘤巢是本瘤的主要征象。病变早期仅表现为密度增高，瘤巢不能显示。随病变的发展，肿瘤的骨样组织表现为密度较低的、边缘清楚的瘤巢，此时的瘤巢最为典型。进一步发展，瘤巢内不断钙化及骨化，显示为密度增高的不透亮阴影。瘤巢边缘清晰，直径一般在 0.5～2.0cm。发生于皮质骨内的小瘤巢，可被明显增生的骨硬化遮盖。透亮区常为偏心性，有时需以不同角度摄片。当瘤巢小而其周围骨质增生明显时，X 线检查多难以显示瘤巢。CT 的断面成像以及重建可准确地显示瘤巢的大小、形状和位置。CT 检查中，骨样骨瘤的瘤巢呈环状的低密度灶，中心为圆点状钙化（图 9-4-5）。MRI 对瘤巢敏感，低信号的瘤巢很容易与高信号的松质骨和骨髓区别。可行对症非手术治疗，等待其愈合。但绝大多数因症状较明显，持续时间较长，所以应行手术治疗。完整切除瘤巢可治愈，并能立即缓解症状，相反，如果瘤巢没切除或切除不完整则疼痛症状仍持续存在。切除瘤巢后，瘤巢周围的反应骨自行消失。手术的关键在于手术中确定瘤巢的部位。术前应仔细研究影像学资料，术中使用 X 线检查、CT 准确定位瘤巢。目前我国自主研发的天玑手术机器人可用于瘤巢的定位和切除，并取得了良好的临床效果（图 9-4-6）。

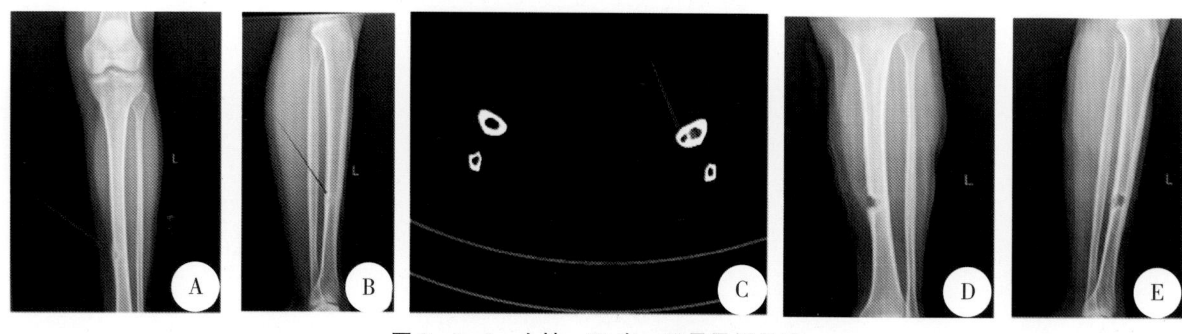

图 9-4-5　女性，20 岁，胫骨骨样骨瘤

A、B. 术前 X 线片；C. 术前 CT；D、E. 术后 X 线片显示瘤巢完整切除

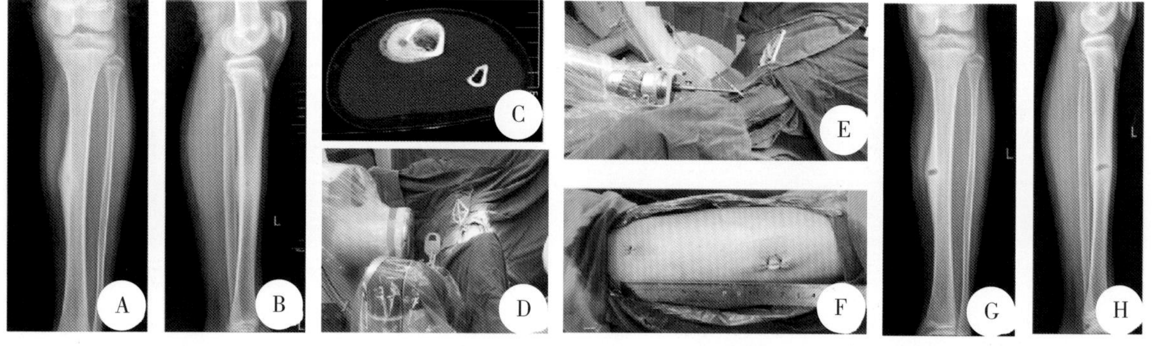

图 9-4-6　女性，11 岁，左胫骨中段骨样骨瘤，天玑机器人辅助下肿瘤切除术

A、B. 术前 X 线片；C. 术前 CT；D、E、F. 天玑机器人辅助下肿瘤切除术及术后切口照片；G、H. 术后 X 线片显示瘤巢完整切除

六、内生软骨瘤

（一）概述

内生软骨瘤（enchondroma）为发病率仅次于骨软骨瘤的良性骨肿瘤。男女发病率无明显差别，发病多见于儿童期，但因相当一部分患者无明显症状，至成年后才被发现，所以临床上可见于任何年龄组。内生软骨瘤（常见的一种亚型是 Ollier 病）是一种多发性内生软骨瘤，往往以单侧受累为主。患病率估计为十万分之一。Maffucci 综合征是内生软骨瘤的一个亚型，其特征是多发的内生软骨瘤和软组织血管瘤。大多数内生软骨瘤是散发性的，并与异柠檬酸脱氢酶-1 和异柠檬酸脱氢酶-2 基因（*IDH*1 和 *IDH*2）的体细胞突变相关。内生软骨瘤好发于手和足的短管状骨。骨盆的内生软骨瘤可以恶变为软骨肉瘤。恶变通常发生在骨成熟后，而疼痛的发生发展可能预示着恶变。

（二）临床表现

内生软骨瘤通常无症状，主要临床表现是局部无痛性肿胀，而位于四肢长骨的内生软骨瘤则大部分没有任何症状，常因其他原因行 X 线检查时被发现或因病理性骨折就诊。四肢长骨或躯干骨的内生软骨瘤排除存在病理性骨折，若出现疼痛且逐渐加重应高度怀疑恶变。X 线片可以清楚显示内生软骨瘤的特点。肿瘤一般位于骨中心，骨皮质常呈对称性、梭形膨胀和变薄。在短管状骨内，整个病灶是透光的，有时稍呈偏心性，部分患者骨皮质可极度膨胀变薄。在长管状骨内，可显示许多细小的不透光颗粒肿瘤钙化影，呈点状、环状或弧状。有时病灶呈云雾状或烟雾状，提示有软骨成分存在。由于软骨肿瘤呈分叶状生长，肿瘤边缘也可表现为扇贝样花边状轮廓。四肢长骨中存在多年的内生软骨瘤，往往表现为密度较高、片状非透光区。CT 在显示病灶内细小钙化点及细微的应力骨折方面有优势。病变内部可见小环状钙化。邻近骨皮质膨胀变薄，边缘清晰。MRI 在 T1 加权像上呈等、低信号，T2 加权像上呈高信号。

（三）治疗

四肢远端的内生软骨瘤很少恶变，因此对于发生于短管状骨无症状、已钙化的内生软骨瘤可以行非手术治疗，并定期随诊。对于手部的内生软骨瘤可行刮除植骨术，手术应将硬化边缘一并切除，并用苯酚处理刮除后的瘤腔以减少术后复发机会（图 9－4－7）。对于生长快、体积大、怀疑恶变的内生软骨瘤应行活检手术，若确诊为恶性，应行更为积极的广泛切除，必要时截肢。骨盆、肩胛骨及脊柱等躯干骨的内生软骨瘤往往生长十分活跃，恶变率高，且术后易复发，一旦确诊应及早手术治疗。手部内生软骨瘤预后良好，即使术后复发仍可再次手术切除。

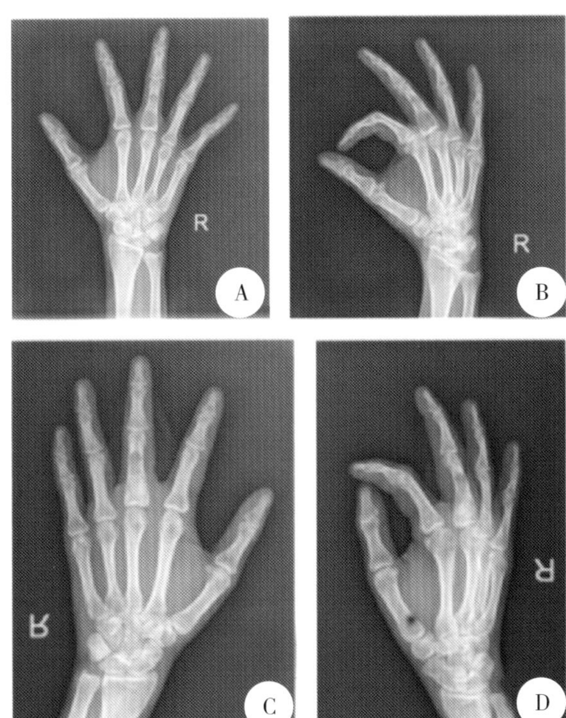

图 9－4－7　男性，40 岁，右手第 3 近节指骨内生软骨瘤，行病变刮除植骨术

A、B. 术前 X 线片；C、D. 术后 X 线片

七、非骨化性纤维瘤

（一）概述

非骨化性纤维瘤（none－ossifying fibroma）为骨的良性肿瘤，也称为干骺端皮质缺损、纤维皮质缺损。本病发病率极低，好发于 10～20 岁，也有报道 20～30 岁发病率较高。男女发病率大致相近，发病部位多见于股骨、胫骨，尤以股骨远端、胫骨近端和远端常见，其次是上肢骨，短管状骨和扁平骨较少。病灶多为单发，多发者少见。

（二）临床表现

非骨化性纤维瘤发展缓慢，临床症状较轻微，一般无症状或局部轻微疼痛，部分以病理性骨折首诊。多数非骨化性纤维瘤根据 X 线片即可做出诊断，其较典型的 X 线片表现为于长骨靠近干骺端处，偏于一侧的圆形或椭圆形局限性骨质缺损，也可为长条形或不规则形，边界清楚，病灶止于骨皮质，部分可有轻度膨胀，具有薄层硬化边缘，病变的长轴与长骨的纵轴一致。CT 较 X 线片更能清楚显示病灶在骨内的位置、灶内及灶周骨结构的详细情况，发现早期细小的病理性骨折，表现为偏心的圆形或椭圆形骨质缺损，未见明显骨性分隔，亦无死骨钙化，有厚薄不均的花边状或弧形硬化缘，肿瘤侧骨皮质变薄并可破裂。MRI 在 T1 加权像均为边界清楚的低信号，在 T2 加权像为边界清楚的低信号，软组织无异常改变。

（三）治疗

儿童偶然发现的小而无症状的非骨化性纤维瘤无需继续随访。如果病变部位出现疼痛，建议就诊。在较年幼的儿童中，病变的生长可能更快，从而增加骨折的风险。当病变引起疼痛时，或当病变大于受累骨直径的 50%，或病变位于高应力区（如股骨远端干骺端）时，为避免病理性骨折，患者需要行刮除植骨术（图 9－4－8）。非骨化性纤维瘤的预后一般非常好，可在青春期消失，复发的风险低于其他良性肿瘤。

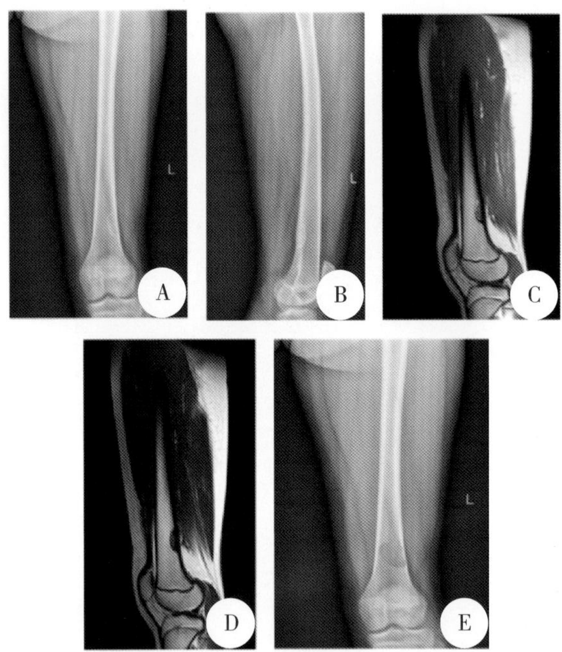

图 9-4-8　男性，15 岁，左股骨下端非骨化性纤维瘤，行病变刮除术

A、B. 术前 X 线片；C、D. 术前 MRI；E. 术后复查 X 线片

八、骨巨细胞瘤

（一）概述

骨巨细胞瘤（giant cell tumor of bone）在 WHO 第五版骨肿瘤分类中被归为富含破骨性巨细胞的肿瘤，为中间性肿瘤，具有局部侵袭性，罕见转移。骨巨细胞瘤肺转移的意义与恶性肿瘤转移瘤（如肺癌或肉瘤）的意义不同，大部分患者中其临床行为属于良性，转移病变不会导致患者死亡，故称为“良性肺种植”。少数骨巨细胞瘤会发生真正的恶性转化。骨巨细胞瘤占骨原发肿瘤的 4%～5%，约占骨原发良性肿瘤的 20%。大多数患者的年龄在 20～45 岁，10%～15% 发生于 10～20 岁，骨骼发育不成熟的个体少见，10 岁以下的儿童罕见，约 10% 发生在 65 岁以上的患者中。女性患者多见，尤其是产妇。骨巨细胞瘤常出现在年轻人长骨的骨骺端，最常见的发生部位是膝关节周围，股骨远端比胫骨近端多见，骶骨的发生率仅次于膝部。脊柱的骨巨细胞瘤少见，一般发生在椎体上。

（二）临床表现

骨巨细胞瘤患者典型的症状是疼痛、肿胀和关节活动受限，5%～10% 的患者可出现病理性骨折。早期症状常不典型，病变早期可无疼痛或仅表现为轻微的疼痛，临床上难以早期发现。随着肿瘤的膨胀性生长，骨内压力增高，疼痛通常表现为病变部位局部钝痛、胀痛，并逐渐加重，疼痛呈持续性。当肿瘤未突破骨皮质时，局部肿胀轻微，为骨膨胀性生长所致。当病变穿破骨皮质，可形成软组织包块，局部肿胀明显。手指按压病变可有“乒乓球样”的感觉，特别是发生在软组织覆盖较少的桡骨远端及胫骨上端时。病变进一步发展，局部包块可明显增大、皮温增高、静脉怒张，如发生病理性骨折，则疼痛剧烈，并发瘤内出血者肿瘤可迅速增大。

此外，肿瘤发病部位的不同，临床表现也不同。如发生在长骨骨端的骨巨细胞瘤易引起关节面塌陷。造成关节功能障碍；发生于脊椎者，可压迫神经根或脊髓导致相应的神经症状。

常规的影像学对于骨巨细胞瘤的诊断非常有用，X 线片常表现为在长骨骨端的一个偏心性的溶骨性病变，呈“肥皂泡样”溶骨性破坏。病变区可直达骨性关节面下，边界较清晰，但多无硬化边界。病变内部可见骨嵴，呈多房样。病变皮质变薄，轮廓较完整。CT 可提供比 X 线片更加精确的骨皮质变薄和渗透情况。MRI 扫描对确定肿瘤的骨外扩张、软组织和关节累及的范围非常有用，典型的 MRI 扫描在 T1 加权像显示低至中信号、T2 加权像显示中至高信号，瘤体内铁血黄素在 T1 和 T2 加权像均显示低信号。

根据骨巨细胞瘤的组织学特点和临床表现。Campanacci 分级系统根据临床和影像学表现对患者进行如下分型，Ⅰ级：骨内病变，边界清晰，骨皮质完整。Ⅱ级：更广泛的骨内病变，骨皮质薄但未丧失连续性。Ⅲ级：骨外病变，即突破骨皮质，延伸入软组织。

（三）治疗

手术是目前治疗骨巨细胞瘤最有效的方法，19 世纪至 20 世纪初骨巨细胞瘤的常规治疗是截肢，现在已很少应用。手术原则是在切除肿瘤的同时尽可能保存骨与关节的正常结构和功能。彻底切除肿瘤是治疗的关键，除关节软骨外，肿瘤细胞附着的内壁应彻底清除，刮除后可使用骨水泥、氯化锌、苯酚或冷冻疗法，联合或不联合氩气刀，以及使用高速磨钻去除肿瘤周围的骨组织。

若肿瘤较小，残存骨能够承受机械应力，可采用瘤内刮除术。手术中肿瘤显露的范围应足够，切忌避免在小骨窗下试图刮除肿瘤组织，应做充分的碟形开窗，直视下完全刮除肿瘤，最好采用磨钻磨除一薄层瘤壁周围的正常骨质以减少肿瘤细胞的残留，刮、磨过程中注意避免损伤关节软骨。采用骨水泥填充骨缺损后立刻就能负重，骨水泥发热有利于杀死残留的肿瘤细胞，可以降低局部复发风险（图 9－4－9、图 9－4－10）。此外，用骨水泥填充腔洞的影像学特征十分有利于早期发现局部复发。

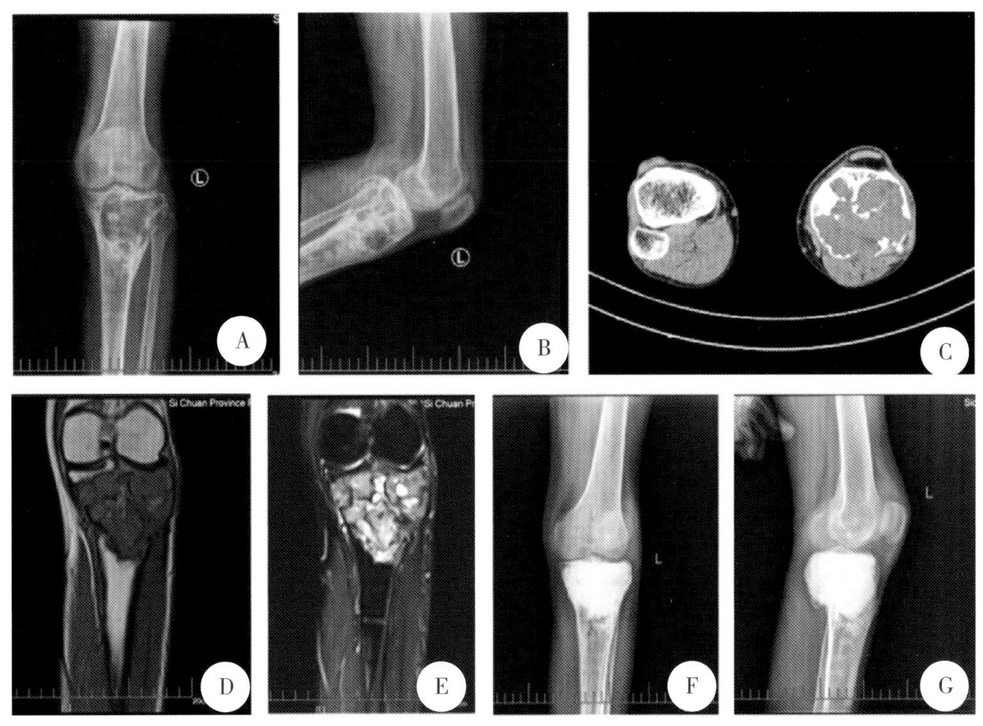

图 9－4－9　男性，36 岁，左胫骨上端骨巨细胞瘤，行刮除植骨术后复发，后行病变切刮、骨水泥填充术

A、B. 术前 X 线片；C. 术前 CT；D、E. 术前 MRI；F、G. 术后复查 X 线片

对于已被肿瘤广泛破坏、出现病理性骨折或肿瘤位于非重要部位（如肋骨、腓骨等）的情况，可行瘤段切除（图 9－4－11、图 9－4－12）。骨巨细胞瘤发病若位于长骨骨端，瘤段切除后会造成关节功能丧失，需要重建关节功能。重建的方法包括异体半关节移植、关节融合、人工关节置换术或人工关节置换联合异体骨移植术、3D 打印假体。手术过程中一定要暴露正常骨质和病变交界处，直视下辨认需要切除的范围。对于有明显的软组织包块者，手术中要沿正常组织边缘进入，保证手术区域的无瘤操作。腓骨上端、髂骨翼等部位的骨巨细胞瘤广泛切除后不必重建。桡骨远端肿瘤切除后可采用自体腓骨移植（图 9－4－13、图 9－4－14），利用腓骨上端的关节面代替桡骨远端关节面。

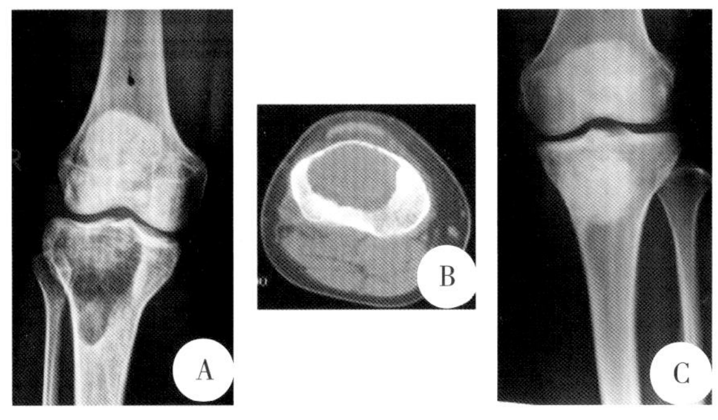

图 9－4－10　男性，26 岁，右胫骨上端骨巨细胞瘤，行病变切刮、同种异体骨打压植骨术

A. 术前 X 线片；B. 术前 CT；C. 术后复查

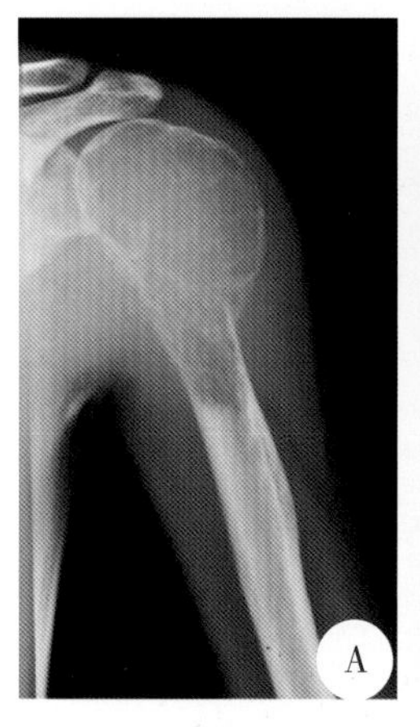
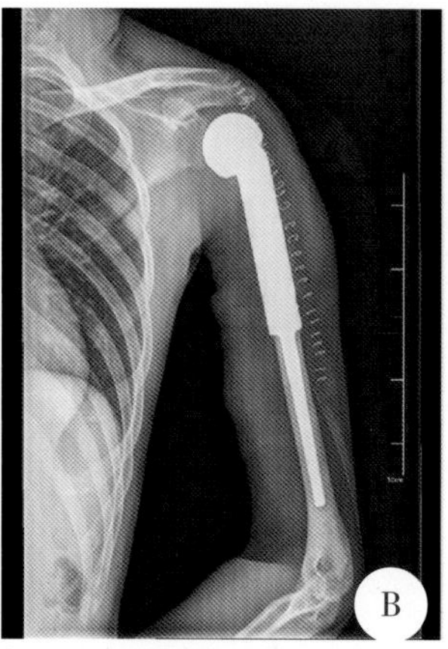

图 9-4-11 男性，45 岁，左肱骨骨上端骨巨细胞瘤，行瘤段切除、肿瘤假体置换术

A. 术前 X 线片；B. 术后复查 X 线片

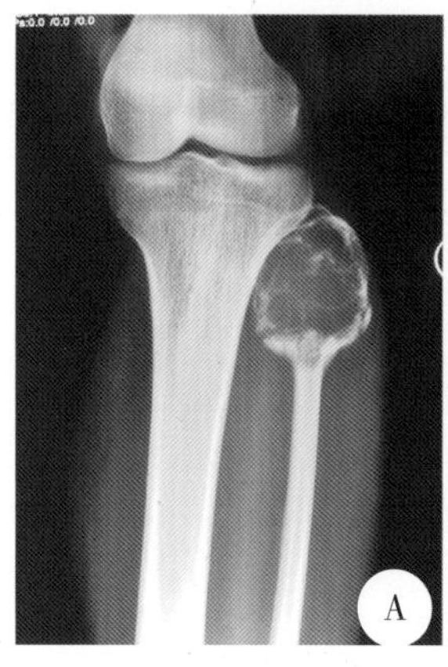
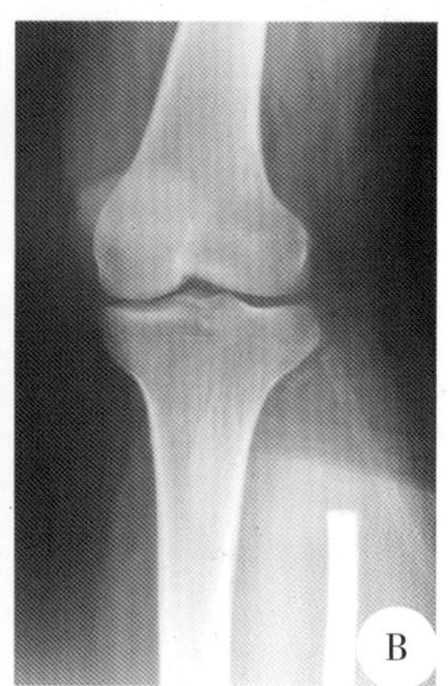

图 9-4-12 女性，28 岁，左腓骨上端骨巨细胞瘤，行瘤段切除术

A. 术前 X 线片；B. 术后复查 X 线片

对于潜在可切除的骨巨细胞瘤的患者，若初始手术会导致不可接受的功能受损或严重并发症，初始治疗适合使用地舒单抗而非切除术。地舒单抗是一种抗 RANKL 的完全人源单克隆抗体，而 RANKL 是骨巨细胞瘤发病机制的关键点。目前的研究资料表明，对于初始拟行手术会引起功能受损或严重并发症的骨巨细胞瘤患者，使用地舒单抗新辅助治疗可降低手术分级。2013 年 6 月，美国批准地舒单抗用于无法手术切除骨巨细胞瘤或手术很可能造成严重并发症（如截肢或关节切除）的患者。术前地舒单抗治疗的最佳持续时间尚未确定，通常治疗约 6 个月。考虑到长期治疗的风险，地舒单抗治疗持续到患者可以手术即可。现有研究不支持骨巨细胞瘤手术后常规使用地舒单抗。

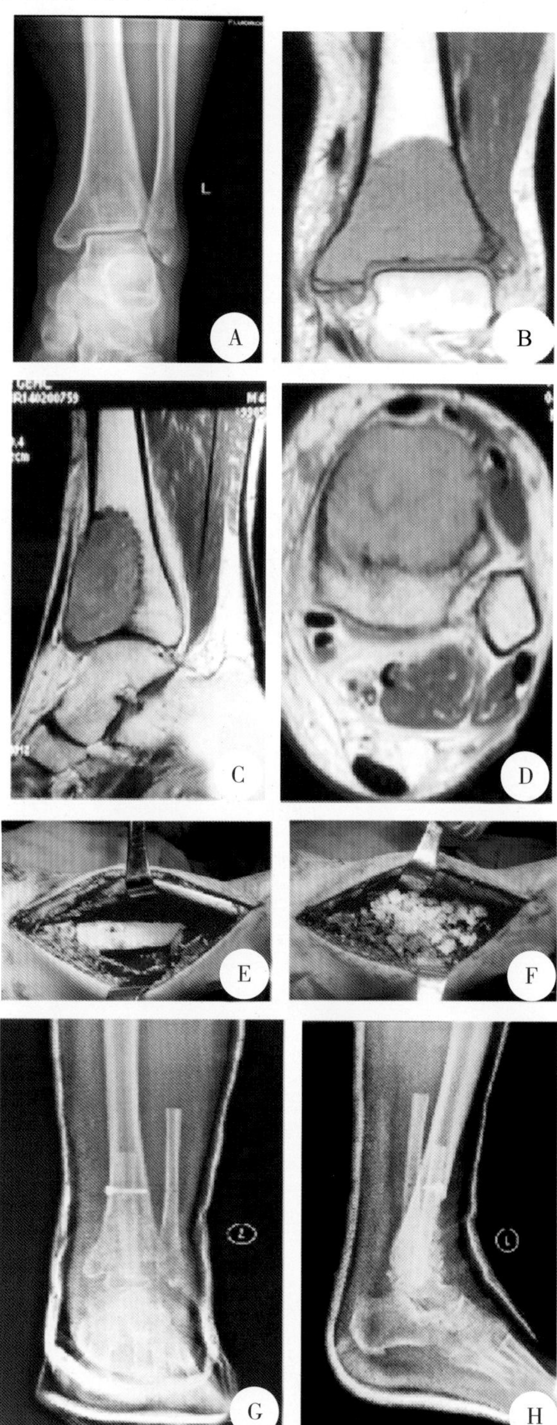

图 9-4-13 女性，30 岁，左胫骨远端骨巨细胞瘤，取自体腓骨重建

A～D. 术前影像学资料；E、F. 术中照片；G、H. 术后复查 X 线片

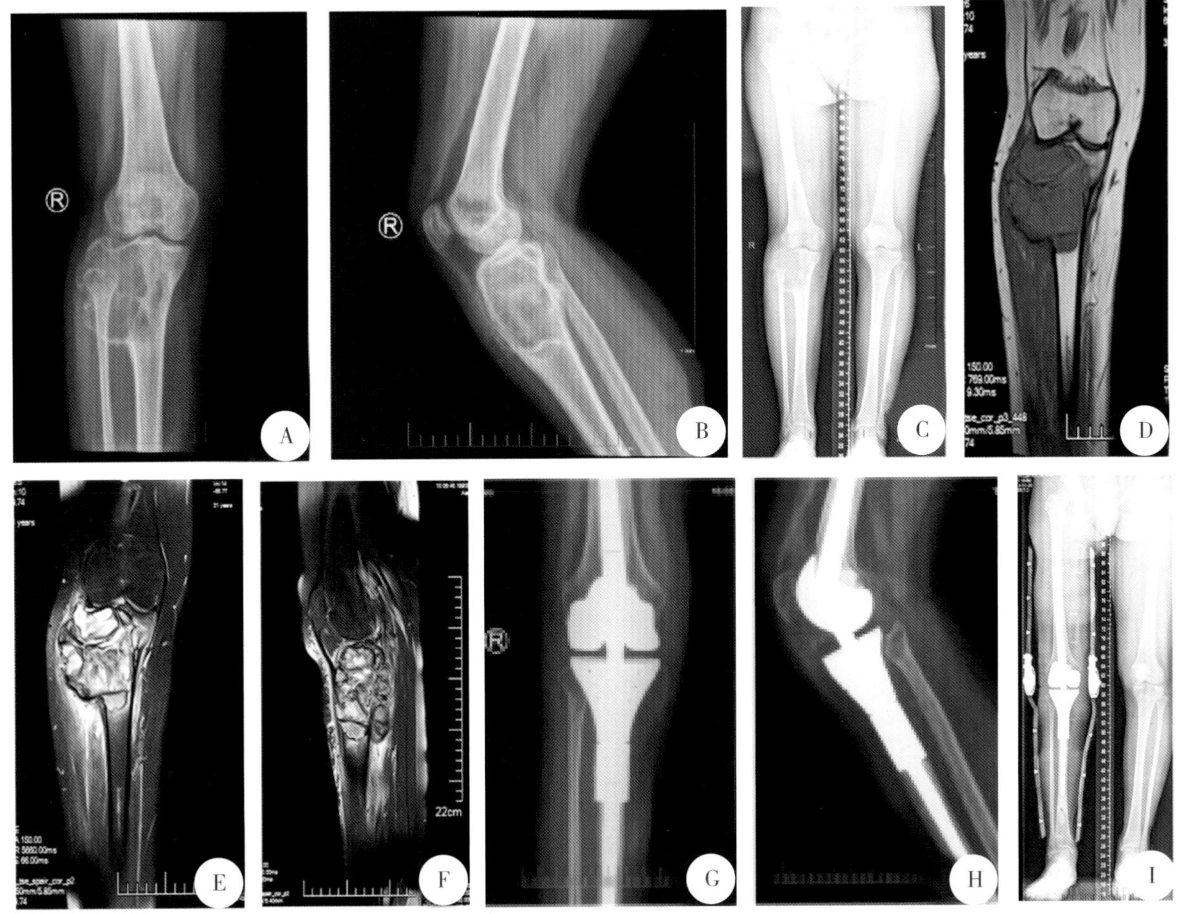

图 9-4-14　女性，31 岁，右胫骨上段骨巨细胞瘤，行瘤段切除、肿瘤性膝关节置换、髌韧带止点重建、腓肠肌内侧头肌瓣转位术

A～F. 术前影像学资料；G～I. 术后复查 X 线片

骨巨细胞瘤具有局部侵袭性，偶尔可发生远处转移，组织学特征无法判断局部侵蚀的程度。手术切除后复发率大约为 25%，并多在手术后两年内发生。腓骨、肋骨等可以大段切除的部位复发率低。肺转移的发生率约为 2%，转移多发生在骨巨细胞瘤确诊后的 3～4 年，局部复发、外科手术、肿瘤位于桡骨远端均可增加转移的风险，组织学改变对于是否发生转移无提示作用，转移灶可为单发或多发，通常转移灶生长极为缓慢，故称良性肺种植。

骨巨细胞瘤对放疗和化疗均不敏感，巨细胞瘤恶性变少见，多发生在放疗后。

九、骨肉瘤

（一）概述

骨肉瘤（osteosarcoma）是骨的原发恶性肿瘤，其特征是恶性肿瘤细胞产生类骨质或不成熟骨。骨肉瘤是儿童和青少年常见的原发性恶性骨肿瘤。现在通过有效的化疗，骨肉瘤患者的生存情况已显著改善。其好发部位为股骨远端和胫骨近端，其次为肱骨近端。约 3/4 的骨肉瘤出现在膝或肩；其次为股骨近端，股骨干和骨盆；其他部位包括腓骨近端，胫骨骨干及其远端。骨肉瘤发病率低的部位包括脊柱、肩胛骨、锁骨、肋骨、胸骨、肱骨远侧前臂和跗骨。骨肉瘤在长骨的好发部位为干骺端，有时为多中心发病。骨肉瘤的病程短而进展快，可以出现局部跳跃性病灶。有时，肿瘤甚至可在数日内明显增大膨出。也有缓慢生长的骨肉瘤，有时症状隐匿可达 1 年以上，这些缓慢的骨肉瘤多以硬化成骨为主。骨肉瘤最常经血行转移至肺，继发性的和在末期的骨肉瘤可转移至骨，而在发生骨转移时，往往已经发生肺部转移。肿瘤除多向肺或骨转移外，转移到内脏的很少。局部区域性淋巴结转移非常罕见。

骨肉瘤的组织学分类可以分为低级别中心性骨肉瘤，普通型骨肉瘤，血管扩张性骨肉瘤，小细胞骨肉瘤，骨旁骨肉瘤，骨膜骨肉瘤，高级别表面骨肉瘤，继发性骨肉瘤。

（二）临床表现

骨肉瘤在起病初期无典型症状。仅有围绕膝关节的疼痛，呈中等程度并间歇发作，活动后加剧。由于患者多处于青春期或青壮年期，健康状况一般良好，且可能经常参加体育活动，疼痛常被归咎于创伤，或被解释为风湿性病变，并行抗风湿治疗。很少患者在初期进行影像学检查，故无法发现本病。在数周内，疼痛可逐渐加剧，并持续发作，局部可在早期出现肿胀。肿胀可迅速地或相对缓慢地加重。由于肿瘤本身血供丰富，致局部皮温增高。局部触痛明显。在病变进展更快时，肿瘤附近的关节功能障碍，并呈现软组织浸润发红、水肿及明显的表浅静脉网状怒张现象。少数患者在其疼痛部位出现骨质溶解，当其进展迅猛时，可并发病理骨折，但较少见。局部淋巴结并不增大和增多，但在肿瘤进展显著时，这种患者中常可发生淋巴结炎。在诊断时，患者的一般情况通常良好。15%～20%的患者临床发现时已经出现转移，常见的转移部位是肺，但只有当肺出现广泛转移后才出现呼吸症状，也可转移到其他骨、软组织、中枢神经系统等部位，当出现多处转移时预后差。实验室检查阳性结果有限，血清学检查碱性磷酸酶和乳酸脱氢酶可升高，这两者的数值变化可以用于判断预后。从首发症状到治疗的时间，一般少于 6 个月。少数患者可达 1 年以上。

X 线片表现可分为，①成骨型：以增生硬化为主，表现为大量瘤骨形成，软组织块内也有较多瘤骨，有明显的骨膜反应。②溶骨型：以溶骨性破坏为主，早期为筛孔状骨质破坏，随着病变进展发展为虫蚀状、大片状骨质破坏，易引起病理性骨折。③混合型：兼有成骨型和溶骨型的征象。骨肉瘤所致骨膜反应的 X 线片表现可有线样、单层、葱皮样（多层）、垂直样和 Codman 三角等。肿瘤早期，病变局限于松质骨内，尚未侵及皮质骨，骨膜为较薄的平行线状；肿瘤恶性程度高、生长快或已向骨外生长时，骨膜呈较厚的层状或葱皮样；当肿瘤突破骨膜时，表现为层次模糊的骨膜反应，可有骨膜的破坏或中断，呈现 Codman 三角；若骨膜新生的骨小梁间有瘤骨存在时，表现为骨膜反应密度增高且均匀一致。骨肉瘤的软组织改变在 X 线片上表现为软组织的肿胀和肿块。软组织肿块由骨内生长的肿瘤穿破骨膜进入软组织所致，或者是起源于骨膜的肿块，即肿瘤自身。X 线片表现为不规则或呈分叶状，边缘可以清楚，存在水肿时边缘多模糊，密度高于周围软组织。软组织肿块内可见瘤骨或钙化，瘤骨多呈絮状、针状或磨砂玻璃状。深部的肿块膨胀性生长，可见到肌肉脂肪层受压推移，当肿瘤向软组织内浸润时，可见肌肉与脂肪被分割。出血、坏死及囊性变表现为低密度透亮区。软组织肿胀多由血液循环障碍所致。

CT 检查所见的征象与 X 线片大致相同，但是 CT 断层成像和较高的密度分辨率可以显示更多的信息。CT 上可见到的征象有，①瘤骨：主要表现为数量和形态不等、密度不均的高密度影，是诊断骨肉瘤的重要依据。②骨质变化：松质骨表现为虫蚀状或斑片状缺损，缺损区的肿瘤组织为中等密度，边缘偶有高密度硬化；皮质骨表现为虫蚀状、大片状缺损区或不规则变薄，也可见轻度膨胀。③骨膜反应：由于 CT 空间分辨率的不足，不能显示 X 线片上轻微的骨膜反应。但 CT 可直接显示横断面的 Codman 三角。④软组织改变：常偏于瘤骨一侧或围绕瘤骨生长，密度可均匀也可不均匀。增强扫描可见肿瘤组织不均匀强化，内见圆形或不规则形无强化区。⑤关节改变：表现为骨性关节面的破坏，边缘欠光整，关节间隙增宽及关节内软组织块影。CT 还可以发现 X 线片难以发现和不确定的征象，主要有：①更准确地显示肿瘤在骨髓内及软组织内的浸润范围。②可观察肿瘤内的坏死灶或出血灶。③可显示肿瘤与邻近结构的关系。④可显示跳跃性病灶。

MRI 具有良好的软组织对比度，能更好地显示肿瘤组织在髓腔或周围软组织内的浸润情况。骨肉瘤的主要 MRI 表现有，①瘤骨：在 T1 加权像上为低甚至极低信号，T2 加权像上为极低信号。②骨质变化：MRI 上可以分为松质骨和皮质骨的破坏。肿瘤组织在 T1 加权像为低信号或混杂信号，T2 加权像上为不均匀高信号或混杂信号。③骨膜反应：在 MRI 上表现为 T1 加权像和 T2 加权像的线样低信号结构，横断面上呈弧形或者半弧形，纵轴面上与骨干长轴平行。Codman 三角表现为皮质和软组织之间的线样低信号。④骨肉瘤对软骨的影响：MRI 是显示骨髓受侵的最佳方法，表现为线样低信号的髓板中断，肿瘤组织越过髓板向关节浸润。当肿瘤侵犯关节时，可见关节软骨带消失，边缘不规则。⑤肿瘤的边界及肿瘤周围的水肿：表现为肿瘤周围邻近组织内的斑片状均匀长 T1、长 T2 信号。⑥肿瘤血管：肿瘤部分或全部包绕血管时，提示肿瘤对血管的侵及。血管丰富的肿瘤可显示点条状或放射排列的血管流空信号。

（三）治疗

过去骨肉瘤主要的治疗方式是单纯手术，最常用的手术是截肢手术，但治疗效果很差，即使行截肢手术，其 5 年生存率也仅能达到 20%左右。自 20 世纪 70 年代，Rossen 和 Jaffe 开始对骨肉瘤患者采用化疗，从而使骨肉瘤的治疗进入新的时代，明显提高了骨肉瘤患者的生存率，5 年生存率从 20%左右提高到 50%～70%，而且以往一些需要采用截肢手术的骨肉瘤患者可以采用保肢治疗。

1. 化疗　对骨肉瘤的化疗始于 20 世纪 70 年代，主要在手术后辅以化疗药物，称为辅助化疗。1982 年 Rosen 等又提出新辅助化疗概念，即在手术前进行化疗，该方法可以缩小肿瘤体积，为保肢手术提供条件。术后对标本进行肿瘤坏死率检查，评估化疗敏感性。通过术前化疗，可使肿瘤细胞坏死、肿瘤缩小，减少肿瘤组织血运、炎症和肿瘤的活性，导致肿瘤硬化，另外对肺部的微小转移灶也有杀灭作用。通过新辅助化疗，局部肿瘤组织的坏死率可达到 90%以上，5 年的生存率可达到 70%以上。

术前化疗可以达到控制肿瘤的局部发展和全身转移的目的，由于肿瘤得到局部控制，增加保肢手术的概率。术前化疗所用的一线药物为大剂量甲氨喋呤（HD－MTX）、阿霉素（ADM）、顺铂（CDP）和异环磷酰胺（IFO）。

术前化疗的临床评估依据为临床症状改善（包括疼痛程度的减轻或缓解，肿块缩小、变硬等），实验室检查血清碱性磷酸酶降低，影像学上肿瘤硬化、体积减小及血管造影肿瘤周围血管减少。

2. 手术治疗　手术主要有保肢手术和截肢手术两种，手术方案应根据术前化疗效果和肿瘤的外科分期而定，同时结合患者的年龄、肿瘤部位和大小、软组织和神经血管受累情况、是否有病理性骨折、患者本人及家属的要求综合考虑。对于出现肺转移、病理性骨折者一般考虑截肢手术。保肢手术方法很多，腓骨、手足小骨的骨肉瘤可单纯行肿瘤广泛切除术，而对四肢长骨，如胫骨、股骨、肱骨、桡骨等的肿瘤切除后可采用灭活再植、异体骨移植、肿瘤关节假体置换等保肢术式（图 9－4－15、图 9－4－16）。

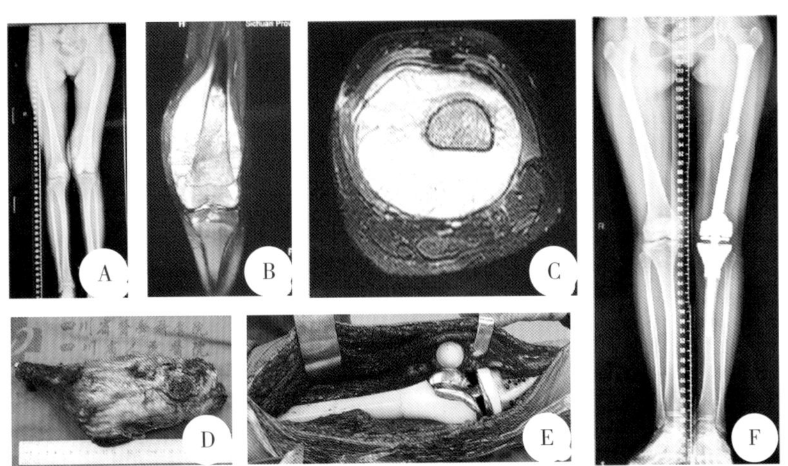

图 9－4－15　女性，15 岁，左股骨下段、胫骨上段骨肉瘤，行左股骨远端、胫骨近端瘤段关节外切除、肿瘤型膝关节置换术

A~E. 术前影像学资料；F. 术后复查 X 线片

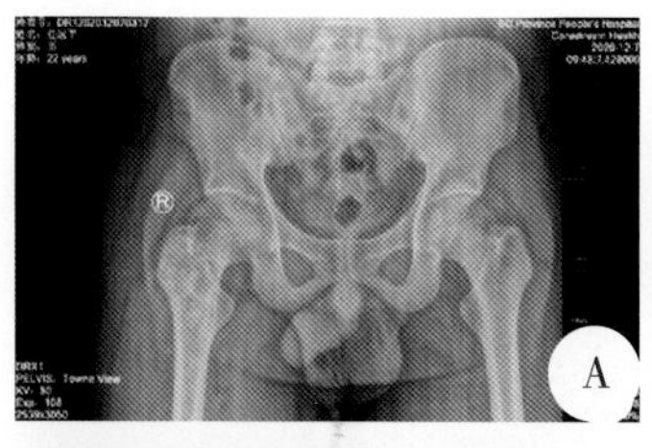

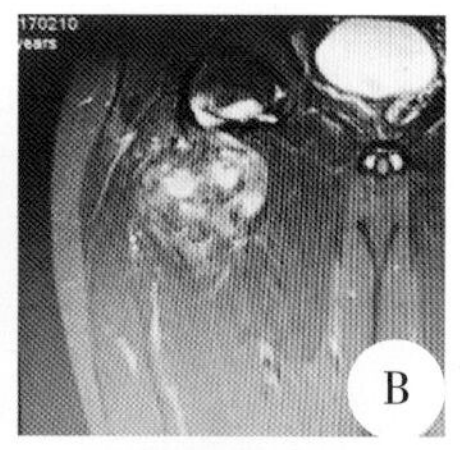

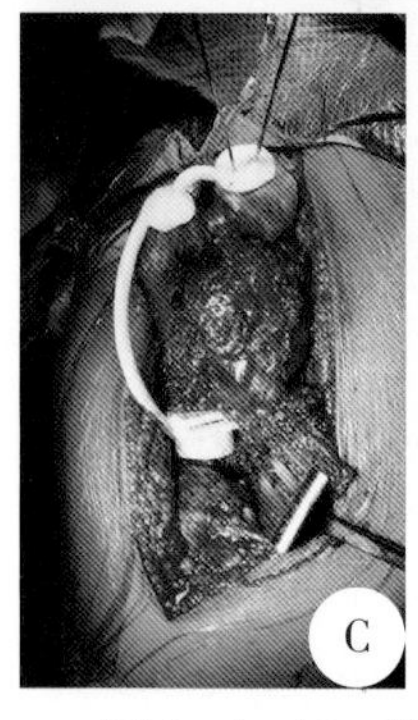

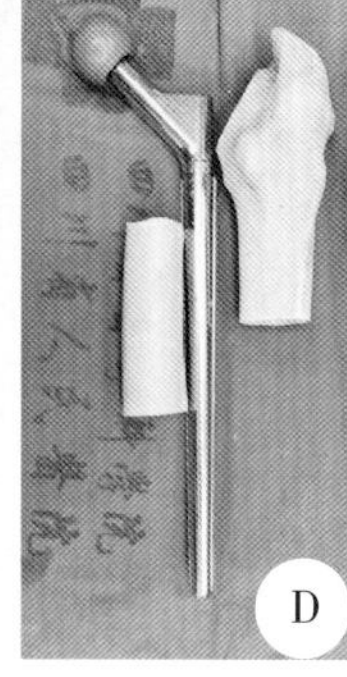

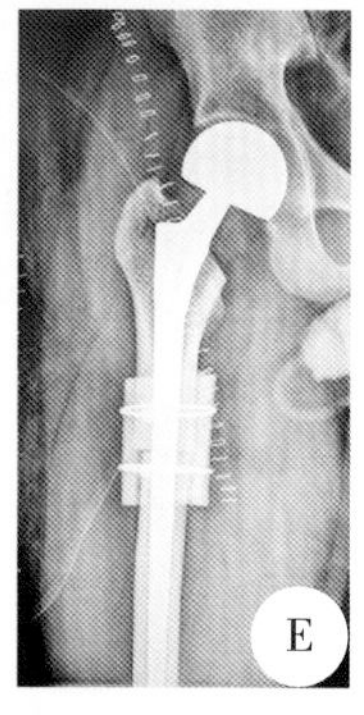

图 9-4-16　男性，22 岁，右股骨上段骨肉瘤，3D 打印截骨导板引导下截骨，瘤段切除，人工双动股骨头＋同种异体骨段植骨重建术

A、B. 术前影像学资料；C. 3D 打印截骨导板引导下截骨；D. 同种异体骨及假体；E. 术后 X 线片

未经治疗的骨肉瘤一般是致命的，局部浸润性生长和迅速的全身性播散是肿瘤进展的重要标志。普通型骨肉瘤影响预后的因素包括：肿瘤的范围、大小、恶性程度、解剖部位，有无病理性骨折以及对化疗反应的程度。单发肿瘤、无远处转移的要比远处转移、有跳跃性或多发肿瘤的预后好。肿瘤体积较大的预后差。肢体远端的骨肉瘤预后优于肢体近端，躯干的肿瘤预后差。出现病理性骨折提示预后不良。术前化疗反应敏感者的预后好于化疗不敏感者。事实上患者对术前化疗的反应是最敏感的预后指标，最终的生存率与术前化疗的疗效直接相关，化疗反应“良好”（定义为手术标本至少 90％坏死）的肢体骨肉瘤患者 5 年生存率（71％～80％）显著高于化疗反应较差的患者（45％～60％）。

3. 其他治疗

（1）靶向治疗：索拉非尼是一种靶向血管内皮生长因子受体（vascular endothelial growth factor receptor，VEGFR）的多靶点激酶抑制剂，作为二线或三线治疗药物时对骨肉瘤有一定效果，目前仍处于探索阶段。

（2）免疫治疗：免疫反应可能会影响骨肉瘤患者的生存。此类患者存在细胞毒淋巴细胞，而且至少一项研究提示，淋巴细胞浸润的程度与生存情况相关。这些发现促使研究者为晚期骨肉瘤患者寻求各种免疫疗法。使用帕博利珠单抗治疗晚期软组织肉瘤或骨肉瘤的研究显示，纳入该研究的 22 例骨肉瘤患者中有 1 例获得部分缓解，中位生存期无进展，为 8 周。

（3）双膦酸盐：许多体外研究和异种移植研究都认为单纯双膦酸盐治疗或双膦酸盐联合化疗对骨肉瘤有效，目前仍处于临床试验阶段，建议在临床试验中使用标准化疗加双膦酸盐治疗转移性骨肉瘤。

近 20 年来，对骨肉瘤的诊断和治疗取得了巨大的进步。多药联合化疗极大地提高了患者的长期生存率和施行保肢手术的可能性。保肢治疗的经验积累，使肢体骨肉瘤患者的保肢手术率提高至 90％～95％。目前，经过正规的化疗－手术－化疗，患者 5 年生存率可达到 60％～80％。

十、软骨肉瘤

（一）概述

软骨肉瘤（chondrosarcoma）是一组异质性恶性骨肿瘤，共同特点是具有软骨样（软骨）基质。软骨肉瘤是常见的原发性恶性骨肿瘤。在原发性恶性骨肿瘤中，软骨肉瘤占20％～27％，其中男性是女性的 2 倍，一般发病于中老年，只有少数发生于儿童和青春期。软骨肉瘤好发于扁骨、肢带骨和长管状骨的近端。软骨肉瘤的临床表现各异，90％是普通软骨肉瘤，这些肿瘤生长缓慢，发生转移的可能性较小，对化疗和放疗均相对不敏感。软骨肉瘤依据软骨细胞丰富程度、软骨细胞异型程度、双核细胞和核分裂象有无和多少、软骨基质黏液变性的程度，在组织学上分为Ⅰ、Ⅱ、Ⅲ级软骨肉瘤，级别越高，恶性程度越高。这种分级与预后和治疗相关。但由于病理分级的主观性和精确度较差，软骨肉瘤恶性程度评估较为困难。软骨肉瘤的恶性程度由肿瘤所含有的细胞成分多少、大小和异形性，以及细胞核的异形性、分裂象、多核或双核等情况确定。其他一些组织学征象也可提示恶性，如骨小梁被肿瘤组织侵犯、哈佛斯系统和骨髓被侵犯、皮质被渗透，但这些特点不是公认的分级体系的组成部分。一些学者将软骨肉瘤分为两个级别，低度恶性和高度恶性。低度恶性软骨肉瘤：细胞密集度低，基质丰富，多形性较轻，核分裂少见，几乎没有奇异的细胞。高度恶性软骨肉瘤：细胞数量过多，中度到明显的多形性，双核或奇异核，核分裂高度活跃。在组织学检查中，推移性边缘是低度恶性软骨肉瘤的特点，高度恶性软骨肉瘤则表现出浸润性边缘。在肿瘤的生长过程中，可以产生新的更高恶性程度的肿瘤细胞克隆，因此可以出现肿瘤恶性程度的进展。软骨肉瘤的恶性程度可以发生变化，它们可以从较低的病理级别向高级别恶性软骨肉瘤转化，甚至发生去分化，形成含有骨肉瘤、恶性纤维组织细胞瘤、纤维肉瘤等成分的去分化软骨肉瘤。

（二）临床表现

软骨肉瘤的临床表现轻微、发展缓慢，病史一般较长。主要症状是深部的轻微疼痛，呈间歇性发作。通常因肿瘤尚未侵犯软组织、不能触及骨外肿块，仅表现为受累骨骼的增粗。晚期可形成大的、能触及的软组织肿块。发生于脊柱、骶骨、肋骨或骨盆的软骨肉瘤可引起严重疼痛，可因为压迫神经而引起放射性疼痛。有些首发或复发的患者，肿瘤生长迅猛，呈侵袭性，早期即可破坏骨皮质并侵犯软组织，应考虑为去分化征象或恶性升级。偶尔有肿瘤经骺端侵入关节引起关节症状，病理性骨折少见。有时已经手术治疗而复发的软骨肉瘤表现出比原发肿瘤更强的侵袭性。

软骨肉瘤在X线片上具有典型的表现，显示为骨内溶骨性破坏，其中可有大量钙化，在干骺端可表现为偏心性生长，在骨干则为中心性生长。肿瘤一般生长缓慢，可出现特征性的髓腔膨胀。外侧骨皮质可变薄，内侧因内骨膜受肿瘤侵犯，呈扇贝样花边状改变。骨皮质可在较长的时间缓慢发生反应性骨化增生反应，表现为骨皮质增厚，一般无骨膜反应。肿瘤生长较快的患者，呈明显侵袭性发展，仅能观察到边缘模糊的骨质溶解区，可伴有或不伴有骨皮质的破坏。常常由于软骨有钙化及骨化的倾向而表现出肿瘤内的不透光性增强。软骨钙化特征性表现为无结构的、不规则散布的喷雾状颗粒，或结节样、环形钙化。有时由于骨壳内有骨嵴形成，可致图像呈泡沫状或面包屑样改变。有时由于病灶钙化较致密而使肿瘤不透光。极少数情况下，肿瘤侵入松质骨但尚未破坏骨小梁，局部钙盐沉着及反应性骨化可导致松质骨密度均匀增高。这种情况下如无钙化，则肿瘤的骨内部分在X线片上几乎仍不显影，需要结合CT、MRI检查结果加以诊断。一般在低度恶性的高分化软骨肉瘤中钙化较多，而恶性程度较高的钙化则很少，有时甚至完全无钙化。

CT和MRI可以进一步明确肿瘤在骨及软组织中的范围。软骨肉瘤在CT上常表现为分叶状的髓内肿块，伴散在的高密度钙化。软骨肉瘤的MRI表现是非特异性的，肿瘤呈分叶状，T1加权像呈低到中等信号，T2加权像呈高信号，其中的钙化为低信号。在高侵袭性患者中，早期即可出现骨皮质不连续、膨胀而侵入软组织内形成肿块，引起广泛的骨皮质破坏，其中钙化较少。骨膜由于受到侵犯并被抬起形成骨膜反应，呈厚而不清的不透光带，垂直于皮质。但较少见Codman三角或日光放射现象。

（三）治疗

对软骨肉瘤应尽早治疗，虽然部分肿瘤生长缓慢，但高度恶性肿瘤早期就可发生转移，低度恶性肿瘤的恶性程度也可随时间增加或去分化。治疗各种类型软骨肉瘤的唯一有效方法是完整的外科切除。切除范围需要包括肿瘤假包膜和反应区，行经过正常组织的广泛切除。边缘切除后的复发危险性极大，软骨肉瘤复发后可能增加组织学上的恶性程度。

手术的设计及切除应取决于影像学检查（X线片、CT和MRI等）提示的肿瘤侵犯范围。术前应进行局部穿刺或切开活检进行组织学分级，也可术中冰冻。由于活检标本可能不能反映整个软骨肉瘤的病理情况，因此若结果与临床症状及影像学检查结果不符合，要重新取材或依据蜡块病理结果重新评估。活检时应注意彻底止血防止肿瘤在软组织中的种植，再次手术时应切除原活检切口通路的所有组织。

Ⅰ级软骨肉瘤可行广泛的病灶内切除，残腔采用苯酚、酒精、液氮等处理，可获得较满意的肢体功能，但仍有局部复发的危险。文献报道，对于低度恶性软骨肉瘤，不完整切除的局部复发率高达70%～80%。由于软骨肉瘤单纯刮除的手术成功率很低，所以不论病理级别，都不能采用这种手术方法。最适合的治疗方法是广泛或根治性切除。整段切除肿瘤后，要根据骨缺损的部位，采取不同的方法进行相应重建（图 9－4－17）。

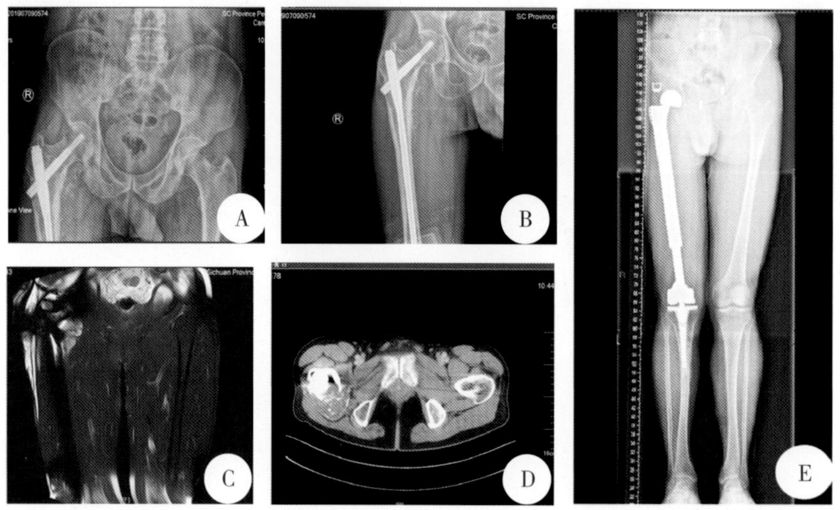

图 9－4－17　男性，60 岁，右侧股骨转子间软骨肉瘤病理性骨折，行肿瘤切除、肿瘤假体置换术

A、B. X 线片，右侧股骨内侧可见钙化点；C. MRI，可见肿瘤呈分叶状；D. CT，可见溶骨性骨质破坏，病灶内可见钙化灶；E. 术后 X 线片

对于高度恶性的软骨肉瘤及去分化软骨肉瘤则更应采取广泛切除，有时甚至是根治性切除。但对于躯干的软骨肉瘤，则很难做到广泛切除。这种情况下通常患者预后不佳。

随着保肢技术的发展，大多数软骨肉瘤患者可以保留肢体。总体上，软骨肉瘤广泛切除后的局部复发率可控制在 10％～15％。对于低度恶性患者，复发后接受再次广泛切除，仍有可能获得痊愈。对软组织侵犯明显的软骨肉瘤，尤其是Ⅲ级软骨肉瘤及去分化患者，常需要截肢方能控制。对于已经发生肺转移的患者，在允许的情况下进行转移瘤的切除，仍能延长患者的生命。

由于大多数软骨肉瘤是低度或中度恶性的肿瘤，确诊时肺转移并不常见，因此广泛边界的外科切除可使大多数的软骨肉瘤患者痊愈。不同级别的软骨肉瘤预后不同，Ⅰ级软骨肉瘤生长缓慢，转移较少，5 年生存率达 90％，但若切除不充分可出现局部复发；Ⅱ级软骨肉瘤尽管其病程漫长，以及在组织学方面可能观察不到恶性表现，但可早期转移，而且很容易在局部复发，如果手术治疗及时而适当，则 5 年生存率可接近 60％；Ⅲ级软骨肉瘤预后最差，5 年生存率仅接近 40％。

软骨性肿瘤的病理级别是可以发生变化的，良性的内生软骨瘤或骨软骨瘤可以恶变为软骨肉瘤，低度恶性的可以进展为恶性程度更高的软骨肉瘤，甚至发生去分化改变（图 9－4－18），在复发及转移患者中更常见。

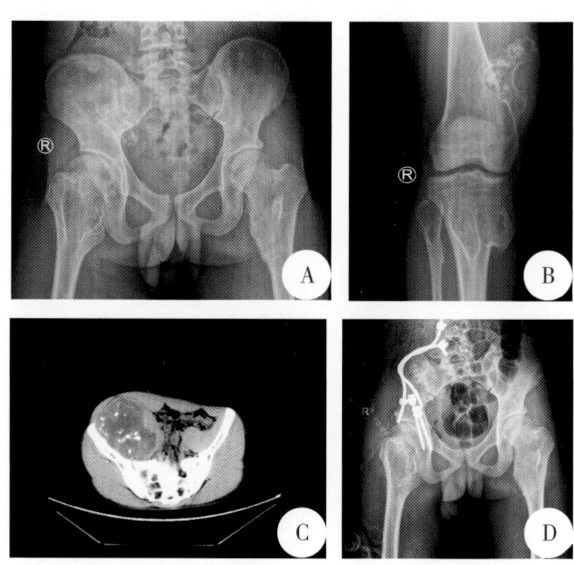

图 9－4－18　男性，17 岁，多发骨软骨瘤，骨盆骨软骨瘤恶变为软骨肉瘤，行骨盆肿瘤切除、钉棒系统＋植骨重建术

A、B. 术前 X 线片；C. 术前 CT；D. 术后 X 线片

软骨肉瘤的预后主要取决于两个方面：是否能广泛切除及组织学分级。由于某些软骨肉瘤生长缓慢，即使在切除原发肿瘤 10 年以后还可以发生局部复发和转移。

十一、尤文肉瘤

（一）概述

尤文肉瘤（Ewing sarcoma，ES）为恶性肿瘤，依据 WHO 第五版软组织肿瘤分类，尤文肉瘤归为未分化圆形细胞肉瘤，不在单列。它是一种小圆细胞肉瘤，几乎所有患者都会表达某种染色体相互易位，大部分相互易位涉及的断裂点集中在染色体 22q12 上的单基因位点 *EWSR*1。

尤文肉瘤发病率低于骨肉瘤、软骨肉瘤。但它居于儿童常见骨骼和软组织肉瘤的第二位。尤文肉瘤好发于男性，男女比例约为 1.4∶1。将近 80％的患者小于 20 岁，发病高峰年龄为 10～20 岁，大于 30 岁的患者很少见。好发部位在骨盆和股骨，其他为肱骨、胫骨和腓骨。

（二）临床表现

局部的疼痛是最常见的临床症状，肿瘤生长迅速，几周即可出现局部肿胀或肿块。对患者进行全身检查时经常发现发热、贫血、白细胞增多和 ESR 加快等，这一表现可产生于急性骨髓炎，但病理性骨折并不常见。影像学主要征象包括髓腔骨质破坏、骨膜反应、软组织肿块等。

1. X 线检查　本病好发于长骨骨干、干骺端及扁骨，一般不累及骨骺。典型的尤文肉瘤主要表现为：①骨干较大范围的骨质疏松、虫蚀状骨质破坏区，边界不清。②骨膜呈葱皮样，也可表现为细骨针日光放射状或出现 Codman 三角。③肿瘤易沿哈弗斯管生长形成软组织肿块。④尤文肉瘤可因刺激成骨细胞导致反应性骨质硬化、骨皮质增厚。⑤发生在扁骨者，骨质多表现为增生硬化，骨膜反应常表现为垂直于骨表面的短小一致的细针状。

2. CT 检查　对于显示骨皮质点状的细微破坏、骨质增生硬化、骨膜反应以及软组织肿块优于 X 线片。骨质主要表现为虫蚀状或片状骨质破坏，肿瘤内无钙化或骨化。增强扫描肿瘤呈不均匀强化。

3. MRI 检查　表现为骨干髓腔内异常信号区，在 T1 加权像呈低信号，T2 加权像呈高信号，信号不均匀。如有出血，在 T1 和 T2 上均为高信号，瘤周水肿在 T2 上也可表现为高信号。增强后肿瘤多为不均匀性强化，出血坏死区无强化，但瘤周水肿可强化。早期肿瘤沿哈弗斯管浸润而尚无骨质破坏和骨膜反应时，MRI 就能显示髓腔内异常的低信号区。

（三）治疗

1. 化疗　化疗是尤文肉瘤很重要的治疗方法，通过化疗可明显提高生存率，使尤文肉瘤的 5 年生存率从 10％左右提高到 60％～70％。常用化疗药物包括阿霉素、环磷酰胺、长春新碱、放线菌素－D、异环磷酰胺和依托泊苷（VP16）。通常在无疾病进展的情况下，先给予 4～6 个周期的化疗，然后行局部治疗，并在局部治疗后再给予相同化疗，总共达到 14～17 个周期。疼痛缓解、肿瘤缩小、乳酸脱氢酶（lactate dehydrogenase，LDH）下降、影像学改善和手术切除的标本可见坏死，都表明化疗方案有抗肿瘤效果（图 9－4－19）。

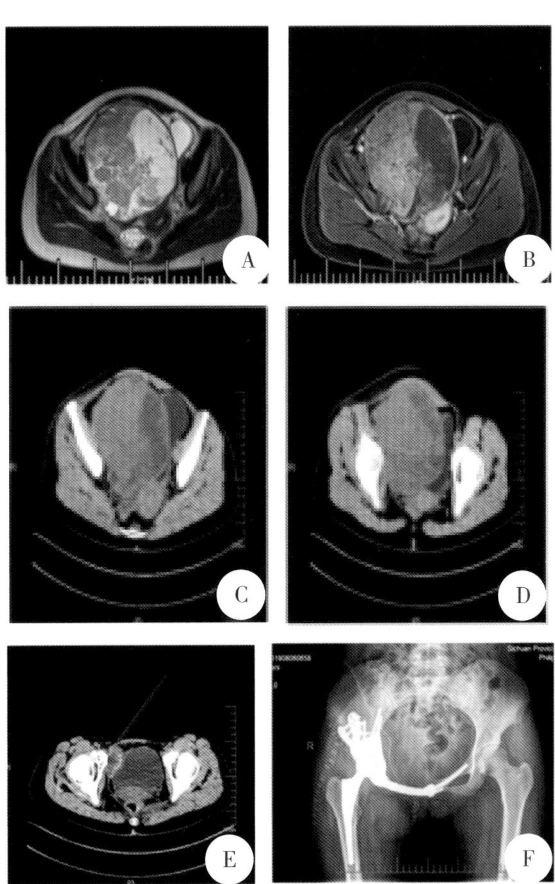

图 9－4－19　女性，20 岁，尤文肉瘤

A、B. 术前 MRI；C、D. 术前 CT；E. 尤文肉瘤化疗后 CT（病灶缩小至箭头部位）；F. 术后复查 X 线片

2. 放疗 尤文肉瘤对放疗敏感，肿瘤部位的局部放疗是一种重要的治疗方法。目前认为，若手术可获得阴性切缘、无过多并发症且不影响肢体功能，可首选手术切除。手术切除的主要优势在于不会发生治疗相关的肉瘤。如果因肿瘤位置或范围不佳而不能行保留功能的手术，以及诱导化疗后有明确不可切除的原发肿瘤，建议放疗。对于转移性尤文肉瘤患者的原发灶，建议使用放疗。

3. 手术治疗 对四肢尤文肉瘤来说，若肿瘤可行广泛切除，可在化疗后将肿瘤广泛切除，而不用放疗；若肿瘤不能广泛切除，应在手术前局部放疗；若术中发现肿瘤切除不彻底，应在术后加用局部放疗；若术前影像学发现肿瘤肯定不能切除彻底，则最好选择截肢手术。

若肿瘤位于脊柱、骨盆等中轴骨部位，或肿瘤较大、难以切除，有时可采用单纯放疗而不行手术切除。单纯瘤内切除并不能控制肿瘤的发展。

十二、骨转移瘤

（一）概述

骨转移瘤（bone metastases）在WHO第五版骨肿瘤分类中被归为恶性骨的其他间叶性肿瘤，是指原发于某器官或组织的恶性肿瘤，通过血液循环（极少数通过淋巴系统）转移到骨骼所产生的继发性肿瘤。癌细胞从肿瘤中逃逸并侵入远处组织，使治愈的可能性大大降低。晚期恶性肿瘤患者常常发生骨转移，癌细胞向骨骼的转移往往是恶性肿瘤相当严重的并发症。骨组织是恶性肿瘤远处转移中除肺、肝外重要的好发部位，常累及骨盆、脊柱、肋骨和股骨等，转移到膝和肘以远的部位不常见。大约50%的肢体远端转移来自肺转移。乳腺癌和前列腺癌很少发生肢体远端的转移。脊柱静脉系统在骨转移中起到重要作用。乳腺癌、肺癌、肾癌、前列腺癌和甲状腺癌可以直接引流到脊柱静脉系统，而该系统与椎体、骨盆、肋骨、头颅骨和肢体近端相连。绝大多数骨转移癌患者有不同程度的疼痛。骨转移癌患者的疼痛类型可能是严重且复杂的，常需要非甾体抗炎药来缓解，甚至需要阿片类药物治疗。由于恶性肿瘤治疗方法的改进，患者预期寿命延长，因此生活质量的改善是目前治疗骨转移癌的主要方向。

（二）临床表现

骨转移瘤患者的常见表现是疼痛，疼痛可以是局限性或弥散性的。当病变位于长骨上，疼痛仅仅局限在病变的部位。如果病变在骨盆或脊柱上，疼痛就不仅仅局限在病变的部位，这时明确病变部位就较难。恶性骨肿瘤的疼痛是静息痛，突出的表现是不能耐受负重和关节活动。这种症状刚开始时是间断性的，逐渐进展到持续性的，常常有夜间疼痛。当这种破坏性的骨病变位于负重骨上时，诸如股骨和胫骨，常常主诉行走时疼痛。如果负重时产生严重的疼痛，在X线片上有较大的溶骨性骨破坏，应该考虑溶骨性的骨折会很快发生。负重时疼痛常常是骨折的主要症状之一。在行走时下肢发生疼痛尤其如此。骨质破坏小于50%可能没有任何不舒服。完全为溶骨性破坏的骨折的发生率很高，而完全为成骨性破坏骨折的发生率较低。

实际上，所有的骨转移瘤患者最终都死于原发病，一般生存6～48个月。对骨转移患者而言，控制疼痛、保持肢体功能和行走能力是第一要求。一般而言，前列腺癌和乳腺癌的患者生存期较长。肾癌、甲状腺癌的患者生存期也比较长，因而对生活的期望比较高，而肺癌、肝癌等一些癌症患者多在一年内死亡。

（三）治疗

骨转移瘤的治疗原则是控制和缓解疼痛，预防并发症，最大限度提高患者生存质量。应结合患者的病史、全身情况、原发肿瘤、转移的位置、是否有病理性骨折、预期寿命等综合分析，制订治疗方案。

1. 双膦酸盐 因双膦酸盐具有抑制骨吸收的作用，被广泛用于骨转移瘤的治疗，双膦酸盐对骨矿物质有高度的亲和性，在体内能够选择性地和骨矿物质表面结合，当破骨细胞通过溶骨作用摄入双膦酸盐后，可造成破骨细胞的超微结构发生变化，细胞内许多生化过程受到影响，骨吸收功能降低，双膦酸盐还能作用于破骨细胞前体细胞，抑制破骨细胞的形成。

应用双膦酸盐治疗可以减轻骨转移瘤产生的骨痛，阻止转移瘤的进一步发展，降低病理性骨折、脊髓压迫症状、高血钙发生的概率。及早使用者可明显改善预后和生存质量。但双膦酸盐治疗不能完全阻止骨转移瘤的发生，而且双膦酸盐治疗还有导致肾功能损害和颌骨坏死的风险。

2. 放疗　放疗可以明显减轻骨痛、控制病变发展。对于成骨性肿瘤和混合转移瘤，特别是乳腺癌的骨转移，放疗效果好。对于单纯溶骨性转移（如肺癌、骨髓瘤和肾癌），放疗效果差。

3. 内分泌治疗　激素受体阳性乳腺癌可以使用芳香化酶抑制剂、孕激素、抗雌激素药物治疗。甾体类或非甾体类抗雄激素可以治疗前列腺癌骨转移，降钙素可以抑制溶骨反应。

4. 化疗　目前多使用联合化疗方案，同时介入化疗已经在临床上广泛应用。

5. 手术治疗　手术是治疗骨转移瘤的主要方法，对预计生存期超过3个月、能耐受手术和麻醉的患者可选择手术治疗。手术的目的是缓解疼痛、延缓病情发展、避免病理性骨折发生，以提高生存质量。

手术方法根据部位的不同、骨转移灶的多少而不同。对于单发转移或原发肿瘤预后好者，可行肿瘤广泛切除内固定术（图9－4－20）；对于多发转移或原发肿瘤预后不好者，可行瘤内姑息切除缓解症状、减轻疼痛、提高生存质量。

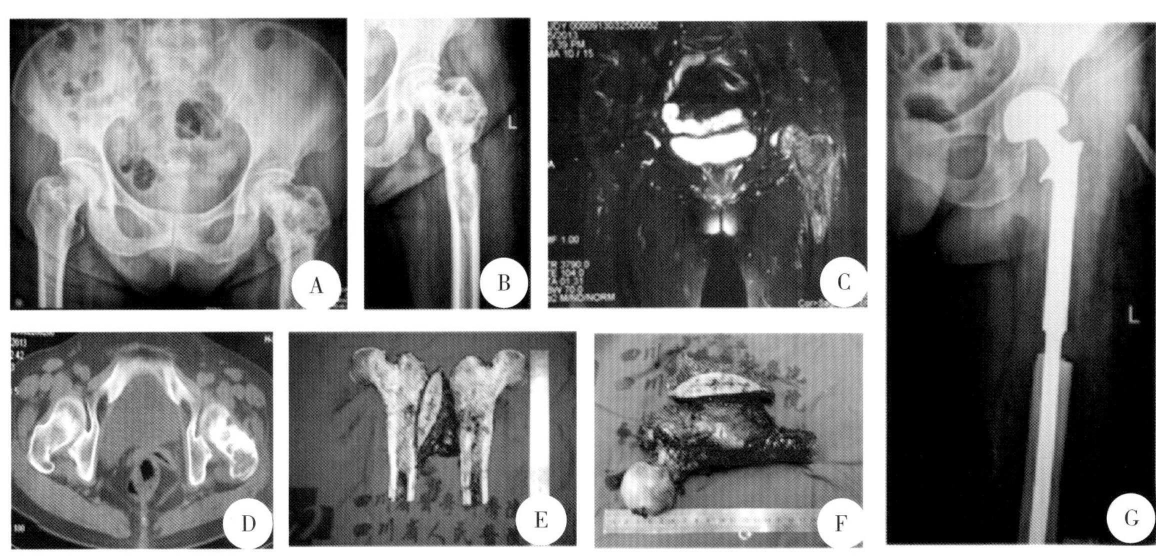

图9－4－20　女性，60岁，乳腺癌左侧股骨近端转移

A、B. 术前X线片；C. 术前MRI；D. 术前CT；E、F. 术中整体切除肿瘤大体图及剖视图；G. 术后复查X线片

十三、软组织肉瘤

（一）概述

恶性软组织肿瘤即软组织肉瘤（soft tissue sarcoma，STS），是源于结缔组织的一类具有很强侵袭性和异质性的恶性肿瘤，软组织肉瘤病理分型复杂，但治疗有共通之处，故本节合并讲解。

软组织肉瘤通常源于骨的支持组织，包括肌肉、筋膜、纤维、神经鞘、脂肪、淋巴及血管。软组织肉瘤具有高侵袭性、高复发性和高转移性，对人类健康危害很大。在WHO第五版软组织肿瘤分类中，常见的恶性软组织肿瘤有滑膜肉瘤、脂肪肉瘤、纤维肉瘤等，可发生于身体的任何部位。

软组织肉瘤早期并无明显的症状，且软组织肉瘤局部快速浸润生长，容易发生转移，研究显示，超过30%的软组织肉瘤成人患者会发生致命性的肺转移，转移后中位生存时间约为15个月。因为早期明确诊断较为困难，故其5年生存率不高，约为58%。软组织肉瘤发病男性略多于女性，男女发病比例约为1.4∶1，软组织肉瘤可发生身体任何部位。成人常见的软组织肉瘤病理类型为滑膜肉瘤、平滑肌肉瘤和脂肪肉瘤，儿童常见的软组织肉瘤病理类型为横纹肌肉瘤。软组织肉瘤通过直接局部侵袭、淋巴管和血行播散传播。这些肿瘤局部浸润性生长于肌间隙、神经鞘、血管和筋膜间。软组织肉瘤是否发生转移取决于组织病理学特征，最重要的是细胞分化程度。一旦发生转移，预后极差。远处转移部位以肺最为常见（超过30%），其次是骨骼、肝脏和脑，再次为腹膜后和其他组织。

（二）诊断

软组织肉瘤患者最常主诉逐渐增大的无痛性肿块。这些肿瘤会变得很大，特别是位于股部和腹膜后腔的肿瘤。一些患者主诉疼痛或与肿块压迫相关的症状，包括感觉异常或肢体水肿。偶有全身症状，如发热和/或体重减轻。

诊断采取三结合模式：临床、影像学与病理学综合考虑，常用思路或步骤：①肿块是肿瘤还是反应性、增生性或假恶性病变；②病变生物学潜能是良性、中间性或恶性；③病变是肉瘤还是癌、淋巴瘤或黑色素瘤等；④软组织肉瘤的类型、分级及分期。

临床信息的采集注意以下几点：①年龄，总的来说发生于儿童和成人的软组织肉瘤几乎没有交叉；②深浅，大多数情况下软组织肉瘤表现为部位深在的肿块；③生长速度；④大小；⑤活动度与质地；⑥是否有持续进行性加重的疼痛；⑦局部的表现，如温度、静脉怒张或肿胀。

常用的影像学检查有X线片、CT、MRI、ECT/SPET-CT、PET等。影像学检查可提供病变的范围，与邻近组织结构的毗邻关系及病变内在影像学特征。诊断性影像学检查的目的在于：①病变的检出和特征描述；②区分肿瘤和非肿瘤性疾病；③提供特异性诊断或恰当的鉴别诊断；④指导病变活检；⑤肿瘤分期。

目前显微镜下的形态学评估是软组织肉瘤诊断的“金标准”。由于部分软组织肉瘤的组织学类型通常很难直接根据形态学确定，所以经常需要用到一些辅助诊断的方法，如免疫组化、细胞遗传学和基因分析等。一些软组织肉瘤亚型具有特征性的遗传学变异。

对疑为软组织肉瘤的病变进行活检是治疗过程中重要的第一步，高度推荐在治疗前进行活检以明确诊断和对软组织肉瘤进行分级。活检应由有经验的外科医生（或放射科医生）进行，可通过开放性切取活检或芯针穿刺技术来完成。首选芯针穿刺活检。然而，有经验的外科医生可能考虑行开放性切取活检。影像引导下的芯针穿刺活检可能适用于肢体/躯干的肉瘤。

（三）治疗

手术治疗、放疗和化疗等综合治疗可显著提高软组织肉瘤患者生存率，减少局部复发的可能。目前手术对于大多数类型的软组织肉瘤是主要的治疗选择。通过当前的治疗方案，大多数死于软组织肉瘤的患者通常存在化疗耐受的转移性疾病。

1. 手术治疗原则、目标及相关问题 详尽的局部影像病理解剖分析、周密的手术方案设计是非常重要的。手术需在软组织肉瘤未受浸润的层次进行分离，许多人提倡做到在肿瘤的三维空间上达到2～3cm的外科切缘，但是在实际操作时其实是很难做到的，除增加一些不必要的外科操作外，外科切缘的绝对数值从来就没有得到科学的验证。肿瘤邻近或压迫主要血管、神经或骨，只要其未受侵犯，都可以切除相应的膜屏障后保留这些结构。总之，手术的目标是R0切除，目的是控制局部复发（复发率低于20%）。如果最终的术后病理结果为切缘阳性，只要不会带来明显的功能障碍，强烈建议再次进行扩大切除，以获得阴性切缘。对切缘<1cm或邻近重要血管、神经或骨的切缘阳性者应该进行辅助放疗。

局部复发的患者完善检查后，活检部位和引流通道应该与大体标本一起整块切除。已按良性肿瘤进行边缘或囊内切除的软组织肉瘤患者，强烈建议再次积极的手术治疗，以获得阴性切缘。

对四肢软组织肉瘤能进行的最大范围手术是截肢术，目前已经很少采用此术式，大多数肢体软组织肉瘤均可实施保肢手术。但某些情况下仍有必要进行截肢，这点很重要。

外科切除结合放疗是局部高度恶性软组织肉瘤的基本治疗原则。对于局部晚期软组织肉瘤而言，当无法确定能否获得R0切除时，常采用新辅助治疗（例如放疗、肢体隔离灌注化疗及系统治疗），目的是使局部肿瘤缩小，为后续切除创造更好的条件。

2. 局部放疗　对于高度恶性软组织肉瘤而言，不论放疗的实施时间（新辅助或辅助）或实施技术（体外放疗、术中放疗、短距放疗），放疗都有一定的效果，但并不影响总体生存率。对于低度恶性软组织肉瘤，放疗结合外科治疗并不提高局部控制率。单独放疗无法代替再次扩大切除。

新辅助放疗因有明确的肿瘤定位和精确的放疗计划，可达到更小的治疗范围和较小的剂量要求。放疗后肿瘤缩小和边界清晰，在一定程度上更有利于保肢手术的成功实施。不利之处在于术前放疗可能导致伤口愈合延迟，因放疗需要推迟手术进行，以及放疗后造成不同程度的组织坏死，故可能影响病理诊断的准确性。

术后放疗通常在伤口愈合后进行，切口并发症少，手术切除肿瘤标本完整，未经放射线照射，可以进行准确的病理诊断评估。缺点是无法精准确定放疗靶区的边界，常需给予较大放射剂量。目前治疗高度恶性软组织肉瘤的常用方法是联合使用新辅助化疗和放疗，化疗除能治疗早期微转移病灶外，还可充当辐射增敏剂，以减少肿瘤局部复发的机会。

3. 化疗　疗效评价应建立在准确的软组织肉瘤亚型或分子病理分型上，辅助化疗或者新辅助化疗对于横纹肌肉瘤是合适的标准治疗方法，对于滑膜肉瘤（图 9－4－21）、黏液圆细胞脂肪肉瘤及未分化肉瘤患者也应考虑。对于儿童和青少年软组织肉瘤，全身化疗已成为治疗选择之一。

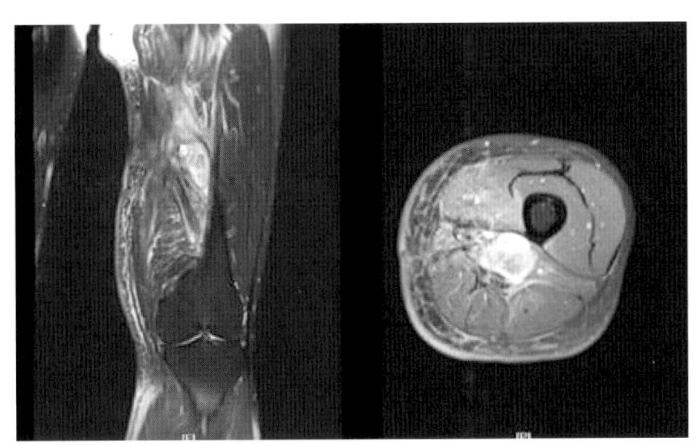

图 9－4－21　男性，46 岁，左大腿内侧滑膜肉瘤 MRI 表现

（郝鹏　庞健　梁伟民　冯均伟　俞阳　唐智　李亭　刘从迪）

参考文献

[1] Anderson P M. Immunetherapy for sarcomas [J]. Adv Exp Med Biol，2017，995：127－140.

[2] Dancsok A R，Asleh－Aburaya K，Nielsen T O. Advances in sarcoma diagnostics and treatment [J]. Oncotarget，2017，8 (4)：7068－7093.

[3] Ratan R，Patel S R. Chemotherapy for soft tissue sarcoma [J]. Cancer，2016，122 (19)：2952－2960.

[4] Thanindratarn P，Dean D C，Nelson S D，et al. Chimeric antigen receptor T (CAR－T) cell immunotherapy for sarcomas：from mechanisms to potential clinical applications [J]. Cancer Treat Rev，2020，82：101934.

[5] Larrier N A，Czito B G，Kirsch D G. Radiation therapy for soft tissue sarcoma：indications and controversies for neoadjuvant therapy，adjuvant therapy，intraoperative radiation therapy，and brachytherapy [J]. Surg Oncol Clin N Am，2016，25 (4)：841－860.

[6] Meyer M，Seetharam M. First－line therapy for metastatic soft tissue sarcoma [J]. Curr Treat Options Oncol，2019，20 (1)：6.

[7] Salah S，Lewin J，Amir E，et al. Tumor necrosis and clinical outcomes following neoadjuvant therapy in soft tissue sarcoma：a systematic review and meta－analysis [J]. Cancer Treat Rev，2018，69：1－10.

[8] Smeland S，Bielack S S，Whelan J，et al. Survival and prognosis with osteosarcoma：outcomes in more than 2000 patients in the EURAMOS－1 (European and American Osteosarcoma Study) cohort [J]. Eur J Cancer，2019，109：36－50.

[9] Zhao X，Wu Q，Gong X，et al. Osteosarcoma：a review of current and future therapeutic approaches [J]. Biomed Eng Online，2021，20 (1)：24.

[10] Tsukamoto S，Errani C，Angelini A，et al. Current treatment considerations for osteosarcoma metastatic at presentation [J]. Orthopedics，2020，43 (5)：e345－e358.

[11] Lilienthal I，Herold N. Targeting molecular mechanisms underlying treatment efficacy and resistance in osteosarcoma：a review of current and future strategies [J]. Int J Mol Sci，2020，21 (18)：6885.

[12] Sayles L C，Breese M R，Koehne A L，et al. Genome－informed targeted therapy for osteosarcoma [J]. Cancer Discov，2019，9 (1)：46－63.

第十章　小儿骨科

第一节　小儿骨骼的特征

一、儿童与小儿的概念

（一）儿童

1. 婴儿期　从出生到12个月末的这一年龄阶段。在婴儿期开始的头1个月，又称新生儿期。新生儿就是人们常说的没出满月的孩子。婴儿期是儿童出生后的最初阶段。

2. 幼儿期　从1周岁到3周岁末的这个时期称为幼儿期。这是学龄前期之前的时期，因此，也有人称为先学前期。儿童从婴儿期发育到幼儿期，无论是生理的还是心理的发育都是非常明显，各方面的发育和发展也都非常迅速。

3. 学龄前期　从3周岁到6~7周岁这一年龄阶段。这是儿童正式进入学校之前的一段时间，即接受正规学习之前的准备阶段。这一时期儿童所接受的教育属于小儿启蒙教育，对他们一生中的学习及获得知识的能力、劳动技能的水平都极为重要。在学龄前期所接受的启蒙教育的程度，直接影响着儿童一生的生活方式、学习劳动能力，因此，这一时期是人的一生中重要的受教育时期。

4. 学龄期　从6~7周岁到15周岁这一年龄阶段，教育心理学中又把此期开始的6~7周岁至12~13周岁称为学龄初期，相当于小学时期。儿童进入学龄初期的重大变化是把以游戏活动为主的生活方式转变为以学习为主。儿童从家庭或幼儿园进入学校，这对儿童是一个重大的转折，因此，要做好儿童适应学习生活的准备。否则，儿童将会对学校环境、学习生活产生等心理障碍，学龄期的后期阶段是从12~13周岁到15周岁，相当于初中时期。

（二）小儿

小儿年龄分期一共可分为：围产期、新生儿期、婴儿期、幼儿期、学龄前期、学龄期及青春期7期。

（1）围产期，围产期是指胎儿满28周到生后1周。

（2）新生儿期是指分娩出到生后28天。

（3）婴儿期也可以称为乳儿期，是指从生后28天到1周岁。

（4）幼儿期是指1~3周岁。

（5）学龄前期是指从幼儿期结束到入小学前，即3周岁到6~7周岁。

（6）学龄期是指从入小学到青春发育开始，一般指6、7周岁到12周岁。

（7）青春期是指从第二性征出现到生殖功能基本成熟，一般范围是10~23岁，女孩一般比男孩早2年，随着地区、气候、种族而异，我国大部分地区女孩自10~12岁、男孩自12~14岁开始，在18~20岁完成。

二、小儿骨骼的特征

人类骨骼源于胚胎时期的中胚层间充质，通过膜内成骨或软骨内成骨这两种模式骨化而成。凝聚的间充质细胞先转变成为纤维细胞模型，继而骨化，这个过程称为膜内成骨。锁骨是人体内最早膜内成骨的骨骼，此外还有顶颅骨、面颅骨。凝聚的间充质细胞先形成软骨模型，继而骨化成骨，这个过程称为软骨内成骨，软骨内成骨包括除锁骨以外躯干的骨骼，以及四肢和颅底的骨骼。按其出现顺序又分为一次成骨与二次成骨，原始骨化中心完成一次成骨，二次骨化中心完成二次成骨，凝聚的间充质细胞先形成软骨的原基，当软骨细胞增殖至一定体积时，胞核固缩、陷窝增大、基质变薄、血管侵入，形成原始柱状骨网，原始血管、骨膜相继形成，软骨骨化成骨。

小儿的管状骨在出生时由骨干、干骺端、骺生长板及骨骺4个部分组成，除个别骨骺出生时二次骨化中心已出现外，骨骺与骺生长板还都是软骨组织。骨骺二次骨化中心在生长发育过程中逐渐出现，出生时骨干主要为编织骨成分，尚未发育成为完好的哈佛斯系统。在整个管状骨生长发育过程中，继发于骨膜的膜内成骨与继发于骨骺及生长板的软骨内成骨同时存在。

从胎儿出生至骨骼发育成熟，骨骼有一个复杂的变化过程，其生长发育塑形主要受基因组合、激素变化与机械负荷三种因素微观控制，骨骼的弹性、强度、对外界应力的反应都在不断地发生变化。

（一）骨干

骨干是长骨皮质骨组织的主要部分，新生儿骨干由板层胎骨、编织骨组成，随着骨外膜不断地膜内成骨形成骨胶原与骨基质，骨内膜不断地成骨、破骨、再塑形，髓腔逐渐扩大，2岁时板层胎骨为哈佛斯系统骨单位所取代。

新生儿、幼儿发育过程中，骨干有更丰富的血运，横断面有更多的孔隙，骨干更富有弹性。青少年以后，哈佛斯系统更为成熟，细胞间质量增加，横断面孔隙相对减少，骨干的硬度增加，弹性减少。

（二）干骺端

干骺端是骨干两端的膨大部分，其主要特征是皮质骨厚度减少、由继发松质骨组成的骨小梁增多。干骺端是破骨、成骨最活跃的区域，是血运最丰富的区域，通过同位素^{99m}锝扫描可以得到证实。干骺端皮质骨变薄，越靠近骺生长板越明显，该部位皮质骨具有多孔性，小孔内有纤维血管软组织，联通骨膜下与髓腔内的血运，此小孔称为小梁窗孔，越靠近骺生长板窗孔越明显增大。骨膜在骨干上附着较松，而在干骺端上附着则较牢固，与小梁窗孔的纤维血管软组织结构有密切的关系。直到骨骼成熟的最后阶段干骺端才形成哈佛斯系统，这种结构上的特征可以说明为什么大龄小儿更容易发生干骺端骨折，也说明为什么小儿可以出现干骺端的隆突骨折。

干骺端的软骨内成骨与周缘的膜内成骨均很活跃，在生长过程中，干骺端松质骨不断地再塑形，逐渐转化成为骨干的皮质骨。极强的再塑过程有利于骨折后修复。干骺端初级松质骨的排列也因不同部位、不同的生长速度而有所不同，在生长较快的骨端，如长管状骨的干骺端，初级松质骨以纵向排列为主；而在生长较慢的骨骼处，如大龄小儿掌指骨、短管状骨的初级松质骨则以横向排列为主。此种解剖结构上的差异可以解释为什么大龄小儿掌指骨骺损伤的骨折线并不像一般骺损伤一样通过骺生长板的肥大细胞层，而是通过干骺端的初级松质骨。在某些病理情况中（如地中海贫血、维生素C缺乏症），由于干骺端初级松质骨形成不良，其排列虽然仍以纵向为主但质地很差，也是骨折易发生的部位。

轻微的干骺端骨折在原始X线片上往往难以识别，只能在随诊X线片上根据骨折修复的成骨反应确诊，如幼儿Todller's骨折，初学步至3岁以下幼儿的胫骨远端螺旋形或斜形不全裂纹骨折，外伤后负重不稳、局部压痛、皮温增高、踝关节背伸时疼痛，早期X线片有13%～43%为阴性表现，往往在随诊X线片时才能做出诊断。此种损伤虽然少见但很容易漏诊。

在干骺端可以看到与骺生长板轮廓相似的横行致密的骨小梁，称之为骨生长停滞线，多见于生长潜力大的长管状骨干骺端，如股骨远端、胫骨近端、桡骨远端。生长停滞线的产生是由于某种原因使生长放慢，初级海绵状松质骨从纵向排列变成横向排列，一旦纵向生长速度恢复，初级松质骨又恢复纵向排列，而横向排列的骨小梁留在原位并随生长逐渐向骨干方向推移，形成致密的生长停滞线。一般生长停滞线是双侧对称的，常见于全身性疾病或骨局部病变，也见于单侧，如骨折制动以后、股骨干骨折牵引治疗以后。

尺骨近端干骺端的解剖非常独特，除了尺骨鹰嘴二次骨化中心，在鹰嘴与喙突之间的关节软骨下只有很薄的一层骨骺和生长板，没有二次骨化中心，而喙突主要由干骺端形成，因此该部位小的骺损伤往往难以诊断，需要通过随诊观察到骨折后反应性成骨才能确诊。

（三）骺生长板

骺生长板为软骨组织，在 X 线片上不显影，因此只能根据干骺端的轮廓来推断其形状。干骺端的轮廓可以通过现代三维影像准确地描绘，骺生长板的轮廓与干骺端的轮廓是一致的，MRI 检查可以准确地描述骺生长板的轮廓与变化情况。骨骺二次骨化中心的出现也有助于判断骺生长板的轮廓，二次骨化中心有一个骨化范围逐渐扩大的过程。当骨骺的二次骨化中心增大至接近骺生长板时，骨化中心由球形变为扁圆形，其轮廓也逐渐清晰，与干骺端平行，骨骺二次骨化中心靠近骺生长板侧形成软骨下骨板，骺血管穿过骨板到达骺生长板。此时骺生长板的干骺端面可以见到一些小的突起扩展至干骺端骨质中，此骺生长板的小突起为乳头状突，乳头状突可增加骺生长板在干骺端上的稳定性，有一定的抗剪切应力作用。

生长发育过程中骺生长板的形态改变直接影响到骨折后复位，如股骨近端骺生长板在新生儿时相对位于横置方向。2 岁时股骨颈形成，股骨头骺与大转子骺之间在股骨颈上侧有一层薄的骺生长板相连。4 岁时股骨头骺生长板扩大，呈波浪状，大转子骺生长板也开始具备大转子的外形，而连接二者之间股骨颈上侧的骺生长板变薄退变，该处骨折后，肥厚的骨膜（实际上包括骨膜与退变的骺生长板）有时会嵌入骨折端，使得股骨颈骨折闭合复位失败。

骺生长板的细胞组织结构从胎儿至骨生长发育成熟之前基本保持不变。骺生长板直接或间接的损伤，局部或全身健康状态会对骺生长板的细胞结构产生直接或间接的影响。

骺生长板可分为 3 个带：生长带、软骨成熟带与软骨变异带。在生长带与软骨成熟带的前半部分，软骨细胞基质很丰富，内部结构比较坚固，有抗矿化的能力。而软骨成熟带的后半部分肥大细胞层与软骨变形带细胞基质减少，是骺生长板的薄弱区，是容易发生损伤的部位。与骺生长板交界处的干骺端初级松质骨的强度要大于软骨变形带与肥大细胞层，但比生长带与软骨成熟带的前半部分强度差，因此也容易损伤。

（四）骨与软骨的血供

未发育成熟的骨与软骨有丰富的血供，骨膜有很丰富的小血管，对骨干、皮质骨形成哈佛斯系统起很重要的作用。骨干的滋养动脉与干骺端的滋养动脉是比较大的血管，供应整个骨干与干骺端。进入骨骺的血管有两种方式，一种方式是通过关节囊与肌肉的附丽进入骨骺，血管可有很多条，进入骨骺后形成连接的血管网，此种骨骺的血供方式在骺损伤后血运总有部分存在，不会造成完全的血供中断；另一种为关节内骨骺的血供方式，骨骺上没有软组织附丽，骺动静脉进入关节囊后走行于关节内滑膜下，然后进入骨骺，这种方式的血供极易被外伤阻断，甚至外伤后关节内的血肿渗出压迫也可能造成血运的阻断，因此损伤后极易出现缺血坏死。某些不完全的骺血运损伤、炎性反应修复后还会出现骨骺膨大。

骨骺二次骨化中心未出现前，骨骺的滋养血管进入软骨骨骺后，除了供应骨骺与骺生长板生发层细胞，在较大的骨骺处，甚至可以看到来自骨骺的血管与来自干骺端的血管在骺生长板周缘形成毛细血管吻合支，当骨骺二次骨化中心增大后，此种毛细血管吻合支不再存在。

在胚胎形成过程中，软骨细胞是由软骨管内毛细血管周围的间充质分化形成的，出生后软骨细胞的增长同样要靠进入软骨的血管。骨骺二次骨化中心出现后，软骨内血管变为骨内血管，直至发育成熟后，在关节软骨的深层仍保留有无数小的毛细血管襻，供应关节软骨面深层。

最初软骨管内的毛细血管都是终端，没有吻合支，当骨骺二次骨化中心形成后，软骨内的终末毛细血管开始形成吻合支。

骨骺的血管损伤后，该血管供应区的骨骺软骨会因缺血而退变、凋亡，然后出现骨骺形态的改变，骺生长板的相应血供也会出现改变，造成生长停滞、骺早闭。

由于干骺端血管很丰富，因此干骺端损伤造成血供完全破坏的概率甚低。部分的血供障碍，一般 3～4 周后可以重建。某些严重软组织损伤可完全破坏 Ranvier 区和干骺端周边部分血管，导致边缘型未发育成熟前骺早闭。

骺生长板 3 个供血系统受到不同的损伤后，可出现不同的结果，来自骨骺供血系统受到损伤，可导致骺生长板软骨细胞的生长停滞；来自干骺端滋养动脉供血系统受到损伤，可出现软骨矿化骨化的障碍；来自干骺端周围小梁窗孔的供血系统受到损伤，可导致骺生长板横向生长的停滞，甚至出现未发育成熟的前边缘型骺早闭。

第二节　小儿骨折

一、概述

（1）小儿绝不是成人简单的成比例缩小版。

（2）具有独特的解剖和生理特性。

（3）随生长发育而不断变化。

（4）骺损伤的诊断处理难度极高。

（5）X线片等影像学判断非常困难。

（6）骨折预后的评价需要相当长的时间，绝对不能套用治疗成人骨折的原则和方法来处理小儿骨折。

二、损伤原因

（一）产伤

（1）接生时暴力。

（2）因各种原因需要迅速结束产程。

（3）骨骼本身有病理改变，如成骨不全。

（二）生活损伤

（1）运动损伤：具有小儿独特的机制和类型。

（2）意外摔伤。

（3）挤压、撞击、踩踏伤。

（三）高能量损伤

（1）交通事故伤害。

（2）坠落伤。

三、损伤机制

间接暴力多见，直接暴力较少。青枝骨折多见，移位程度较小。粉碎性骨折较少。

四、分类

（一）骨折部位

1. 新生儿骨折　肱骨干占60%；锁骨占20%；股骨干占10%；其他占10%。

2. 小儿及青少年骨折　上肢占70%，肘部为主；下肢占27%，骨干为主；脊柱、骨盆占3%。

（二）骨折类型

1. 青枝骨折　成角的不完全骨折，具有明显畸形，但异常活动很小，合并损伤发生率极低。

2. 骨膜下骨折　完全骨折，皮质断裂，骨膜管完整，症状轻微，无明显畸形，漏诊概率大，应注重体征的检查。

3. 骨骺骨折　包括骨骺分离和骺骨折，可直接损伤骺软骨细胞，也可影响骺板血运而干扰骨生长，应用最广泛的分型为Salter－Harris分型。

4. 病理性骨折　发生率远高于成人，致伤外力很轻微，导致病理性骨折的基础病变多样，既往病史的询问非常重要。

（1）小儿病理性骨折的诊断：①病史：肢体有无畸形及进展，有无多次骨折史，家族中有无类似病史；②体检：发育及营养状况，皮肤异常色素沉着，全身表浅淋巴结肿大，头颅形态、眼巩膜颜色异常及听力障碍；③辅助检查：钙、磷、碱性磷酸酶监测，X线检查，同位素，穿刺或活检。

（2）小儿病理性骨折的常见原因：①小儿特有原因：先天性胫骨假关节，成骨不全，佝偻病；②小儿常见致骨折疾病：骨囊肿，骨纤维异样增殖症，骨感染；③骨肉瘤、尤文肉瘤、白血病、转移癌致骨折的情况在小儿中极少见。

（3）小儿病理性骨折的治疗原则：①首先处理骨折，然后治疗病变；②病变需手术时，最好在骨折愈合后；③内固定器材和新技术的进步可以保证治疗病变的同时不影响骨折愈合，例如治疗纤维异样增殖症可采用髓内针和植骨进行治疗。

五、诊断

（一）临床症状和体征

异常活动、功能障碍不明显，疼痛为主。为证实骨折存在而检查骨擦音往往加重损伤。

（二）需要注意的问题

小儿会由于恐惧而制造假象。肿胀迅速可影响治疗效果，应及时处理避免延误。有比成人骨折更明显的发热反应。失血反应明显。

（三）诊断要点

（1）局部症状明显时应注意合并其他部位损伤，关节部位损伤应考虑骨骺骨折的可能。

（2）单纯依赖X线片很可能将骺线与骨折混淆，此时应注重临床检查。

（3）坠落伤时应怀疑第V型骺损伤。

（4）病理性骨折的鉴别意义是避免纠纷。应注重特殊年龄、特定部位的损伤。

（5）Tillaux骨折好发于青少年。胫骨干骺端骨折可诱发急性骨髓炎。

（6）肱骨髁上骨折：桡偏型注意正中神经损伤，尺偏型注意桡神经损伤，屈曲型注意尺神经损伤。

（7）孟氏骨折：易发生桡神经深支损伤。

（四）X线检查

（1）小儿骨骼在X线片上的投影与其本身的实际形态有很大的差别。

（2）正确掌握骨骺形态、出现和闭合时间可以区别骨折。

（3）重视骨周围软组织和关节囊周围脂肪的X线片影像学特征。

六、治疗原则

（1）治疗本身不能影响骨的正常生长，切勿损伤骨骺。

（2）尽可能手法整复、闭合复位，勿轻率切开复位。

（3）整复时争取解剖复位，但接受功能位置。

（4）确需手术时应尽可能少使用内固定物。

（5）骨折愈合后及时取出内固定物。

（6）功能康复时禁忌强力被动活动。

七、治疗

（一）骨折整复的相关问题

（1）理想的整复应当在肿胀发生之前完成。

（2）极度肿胀时不应勉强整复。

（3）反复多次整复及整复时间过迟均可引起延迟愈合。

（二）复位要求

（1）恢复正常轴线。

（2）尽可能矫正成角。

（3）必须矫正旋转。

（4）必须解剖复位关节内骨折。

（三）手法整复外固定

可靠固定无移位及轻度移位骨折，争取解剖复位移位骨折。注意回弹成角青枝骨折。

（四）牵引治疗

仍不失为一种有效的治疗方法，分为皮牵引和骨牵引两大类，牵引后可逐渐获得复位并维持满意的位置，需注意牵引针勿损伤骨骺。

（五）手术治疗适应证

（1）关节内移位骨折。

（2）开放性骨折。

（3）合并血管、神经损伤。

（4）多发骨折。

（5）合并其他系统严重损伤。

（六）内固定物的选择

尽可能少使用，首选光滑的克氏针，接骨板、外固定架、弹性髓内针和带锁髓内针视病情需要合理使用，避免使用环形内固定物，以免影响局部血供及骨愈合。

（七）骨折复位标准与塑形的关系

复位要求高标准是为了防止畸形，发生畸形

愈合时要充分估计小儿塑形能力，避免不适当的人为干预造成新的损伤。

八、合并症

（一）创伤性休克

小儿对创伤的耐受性较高，但对创伤的反应敏感（一旦发生休克则进展迅速）。

（二）筋膜间隔综合征

是小儿骨折最为严重的合并症，性质为肌肉急性缺血性坏死、神经失营养麻痹，预后极差。易导致筋膜间隔综合征的骨折：肱骨髁上骨折、尺桡骨骨折、胫腓骨骨折、胫骨近端骺损伤。筋膜间隔综合征的治疗关键是早期诊断，及时地松解全部外固定物，果断地进行减压手术（彻底松解深筋膜及肌腱）。

九、小儿再骨折发生率

小儿再骨折发生率远比成人高。发生的原因可有：拆除固定物过早、自我防护意识差而再次受伤、不适当的被动强力锻炼。

十、转归

功能恢复满意，骺损伤的预后根据分型不同而差异巨大，骨愈合后残留畸形对肢体功能影响较小。

第三节　小儿骺损伤

一、概述

（一）定义

骺损伤包括骺、干骺端、骺生长板、骺生长板周围环（Ranvier 区）及与生长相关的关节软骨损伤（图 10－3－1）。

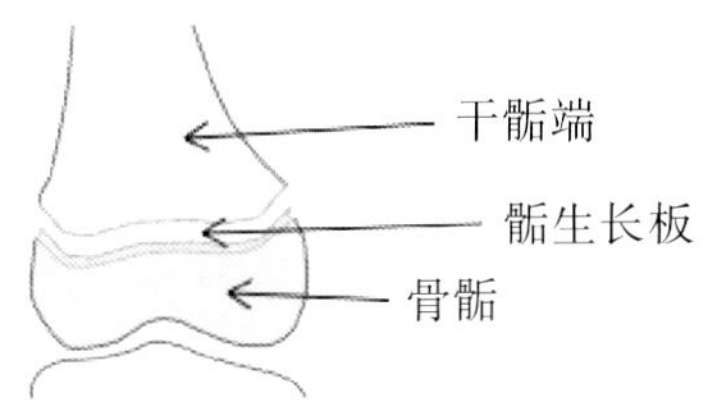

图 10－3－1　骺解剖图

（二）病因

创伤常见，其他如废用、射线、感染、肿瘤、血运障碍、神经损伤、代谢异常、冻伤、烧伤、电击伤、激光和应力损伤，较少见。

（三）并发症

骺损伤并发症发生率高。如股骨远端外侧骺损伤，可引起膝外翻畸形；胫骨远端内侧骺损伤，可引起踝内翻畸形。

二、骨骺的解剖学、组织学结构和生长机制

（一）骨骺的发育

1. 膜内化骨　骨干骨折愈合的过程是膜内化骨。

2. 软骨内化骨　躯干、四肢骨的发育是软骨内化骨。其生长存在以下形式：骺软骨向心性软骨增殖、成熟、钙化、成骨，使骨骺扩大；离心性生长使骨干增长。

3. Ranvier 区　1873 年 Ranvier 首先发现位于骺板周围的环形切迹，此后命名为 Ranvier 软骨膜骨化沟或 Ranvier 区。其内有三种细胞：密集成团的胚胎细胞（随后形成成骨细胞）、弥漫的间质细胞和软骨细胞、位于胶原纤维的成纤维细胞。成骨细胞形成在干骺端软骨膜处的骨组织，使骺生长板环形扩大；软骨细胞负责纵向生长；成纤维细胞限制 Ranvier 区，并将其固定在骺生长板上、下软骨膜处。

4. 弥漫的间质细胞和软骨母细胞　使骨纵向生长。

5. 位于胶原纤维中的成纤维细胞　构成 La Corix 软骨膜环，使 Ranvier 区固定于骺生长板上、下软骨膜间。

（二）骨骺的分类

1. 压迫性骨骺 位于四肢长骨的骨端，是关节内骨骺，承受从关节传来的压力，使骨骼纵向生长。

2. 牵拉性骨骺 位于肌肉的起止点，承担肌肉的牵拉力，不构成关节，也不影响骨的纵向生长，如股骨大转子、肱骨内上髁。

（三）骺板的分类

1. 盘状骺板 长骨的骺板。

2. 球状骺板 多见于短管状骨、掌（跖）指（趾）的两端各有一球状骺板，随生长发育，一端变为盘状骺板，而另一端较快被替代，形成球状关节软骨。

（四）骺板的组织学结构

1. 静止细胞层 基层，细胞稀少呈梭形，间质多，充满胶原纤维，抗应力强度高。

2. 生发层和增殖层 细胞增多，增殖活跃，梭形细胞转化为小方形软骨细胞，由于细胞间质中胶原纤维存在，故仍有较高的抗应力强度。

3. 肥大细胞层 此层细胞逐渐扩大，呈柱状增加了骺板的厚度，细胞间质及胶原纤维减少，抗应力强度减弱，是骺生长板最薄弱层，易引起骨折。

4. 退化细胞层 钙化层，此层细胞间质消失但抗应力强度却上升，不易发生骨折。

（五）骨骺的血供

1. 骺血管 是骨骺主要的血管。一旦此血管破坏，易造成基质细胞缺血坏死。骺血管可分成两个类型，一类为经关节囊进入软骨与干骺端，例如股骨头和桡骨头骨化中心的血循环。另一类不经过关节直接进入骨骺。这两类的区别是第一类血供在骺损伤移位时易受损害，而第二类血供在骺损伤移位时可不受影响。

2. 干骺端血管 是供应骺生长板成骨区的主要血管，由中央区域的滋养动脉和周围区域的软骨膜血管组成，两个系统的终末部分形成一系列袢，在骨小梁间穿透达到骺板肥大层的边缘。干骺端血供损伤对骺板内软骨生成和随后的软骨成熟没有影响，但对由软骨向骨的转变有影响，使受累区的软骨变厚，致一过性软骨骨化停滞。一旦血循环重建，骺板可恢复正常厚度，故干骺端血供损伤后对骺板的发育影响较少。

3. Ranvier 区软骨膜血管 一旦血管受压、烧伤、辐射、局部 Ranvier 区切削，可造成偏心性生长和骺早闭。

（六）二次骨化中心出现与闭合

胎儿发育成熟的标志是股骨远端二次骨化中心出现（胚胎后期）。骨骺发育成熟的标志是髂嵴全部骨化。

二次骨化中心出现时间早的部位，其骺板生长潜力大，骨骺闭合也较晚，如股骨远端骨骺。二次骨化中心出现时间晚的部位，其骺板生长潜力小，闭合也较早，如锁骨内侧骨骺，18～20岁出现，23～25岁闭合。

三、诊断

（一）临床表现

应仔细询问病史和创伤机制，仔细地检查局部肿胀的范围、压痛部位。骺损伤约占小儿骨折的1/5（14.5%～27.6%），小儿关节韧带的强度明显大于骺，是其2～5倍，所以小儿关节部位损伤应当首先想到骺损伤，这一点不仅适用于小龄小儿，也适用于大龄小儿。譬如少见的青少年运动员股骨远端Ⅰ、Ⅱ型骺损伤，若骨折无移位、疑似关节韧带损伤，只有在应力下拍片方可证实。再如在旋后内翻型踝关节损伤时，腓骨远端骺分离就诊时多已自行复位，只表现局部肿胀与压痛，除非内翻应力下拍片，否则无法得到证实，在这种情况下，经验不足、缺乏小儿骨折基本概念的医生很容易误诊。

（二）影像学表现

X线片是诊断骺损伤的重要依据，但不是唯一的手段。当X线片可疑时，或X线片所见与临床症状有矛盾时，拍照对侧肢体在相同位置的对比片，有助于明确诊断，特别是有助于区别骺骨折与变异的骨化中心。

熟悉骺损伤的发生规律有助于骺损伤的诊断，如肱骨远端骺分离、肱骨外髁骨折易发生于小龄小儿。而肱骨内髁骨折、尺桡骨远端骺损伤、胫骨远端骺损伤、股骨远端骺损伤、掌指骨骺骨折易发生于大龄小儿。当然骺损伤也会发生在非高发年龄段，诊断时就需要格外小心。

绝大多数骺损伤发生在骨骺二次骨化中心出现以后，带有干骺端三角骨块的骺分离是发生率最高的骺损伤，所以识别骨骺二次骨化中心位置的变化与发现干骺端的骨折块是诊断骺损伤的重要依据。有时干骺端的三角骨块非常小，在常规正、侧位X线片上并不显现，需拍摄斜位X线片才可识别。

在骨骺二次骨化中心尚未出现前，诊断骨骺损伤与仅涉及骨骺及骺生长板的损伤是非常困难的。过去甚至要依靠关节造影方可确诊，MRI检查出现以后，关节造影已很少再用于诊断。

MRI检查除了可以判断骨骺二次骨化中心未出现前未累及干骺端的骺损伤，还有助于诊断骨骺软骨骨折，也有助于决定某些特殊类型骺损伤的治疗。如X线片显示的肱骨外髁无移位Ⅰ度骨折，往往在外固定过程中发生移位而不得不延期切开复位内固定，或接受不太理想的愈合结果，此时MRI检查可以提供依据：如果骨折后关节面尚保持连续，外固定过程中就不会发生移位；相反，如果关节面软骨已破裂，就有可能在外固定过程中出现移位，必须积极手术处理。

小儿肘关节部位骺损伤的诊断有时是非常困难的，认真地观察关节近远端骨干位置关系，有助于做出正确诊断，如果肱尺关系正常、上尺桡关系正常，而肱桡关系异常，首先要考虑肱骨外髁骨折；如果肱尺、肱桡关系异常而上尺桡关系正常，则应考虑肱骨远端全骺分离；如果肱桡与上尺桡关系正常而肱尺关系异常，则要考虑肱骨内髁骨折；如果同时还合并尺桡骨近端骺损伤或肘关节脱位，诊断往往更为困难，此时对比双侧肢体的位置关系相当必要。

（三）牢记骨骺和骨生长板

熟悉骨骺与骺生长板的形态结构和软组织附丽的特征，也有助于对骺损伤做出正确的判断。如创伤所致的股骨头骺分离就不可能发生在骨骺二次骨化中心出现以前，因为此时股骨头骺与大转子骺是连为一体的，此时软骨骨骺有吸收应力的能力，如果有损伤也只能是纵向挤压而不是头骺分离。纵向挤压会导致以后出现短颈与髋内翻，但当时不会表现出来。如果出现骨折，也是应力传导至股骨干导致骨折，而不会表现为头骺分离。创伤所致的股骨头骺分离好发于学龄小儿。桡骨远端骺损伤绝大多数为Salter－Harris Ⅱ型损伤，远端骨折块主要是向背侧移位。桡骨远端骨骺背侧并无肌肉附丽，只有关节囊的附丽，因此闭合复位并不困难。当远骨折块向掌侧移位时，由于骨骺掌侧除关节囊外还有旋前方肌的附丽，嵌入骨折端之间的肌肉就有可能成为闭合复位的障碍。

熟悉正常骺生长板的生理闭合过程也有利于骺损伤的诊断。如胫骨远端Salter－Harris Ⅱ型损伤（胫骨远端前外侧1/3的骨骺骨折）之所以只发生在大龄小儿，是因为胫骨远端骺生长板的生理闭合过程不是同步的，中央与内侧先闭合、外侧后闭合，时间可能长达1～2年。在此年龄段，当受到外旋应力损伤时，附丽于胫骨远端骨骺前外侧与腓骨远端干骺端之间的胫腓前韧带就会将胫骨远端前外1/3的骨骺撕脱。

四、治疗

（一）闭合复位外固定

骺损伤的治疗取决于损伤的严重程度，一般对于Salter－Harris Ⅰ、Ⅱ型损伤基本上采取闭合复位外固定或牵引治疗。闭合复位手法必须轻柔，要在充分牵引下进行，粗暴复位有造成医源性骺再损伤的危险，必须禁止。闭合复位时间越早越好，对于复位后不稳定者，可经皮穿针内固定。如果损伤已超过1周以上，应慎行手法复位，因为此时虽然可能改善对位，但多数效果不理想，且可加重软组织损伤，往往会导致关节活动受限。对个别闭合复位失败者，可以慎重考虑切开复位。切开复位时暴露范围要小，可通过针拨完成复位，而不可无顾忌地追求直视下充分暴露。满意的X线片并不等于最终优良的治疗结果，最终保持骺的生长特性并有满意的功能才是满意的治疗结果。对于个别骺损伤后已开始畸形愈合的患者，等待骨折愈合后二期截骨矫形也是非常合理的治疗方法。

（二）切开复位内固定

对于 Salter－HarrisⅢ、Ⅳ型损伤，绝大多数需要切开复位内固定。因为这类损伤为关节内骨折，不切开复位不可能恢复关节面良好的对位，不可能准确、紧密地对合骺生长板的骨折线。甚至对这种类型的陈旧损伤也应积极切开复位内固定，而不顾及关节功能受限情况，因为不这样做非但不能恢复关节的形态，而且将永远丧失软骨的生长发育功能。

在切开复位内固定时应当牢记以下的手术治疗原则：

（1）解剖复位是必要的，不要寄过多的希望于生长塑形。

（2）熟悉手术部位骨骺、骺生长板的解剖形态，未骨化软骨的形态，软组织的附丽与血供情况。

（3）不能达到严格解剖复位时，缺损间隙将被形成的纤维组织，甚至骨桥所替代，软骨骨折不可能一期愈合。

（4）充分固定并不过分，但应注意某些部位有早期功能练习的必要与可能。

（5）尽可能采用可以很快去除的内固定物。光滑的克氏针是首选的内固定物，以直径不超过2mm 克氏针为宜。

（6）不允许采用带螺纹的针穿过骺生长板做内固定。

（7）内固定针如能穿过干骺端至骨干达到固定目的，就不要穿过骺生长板。如果必须穿过才能达到固定目的，应选用细克氏针。克氏针最好与骺生长板相垂直或斜形穿过，而不要横向穿针，以减少对骺生长板的干扰面积（图 10－3－2）。

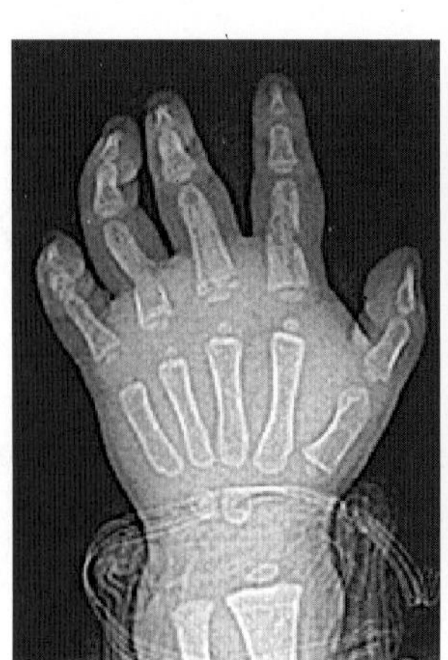

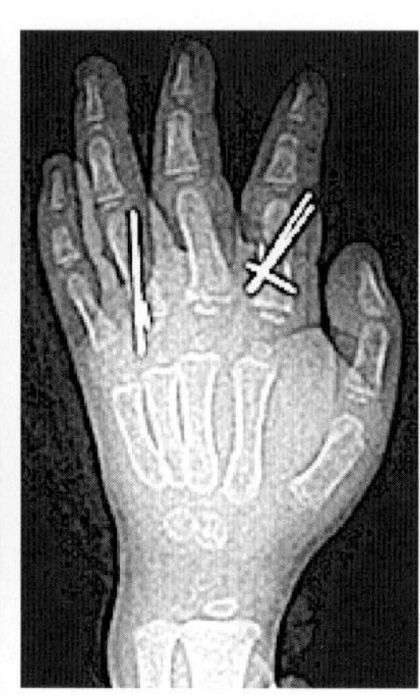

图 10－3－2　幼儿指骨骨折

（8）避免不必要的钻孔，减少医源性病理性骨折的可能性。

（9）内固定针不要穿入关节腔，避免诱发软骨溶解的可能。

（10）胫骨近端骨骺撕脱骨折如果用缝线内固定，要用可吸收线，缝线不要穿过胫骨近端骺生长板。

（11）对开放性骺损伤（如 PetersonⅥ型损伤），除彻底清创、应用皮瓣期闭合创面外，一定要小心处理骺生长板的软骨缺损面，对其邻近的干骺端与骨骺骨折面充分止血，用骨蜡封闭创面，争取不发生或延缓发生边缘性骨桥，也为二期骺再开放准备条件。

（12）生长发育期的小儿骺损伤，慎用可降解内固定物。

（13）接近发育成熟大龄小儿的张力骺损伤，为了达到牢固内固定、早期练习关节活动的目的，可以选用拉力螺钉内固定，但一定要注意勿损伤邻近尚未闭合的骺生长板，以防止继发的生长发育畸形。

五、预后

（一）Salter－HarrisⅠ型

在该型骨折中，骨折线经过整个生长板。骨折常见于婴儿和年幼的小儿。骨骺断端可以不发生移位或仅有少许移位，早期诊断困难。临床检查是至关重要的，应明确肿胀的位置和骺板处的压痛点。

（二）Salter－HarrisⅡ型

Ⅱ型骨折是累及骺板的常见骨折，约占所有骺板骨折的 75%。骨折线通过一部分骺板达干骺端，这部分干骺端完整地附着在骺板上，被称为 Thurston－Holland 征。

Ⅰ和Ⅱ型骨折中，骨折线通常不侵犯骺板的生发层基质，该生发层基质仍然保留在骨骺端，因此伤后的生长阻滞尽管有可能发生，但是很少发生。这些骨折通常愈合很快，而且几乎没有长期后遗症。部分生长阻滞可能发生在更严重的创伤后，或当骨膜嵌入骺板断端时。桡骨远端的骺板骨折很少导致骺板闭合，但是股骨远端的骺板骨折引起生长障碍的比例可高达50%。

（三）Salter-Harris Ⅲ型

Ⅲ型骨折即骨折线经一部分骺板延伸到骨骺，并且通过关节面穿出。

（四）Salter-Harris Ⅳ型

Ⅳ型骨折即骨折线垂直穿过骺板的所在区域，从干骺端延伸过来，通过骺板、骨骺到达关节面。由于骨折线通过骺板延伸，可能损伤静止的软骨细胞。

在Ⅲ和Ⅳ型骨折中虽然只有一小部分的骺板受到损伤，但是发生生长阻滞的风险相比其他骨折类型都高。

六、并发症

骺损伤若没有得到及时正确的治疗，或因原始损伤过于严重，都会造成严重的后果，如骨折不愈合、畸形愈合、继发关节畸形、关节不稳定、关节僵硬、未发育成熟前骺早闭、成角畸形、继发神经炎等。

（一）肘外翻

虽然肘关节活动障碍并不严重，但出现严重的肘外翻继发尺神经炎，可导致尺神经完全麻痹。

（二）鱼尾畸形

肱骨外髁骨折后肱骨远端出现鱼尾畸形在临床上并非少见，虽然轻的鱼尾畸形不一定有临床症状，只是在双侧对比X线片上可以识别，但是明显的鱼尾畸形会影响肘关节的稳定性，导致携物角的改变，并有晚期出现退行性改变的可能。

（三）肢体不等长

肱骨近端骺损伤后，虽因肩肱关节有极大的代偿能力，不会出现明显的功能障碍，但也可能影响生长发育而出现不显著的肢体不等长。股骨远端骺损伤后造成生长停滞、骺生长板早闭的发生概率也非常高，这与股骨远端骺的形态有关。因为股骨远端骺生长板是一双弧曲线形状，很容易因外伤应力损伤，即使是无移位的损伤，也有可能造成肢体的不等长。

（四）关节功能障碍

桡骨近端骺损伤后可出现桡骨头膨大变形，虽然一般对前臂旋转功能无大障碍，但是会因骺板不规则而产生进一步的畸形，甚至造成肘关节完全伸展受限。尺桡骨远端骺损伤后导致部分生长停滞，甚至未发育成熟前骺早闭也时有所见。桡骨远端骺早闭后可出现继发的麦德隆（Madelung）畸形，偶尔还可以见到继发腕管综合征，出现正中神经受压症状。

（五）髋内翻

股骨近端骺损伤后继发短颈与髋内翻畸形的发生率是很高的。

（六）踝穴畸形

胫腓骨远端骺损伤非常容易造成未发育成熟前骺早闭，其继发的生长发育畸形必然会导致踝穴的继发畸形。

（七）生长发育畸形

未发育成熟前骺早闭是骺损伤特有的并发症，是造成生长发育畸形的重要原因。

第四节　小儿骨折脱位的治疗原则

随着骨科的发展、影像学技术的进步、内固定材料的改进、对治疗要求的提高，治疗方法趋向于多样化。不恰当地套用成人骨折的治疗方法、扩大手术治疗适应证，带来了一些医源性并发症。在此有必要强调小儿骨折脱位的基本治疗原则。

一、闭合复位外固定

要求解剖复位，但不强求解剖复位，因为小儿骨折后有很强的生长再塑形能力与过度生长现象。通过闭合复位石膏制动或牵引复位达到骨折愈合，绝大多数可以得到满意的最终结果，相反，不恰当的切开复位内固定往往是造成骨折不愈合等严重并发症的原因。涉及骺生长板、骨骺、生长板软骨周围环的损伤，都有造成生长机制损伤，引起生长发育停滞、肢体变形的可能。骺损伤不同于骨干与干骺端骨折，要求更为准确的复位。对骺分离与带干骺端三角骨块的骺分离解剖复位的要求稍低一些，而对经关节面、骨骺、骺生长板的骨折必须准确地解剖复位，且复位后需要内固定维持。

小儿骨折闭合复位最好在麻醉下进行，肌肉不能松弛往往是整复失败的原因。整复时医生必须熟悉骨折的创伤解剖，合理地利用骨膜残留连续部分的合页，维持复位后的稳定，切忌暴力整复（图 10－4－1）。

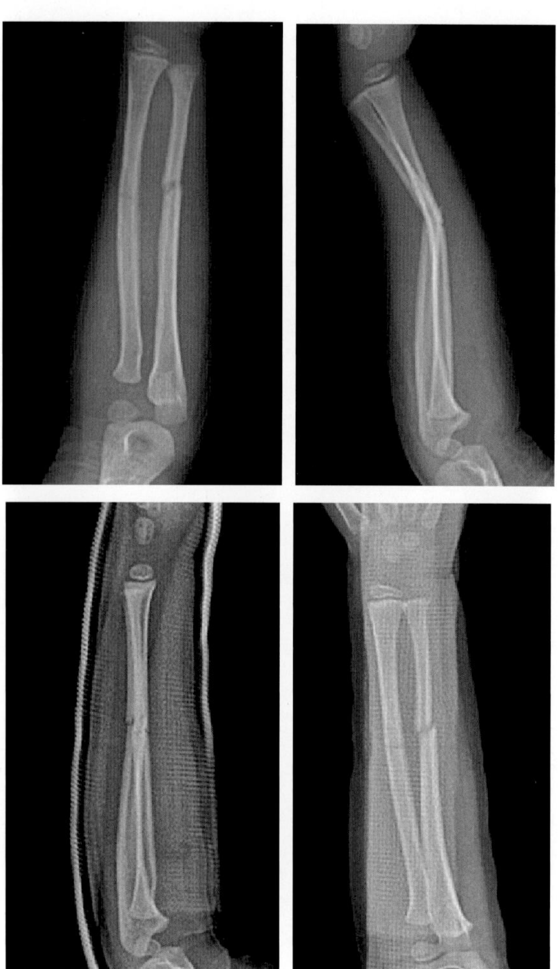

图 10－4－1　小儿尺桡双骨折，闭合复位外固定

二、闭合复位经皮穿针内固定

对于某些闭合复位后维持复位位置很困难的骨折，如肱骨髁上骨折、股骨颈骨折、股骨干骨折，闭合复位经皮穿针内固定也是一种很好的治疗方法，其结果远远优于切开复位内固定（图 10－4－2）。对某些闭合复位后又移位的患者，只要骨折后不超过一周，再次闭合复位仍有成功的希望，不应放弃再次努力尝试而切开复位。

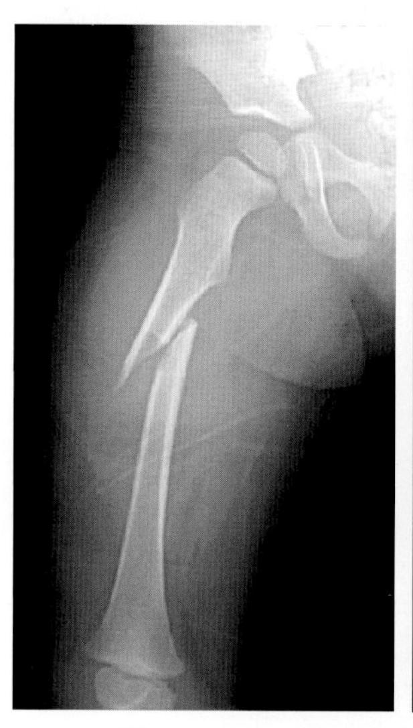

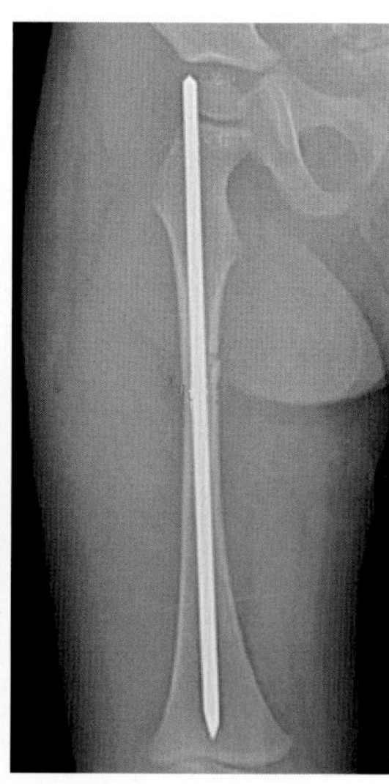

图 10－4－2　小儿右股骨上段斜形骨折，闭合复位经皮穿针内固定

三、切开复位内固定

对复位失败或复位后难以维持复位的患者，手术切开复位内固定是必要的，随着近年来影像技术的飞速发展，医生可以准确地观察复位位置是否满意，允许闭合复位后经皮穿针，允许在不显露骨折端的情况下应用弹性髓内针或外固定架达到解剖复位和稳定固定的效果，此类微创手术技术已越来越多地应用于小儿骨折的治疗中。只是对非手术难以达到可接受复位位置的患者，或者大龄、已接近发育成熟、没有更多的自身再塑形能力的小儿患者，还是应该考虑切开复位内固定（图10－4－3）。

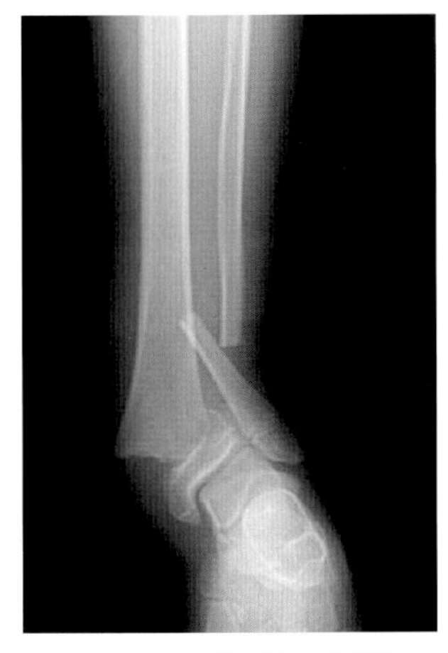
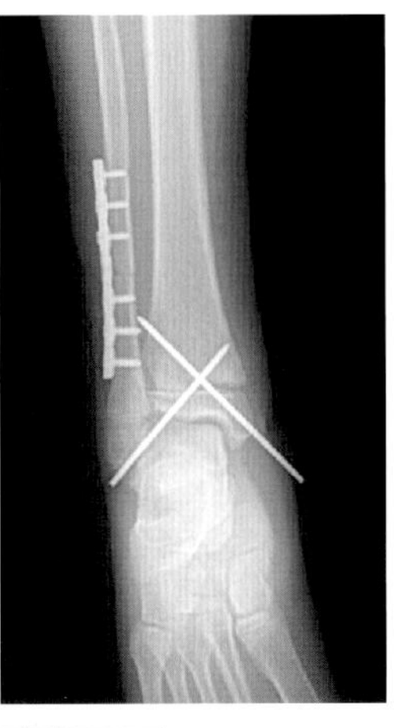
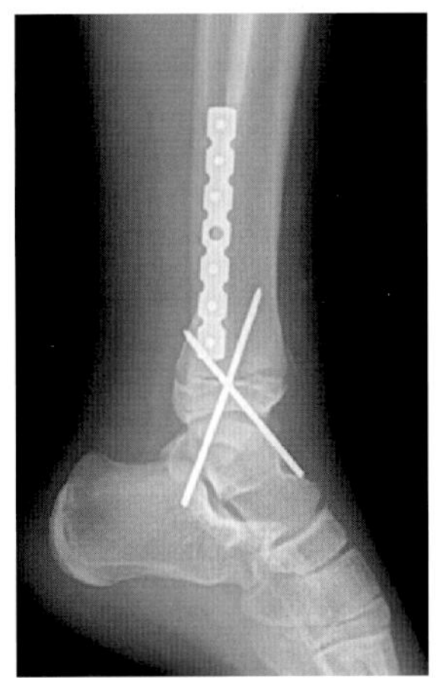

图 10-4-3 胫腓下段骨折，切开复位内固定

为缩短住院时间、达到满意的解剖复位，对某些大龄小儿长管状骨骨干骨折（如股骨干、胫骨骨折），在C臂机监视下，应用弹性髓内针固定是一种可以考虑的生物学内固定方法。内固定针不要穿过骨端的骺生长板，不切开骨折端，从而不损伤骨折端血供，既可达到骨折端可靠的内固定，又允许骨折端有轴向微动，但是要求有一定的设备条件与技术。

四、内固定与外固定

接骨板螺钉内固定仍是目前广泛采用的内固定方法，接骨板是偏心固定，抗桡屈应力强度差。接骨板过短时稳定性差，接骨板太长又破坏骨血供太多，对于小儿骨折最好采取内固定与外固定或牵引联合应用的办法，小儿外固定后关节功能的康复要比成人快，过度追求牢固内固定而废弃外固定的做法对小儿并不可取。接骨板内固定后一般骨痂很少，由于存在接骨板的应力遮挡作用，骨折的牢固愈合需要比较长的时间，去除外固定或牵引后，仍需对骨折部位加以保护。

近年来，为了减少对骨折端骨皮质血供的影响，有人提出应用有限接触动力加压接骨板、点接触接骨板内固定取代传统的动力加压接骨板。但是，不管如何改进，都不能完全消除切开复位接骨板内固定对局部血供的破坏影响，非手术方法可以治疗的小儿骨折，绝对不要随意、不恰当地扩大手术适应证范围。

五、外固定架

外固定架治疗小儿骨折也是近年来开展的一项新的治疗方法，特别是对粉碎性骨折、多发骨折，以及软组织条件比较差的患者。在现代影像学的帮助下，可以通过调整外固定架达到比较满意的骨折复位。在应用外固定架的过程中，可以进行一定的康复治疗，有其可取的一面。但是也必须清楚地认识到外固定架一样有应力屏蔽的作用，去除外固定架后必须有可靠的保护，否则再骨折很容易发生。

六、骨折合并脱位

小儿骨折可能合并关节脱位（如小儿型孟氏骨折），拍照X线片时一定要包括上下关节，以防漏诊（图 10-4-4、图 10-4-5）。

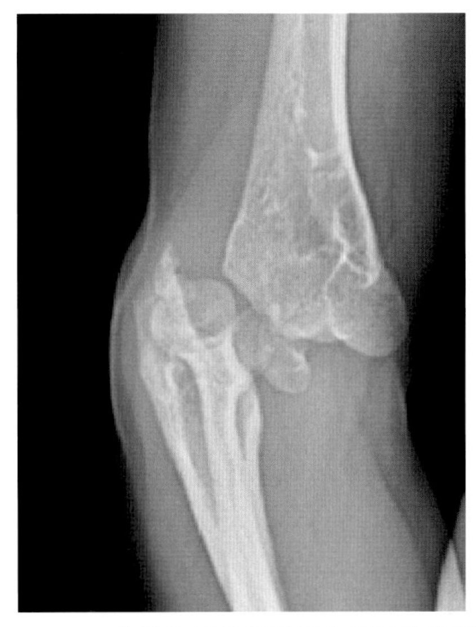

图 10-4-4 小儿肱骨外髁骨折合并肘关节后脱位

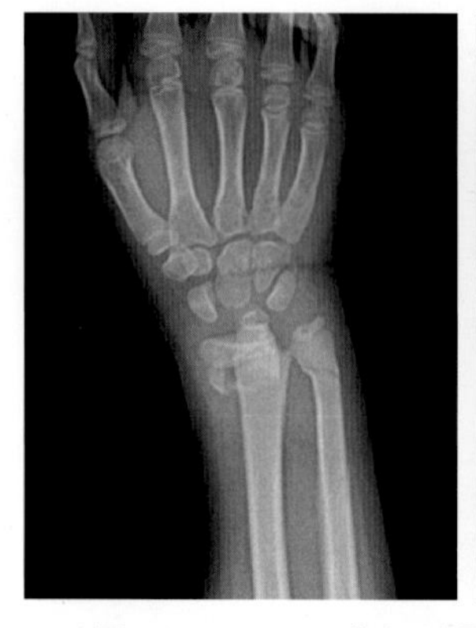
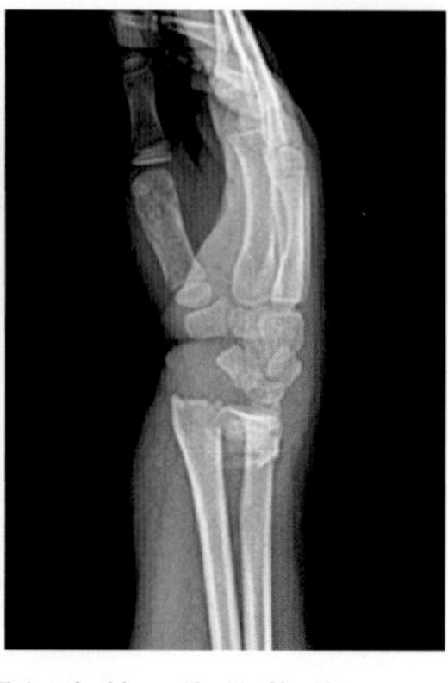

图 10-4-5 尺桡远端骨折合并尺桡关节脱位

因闭合复位后肿胀、外固定物压迫导致的 Volkmann 缺血挛缩，在小儿骨折的治疗中屡见不鲜，可造成终身残疾，必须引起充分的重视。医生与患儿家属要严格观察骨折闭合复位后肢端的血供情况，持续疼痛（pain）、摸不到脉搏（pulseless）、苍白或青紫（pallor）、感觉异常（paresthesia）、麻痹（paralysis），这种所谓的“5P 征”一旦出现，必须及早松解外固定，必要时还需减压，减少肌肉间隔的压力。一日发生 Volkmann 缺血挛缩，早期康复治疗是很有帮助的。

七、固定位置与时机

骨折复位后什么位置是可以接受的、什么位置是不能接受的、哪些必须立即切开复位、哪些则可以等到骨折愈合后再二期矫形更为可取，根据发生骨折时年龄、部位、类型而有所不同。譬如锁骨骨折，除了个别大龄小儿锁骨肩峰端类似骺分离，骨折后近心端高高撬起插入肌肉中，手法难以使骨折端接触者，根本不需要任何手术治疗，“8”字绷带制动 3 周骨折可很快愈合，通过生长再塑形不会残留任何问题。相反，锁骨骨折不愈合几乎无一例外地发生在切开复位内固定的患者中，特别是发生在应用克氏针却不可靠固定的患者中。再如小儿肱骨近端干骺端骨折，虽然其解剖部位类似于成人的肱骨外科颈骨折，但其结果却不相同，只要患儿还有生长发育再塑形的可能，40°～50°成角畸形 3 年后可以完全再塑形至正常。小儿股骨干骨折两岁以下 20°内外翻成角、30°前后成角，5 岁以下 15°内外翻成角、20°前后成角、2cm 以内短缩，10 岁以内 10°内外翻成角、15°前后成角、1.5cm 以内短缩，均可以接受。10 岁以下小儿前臂骨折整复后成角不超过 10°、旋转畸形不超过 10°，也是可以接受的。但是如果同时合并同侧肱骨髁上骨折（即漂浮肘），或已出现间隔综合征，或是对位对线不可接受的再骨折，则应手术切开复位。小儿桡骨颈骨折只有闭合整复失败、成角大于 30°、移位大于 30%时才考虑切开复位。

八、并发症

（一）肘内翻

是肱骨髁上骨折很常见的并发症，特别是伸直尺偏型骨折，机制是肱骨髁上内侧皮质的嵌压与肢体重力造成的远骨折端内旋应力。闭合复位经皮穿针可以大大减少肘内翻的发生，但并不能完全避免，整复后或复查中可发现 Baumann 角（肱骨外髁骺生长板两端连线与肱骨纵轴线在正位 X 线片的交角为 Baumann 角，正常为锐角，约 75°）已成钝角，骨折复位的位置又基本上可以接受，骨折还没有纤维愈合前，就不宜为了防止肘内翻而再次整复，更不宜不恰当地切开复位内固定。因为肘关节功能恢复后再二期截骨矫形并不会影响最终的结果。相反，再整复会失去原来可以接受的位置。同样的情况也见于桡骨远端干骺端的骨折，但处理不尽相同，此型骨折多发生在年龄偏大的小儿，生长再塑形能力已很有限，积极一点切开复位内固定对腕关节的功能恢复影响不是太大。如果发生在年龄小的小儿，则可保守一些，先让骨折愈合，观察生长再塑形的变化，如有必要再二期截骨矫形，也可免除因手术暴露损伤桡骨远端骨骺的顾虑。

（二）神经损伤

小儿骨折合并神经损伤并不一定是切开复位探查神经的适应证，如孟氏骨折合并桡神经损伤（骨间背侧神经损伤）。桡神经深支经桡骨头前侧向前外侧走行，穿过旋后肌深浅层及 Frohse 弓，经桡骨颈的前外侧绕过至骨间膜的背侧，当桡骨头向前或向前外侧脱位时，桡神经深支可受到牵拉损伤。10%～20%的患者发生桡神经损伤，特别是桡骨头向前外侧脱位的所谓Ⅲ型（小儿型）

孟氏骨折。神经受损伤部位往往位于 Frohse 弓处，多数为 Sunderland Ⅰ度损伤（神经轴束传导中断，轴束并未断裂），少数为 Sunderland Ⅱ度损伤（轴束损伤，许旺氏细胞鞘尚保持完整），多数患者只要桡骨头复位，数周至 3 个月后神经麻痹可以自行恢复，根本不需任何的手术处理，只有对伤后已经 3 个月仍无任何恢复迹象的患者才考虑手术探查。肱骨髁上骨折也是容易并发神经损伤的一种骨折，发生率大约为 7%，以桡神经损伤最多见，多见于远骨折端向后内侧移位的患者。远骨折端向后外侧移位时易出现正中神经损伤，而屈曲型骨折则易出现尺神经损伤。多数神经损伤是牵拉伤，多可自行恢复，真正的神经嵌压断裂并不多见。对于这种患者最恰当的治疗是严密观察（包括临床检查与肌电监测），极少数 3~6 个月仍无恢复迹象者，考虑手术探查。

（三）血管损伤

小儿骨折合并血管损伤是骨折严重的合并损伤，必须积极处理，不能延误，否则会危及肢体的存活。对任何严重的直接或间接暴力损伤都应想到有血管损伤的可能，要注意检查肢体的颜色、温度、感觉、脉搏，特别是易合并血管损伤的骨折，如胫骨近端骨折、股骨远端骨折、肱骨髁上骨折、骨盆骨折等。血管损伤可能是血管破裂，也可能是血管挫伤后继发血栓形成。骨折闭合复位后外固定过紧，或因骨折局部血肿炎性反应造成肌膜间隔内高压，是造成继发血管损伤的主要原因，此种情况一旦出现，必须即刻处理。放松所有的外固定物，如果 30 分钟以后情况仍无改善，应迅速全面对伤情做出评估，及早做出处理的决定，包括血管探查术。

（四）骨筋膜室综合征

骨筋膜室综合征是一个复杂的症候群，机制为在一个封闭的骨筋膜室间隙内的压力急剧升高，间室内的肌肉、神经组织受累为早期临床主要症状，组织压力升高首先引起静脉回流受阻，动脉可以继续灌注，从而导致进一步的肿胀和压力持续增加。当压力超过动脉压时，动脉供血受阻，骨筋膜室内的肌肉和神经出现进一步缺血。骨筋膜室综合征在小儿中不常见。临床出现的部位主要是胫骨干骨折后的小腿和肱骨髁上骨折后的前臂，但是它也可以发生在其他部位，包括手、足及腹部。采用髋人字石膏固定治疗股骨干骨折后可能会出现同侧小腿骨筋膜室综合征。

小儿对外界突发刺激的阈值低，而对持续缓慢增加的刺激阈值相对较高，且因焦虑、疼痛，以及很难理解指令或命令，单纯通过与成年人相同的检查方式不一定能获得满意的检查结果。受累的肢体肿胀、张力明显增高，局部触摸及被动伸直肿胀筋膜室内的肌肉会引起疼痛，家长安慰无效的哭闹不止，提示患儿骨筋膜室综合征。毛细血管再充盈速度的下降和无脉是这种并发症的晚期表现。

当小儿骨折外固定后其疼痛逐渐加重，拒绝家长或医务人员触摸患肢，应考虑到骨筋膜室综合征发生的可能性，首要的检查和治疗措施是拆除外固定装置，通过检查局部表现以明确骨筋膜室综合征发生的可能性。如果怀疑骨筋膜室综合征持续加重，则应将患肢抬高到心脏的平面，减少因体位因素造成的动脉灌注及静脉回流减少，从而减少组织缺血。而骨筋膜室综合征的诊断最终依赖临床的仔细观察，有时测量筋膜室的压力对明确诊断有帮助。明确诊断的骨筋膜室综合征是紧急实施筋膜切开减压术的指征。

前臂的减压可以通过 Henry 的掌侧入路或掌尺侧入路，彻底打开浅深筋膜间室，彻底减压（图 10－4－6）。小腿的筋膜切开减压可以通过外侧单一的切口完成或内外侧两个切口完成。同样要求所有筋膜间室彻底减压。对于已经明确坏死的肌肉应进行边缘切除，术中注意创缘止血，但是广泛的坏死组织清创术通常在此后的 36～72 小时进行，那时肌肉的活力更容易判定。

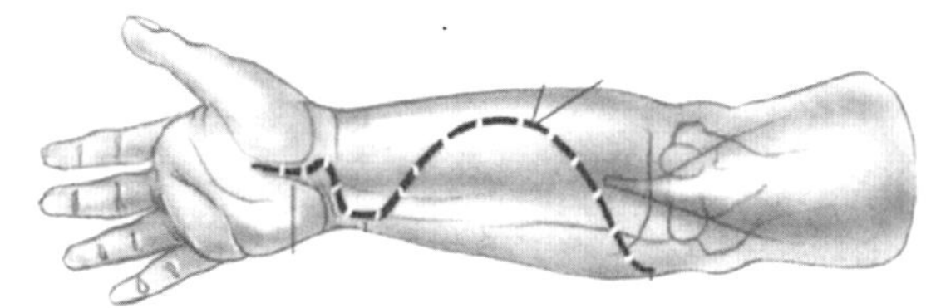

图 10－4－6　前壁筋膜切开示意图

（五）生长障碍

未累及骺板的生长障碍的发生机制主要是折弯骨折，复位不充分，滋养血管受损以及软组织牵拉畸形。折弯骨折凸侧可以发生刺激性生长，畸形不能恢复且有加重趋势。在胫骨近端的骨折容易发生外翻畸形，在胫骨远端的骨折容易发生内翻畸形。

骺板生长障碍是一种并不普遍但很严重的并发症。骺板生长障碍的潜在结果包括成角畸形的发展、肢体长度的不对称、骨骺变形及以上病症的合并症。这些畸形的发生和发展依赖骺板是否受影响、受影响骺板的位置、受损骺板存在的持续时间及患者骨骼的成熟程度。

骺板骨折占小儿所有骨折的15%～30%，1%～10%会发生骺板骨桥或骨栓形成，其结果是导致正常的生长受到障碍。在肱骨－股骨中完全的骺板阻滞可导致肢体不等长，在桡骨－尺骨和胫骨－腓骨则中表现为生长不匹配以及继发的牵拉畸形。部分或不完全阻滞导致肢体的成角畸形或关节平面畸形。骺板阻滞的大小和部位决定了生长障碍的类型和最终的结果。

正常骺板生长障碍的发生机制是骺板的物理性缺失，或影像学不可见的正常骺板结构和功能的破坏以及骺板环（也叫骨桥或栓系）的形成。生长障碍作为一种骺板损伤的结果，可由直接创伤造成，或和相关血管破坏有关。复位不充分，骨骺骨与干骺端接触促进了骨桥在骨骺与干骺端之间的形成，并影响了正常的生长。直接暴力可损伤生长板的增殖细胞，造成骨骺损伤变形、生长发育障碍。微血管损伤引起的骨骺缺血可能破坏正常骺板的生理功能和生长，有可能导致骨桥形成。

（六）生长刺激

对称性生长刺激（过度生长）：为小儿特有的骨折愈合特征，其机制尚不完全明了，骨折后缺少骨膜张力和骺板骨折端的血流增加是潜在的原因。临床上，过度生长常见于2～10岁的小儿股骨干骨折后，过度生长的范围是0.4～2.4cm，平均为0.9cm。

非对称性生长刺激比对称性生长刺激少见。小儿胫骨近端干骺端不完全骨折有时会导致非对称性生长刺激，通常是胫骨外翻过度生长，发生在骨折后的1～2年。这种畸形可能源自非对称的充血，导致骨折部位的过度生长。幸运的是，对于大多数小儿，再塑或过度生长的逆转是自然发生的，避免了指导生长技术的需要，以及避免了截骨以矫正过度生长。

（七）骨髓炎

骨折后发生率较成年人明显为低，主要发生于开放性骨折手术后。小儿骨髓炎主要为血源性骨髓炎，随着现代营养学的改善，目前急性血源性骨髓炎的发生率已较低。

（八）脂肪栓塞

小儿长骨干骺端主要是红骨髓，脂肪含量低，相较成年人，脂肪栓塞发生率低，主要发生在10岁以上的小儿，表现为感觉中枢和氧合作用有改变，出现瘀斑。

（九）关节僵硬

比成人损伤后少见得多。风险因素：关节内骨折；肌肉和关节囊损害；神经损伤；骨筋膜间隔综合征。

第五节　小儿锁骨骨折

锁骨骨折是常见的小儿骨折，占小儿骨折的5%～15%。锁骨骨折常见于锁骨中段，占到锁骨骨折的80%。

新生儿锁骨骨折原因多为产伤，特别是胎龄较大或难产时。其他危险因素包括：母亲头围和腹围比例较低，有分娩巨大儿的生产史。学龄小儿锁骨骨折的典型损伤机制为跌落，即肩部或者上臂的力量传导至锁骨，受到侧方挤压的力量而发生骨折。青少年的锁骨骨折损伤机制与学龄小儿的相似，可由高能量损伤或竞技运动引起。

体格检查包括寻找患侧上肢的舒适体位，检查有无锁骨局部畸形、肿胀、瘀斑、压痛等。对于怀疑锁骨骨折的患儿，均应进行必要的X线检查，以明确是否存在骨折、骨折类型等。

小儿及青少年锁骨干骨折的治疗主要是非手术治疗，除非出现十分严重的移位，否则常不需尝试复位。使用“8”字绷带和/或上肢悬吊，直至患儿可自然地活动上肢。伤后8周内避免体育运动。一般情况下骨折愈合非常迅速，尽管错位的骨折端会形成明显可见的皮下突起，骨折愈合后在局部会形成包块，但在以后的数月或数年会获得重新塑形。

手术指征较窄，包括开放性骨折、骨折端刺穿斜方肌的严重移位，以及难复性的骨折端嵌入皮肤的情况。内固定材料可以选择接骨板或弹性髓内针等。

第六节　小儿上臂骨折

一、肱骨近端骨折

肱骨近端骨骺生长占肱骨长度的 80%，骺板为波浪状结构。女孩的肱骨近端骨骺闭合年龄为 14～17 岁，男孩则要到 16～18 岁。

小儿和青少年肱骨近端骨折主要是由创伤造成的，包括体育活动或车祸伤等，创伤间接或直接作用于上肢导致肱骨近端骨折。Williams 指出肱骨近端骨折的几种不同机制：被动伸直、被动屈曲、被动伸直伴外旋或内旋，以及被动屈曲伴外旋或内旋。骨折可发生于近端干骺端或骺板水平。

肱骨近端干骺端骨折多发生于 5～12 岁患儿。大约占小儿骨折的 0.5%，占所有骨骺骨折的 4%～7%。Salter－Harris Ⅰ型：骨折通过生长骨骺板，常发生于年龄小于 5 岁患儿。Salter－HarrisⅡ型：骨折经过干骺端，常在外侧存在骨折块，常见于年龄较大的小儿和青少年。Salter－HarrisⅢ型：骨折相对少见，常合并盂肱关节脱位。

考虑到肱骨近端生长迅速以及巨大的塑形能力，此处几乎不出现骨不连，畸形愈合也很少见。对肱骨近端成角和移位均有很强的矫正潜力，因此骨折后对位不良和功能障碍少发生。大多数患者，包括断端重叠的移位骨折患者，只要有 2 年的生长期，均可完全再塑形。任何未能塑形的畸形，包括旋转畸形，可由肩关节超常的活动范围代偿。因此这些骨折可采用非手术治疗。对于小于 12 岁的小儿，小于 60°的成角在医学上是可接受的，但是家长常不能接受。对于年龄较大者（女孩>12 岁，男孩>14 岁），仅可接受不超过 50%的移位。因此，对于年龄较大的、完全移位的肱骨近端骨折，需行逆行髓内针或经皮克氏针的方式进行治疗，以期骨折复位及早期适度功能锻炼（图 10－6－1）。

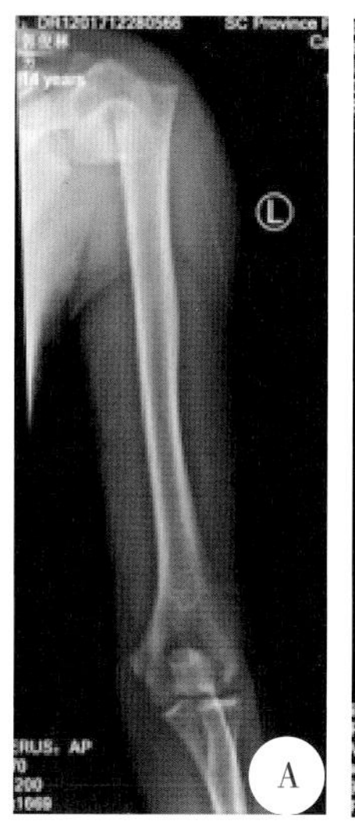
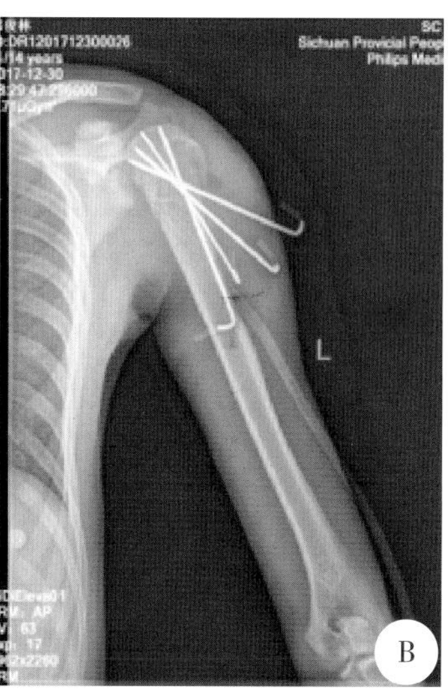

图 10－6－1　男性，14 岁，左肱骨近端骨折

A. 术前 X 线片；B. 术后 X 线片

对于大部分骨折，骨折远端从骨膜的薄弱部向前移位，骨折近端由于骨折远端推顶呈外展、外旋位。在给予充分的止痛或麻醉下，行患肢的轴向牵引，将骨折远端屈曲、外展、外旋复位。在将骨折远端屈曲的同时，直接向后推顶可使骨折远端还纳入软组织袖套内，再将其外展、外旋，可使骨折复位。复位过程中可使用 C 臂机评估骨折端位置。一旦复位成功，保持上肢于外展、外旋位，进行轴向加压后再将上肢放回患者身侧。如果骨折出现再移位，成角畸形不能接受，则应进行重新复位。如果仍保持复位状态，则行患肢悬吊和包扎固定。对于较小的残余内翻成角，可在上肢悬吊包扎的同时放置肩关节外展复位枕。

二、肱骨干骨折

肱骨干骨折常见的损伤机制是大龄患儿或青少年上肢的直接或间接暴力。上臂遭受直接横向打击、从高处跌落时对伸直的上肢的冲击、机动车冲撞以及运动损伤均可导致肱骨干骨折，可能并发桡神经损伤，与成人类似。

由于上肢骨骼是非负重的，其功能恢复不需要严格的解剖复位。加之肩关节、肘关节及前臂的运动都可以代偿轻度到中度的肱骨畸形，小儿肱骨干骨折绝大多数可采用非手术治疗。更重要的是，对于骨骼未发育成熟的小儿患者，肱骨有着很强的畸形重塑能力。在青少年人群中，肱骨成角畸形即使有30°，也可能重塑。

对于不完全移位的肱骨干骨折，三角巾悬吊固定简单且安全有效。但由于三角巾固定无法很好地纠正后方或内翻成角，尤其是活动量较大的患者或肥胖患者，可以加用夹板辅助固定，以减少畸形及不适感。

对于因开放性骨折、多发伤、漂浮肘、闭合性骨折而难以复位以及复位过程中出现桡神经损伤情况的患儿，应考虑行手术治疗。其接骨板固定技术同成年人，但需注意靠近两端的骨折，应用髓内针时需避免损伤骨骺。

髓内针固定：术前应仔细评估肱骨干骨折的位置、骨折类型及移位程度。此外，术前需要仔细评估血管神经状况，并确定肱骨干骨折合并创伤性或医源性桡神经麻痹的风险。采用适当大小的不锈钢或钛金属髓内针固定。与小儿股骨骨折髓内针固定技术类似，髓内针的直径大约为髓腔直径的40%。

髓内针固定可以采用多种手术入路，包括远端后方、外侧或内侧入路。在皮肤做一个小切口，分离软组织，达到骨骼部位，根据置钉设计，做长度为一枚或两枚弹性髓内针直径的切口，然后通过入针点置入预弯后的弹性髓内针，肱骨干骨折必须实现较为满意的复位才能通过髓内针，两枚髓内针的对顶作用可使骨折接近满意复位。如因软组织卡压无法复位，需做小切口协助清理断端卡压的软组织，复位后通过导针。调整导针的位置、长度，确定骨折获得满意复位后，在远端骨皮质外约2cm截断髓内针，并尽可能进行锁钉固定。缝合手术切口，减少钉尾对皮肤的刺激。骨折临床愈合后，通常在术后6月取出髓内针（图10-6-2）。

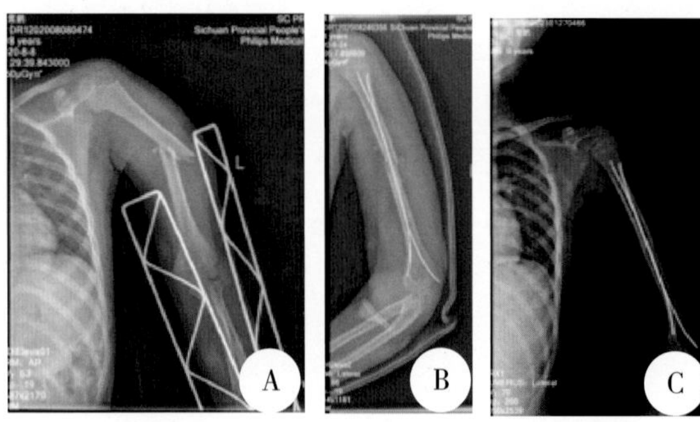

图10-6-2 男性，8岁，左肱骨骨折

A. 术前X线片；B. 术后X线片；C. 术后4月随访X线片

三、肱骨髁上骨折

小儿肱骨髁上在前方的冠状窝与后方的鹰嘴窝之间，内外侧髁由一段很薄的骨段相连，且小儿肘关节周围韧带相对坚韧，这构成了该处容易发生骨折的基础。依据受伤时肢体所处位置及骨折远端移位的方向不同，肱骨髁上骨折分为伸直型和屈曲型骨折两种。伸直型肱骨髁上骨折占该骨折的97%～99%，通常由处于伸手和完全伸肘位时摔倒引起，占所有小儿骨折的3%，常见的受伤年龄是5～7岁。虽然屈曲型骨折少见，然而复位却相当困难，预后不佳，并伴随尺神经损伤。5%～10%的小儿伴有同侧桡骨远端骨折。

常用分型是Gartland分型，Ⅰ型骨折无移位，Ⅱ型骨折有一个完整的后铰链，Ⅲ型骨折完全移位。Ⅳ型骨折前、后铰链的完整性完全丧失，在肘关节屈曲和伸直时均不稳定。

在大多数情况下，通过肘关节标准的正、侧位摄片就可做出诊断。当判断青少年骨折远端骨折块冠状分离或有“T”形髁间骨折时，可使用更先进的成像技术，如CT、肘关节造影等。

（一）影像摄片要求

1. 标准位 肘关节伸展位时从前方摄片（AP位），和肘关节屈曲90°前臂中立位时从外侧摄片，即标准的正、侧位片。对于高度怀疑肱骨髁上骨折的患儿，在侧位片应仔细观察是否存在脂肪垫征。

2. Jones位 患儿伸展受伤的肘关节有困难时，可采用肘关节屈曲、射线垂直于肱骨远端摄片，即肘关节轴向角度（Jones位）摄片。

3. 内外斜位片 遇到高度怀疑的肱骨髁上骨折，在常规的AP位和侧位片却看不到任何骨折征象时，采用内外斜位摄片可能有所帮助，尤其在诊断桡骨小头和冠状突骨折，以及判断外髁骨折移位时特别有用。

（二）临床检查与评估

尽管大部分小儿肱骨髁上骨折表现为肿胀、疼痛、功能障碍，症状体征相对较轻，但临床上同时有一部分小儿肱骨髁上骨折损伤非常严重，需要仔细评估并可能进行手术治疗。

在体检过程中要明确皮肤有没有伤口、局部肿胀，以及是否出现肘关节周围皮肤水泡、前臂肿胀情况等，并应仔细检查神经血管的状况。

伸直移位型肱骨髁上骨折是血管损伤常见的原因，接诊医生应当判断手部的颜色和活动能力，并了解是否有桡动脉的搏动，仔细检查前壁各筋膜间室，特别是有可能血管损伤时。肱动脉损伤在Ⅲ型骨折患者中发生率高达10%～20%。因为肱动脉有丰富的侧支血液供应，即使肱动脉完全断裂，手也可能完全被灌注。但血管损伤若合并肘关节的严重肿胀、骨筋膜室综合征，则可能导致缺血、无脉、肢端苍白等表现。

肱骨髁上骨折并发神经损伤的概率是10%～15%。最常见的神经损伤是骨间掌侧神经损伤，通过检查拇指和示指末节的屈伸活动可以做出评价，当远端骨折块向后侧移位时，最容易损伤桡神经。尺神经损伤没有正中神经损伤和桡神经损伤常见，但穿针固定可能导致尺神经损伤。大多数神经损伤由神经麻痹导致，多在6～12周恢复。彩超可用于早期全过程神经连续性的判断，如果3个月内没有神经功能的恢复，行肌电图检查。对于复位后出现的神经损伤应早期行手术探查。

0.1%～0.3%的肱骨髁上骨折并发骨筋膜室综合征，常常合并发生前臂或腕部的骨折，发生于合并血管损伤、骨折严重移位、局部软组织损伤严重时，也可发生于复位后局部固定过紧时。在较长时间缺血的情况下，修复损伤的血管后应行预防性或治疗性切开减压，以减少缺血再灌注损伤，减少Volkmann挛缩发生的可能性。

Gartland分型决定肱骨髁上骨折治疗方法的选择。Ⅰ型骨折使用长臂石膏固定3周，去除石膏后在保护下逐渐活动。Ⅱ型骨折见于伸直型损伤，骨折移位后呈过伸位表现，长臂石膏固定，屈曲肘关节90°～100°，大都可以维持良好稳定性，但有20%的患者可能出现复位丢失，甚至移位后需要手术治疗。Ⅲ型、Ⅳ型骨折完全移位，临床检查需明确是否合并血管神经损伤，以及了解局部软组织条件。闭合复位后难以维持复位，可经皮克氏针固定。闭合复位不能成功或者合并血管神经损伤，可采用切开探查复位的方式，内固定可以选择克氏针或加压螺钉。

生物力学研究证实，采用2根克氏针分开进针固定的稳定性与交叉克氏针固定的稳定性相当或更好，而3根克氏针（3根均为外侧或2根外侧、1根内侧）的稳定性更好（图10－6－3）。屈肘120°时，50%患者的尺神经向前移位至内上髁，所以内侧进针可能损伤尺神经。如果可能的话，建议先行外侧进针，提供临时的稳定性，在不需完全屈肘、尺神经位于后方时再行内侧进针固定。

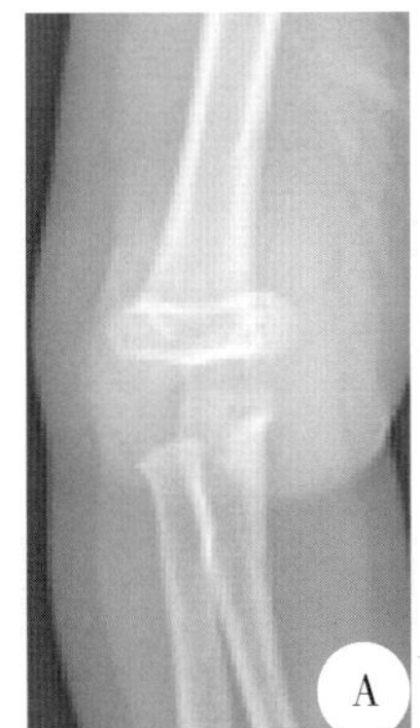

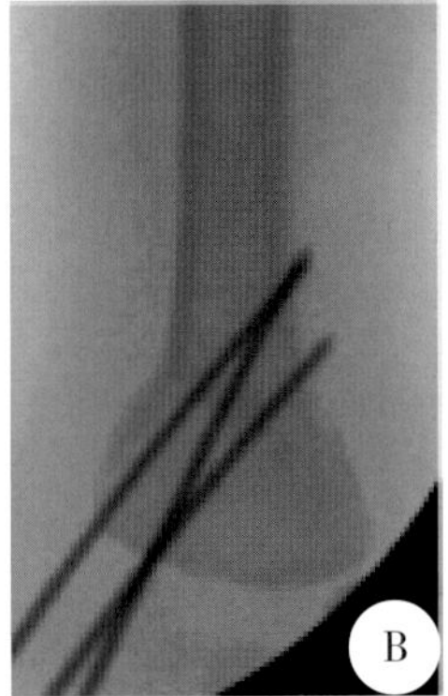

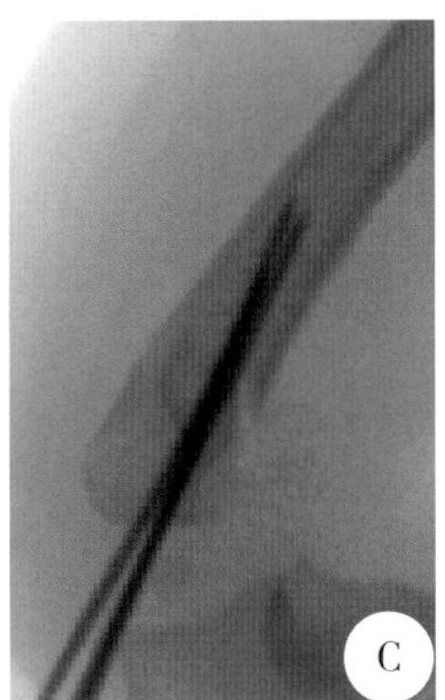

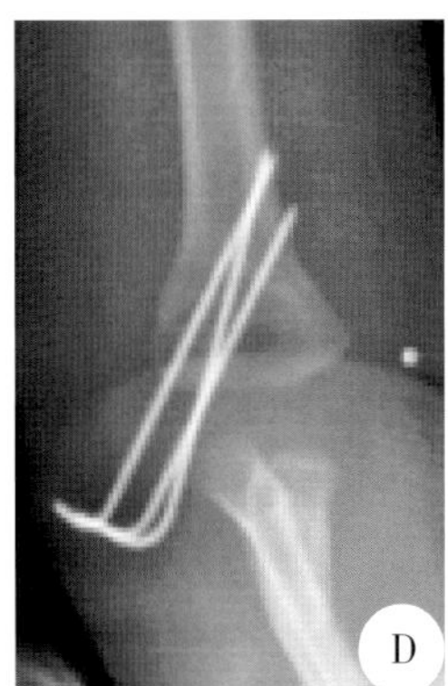

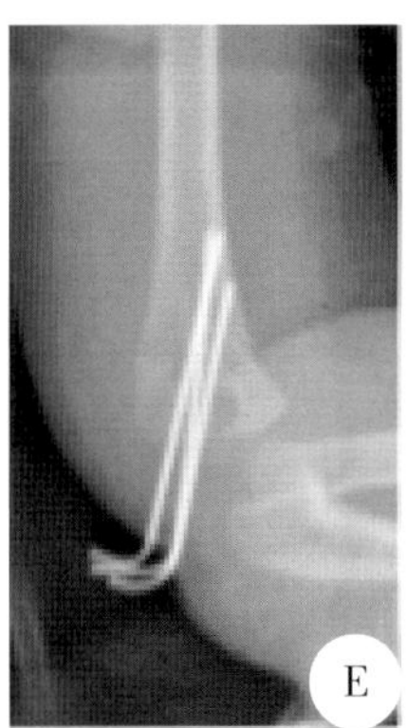

图10－6－3　男性，10岁，肱骨髁上骨折

A. 肘关节术前正位片；B. 术中置入克氏针正位片；C. 术中置入克氏针侧位片；D. 术后正位片；E. 术后侧位片

小儿肱骨髁上骨折手术入路的选择：如果术中需要探查神经、血管，则推荐采用肘关节前方入路。如果要从骨膜的撕裂侧进入，则可采用内侧和/或外侧入路。很少应用后方入路，因为该入路会破坏后方残留的完整骨膜并且可能损伤供应肱骨远端骨块的主要血管。

四、肱骨外髁骨折

肱骨外髁骨折是第二种常见的小儿肘部骨折，其发病率仅次于肱骨髁上骨折，常常发生在4～6岁的小儿，属于Salter－HarrisⅣ型损伤，其诊断异常困难，尤其是当内侧骨折线仅延伸至软骨时。生物力学损伤机制有挤压和撕脱两种。这种骨折最常见的类型是骨折延伸至肱骨滑车的顶点，这可能更像是一个撕拉伤造成的结果。不像肱骨髁上骨折，肱骨外髁骨折很少发生血管神经损伤。

Weiss 等在前人研究的基础上，根据骨折移位情况和关节面的完整性提出了一个分类系统。Ⅰ型骨折移位小于 2mm；Ⅱ型骨折移位大于 2mm，有完整的软骨铰链；Ⅲ型骨折移位大于 2mm，无软骨铰链，关节面不完整，Ⅲ型骨折可以翻转，滑车的稳定性丢失，桡骨和尺骨可以发生后外侧半脱位。这种分型可以帮助指导治疗，治疗Ⅰ型骨折可以石膏固定，Ⅱ型骨折可以闭合穿针，Ⅲ型骨折需开放复位和内固定。

X 线片有时很难决定骨折的移位程度，因为存在大量未骨化的骨骺。侧位片上干骺端的骨折块可以帮助做出诊断。增加内斜位摄片对于评估骨折的移位程度也是有帮助的。在 X 线片上很难判断软骨铰链的稳定性，需要加拍应力位 X 线片或行麻醉下关节造影来完整评价。

根据患者的年龄，无移位或轻微移位的骨折可以行上肢石膏固定 4～6 周。因为在固定期间可能发生骨折的再次移位，对这些骨折需要密切观察。有大的干骺端骨折块的患者，使用光滑的克氏针经皮穿针固定。移位的骨折或不清晰的复位需要开放复位和内固定。通过外侧入路，注意避免解剖后侧，这样可能损伤从后侧进入滑车的血运，引起骨坏死。使用光滑的克氏针和空心钉可取得良好的效果（图 10－6－4）。

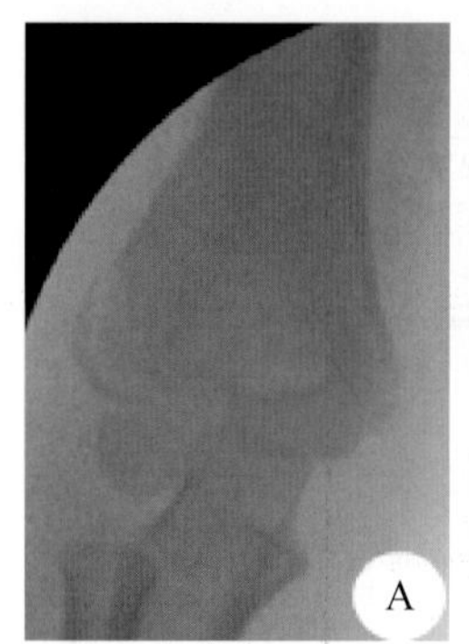

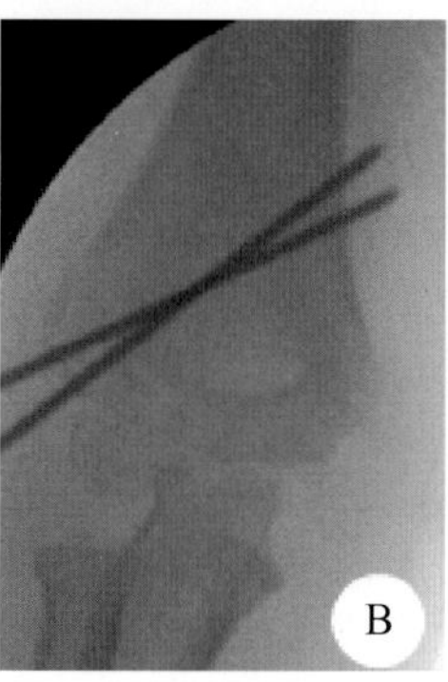

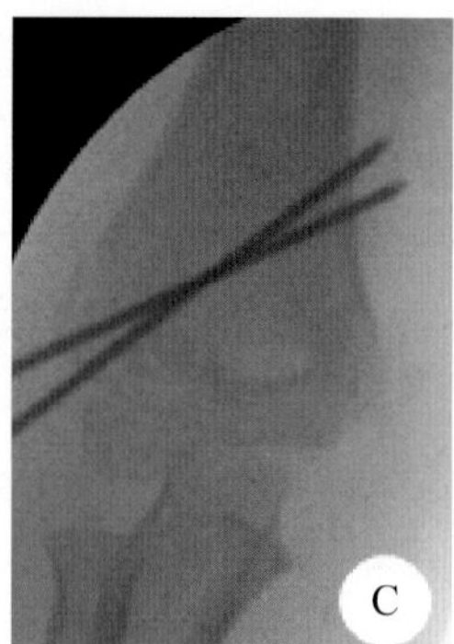

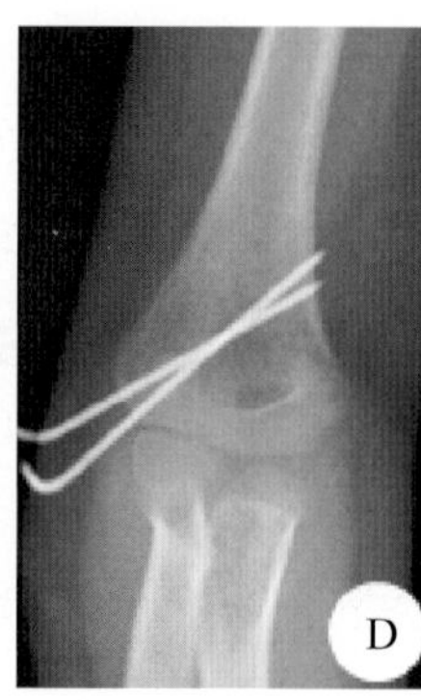

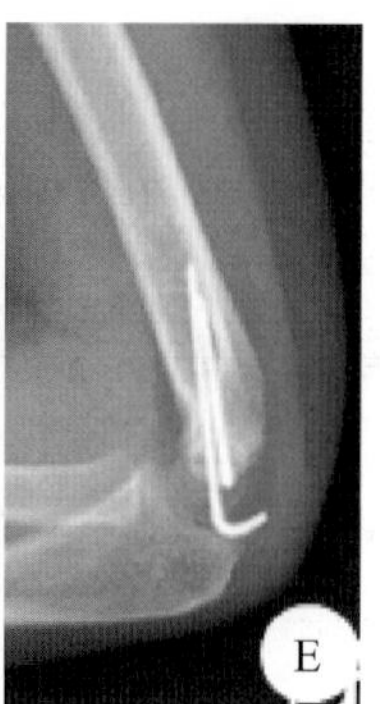

图 10－6－4　男性，9 岁，肱骨外髁骨折

A. 术前正位片显示肱骨外髁骨折；B. 术中经皮穿针后正位片；C. 术中经皮穿针后侧位片；D. 术后 8 周正位片（骨折线消失）；E. 术后 8 周侧位片

肱骨外髁骨折常见的并发症是骺板闭合、复位的丢失、畸形愈合及不愈合，主要原因是骨折块浸泡在关节液中，且大部分是软骨，血供减少，且移位的骨折块无生理性应力刺激，导致发育障碍，或者中央区骺板生长阻滞，伴发鱼尾状畸形、肘外侧畸形等。

第七节　小儿前臂骨折

一、小儿孟氏骨折

（一）概述

孟氏骨折是少见且复杂的复合损伤，在所有小儿肘关节脱位中占不到 1%。4～10 岁为发病高峰年龄。1814 年意大利外科病理学家和公共卫生健康的官员 Giovanni Batista Monteggia 最早描述了该损伤：尺骨近 1/3 骨折合并桡骨近端骨骺前方脱位，后来将该损伤命名为 Monteggia 骨折（孟氏骨折）。1967 年，Jose Luis Bado 出版了关于孟氏骨折分型的图书，并将孟氏骨折描述为桡骨头骨折或脱位合并近端或中段尺骨骨折。尽管人们对孟氏骨折的理解逐渐增加，但它对于骨科医生仍是一个挑战。其容易漏诊，导致预后较差，因而虽然少见，却获得了巨大的关注。对于任何有前臂骨折的患儿都要怀疑有无孟氏骨折，包括尺骨变形和成角很小的青枝骨折患儿。

（二）分型

Bado 的分型经受了时间的考验，标准分型如下：

（1）Ⅰ型：桡骨头前脱位合并尺骨干任意水

平的骨折。还是最常见的孟氏骨折类型，占所有小儿孟氏骨折的70%～75%。

（2）Ⅱ型：桡骨头后脱位或后外侧脱位合并尺骨干或干骺端骨折。

（3）Ⅲ型：桡骨头外侧脱位合并尺骨近端内翻骨折。

（4）Ⅳ型：桡骨头前方脱位合并尺桡骨双骨折。

关于孟氏骨折有三种独立的损伤理论：直接暴力理论，即前臂受到直接暴力，发生骨折后，在桡骨进一步受力，以及尺骨骨折移位、骨间膜的牵拉下发生桡骨头脱位；过度旋前理论，即前臂的过度旋前导致尺骨骨折继发桡骨头脱位，这种旋前使桡骨和尺骨在中段交叉，导致尺骨骨折及桡骨近1/3骨折或桡骨头前脱位；过伸理论，即肘关节过伸、桡骨头脱位和尺骨骨折。

（三）治疗

治疗成功的关键在于尺骨畸形矫正和稳定性重建，为肱桡关节提供稳定性。闭合复位石膏固定的指征是尺骨骨折稳定或青枝骨折，以及尺骨可塑变形、桡骨头复位满意。患儿需要长臂石膏固定，屈肘90°～110°于旋后位，随后2～3周密切随访，做X线检查，以确保维持桡骨头复位。对于尺骨骨折不能实现闭合复位或复位后难以维持复位者，切开复位是必要的。对于尺骨良好复位但桡骨小头仍不能复位者，应考虑环状韧带损伤或者卡压，需要切开复位或修复重建。孟氏骨折的治疗取决于三步：纠正尺骨畸形、取得肱桡关节稳定的复位和维持尺骨长度及骨折复位稳定性。

尺骨位于皮下，在复位过程中先给予前臂牵拉，放松肌肉，缓解疼痛，再通过折顶的方法进行复位，复位满意且可维持复位的患儿，采用长臂石膏固定，屈肘90°～110°于旋后位。尺骨中段的骨折，复位不成功或难以维持复位的，采用闭合髓内针固定或切开复位接骨板螺钉固定。尺骨近端骨折，髓内针使用受限，多采用接骨板固定。

孟氏骨折后因延误诊断及治疗，桡骨头可长期处于脱位状态。伤后桡骨头持续脱位<3周的孟氏骨折还有可能通过闭合复位进行治疗。如果闭合复位失败则有切开复位的指征，这种情况常见于骨折>4周的患儿。陈旧性孟氏骨折一直都采用手术治疗，在进行切开复位的同时需要将弯曲的尺骨进行截骨矫形并进行尺骨延长。要切除嵌入的纤维软骨组织，可以用残余的韧带组织重建环状韧带，还可以切取1条肱三头肌筋膜或其他组织来重建环状韧带。对于年龄<12岁或损伤不超过3年的孟氏骨折患儿都可以采用切开复位治疗，并且可以预期有较好的长期临床效果和影像学结果（图10-7-1）。

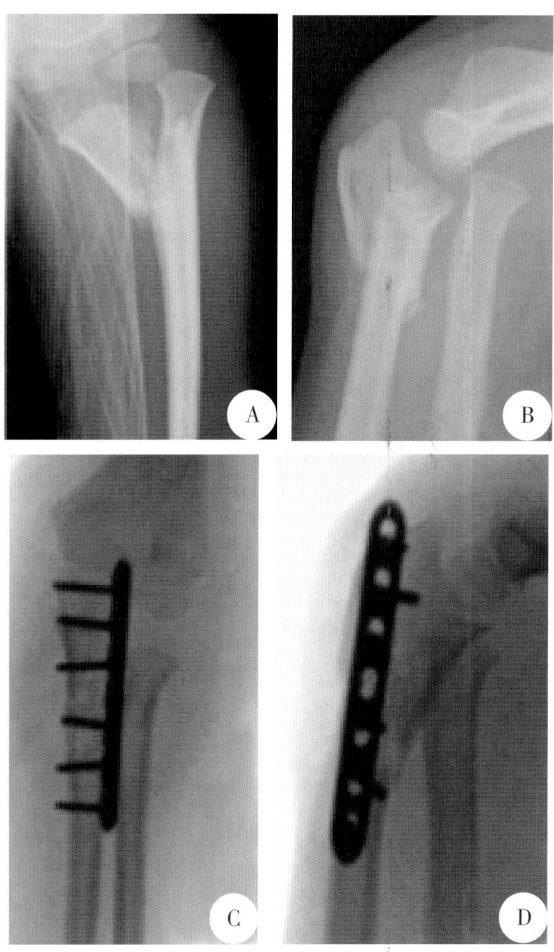

图10-7-1　男性，11岁，孟氏骨折脱位

A. 术前正位片；B. 术前侧位片；C. 术中正位片；D. 术中侧位片

二、小儿尺桡骨骨干骨折

（一）概述

尺桡骨骨干骨折的主要损伤机制是摔倒时，通过张开的手将间接暴力传导至前臂的骨骼。生物力学研究显示，桡骨的中下1/3部位和尺骨骨干的实质部分是骨折的好发部位。通常摔倒时明显的旋转动作可造成桡骨和尺骨不同平面的骨折。明显的旋前暴力可导致尺骨干或桡骨干单纯的骨折，并伴有远端或近端尺桡关节脱位。单纯的桡骨干骨折很少，且很难闭合复位。

（二）诊断

临床表现主要是疼痛及可能的畸形，疼痛主要位于骨折部位，但焦虑以及肌肉痉挛会放大小儿疼痛的表现，给查体及准确定位骨折造成困难。必须仔细检查皮肤完整性及肿胀情况，因为骨筋膜室综合征可能发生在任何前臂骨干骨折。这种少见的但有潜在破坏性的并发症可能导致 Volkmann 挛缩，小儿尺桡骨骨干骨折后 Volkmann 挛缩的发生率和肱骨髁上骨折后 Volkmann 挛缩的发生率基本相同。那些有剧烈疼痛、不能通过制动和轻微麻醉药减轻的患者应该被及时评估是否存在过度肿胀和骨筋膜室综合征。如果松开夹板、石膏，调整前臂位置未能减轻疼痛，那么测量室间隔压力及随后行筋膜切开术可能是必要的。

（三）保守治疗

多数尺桡骨骨干骨折能够通过手法复位外固定治疗。低能量、未移位和微小移位的前臂骨折能够立即用适当的超肘石膏托固定。对于前臂远端 1/3 骨折，前臂石膏能够像肘上石膏一样维持满意的骨折复位效果。移位的骨折通常需要在适当的麻醉下进行复位。局部血肿镇痛是最常用的方式。对于完全移位的骨折，采用静脉或者吸入麻醉的效果会更好。助手协助维持牵引恢复长度，术者采用指压、折顶、提拉等方式进行复位。获得满意复位后，给予超肘石膏固定。

好的前臂石膏技术的原则包括：①骨间塑形；②髁上塑形；③恰当的垫料；④平坦分布的石膏材料；⑤直的尺骨边缘；⑥三点塑形。

（四）手术治疗

切开复位接骨板固定适用于成人及小儿，年龄可以低至 13 岁甚至 7 岁。接骨板固定可以纠正旋转及成角畸形，有利患儿骨骼解剖形态的恢复。其缺点则是局部瘢痕及肌肉的纤维化，进而导致活动度减少甚至精细动作缺失。但对于治疗延迟的骨折以及石膏固定过程中发生畸形的骨折，接骨板固定仍可取得良好效果。接骨板固定的其他适应证包括明显粉碎的骨干骨折，很可能的或已经有的连接不良或骨不连。

另一种内固定材料是弹性髓内针，预弯的柔韧金属棒能在促进正常生理骨痂生长的同时维持令人满意的骨折对位。弹性髓内针技术强调了桡骨和尺骨的相互依赖性，如果两根骨骼骨折，两根都需要内固定。对于小儿和青少年首选髓内针固定，通过插入一根小直径的有弹性的针来获得固定效果。对于大多数患儿选择直径为 1.5～2.5mm 的髓内针就足以达到固定效果（图 10－7－2）。

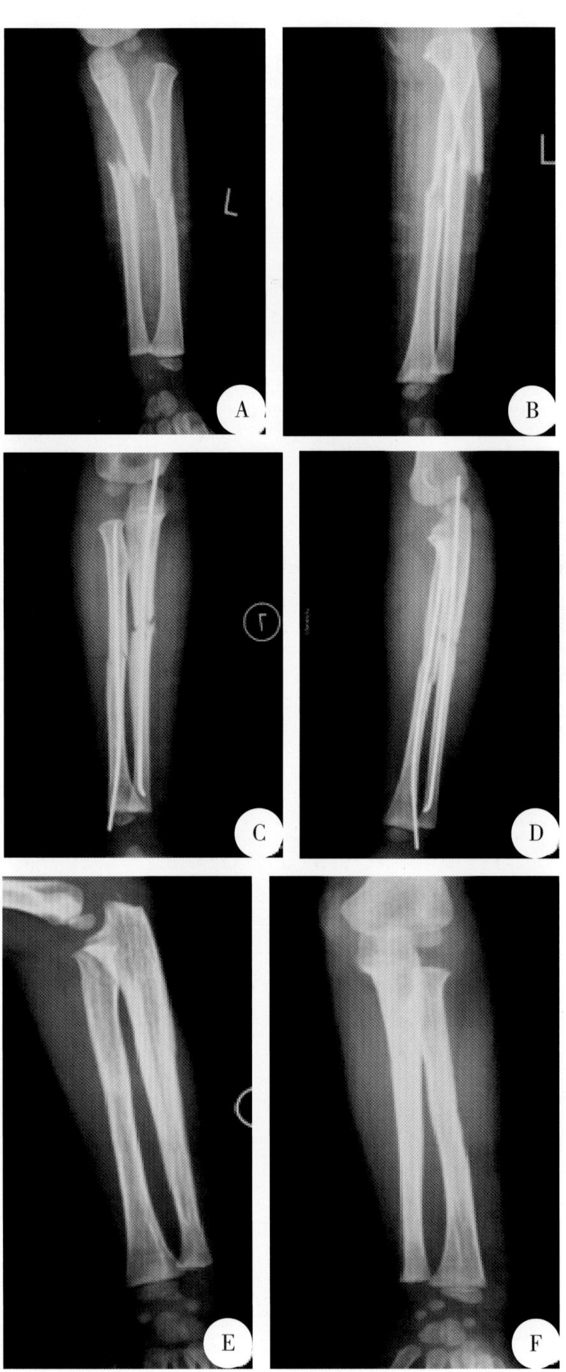

图 10－7－2　男性，10 岁，尺桡骨骨折

A、B. 术前 X 线片；C、D. 术后 X 线片；E、F. 骨折愈合 X 线片

三、尺桡骨远端骨折

前臂骨折是小儿最常见的长骨骨折，约占小儿所有骨折的40%。前臂骨折中，尺桡骨远端又是最好发的骨折部位，因此尺桡骨远端骨折是小儿最常见的骨折，该骨折可以发生在任何年龄段，常见于青少年生长快速期，发病高峰期是10岁。这种损伤主要由摔倒时上肢伸直触地导致，累及骨骺的骨折80%属于Salter-Harris Ⅰ和Ⅱ型骨骺损伤，近半数小儿桡骨远端骨折合并尺骨骨折，其他合并损伤虽然少见但也可能发生，包括同侧舟骨骨折、肱骨髁上骨折。小儿单纯性尺骨骨折非常罕见。累及干骺端的尺桡骨远端骨折可以表现为竹节样骨折或者完全移位型骨折。

临床表现主要是前臂远端肿胀，疼痛和不同程度的畸形。临床症状取决于骨折的移位程度。

无移位以及轻度移位的骨折通过石膏托固定加以保护3周即可。对于完全骨折，则需要进行手法复位，采用前臂石膏托或者管型石膏进行固定，并进行定期随访。对于复位后不能维持复位以及石膏托固定期间发生明显移位的骨折，可采用切开复位内固定，选择克氏针或接骨板等。

尺桡骨远端的干骺端骨折有巨大的重新塑形潜力，因为骨折非常靠近远端生长板。青少年早期，骨折有15°的成角和1cm的短缩都可以接受。Friberg观察到患儿只要还有2年的生长期，腕关节向背侧倾斜20°也能很好地塑形重建。只要生长板保持开放，50%的塑形会在6个月内完成，剩下的50%在接下来的18个月完成。>20°的成角畸形同样能塑形，但对大龄小儿塑形程度难以预测。骨折向背侧成角和向掌侧成角的塑形能力相似。

尺桡骨远端骨骺骨折常见，在骨骺骨折中排位第二，排位第一的是指骨骨骺骨折。复杂的骨骺骨折可能要求解剖复位，但对于桡骨远端的Ⅰ或Ⅱ型骨骺骨折不要求解剖复位，因为生长会继续并且会获得重新塑形。对于<10岁的Ⅱ型骨骺骨折，20°的成角和40%的移位，即使不复位也是可以接受的，通常石膏固定3～4周后拆除。

第八节　小儿髋部骨折

一、概述

小儿髋部骨折罕有发生，其在所有小儿骨折中所占比例不足1%，通常由高能量损伤引起，其中30%或更多的患者合并其他肢体、内脏或头部受伤。原因包括轴向负荷、扭转、外展过度或髋关节直接受到打击。除了骺板，小儿股骨近端十分坚实，如果骨折是由不明显的外伤引起的，则需要排除潜在的病因，例如先前的损伤或手术、骨代谢性疾病或股骨近端的病理性损伤等。

小儿髋部骨折的诊断主要依靠高能量创伤病史、典型症状和体征，比如患肢缩短、外旋、疼痛。临床检查通常很明显，完全骨折患者由于髋关节部位剧烈疼痛、患肢短缩、肢体远端外旋而不能运动。股骨颈不完全或应力性骨折患者可以出现跛行，在检查四肢关节活动度特别是下肢内旋时能发现髋关节和膝关节疼痛。

二、分类

使用最广泛的小儿髋部骨折分类由Delbet提出，其分类根据骨折的位置，且已证明在骨坏死、愈合率、骨不连的风险预测中很有价值：Ⅰ型，经骺板骨骺分离，可有或无股骨头从髋臼脱位，即ⅠA和ⅠB型；Ⅱ型，经颈骨折，可有移位或无移位；Ⅲ型，股骨颈-粗隆骨折，可有移位或无移位；Ⅳ型，粗隆间骨折。

三、治疗与预后

（一）Ⅰ型骨折

对2岁以下的患儿，轻微移位的骨折适合行闭合复位和石膏外固定。对2～12岁的患儿，骨折复位后需用两根光面的克氏针内固定，辅以髋人字石膏固定。对大龄患儿，建议通过骺板固定。如果骨骺出现移位，往往需要切开复位。对后侧骨折脱位建议采用后侧入路复位。在切开复位时建议刮除骺板，以期促进股骨头血管的再生。

（二）Ⅱ和Ⅲ型骨折

如果骨折端比较稳定且没有移位，以及患儿在 6 岁以内，仅通过髋人字石膏固定就可以取得良好的效果。对于移位骨折，大多数学者提倡及时解剖复位、内固定和减压术，以期尽早恢复血液循环。内固定时可经皮将 2～3 枚空心钉置入骨折近端的干骺端部分。如果骨折近端干骺端部分太小，不能保证固定牢固，应该用两根光面的克氏针通过骺板进行固定，这样就不会妨碍随后的生长。应优先考虑骨折固定的稳定性，其次才考虑保护股骨近端的骺板。对 12 岁以下的患儿，应用髋人字石膏以增强固定效果，特别是使用光面的克氏针做内固定。对 12 岁或 12 岁以上的患儿，可将螺钉穿过骺板进行更可靠的固定，术后可避免使用髋人字石膏，或者对大龄患儿可选用髋关节螺钉，辅以克氏针控制旋转。

（三）Ⅳ型骨折

对年幼、无移位的此类骨折患儿，可采用髋人字石膏固定和密切随访。对婴儿期和学步小儿期的移位骨折患儿，可采用早期闭合复位和石膏固定治疗，只要颈干角不小于 115°即可接受。对大龄、有移位的骨折患儿也可先行骨牵引，然后再行石膏固定。不过，我们认为对 6 岁以上的患儿应当行手术治疗以减少畸形愈合的风险和避免长期制动。青少年的治疗方式与成人相同，采用通过骺板的滑动髋关节螺钉或角接骨板来达到坚强的内固定。

（四）预后

小儿股骨近端骨折后常见的并发症是股骨头骨缺血坏死、畸形愈合和骨不连。其他并发症包括感染、股骨近端骺板早闭及软骨溶解。Trueta 曾描述，股骨头血供在婴儿期为干骺端，进入小儿期后随着骨骺的形成，转变为外侧骨骺血供，这给干骺端的血供造成了障碍。在青春期前圆韧带动脉吻合外侧骨骺血管，最终在青春期后期和成年后，干骺端血供得以恢复。

Spence 等人回顾了一个机构中 70 例股骨颈骨折（图 10－8－1），患者骨坏死的总发生率达 29％。骨坏死的独立预测因子是移位和骨折位置。Ratliff 介绍了 3 个类型的股骨头缺血性坏死：Ⅰ型为整个股骨头受累；Ⅱ型部分股骨头受累；Ⅲ型坏死区介于骨折线和骺板线之间。尽管股骨头坏死通常可在受伤 12 个月内通过 X 线片诊断，但是临床表现可能数年都不明显。预后及治疗方法的选择主要取决于股骨头坏死的程度、畸形和塌陷的程度，以及症状首发的年龄。一般来说通过限制负重治疗很难获得可接受的结果，文献报道成功率不足 25％。手术治疗包括髓芯减压（伴或不伴松质骨植骨），吻合或不吻合血管的骨移植，各种使股骨头坏死区离开负重面的旋转截骨术等。

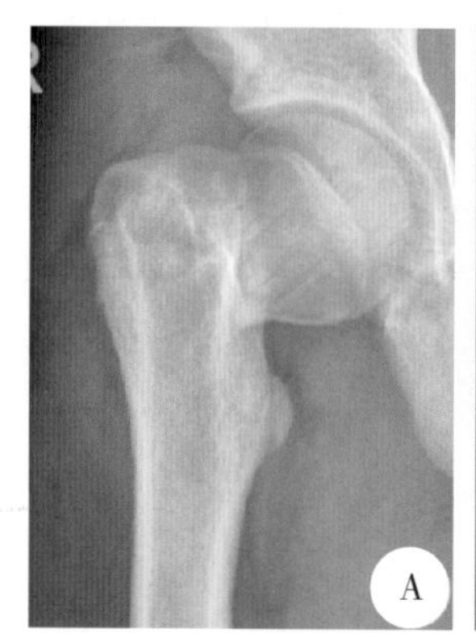

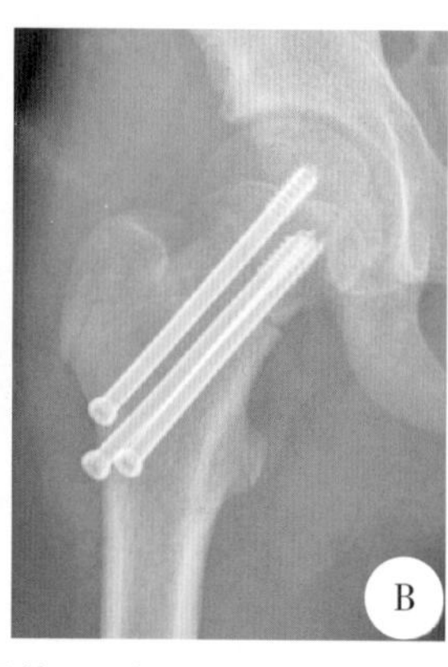

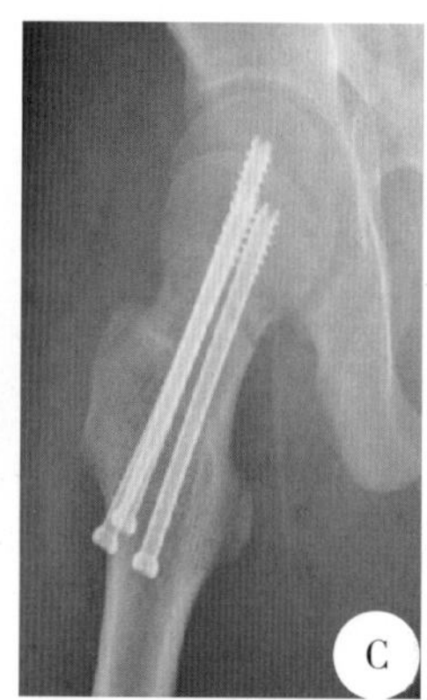

图 10－8－1　男性，8 岁，Delbet Ⅱ型小儿股骨颈骨折

A. 术前正位片；B. 术后正位片（下方两枚螺钉未穿越骺板）；C. 术后侧位片

第九节　小儿股骨骨折

一、股骨干骨折

（一）概述

股骨骨折常见，包括股骨转子下和股骨髁上骨折在内的股骨干骨折大约占小儿所有骨性损伤的1.6%。股骨干骨折多见于男性患儿，并且发生年龄呈双峰分布，一个高峰为2～3岁，通常由单纯跌倒造成；另一个高峰为青少年早期，通常由高能量损伤造成。

小儿股骨干骨折后，年龄较小者不能站立，下肢出现不同程度畸形、局部肿胀；较大小儿出现不能行走、局部肿胀、畸形、活动障碍等，单纯从外观即可明确。不过医生必须全面仔细地检查患者，因为35%～40%股骨干骨折的小儿或青少年合并损伤，有的损伤比较隐匿，如股骨颈骨折、髋关节脱位、膝关节韧带损伤及内脏的损伤。

小儿股骨干骨折可发生在整个生长发育周期内，治疗方法几乎囊括所有外固定或内固定方式，应当结合患者的年龄、骨折类型、体重、生长发育潜力、合并损伤情况等多因素综合考虑，从众多可选方案中选择一个适宜方案。

小儿股骨的再塑潜能一直持续到男孩接近12岁和女孩接近10岁。长期研究表明，13岁以内的小儿股骨中段任何方向<25°的成角畸形都能预期得到满意的自我矫正，再塑持续时间可至骨折后5年。约25%的塑形发生在骨折部位，而约75%则是通过骺板的重新定位和纵向生长实现的。骨折愈合后的形状也促使机械轴线重新定位，可发生旋转再塑，但精确程度不可预测。股骨干骨折后出现的生长刺激通常发生在2～9岁。骨折端重叠越大，生长刺激也越大，而且可以持续到骨折后5年，平均总的生长刺激长度约1cm。对任何有缩短畸形的股骨干骨折，都要随诊多年以确定最后的结果。曾有关于切开复位内固定后出现过度生长的报道，但对这种情况下过度生长的风险并没有明确的阐述。

（二）婴儿股骨干骨折

由于婴儿骨膜肥厚，骨折大多稳定。但对于婴儿股骨干骨折，要评估是否存在骨代谢异常或小儿虐待。大多数婴儿股骨近端或中段骨折，采用单纯夹板固定，使用或不使用Pavlik吊带均可。对于少数不稳定性骨折，单纯Pavlik吊带无法提供充分的稳定。典型的骨折类型为股骨近侧螺旋形骨折和骨折近端屈曲移位。由于新生儿骨膜较厚且骨骼重塑能力强，新生儿股骨骨折很少需要严格的复位和外固定。对于过度短缩（大于2cm）或过度成角（大于30°）的股骨干骨折，需要使用人字形石膏固定。

（三）学龄前股骨干骨折

对于6个月至5岁的患儿，早期应用人字形石膏可以治疗短缩在2cm以下的单纯股骨干骨折。对短缩在2cm以上，或明显不稳定，或人字形石膏不能复位的骨折，需要进行3～10天的皮肤或骨牵引。小于5岁的患儿极少需要内固定或外固定。对于这个年龄段的患儿，外固定治疗主要用于开放性骨折或多发创伤。内固定应用于存在骨折倾向的代谢性骨病或多发创伤后。

这个年龄阶段的患儿，也可以采用双下肢垂直悬吊牵引，牵引后，臀部稍微离床，可以纠正旋转及短缩畸形，但持续时间较久，家属需做好陪护工作，且需注意牵引后皮肤的情况。

（四）5～11岁股骨干骨折

对于5～11岁的患儿，很多治疗方法可以获得很好的效果，需要根据骨折类型、患儿发育情况、是否多发伤、术者的经验和技巧选择。对于无移位或轻度移位的骨折，自身具有一定的稳定性，早期应用人字形石膏可以获得满意疗效。对于不稳定性骨折和粉碎性骨折，应用石膏固定之前必须先行牵引，待出现纤维连接或骨痂连接后，再调整为石膏固定。当患儿发生多发创伤、头部外伤、血管损伤、存在“浮膝损伤”症状的损伤、明显皮肤缺损或多发骨折时，不能采用人字形石膏固定。弹性髓内针固定是5～11岁股骨干骨折的主要治疗方法（图10－9－1），但发育早、肥胖是相对禁忌证。接骨板固定和外固定支架仍有其用武之地，尤其对于不稳定性骨折或难以治疗的股骨干近侧或远侧 1/3 的骨折。

（五）12 岁至骨骼发育成熟股骨干骨折

由于适应证的明确和技术的进步，经转子插入交锁髓内针固定成为治疗青少年股骨干骨折的主要方法。该方法经转子侧方置入交锁髓内针，可以安全插入股骨髓腔，且在近端和远端交叉锁定，广泛用于 10～12 岁的肥胖患儿和 13 岁至骨骼发育成熟的患儿。

另一种选择是锁定（加压）接骨板，可用于股骨干骨折伴发严重颅脑损伤、多发损伤、股骨近端或远端骨折、粉碎不稳定性骨折。有研究表明，锁定（加压）接骨板可减少愈合时间、降低主要或次要并发症发生率，患儿可尽早恢复活动。

（六）预后

小儿股骨干骨折经正规治疗，绝大部分骨折预后良好。其并发症包括：下肢不等长，10 岁以下患儿可能患肢过度生长，10 岁以上患儿可能发生肢体短缩；肢体畸形，主要是复位不良或者外固定期间发生继发移位，超过生长发育过程中的塑形能力，轻微畸形无临床症状，无须治疗；骨折延迟愈合或者不愈合，临床罕见，主要发生于开放性骨折；骨折断端软组织卡压嵌入，软组织过多剥离。

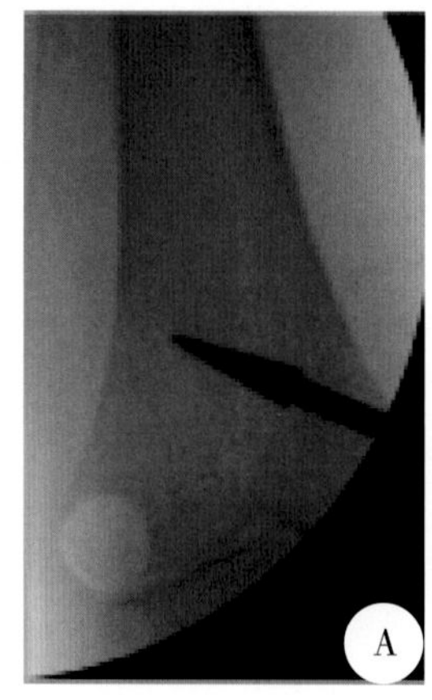

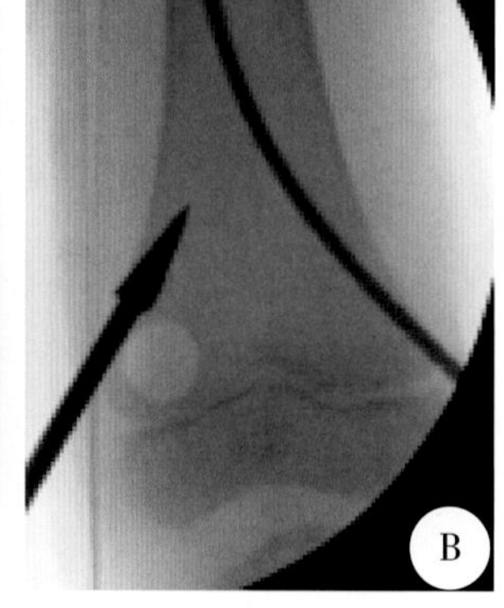

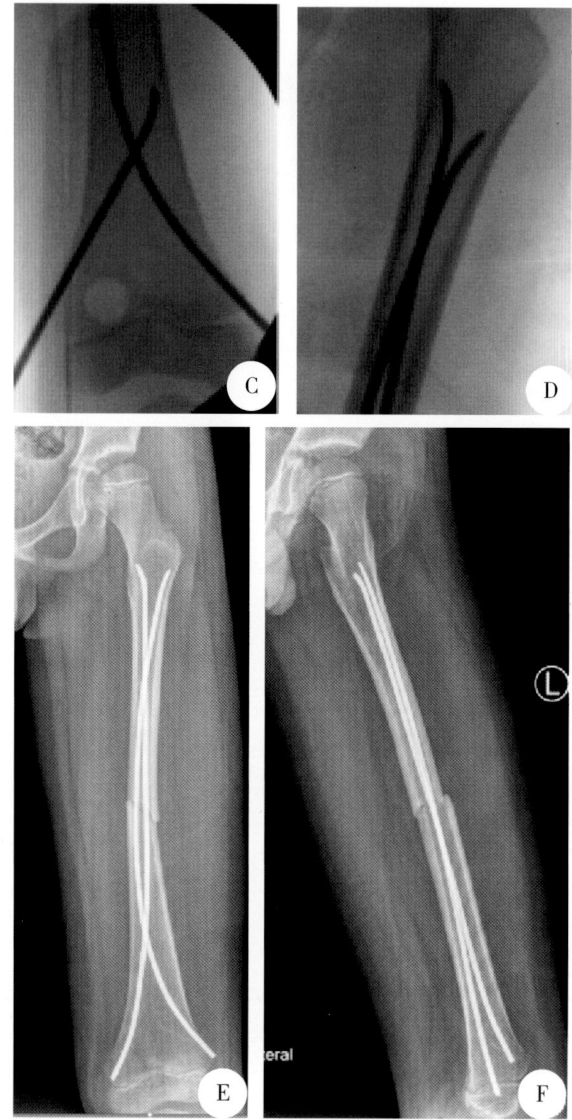

图 10—9—1　男性，11 岁，弹性髓内针治疗股骨中段骨折

A、B. 股骨远端内外侧开口，注意尽可能位于同一平面；C. 两枚弹性髓内针远端置入；D. 两枚弹性髓内针近端置入；E. 弹性髓内针固定后的正位片；F. 弹性髓内针固定后的侧位片

二、股骨远端骨骺骨折

股骨远端骨骺骨折比其他部位骨骺骨折少见，然而 40%～60%的该类骨折合并的并发症需要手术干预，常见的并发症是发育异常伴成角畸形或短缩，其他并发症包括膝关节强直、韧带损伤、血管神经损伤及骨筋膜室综合征等。2～11 岁是这一损伤的高发年龄段。其损伤机制是：从高处跳下或摔落时地面对膝关节直接冲击，产生内翻或外翻应力。

（1）临床表现：股骨远端骨骺骨折后，患儿表现为膝关节上方疼痛、肿胀，不能下地负重行走，移位的骨骺骨折还伴有肢体畸形表现。

（2）辅助检查：影像学检查包括膝关节X线检查、CT检查。对于可疑损伤的患者，可进行MRI检查以进一步明确骨折及骨折类型。

有研究显示，58%（70/121）未经固定治疗的骨折发展为生长障碍，37%（45/121）为临床显著障碍。最初治疗未复位但复位失败的患者中，63%（19/30）出现生长障碍、27%（8/30）具有临床意义。显著的生长障碍定义为腿长差异≥1.5cm和/或≥5°的内翻或外翻畸形。

（三）治疗

对稳定的、无移位的骨折可以用长腿托或管型石膏固定3～4周，直到骨折部位没有压痛。需要密切随访以便及时发现任何移位的倾向。移位的Salter－Harris Ⅰ型股骨远端骨骺骨折应该在全麻下行闭合复位治疗。复位后，使用经皮交叉克氏针固定，以防止出现再移位，同时将患肢用石膏固定。

Salter－Harris Ⅱ型损伤经闭合或切开复位，干骺端骨折块足够大时，可以置入1～2螺钉固定，如果骨折块较小，则需置入交叉克氏针固定骨折断端，以获得足够稳定性，并进行长腿石膏托固定。

Salter－Harris Ⅲ型及Ⅳ型损伤，以及骨折断端软组织卡压的患者，需切开复位，以确保骨折达到解剖复位，减少骨骺损伤生长停滞的风险。复位后避开骺板经骨折断端置钉固定，术后加用石膏外固定。

经皮固定的克氏针可以在术后4～6周，摄片确定骨折愈合满意后尽早取出，螺钉在术后4～6月取出，以减少骨骼生长发育造成的螺钉迁移，且有利于MRI观察骺板损伤后生长发育障碍。

第十节　小儿胫骨骨折

胫骨骨折在小儿各个年龄段均很常见，发病率排在尺桡骨及股骨骨折之后，为第三常见的小儿长骨骨折，70%的小儿胫骨骨折单发，30%合并同侧腓骨骨折。最常见的胫骨骨折部位为中下1/3处，其次为中段，近端最少但预后最差。

胫骨近端干骺端骨折的发生高峰是3～6岁，多为低能量外伤作用于伸展的膝部外侧所致。胫骨干骺端的内侧皮质骨承受牵拉应力，常导致不完全性的青枝骨折。局部压应力作用下可产生隆凸样的压缩骨折。临床表现为局部疼痛，肿胀以及局部不能负重。通常移位不大，多采用手法复位，膝关节功能位长腿石膏固定，尽可能维持轻度内翻位。胫骨近端骨折（图10－10－1）可发生迟发性外翻畸形，有时可自发矫正，但这种畸形往往难以预防，其形成机制包括：骨折当时已形成外翻畸形，且这一趋势持续存在；骨膜破裂后引发过度生长；外侧胫骨近端骨骺损伤早闭；外侧肌群的不平衡阻挡等。

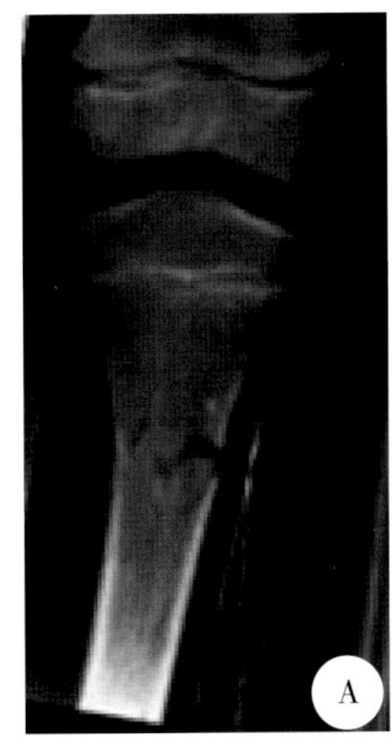

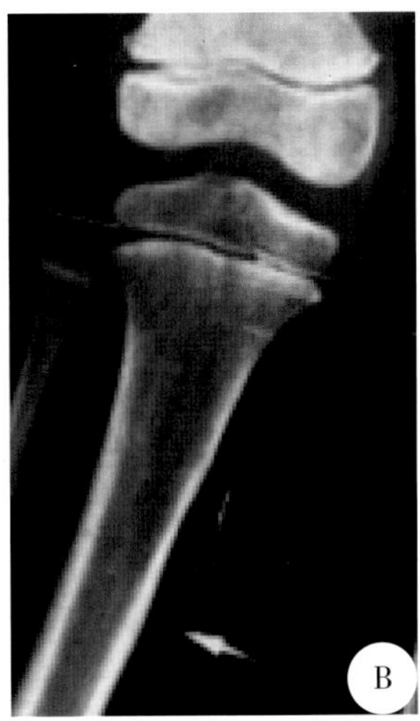

图10－10－1　女性，12岁，胫骨近端骨折，保守治疗后外翻成角增加

A. 骨折轻度移位；B. 保守治疗后外翻成角增加

胫骨干骨折，无论是否伴发腓骨骨折，均可采用闭合复位石膏固定的方式进行治疗，允许初始短缩移位1cm、轻度内发畸形，但外翻畸形、后突畸形以及旋转畸形将持续存在，应在早期治疗过程中尽量加以纠正。对于无移位或者轻度移位的患者可采用夹板或者石膏托固定，对于移位不稳定的患者，可给予弹性髓内针（图10－10－2）、接骨板等固定。小腿骨折应注意观察肿胀、活动情况，预防和处理骨筋膜室综合征的发生。

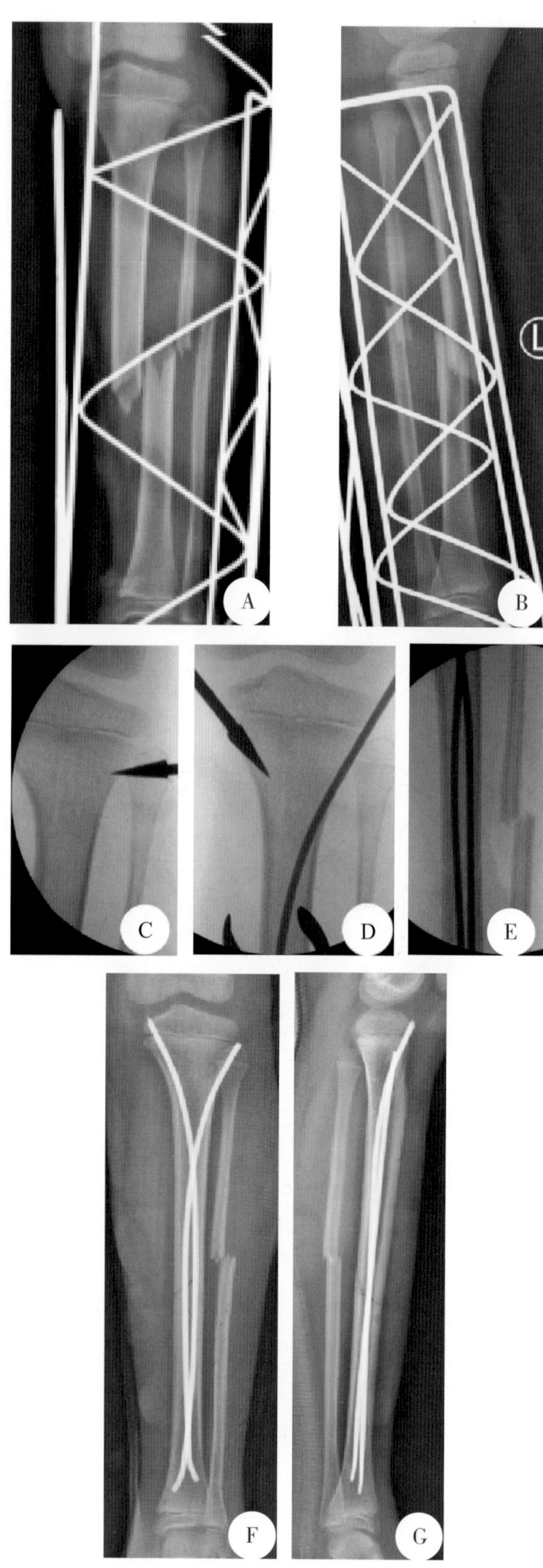

图 10-10-2 男性，8 岁，弹性髓内针治疗不稳定胫骨骨折

A、B. 胫骨中段骨折正、侧位片；C、D. 近端同一平面开口置入弹性髓内针；E. 两枚弹性髓内针通过骨折断端；F、G. 胫骨骨折术后正、侧位片

第十一节 发育性髋关节发育不良

发育性髋关节发育不良（DDH）常累及髋臼、股骨头、髋关节附属结构以及它们之间的稳定和对合关系。

出生时，正常髋关节股骨头位于髋臼窝内，负压密闭的髋关节被滑液的表面张力紧紧地吸附，允许做摩擦力极小的滚动，没有滑动，难以分离及脱出。患有 DDH 的新生儿髋关节关节囊松弛，髋臼窝变浅，关节包容差，在允许滚动运动的同时，可以滑动及脱出，头臼匹配虽然存在，但不是圆形匹配，而是似椭圆形的匹配，旋转中心伴随关节对位关系改变，不在股骨头中心，而在更远的外侧，更大的旋转半径也与松弛的关节囊互为因果。内收肌、髂腰肌等缺乏应力刺激，继而限制了髋关节外展外旋动作。出生后股骨近端的继续生长和髋臼软骨复合体的继续生长对于髋关节的继续发育至关重要，髋关节这两个组成部分的生长是相互依赖的关系。

DDH 的发病率较低。女性发病率高于男性，可高达 5 倍。臀位分娩中 DDH 的发生率明显高于非臀位分娩。第一胎发病率高，有阳性家族史患病率增加 10%。

DDH 的病因学说包括机械因素学说、激素诱发关节松弛学说、原发性髋臼发育不良以及遗传学说等。

不同年龄阶段髋关节发育不良的临床表现因发育的影响以及病理变化的不同而有较大的差异。

（1）新生儿期：对于怀疑有 DDH 的新生儿，进行细致的临床检查十分重要，因为此时髋关节骨骼大部分尚未骨化，在 X 线片上判断存在一定困难，这一时期也可以称作先天性髋关节脱位。医生查体时，应首先试着培养与患儿的亲近感，待患儿处于安静和肌肉松弛的状态，然后分别检查两侧髋关节。检查时，一手放置于膝关节前方便于查体时活动下肢，另一手放置于髋关节前方，便于推顶、抽拉等动作的完成。Barlow 试验和 Ortolani 试验均要求从屈髋、屈膝 90°开始。Barlow 试验可诱导不稳定的髋关节脱位。屈曲的髋关节内收，拇指顶压股骨头并轻轻将大腿向后推，试图诱导股骨头脱位。阳性者，检查者可感觉到股骨头滑出髋臼窝，当检查者减小上述的推力时，可感觉股骨头回纳髋臼。Ortolani 试验与 Barlow 试验相反，检查试着将已脱位的髋关节复位，屈曲的髋关节外展，托举内压髋关节并轻轻提拉大腿，阳性者，股骨头滑进髋臼，通常可感到而不可听到。手法必须轻柔而不能用力。可重复检查 Barlow 试验与 Ortolani 试验 4～5 次以确认检查结果。

如果新生儿期未能及时发现髋关节异常，髋关节的正常生长和发育将受损，伴随髋关节生长发育的影响，当患儿＞6 月龄时，中心性复位（关节内和关节外）的障碍变得越来越大，往往很难通过简单的治疗方法来克服，通常需要在静脉麻醉下行闭合复位或切开复位。随着年龄的不断增加，不太可能恢复正常的髋臼发育，影像学的典型表现是失去正常的髋关节容纳和形态。

（2）非新生儿期：患儿出生时可能仅有髋臼发育不良，没有髋关节脱位，而在数周或数月后才发展为髋关节脱位。非良好匹配的髋关节在生长发育过程中因解剖学、运动医学、生理应力刺激等因素不断发生继发性自适应改变。这一时期体检的结果是髋关节外展受限、股骨短缩、肢体不等长，即 Galeazzi 征阳性。腹股沟不对称，大腿皮纹或大阴唇皱襞不对称，Allis 征阳性。完全脱位的患儿表现为 Trendelenburg 征阳性。双侧脱位的患者可有鸭子步态和腰椎前凸增加。

1）Galeazzi 征：当股骨头不仅向外侧移位，还同时向近端脱位时，可引起本侧肢体相对短缩。双侧髋脱位可表现为双侧异常，程度取决于脱位的情况。

2）Allis 征：患儿平卧，屈膝 90°，双腿并拢，双侧内踝对齐，两足平放检查台上，患侧膝关节平面低于健侧。

3）Trendelenburg 征：又称单足站立试验，正常情况下单足站立时，为保持髋关节平衡，臀中、小肌收缩，对侧骨盆抬起，才能保持身体平衡，此时身体挺拔。如果站立侧髋关节有脱位，因臀中、小肌松弛，对侧骨盆不但不能抬起，反而下降，身体通过倾斜实现平衡。

（一）影像学检查

1. X 线检查

（1）髋臼角：两侧“Y”形软骨中点连线（Y－Y 线）与髋臼外上缘的夹角。

（2）Perkin 方格：在髋臼外上缘向 Y－Y 线画一垂线，将髋臼分成四个象限。正常时股骨头骺应位于内下象限（图 10－11－1）。

（3）CE 角：头骺中点到髋臼外上缘的连线与头骺中心和 Y－Y 线垂线之间形成的夹角，正常＞20°。

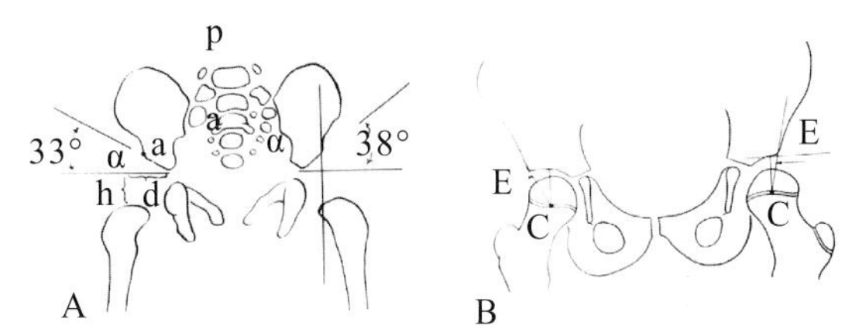

图 10－11－1　Perkins 方格、髋臼角、CE 角

A，Perkin 方格和髋臼角；B，CE 角

2. B 超检查　在 DDH 的筛查和早期诊断中具有不可替代的优势。特点：动态观察、无创性、经济性、普及性。

超声检查无放射线，在小儿应用较多，可以用于评估 DDH 患儿的两个基本途径：形态学评估和动态评估。

3. Graf 外侧影像技术

（1）基线：即髂骨线。

（2）斜线：髋臼软骨线。

（3）顶线：骨性臼顶线。

（4）α 角：顶线和基线橡胶形成的角。正常时＞60°。

（5）β 角：斜线和基线相交形成的角。

尽管 X 线检查对诊断新生儿期的 DDH 并非十分准确，但是伴随年龄增加、软骨矿化，其诊断和评判价值逐步增加，X 线检查变得更为可靠且成为必须。

DDH 表现为髋臼外上缘倾斜度增加，髋臼穹隆部变浅，呈碟形或三角形，髋臼角加大，正常时此角为 12°～30°，随年龄增长逐渐变小，出生时约为 30°，1 岁左右约为 23°，2 岁约为 20°，以后每增加 1 岁，髋臼角减少 1°，直至 12 岁左右基本恒定于 15°左右。DDH 时髋臼角明显增大，可达 50°～60°。

股骨头骨骺出现晚于健侧，发育迟滞，较健侧为小，其外形不规整并稍变扁。股骨颈缩短，前倾角增大。骨盆及股骨发育细小，骨盆向健侧倾斜。

股骨头位置关系的改变包括半脱位和全脱位。对于 6 个月以上股骨头骨骺已经出现的婴儿及小儿，诊断较容易，有下列表现：①股骨头骨骺向外上方移位，并可与髂骨形成假关节；②沈通线不连续；③股骨头骨骺位于 Perkin 方格外下象限为半脱位，位于外上象限则为全脱位。

全脱位分三度：Ⅰ度，股骨头仅向外方移位，位于髋臼同一水平；Ⅱ度，股骨头向外上方移位，相当于髋臼外上缘；Ⅲ度：脱出的股骨头位于髂骨翼的部位。

"Y"线（Hilgenrheiner 线）：小儿期组成髋的髂骨、耻骨和坐骨连接在一起形成"Y"形软骨。连接两侧髋臼内"Y"形软骨中心的横线称为"Y"线。

Perkin 线（Ombredanne）：从髋顶的最外缘，画一条与"Y"线垂直的直线，称 Perkin 线。两线将髋关节分成四个方块，称为 Perkin 方格。正常股骨头的骨化中心应在内下方块内，若骨化中心在其他 3 个方块内，即为脱位。

沈通（Shenton——线：髋关节正位片上，做闭孔上缘和股骨颈内下缘的连线，称沈通线或耻颈线，正常时该线为一光滑连续弧形曲线。沈通线不连续，提示髋关节脱位或股骨颈错位骨折。

髂颈（Calve）线：在髋关节正位片上，于髂前下棘下方髂骨外缘及股骨颈外缘做连线，称髂颈线，正常时该线为一光滑连续弧形曲线。髂颈线不连续，提示髋关节脱位或股骨颈错位骨折。

股骨颈干角：在髋关节正位片上，分别画股骨干轴线和股骨颈轴线，两线相交内侧的夹角，称为股骨颈干角，正常值为 110°～140°，＞140°为髋外翻，＜110°为髋内翻。

（二）治疗

依据脱位情况、骨骼发育的影响因素，以及脱位后形成的病理变化选择不同的手术方法。

DDH 的治疗首要目标为将脱位的股骨头还纳髋臼窝，获得头、臼之间的同心圆复位并持续维持复位，为头、臼的正常发育提供理想的环境。复位越早，髋臼的发育潜力越大，复位后股骨头和颈的前倾也可逐渐塑形矫正。复位越晚，越容易失去股骨近端和髋臼的自适应塑形机会，也就越难达到理想的治疗目标。

（1）新生儿期（出生后至 6 个月）：DDH 的诊断及治疗最好始于新生儿期。治疗新生儿 DDH 最常用的装置是 Pavlik 连衣挽具，恰当的使用可以防止髋关节伸直和内收，以及由此引发的再脱位或者半脱位，且该装置允许较大范围的屈曲和外展，有利于维持复位及关节的稳定性。Pavlik 连衣挽具可以使用至出生后 6 个月。超过 6 个月，Pavlik 连衣挽具的失败率＞50％，因为它很难控制患儿在连衣挽具内活动量的增加。

（2）婴儿期（6～18 个）：对于延误诊断或经 Pavlik 连衣挽具治疗失败的患儿，阻碍复位的因素很多，治疗的风险增大，而且疗效远低于预期。延误诊断患儿治疗的首要目标类似于新生儿，即首先获得复位，并且还要维持这种复位以提供适当的环境供股骨头和髋臼发育，以及避免股骨近端的生长受到干扰。对于髋关节的半脱位或脱位应当通过闭合复位（图 10－11－2）或切开复位进行治疗，并将其作为首选方式。治疗包括充分术前牵引、内收肌切断、闭合复位和关节造影，或者闭合复位失败后切开复位。

（3）幼儿期（18～36 个月）：此时患儿的先天性髋脱位表现为脊柱腰段前凸增加、会阴部增宽、患肢短缩，均是骨盆－股骨不稳定所致。针对这一年龄组段的患儿需要行骨盆或股骨截骨，或联合两者治疗。

（4）小儿期（3～8 岁）：此年龄组段髋关节周围结构已发生适应性挛缩，髋臼和股骨头也出现结构性改变，切开复位并进行适当内外固定成为治疗的必然选择，尤其是此前已手术、但效果不理想的患儿。

（5）青春期（＞8 岁）：年龄大于 8 岁的小儿和青少年的股骨头已经不能下移到髋臼水平，只能采取姑息性治疗及补救性手术。

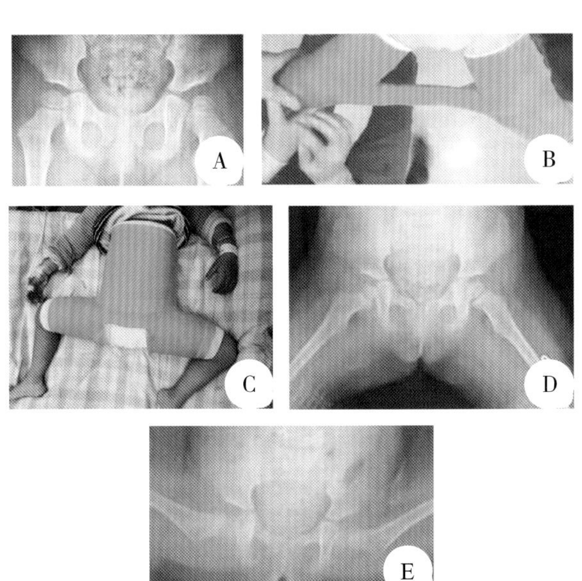

图 10－11－2　女性，1 岁 8 个月，左侧髋关节发育不良

A. 原始 X 线片；B、C. 复位后石膏固定图；D、E. 复位后 X 线片

第十二节　小儿骨与关节感染

（一）概述

小儿骺板下血管静脉襻形成的静脉窦以及细小动脉环形成的湍流容易造成细菌的定植，且由于该部位缺乏巨噬细胞，源于开放创伤、邻近部位或者身体其他感染部位的细菌容易造成该部位骨与关节感染。18 个月以下的婴儿，其干骺端的血供和骨骺的血供是相通的，这是能同时发生骨和邻近关节感染的解剖学基础。化脓性关节炎好发于 5 岁以下的小儿，发病率是骨髓炎的 2 倍，骨髓炎好发于 5～10 岁的小儿。临床表现具有多样性，有的急性发病，也有的慢性隐匿性发病。全面详细询问病史，仔细地查体，选择适宜的影像学和实验室检查，可以对大多数患儿获得及时准确的诊断。应当尽最大可能进行血培养、骨和关节穿刺液培养。其中金黄色葡萄球菌是所有年龄段骨和关节感染最常见的致病微生物。

（二）查体与辅助检查

1. 查体　应在温度适宜的诊室内，去除患儿的衣物，观察患儿体位及肢体，先从患儿活动良好的肢体开始，对于患肢，应与对侧肢体进行比较，以确定红肿情况、温度差异等，尤其对于邻近关节的部位，应对是否有关节内感染有初步判断，因为关节内感染的预后要差于骨干。患儿表现为发烧，一般超过 38.5℃，患肢拒绝负重或者持物，邻近关节处于屈曲保护状态，关节活动范围减少或拒绝活动，有时局部可出现皮疹。

2. 实验室检查　白细胞计数、CRP 升高，ESR 加快，细菌培养应反复多次进行，以便查找到确切的感染细菌。

3. 影像学检查　对于所有怀疑骨与关节感染的患儿来说，进行影像学检查是必须的。深层软组织肿胀是骨骼肌肉系统感染最早的 X 线片表现。虽然在感染后的 1～2 周不一定出现典型的 X 线片表现，但其典型的骨质吸收和骨膜周围新骨形成往往提示骨感染的存在。CT 检查对于局限性骨感染优于 X 线检查，尤其对于死骨的判断及手术入路的选择有重要参考价值。MRI 检查的敏感性为 88%～100%，特异性为 75%～100%，并且有 85%阳性预测价值。MRI 提供了良好的软组织分辨率，可用来辨别脓肿以及帮助鉴别蜂窝织炎和骨髓炎。CT 及 MRI 对于判断中轴骨的感染有确定的价值，尤其对于骨质破坏、脓液形成等。

4. 穿刺检查及细菌培养　当考虑骨与关节感染时，只要有可能就应尽快地进行骨与关节的穿刺检查，这样做有 2 个重要目的：①明确是否有局部积脓及是否需要急诊手术；②进行细菌培养及药敏试验，选择敏感抗生素。在安全的情况下，尽可能实行穿刺检查，在获取最初的细菌培养标本之后可以进行早期的抗生素治疗。

（三）病理生理学

（1）骨髓炎的病理生理学：极易发生于快速生长的较大的长骨干骺端，尤其是下肢的长骨。一旦细菌在生长板邻近的干骺端开始繁殖，网状骨就开始吸收。在 12～18 小时内成骨细胞死亡，骨小梁被大量的破骨细胞吸收。淋巴细胞会释放破骨细胞活性因子，并且巨噬细胞、单核细胞血管内皮细胞均会直接吸收骨的结晶体和基质成分。作为应对毒素和细菌抗原的免疫反应，巨噬细胞和多核型白细胞将产生白细胞介素。前列腺素 E2 也会产生，能进一步刺激骨的吸收。这些刺激会促使炎性细胞移动并聚集于骺板下的细菌聚集区。当炎性细胞向细菌聚集区移动时，沿途的骨就会被吸收。

细菌的聚集和炎性细胞会引起骨髓血管栓塞，进一步降低了宿主机体的抗感染能力。所产生的脓性分泌物可能从多孔的干骺端皮质流出，造成骨膜下脓肿。当骨膜剥离，切断了皮质骨的血供，皮质骨就会坏死形成死骨片段。在这些死骨片段周围产生的新骨称为死骨包壳。如果发生骨皮质感染的干骺端位于关节内，就会形成化脓性关节炎。感染通常不会沿髓腔扩散，这是因为骨干上有发达的网状内皮系统，能防止这个方向上的扩散。

（2）化脓性关节炎的病理生理学：滑膜关节明显的解剖学及组织学特性影响着化脓性关节炎的病理生理学特点。关节液的杀菌特性有助于防止化脓性关节炎。如在骨骼中一样，细菌也有可能进入关节引起一过性菌血症。然而，当细菌定植量过大或者一些强力致病菌，如金黄色葡萄球菌未被有效清除时，就有可能发生临床感染。目前所了解的是，当化脓性关节炎发生时，细菌会迅速地进入关节腔内，在短短几小时内便会造成滑膜炎和纤维性渗出并伴随着该部位的滑膜坏死。

（四）小儿骨髓炎的治疗

彻底治愈骨与关节感染可选择的治疗方式包括抗生素和手术。应该选择安全、积极、有效的治疗方式，以尽量彻底消除感染而不留后遗症。治疗效果依赖于多方面的因素，包括感染的部位、累及范围、症状持续时间和致病微生物种类等。

没有脓肿的急性骨髓炎通常仅使用抗生素即可成功治愈，而已经形成脓肿及死骨，或慢性骨髓炎则通常需要进行合适的外科清创手术。

在感染源不明确的情况下，如果发热的小儿在骨骼上有明显压痛点，在证明为其他病症导致之前，应该考虑急性血源性骨髓炎。应进行血培养和相应的实验室检查，以及立即施行局部骨穿刺检查。如果在骨穿刺检查过程中探察到骨膜下或骨脓肿时，就有进行外科清创术的指征。一旦获取培养标本，应立即开始大剂量静脉应用经验性抗生素治疗，抗生素的选择应基于患者的年龄和临床表现。在患急性骨髓炎的所有年龄组患者中，最常见的致病微生物为金黄色葡萄球菌，必须给予足够的覆盖。

急性血源性骨髓炎抗生素的治疗持续时间随着临床表现的变化而改变。现在公认抗生素治疗时间最少持续 3 周。抗生素治疗的给药途径和持续时间应根据患者情况进行个性化设置，主要考虑以下因素：患者的年龄和全身健康状况、感染持续时间、是否分离出致病微生物、致病微生物的敏感性、目前组织破坏的程度、手术史、清创是否彻底及感染部位等。如果已培养出敏感微生物，且患者在治疗后取得良好的临床效果，应尽早治疗 3~5 天后改为口服合适的高剂量抗生素。如果在药物治疗约 48 小时内没有出现症状的改善，则可能出现了脓肿。可考虑加行 CT 或 MRI 等影像学检查对患者进行重新评估，并考虑进行合适的手术治疗。

手术治疗的主要适应证是骨内脓肿的存在以及死骨形成。骨髓炎的手术治疗应尽可能地清除脓性组织、坏死或无血运的骨，以及所有可能受到严重感染、无活力的软组织。当细菌团块和坏死组织大幅减少后，宿主防御机制能更有效地工作，抗生素也能顺利地输送到病变部位。

合理的大剂量胃肠外抗生素治疗无效是急性骨髓炎手术治疗的第 2 个重要指征。在立即进行手术探查和清创术之前，医生应仔细评估单独应用抗生素治疗无效的原因。应重新检查最有可能的致病微生物，复评抗生素的选择和剂量，考虑是否有其他感染来源的可能，以及对骨或软组织脓肿进行评估等。

（五）小儿化脓性关节炎的治疗

经验性抗生素治疗应在获取血、骨或关节的培养标本后立即进行。了解致病微生物在特定临床条件下的相对发病率是非常重要的，因为这可使医生在取得微生物阳性培养结果之前选择有效的抗生素。早期治疗应通过静脉给药，因为它可以使血清抗生素水平直接升高。对于何时过渡到口服抗生素治疗仍存在争议。化脓性关节炎的毒性产物可能会在感染发作 8 小时内对关节软骨产生不可逆的损害。因此，除抗生素治疗外，对于化脓性关节炎还应进行关节冲洗和清创治疗。消除死腔、无活力的组织、细菌和宿主的副产物，可便于抗生素的输送和增加效能。通过去除致病微生物和机体自身的副产物，清创术还能防止软骨和软组织的进一步损害。

（魏丹 唐孝明 朱宗东 王飞 谭波 李宁涛 肖霖 胡骅）

参考文献

[1] 杨明礼，胡豇. 创伤骨科学［M］. 成都：四川大学出版社，2020.

[2] Alhinai Z，Elahi M，Park S，et al. Prediction of adverse outcomes in pediatric acute hematogenous osteomyelitis［J］. Clin Infect Dis，2020，71（9）：e454－e464.

[3] Bixby S D. Pitfalls in pediatric trauma and microtrauma［J］. Magn Reson Imaging Clin N Am，2019，27（4）：721－735.

[4] Chen Z，Han D，Wang Q，et al. Four interventions for pediatric femoral shaft fractures：network meta－analysis of randomized trials［J］. Int J Surg，2020，80：53－60.

[5] Dai Z Z，Zhang Z Q，Ding J，et al. Analysis of risk factors for complications after femoral neck fracture in pediatric patients［J］. J Orthop Surg Res，2020，15（1）：58.

[6] Diallo M，Soulama M，Hema A E，et al. Management of neglected distal femur epiphyseal fracture－separation［J］. Int Orthop，2020，44（3）：545－550.

[7] Dineen H A，Stone J，Ostrum R F. Closed reduction percutaneous pinning of a pediatric supracondylar distal humerus fracture［J］. J Orthop Trauma，2019，33 Suppl 1：S7－S8.

[8] Gigante A，Coppa V，Marinelli M，et al. Acute osteomyelitis and septic arthritis in children：a systematic review of systematic reviews［J］. Eur Rev Med Pharmacol Sci，2019，23（2 Suppl）：145－158.

[9] Inal S，Gok K，Gok A，et al. Comparison of biomechanical effects of different configurations of kirschner wires on the epiphyseal plate and stability in a Salter－Harris Type 2 distal femoral fracture model［J］. J Am Podiatr Med Assoc，2019，109（1）：13－21.

[10] Joshi T，Koder A，Herman M J. Staying out of trouble：complications of supracondylar humerus fractures［J］. Instr Course Lect，2019，68：357－366.

[11] McNeil J C，Vallejo J G，Kok E Y，et al. Clinical and microbiologic variables predictive of orthopedic complications following *staphylococcus aureus* acute hematogenous osteoarticular infections in children［J］. Clin Infect Dis，2019，69（11）：1955－1961.

[12] Patterson J T，Tangtiphaiboontana J，Pandya N K. Management of pediatric femoral neck fracture［J］. J Am Acad Orthop Surg，2018，26（12）：411－419.

[13] Schmitz M R，Murtha A S，Clohisy J C，et al. Developmental dysplasia of the hip in adolescents and young adults［J］. J Am Acad Orthop Surg，2020，28（3）：91－101.

[14] Thakolkaran N，Shetty A K. Acute hematogenous osteomyelitis in children［J］. Ochsner J，2019，19（2）：116－122.

[15] Vaquero－Picado A，González－Morán G，Garay EG，et al. Developmental dysplasia of the hip：update of management［J］. EFORT Open Rev，2019，4（9）：548－556.

[16] Vaquero－Picado A，González－Morán G，Moraleda L. Management of supracondylar fractures of the humerus in children［J］. EFORT Open Rev，2018，3（10）：526－540.

第十一章　骨科康复

第一节　骨科康复概述

一、骨科康复学

骨科康复是康复医学在骨科临床实践的一个分支学科，它研究骨骼肌肉系统功能障碍的原因、评定、康复和伤残预防等问题，在骨科临床诊治和功能评定的基础上，运用物理疗法、运动疗法、作业疗法、矫形器以及职业训练等综合手段，以改善或代偿该系统的功能，使患者回归社会，提高生活质量。

二、骨科康复治疗的基本原则

（1）制订个体化的康复方案：骨科康复治疗方案的制订与实施，须以患者系统临床康复评估为基础。由于患者个体情况不同，外科治疗方法选择不同，在评估中骨科医生及康复医生应互相沟通，并参考相应的临床及康复治疗方案，制订个体化的康复治疗流程。同时，应根据康复过程中出现的情况（如并发症、急症等）及阶段性康复评定结果，动态调整康复流程。

（2）开展早期康复或术后康复：骨科康复治疗方案的制订与实施，应在参考损伤组织愈合时间程序的基础上，以患者临床诊治情况为依据，适时开展早期康复或手术后康复。

（3）康复训练的开展和矫形器的应用等应符合骨关节生物力学的基本原则，并基于对患者机体的全面评估，避免意外事件和医源性组织损伤的发生，预防和及时处理康复训练过程中出现的各种急症问题。

（4）教育是康复的关键，护士在康复教育中起重要作用。应让患者了解基本病情和康复目的，学会返家后可开展的康复训练方法，理解全面康复是骨科康复的最终目标。

三、骨科康复治疗的基本方法

（1）物理治疗：主要是运动疗法或治疗性训练，此外还包括物理因子治疗（电疗、光疗、冷疗、磁疗等）、水疗及手法治疗等。

（2）作业治疗。

（3）药物治疗：镇痛药、抗痉挛药等对症药物治疗，在康复治疗过程中有重要作用。

（4）注射治疗：包括各种封闭疗法。

（5）康复工程：包括假肢、矫形器等。

（6）心理治疗：心理治疗在康复治疗中具有重要意义，特别是对经过临床治疗仍遗留严重功能障碍的患者。

（7）康复教育：康复教育是康复成功的关键因素之一，患者应了解其康复目的，学习相关的康复方法及注意事项。

（8）文体治疗：可以强化物理治疗和心理治疗的效果。

（9）康复护理：护士进行健康宣教，还应协助患者在病区内完成力所能及的日常生活活动训练，预防并发症的发生等。

（10）我国传统医学疗法：包括针灸、按摩、药浴等。

四、康复新进展

（1）加速康复外科（enhanced recovery after surgery，ERAS）以循证医学证据为基础，以减少手术患者的生理及心理的创伤应激反应为目的，通过外科、麻醉、护理、营养、康复等多学科协作，对围手术期处理的临床路径予以优化，从而减少围手术期应激反应及术后并发症，促进患者康复，同时提高患者满意度、降低住院费用、缩短住院时间。其核心是强调以服务患者为中心的诊疗理念。

ERAS在骨科中一般适用于择期手术和限期手术（如髋关节置换、膝关节置换等）。

（2）预康复：围手术期医疗的重点。指患者在手术前接受一些干预或治疗措施，使重要器官功能得到一定程度的增强与改善，以提高对手术应激的耐受，这一过程称为预康复。

五、加速康复外科实施方案

（1）术前4～8周的预康复锻炼有利于加速康复，改善远期预后。术前4周以上的呼吸功能锻炼可显著降低心脏和腹部手术患者术后呼吸系统并发症的风险，缩短住院时间。

（2）术前状态评估和宣教，评估心肺、肌力、关节活动度（ROM）、关节挛缩、步态、日常生活活动能力、功能受限情况。宣教康复流程、围手术期康复目标及实施方法。

（3）手术中，康复治疗师参观手术，确认手术情况，以便更好地制订个性化的康复方案。

（4）术后，状态评估和宣教，评估意识、配合度、呼吸、疼痛、二便情况、转移能力。宣教良姿位，防呕吐体位，肿胀、血栓预防。制订个性化康复治疗计划和现阶段目标，并督促患者完成，促进离床活动。

（5）术后具体治疗措施：心肺训练、咳嗽排痰训练、肌力训练、ROM训练、翻身训练、转移训练、步态训练、生活能力训练，辅具的使用。

（6）出院前，再次评估患者康复效果是否达到预期。调整康复治疗计划，逐步恢复肢体功能，提升心肺功能，促进回归家庭和社会。明确患者出院后的动向，针对性指导。告知康复随访的重要性。

（7）出院后，定期随访。

第二节 常用骨科康复评定量表

骨科康复评定量表是骨科康复评定的工具之一，骨科康复评定是非常重要的一环，在进行骨科康复前、中、后均有很强的临床意义。量表的种类繁多，这里精选临床中应用较多也容易为临床医生（如进修医生、规培医生等）、治疗师掌握的一些量表（表11－2－1～11－2－17）。

表11－2－1 简易精神状态检量表（MMSE）

能力	项目	积分（分）					
定向力（10分）	1. 今年是哪一年？					1	0
	现在是什么季节？					1	0
	现在是几月份？					1	0
	今天是几号？					1	0
	今天是星期几？					1	0
	2. 你住在哪个省？					1	0
	你住在哪个县（区）？					1	0
	你住在哪个乡（街道）？					1	0
	咱们现在在哪个医院？					1	0
	咱们现在在第几层楼？					1	0
记忆力（3分）	3. 告诉你三种东西，我说完后，请你重复一遍并记住，待会儿还会问你（各1分，共3分）。			3	2	1	0
注意力和计算力（5分）	4. 100－7＝？连续减5次（93、86、79、72、65，各1分，共5分）。若错了，但下一个答案正确，只记一次错误。	5	4	3	2	1	0

续表

能力	项目	积分（分）			
回忆能力（3分）	5. 现在请你说出我刚才让你记住的那些东西。	3	2	1	0
语言能力（9分）	6. 命名能力： 出示手表，问这个是什么东西？ 出示钢笔，问这个是什么东西？			1 1	0 0
	7. 复述能力： 我现在说一句话，请跟我清楚地重复一遍（四十四只石狮子）。			1	0
	8. 阅读能力： 请你念念这句话，并按上面意思去做。			1	0
	9. 三步命令： 我给您一张纸请您按我说的去做，现在开始，用右手拿着这张纸，用两只手将它对折起来，放在您的左腿上（每个动作1分，共3分）。	3	2	1	0
	10. 书写能力： 要求受试者自己写一句完整的句子。			1	0
	11. 结构能力： 出示图案，请你按照上面图案画下来。			1	0

表 11-2-2　日常生活能力评估 Bath 指数

项目	完全独立	需部分帮助	需极大帮助	完全依赖
1. 进食	10	5	0	
2. 洗澡	5	0		
3. 修饰	5	0		
4. 穿衣	10	5	0	
5. 控制大便	10	5	0	
6. 控制小便	10	5	0	
7. 如厕	10	5	0	
8. 床椅转移	15	10	5	0
9. 平地行走	15	10	5	0
10. 上下楼梯	10	5	0	

注：100分：生活自理；61～99分：轻度功能障碍；41～60分：中度功能障碍；≤40分：重度功能障碍。

表 11-2-3　焦虑自评量表（SAS）

填表注意事项：下面有二十条文字（括号中为症状名称），请仔细阅读每一条，把意思弄明白，每一条文字后有四级评分标准，分别对应：没有或偶尔；有时；经常；总是如此。然后根据您最近一星期的实际情况，在分数下划"√"。

项目	评分			
1. 我觉得比平时容易紧张和着急（焦虑）	1	2	3	4
2. 我无缘无故地感到害怕（害怕）	1	2	3	4
3. 我心里容易烦乱或觉得惊恐（惊恐）	1	2	3	4

续表

项目	评分			
4. 我觉得我可能将要发疯（发疯感）	1	2	3	4
5. 我觉得一切都很好，也不会发生什么不幸（不幸预感）	4	3	2	1
6. 我手脚发抖打战（手足颤抖）	1	2	3	4
7. 我因为头痛、颈痛和背痛而苦恼（躯体疼痛）	1	2	3	4
8. 我感觉容易衰弱和疲乏（乏力）	1	2	3	4
9. 我觉得心平气和，并且容易安静坐着（静坐不能）	4	3	2	1
10. 我觉得心跳得快（心悸）	1	2	3	4
11. 我因为一阵阵头晕而苦恼（头昏）	1	2	3	4
12. 我有晕倒发作，或觉得要晕倒似的（晕厥感）	1	2	3	4
13. 我呼气吸气都感到很容易（呼吸困难）	4	3	2	1
14. 我手脚麻木和刺痛（手足刺痛）	1	2	3	4
15. 我因胃痛和消化不良而苦恼（胃痛或消化不良）	1	2	3	4
16. 我常常要小便（尿意频繁）	1	2	3	4
17. 我的手常常是干燥温暖的（多汗）	4	3	2	1
18. 我脸红发热（面部潮红）	1	2	3	4
19. 我容易入睡且一夜睡得很好（睡眠障碍）	4	3	2	1
20. 我做噩梦（噩梦）	1	2	3	4
结果：1）原始分________　2）标准分________				

计分：20 个项目得分相加即得原始分（X），经过公式换算，即用原始分乘以 1.25 以后取整数部分，即为标准分（Y）。

结果解释：按照中国常模结果，SAS 标准分的分界值为 50 分，其中 50～59 分为轻度焦虑，60～69 分为中度焦虑，69 分以上为重度焦虑。

表 11-2-4　抑郁自评量表（SDS）

填表注意事项：下面有二十条文字，请仔细阅读每一条，把意思弄明白，每一条文字后有四级评分标准，分别对应：没有或偶尔；有时；经常；总是如此。然后根据您最近一星期的实际情况，在分数下划“√”。

项目	评分			
1. 我感到情绪沮丧，郁闷	1	2	3	4
2. 我感到早上情绪最好	4	3	2	1
3. 我要哭或想哭	1	2	3	4
4. 我夜间睡眠不好	1	2	3	4
5. 我吃饭像平时一样多	4	3	2	1
6. 我的性功能正常	4	3	2	1
7. 我感到体重减轻	1	2	3	4
8. 我为便秘烦恼	1	2	3	4
9. 我的心跳比平时快	1	2	3	4
10. 我无故感到疲劳	1	2	3	4
11. 我的头脑像往常一样清楚	4	3	2	1
12. 我做事像平时一样不感到困难	4	3	2	1
13. 我坐卧不安，难以保持平静	1	2	3	4
14. 我对未来感到希望	4	3	2	1
15. 我比平时更容易激怒	1	2	3	4

续表

项目	评分			
16. 我觉得决定什么事很容易	4	3	2	1
17. 我感到自己是有用和不可缺少的人	4	3	2	1
18. 我的生活很有意义	4	3	2	1
19. 假若我死了别人会过得更好	1	2	3	4
20. 我仍旧喜爱自己平时喜爱的东西	4	3	2	1
结果：1）原始分________ 2）标准分________				

计分：20 个项目得分相加即得原始分（X），经过公式换算，即用原始分乘以 1.25 以后取整数部分，即为标准分（Y）。

结果解释：按照中国常模结果，SDS 标准分的分界值为 53 分，其中 53～62 分为轻度抑郁，63～72 分为中度抑郁，72 分以上为重度抑郁。

表 11-2-5　颈部活动度测量表

测量部位	运动类型	活动度		参考值	中立位	测量方法
		左侧	右侧			
颈部活动度	前屈			35°～45°	面向前，眼平视，下颌内收	
	后屈			35°～45°		
	侧屈			45°		
	旋转			60°～80°		

表 11-2-6　肩关节活动度测量表

测量部位	运动类型	活动度		参考值	中立位	测量方法
		左侧	右侧			
肩关节活动度	前屈上举			150°～170°		
	后伸			40°～45°		
	外展上举			160°～180°		
	内收			20°～40°		
	水平位内旋			70°～90°		
	水平位外旋			60°～80°		
	贴臂位内旋			45°～70°		
	贴臂位外旋			45°～60°		

表 11-2-7　肘关节活动度测量表

测量部位	运动类型	活动度		参考值	中立位	测量方法
		左侧	右侧			
肘关节活动度	屈曲			135°～150°		
	伸展			0°～10°		
	旋前			80°～90°		
	旋后			80°～90°		

表 11-2-8　腕关节活动度测量表

测量部位	运动类型	活动度		参考值	中立位	测量方法
		左侧	右侧			
腕关节活动度	掌曲			50°～60°		
	背伸			50°～60°		
	桡偏			25°～30°		
	尺偏			30°～40°		

表 11-2-9　指关节活动度测量表

测量部位	运动类型	活动度		参考值	中立位	测量方法
		左侧	右侧			
指关节活动度	第 1 掌指关节屈曲			60°		
	第 2、3、4、5 掌指关节屈曲			90°		
	第 1 指间关节屈曲			80°		
	第 2、3、4、5 指间关节屈曲			近侧 100°、远侧 70°		

表 11-2-10　腰部活动度测量表

测量部位	运动类型	活动度		参考值	中立位	测量方法
		左侧	右侧			
腰部活动度	前屈			90°	直立	
	后伸			30°		
	侧屈			20°～30°		
	侧旋			30°		

表 11-2-11　髋关节活动度测量表

测量部位	运动类型	活动度		参考值	中立位	测量方法
		左侧	右侧			
髋关节活动度	伸展			10°～15°		
	前屈			130°～140°		
	外展					
	内收					
	内旋			40°～50°		
	外旋			30°～40°		

表 11-2-12　膝关节活动度测量表

测量部位	运动类型	活动度		参考值	中立位	测量方法
		左侧	右侧			
膝关节活动度	屈曲			120°～150°		

表 11－2－13　踝关节活动度测量表

测量部位	运动类型	活动度		参考值	中立位	测量方法
		左侧	右侧			
踝关节活动度	屈曲			20°～30°		
	背屈			40°～50°		

表 11－2－14　徒手肌力评估表

左侧	部位	检查项目	肌群	右侧	左侧	部位	检查项目	肌群	右侧
	肩胛骨	上回旋	斜方肌			颈	屈	胸锁乳突肌	
			前锯肌				伸	后伸肌群	
		下回旋	胸小肌			躯干	屈	腹直肌	
		前伸	前锯肌				伸	胸部伸肌群	
		后缩	斜方肌中束					腰部伸肌群	
			菱形肌				旋转	腹内斜肌	
		上提	斜方肌上束					腹外斜肌	
			肩胛提肌				骨盆上提	腰大肌	
		下降	斜方肌下束			髋	屈	髂腰肌	
	肩	屈	三角肌前束				伸	臀大肌	
		伸	背阔肌				外展	臀中肌	
			大圆肌				内收	内收肌群	
		外展	三角肌中束				外旋	外旋肌群	
		内收	冈下肌				内旋	内旋肌群	
			肩胛下肌			膝	屈	股二头肌	
		水平屈	三角肌后束					半腱、半膜肌	
		水平伸	胸大肌				伸	股四头肌	
		外旋	外旋肌群			踝	背屈	胫骨前肌	
		内旋	内旋肌				跖屈	腓肠肌	
	肘	屈	肱二头肌					比目鱼肌	
			肱桡肌				内翻	胫骨后肌	
		伸	肱三头肌				外翻	腓骨短肌	
	前臂	旋前	旋前肌群					腓骨长肌	
		旋后	旋后肌群						
	腕	掌屈	桡侧腕屈肌						
			尺侧腕屈肌						
		背伸	桡侧腕长短伸肌						
			尺侧腕伸肌						

表 11－2－15　NYHA 心功能分级

等级	内容
Ⅰ级	患者有心脏病，但日常活动不受限制，一般体力活动不引起过度疲劳、心悸、气喘或心绞痛
Ⅱ级	心脏病患者的体力活动轻度受限制。休息时无自觉症状，一般体力活动引起过度疲劳、心悸、气喘或心绞痛
Ⅲ级	患者有心脏病，以致体力活动明显受限制。休息时无症状，但小于一般体力活动即可引起过度疲劳、心悸、气喘或心绞痛
Ⅳ级	心脏病患者，不能从事任何体力活动，休息状态下也出现心衰症状，体力活动后加重

表 11－2－16　Brog 自觉运动强度量表

等级	主观感觉
0 级	没什么感觉：这是你在休息时的感觉，你丝毫不觉得疲惫，你的呼吸完全平缓，在整个运动期间你完全不会有此感觉
1 级	很弱：这是你在桌前工作或阅读时的感觉，你丝毫不觉得疲惫，而且呼吸平缓
2 级	弱：这是你在穿衣服时可能出现的感觉，你稍感疲惫或无疲惫感，你的呼吸平缓，运动时很少会体验到这种程度的感觉
3 级	温和：这是你慢慢走过房间打开电视机时可能出现的感觉，你稍感疲惫，你可能轻微地察觉到你的呼吸，但气息缓慢而自然，在运动过程初期你可能会有此感觉
4 级	稍强：这是你在户外缓慢步行时可能产生的感觉，你感到轻微疲惫，呼吸微微上扬但依然自在，在热身的初期阶段可能会有此感觉
5 级	强：这是你轻快走向商店时可能出现的感觉，你感到轻微的疲惫，你察觉到自己的呼吸，气息比第 4 级还急促一些，你在热身结尾时会有此感觉
6 级	中强：这是你约会迟到，急忙赶去时可能出现的感觉，你感到疲惫，但你知道你可以维持这样的步调，你呼吸急促，而且可以察觉到。从暖身转向运动的阶段，以及在学习如何达到第 7 级和第 8 级的初期里，你都可能有此感觉
7 级	很强：这是你激烈运动时可能出现的感觉，你势必感到疲惫，但你可以确定自己可以维持到运动结束，你的呼吸急促，这绝对会感觉到，你可以与人对话，但你可能宁愿不说话，这是你维持运动训练的底线
8 级	非常强：这是你做非常剧烈运动时可能出现的感觉，你势必感到极度疲惫，而你认为自己可以维持这样的步调直到运动结束，但是你无法百分百地确定。你的呼吸非常急促，你还是可以与人对话，但你不想这么做。这个阶段只适用于你已能自在地达到第 7 级，并准备好做更激烈的训练
9 级	超强：这是极度剧烈运动下所出现的感觉，势必体验到极度疲惫，不能持续到运动结束。呼吸非常吃力，而且无法与人交谈，可能在试图达到第 8 级的片刻会有此感觉
10 级	极强

表 11－2－17　6 分钟步行试验（6MWT）

项目	试验前	试验后
心率	___次/分	___次/分
血压	___/____mmHg	___/____mmHg
呼吸困难	________（Brog 量表）	________（Brog 量表）
疲倦	________（Brog 量表）	________（Brog 量表）
SpO_2	___%	___%

试验是否提前结束：否
是，原因：________________________
需要立即停止的情况：（可多选）①胸痛；②不能耐受的呼吸困难；③下肢痉挛；④走路摇晃；⑤出汗；⑥面色灰白或苍白
试验结束时的其他症状：______________________________
6 分钟步行总距离＝圈数____×60（m）＋最后未完成的一圈____（m）
预计值：______（m），占预计值百分比：____%

第三节　骨科康复常用的基本治疗技术

一、物理因子治疗

物理因子治疗是利用声、光、电、磁、热等物理因子作用于人体，从而达到治疗和预防疾病的一种治疗方法。

（一）电疗法

1. 低频电疗法　频率在 0～1000Hz 的电流治疗统称为低频电治疗。骨科常用的包含：经皮电神经刺激、神经肌肉电刺激、功能性电刺激、直流电药物离子导入疗法。

（1）经皮神经电刺激治疗作用和适应证：缓解各种急慢性疼痛，适用于术后伤口疼痛、神经痛、癌痛、肌肉疼痛、关节疼痛、截肢后幻肢疼痛。促进局部血液循环，加速骨折和伤口的愈合。

（2）神经肌肉电刺激治疗作用和适应证：加速神经的再生和传导功能的恢复，有肌肉泵效应，预防肌肉萎缩和促进血液循环，适用于下运动神经元失神经支配、失用性肌萎缩。对痉挛肌的拮抗剂刺激可降低痉挛肌的肌张力，也适用于脊髓损伤后痉挛性瘫痪。

（3）功能性电刺激治疗作用和适应证：改善上运动神经元受损、下运动神经元通路完好的器官及肢体功能障碍，适用于脊髓或马尾神经损伤后的膀胱尿潴留，脑卒中和脊髓损伤后的肢体功能障碍。

2. 中频电疗法　频率在 1～100kHz 的电流治疗统称为中频电疗法。骨科常用的包含：干扰电疗法（IFC）、调制中频电疗法（脉冲中频电疗法）、等幅中频电疗法等（音频电疗法）。

（1）干扰电疗法治疗作用和适应证：抑制感觉神经，提高痛阈，有镇痛作用。扩张血管，促进血液循环。兴奋运动神经和肌肉，提高平滑肌张力，改善内脏功能。适用于颈椎病、肩周炎、骨关节炎、肌肉扭挫伤、坐骨神经痛、瘢痕粘连、失用性肌萎缩、骨折延迟愈合等。

（2）调制中频电疗法（脉冲中频电疗法）治疗作用和适应证：调制中频含有低频电流，因而有镇痛作用，促进血液循环和淋巴回流，预防肌肉萎缩，对慢性非化脓性炎症有消炎作用，提高平滑肌张力。适用于肌肉疼痛和神经性疼痛、腱鞘炎、尿潴留、肠麻痹等。

3. 高频电疗法　频率在 100kHz 以上的电流治疗统称为高频电治疗。骨科常用的包含：超短波电疗法、微波（分米波、厘米波、毫米波）电疗法。

超短波电疗法治疗作用和适应证：超短波的温热效应可达肌肉层和骨骼，因而有消炎作用，尤其对急性化脓性炎症疗效显著。此外还有镇痛、促进伤口愈合等作用，可使肿瘤细胞选择性加热，从而达到抑制和杀灭作用（图 11－3－1）。

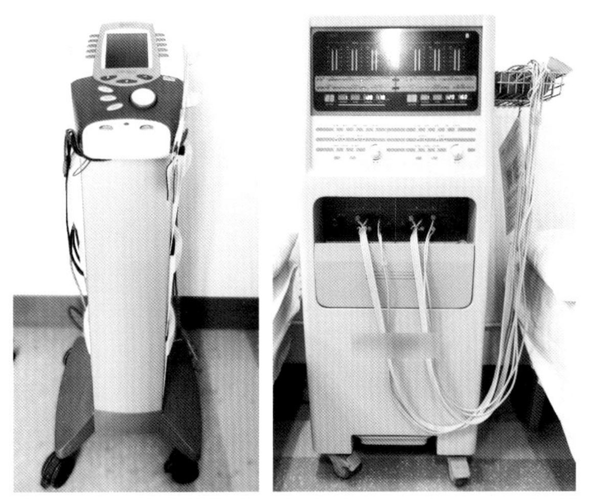

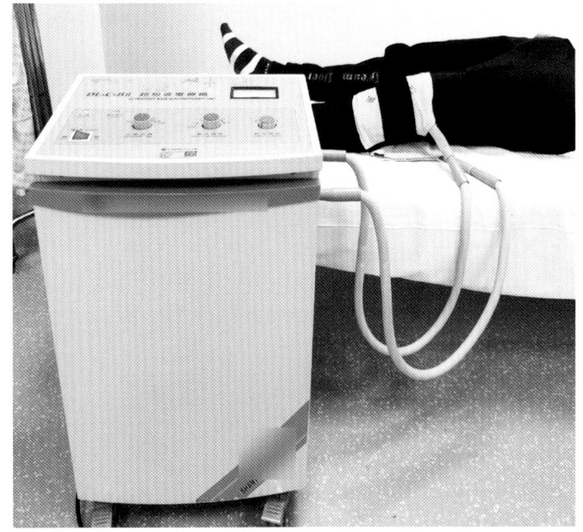

图 11-3-1　低频治疗仪、干扰电治疗仪、超短波治疗仪

（二）光疗法

1. 水滤红外线 A（WIRA）疗法　威伐光属于水滤红外线 A，利用水滤层有效滤除紫外线（波长 400～180nm）和绝大多数远红外线波段（波长＞1400nm），保留了部分可见光（380～780nm）和红外线辐射 A（波长 780～1400nm）（图 11-3-2）。

治疗作用和适应证：红外线辐射 A 对软组织的穿透深度可达 5～10cm，因而可以消除较深部炎症，促进组织再生和伤口愈合，治疗皮肤疾病。常用于膝关节积液、腱鞘炎、感染性创口、伤口不愈合、肌肉扭挫伤等。

2. 红外线疗法　短波红外线波长 760nm～1.5μm，穿透深度为 1～10mm。长波红外线波长为 1.5～15.0μm，穿透深度为 0.05～1.00mm。

治疗作用和适应证：改善局部血液循环，促进肿胀消退，干燥表面，镇痛，缓解痉挛，适用于亚急性或慢性损伤，如肌肉劳损、扭挫伤、关节疼痛。

（三）超声波疗法

小剂量超声波具有治疗作用，大剂量超声波对人体有损害。超声波作用于人体局部，使局部血流加速、血管扩张、组织中酶活性增强、细胞膜通透性增加、组织再生修复能力增强。超声波还可以通过神经体液途径影响全身，从而达到治疗作用。

治疗作用和适应证：对周围神经损伤，可提高神经兴奋性、促进神经愈合、减轻炎症反应，还可提高痛阈，有镇痛作用。作用于脊髓可改变感觉和运动神经传导，适用于周围神经损伤和中枢神经损伤、带状疱疹后遗神经痛等。作用于皮肤可提高皮肤血管通透性，适用于闭塞性脉管炎、血栓性静脉炎。作用于骨骼可促进骨折愈合，适用于术前或术后镇痛消肿。作用于腹部可促进胃肠道蠕动，增加胃酸分泌，适用于便秘、胃动力不足、术后排气。

（四）磁疗法

利用电流产生磁场，磁场作用于人体，通过调节人体磁场，影响神经体液调节，改变细胞膜的通透性，从而达到治疗作用（图 11-3-2）。

治疗作用和适应证：促进创面和骨折愈合，适用于骨折患者。止痛，适用于各种疼痛，对肿瘤疼痛也有疗效。镇静，可改善睡眠。消炎消肿，适用于急慢性炎症。

（五）冲击波疗法

冲击波是一种通过物理学机制介质（空气或者气体）传导的机械性脉冲压强波，具有一定的声学特征。因此具有以下作用机理：

1. 应力效应　冲击波可以穿过软组织和体液到达患处，当它进入人体，由于介质不同，如肌腱、脂肪、骨骼等，声阻力不同，产生不同的拉应力和压应力。拉应力有助于松解粘连，促进微循环。压应力可促使细胞弹性变形，增加细胞摄氧量。

2. 空化效应　冲击波传输过程中，介质含有微小气泡时，在冲击波作用下气体以极高的速度膨化，产生微射流，有利于疏通微血管，松解软组织粘连。

3. 镇痛作用 激活产生P物质，提高痛阈。

4. 代谢激活 改变细胞膜通透性，加速新陈代谢，加速组织愈合（图11－3－2）。

治疗作用和适应证：钙化性冈上肌肌炎、肱二头肌长头肌腱炎、肩周炎、肱骨外上髁炎、肱骨内上髁炎、髌韧带炎、跟腱炎、足底筋膜炎、股骨头早期缺血坏死、骨折延迟不愈合。治疗频率为每周一次。

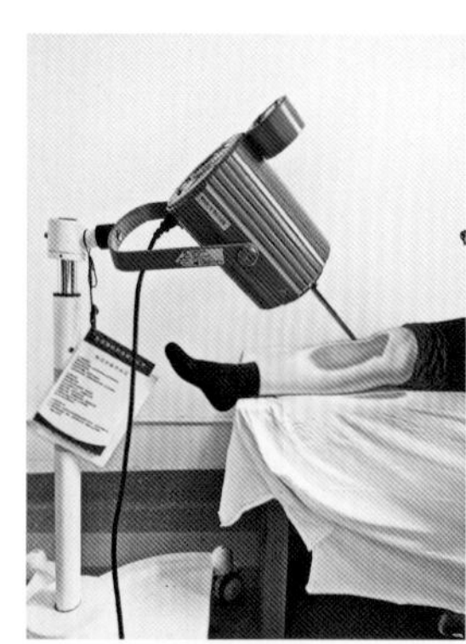
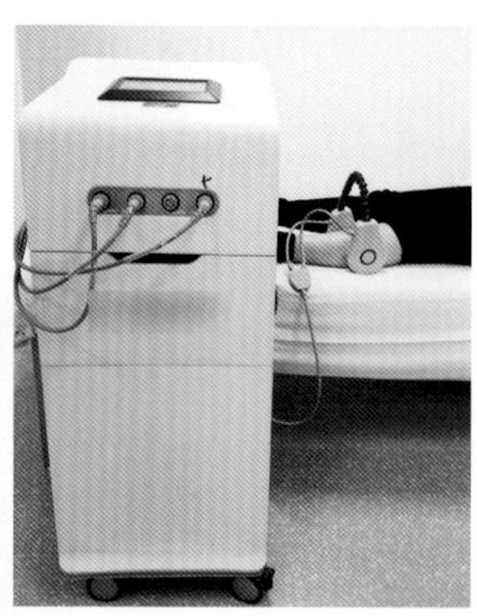
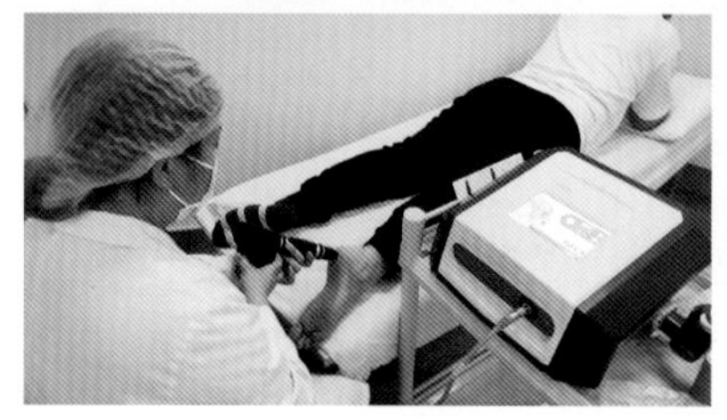
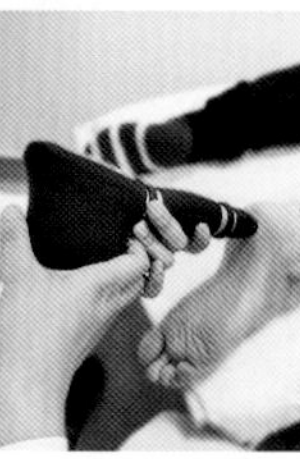

图11－3－2 光疗法、磁疗法、冲击波疗法

二、肌力训练

（一）基本原理

肌肉适应性改变、生理学基础的超量恢复。作用：

（1）防止失用性肌萎缩，预防创伤、炎症和疼痛引起的肌萎缩。

（2）促进神经系统损伤后的肌力恢复。

（3）增强腹背肌肌力，调整脊柱周围肌力平衡，矫正侧弯及畸形，增加脊柱稳定性。

（4）维持主动肌与拮抗肌间的平衡，促进关节动态稳定性，防止关节退行性改变。

（二）类型

1. 根据训练目的分类 增强肌力的训练和增强肌力耐力的训练。

2. 根据训练中施加的阻力分类 徒手抗阻训练和器械抗阻训练。

3. 根据训练时肌肉收缩的形式分类

（1）等长训练：等长收缩是肌力与阻力相等的一种收缩形式，收缩时肌肉长度基本不变，不产生关节活动，故又称为静力收缩。以等长收缩为肌肉收缩形式的训练即为等长训练。

（2）等张训练：等张收缩指肌力大于阻力时产生的加速度运动和小于阻力时产生的减速度运动，运动时肌张力基本恒定，但肌肉本身发生缩短和伸长，从而引起明显的关节运动，故又称为动力收缩。根据肌肉收缩时的缩短和伸长情况，又可分为向心收缩和离心收缩。以等张收缩为肌肉收缩形式的训练即为等张训练。

（3）等速训练：等速训练又称为恒定速度运动，根据运动过程中肌力变化，调节附加阻力，使整个活动幅度在预先设定的速度训练。

（三）临床应用及方法

1. 徒手抗阻训练 适用于肌力3级以上者。

2. 机械抗阻训练 需要增强肌力、耐力和效率的患者，以及健身的对象。适用于肌力3级以上者。

3. 等长训练 适用于需要增强肌力，而关节不能或不宜运动的患者，预防和减轻肌肉失用性萎缩。

4. 等张训练 适用于需要发展动态肌力、耐力和效率的患者。

（四）肌耐力训练

1. 等张训练法

（1）先测定重复10次运动的最大负荷，即为10RM值。

（2）用10RM的80%量作为训练强度，每组训练10～20次，每组间隔1分钟，重复3组。

（3）可采用弹力带重复牵拉训练，根据需要训练某组肌肉，反复牵拉弹力带直至肌肉疲劳，1次/天，每周训练3～5天。

2. 等长训练法 取20%～30%的最大等长收缩阻力，逐渐延长等长收缩训练的时间，直至出现肌肉疲劳，1次/天，每周训练3～5天。

3. 等速训练法 临床常用等速向心收缩方

式进行训练，常选用逐渐递增后再逐渐递减的运动速度谱，如：60°/s、90°/s、120°/s、150°/s、180°/s、150°/s、120°/s、90°/s、60°/s。每种运动速度之间通常间歇 15 秒，以使肌肉有短暂休息，训练频率为 1 次/天，每周训练 3～4 次，持续数周。

三、下肢神经肌肉控制训练

1. 定义　通过刺激本体感受器，激活和募集最大数量的运动肌纤维，改善和促进肌肉功能，同时通过调整感觉神经的兴奋性改变肌肉张力。

2. 适应证　主要用于治疗中枢神经损伤、骨科损伤性疾病、周围神经损伤、关节炎所致功能障碍或失用性肌无力。

3. 治疗遵循运动发育规律以及由简到难的顺序

（1）从头到尾，从近到远。

（2）从双侧对称性模式、双侧不对称性或双侧交互性模式，到单侧模式。

（3）从无规则运动、垂直方向运动、水平方向运动、圆周运动，到对角线方向运动。

4. 对角线运动模式的类型

（1）双侧对称性运动模式。

（2）双侧非对称性运动模式。

（3）双侧交互性运动模式。

（4）单侧模式。

5. 对角线运动模式组成　由屈曲和伸展，内旋和外旋，内收和外展三种运动成分组成。屈曲与伸展作为主要运动成分贯穿始终，并与其他运动结合组成多种运动模式，如表 11－3－1～表 11－3－4 所示。

表 11－3－1　下肢屈曲－内收－外旋模式（Ⅰ型屈曲模式）

关节	起始位置	终末位置	主动肌
髋关节	伸展、外展	屈曲、内收、外旋	腰大肌、髂肌、臀大肌、缝匠肌、耻骨肌、股直肌
膝关节	内旋伸展	屈曲	半腱肌、半膜肌、股二头肌
踝关节	跖屈、外翻	背屈、内翻	胫前肌
足趾	屈曲、内收	伸展、外展	踇长伸肌、踇短伸肌、趾长伸肌、趾短伸肌、踇展肌、骨间背侧肌、小趾展肌

表 11－3－2　下肢伸展－外展－内旋模式（Ⅰ型伸展模式）

关节	起始位置	终末位置	主动肌
髋关节	屈曲、内收、外旋	伸展、外展、内旋	臀大肌、臀中肌、股二头肌长头
膝关节	屈曲	伸展	股四头肌
踝关节	背屈、内翻	跖屈、外翻	腓肠肌、比目鱼肌、腓骨长肌、腓骨短肌
足趾	伸展、外展	屈曲、内收	踇长屈肌、踇短屈肌、趾长屈肌、趾短屈肌、踇收肌、骨间足底肌

表 11－3－3　下肢屈曲－外展－内旋模式（Ⅱ型屈曲模式）

关节	起始位置	终末位置	主动肌
髋关节	伸展、内收、外旋	屈曲、外展、内旋	股直肌、阔筋膜张肌、臀中肌前部、臀小肌
膝关节	伸展	屈曲	半腱肌、半膜肌、股二头肌
踝关节	跖屈、内翻	背屈、外翻	胫前肌、腓骨长肌、腓骨短肌
足趾	屈曲、内收	伸展、外展	踇长伸肌、踇短伸肌、趾长伸肌、趾短伸肌、踇展肌、骨间背侧肌、小趾展肌

表 11－3－4　下肢伸展－内收－外旋模式（Ⅱ型伸展模式）

关节	起始位置	终末位置	主动肌
髋关节	屈曲、外展、内旋	伸展、内收、外旋	臀大肌、大收肌、股二头肌、髂腰肌
膝关节	屈曲	伸展	股四头肌
踝关节	背屈、外翻	跖屈、内翻	腓肠肌、比目鱼肌、胫骨后肌
足趾	伸展、外展	屈曲、内收	跗长屈肌、跗短屈肌、趾长屈肌、趾短屈肌、跗收肌、骨间足底肌

四、关节松动术

1. 定义　属于被动运动范畴，具有针对性强、见效快、患者痛苦小、容易接受等特点，是治疗关节功能障碍的一门康复治疗技术。

2. 原理　关节松动术的基本原理是利用关节的生理运动和附属运动作为治疗手段。

3. 治疗作用　缓解疼痛，改善关节活动范围，增加本体感觉反馈。

4. 适应证　此技术主要适应于任何因力学因素（非神经性）引起的关节功能障碍，包括关节疼痛、肌肉紧张及痉挛、可逆性关节活动降低、进行性关节活动受限、功能关节制动。

5. 四级手法

（1）一级：治疗者在关节活动的起始端，小范围、节律性地来回推动关节。

（2）二级：治疗者在关节活动允许范围内，大范围、节律性地来回推动关节，但不接触关节活动的起始端和终末端。

（3）三级：治疗者在关节活动允许范围内，大范围、节律性地来回推动关节，每次均接触关节活动的终末端，并能感觉到关节周围软组织的紧张。

（4）四级：治疗者在关节活动终末端，小范围、节律性地来回推动关节，每次均接触关节活动的终末端，并能感觉到关节周围软组织的紧张。

五、牵引技术

（一）颈椎牵引

牵引时间15～40分钟为宜，颈椎前倾角度小时，牵引力作用于上颈椎，随颈椎前倾角度的加大，作用力位置下移，牵引力为体重的15％～20％。

（二）腰椎牵引

牵引重量为体重的2～3倍，牵引的持续时间1～3秒，每次重复3次。快速腰椎牵引中以中医的人工挤压复位法最为典型。

（三）适应证

脊柱牵引适用于椎间盘突出、小关节疾病、颈腰背痛等，四肢牵引适用于四肢关节挛缩、关节骨折且不能或不适宜手术复位的患者。

六、平衡功能训练

（一）坐位平衡训练

（1）一级平衡训练：指不受外力和无身体动作的前提下保持独立坐位姿势的训练。

（2）二级平衡训练：在坐位姿势下，独立完成身体重心转移，躯干屈曲、伸展、左右倾斜及旋转运动，并保持平衡的训练。

（3）三级平衡训练：在坐位姿势下，抵抗外力保持身体平衡的训练。

（二）站立平衡训练

（1）一级平衡训练：指不受外力和无身体动作的前提下保持独立站立姿势的训练。

（2）二级平衡训练：在站立姿势下，独立完成身体重心转移，躯干屈曲、伸展、左右倾斜及旋转运动，并保持平衡的训练。

（3）三级平衡训练：在站立姿势下，抵抗外力保持身体平衡的训练。

（三）平衡训练基本原则

（1）从静态平衡（一级平衡）训练开始，过渡到动态平衡（二级平衡），再过渡到他动动态平衡（三级平衡）。

（2）逐步缩减人体支撑面积和提高身体重心，在保持稳定性前提下逐步增加头颈和躯干运动，从睁眼训练逐步过渡到闭眼训练。

（3）训练注意患者安全，避免发生意外损伤。

七、感觉障碍的康复治疗

1. 早期　每日 2～4 次，每次 10～15 分钟。

（1）术后 6～8 周开始感觉障碍训练。可用不同的物料反复刺激患处，如用温水或冰水交替浸泡患处，避免烫伤。用刷子刷患处，注意力度适中，刷子可软硬交换使用，或者用大米或黄豆等摩擦患处皮肤。

（2）定位觉训练：当患者能够辨别 30Hz 的音叉即可以开始定位训练，用铅笔头末端的橡皮擦按压在患处，并来回移动，要求患者先睁眼注视压力点，以协调判断压力点位置，再闭目感受压力点的位置，如此反复练习，即睁眼－闭眼－再睁眼，直至患者能准确感知刺激部位。

2. 后期　每日 2～4 次，每次 10～15 分钟。当患者能准确辨认 256Hz 音叉的振动时，即可开始后期感觉训练。

（1）识别物品的形状：采用反复睁眼－闭眼－再睁眼的形式，以及健侧和患侧交替的方式，让患者感知和描述物品的形状，如方形、圆形、三角形等。

（2）识别物品的质地：采用上述方法，让患者感知和描述物品的质地，如光滑、粗糙、柔软、坚硬等。

（3）识别物品的类别：使用上述方法，闭目情况下，准确说出物品的名称。如钥匙、铅笔、钢笔、羽毛、纽扣、硬币等。此阶段训练难度较大。正常人 5 秒内可做出正确识别（一般 2 秒），正中神经受损患者需要 5 秒以上，或者不能识别。

八、压力治疗

1. 绷带加压法　止血、消除水肿、治疗残端塑性。适用于普通外科手术后和截肢术后。

2. 压力衣加压法　治疗瘢痕增生、淋巴回流不畅或静脉曲张导致的水肿、残端塑性（优于绷带），以及预防血栓形成。适用于外伤后或术后瘢痕增生、术后血栓形成、癌症淋巴清扫后回流受阻、下肢静脉曲张、截肢术后残端塑性，通常配合压力垫使用效果更显著（图 11－3－3）。压力垫是作业治疗师根据患者瘢痕形状、厚度、部位等特点，使用专门的压力垫材料，制作的针对局部加压的垫子。

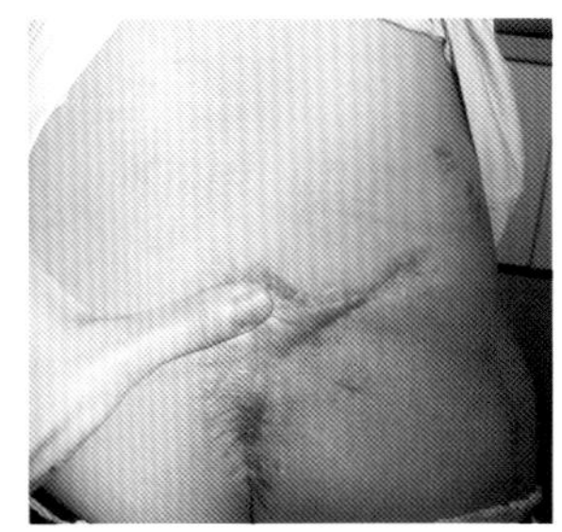
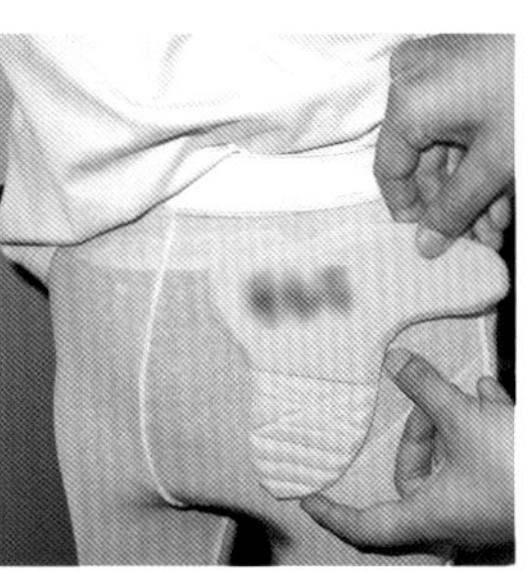
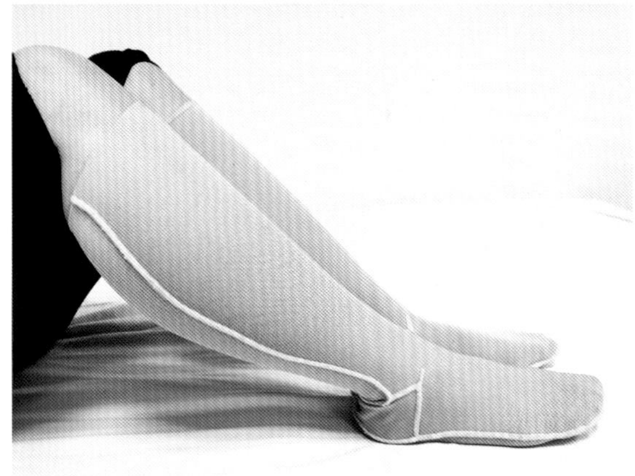

图 11－3－3　压力衣加压法

第四节　慢性疾病的康复

一、肩关节周围炎

（一）早期康复治疗

1. 物理治疗　干扰电治疗、中药熏蒸、超短波治疗、超声波治疗、低频脉冲电治疗、水滤红外线A疗法，每日一次。冲击波治疗，每周一次。

2. 运动疗法 教导患者仰卧前屈、外展、水平外展、后伸、旋前和旋后的自我牵拉方法，每日2～3次，每次20～30分钟。

3. 肌力训练 用体操棒进行由卧位到立位的主被动训练，以及前屈、外展、水平外展、后伸、旋前和旋后等张抗阻训练。

4. 肩关节松动术 一级或者二级手法。

（二）冻结期康复治疗

1. 同早期治疗

（1）肩关节松动术：三级或者四级手法。

（2）伴随肩胛上神经卡压。

2. 冈上肌及肩胛上孔松解 肩胛冈靠近外侧1/3处向上1cm找到肩胛上孔，对此处及整个冈上肌进行手法松解。

3. 冈下肌及肩胛下孔松解 肩胛冈靠近外侧1/3处向下2～3cm左右找到肩胛下孔，对此处及冈下肌进行手法松解。

4. 肩胛骨稳定训练（冈上肌力量训练） 患者取立位，双手抓住弹力带，曲肘约90°，双手高度可以略低于肘部，肩胛骨轻度内收、下沉，上臂紧贴身体，做肩关节抗阻外旋运动，可逐渐增加阻力。每日2～3次，每次做2～3组，每组10个。

5. 冈上肌力量训练 患者取立位，患侧握住弹力带一端，同侧下肢脚踩弹力带另一端，患手拇指向前，肘关节伸指，缓慢外展肩关节（30°以内），做肩外展抗阻训练。每日2～3次，每次做2～3组，每组10个。

6. 前锯肌力量训练 患者取立位，双上肢前屈90°，做推墙动作，注意肩胛骨做前伸、后缩运动。每日2～3次，每次做2～3组，每组10个。

7. 中、下斜方肌力量训练 患者取俯卧位，双上肢向后向上做水平外展运动。

8. 菱形肌力量训练 患者取长腿坐位，将弹力带绕过足底，双脚指尖朝上，双手分别握住弹力带两端，背部发力，曲肘向身体后侧拉动，注意训练时腰部要保持直立。

二、肩峰下撞击综合征

1. 物理治疗 同肩关节周围炎。

2. 胸小肌的松解 患者取仰卧位，治疗师将双手放在肱骨头处向下压，将患者胸小肌尽量拉伸，嘱咐患者向上对抗治疗师的手。

3. 胸椎灵活度训练 患者取侧卧位，上侧腿屈髋屈膝，旋转上半身，上侧手臂向后打开，治疗师一侧肘部固定骨盆，一侧手辅助患者上臂向后打开。

4. 冈上肌力量训练、前锯肌力量训练 方法同肩关节周围炎。

三、肩袖损伤

（一）早期康复治疗

1. 物理治疗 同肩关节周围炎。

2. 注意事项 肩部需要制动或者避免大范围活动3周，其间避免提重物等用力过度情况，注意睡姿，避免受压。

（二）活动障碍的康复治疗

1. 肩关节松动术 三级或者四级手法。

2. 运动疗法 自我牵拉。

3. 肌力训练 同肩峰下撞击综合征。

4. 注意事项 肌力训练和自我牵拉时都应注意避免拉伤受损肌肉，循序渐进，不可力量过大或活动范围过大，在治疗师指导下，在安全范围内训练。

四、颈椎退行性疾病

（一）卧床休息

时间4～7日为宜。

（二）牵引

①牵引重量：正常成人体重的10%左右，年老体弱者体重的5%左右。首次牵引从5kg开始，最重不超过20kg。②牵引时间：10～30分钟，最佳时间为15～20分钟。③间歇时间比例：

按2∶1、3∶1或4∶1的原则设定。一般牵引30秒、间歇10秒。④牵引角度：一般10°～20°、8°～10°时对小关节嵌顿有作用。

（三）颈椎牵引的适应证

包括神经根型颈椎病、颈椎关节功能紊乱、颈椎侧弯、颈部肌肉痉挛、肌筋膜炎等引起的颈肩痛。

（四）物理治疗

主要目的是镇痛、消炎、促进组织再生、兴奋神经肌肉、松解粘连、促进腰部及患肢功能的恢复，常用物理因子：超短波、干扰电、低频调制的中频电、红外线、紫外线。

（五）传统中医治疗

（1）推拿。

（2）针灸。

五、肌筋膜炎

（一）物理治疗

（1）温热治疗。

（2）镇痛。

（3）放松训练。

（二）传统中医治疗

（1）推拿。

（2）针灸。

（三）痛点局部阻滞

选择痛点明显的几处行痛点肌筋膜下阻滞，每点注射0.25%～0.50%利多卡因或普鲁卡因、维生素B12、地塞米松的混合液1～2ml。隔日1次，5次为1疗程。

六、腰椎间盘突出症

（一）卧床休息

休息时间4～7日为宜。

（二）牵引

1. 腰椎牵引体位　根据患者症状，选择仰卧、俯卧或仰卧时髋膝关节屈60°～90°。胸肋带和骨盆带分别固定胸肋部和骨盆髂骨上方。调整骨盆牵引绳位置，调节牵引力的角度。

2. 腰椎牵引的调整

（1）牵引重量一般为体重的1/3。首次牵引可从15kg开始。

（2）牵引时间：10～30分钟，最佳牵引时间15～20分钟。

（3）间歇时间比例：按2∶1、3∶1或4∶1的原则设定。一般牵引20～30秒、间歇10秒。

（三）物理治疗

常用超短波、干扰电、低频调制的中频电、红外线、紫外线、蜡疗、水疗等。牵张训练增加腰背部韧性，腰腹肌肌力训练增加脊柱稳定性。

（四）传统中医治疗

（1）推拿。

（2）针灸。

七、踝关节扭伤

（1）消炎、消肿：损伤24小时内以冷疗为主，急性期采用无热量的高频电疗。急性期后选择温热治疗。

（2）镇痛：低频或中频电疗，低强度半导体激光等。

（3）增加关节活动范围：早期制动可导致关节僵硬，应增加关节活动范围、提高活动韧性。

（4）增强踝关节稳定性：牵张训练可增加韧带张力。也可以进行肌力训练，借助平衡板进行本体感觉训练。

八、髋关节炎、膝关节炎

（一）物理治疗

（1）温热治疗。

（2）镇痛：低频电疗或中频电疗。

（二）传统中医治疗

（1）推拿。

（2）针灸。

九、肱骨外上髁炎

物理治疗：①消炎；②镇痛：低频电疗、中频电疗、激光等；③恢复功能：应于急性炎性反应和疼痛得到明显控制后，适当进行牵张训练，放松局部软组织和松解粘连。

第五节　骨科常见病围手术期康复

一、脊柱疾病围手术期康复

（一）颈椎病术后康复

1. 概述　颈椎病是颈椎间盘退行性改变以及由此继发的颈椎组织病理变化累及颈神经根、脊髓、椎动脉、交感神经引起的一系列临床症状和体征。

2. 颈椎病评定

（1）旋转：嘱患者在尽可能舒服的情况下向一侧转头，然后再向另一侧转头。转向的角度约70°，与肩平面的旋转角度差不多。肌紧张明确提示肌肉张力增高，疼痛弥散提示软组织受刺激或有炎症，局限性剧痛提示关节突综合征或关节囊受刺激。

（2）椎间孔挤压试验：如果患者存在手臂或肩部的牵涉痛、麻木或麻刺感，可实施椎间孔挤压试验，可通过此试验来鉴别是关节疾患还是神经根受刺激。试验方法：患者向一侧侧屈头部，治疗师用手向下轻压患者头顶部。如果疼痛、麻木或麻刺感放射至手臂，相应皮节出现刺激症状，则提示神经根受刺激，肩峰或肩胛区的弥散性牵涉痛则提示关节突关节受刺激。但如果颈部侧屈时即出现颈部剧痛或肩、手臂的牵涉性症状，则不要实施此试验。

3. 颈椎病术后康复治疗

（1）防止深静脉血栓形成：早期踝泵运动、腹式呼吸、气压循环治疗。

（2）可进行四肢远端一些小范围的关节运动，如握拳、足背屈伸等。在恢复期四肢运动要从卧位逐渐过渡到半卧位、坐位，然后下床活动。在此过程中，要逐渐增加肌力训练的运动量，促进各组肌群恢复正常的肌力。

（3）下肢训练：先进行直腿抬高、下肢负重抬举、伸屈活动，加强肌力和关节活动范围，并逐渐借助双拐、手杖、下肢功能支架等，训练站立、迈步，然后过渡到行走。

（4）可进行作业治疗和生活自理训练。

（5）物理治疗：术后第1～2天可行低频或中频电疗法等治疗。

（6）康复教育，补充营养，多食高蛋白质、低脂肪、低热量、粗纤维食物。

（7）佩戴头颈胸固定支架，限制颈椎的屈伸和旋转运动。

（二）腰椎间盘突出症术后康复

1. 概述　腰椎间盘突出症主要是指腰椎，尤其是$L_{4\sim5}$、$L_5\sim S_1$、$L_{3\sim4}$的纤维环破裂和髓核组织突出压迫和刺激相应水平的一侧或双侧腰骶神经根，引起的一系列临床症状和体征。

2. 腰椎间盘突出症评定

（1）疼痛：腰痛是最早的症状，由于腰椎间盘突出症是在腰椎间盘退行性改变的基础上发展起来的，所以在突出以前即可出现腰腿痛。患者常有反复发作的腰痛病史，在日常生活中稍有劳累和受凉，即会诱发腰腿痛，腰痛可因咳嗽或打喷嚏而加重，此现象是腰椎间盘突出症的重要表现。由于腰椎间盘突出症多发生于$L_{4\sim5}$、$L_5\sim S_1$，故坐骨神经痛多见。典型的坐骨神经痛是从下腰部向臀部、大腿后方、小腿外侧、足部的放射痛。多数患者在喷嚏或咳嗽时由于腹压增加而使疼痛加重。早期常表现为痛觉过敏，病情较重者出现感觉迟缓或麻木。少数患者可有双侧坐骨神经痛。

（2）曲度变化：腰椎间盘突出症患者常出现腰椎曲度变直，侧凸和腰角的变化，这是为避免神经根受压，机体自我调节造成的，患者越年轻，其自我调节能力越强，脊柱侧凸、平直或后凸的程度就越重。

（3）直腿抬高试验及加强试验阳性：直腿抬高试验是诊断腰椎间盘突出症较有价值的试验。其诊断腰椎间盘突出症的敏感性为76%～97%。直腿抬高试验阳性也可出现于急性腰扭伤、强直性脊柱炎、腰骶椎肿瘤、骶髂关节和髋关节病变中，但阳性率很低，此时直腿抬高加强试验是区分真假腰椎间盘突出症的有效办法。$L_{4\sim5}$和$L_5\sim S_1$突出时，直腿抬高试验阳性率很高，而高位腰椎间盘突出时，则阳性率较低。

3. 腰椎间盘突出症术后康复治疗　相关治疗可参考颈椎病术后康复治疗，佩戴胸腰支具，可以辅助保护或作为肌肉运动感知提示器，能够有限地限制腰椎的过度活动，直到脊柱力量与痉挛得到改善。

二、四肢骨折围手术期康复

（一）早期康复

1. 术前宣教　分患者教育和照顾者教育。患者教育包括病情说明、围手术期注意事项、康复治疗的作用等，解答患者的疑问，学习辅具的使用，增强其完成治疗的信心。照顾者教育除上述内容外，还需要针对患者的围手术期照顾需求进行教育。

2. 康复评定　骨科康复的评定应覆盖整个治疗过程。术前康复评定是为了了解患者的肢体功能和日常生活能力水平，便于制订适合患者的康复目标及方案。四肢骨折的患者术前康复评定应在不增加患者痛苦、不加重患肢损伤的前提下进行，相关内容在常用骨科康复评定量表部分有阐述。

3. 物理治疗

（1）健侧肢体：鼓励患者在住院期间多使用健肢，对于卧床的患者，针对健肢进行肌力训练及关节活动训练，如下肢踝泵运动（图11－5－1）、股四头肌肌力训练（图11－5－2）等，维持健肢的肌力及活动度，预防深静脉血栓。

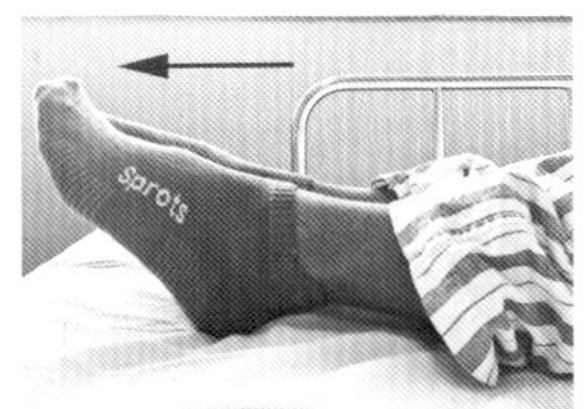
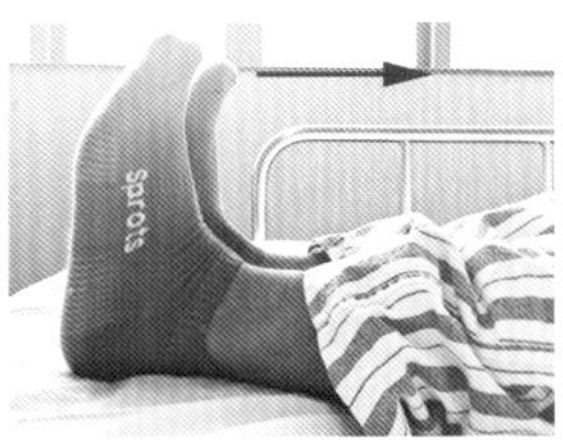

图11－5－1　踝泵运动

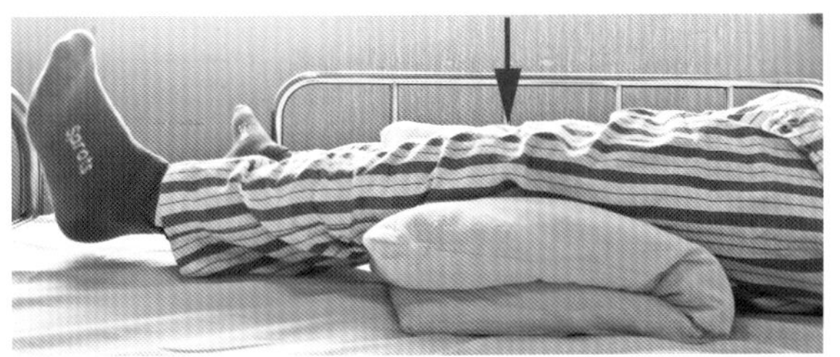

图11－5－2　股四头肌肌力训练

（2）患侧肢体：①抬高患肢；②冰敷；③物理治疗；④患肢在外固定保护下，未累及的关节做主动关节活动训练、肌力训练；⑤受累的关节，根据伤情选择锻炼方式，在不引起骨折断端活动的前提下可选择等长收缩等肌力训练。

（3）胸肺物理治疗：①缩唇呼吸训练，借助呼吸训练器（图11－5－3）训练呼吸功能；②促进排痰，必要时可使用振动排痰器。

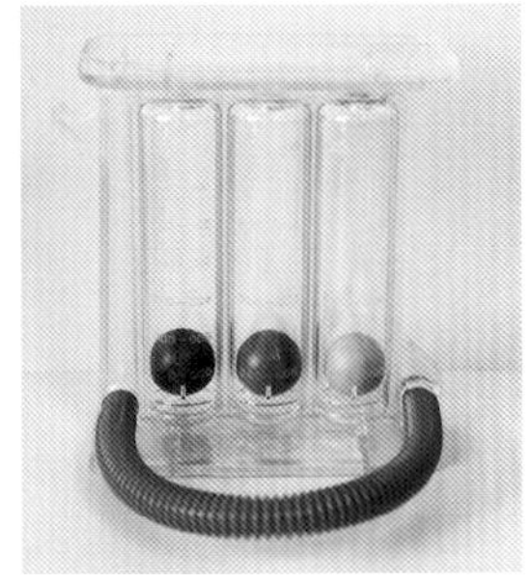
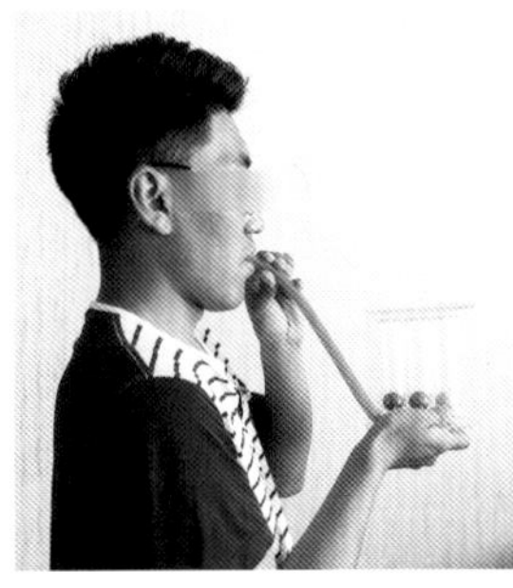

图11－5－3　使用呼吸训练器进行呼吸功能训练

（二）术后康复

1. 术后1周

（1）康复评定。

（2）抬高患肢。

（3）持续冰敷。

（4）物理治疗：

1）采用物理因子治疗帮助缓解疼痛、消肿。

2）骨折邻近关节及肢体，进行肌肉等长收缩训练，每天3次，每次10分钟。

3）未累及关节，在正常范围内进行主动和被动运动，每日2次。

4）健侧肢体的主动运动，包括鼓励患者尽可能完成能力范围内的生活自理。

5）胸肺物理治疗：缩唇呼吸训练，促进排痰，必要时可使用振动排痰器。

2. 术后2～4周

（1）康复评定。

（2）物理治疗：

1）继续前期运动治疗，注意需在保证患肢无痛的前提下，根据患者情况适当增加运动的强度与频率。

2）根据术中骨折固定的情况，可开始患肢的等长收缩训练，每天3次，每次10分钟。

3）根据患者骨折固定的情况，可进行受累关节的主动及被动运动，每天3次，每次10分钟。

4）下肢无骨折的患者，应尽早下地活动。

5）根据术中骨折固定的情况，在患肢无痛的前提下适当增加部分负重训练。下肢骨折的患者，需由主刀医生参与评估负重开始的时间及重量。

6）健肢的主动运动，包括鼓励患者尽可能完成能力范围内的生活自理。

7）物理因子治疗：超声波治疗、低频电疗、磁疗、红外线治疗、热疗等。

8）胸肺物理治疗：缩唇呼吸训练，促进排痰，必要时可使用振动排痰器。

（3）作业治疗：日常生活能力训练。

3. 术后5～8周

（1）康复评定。

（2）物理治疗：

1）根据患者情况进一步增加运动的强度与频率。

2）患肢的等长收缩训练，每天3次，每次15～20分钟。

3）受累关节的主动及被动运动，每天3次，每次15～20分钟。

4）平衡功能训练。

5）根据骨痂生长的情况，增加部分负重训练。下肢骨折的患者，需由主刀医生参与评估负重增加的时间及重量。

6）根据骨痂生长的情况，增加肢体抗阻力训练。上肢骨折的患者，可开始部分抗阻力训练，需由主刀医生参与评估抗阻力训练的时间和强度。

7）健肢的主动运动，包括鼓励患者尽可能完成能力范围内的生活自理。

8）物理因子治疗：超声波治疗、低频电疗、磁疗、红外线治疗、热疗等。

9）作业治疗：日常生活能力训练。

（三）居家康复

出院回家之后，患者仍需持续康复锻炼数月到1年以上。本阶段的康复锻炼可以在照顾者的帮助下进行，包括肌力训练、关节活动度训练、负重训练、抗阻力训练、平衡功能训练及日常生活能力训练。同时应定期到骨科门诊随访，通过康复评定衡量锻炼的效果，调整治疗方案，并接受骨科医生的帮助和指导。

三、关节置换围手术期康复

（一）概述

关节置换是采用人工关节假体治疗严重关节损伤与关节疾病、重建关节功能的重要手段。关节置换的目的在于缓解关节疼痛，矫正关节畸形，改善关节功能和提高患者的生活质量。目前人工髋关节置换和全膝关节置换被认为是人工关节置换中效果非常肯定的治疗方法。人工髋关节和全膝关节置换术后并发症早期有深静脉血栓形成、肺栓塞、感染、神经和血管损伤，还可出现假体脱位，远期可出现骨折、异位骨化、假体松动。手术后关节内常放置引流装置，需负压引流或冲洗关节腔，术后24～48小时拔出。

（二）康复评定

分别在康复治疗前、术后2周、出院前、术后1个月、术后3个月和术后半年进行评定。

1. X线片评定 人工髋关节置换术后，标准髋假体的位置是前倾15°±10°，外翻40°±10°，股骨假体柄的颈干角平均127°（125°～130°），假体颈的前倾角平均13°（12°～15°）。髋臼前倾过多，在髋外旋、内收、伸直时不稳；前倾不足，在髋屈曲、内收、内旋时不稳。髋臼外翻过多，在髋屈曲、内收、内旋时不稳；外翻不足，在髋极度屈曲、内收、内旋时易导致假体间的撞击。假体颈的前倾过多则在髋极度屈曲、内收和内旋位时不稳。远期应观察假体是否松动或下沉等，假体柄周围骨的透亮带在预示假体松动方面有重要意义。

2. 单项功能评定　评定肿胀、疼痛、肢体长度、关节活动范围、肌力、平衡功能、步态等。

3. 综合功能评定　Harris 髋关节评分表和 HSS 膝关节评分标准常用。

4. 夹角评定　颈干角指股骨颈与股骨干的夹角，正常成人平均 127°（125°～130°）。若大于此角，为髋外翻，小于此角者为髋内翻。矢状面股骨颈的长轴线与股骨干的纵轴线的夹角，正常成人平均 13°（12°～15°）。前倾角增大常与髋外翻并存，易发生髋关节脱位。

（三）康复治疗

1. 人工髋关节置换术后康复要点

（1）防止深静脉血栓形成：早期踝泵运动（图 11-5-1）、腹式呼吸、气压循环治疗（图 11-5-4）。

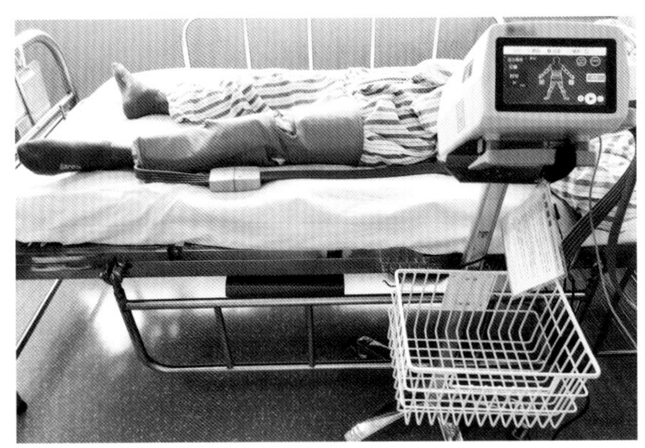

图 11-5-4　气压循环治疗

（2）防止关节脱位：卧位，伸直术侧下肢、髋外展 15°～30°，使用梯形枕防髋关节内收、内旋（图 11-5-5）。

（3）坐位：不宜久坐，每次<30 分钟，床上坐位屈髋<45°，床旁坐位屈髋<90°，同时避免屈膝、髋内收和内旋。

（4）转移活动：卧位时向术侧侧翻取床头柜上物品，半坐位时健侧取床头柜上物品。翻身时向患侧翻身，借助双上肢支撑起坐。在床旁坐、站立时，术侧髋尽可能后伸，避免起立时屈髋>90°。

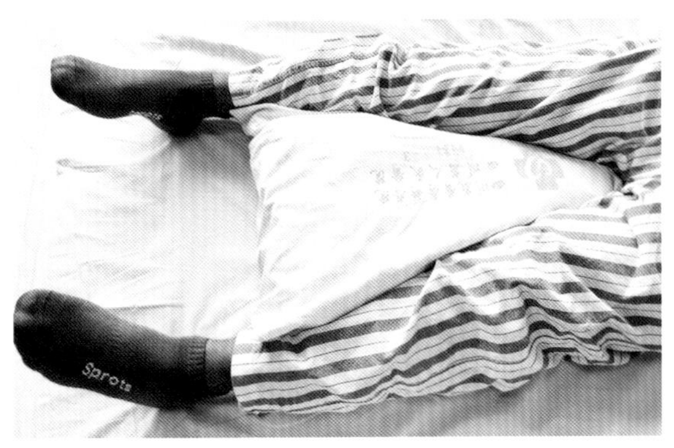

图 11-5-5　梯形枕的使用

（5）关节活动范围训练：拔出引流管后借助膝关节持续关节被动运动装置被动屈伸髋关节，屈髋角度控制在 90°以下。逐渐由被动向助力和主动运动过渡，早期仰卧位，足底沿床面进行屈髋、屈膝主动运动，屈髋<70°。也可进行髋关节伸直训练，俯卧位有利于伸髋训练。

（6）肌力训练：重点训练臀中肌、臀小肌、股四头肌和腘绳肌等，以等长肌力训练为主，加强上肢伸展肌力训练。

（7）站立负重和步行训练：骨水泥固定者拔出引流管后即可负重步行训练，生物固定者至少在术后 6 周开始步行训练。

（8）物理因子治疗：术后第 1～2 天可行髋部冷疗，低频或中频电疗法等。

（9）康复教育：直到髋部无痛或步行后再弃拐，长距离行走时健侧拄单拐。术后 6～8 周避免性生活和重体力活动。避免将关节放置在易脱位的体位，例如：①髋关节内收、内旋、半屈曲位；②髋关节过度屈曲、内收、内旋位。坐厕不宜过低。避免在不平整、光滑路面行走。

2. 全膝关节置换术后康复要点

（1）防止深静脉血栓形成：早期踝泵运动、腹式呼吸、气压循环治疗。

（2）消肿、镇痛。

（3）防止或纠正膝关节屈曲挛缩。

（4）恢复关节活动范围：推髌骨，持续被动运动训练，逐渐由被动向助力和主动运动过渡。一般术后第 1 周屈膝控制在 90°内，术后第 2 周屈膝应超过 90°，甚至能达到 120°。

（5）肌力训练：训练股四头肌、腘绳肌、髋伸展和内收肌群，早期配合神经肌肉电刺激进行股内侧肌和股外侧肌收缩、直腿抬高运动训练。肌力训练以多点等长收缩训练、闭链训练为主。

（6）站立负重和步行训练：拔出引流管后尽早下地进行负重和借助步行器行走训练、坐位和站立转移训练等。

（7）本体感觉、平衡和协调功能训练：步行、骑功率车、术侧负重、斜板平衡及阶梯训练。

（8）康复治疗目的和原则：

1）目的是保持合理的关节活动度，增强肌力，重建关节的稳定性，提高日常生活活动能力。

2）基本原则是早期开始、循序渐进、全面训练、个别对待。

（四）关节置换康复路径

1. 术前 陪护者的教育：围手术期注意事项，康复流程，深静脉血栓观察及处理，康复功能评定，跌倒风险和家居评估，康复评定，日常生活活动辅具（如需要），出院计划。

2. 术后 0 天 持续冰敷；抬高患肢、消肿、止痛理疗；胸肺物理训练；踝及足趾的主动运动；等长收缩训练。

3. 术后 1 天 持续冰敷；持续抬高患肢；坐起后行胸肺物理训练；踝及足趾的主动运动；等长收缩训练。

4. 术后 2 天 持续冰敷；持续抬高患肢；坐起后行胸肺物理训练；踝及足趾的主动运动；等长收缩训练；空气压力波治疗；在无痛范围内开始膝、髋关节的被动屈伸运动；日常生活活动辅具使用训练（如需要）。

5. 术后 3 天 同第 2 天，增加消肿止痛理疗。

6. 术后 4~7 天 肌力训练；在患者可承受的范围内开始膝、髋关节的主、被动屈伸运动；助行器辅助完全负重站立、行走；训练完成后冰敷，行消肿止痛理疗。

7. 术后 8～14 天 开始计划出院；肌力训练；膝、髋关节的主、被动屈伸运动；助行器辅助完全负重站立、行走；上下楼梯训练；日常生活能力训练；训练完成后冰敷，行消肿止痛理疗；康复评定。

四、运动损伤围手术期康复

（一）肩袖损伤术后康复

1. 术前 术前宣教，告知患者术后活动限制，使用肩悬吊带固定装置，固定肩关节于外展 30°位置。告知患者术后正确睡姿，避免患侧卧位，可在患肢肩胛部或上肢垫一毛巾卷，减少患肢疼痛。教导患者穿脱肩悬吊带固定装置。术前 3 天可开始口服镇痛药物，超前镇痛。

2. 术后 ①术后 0～3 周用肩旋吊带固定肩关节外展 30°制动，以保护手术部位。康复治疗以缓解疼痛、肿胀，预防关节粘连，预防肌肉萎缩为主。治疗师应充分与医生沟通，了解影响术后康复的可变因素。术后 4 周以增强肌力，改善关节活动度训练为主。术后 0 天：良姿位摆放，持续冰敷，麻醉消退后，可开始活动肘、腕关节及手指。采用超声波治疗、低/中频电治疗，可镇痛及预防肌肉萎缩。术后 1 天起：可做伸指和握拳的等长肌力训练。训练时肌肉在最大负荷下，等长收缩时间 10 秒，休息 10 秒。重复 10 次为 1 组，每天可做 10 组训练。训练频率为 1 次/天，每周训练 3～4 次，持续数周。48 小时后，冰敷可日间多次进行，20 分钟/小时，以减轻疼痛和炎症反应。采用超声波治疗、低/中频电治疗、威伐光照射。术后 7 天起：在术后允许的范围内，开始被动活动。如 codman 钟摆练习、肩胛平面内前举或者内外旋的被动活动。②术后 3 周起，患者可做肩胛部等长肌力训练和主动辅助肌力训练。如肩袖全部撕裂则需要术后 4 周开始训练。③术后 4 周开始主动活动练习，注意不能进行肩部主动的大活动练习，避免损伤。④术后 6～7 周可开始抗阻练习。可做肩关节松动术三或四级手法。⑤术后 8 周起可做全关节范围活动，肩袖全部撕裂需要术后 12 周开始活动。

（二）肩峰撞击综合征术后康复

1. 术前 同肩袖损伤。

2. 术后 ①术后 0 天：用肩旋吊带固定肩关节外展 30°制动，持续冰敷，麻醉消退后，可开始活动肘、腕关节及手指。采用超声波治疗、低/中频电治疗。②术后 1 天起：开始 codman 钟摆练习，伸指和握拳的等长肌力训练。采用超声波治疗、低/中频电治疗、威伐光照射。③术后3天起：停止使用肩吊带，可做被动或主动/辅助关节活动。例如：肩胛平面内前举或者内外旋的被动活动，肩胛后缩和下拉的等长肌力训练，三角肌短臂（屈肘90°）的前屈、外展、后伸等长肌力训练，体操棒主动/辅助关节活动度训练。④术后2周起：部分抗阻肌力训练。⑤术后8周起：第一组：50%的10RM，重复10次，间歇30秒；第二组：75%的10RM，重复训练10次，间歇30秒；第三组：100%的10RM，重复10次。训练频率为1次/天，每周训练3～4次，持续数周。

（三）前交叉韧带关节镜术后康复

1. 术前 ①术前宣教，告知患者术后膝关节需要穿矫形器，让膝关节制动在0°，教导患者术后穿脱膝关节固定装置。告知患者准备腋拐，为术后下地活动做准备。②教导患者被动伸直的方法，在踝关节处垫一毛巾卷，使膝关节处于被动伸直位。

2. 术后 ①术后0～2周消除肿胀、缓解疼痛，使膝关节活动范围达0°～90°，预防肌肉萎缩。恢复患者日常生活自理能力，患肢穿戴矫形器时，可少量负重。此阶段膝关节可主动屈，主动/辅助伸。术后0天：良姿势位摆放，冰敷，麻醉消退后，可开始股四头肌等长肌力训练，踝泵运动。采用超声波治疗、低/中频电治疗，可镇痛及预防肌肉萎缩。术后1天起：做髌骨滑动练习，在穿戴伸膝矫形支具情况下，做直腿抬高等张肌力训练。在无痛范围内，做主/被动辅助膝关节屈伸活动，俯卧位做腘绳肌的伸髋或屈膝等张肌力训练。下地活动时，患者应当穿戴膝关节矫形器，使用腋拐，患肢不负重。采用超声波治疗、低/中频电治疗、威伐光照射。术后3天起：上下肢主/被动训练。伤口愈合后，可穿戴压力衣，控制肿胀。2周内，在穿戴膝关节矫形支具、保持膝关节伸直位时，患肢可少量负重。②术后2～6周，可使用膝关节矫形支具限制关节活动度在0°～30°范围，以后逐渐增加，至正常范围。

（四）后交叉韧带关节镜术后康复

1. 术前 同前交叉韧带。

2. 术后 ①术后0～2周消除肿胀、缓解疼痛，使膝关节活动范围达0°～90°，预防肌肉萎缩。恢复患者日常生活自理能力，患肢穿戴矫形器时，可少量负重。此阶段膝关节可主动伸，主动/辅助屈。术后0天：良姿势位摆放，冰敷，麻醉消退后，可开始股四头肌等长肌力训练，踝泵运动。早期不可主动屈曲。采用超声波治疗、低/中频电治疗，可镇痛及预防肌肉萎缩。术后1天起：做髌骨滑动练习，在穿戴伸膝矫形支具情况下，做直腿抬高等张肌力训练。在无痛范围内，做主/被动辅助膝关节屈伸活动，主动伸，被动屈。下地活动时，患者应当穿戴膝关节矫形器，使用腋拐，患肢不负重。采用超声波治疗、低/中频电治疗、威伐光照射。术后3天起：上下肢主/被动训练。俯卧位，用弹力带做股四头肌伸膝的等张肌力训练。伤口愈合后，可穿戴压力衣，控制肿胀。②术后2～6周，同前交叉韧带。

五、肌腱损伤围手术期康复

（一）肌腱修复术后愈合

肌腱修复后有必要制动一段时间，避免出现再裂开，但固定时间过长会导致肌腱功能恢复差及一系列不利的影响。

（二）影响肌腱修复术后康复的因素

有许多因素影响肌腱的力学性质，进而影响肌腱愈合。

（1）手术修复后需要慎重使用应力、训练、负重及进行疼痛与肿胀管理。受伤及修复后的肌腱运动程度必须小，过度应力会对愈合不利，手术修复或长期制动后如果应力（牵拉及训练）加得太快或太猛，可能发生已修复的肌腱再撕脱。

（2）早期活动有助于维持肌腱、韧带、骨及软骨的正常生物力学特性，有助于愈合肌腱的血供、胶原纤维重塑，增加胶原纤维数量以增强愈合肌腱的强度。

（3）肌腱的修复时间影响康复治疗最终的结果，早期修复和早期康复效果较好。适当的早期活动能够使肌腱缝接点愈合较快，并且粘连较少。修复按伤后时间可分为：①一期修复，指在伤后24小时内的修复。②迟延的一期修复，指在伤后1～10天的修复。如果没有进行一期修复，那么一旦肯定伤口不会发生感染就应该马上进行迟延的一期修复。③二期修复，一般指伤后10～14天进行的修复。进行二期肌腱修复前要对术前状态进行评定。④晚期修复，伤后4周以上进行的修复。

（三）肌腱损伤修复术前康复方案

肌腱损伤后一般伴有肌肉筋膜等软组织的损伤和肿胀。术前康复的目的一般是减轻肿胀，更早地进行手术。皮肤无破损者，早期应进行加压冷疗，缓解软组织肿胀。皮肤有破损者，先进行蓝光照射，冷疗肿胀部位但不接触破损皮肤。

（四）屈指肌腱损伤后的康复方案

（1）术后3～7天，换药，拆除术中包裹的敷料，改用较少的敷料包扎。戴指套减轻或控制手指水肿。戴前臂背托：腕关节屈曲20°，掌指关节屈曲50°，远指间关节和近指间关节伸直位。重复经颅磁刺激：头部双侧感觉区刺激高频（5Hz，600次/侧）。

（2）术后1.0～4.5周，持续佩戴前臂背托，关节屈曲20°，掌指关节屈曲50°，远指间关节和近指间关节伸直位。开始在保护下分别被动屈曲/伸直近指间关节和远指间关节（以患者可忍受疼痛为限）。在背托限制的范围内进行主动伸直运动。单独被动屈伸活动掌指关节（MCP）、近指间关节（PIP）和远指间关节（DIP），每个关节重复运动8次（图11－5－6）。重复经颅磁刺激：头部患侧感觉区刺激高频（5Hz，1200次）。

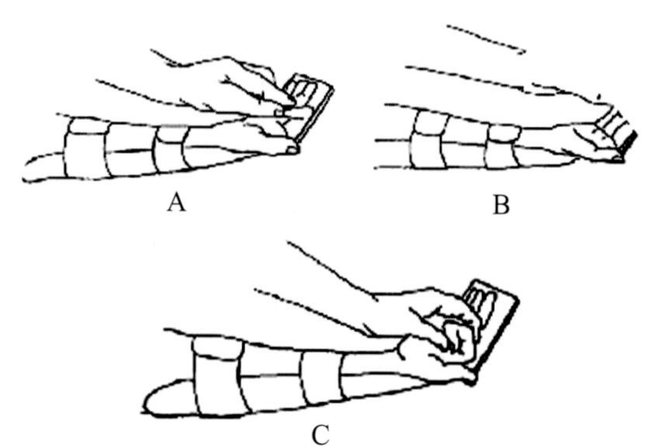

图11－5－6　前臂背托保护下
手指被动关节活动度（PROM）训练：被动屈伸手指

A. PIP；B. DIP；C. MCP和指间关节（IP）

（3）术后时间4.5～5.0周，继续上述功能锻炼，开始手指关节和腕关节主动活动关节度（AROM）训练，允许主动伸直腕关节达到中立位。每小时去除支具训练1次，训练包括：握拳同时屈腕或伸腕，固定腕关节同时屈曲或伸直手指。让患者先握住拳头，然后依次主动伸直MCP、PIP和DIP（以患者可忍受疼痛为限）（图11－5－7）。如果近指关节屈曲挛缩、伸直障碍，在治疗师指导下将掌指关节控制在屈曲位，被动伸直近指关节。重复经颅磁刺激：头部患侧运动区刺激高频（10Hz，600次）。

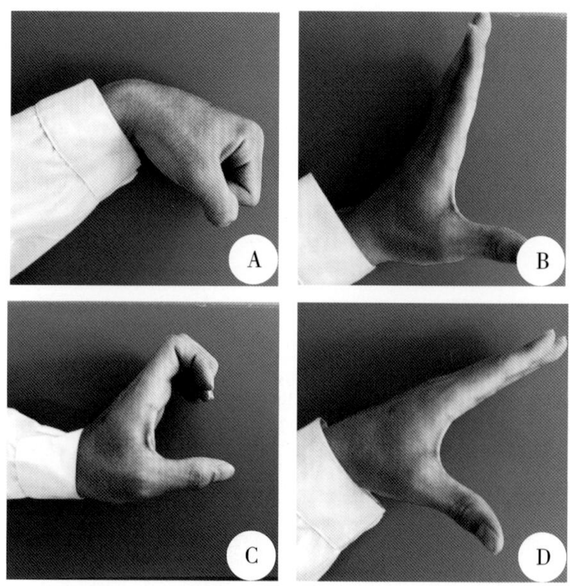

图11－5－7　前臂背托保护下手指AROM训练：主动屈伸手指

A. 屈腕屈MCP及IP；B. 伸腕伸指；C. 伸MCP屈IP；D. 腕部中立位伸MCP及IP

（4）术后5～6周，功能性电刺激可用来改善肌腱的活动。在使用之前要考虑肌腱一期修复的质量、损伤的性质以及病史。适度增加PIP和DIP的抗阻训练。停止使用前臂背托。集中力量练习被动屈曲，达到被动屈曲完全，禁止做被动MCP及指间关节（IP）完全伸直练习。可使用限制掌指关节伸直的支具。重复经颅磁刺激：头部患侧运动区刺激高频（10Hz，1200次）。

（5）术后6～8周，开始手腕和手指被动伸直练习（避免暴力）。重复经颅磁刺激：头部患侧运动区刺激高频（10Hz，1400次）。

（6）术后8～10周，开始用海绵或橡胶弹力球抗阻力练习。允许用手做轻体力劳动，禁止做抬举和重体力工作。重复经颅磁刺激：头部患侧运动区刺激高频（10Hz，1600次）。

（7）术后10～12周，允许在日常生活中自由使用手。进行力量训练，提高手部力量。通常大约在术后2个月，ROM可以达到一个平台期，而最大活动度在术后3个月才能获得。重复经颅磁刺激：头部患侧运动区刺激高频（10Hz，900次），局部损伤部位刺激高频（5Hz，900次）。

（五）拇长屈肌腱损伤后的康复方案

（1）术后1～3天，拆除敷料，用少量敷料包扎。用指套控制水肿。

（2）术后3天至4.5周，持续佩戴前臂背托，腕关节掌屈曲20°，拇指MCP和IP 15°屈曲。在佩戴支具的情况下进行PROM训练，被动屈曲/伸直拇指MCP、IP，用力适度，逐渐增加活动度，8次/小时（图11－5－8）。重复经颅磁刺激：头部患侧感觉区刺激高频（5Hz，1200次）。

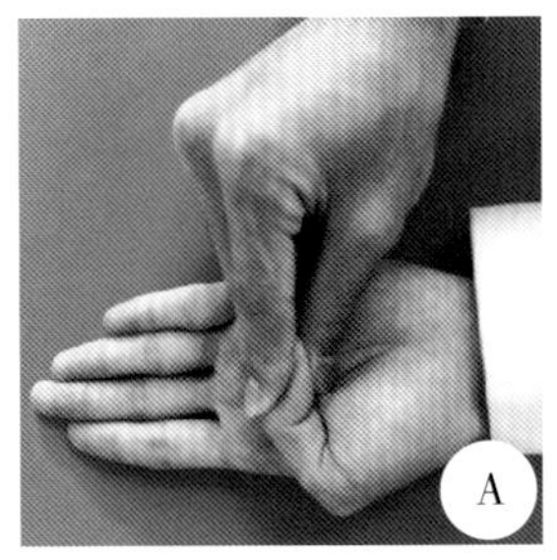
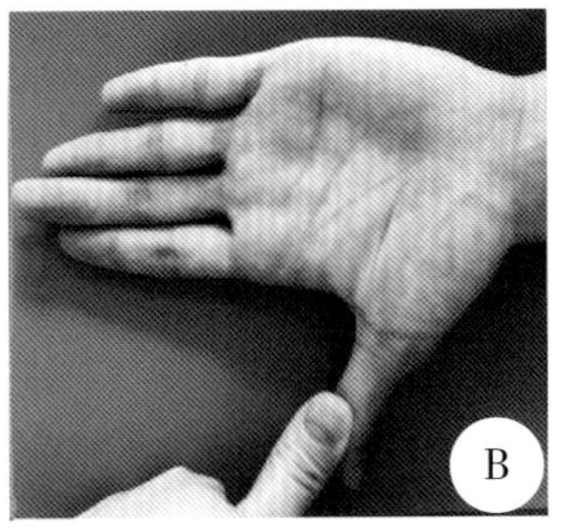

图11－5－8　拇指PROM训练：被动屈伸拇指
A. MCP；B. IP和MCP

（3）术后4.5～5.0周，每小时拆除戴前臂背托，进行腕和拇指AROM训练，各10次。继续PROM训练。在训练时间以外及夜晚应佩戴戴前臂背托支具。重复经颅磁刺激：头部患侧运动区刺激高频（10Hz，600次）

（4）术后5.0～5.5周，用功能性电刺激仪或肌电刺激仪改善肌腱滑动。重复经颅磁刺激：头部患侧运动区刺激高频（10Hz，1200次）。

（5）术后5.5～6.0周，停止使用戴前臂背托，每小时进行1次AROM训练：拇指屈肌抗阻训练12次，拇指各关节主动屈伸运动12次（图11－5－9）。

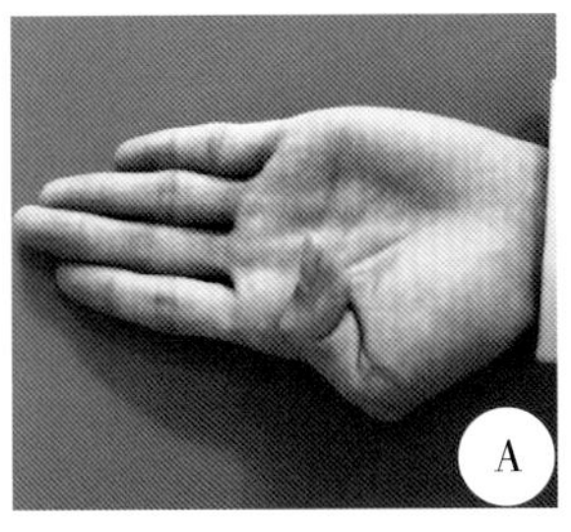
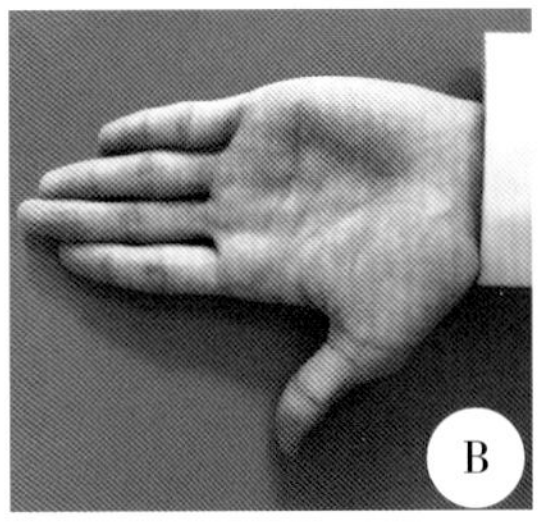

图11－5－9　拇指AROM训练：主动屈伸拇指
A. 屈曲；B. 伸直

（6）术后6～8周，在伸腕和伸拇下进行PROM训练。如果拇长屈肌腱过于紧张，可用支具把手腕和拇指控制在伸直位。

（7）术后8～10周，使用橡胶弹力球锻炼逐渐增强力量训练。禁止用手抬举物品或重体力劳动。

（8）10～12周，可以用手进行大多数日常活动，包括体育运动。

（六）伸指肌腱损伤后的康复方案

（1）术后0～2周，用石膏把腕关节控制在背伸30°～40°，抬高患肢，充分活动PIP和DIP，以减轻肢体肿胀。若肢端肿胀明显，可松解敷料并抬高患肢。重复经颅磁刺激：头部患侧感觉区刺激高频（5Hz，1200次）。

（2）术后2～4周，术后2周拆线，佩戴支具，腕关节背伸20°，受伤手指MCP完全伸直。充分活动PIP和DIP，进行瘢痕按摩，以改善皮肤与肌腱之间的滑动。重复经颅磁刺激：头部患侧感觉区刺激高频（5Hz，1200次）。

（3）术后4～6周，活动腕关节和MCP，每小时进行1次。在活动间期和晚间戴支具，戴2周。术后4～5周，在练习MCP屈曲时，把腕关节控制在背伸位，而在练习腕关节屈曲时，把MCP控制在伸直位。从第5周开始，可以同时屈曲腕关节和手指，如果MCP伸直缺失大于20°，就需要间断戴支具。6周以后不用戴支具。

（4）术后6～7周，被动活动腕关节和手指各关节，活动范围充分，开始抗阻力伸直训练。

（七）伸拇长肌腱损伤后的康复方案

（1）术后0～2周，抬高患肢，活动其他手指。活动肩、肘关节，以减轻肢体水肿。

（2）术后2～4周，术后2周拆线。戴支具，手腕及拇指制动位置同前。

（3）术后4～6周，白天拆支具，锻炼手腕和拇指。在训练间期和晚间戴支具。术后4～5周，腕关节被控制在背伸位，活动拇指IP、MCP和CMC。把拇指控制在伸直位，屈曲/伸直腕关节。5周以后，可以同时活动手腕和拇指。

（4）术后6周，如拇指无伸直缺失，则可停止用支具。IP伸直缺失大于10°，白天间断戴拇指指托（伸直IP），晚间戴指托。MCP、CMC伸直缺失，白天间断戴支具，晚间戴支具，持续治疗2周，或直到效果良好为止。用弹力带帮助锻炼，恢复拇指屈曲，也可用电刺激仪治疗伸拇无力的患者。

（八）跟腱断裂后的康复方案

（1）术后0～2周，手术后用短腿石膏或夹板固定踝关节轻度跖屈位，第3天开始每天去除固定3次，并轻柔地跖屈背伸踝关节2～5次。重复经颅磁刺激：头部患侧感觉区刺激高频（5Hz，1200次）

（2）术后2周，伤口愈合良好时，可拆除缝线用消毒胶带固定伤口，除跖屈背伸外，练习踝关节内外翻和环绕运动。

（3）术后3周，逐渐开始部分负重练习，在此期间患者可将患足置于带有跟垫的夹板内，使踝关节跖屈10°～15°后继续以前的活动，可用毛巾或橡皮带进行被动跖屈踝关节和跖屈动作，可做原地蹬自行车练习7～12分钟。在浮力设备的保护下可在水中进行活动练习。

（4）术后4～6周，由部分负重转到完全负重，逐渐加强踝关节背伸练习，蹬自行车练习延长到20分钟，轻柔按摩以松解跟腱和腱外膜的粘连，做理疗减轻局部肿胀和过度瘢痕形成。

（5）术后6～12周，穿行走靴使踝关节保持一定的跖屈，开始完全负重行走，加强抗阻力锻炼，练习提踵动作，进行原地站立位蹬自行车练习、上下台阶的练习、短距离步行练习。

（6）术后12周，单足提踵练习，跟腱牵拉训练，逐渐开始跑跳练习。重复经颅磁刺激：头部患侧运动区刺激高频（10Hz，900次），局部损伤部位刺激高频（5Hz，900次）。

第六节　矫形器的应用

矫形器是用于人体四肢、躯干等部位，通过力的作用以预防、矫正畸形，治疗骨骼、关节、肌肉和神经疾患并补偿其功能的体外支撑装置。

一、上肢矫形器的应用

（一）手指矫形器

治疗IP的可分为屈指器、锤状指矫形器和伸指器；治疗MCP的可分为屈指器、伸指器和固定型矫形器。

手指矫形器有静态与动态之分，带橡皮筋或弹簧辅助屈伸的为动态矫形器，单纯用于固定的为静态矫形器（图11－6－1）。

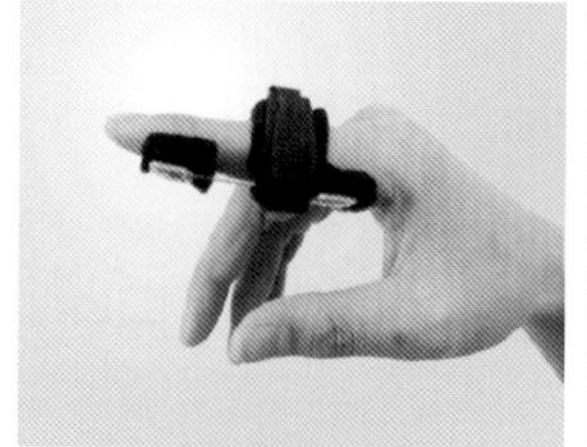

静态手指矫形器

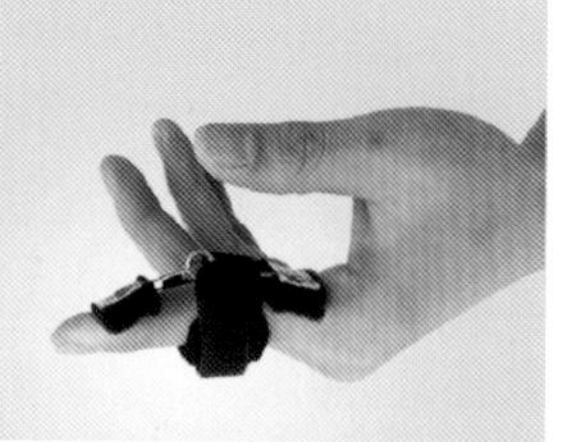

动态手指矫形器

图11－6－1　手指矫形器

（二）腕手矫形器与手矫形器

适用于腕骨骨折、桡骨下端骨折、偏瘫引起的腕部下垂、正中神经麻痹、臂丛神经麻痹等。主要包括固定型腕手矫形器、对掌矫形器和夹持矫形器。它们主要起到以下两方面的作用：固定和矫正作用、牵引作用。

（三）腕矫形器

分为静态腕矫形器与动态腕矫形器（图11－6－2）。

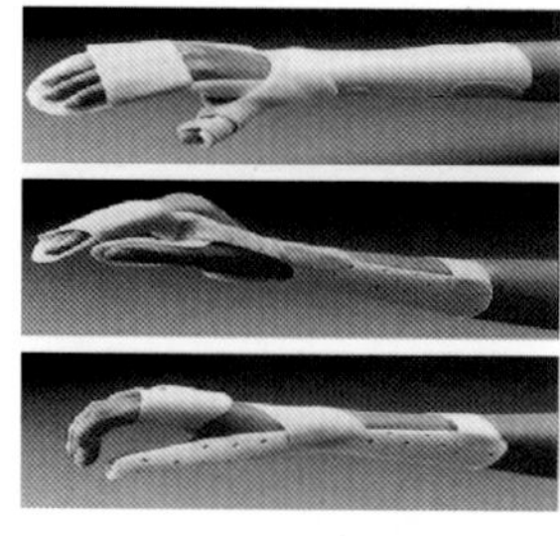

静态腕矫形器

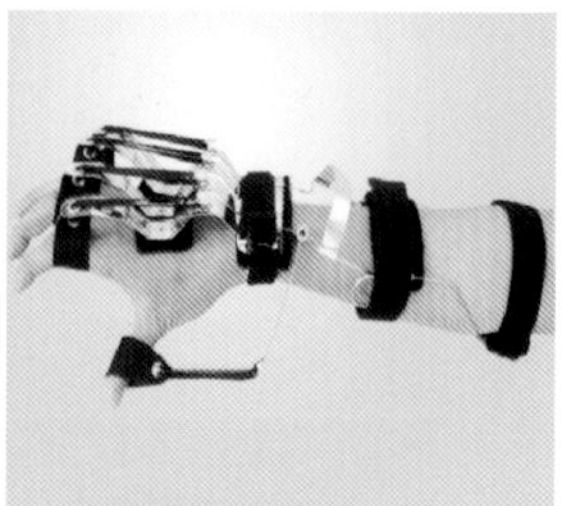

动态腕矫形器

图11－6－2　腕矫形器

（四）肘矫形器

分为静态肘矫形器与动态肘矫形器（图11

—6—3）。

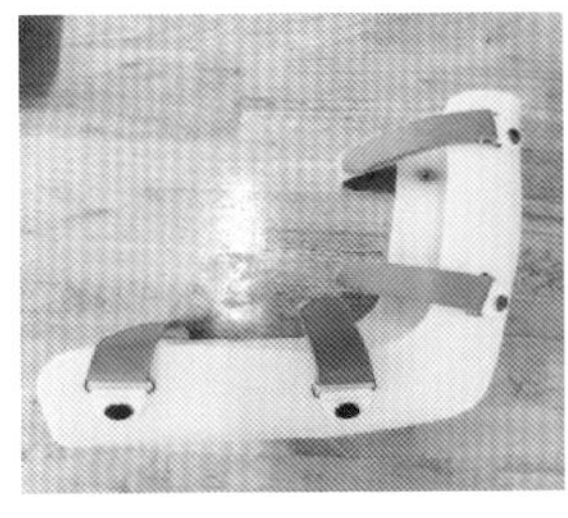

静态肘矫形器

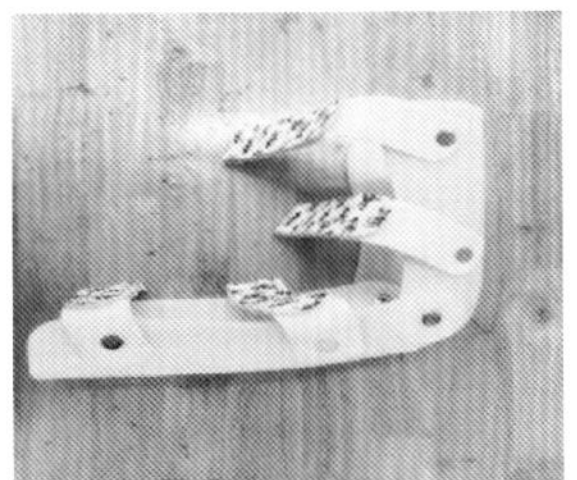

动态肘矫形器

图 11—6—3　肘矫形器

（五）肩矫形器

分为护肩、肩外展矫形器、肩肘固定矫形器（图 11—6—4）。

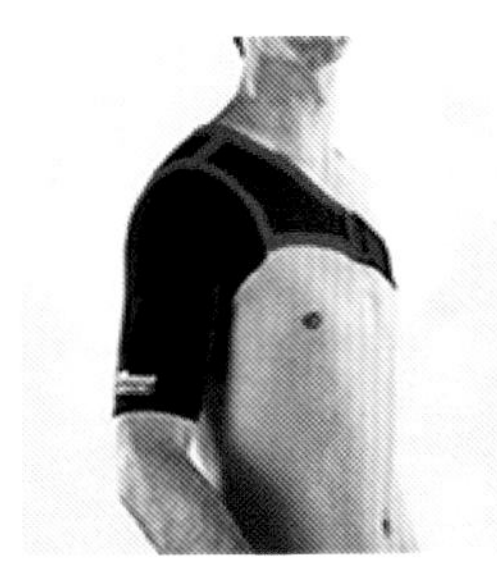

护肩

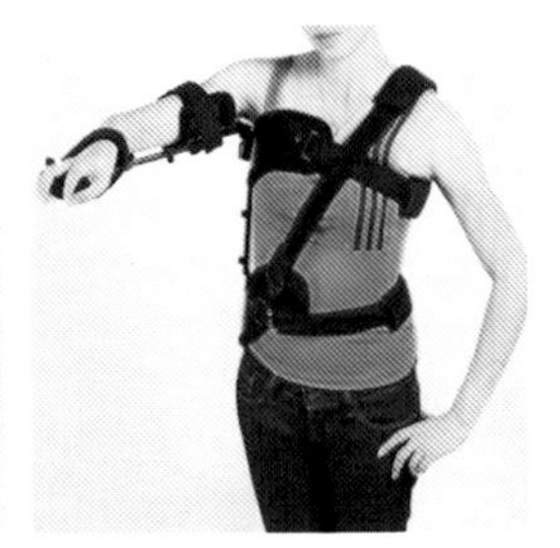

肩外展矫形器

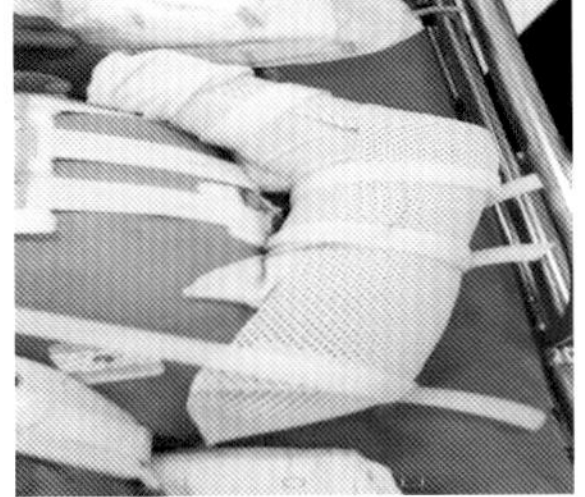

肩肘固定矫形器

图 11—6—4　肩矫形器

二、下肢矫形器的应用

（一）踝足矫形器

包括静态踝足矫形器、动态踝足矫形器、髌韧带承重式踝足矫形器（图 11—6—5）。

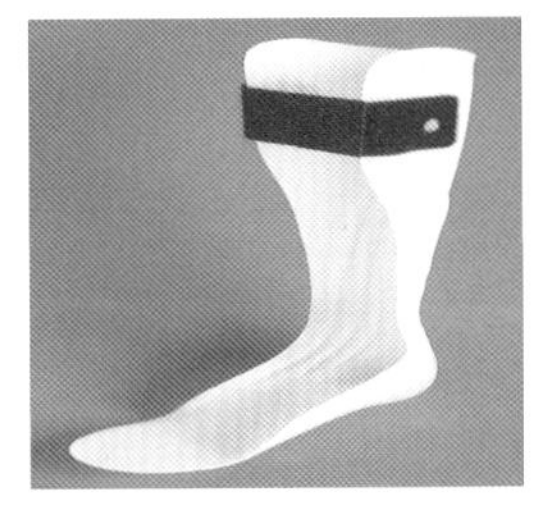

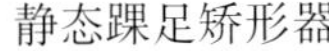

静态踝足矫形器

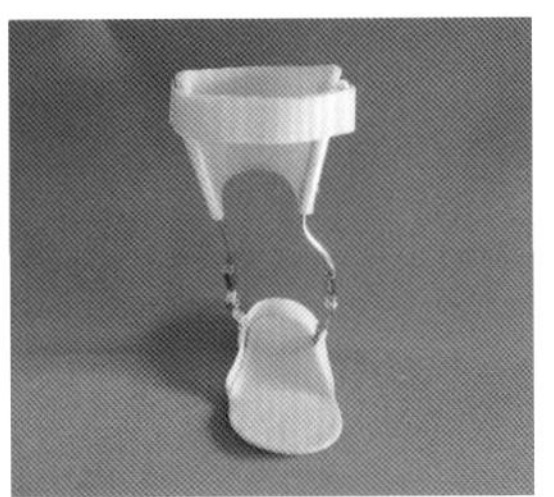

动态踝足矫形器

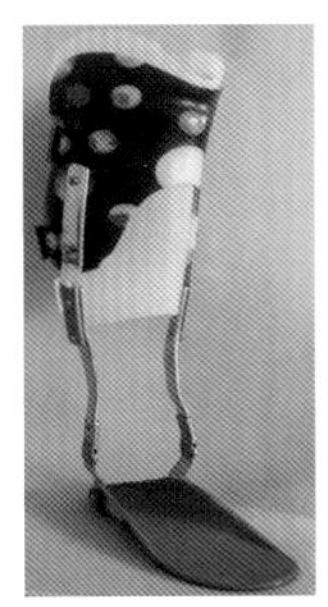

髌韧带承重式踝足矫形器

图 11—6—5　踝足矫形器

（二）膝矫形器

包括保护用硬质膝矫形器、膝关节固定矫形器、高温板膝矫形器（图11—6—6）。

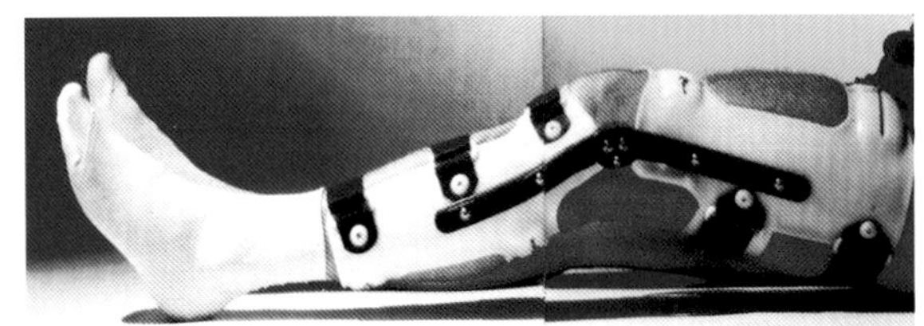

硬质膝矫形器

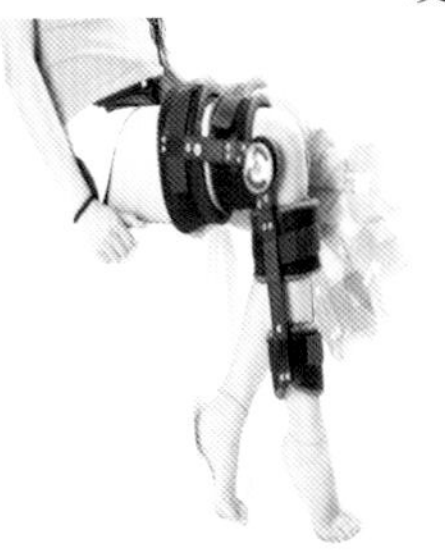

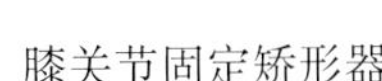

膝关节固定矫形器

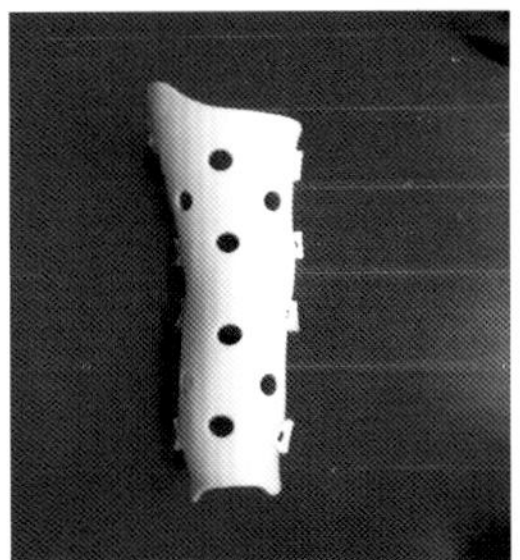

高温板膝矫形器

图 11—6—6　膝矫形器

（三）膝踝足矫形器

包括固定式腿矫形器、X 型腿（膝外翻）矫形器和 O 型腿（膝内翻）矫形器、免荷用大腿矫形器（图 11—6—7）。

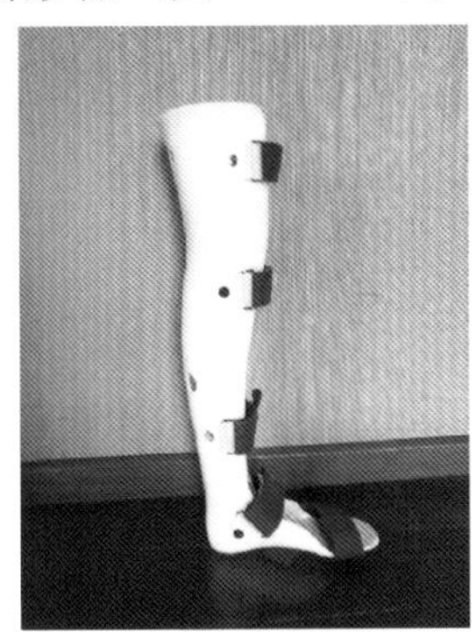

固定式腿矫形器

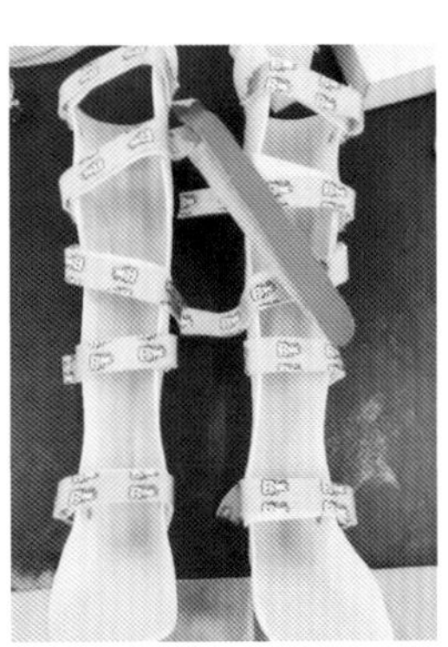

X 型腿矫形器

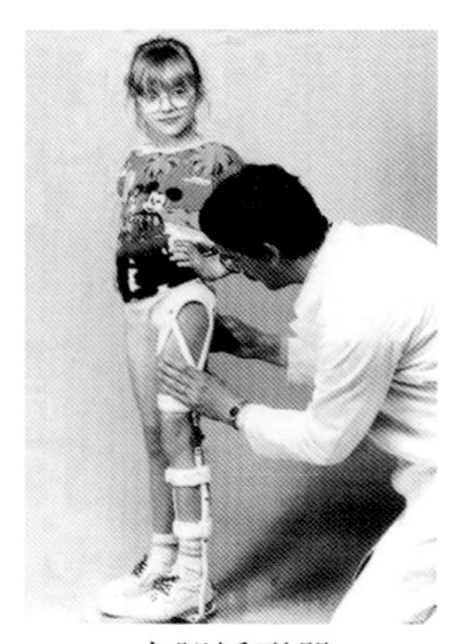

大腿矫形器

图 11－6－7　膝踝足矫形器

（四）髋矫形器

包括固定式髋矫形器、髋外展矫形器、先天性髋关节脱位矫形器。

（五）髋膝踝足矫形器

包括单侧髋大腿矫形器、双侧髋大腿矫形器、坐骨承重髋大腿矫形器。

三、脊柱矫形器的应用

（一）颈椎矫形器

包括颈托、费城颈托、颈椎矫形器、头颈胸椎矫形器。

（二）脊柱侧凸矫形器

包括密尔沃基型矫形器、色努型矫形器（图 11－6－8）。

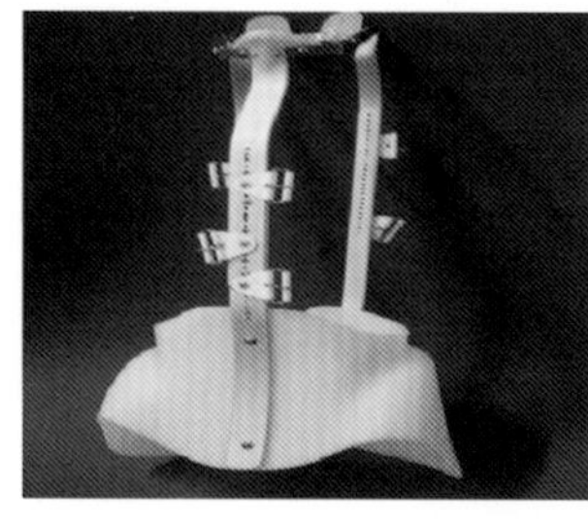

密尔沃基型矫形器

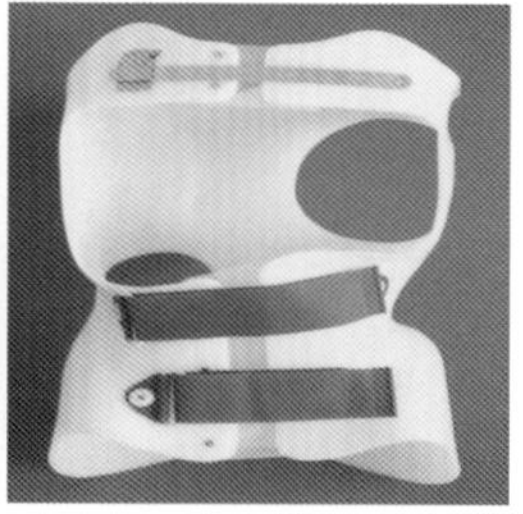

色努型矫形器

图 11－6－8　脊柱侧凸矫形器

（三）胸腰骶椎矫形器

包括弹力腰围、脊柱过伸矫形器、胸腰矫形器（图 11－6－9）。

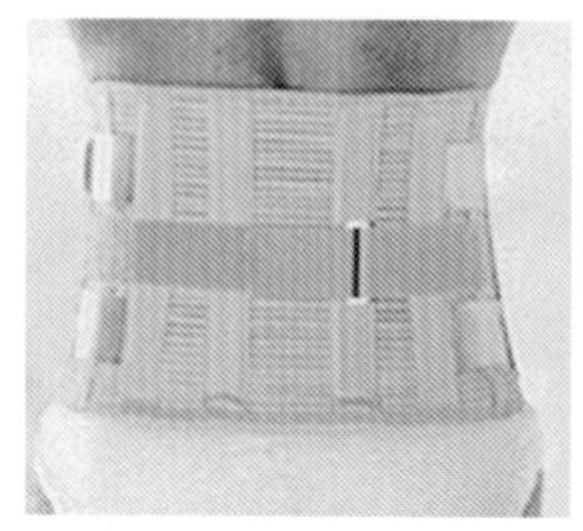

弹力腰围

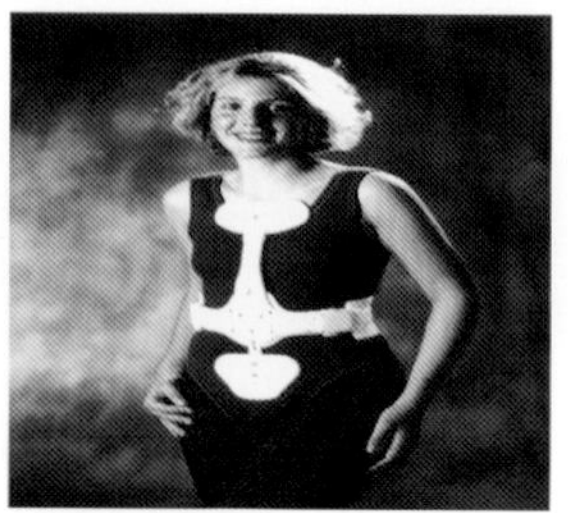

脊柱过伸矫形器

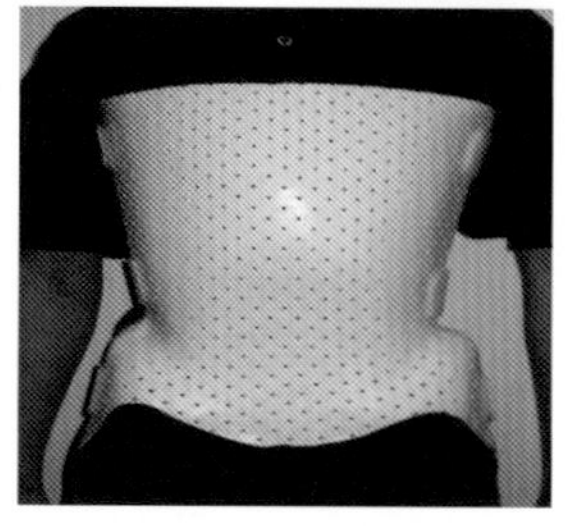

胸腰矫形器

图 11－6－9　胸腰骶矫形器

第七节　常用低温矫形器

一、手指低温矫形器

包括用于远节指骨骨折、中节指骨骨折、锤状指的手指矫形器（图 11－7－1）。

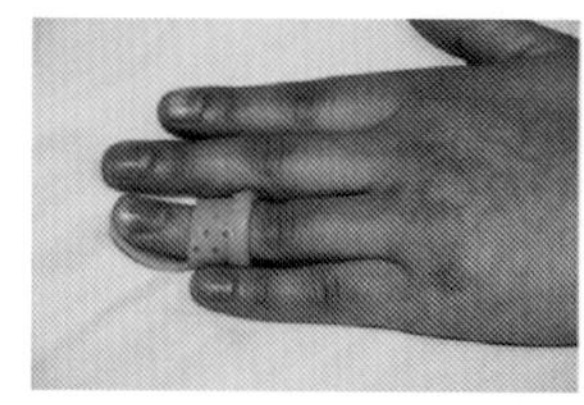

远节指骨骨折

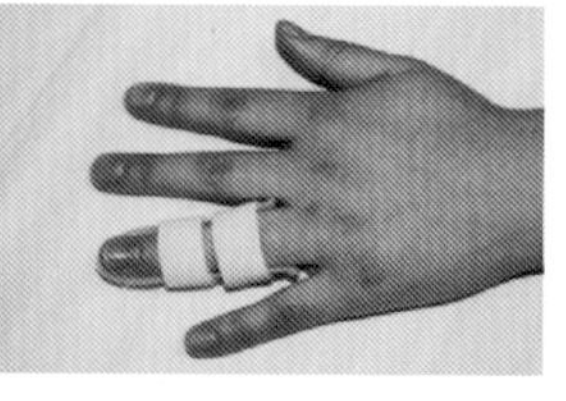

中节指骨骨折

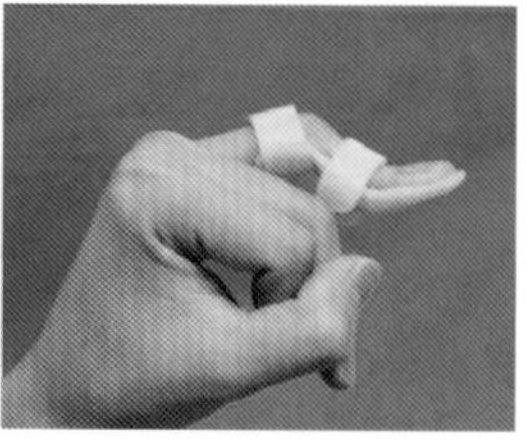

锤状指

图 11－7－1　手指矫形器

二、手低温矫形器

（一）静态手矫形器

包括拇掌指关节固定矫形器、掌指屈曲固定矫形器、掌指伸展固定矫形器（图 11－7－2）。

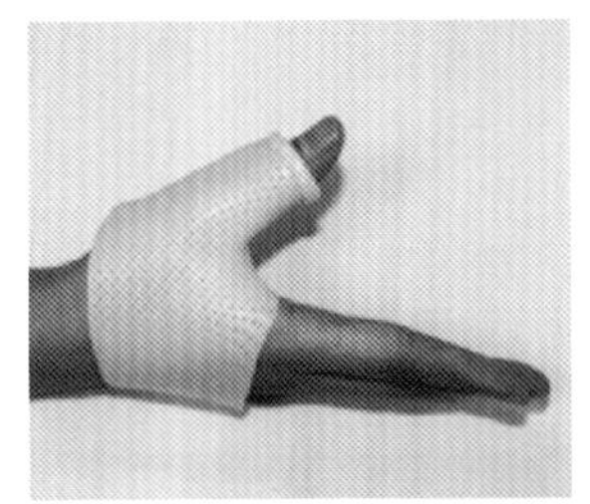
拇掌指关节固定矫形器

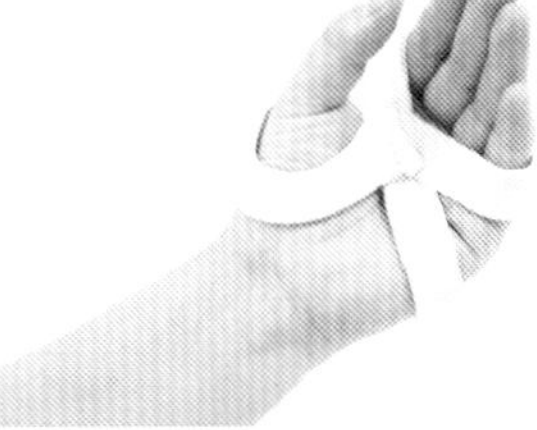
掌指屈曲固定矫形器

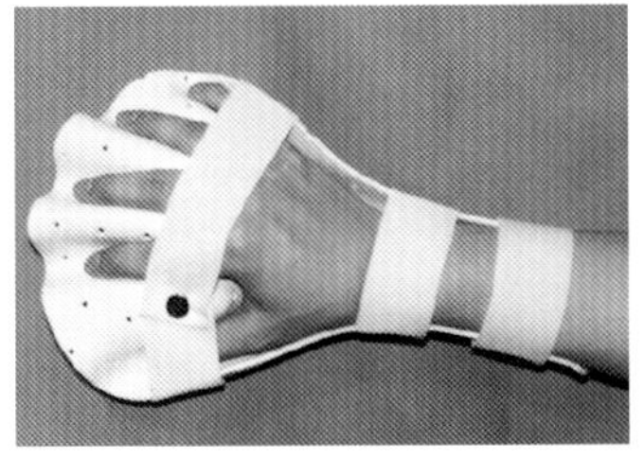
掌指伸展固定矫形器

图 11－7－2　静态手矫形器

（二）动态手矫形器

主要包括掌指关节伸展辅助矫形器、掌指关节屈曲辅助矫形器、尺神经麻痹矫形器（图 11－7－3）。

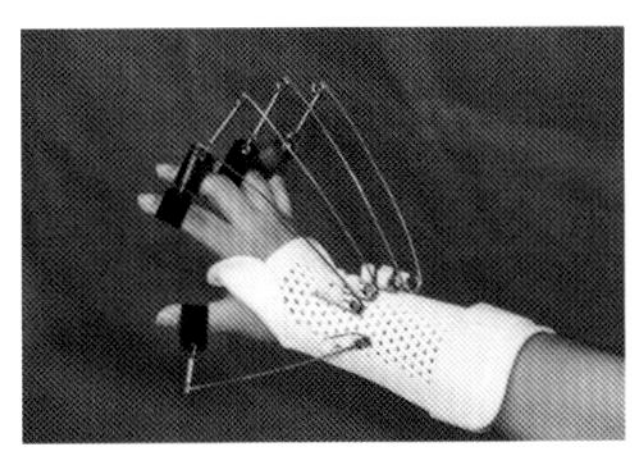
掌指关节伸展辅助矫形器

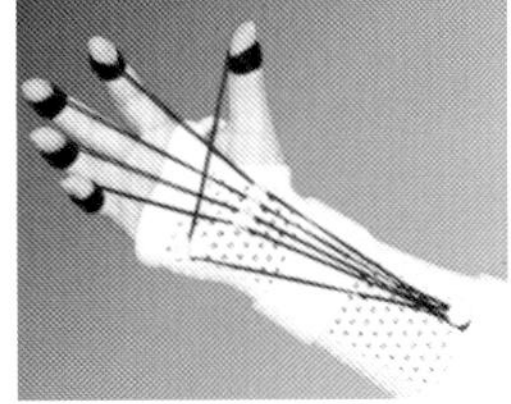
掌指关节屈曲辅助矫形器

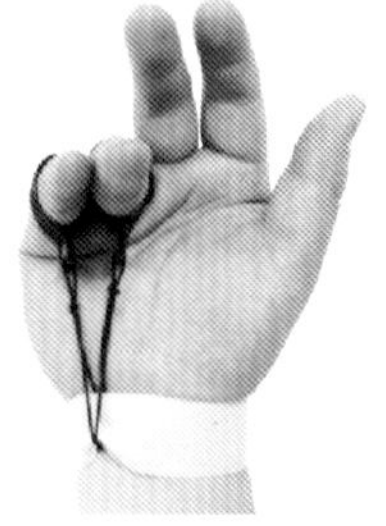
尺神经麻痹矫形器

图 11－7－3　动态手矫形器

三、腕部低温矫形器

主要包括手功能位矫形器、背侧腕伸展矫形器、掌侧腕伸展矫形器、拇指腕关节固定矫形器、抗痉挛腕手矫形器（图 11－7－4）。

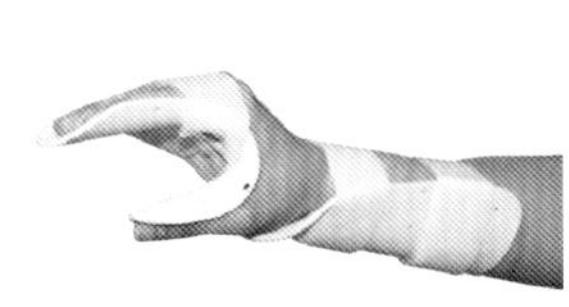
手功能位矫形器

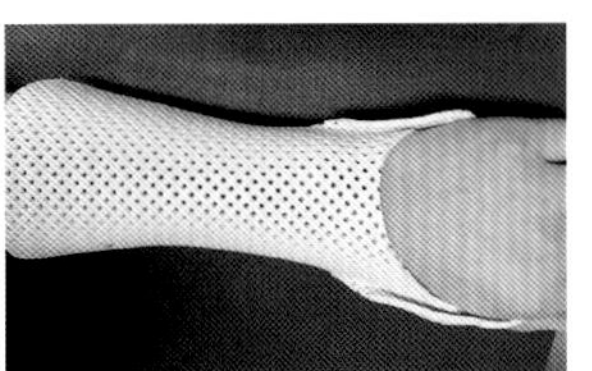
背侧腕伸展矫形器

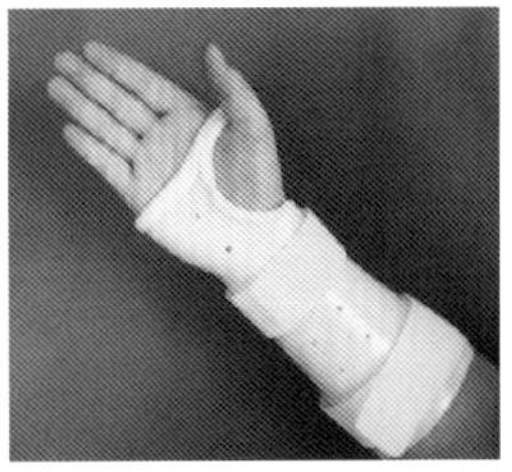
掌侧腕伸展矫形器

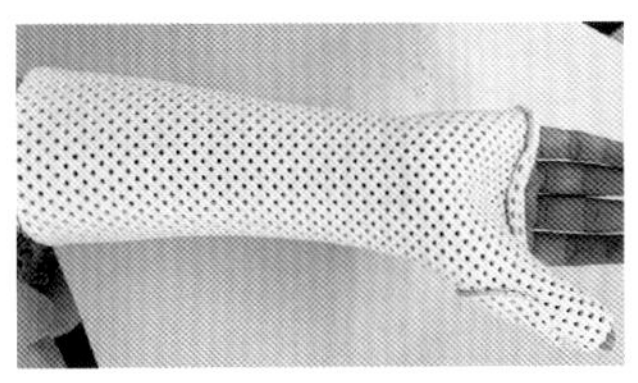
拇指腕关节固定矫形器

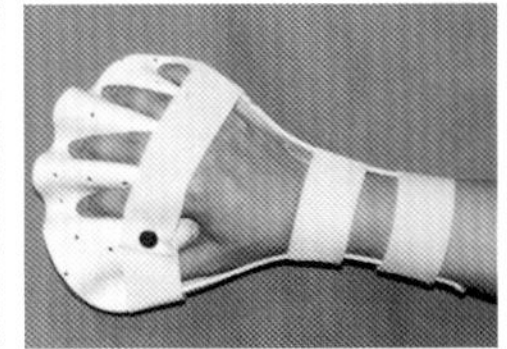
抗痉挛腕手矫形器

图 11－7－4　腕部低温矫形器

四、肘部低温矫形器

主要有动态肘矫形器（图 11－7－5）。

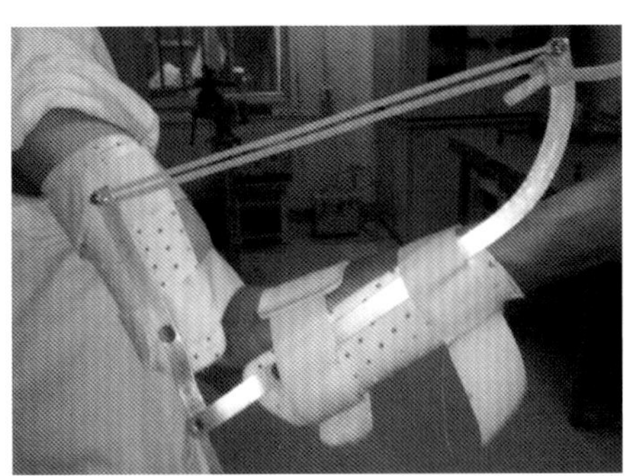
图 11－7－5　动态肘矫形器

五、肩部低温矫形器

主要包括肩外展低温矫形器、肩关节固定矫

形器（图 11−7−6）。

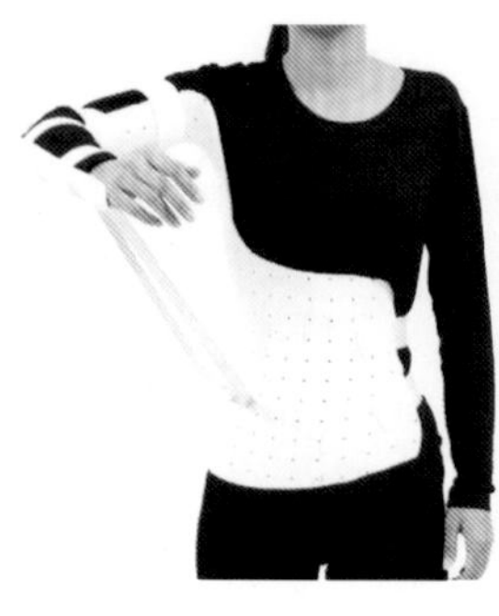

肩外展低温矫形器

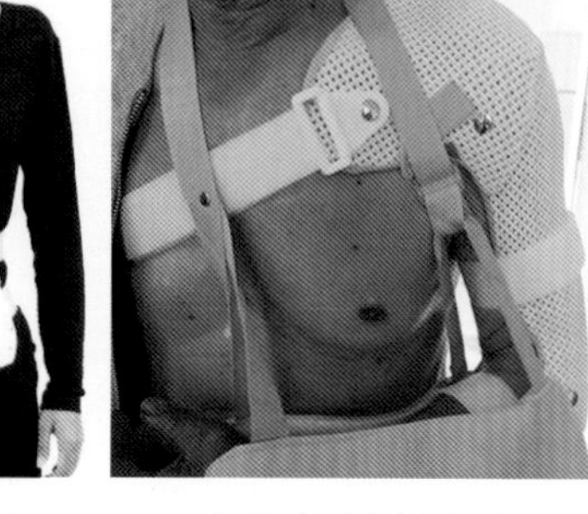

肩关节固定矫形器

图 11−7−6　肩部低温矫形器

六、头颈胸腰固定矫形器

主要包括头颈固定矫形器、胸腰固定矫形器（图 11−7−7）。

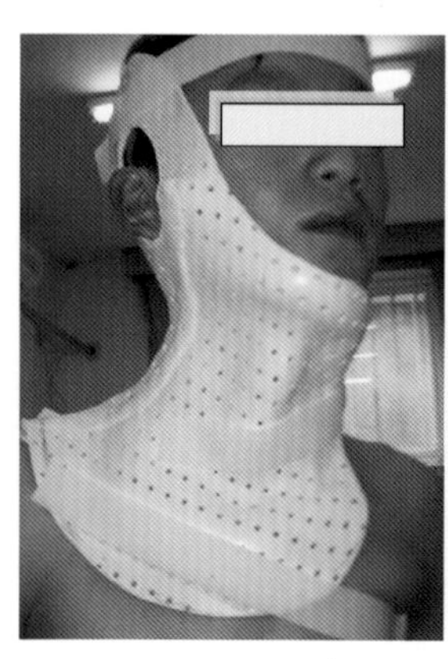

头颈固定矫形器

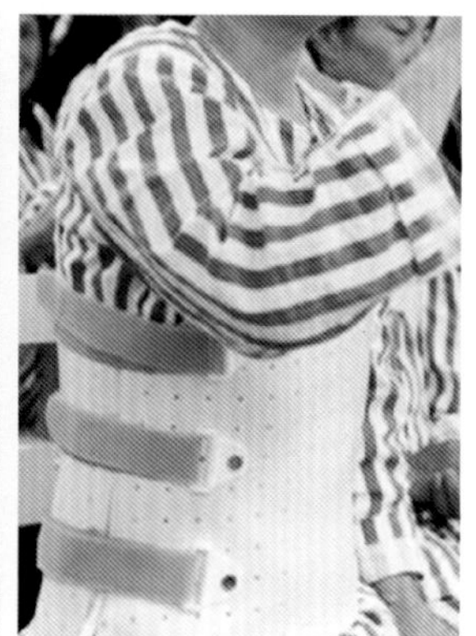

胸腰固定矫形器

图 11−7−7　头颈、胸腰固定矫形器

第八节　现代假肢

假肢指采用工程技术的手段和方法，为弥补截肢者或肢体不全者缺损的肢体而专门设计制造和安装的人工假体。假肢的主要作用是代偿已失去肢体的部分功能，保持身体平衡，促进患者恢复或重建一定程度的生活自理、工作和社交能力。

一、假肢分类

（一）按结构分类

1. 壳式假肢　亦称外骨骼式假肢（图 11−8−1），由制成人体肢体形状的壳体承担假肢外力。传统假肢都是壳式假肢，它有着结构简单、重量轻等特点。

2. 骨骼式假肢　亦称内骨骼式假肢（图 11−8−2），假肢内部为类似骨骼的管状结构，由各种标准化生产的假脚、关节以及各种连接组件组装而成，外层包装海绵物，最外层穿戴接近肤色的袜套或硅胶皮，外观漂亮，装配容易，后期假肢调整方便快捷。

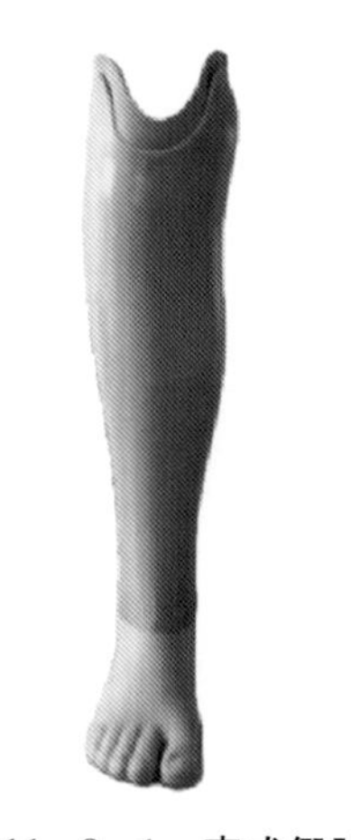

图 11−8−1　壳式假肢

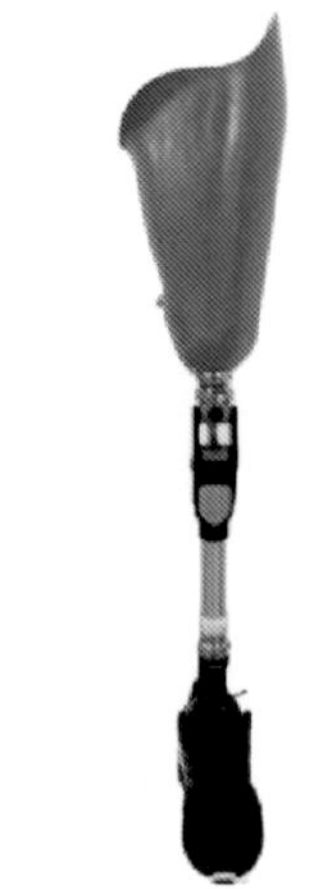

图 11−8−2　骨骼式假肢

（二）按安装时间分类

1. 临时假肢　用临时接受腔和假肢的一些其他基本部件装配而成的简易假肢，临时接受腔多用石膏绷带制作。

一般用于截肢术后的早期安装，促进残肢定型之用。为了帮助截肢者早日康复，一般临时假肢在截肢术后两周，伤口良好愈合，拆线后即可安装。使用临时假肢的优点有：可以促进残端定型；可以让患者早日使用假肢进行站立、步行训练；帮助改善患者的精神状况；减少术后残肢的水肿、血管栓塞、关节挛缩和幻肢痛等并发症；在早期重建残肢的功能；促进残肢早日定型，早日定制正式假肢，增加对正式假肢的适应能力；缩短康复时间。

使用下肢临时假肢要注意随着残肢消肿调整接受腔，要逐渐增加负重以免伤口裂开，并要注意减少残肢和假肢的摩擦力以保护皮肤。

2. 正式假肢　为正常长期使用而制作的完整假肢。

评估患者适合的正式假肢类型，并与骨科康

复团队共同研究安装假肢后的注意事项。影响假肢处方的因素包括患者整体情况（如年龄、体重、截肢原因、既往病史等）、截肢部位、残肢皮肤情况、残肢长度、残肢的承重能力、截肢侧关节功能与活动水平、生活环境、经济条件。

安装正式假肢后，骨科康复团队应检查患者使用假肢后皮肤有无异常（如破损、过敏等）；残端与接受腔间的接触及承重情况；在患者坐位、站立位、步行时，从患者前、后及侧面观察，评定患者穿着正式假肢后的感觉、对线、机能、步态；此外还要注意假肢的外观和耐久性是否符合要求。假肢矫形师需根据患者步态对假肢进行调整，并与骨科康复团队沟通，及时调整治疗计划。

（三）按驱动假肢的动力源分类

（1）自身力源假肢又称内动力假肢，如用钢锁控制的前臂假肢。

（2）外部力源假肢又称外动力假肢，如肌电式前臂假肢。

（3）混合力源假肢具备自身力源和外部力源，如假肢肘关节采用锁控，腕手结构采用肌电控制。

（四）按截肢部位分类

1. 上肢假肢 上肢截肢平面依次为手指截肢、半掌截肢、腕关节离断、前臂截肢、肘关节离断、上臂截肢、肩关节离断。相应安装的上肢假肢为假手指、半掌假肢、腕离断假肢、前臂假肢、肘离断假肢、上臂假肢、肩离断假肢。

2. 下肢假肢 假肢类型与截肢平面相对应。下肢截肢平面依次为足部截肢、赛姆截肢、经胫骨截肢、膝关节离断、经股骨截肢、髋关节离断、骨盆截肢。相应安装的下肢假肢为部分足假肢、赛姆假肢、小腿假肢、膝离断假肢、大腿假肢、髋离断假肢。

（五）按假肢的主要用途分类

1. 装饰性假肢 如装饰性假手。

2. 功能性假肢 如功能性假手。

二、制作假肢的常用材料

制作假肢的主要材料包括金属材料、塑料、木材、皮革等，根据假肢的不同类型与装配要求选择不同材料和加工工艺。

（一）金属材料

1. 不锈钢 主要特性是表面有防锈功能，具有优越的抗腐蚀性、较高的强度和硬度，主要用来制造假肢关节、对线部件和结构部件。钢制材料质地较重。

2. 铝合金 相对钢质材料质地较轻，但体积较大，某些硬铝合金和超硬铝合金具有较好的强度。适用于活动强度不大的患者。

3. 钛合金 具有密度小、强度高、耐高温、抗蚀性优良、无磁性等诸多优点。重量轻而强度高，价格昂贵。

（二）非金属材料

1. 聚丙烯板 聚丙烯由丙烯单体聚合而成，是常用的塑料之一。聚丙烯板密度较低，呈白色半透明，具有优异的抗弯曲疲劳强度（即耐挠折性能优异）。低温脆性十分明显，对缺口敏感。改性后的聚丙烯常用来制作矫形器和假肢接受腔。

2. 聚乙烯板 聚乙烯由乙烯单体聚合而成，是常用的塑料之一。在假肢矫形器领域，改性后用来制作矫形器和假肢接受腔。

3. 丙烯酸树脂 由单体甲基丙烯酸甲酯聚合而成，俗称有机玻璃。它与玻璃纤维等增强材料一起用于制作假肢接受腔和矫形器。利用其优异的透明特性，还可以用它制作诊断接受腔或矫形器。

4. 不饱和聚酯树脂 基本性能和用途与丙烯酸树脂相似，虽然价格比较便宜，但单体中含有苯乙烯，操作过程中注意防止中毒。

5. 碳纤维 碳纤维是一种增强型复合材料，抗拉强度高、密度低，弹性好，具有高比强度和比模量，承载能力高。主要用于制作假肢接受腔、关节壳体、矫形器支条、足部辅具等。使用碳纤维材料，可以最大限度地实现假肢矫形器轻量化。在大大减少患者身体负担的同时，还能达到高强度要求。碳纤维预浸品可以直接在截肢者残肢上用来模压成型接受腔。

6. 有机硅人体仿生材料 主要用于制作衬套和压垫。硅胶内衬套穿着舒适，可为骨突、敏感部位提供缓冲减震作用，帮助残肢全面接触和固定形状，控制或减少残肢水肿的发生。它对皮肤能起到重要的保护作用。有机硅材料可增强假肢在人体表面的附着力，有效防止假肢脱落，巧妙解决了假肢悬吊难的问题。有机硅人体仿生材料还可用来制作义眼、装饰性假手、假颌、仿人体皮肤等，外观漂亮、逼真，细节表现清晰。

7. 皮革 皮革是一种良好的天然材料。它具有天然的材质特性，色泽优美，感觉舒适，透气、透水，而且经久耐用。主要用于制作接受腔、内衬、背带、吊带等。

三、假肢的结构

（一）假肢部件类型

假肢由五类部件组成。它们分别是接合部件、功能部件、对线部件、结构部件和装饰部件。接合部件是指同穿戴者直接接触，以获得支撑性、稳定性及悬吊性的装置，包括接受腔以及保持假肢同身体相连接的悬吊部件。功能部件是用于代偿正常肢体部分运动和感觉功能的部件，包括踝足装置、手部装置、假肢关节等。对线部件是可以对假肢部件间相对位置进行调整的装置。结构部件保持假肢为一整体。装饰部件是模拟正常人体的外观和质感的部件，包括装饰性填充物和外壳、假肢皮肤和袜套。

（二）假肢基本构造

上肢假肢大体上由接受腔、手部装置、肘关节、肩关节、连接件、背带和控制系统构成。下肢假肢大体上由接受腔、踝足装置、膝关节、髋关节、连接件和装饰部件组成。

手部装置包括假手和腕部装置。假手用于代偿手的外形和基本功能。腕部装置用于连接假手与前臂，可实现腕部的屈伸、内收、外展、旋转运动。

肘关节连接假肢前臂和上臂，代偿人体肘关节的屈伸功能。

肩关节连接假肢上臂和肩部，代偿人体肩关节的屈伸、外展、内收功能，仅用于肩离断假肢。

踝足装置包含假脚和踝部装置，用于代偿人体脚的外形和支撑、行走功能。

膝关节是结构最为复杂的假肢部件，用于代偿膝关节的屈伸功能。基本的要求是，膝关节在支撑期能保持稳定，在摆动期能屈膝。

髋关节连接假肢腿部和骨盆部，代偿人体髋关节的屈伸、内收、外展功能，仅用于髋离断假肢。

接受腔是用于容纳残肢、传递残肢与假肢间的信息和作用力、连接残肢与假肢的部件，发挥着承重、控制假肢运动、悬吊假肢的作用。它是人体残肢与假肢的界面，是人机系统的接口，对支配假肢有重要作用。

假肢的装配质量取决于接受腔的适配。接受腔的适配须满足：残肢与假肢间的牢固连接、与残肢全接触、能实现最大限度地残端承重、不影响血液循环及神经支配、穿脱容易、外形尺寸满足外观要求、容易护理、能适配调整、耐用。

接受腔的分类：接受腔可以分为上肢假肢接受腔和下肢假肢接受腔，上肢假肢接受腔主要分为前臂和上臂接受腔，下肢假肢接受腔主要分为小腿和大腿接受腔。

（三）上肢假肢

1. 手部假肢 分为假手指和假手掌两类（图 11－8－3）。假手指主要用于装饰。假手掌既有装饰性，也有功能性。功能性的假手掌外观差，需要配制弥补手部外形的装饰手套。

2. 腕离断与前臂假肢 腕离断与前臂假肢的大体结构相同，均是由接受腔和手部装置构成。手部装置可以选用装饰性假手、拉索控制的机械手、肌电信号控制的肌电手。相应的假肢分别为装饰性、索控式、肌电腕离断假肢（图 11－8－4）。

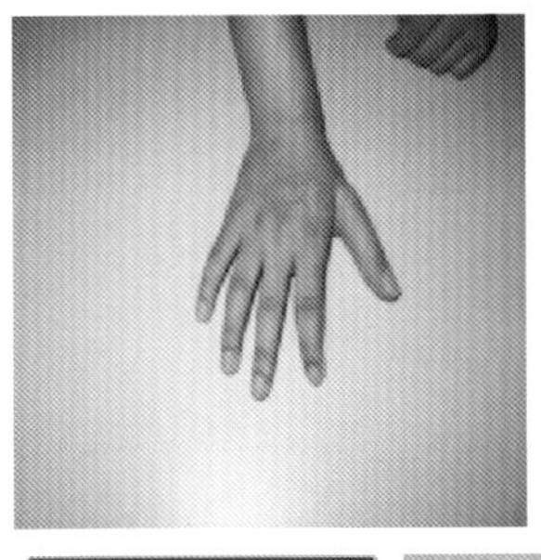
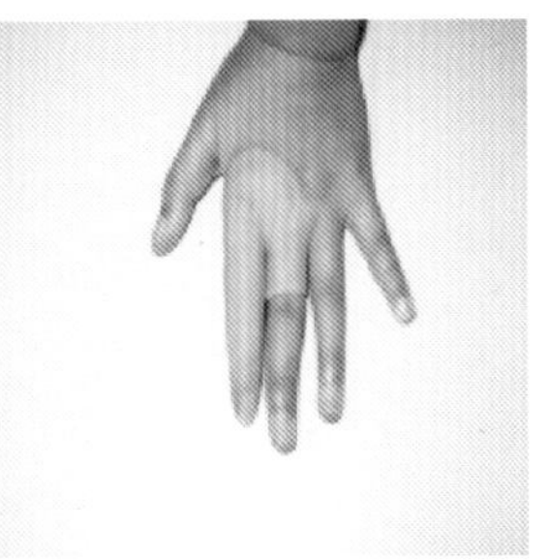
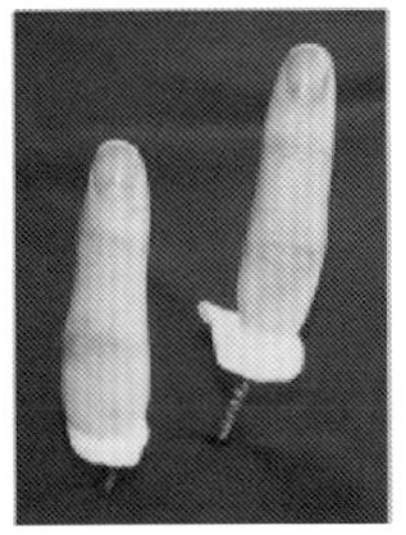
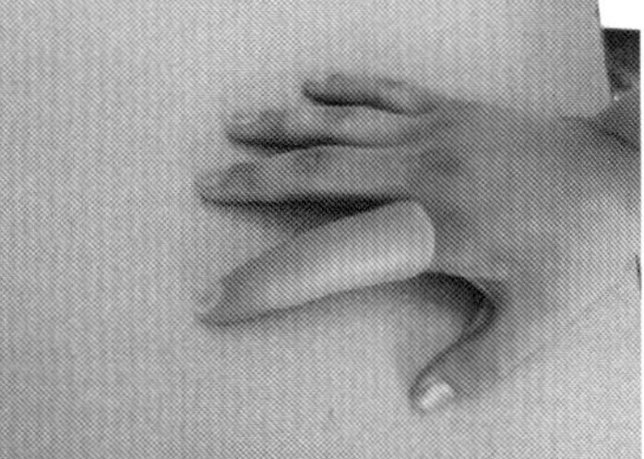
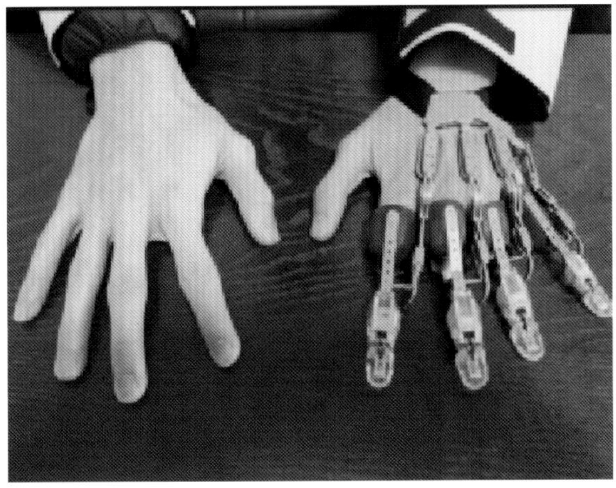

图 11-8-3 假手指和假手掌

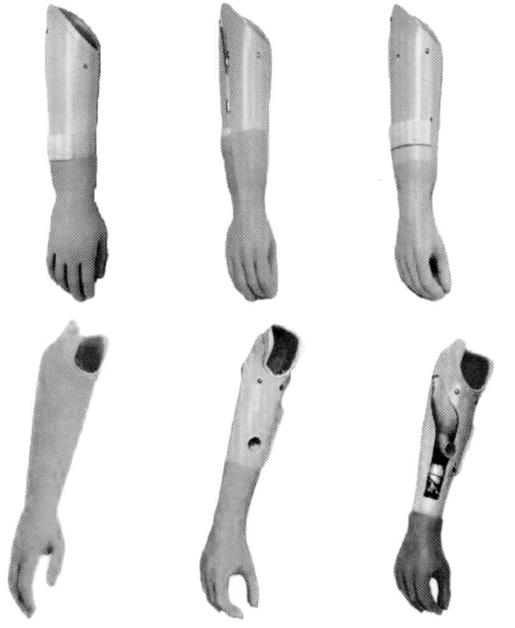

图 11-8-4 腕离断与前臂假肢

索控式前臂假肢需要安装背带和拉索系统来操控假肢。其控制力源自自身。对于有功能要求的截肢者而言，肌电假肢是较好的选择。它便于控制，由电池能源驱动，能较好地代偿手的抓握功能和旋腕功能，便于患者生活自理，完成简单的工作。

3. 肘离断与上臂假肢 肘离断和上臂假肢的大体结构相同，均由接受腔、肘关节和手部装置构成。同类型的肘关节和假手可以组合成装饰性、索控式、肌电、混合型肘离和上臂假肢（图 11-8-5）。索控式肘关节和肌电假手可以组合成由自身和电池提供驱动力的混合型肘离断和上臂假肢。

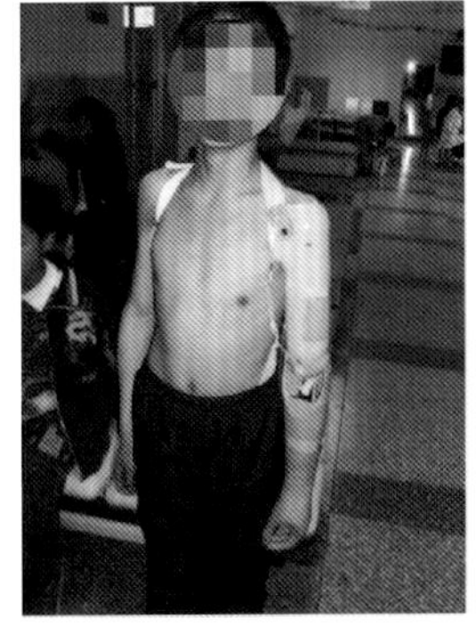
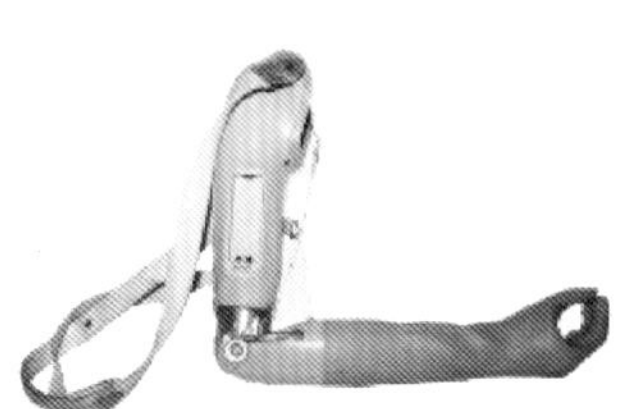

图 11-8-5 肘离断和上臂假肢

4. 肩离断假肢 肩离断假肢适用于肩关节离断、肩胛带截肢及上臂残肢长度极短的截肢者（图 11-8-6）。可装配的假肢类型有装饰性假肢、索控式假肢、混合型假肢和肌电假肢。

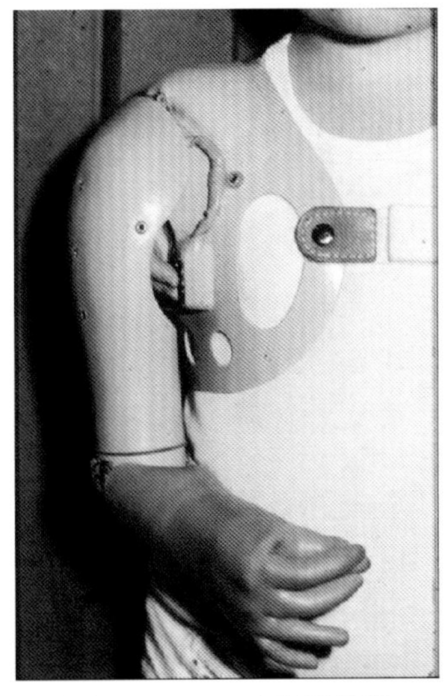

图 11-8-6 肩离断假肢

5. 肌电假肢 肌电假肢用截肢者表面肌电信号来控制上肢假肢的活动。用肌电信号控制的手部装置简称肌电手（图 11-8-7）。肌电假肢主要适用于前臂或上臂截肢，残肢肌肉收缩时可引出满意的肌电信号者。

截肢者穿戴肌电假肢操控其运动时，残肢肌肉收缩产生肌电信号。该信号由皮肤电极引出，经放大后用于控制微型直流电机运转，驱动假肢关节和假手的活动。

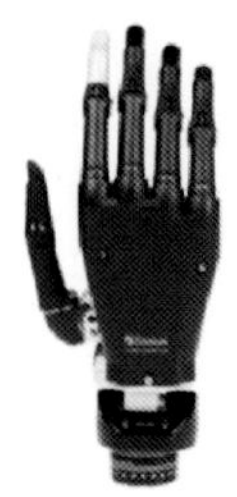
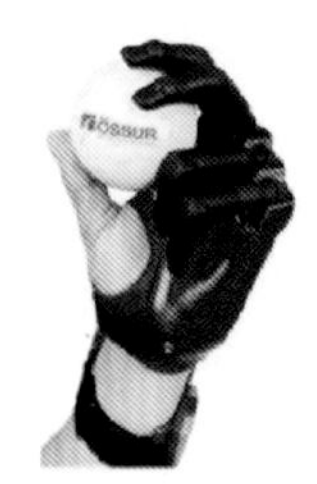
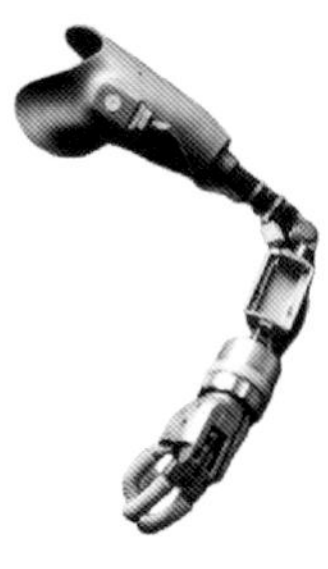

图 11−8−7　肌电假肢

（四）下肢假肢

下肢截肢可以发生在从脚趾到骨盆的任何平面。现代假肢技术可以为任何截肢平面的下肢截肢者装配适合的下肢假肢（表 11−8−1）。

表 11−8−1　下肢截肢平面与假肢类型的基本对应关系

下肢截肢平面	下肢假肢类型
足部截肢	足部假肢
踝部截肢、赛姆截肢	赛姆假肢
小腿截肢	小腿假肢
胫骨粗隆上端小腿截肢、膝离断、股骨髁部下端大腿截肢	膝离断假肢
大腿截肢	大腿假肢
转子上端大腿截肢、髋离断、骨盆截肢	髋离断假肢

1. 足部假肢

（1）假足趾（图 11−8−8）：是一种装饰性足趾套，适用于部分或全部足趾截肢患者，尤其是踇趾截肢患者。假足趾一般可以采用硅橡胶或聚氯乙烯树脂模塑成型，还可以用皮革制作的假足趾套，套在残足上进行装饰性补缺。失去足趾的截肢患者，如果足底不疼痛，一般戴上假足趾都能穿普通鞋步行。

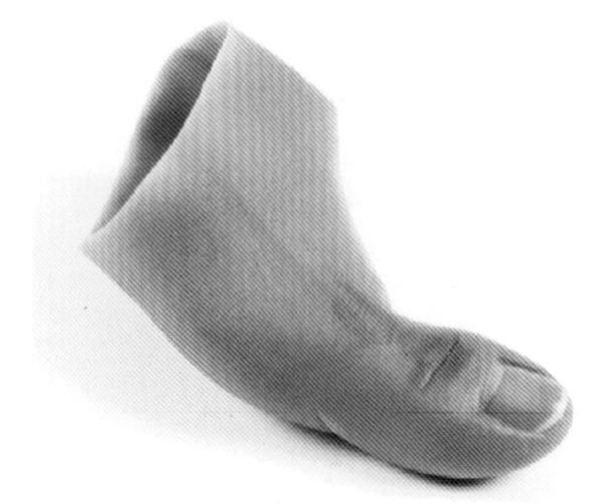

图 11−8−8　假足趾

（2）假半脚（图 11−8−9）：是指用于跖部截肢、跗跖关节离断（Lisfranc 关节离断）、中跗关节离断（Chopart 关节离断）和中跗骨截肢等截肢患者的假肢。其形式多种多样，主要有足套式假半脚、鞋形假半脚、靴形假半脚、小腿矫形器式假半脚、拖鞋式假半脚、鞋拔式假半脚、前护板式假半脚等。

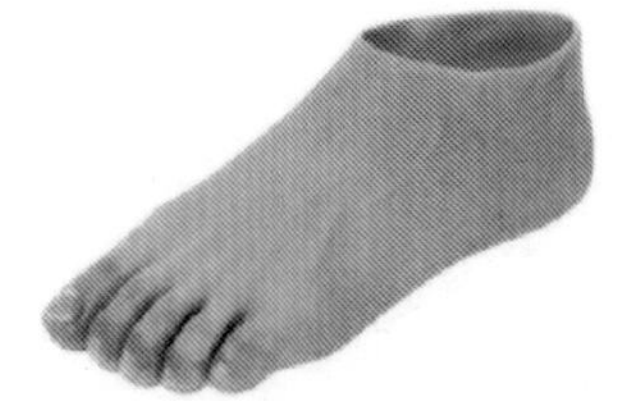
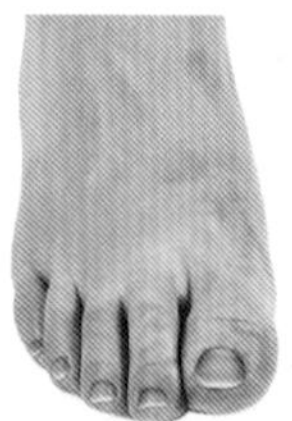

11−8−9　假半脚

2. 赛姆假肢　适用于赛姆截肢、Pirogoff 截肢。其主要特点是：残肢末端承重、胫腓骨内外踝上生理性悬吊、可选择功能性踝足部件。

赛姆假肢（图 11−8−10）主要有长筒靴式、内侧开窗式、后侧开窗式、小腿假肢式、后开口式、插入式等多种结构形式。

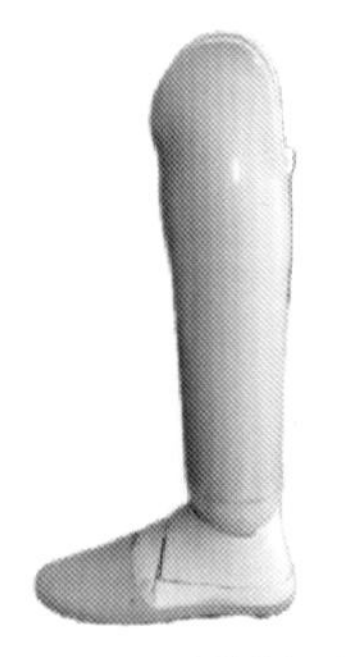
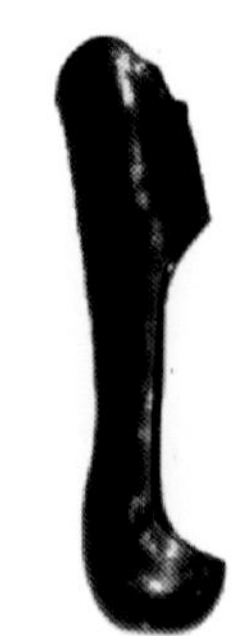

图 11−8−10　赛姆假肢

3. 小腿假肢　按照结构特点，分为传统小腿假肢和现代小腿假肢两大类型。

（1）传统小腿假肢：带有金属膝关节铰链和大腿皮上靿的小腿假肢，大腿皮上靿是其主要承重部位，两侧的金属铰链膝关节及支条增强了患者膝关节侧向稳定性。此类假肢主要用于残端承重能力低下，或膝关节不稳定的患者。

（2）现代小腿假肢（图 11－8－11）：没有膝关节铰链和大腿皮上靿。通常意义上的小腿假肢均是指这一类型。它由假脚、踝关节、小腿部分和接受腔组成。

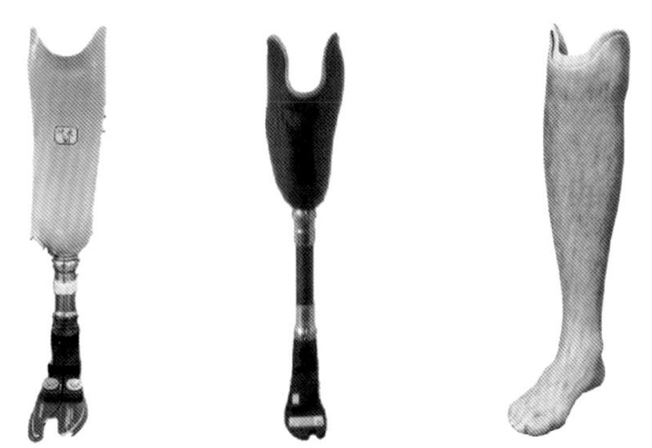

图 11－8－11　现代小腿假肢

4. 膝离断假肢　膝离断假肢（如图 11－8－12）适用于膝关节离断，也适用于大腿残肢过长（末端与健侧膝间隙的高度差在 8cm 以内）和小腿残肢过短（末端距膝间隙不足 5cm）。假肢的主要结构包括假脚、踝关节、小腿部分、膝关节和接受腔。其主要特点有：残端可以完全承重；假肢控制力强，平衡能力好；需选择专用多轴膝关节。

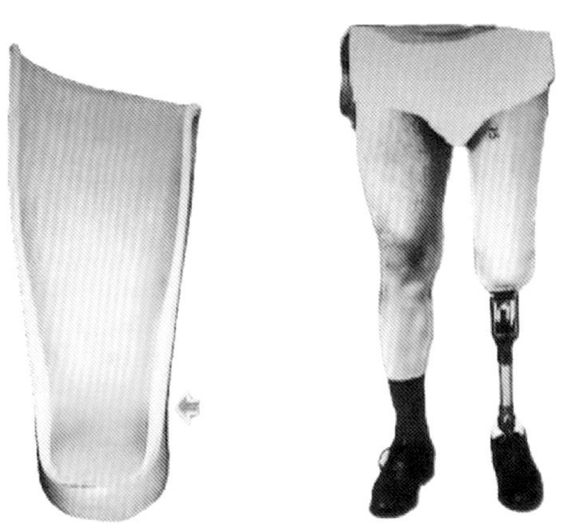

图 11－8－12　膝离断假肢

膝关节离断残肢末端可以完全承重，不需要坐骨承重。接受腔上缘位置在会阴下 2～4cm 即可。接受腔的上部可以用软性材料，以适应行走与坐下时肌肉的变化。接受腔对应股骨髁间窝的形状一定要与之精确吻合，以增强承重能力。因残肢末端较膨大，可以在接受腔上开窗，便于穿脱。

5. 大腿假肢　大腿假肢由假脚、踝关节、小腿部分、膝关节、接受腔等主要结构组成（图 11－8－13）。接受腔、膝关节和假脚对大腿假肢穿戴和功能影响较大。

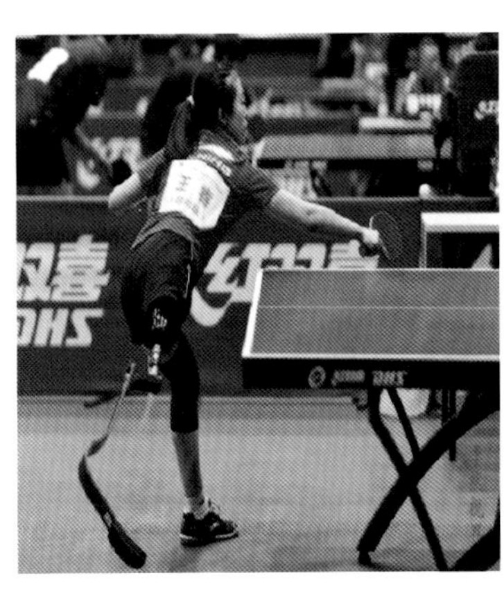

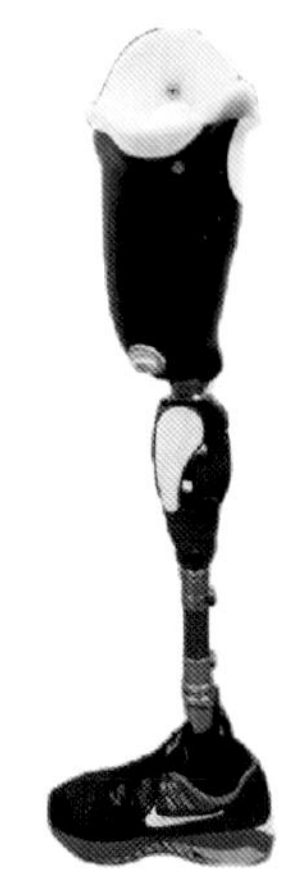

图 11－8－13　大腿假肢

接受腔类型：目前常用的有插入式、坐骨支撑式、坐骨包容式三大类接受腔。

（1）插入式接受腔：简单的圆锥形形状，无特殊结构，用肩吊带和腰带进行悬吊。适合于残肢过短、软组织过少的患者。但承重和悬吊较差，穿着舒适性较差。

（2）坐骨支撑接受腔：又称四边形接受腔、横向椭圆形接受腔。接受腔主要通过支撑坐骨结节来承重。由于接受腔上口较紧、残肢股三角部位及坐骨结节下方部位压力较大，不利于残肢血液循环。而坐骨结节部位压力过于集中，也不符合正常人体站立和步行时的生物力学要求。

（3）坐骨包容接受腔：针对坐骨支撑接受腔的受力不合理和有损残肢血液循环的问题，相关团队开发设计了坐骨包容接受腔。它将全接触、全面负重的理念体现到了接受腔结构上，一方面将坐骨支撑改为坐骨包容，分散了坐骨结节的承重；另一方面接受腔呈前后宽、内外窄的纵向椭圆形，释放了对股三角部位的压力，避免了对血管的压迫。从此，坐骨包容接受腔替代了坐骨支撑接受腔。

6. 髋离断假肢　髋离断假肢主要由骨盆接受腔、髋关节、膝关节、踝和假脚构成（图 11－8－14）。接受腔用皮革或软性树脂制成，包容残端，进行承重。

稳定性是对髋离断假肢的基本要求。膝关节的选择、对线方案的确定均首要考虑保证截肢者穿着假肢站立和行走的稳定。

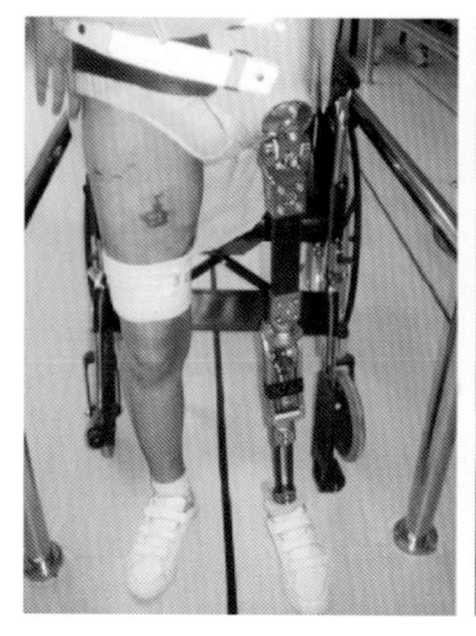
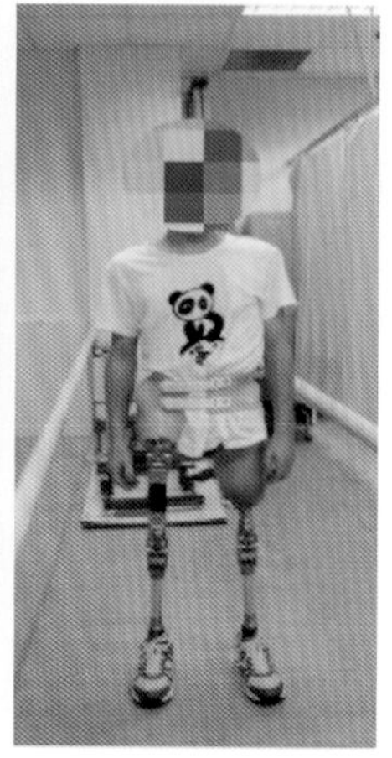

图 11-8-14　髋离断假肢

四、假肢新技术

（一）智能下肢假肢

智能假肢是 20 世纪 90 年代发展起来的具有高性能的新一代假肢。与普通假肢相比，其主要功能特点是能根据外界条件变化和工作要求，自动调整假肢系统的参数，使其工作可靠、运动自如，具有更好的仿生性。

（二）结构组成

除普通假肢结构外，智能假肢还有敏感元件、信息处理单元、可控元件等组成部分。

敏感元件即各种传感器。它们的作用是将外界条件变化转换成可提取的电信号。信息处理单元通常是微处理器。其作用是读取敏感元件发出的信号，对其进行识别和决策，并发出控制指令给可控制元件。可控制元件一般安装在假肢部件本体内部，用于调整假肢运动参数、力参数、结构参数等，使假肢部件按要求工作。

（三）智能膝关节系统

智能膝关节系统在运动中随时测量与步速或环境有关的参数，对测量信息进行辨识。根据辨识结果对膝关节的力矩不断进行调整。这种控制方法能很好地解决假肢的自适应性，对改善步态、提高步行速度和降低体能消耗有很大的潜力。智能膝关节系统已成为各国假肢研究的方向之一。

（四）智能上肢假肢

智能上肢假肢又称智能假手或智能手（图 11-8-15）。它将微电子技术、生物医学工程技术及传感器技术等一系列高新技术融合在一起，能够模仿人手的感觉和动作。其主要特点是能够根据外界环境的变化自动调整运动参数，使其按要求进行工作和感知。随着新材料、新技术的发展，对假手的研究将不断完善，智能假手的最终目标是外形与人手相仿、功能与人手接近、具有类似人手皮肤的感觉、能对抓取动作进行实时的控制。

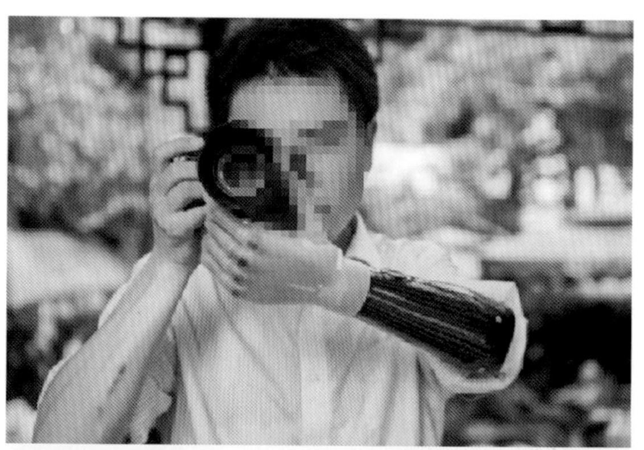
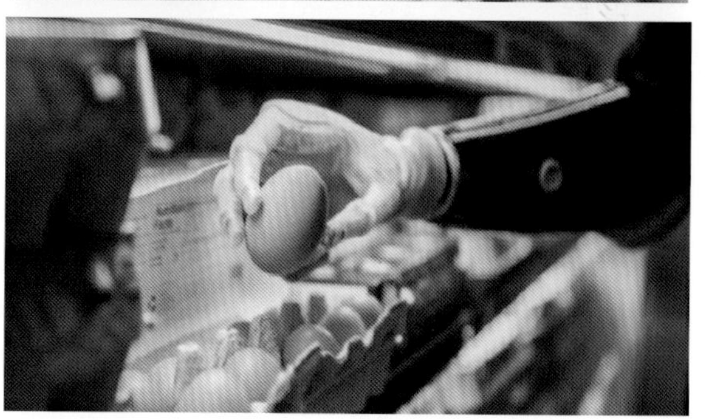

图 11-8-15　智能上肢假肢

（五）植入式骨整合假肢

该技术早在 20 世纪 60 年代便开始出现，目前仍受到一些人的关注。植入式骨整合假肢（如图 11-8-16）的人机界面的解决方案不同于接受腔，它完全摈弃了通过接受腔连接人体与假肢的结构。其结构特点是将人工骨植入人体，一端与残肢的骨骼相接，另一端与假肢结构部件和功能部件连接。这种技术虽已取得初步成果。但是经皮密封的可靠性和适合植入式假肢结构的设计还存在若干关键技术有待解决。

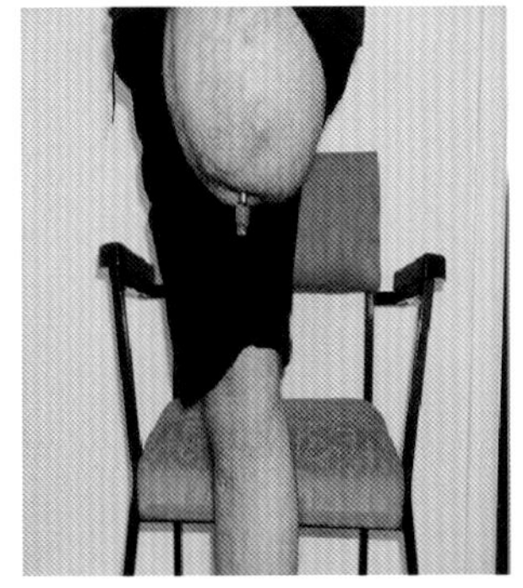
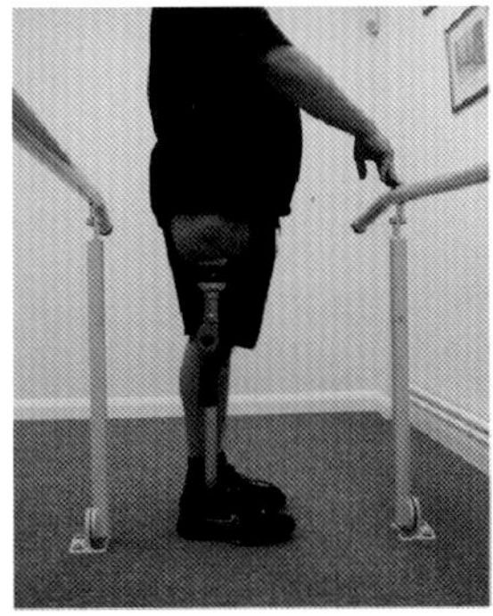
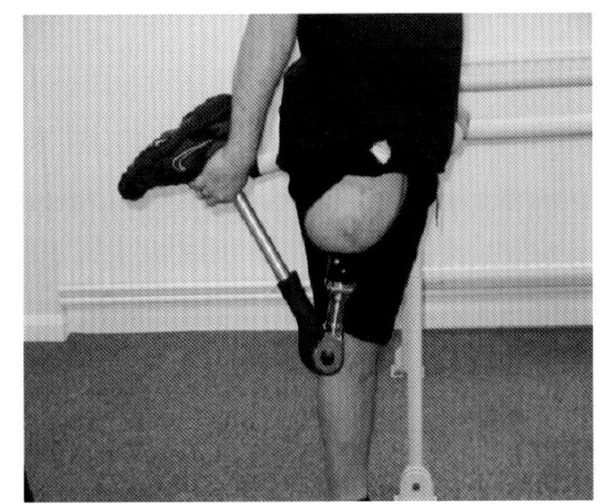

图 11-8-16 植入式骨整合假肢

（六）计算机辅助设计与制造技术在假肢矫形器领域的应用

计算机辅助设计与制造技术自 20 世纪 80 年代开始应用于假肢矫形器生产制造领域，发展日趋成熟，应用日益广泛。它主要由数据采集与输入系统、模型设计软件和数控加工系统三部分组成。

数据采集与输入系统采集的设备有多种选择，主要包括激光或者光栅扫描所需设备，扫描设备统称为三维扫描仪，也是目前较为先进的技术，它通过磁跟踪确定扫描仪相对所扫描部位的空间位置，通过捕捉激光曲率变化逆向计算与建立扫描部位几何数字模型。最大优点在于所需部位采集时的非接触特性。患肢的几何形状和尺寸数据通过数据采集与输入系统输入计算机，模型设计软件随即自动生成患肢模型（计算机图形）。技术人员可以利用模型设计软件在计算机上对模型进行加工与修型（图形处理），直至得到一个理想的模型。最后将模型数据传给数控加工系统，将数字化的模型加工成实物模型。这个过程取代了传统的石膏取型、修型和接受腔成型等过程（图 11-8-17）。

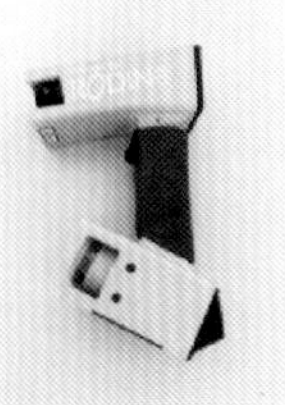

3D扫描

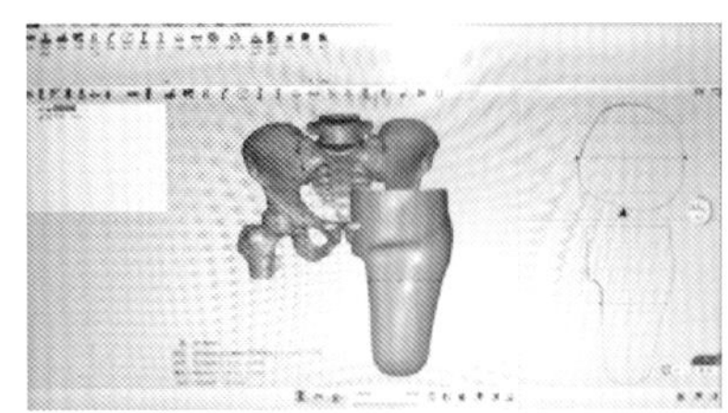

接受腔模型自动生成

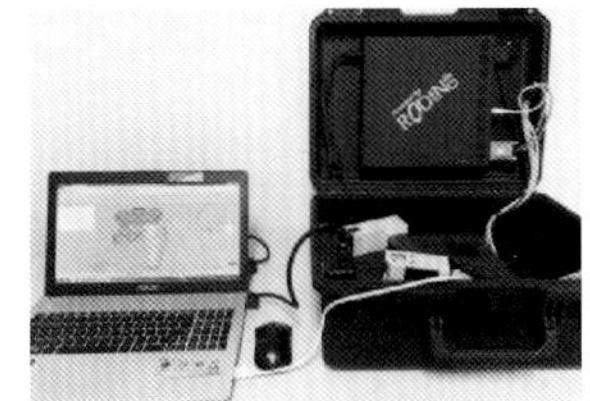

人机交互

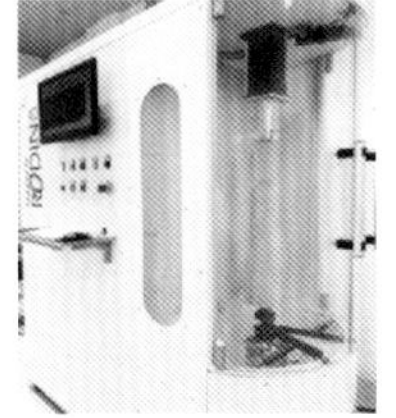

数控加工成型

图 11-8-17 计算机辅助设计与制造技术

（伍晓靖 程明 王滋润 江东 杨成龙 向鹏 彭洋 陈钟 邹有策 付选明 赵冠兰 蔚林 赵晨琅）

参考文献

[1] 唐小红，陈秋萍，罗善珍，等. 加速康复外科理念在骨科患者围手术期护理的效果观察［J］. 中国实用医药，2020，15（31）：194-196.

[2] 杨朝君，孙智文，张爱民，等. 人工全膝关节置换术结合加速康复外科理念治疗膝关节骨关节炎的临床效果［J/OL］. 中华损伤与修复杂志（电子版），2019，14（5）：330-338.

[3] Carrillo C B，Barr C，George S. Cognitive status and outcomes of older people in orthopedic rehabilitation? A retrospective-cohort study［J］. Geriatrics（Basel），2020，5（1）：14.

[4] Galli T，Mirata P，Foglia E. A comparison between WHODAS 2.0 and modified barthel index：which tool is more suitable for assessing the disability and the recovery rate in orthopedic rehabilitation［J］. Clinicoecon Outcomes Res，2018，10：301-307.

[5] Raaben M，Redzwan S，Augustine R，et al. Complex fracture orthopedic rehabilitation（COMFORT）-real-time visual biofeedback on weight bearing versus standard training methods in the treatment of proximal femur fractures in the elderly：study protocol for a multicenter randomized controlled trial［J］. Trials，2018，19（1）：220.

[6] Kluga K L，Buchholz S W，Semanik P A. Improving orthopedic-related postoperative edema management in a rehabilitative nursing setting［J］.

Rehabil Nurs，2019，44（3）：151－160.

［7］蔡传栋，路明宽，王伟，等. 肌腱粘连机制与预防的研究进展［J］. 国际骨科学杂志，2020，41（3）：129－133.

［8］杨金娟，谢敏豪，黄伟平，等. 运动性肌腱损伤研究进展［J］. 中国运动医学杂志，2019，38（9）：809－815.

［9］杜鹏，冀云涛，温树正，等. 促进肌腱愈合及防止其粘连的研究进展［J］. 内蒙古医学杂志，2019，51（4）：418－420.

［10］赵正全，武继祥. 康复治疗师临床工作指南：矫形器与假肢治疗技术［M］. 北京：人民卫生出版社，2019.